2010

中国药学年鉴

CHINESE PHARMACEUTICAL YEARBOOK

第二军医大学出版社

图书在版编目(CIP)数据

中国药学年鉴.2010／彭司勋主编.—上海:第二军医大学出版社,2010.12
ISBN 978-7-5481-0142-0

Ⅰ.中… Ⅱ.彭… Ⅲ.药物学-中国-2010-年鉴 Ⅳ.R9-54

中国版本图书馆CIP数据核字(2010)第242467号

中国药学年鉴(2010)
Chinese Pharmaceutical Yearbook

主　　编：彭司勋
责任编辑：郑晓南　李　娜
出版发行：第二军医大学出版社
社　　址：上海市翔殷路818号
邮政编码：200433
电话传真：021-65344595（总编办）
021-65493093（发行部）
电子信箱：cbs_208@Smmu.edu.cn
国内经销：全国各地新华书店
国外经销：中国国际图书贸易总公司
（国外发行代号AN1946）
印　　刷：江苏省地质测绘院印刷厂
开　　本：889mm×1230mm　1／16
字　　数：930千字
印　　张：28
插　　页：28页
版　　次：2010年12月第1版
印　　次：2010年12月第1次印刷
ISBN 978-7-5481-0142-0／R·947

定价：280.00元

ISBN 978-7-5481-0142-0

《中国药学年鉴》编辑委员会(2010)

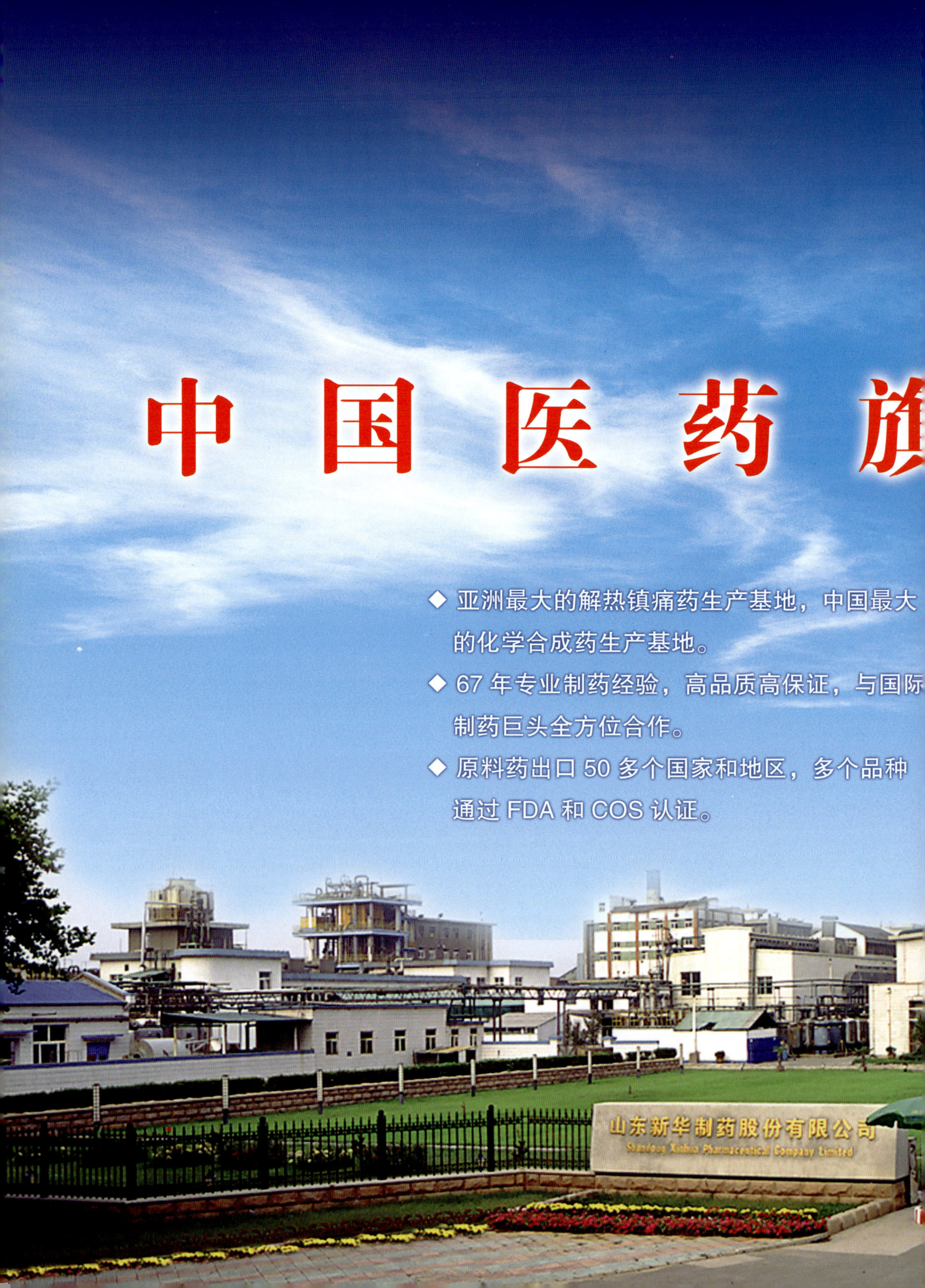
中国医药旗
◆ 亚洲最大的解热镇痛药生产基地，中国最大的化学合成药生产基地。
◆ 67 年专业制药经验，高品质高保证，与国际制药巨头全方位合作。
◆ 原料药出口 50 多个国家和地区，多个品种通过 FDA 和 COS 认证。
山东新华制药股份有限公司
Shandong Xinhua Pharmaceutical Company Limited

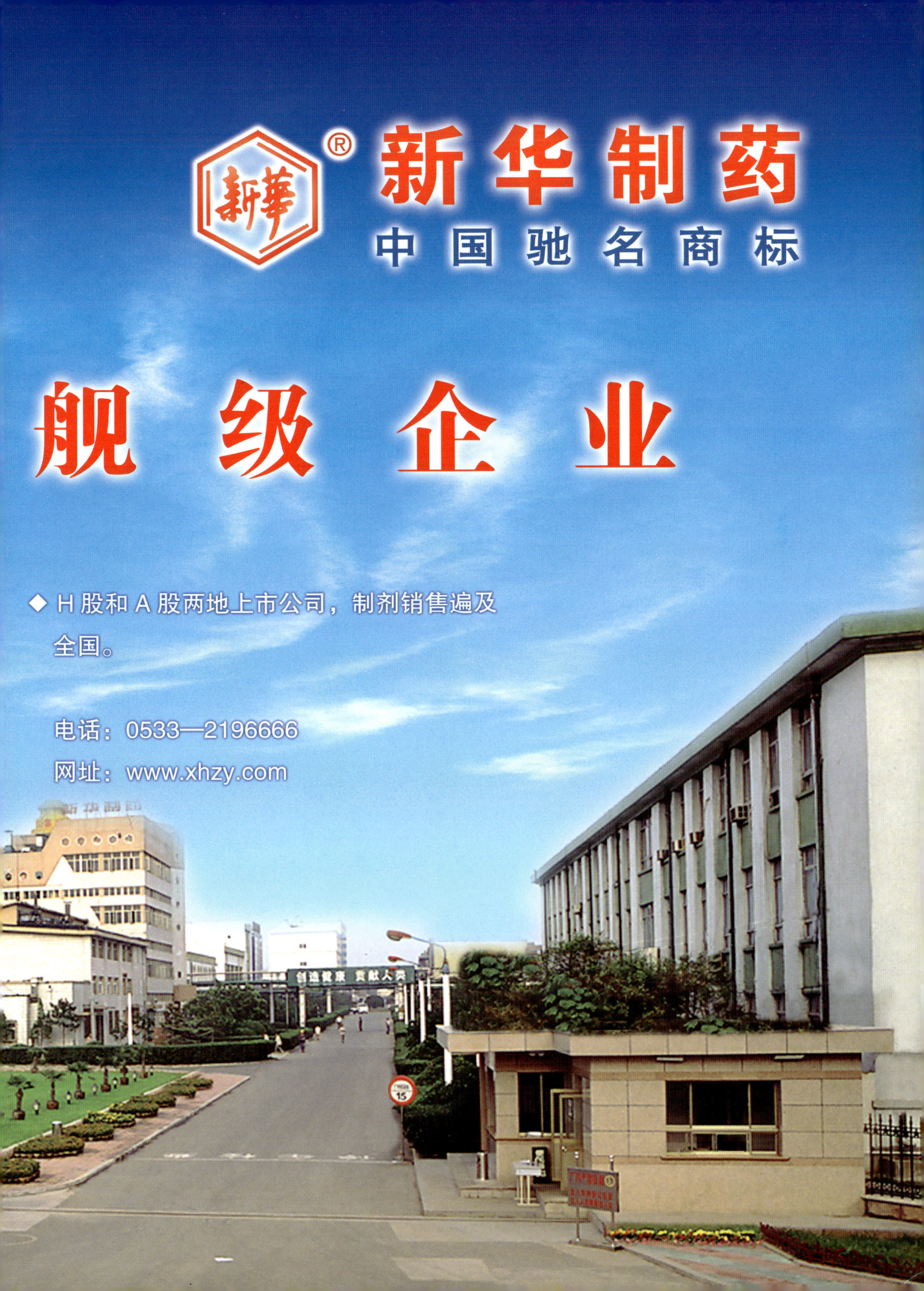
新华制药
中国驰名商标
舰级企业
◆ H股和A股两地上市公司，制剂销售遍及全国。
电话：0533—2196666
网址：www.xhzy.com
创造健康 贡献人类

浙江医药股份有限公司

ZHEJIANG MEDICINE CO., LTD.

新昌制药厂

XINCHANG PHARMACEUTICAL FACTORY

浙江医药股份有限公司新昌制药厂系“全国医药大型综合性化学制药企业”，为国家级高新技术企业，国家级企业技术中心，国家创新型示范企业，国家级博士后科研工作站，国家“企业创新药物孵化基地”，被商务部授予“重点培育和发展的出口名牌企业”，连续六年获浙江省十佳医药工业企业，中国最具竞争力医药企业二十强，中国医药保健品出口十强。2009年，企业被科技部、国务院国资委、中华全国总工会评为创新型企业；企业综合经济指标列全国医药行业二十强，是集科研、生产、销售为一体的高新技术企业。

企业拥有一流的符合GMP要求的化学制药、微生物制药和制剂生产设施，并且兼产天然药物、食品添加剂和饲料添加剂。已通过了中国CCEMS、英国UKAS的ISO14001认证（环境管理体系）。系中国维生素类、抗生素类和氟喹诺酮类药物的重要生产基地。企业主导产品主要有合成维生素E、天然维生素E、维生素A、生物素、乳酸左氧氟沙星注射液、辅酶Q10、盐酸万古霉素、替考拉宁等。2009年，虽然遭遇国际金融危机，但企业能审视度势、逆流而上，继续保持了良好的发展态势，销售收入、出口创汇、利税均较去年都有一定程度的增长。

2009年，企业国际认证及商标注册工作成果显著：原料药本芴醇和蒿甲醚通过了美国FDA认证，饲料添加剂欧盟注册工作进展顺利，公司众牌商标已在18个国家成功注册，据世界知识产权组织和国家商标局公布的数据，公司现成为中国首次进入马德里体系国际注册商标申请量前10名企业。

2009年，被列为国家第一批“重大新药创制”重大科技专项———“企业新药物孵化基地”正式启动；拥有自主知识产权的一类新药盐酸昌欣沙星片2009年获得国家食品药品监督管理局临床实验批件，正式进入一期临床；至2009年底，企业已累计申请国内发明专利208项，授权49项；累计申请国际发明专利36项，授权7项。

企业坚持技术进步，在产品特别是优势产品的工艺改进、装备更新、降耗节能等方面也取得了显著成效，取得了显著成效。通过工艺革新，VE中间体产量增加10%；盐酸万古霉素和替考拉宁发酵水平均有了大幅度的提高，收率稳定；天然VE通过技术革新收率不断上升，生产成本不断降低。

企业通过不断的技术改进、设备改造，推行清洁生产，减少了“三废”产生量，从源头上控制污染的产生；另一方面加大污染治理硬件投入，提高废水、固体废物的循环利用。全年环保新投入上千万元。2009年企业重点加强了尾气的回收整治工作，新上了十多台（套）废气吸收装置，大大降低了尾气的排放量，有效改善了对周边环境的影响；投资改造污水处理站，并强化了污水站的各项管理工作，提高了污水站的处理能力和效果。

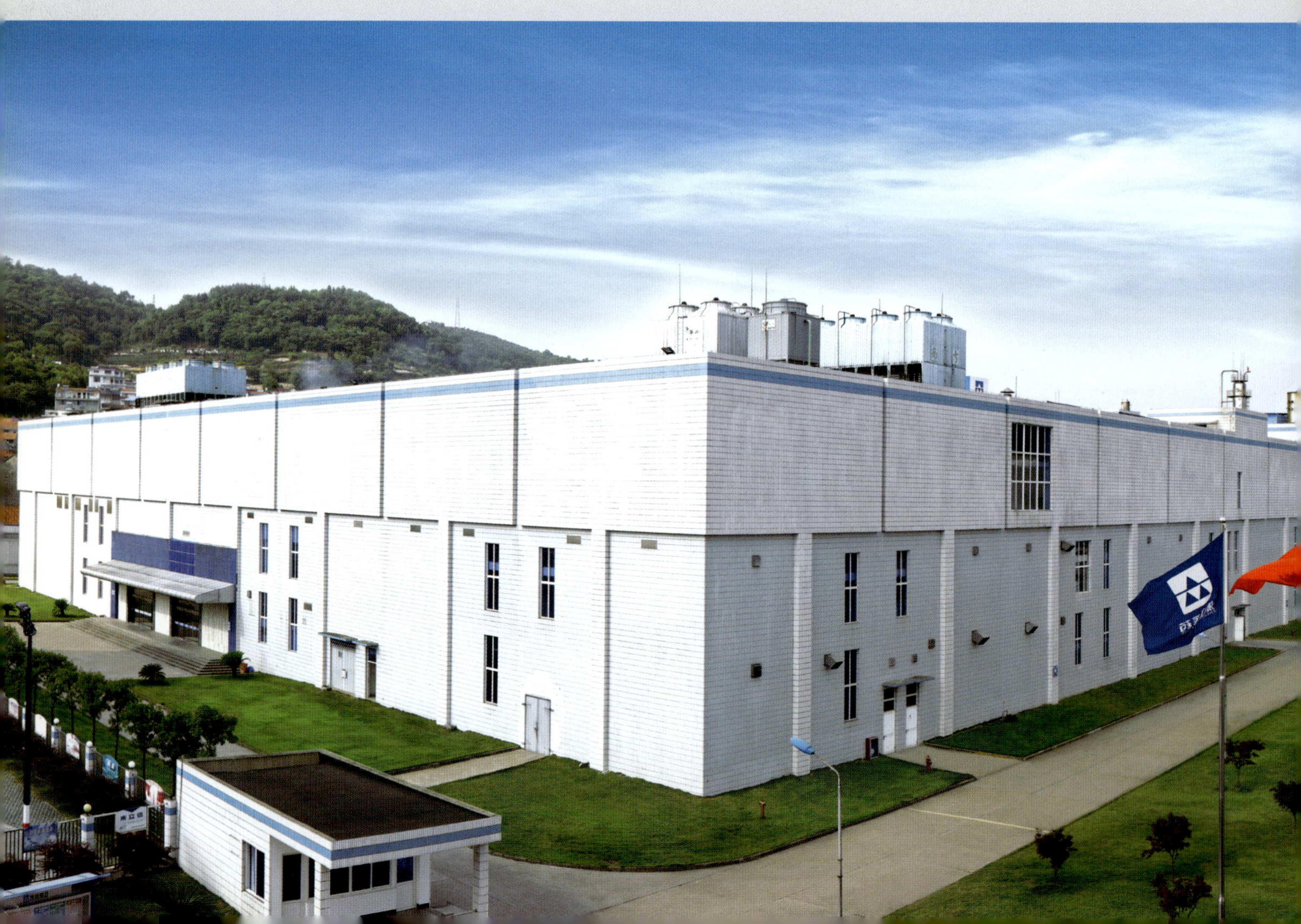

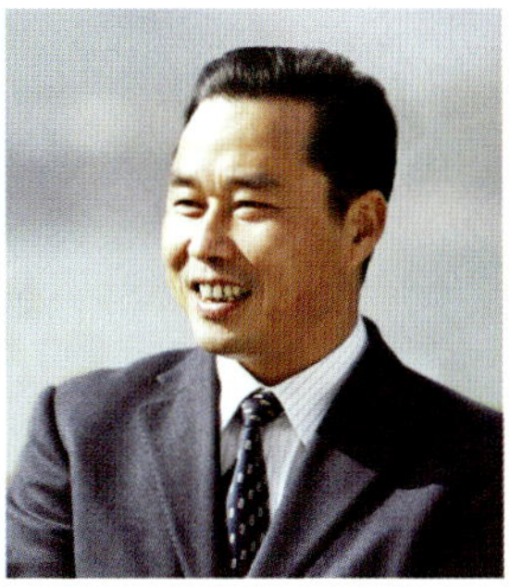

董事长：李春波

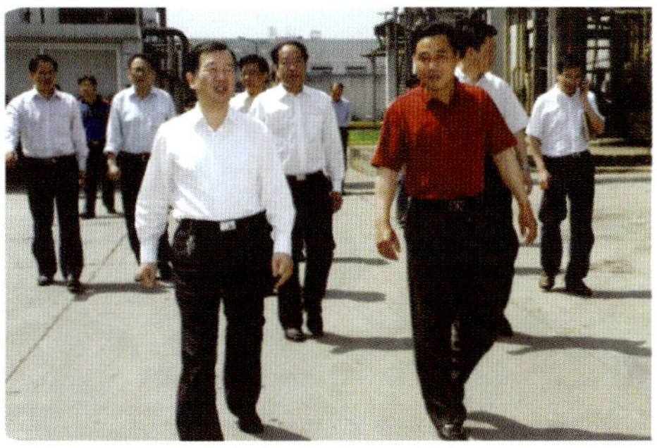

2007年5月14日，浙江省人大常委会副主任张猛进到新昌制药厂调研

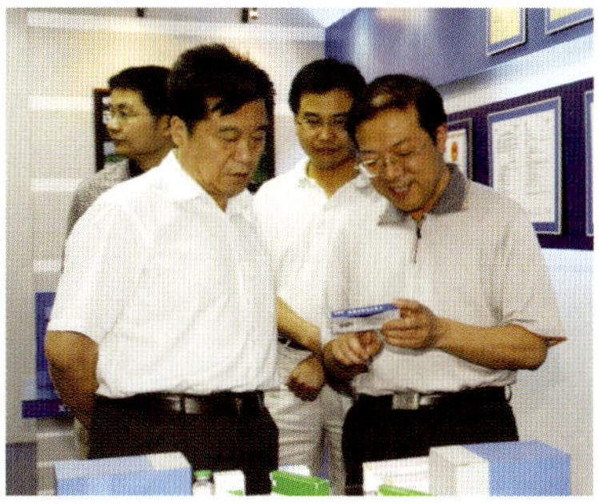

2008年6月3日，浙江省副省长王建满到新昌制药厂视察

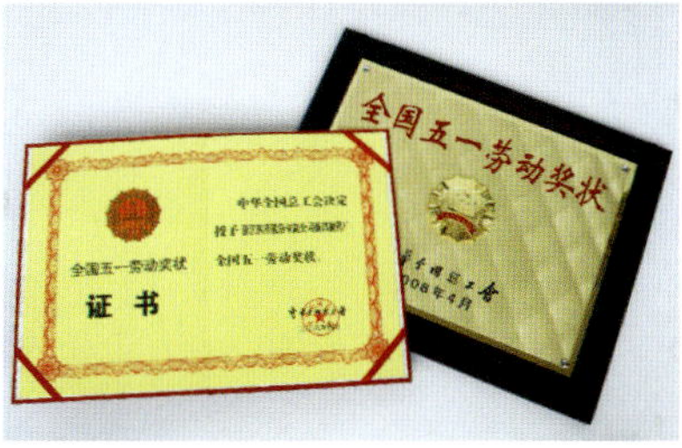

2008年4月，新昌制药厂荣获“全国五一劳动奖”

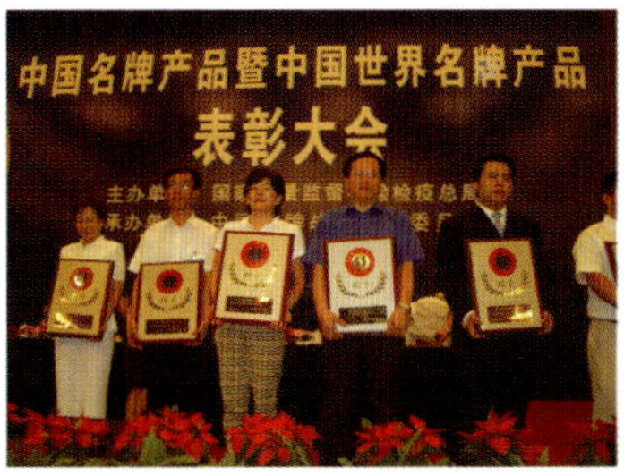

2007年9月11日，新昌制药厂“众”牌饲料维生素被认定为“中国名牌产品”

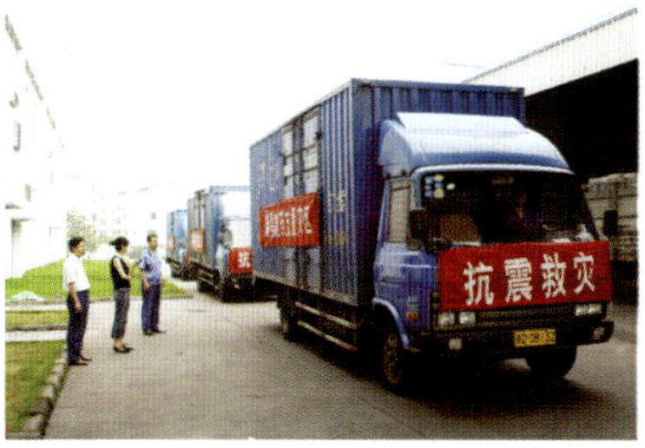

2008年5月14日-25浙江医药股份有限公司共向四川地震灾区捐赠价值226万元的药品，并紧急调运80余吨国家储备药品

□ 新昌制药厂区全景

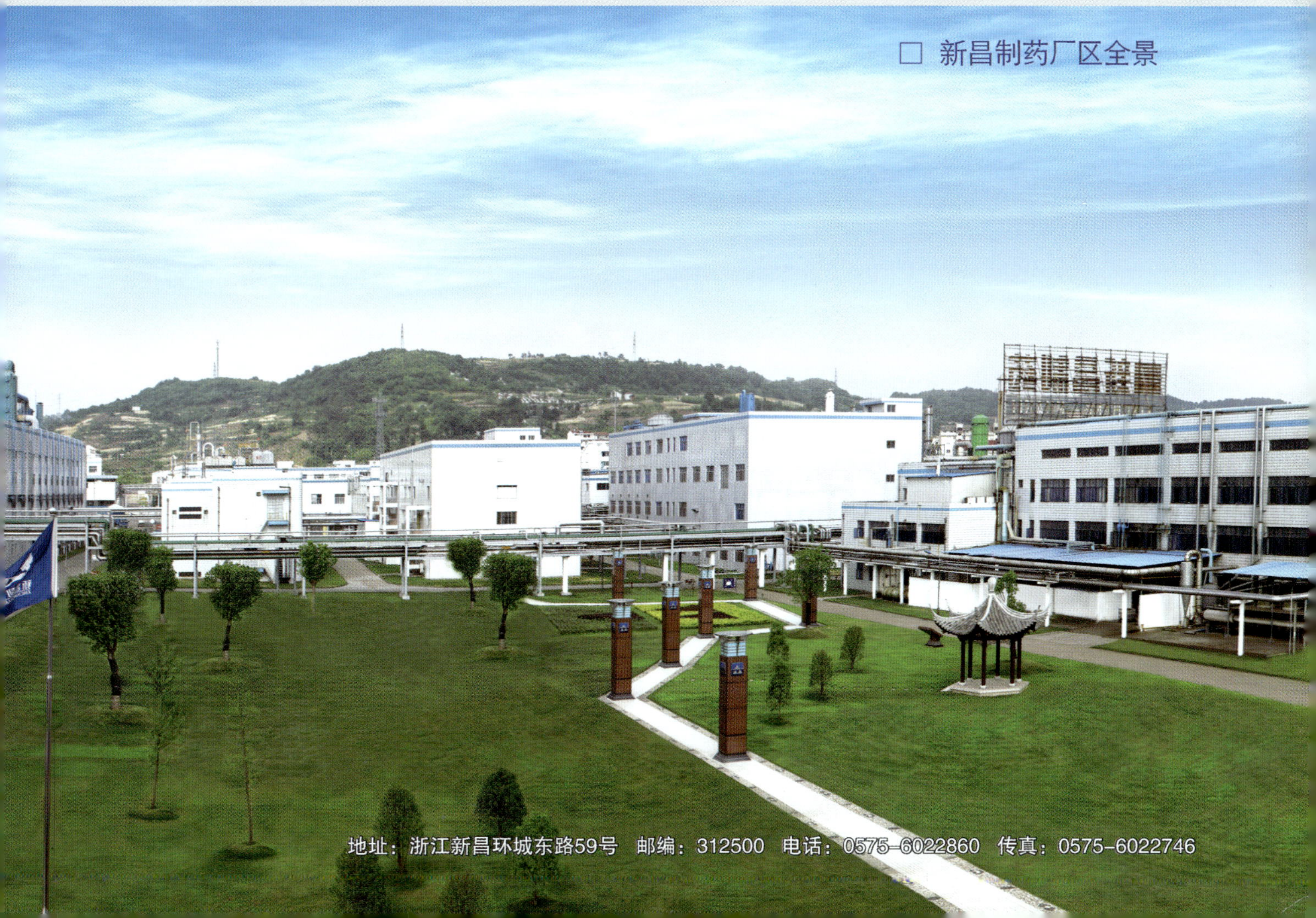

地址：浙江新昌环城东路59号　邮编：312500　电话：0575-6022860　传真：0575-6022746

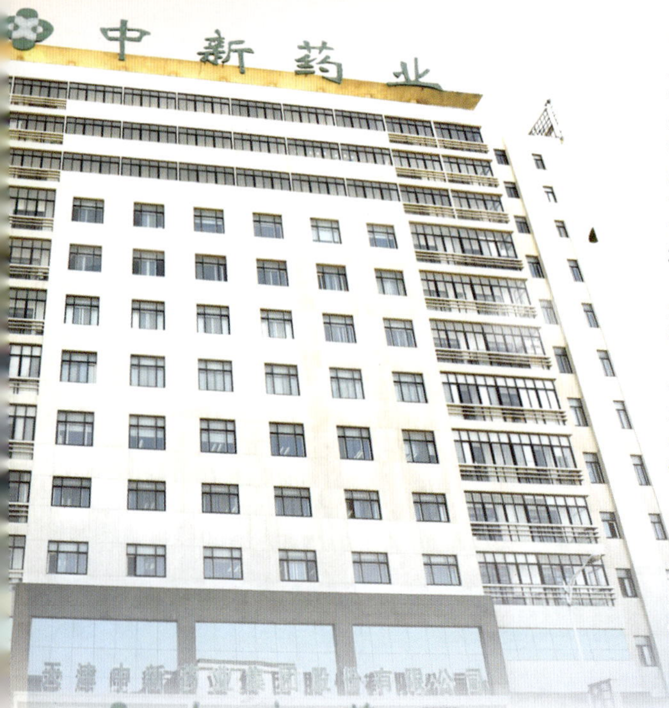

◀ 中新大厦

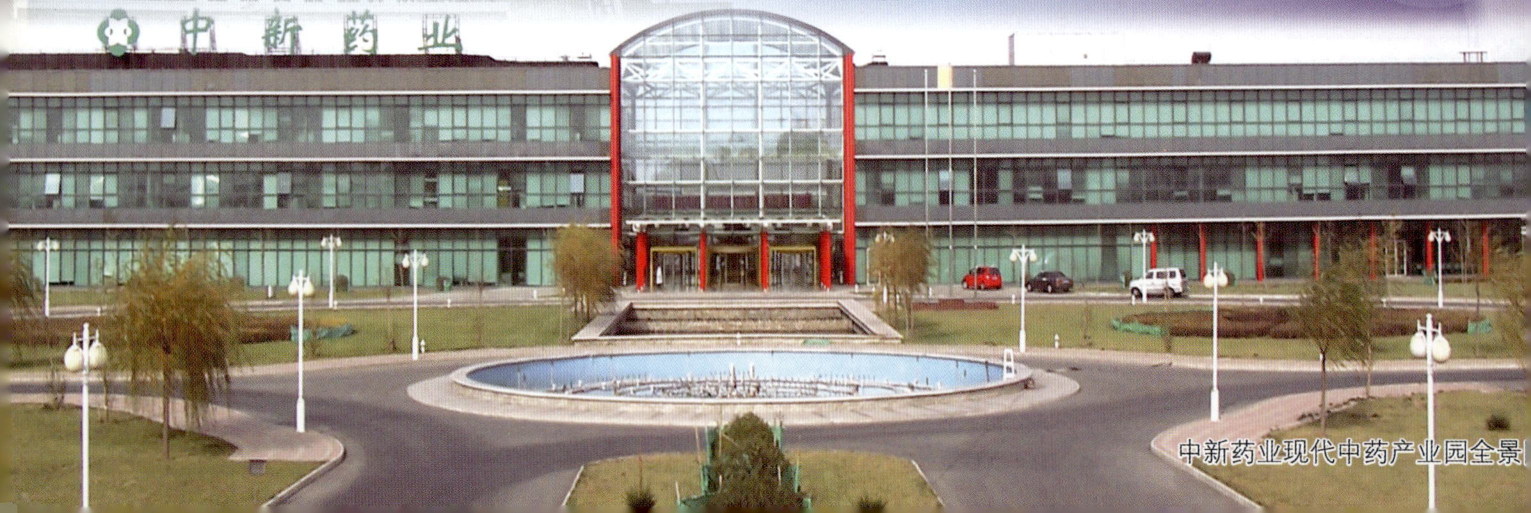

中新药业现代中药产业园全景

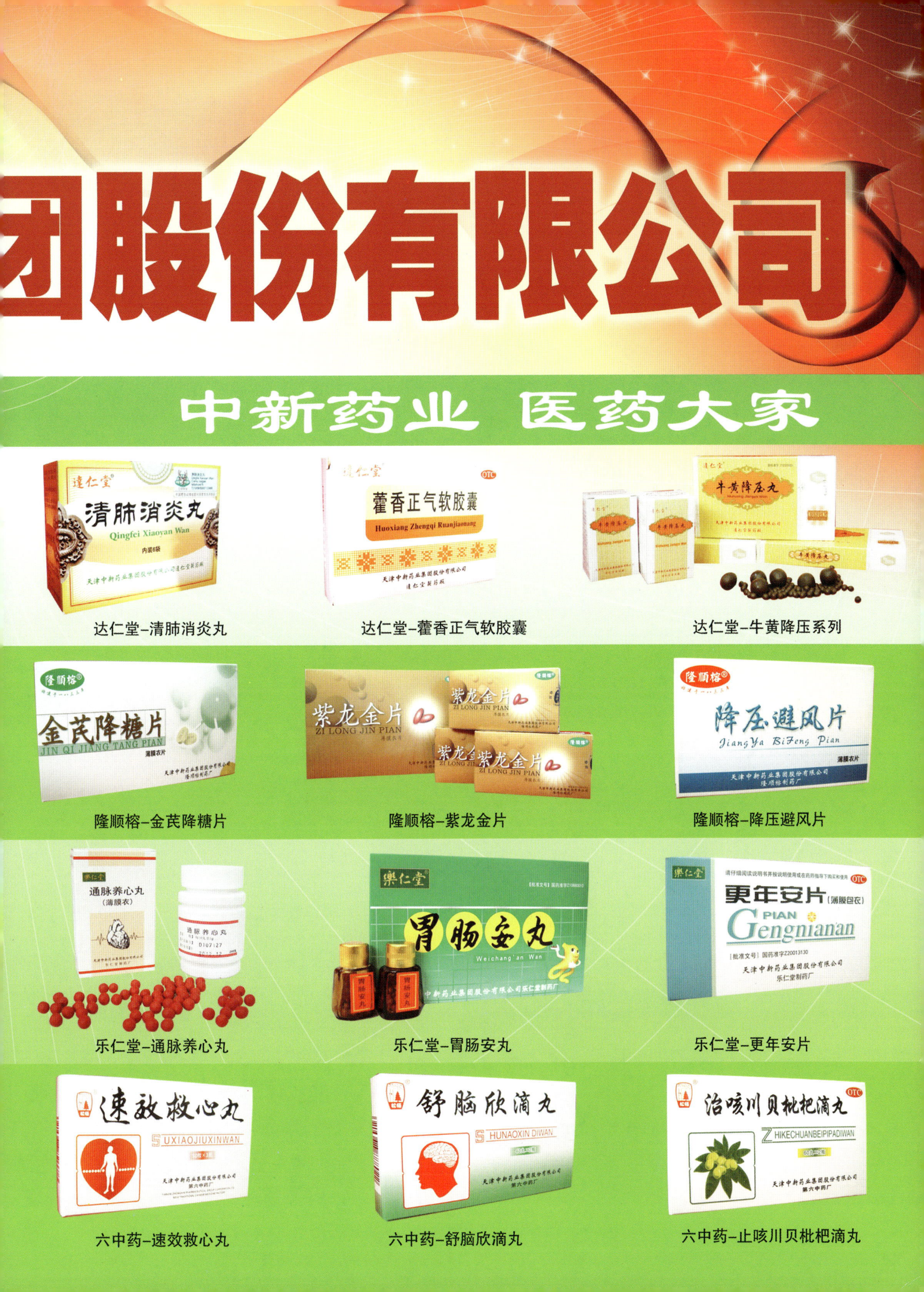
团股份有限公司
中新药业 医药大家
達仁堂
清肺消炎丸
Qingfei Xiaoyan Wan
天津中新药业集团股份有限公司达仁堂制药厂
达仁堂-清肺消炎丸
藿香正气软胶囊
Huoxiang Zhengqi Ruanjiaonang
天津中新药业集团股份有限公司
达仁堂制药厂
达仁堂-藿香正气软胶囊
牛黄降压丸
天津中新药业集团股份有限公司
达仁堂-牛黄降压系列
隆顺榕
金芪降糖片
JIN QI JIANG TANG PIAN
薄膜衣片
天津中新药业集团股份有限公司
隆顺榕制药厂
隆顺榕-金芪降糖片
紫龙金片
ZI LONG JIN PIAN
隆顺榕-紫龙金片
隆顺榕
降压避风片
Jiang Ya BiFeng Pian
薄膜衣片
天津中新药业集团股份有限公司
隆顺榕制药厂
隆顺榕-降压避风片
樂仁堂
通脉养心丸
（薄膜衣）
天津中新药业集团股份有限公司
乐仁堂制药厂
乐仁堂-通脉养心丸
樂仁堂
胃肠安丸
Weichang'an Wan
中新药业集团股份有限公司乐仁堂制药厂
乐仁堂-胃肠安丸
樂仁堂
OTC
更年安片（薄膜包衣）
PIAN
Gengnianan
［批准文号］国药准字Z20013130
天津中新药业集团股份有限公司
乐仁堂制药厂
乐仁堂-更年安片
速效救心丸
SUXIAOJIUXINWAN
天津中新药业集团股份有限公司
第六中药厂
六中药-速效救心丸
舒脑欣滴丸
SHUNAOXIN DIWAN
天津中新药业集团股份有限公司
第六中药厂
六中药-舒脑欣滴丸
OTC
治咳川贝枇杷滴丸
ZHIKECHUANBEIPIPADIWAN
天津中新药业集团股份有限公司
第六中药厂
六中药-止咳川贝枇杷滴丸

OTC 请按药品说明书或在药师指导下购买和使用

索拉普® 复方氨酚烷胺胶囊

- 中西药结合，具有双重疗效，双重作用，可预防并发症
- 含有效抗病毒成分，针对病因治疗，达到标本兼治的功效
- 配方科学合理，全面解除感冒症状
- 片剂的生物利用度只有 70%，而索拉普的胶囊剂型生物利用度高

国药准字H37021928

早一粒 晚一粒迅速解除感冒症状

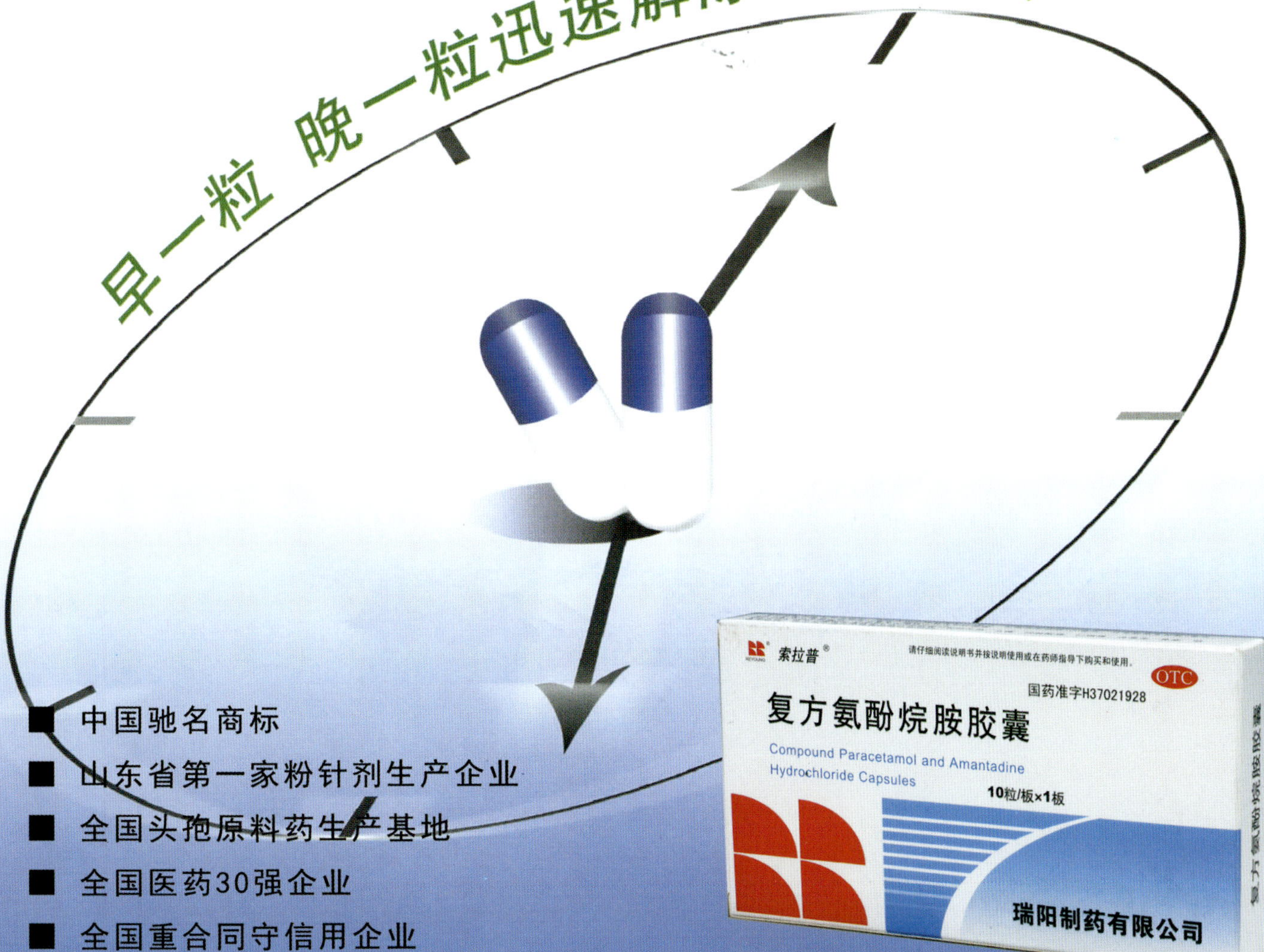

- 中国驰名商标
- 山东省第一家粉针剂生产企业
- 全国头孢原料药生产基地
- 全国医药30强企业
- 全国重合同守信用企业
- 国家博士后科研工作站

瑞阳制药 造福四方

Pharmacy

山东睿鹰先锋制药有限公司

Company Profile
公司简介

山东睿鹰先锋制药有限公司前身为菏泽睿鹰制药集团有限公司，是集科研、中试、生产、销售为一体的大型医药制造企业，涵盖生物发酵、化学合成、无菌制药等领域，形成完整的产业链。公司现有员工1500人，各类专业技术人员占员工总数40%以上，企业技术水平达到国际领先地位，95%的产品自行开发，部分产品填补国内空白。公司先后通过了国际质量体系认证、国家药监局GMP认证、国家EHS认证及韩国KFDA认证，并拥有自营进出口权，产品除销售国内以外，还远销欧美等十几个国家。

公司科研力量雄厚，目前拥有一支高水平的科研队伍，以博士、硕士和部分国外专家为核心，先后研发了一大批国内一流、国际领先的高科技产品。其中有30项科研成果通过省级鉴定，并获得多项奖励；有8项科研项目为国内独创，达到国际先进水平。

公司自身生产体系已形成从上游产品，经中游产品，到下游产品的完整产品链。产品结构分为医药中间体、无菌原料药、生物制药、抗肿瘤药、医药制剂等五大产品平台八大系列100多个品种。其中：①医药中间体主要产品有：GCLE、HO-EPCP、EPCP、他啶活性酯、甲酰氯等40余种。②医药原料平台包括原料粗粉和无菌原料药两大块：主要以生产头孢类、青霉素类原料药为主。头孢类主要有：头孢哌酮、头孢曲松、头孢他啶、头孢呋辛、头孢匹胺、头孢米诺、头孢替安、头孢克肟等；青霉素类主要有：哌拉西林、美洛西林、阿洛西林、氟氯西林、舒巴坦等产品。③生物技术平台以生物制药、生物发酵为主，主要品种有7-ACA、棒酸、红霉素和爱博霉素等。④抗肿瘤药主要产品有：尼莫司汀、福莫司汀、异环磷酰胺、达卡巴嗪、去甲斑蝥酸钠等。⑤医药制剂主要是抗肿瘤药产品。

公司拥有完善的质量保证体系、环保体系、供销体系和管理体系。

近几年，公司加强了对外合作。目前，公司与国内外部分大企业集团有了很好的合作，彼此互惠互利，共同发展。

公司大力加强节能减排工作和环保治理力度，实施循环经济、能源的综合利用和废水的零排放工程。

睿鹰先锋将凭借自身优势，继续加强科技创新能力，加强市场开拓力度，从而加快企业的发展步伐，在最短的时间内将睿鹰先锋打造成中国最专业的抗生素制药企业。

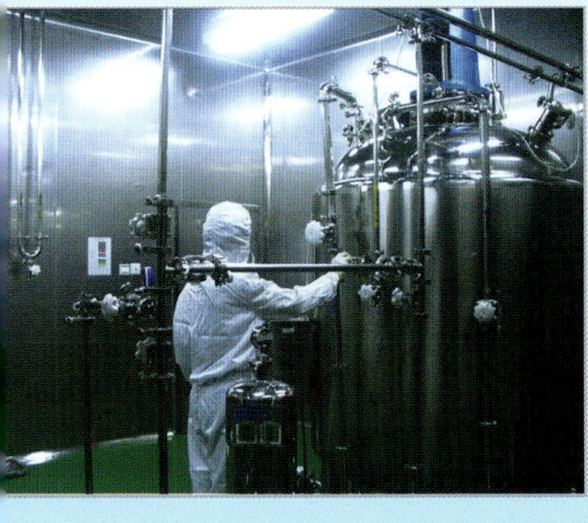
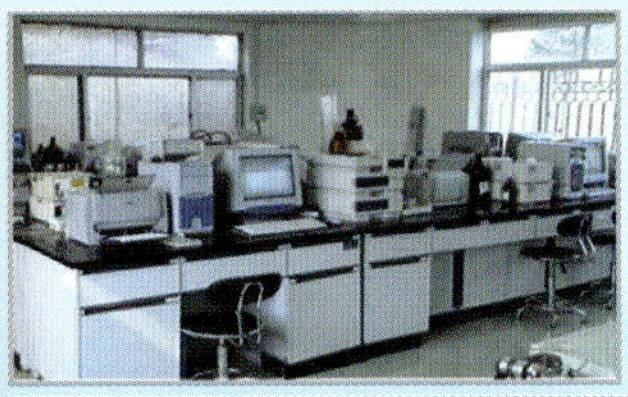
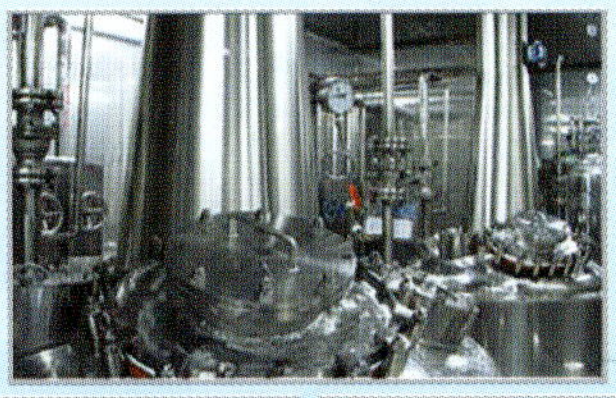
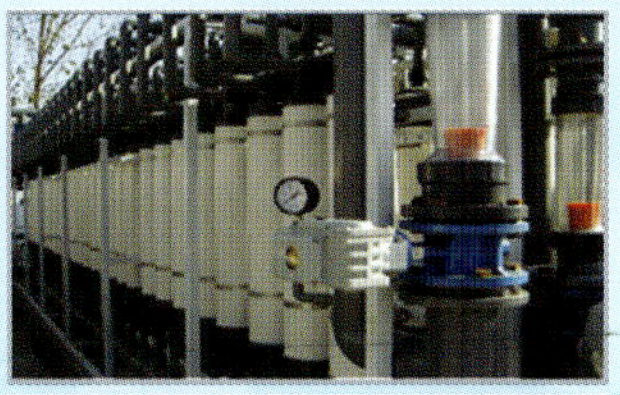
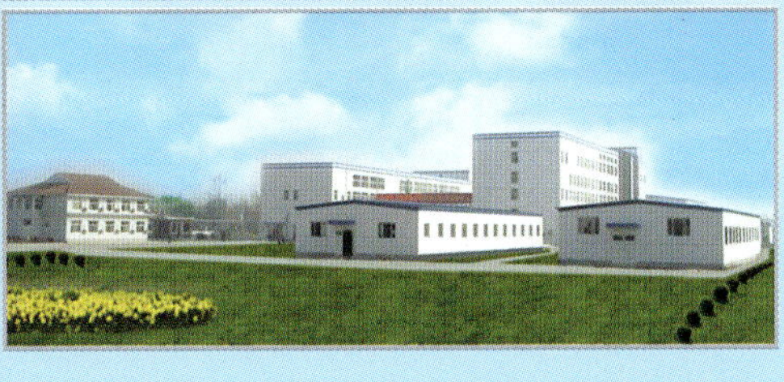
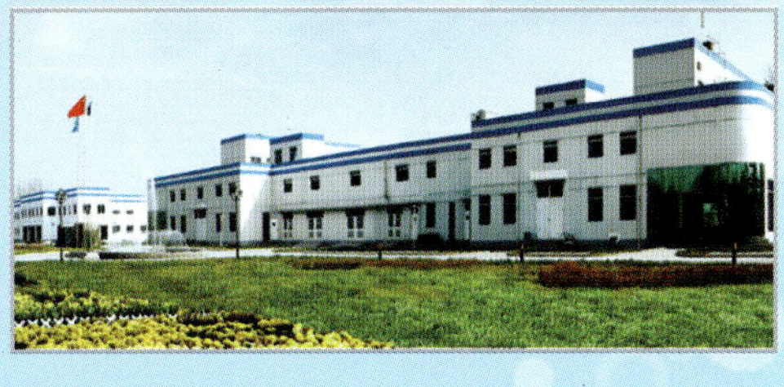

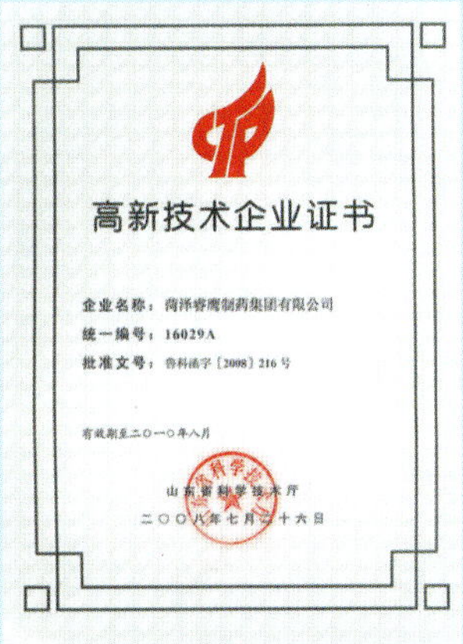

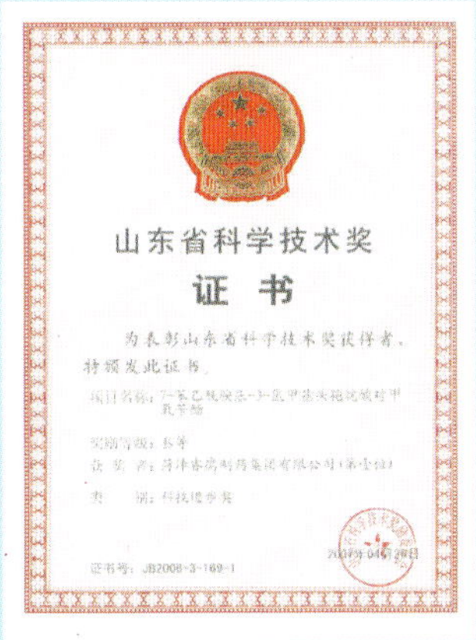

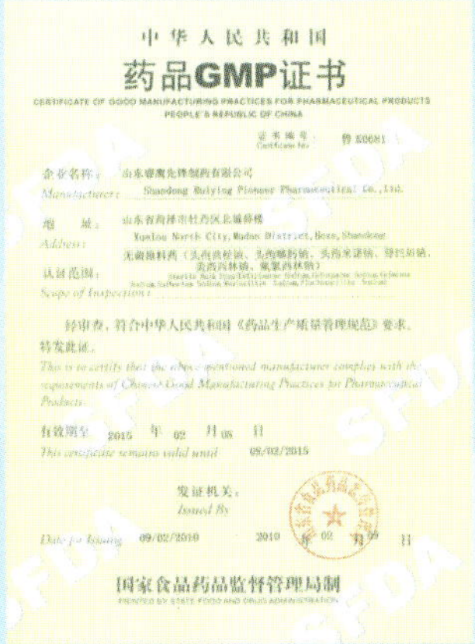

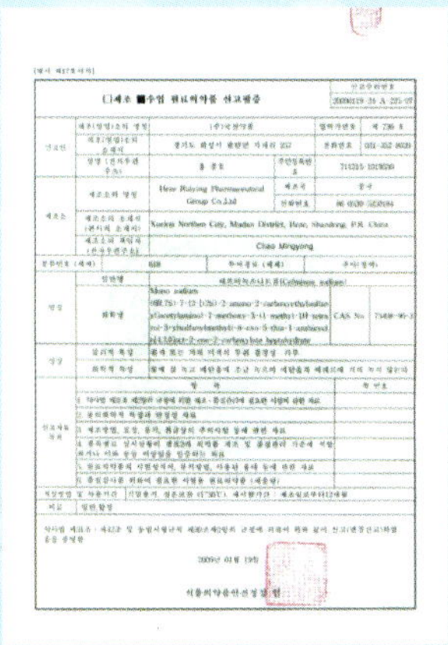

地址：山东省菏泽市牡丹区泰山路66号　电话：0530-5852366

KRBIO 科尔生物

山东科尔生物医药科技开发有限公司

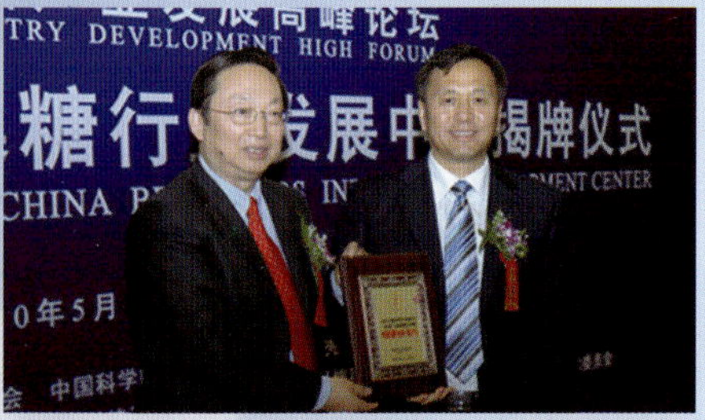

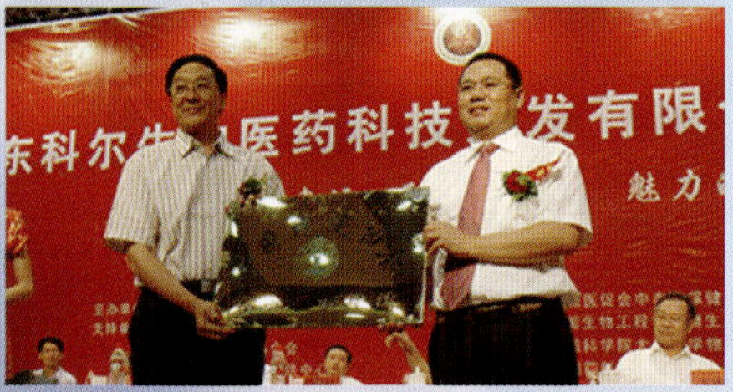

山东科尔生物医药科技开发有限公司成立于2000年7月，是山东省重点高新生物技术
业，中国保健协会常务理事单位、山东省保健科技协会副理事长单位，是全国品牌委壳
糖行业发展中心主任单位，“中医治未病健康管理示范单位”、中国医促会中老年健康
题研究基地。该公司以糖生物工程技术为依托，与国内多家知名科研院所强强联合，进
壳寡糖系列产品的应用性开发。该公司已开发出的以金多莱壳寡糖复合胶囊为代表的壳
糖系列产品，自上市以来，迅速获得消费者认可。该公司目前的市场营销网络已遍布全
各大中城市。

山东科尔生物医药科技开发有限公司，2007年3月荣获中国保护消费者基金会第十五
“保护消费者杯”；2010年3月，荣获“山东省第八届消费者满意单位”荣誉称号。

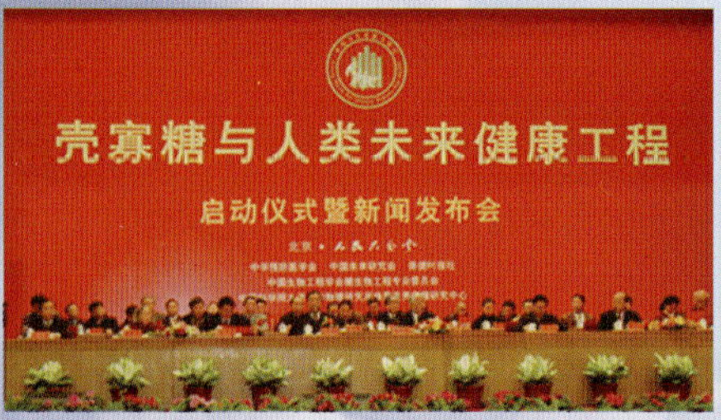

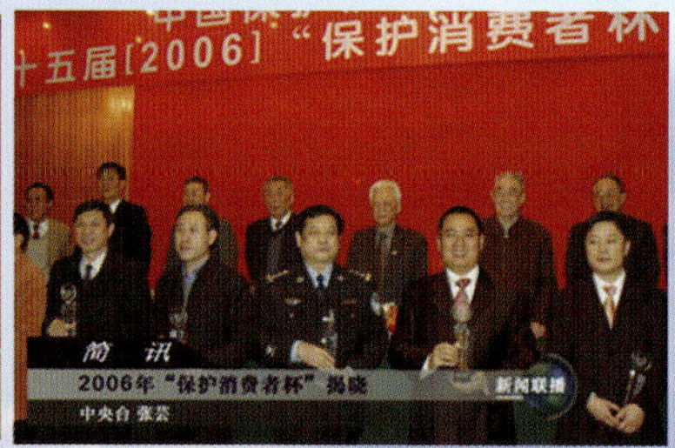

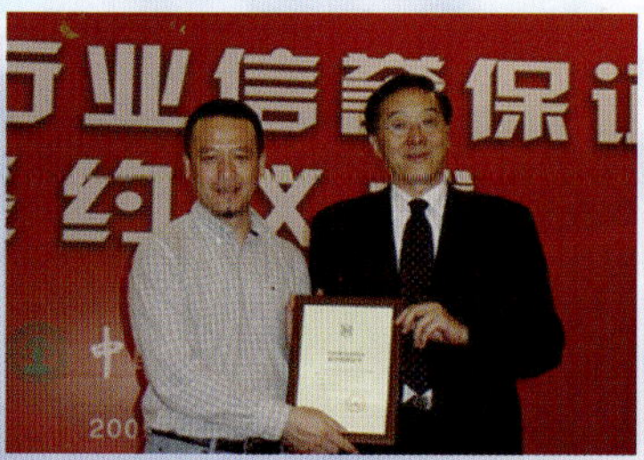

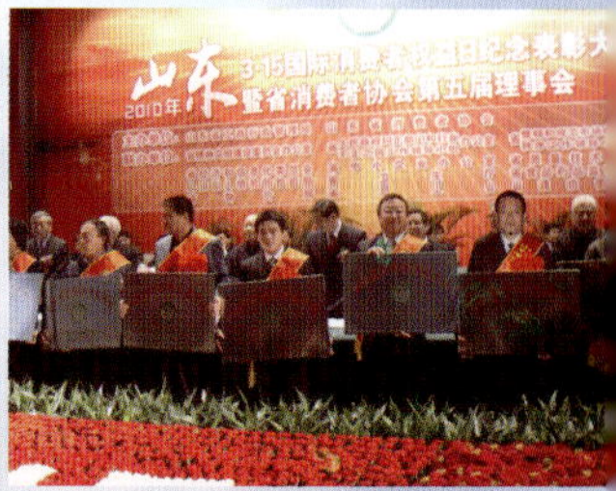

金多莱壳寡糖复合胶囊

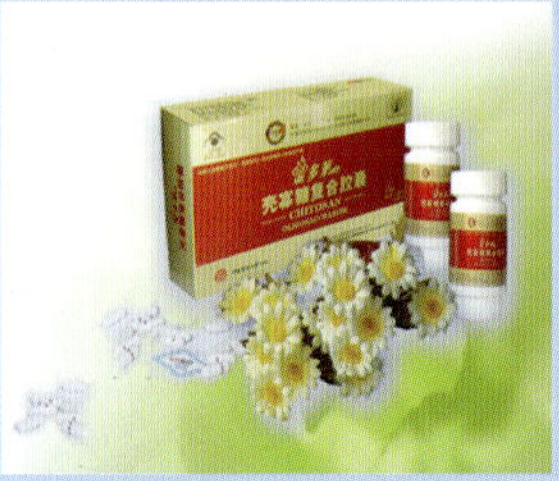

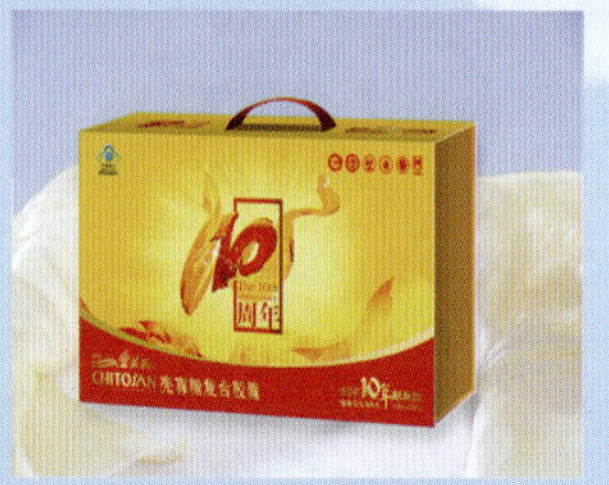

中科院科技攻关成果产品：

“金多莱壳寡糖复合胶囊”由中国科学院大连化学物理研究所
然产物与糖工程（1805）课题组提供技术支持和原料供应，是
“九五”、“十五”科技攻关项目成果产品。

依托中国药科大学研制：

“金多莱壳寡糖复合胶囊”是由中国药科大学生命科学与技
院博士生导师李继珩教授担任产品研发带头人，经过反复研究论
历时多年研制而成。

金多莱壳寡糖复合胶囊产品荣誉：

2008年9月　第八届中国国际保健博览会“十佳保健品”

2009年5月　获准使用“中国保健行业信誉保证标识”

2009年6月　经中国保健协会推荐，入选国家科技部“健康中
蓝屋计划”

2009年12月　获选“中国壳寡糖行业唯一重点产品”、“中国
糖行业首选推广品牌”

主要原料：壳寡糖、壳聚糖、牛磺酸、人参提取物

组方依据：本品由壳寡糖、壳聚糖以及人参提取物和牛磺酸四种成分科学配伍而成，全面发挥生物活性，改善酸性体质，增强机体免疫力，综合提高人体抗病机能。

保健功能：增强免疫力，缓解体力疲劳

批准文号：国食健字G20060353

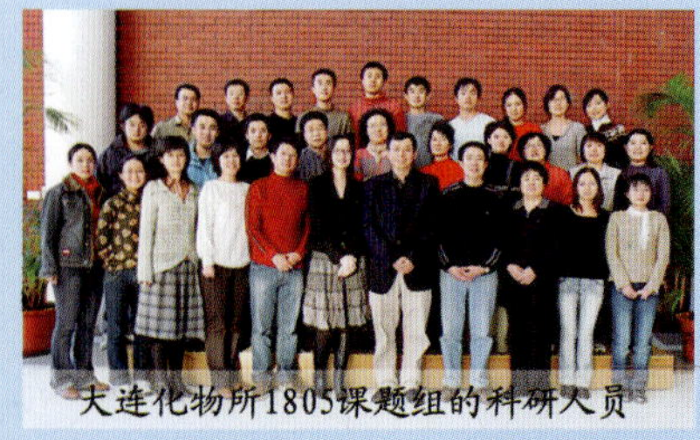
大连化物所1805课题组的科研人员

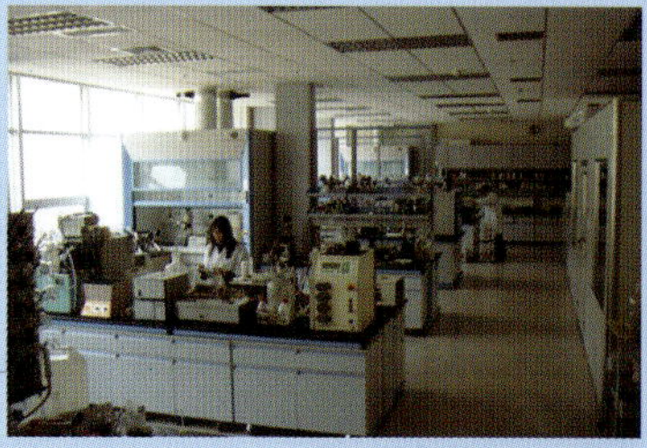

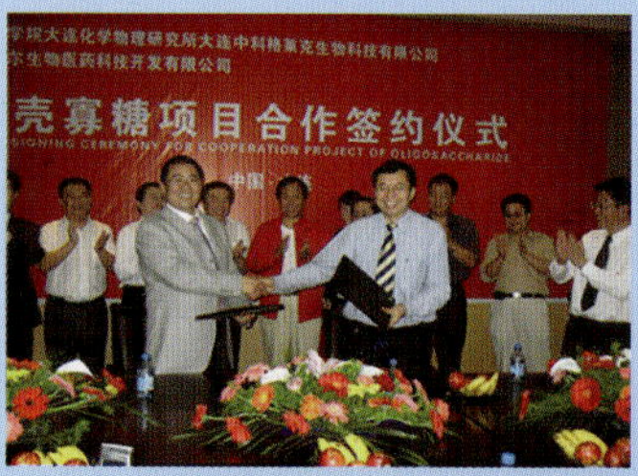

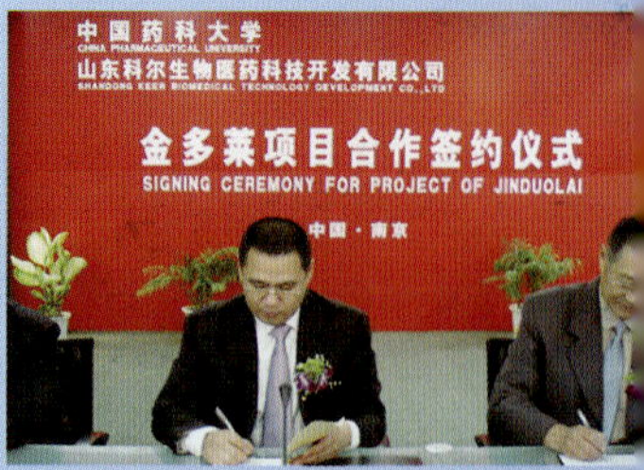

地址：山东省济南市高新区新宇路1号齐鲁软件大厦820　邮编250100　电话：0531-88875185　网址：www.krbio-cn.co

地址：常州市新北区河海路108号
邮编：213002

方圆制药
FANG YUAN pharmaceutical

常州方圆制药有限公司位于常州国家高新技术产业开发区“三药”科技产业基地，占地120亩，是一家集化学创新药物、生物技术药物、诊断试剂开发、生产、销售于一体的高新技术企业。

公司建有2万平方米高标准的生产厂房，拥有符合国家GMP要求的原料药、水针、冻干粉针、固体制剂、滴眼剂等多种剂型的生产车间，通过了ISO14001环境管理体系国际国内双认证。

公司在氨基糖甙类抗生素药物领域处于国际领先水平。主导产品硫酸依替米星是拥有自主知识产权的抗生素类国家一类新药，获得中国、美国、英国、日本、俄罗斯、哈萨克斯坦六国发明专利，荣获国家科技进步二等奖和江苏省科技进步一等奖，被认定为国家重点新产品和江苏名牌产品。目前正在开发新型抗结核杆菌药物、糖尿病治疗药物、恶性肿瘤治疗药物、快速诊断试剂等一批拥有自主知识产权、高附加值医药产品。已申请国家发明专利12项，拥有授权专利6项。

公司以“让好药服务民众，用创新成就方圆”为宗旨，走出一条强强联合、科技与生产相结合，致力于我国高科技医药产业发展的道路。

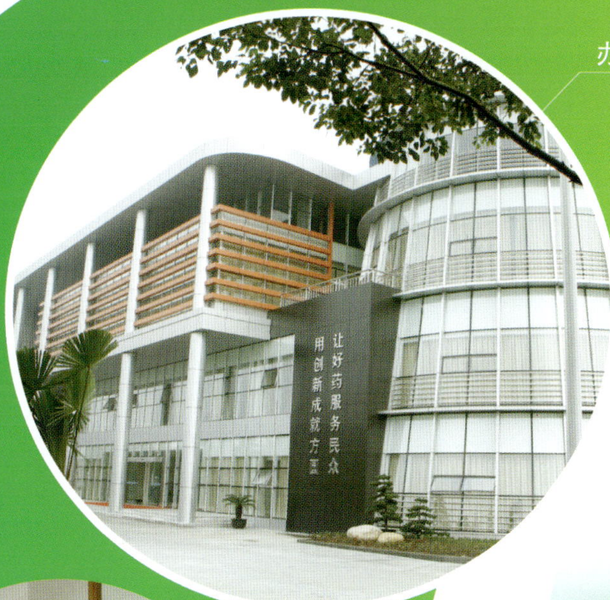

办公楼

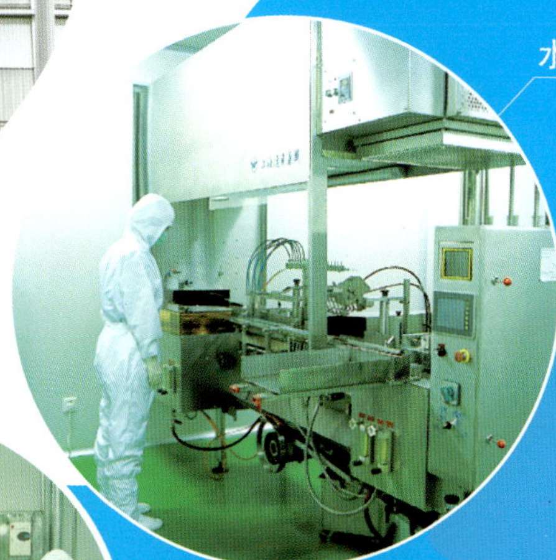
水针剂车间灌封间

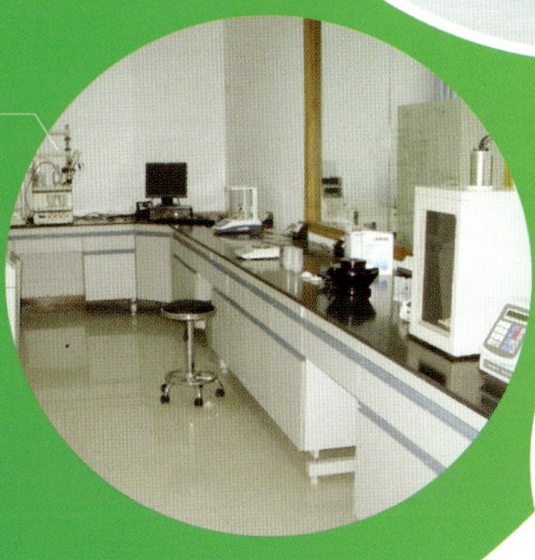
研发中心

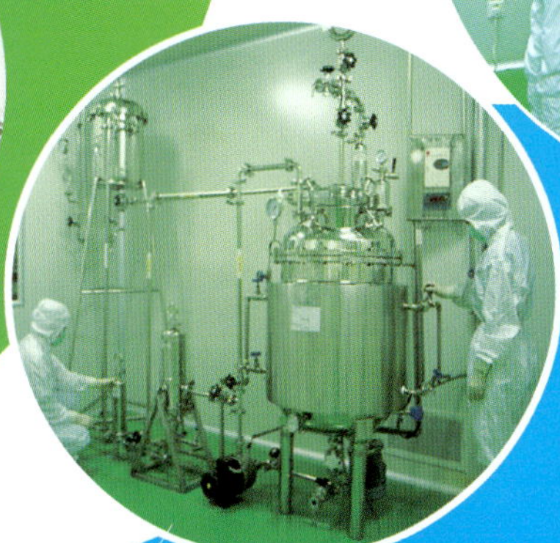
水针剂车间配料设备

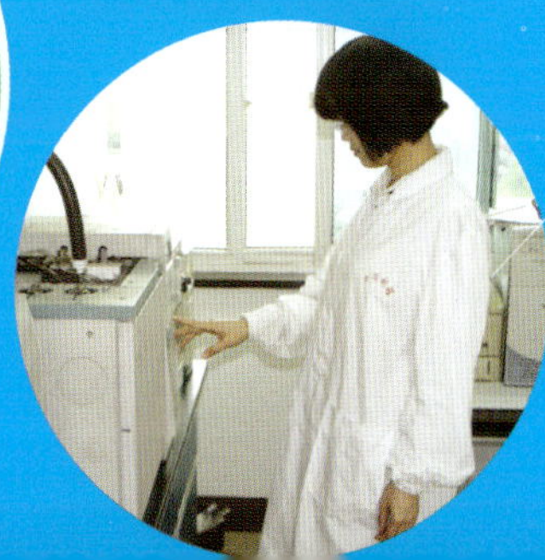
研发中心

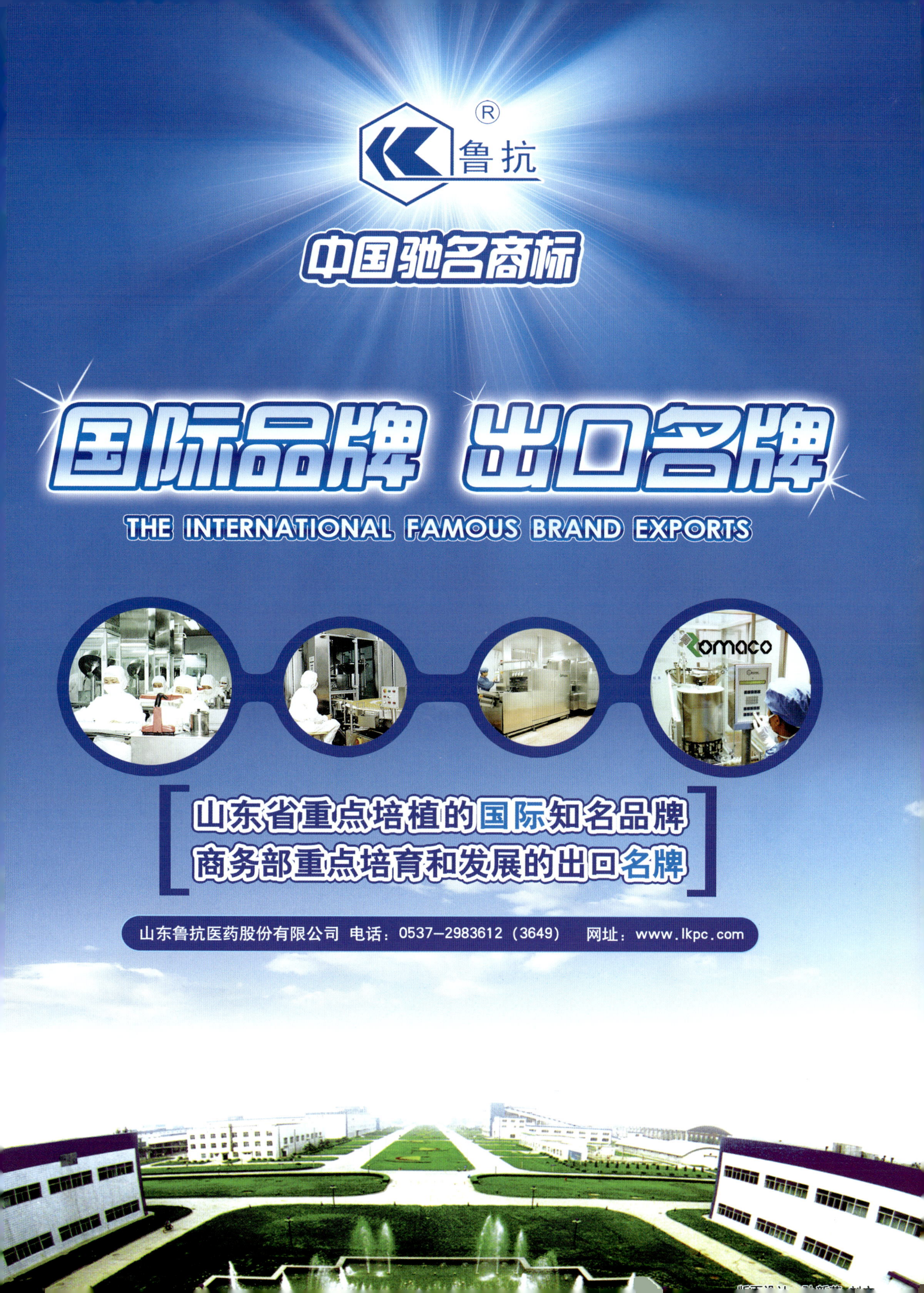
鲁抗
中国驰名商标
国际品牌 出口名牌
THE INTERNATIONAL FAMOUS BRAND EXPORTS
Romaco
山东省重点培植的国际知名品牌
商务部重点培育和发展的出口名牌
山东鲁抗医药股份有限公司 电话：0537—2983612（3649） 网址：www.lkpc.com

Bio Max

安全 服务 创新

标美有机硅药用辅料/材料

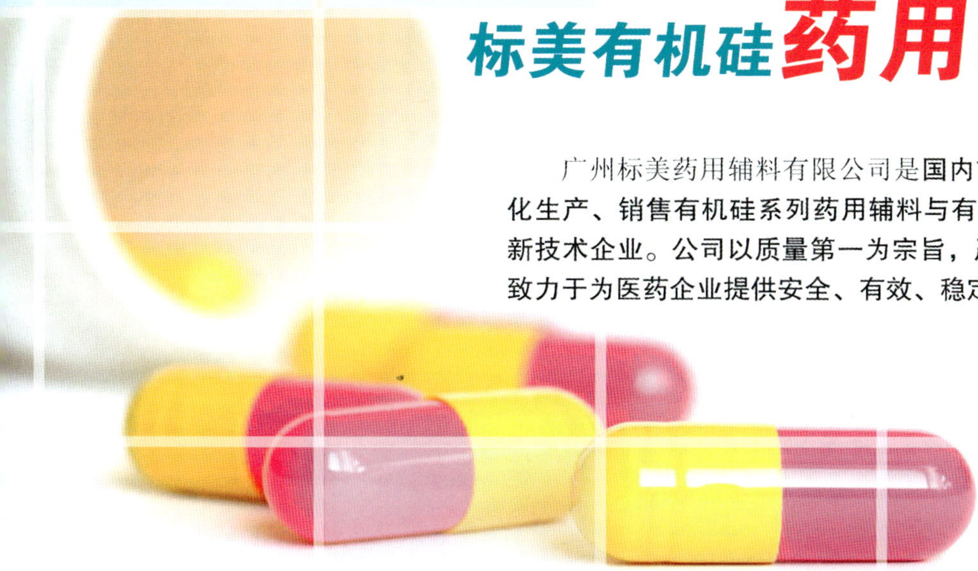

广州标美药用辅料有限公司是国内首批按GMP标准设计、管理和专业化生产、销售有机硅系列药用辅料与有机硅医药中间体的综合性现代化高新技术企业。公司以质量第一为宗旨，严格按照GMP要求生产高质量产品，致力于为医药企业提供安全、有效、稳定的产品和满意的技术服务。

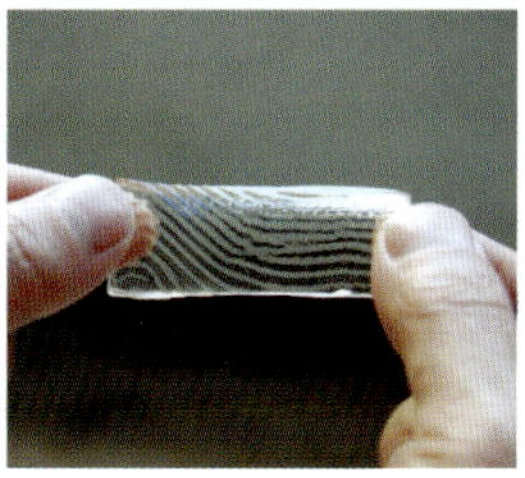
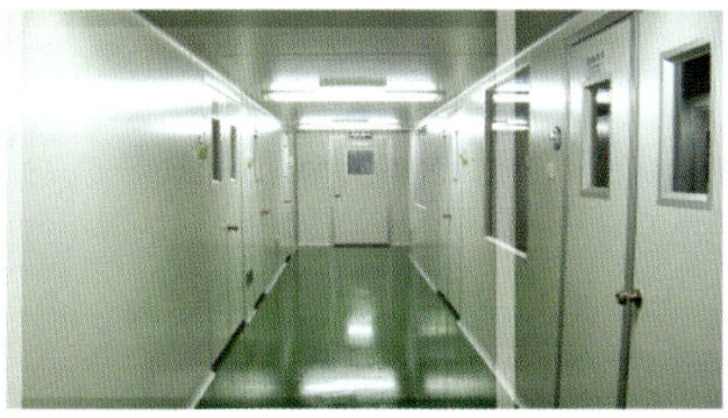
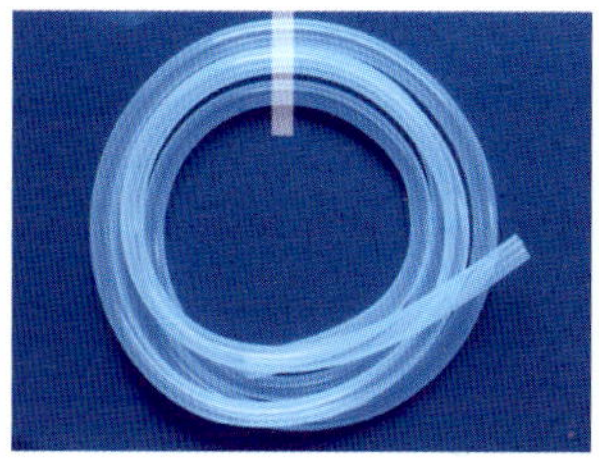

二甲硅油（Dimethicone USP/CP）：

优异的软膏、乳膏基质，药物局部赋形剂，肤感柔滑，可用于烧伤烫伤后皮肤创伤护理、表面硅化处理、缓控释制剂、透皮给药制剂、医疗器械润滑等。

消泡剂及消泡剂乳液（Simethiocne USP/Simethicone Emulsion USP）：

性能优异的消泡类药物，安全无毒。适合用于制备胃肠消泡类药，内窥镜检查、肺水肿消泡，体外循环装置的血液消泡，抗生素及微生物发酵生产、天然药物提取等制药过程中的泡沫控制。

环甲基硅酮(Cyclomethicone USP）：

应用于挥发性局部赋型剂、药物洗剂与喷雾配方、润肤剂与保湿剂等。

PLASTICONE®有机硅弹性体及压敏胶（Silicone Elastomer）：

无毒，透气性优良，生物相容性好，适合用作伤口敷料，治疗烧伤烫伤、手术损伤、疤痕增生；局部或透皮药物传输系统；软性皮肤粘合剂。

Pharmat®医药用硅橡胶管（Silicone Rubber Tubings）：

具有优良的生物相容性、生理惰性、无毒耐高温、抗老化等多种优异性能，能够满足临床和医药工业等多方面需求，是用途广泛的生物医用高分子材料。主要应用于蠕动泵、输血、输液、引流等可应用于GMP制药、分子生物学、基因工程、食品、饮料等行业。

标美喜康®有机硅抗菌剂：

阳离子杀菌剂，具有持久、高效、广谱的抑制杀灭细菌及真菌效果，有效预防医源性感染和交叉感染，是医院、宾馆、家庭理想的卫生处理用品。

有机硅表面活性剂：

新型理想的表面活性剂应用于多种外用剂型，能提高药物生物利用度、乳液稳定性和储存稳定性。

有机硅基团保护剂：

本系列产品基团保护性能优异，可用于抗生素，抗病毒和抗艾滋病药物合成

广州标美药用辅料有限公司

地址：广州市天河区林和西路161号中泰国际广场B1501　510620

电话：+86 20 2881 6060

传真：+86 20 28816089

网页：http://www.biomaxpharm.com

E-mail：sales@sifchem.com

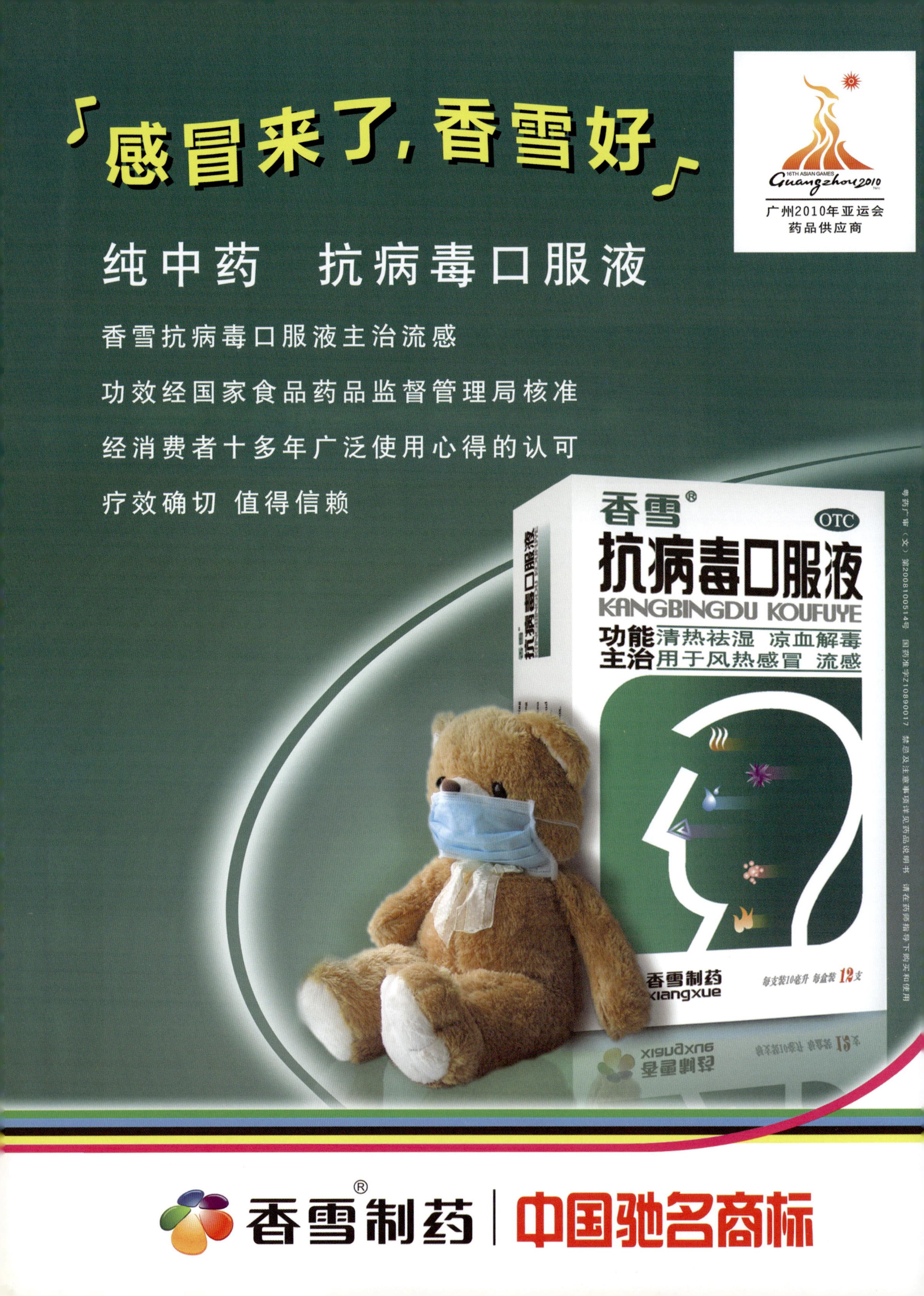

感冒来了，香雪好
16TH ASIAN GAMES Guangzhou 2010
广州2010年亚运会
药品供应商
纯中药 抗病毒口服液
香雪抗病毒口服液主治流感
功效经国家食品药品监督管理局核准
经消费者十多年广泛使用心得的认可
疗效确切 值得信赖
香雪®
OTC
抗病毒口服液
KANGBINGDU KOUFUYE
功能 清热祛湿 凉血解毒
主治 用于风热感冒 流感
香雪制药
xiangxue
每支装10毫升 每盒装 12支
粤药广审（文）第2008100514号 国药准字Z10890017 禁忌及注意事项详见药品说明书 请在药师指导下购买和使用
香雪制药® | 中国驰名商标

“十一五”期间创新药物研究开发情况

“十一五”期间，药物所在新药研发过程中坚持产学研一体化研发传统，积极推进产学研联盟，促进创新药物研发及技术成果转化，逐步构建“开拓市场为先导、项目管理为基础、法律体系为保障”的服务理念，形成“市场导向－研企联合－药物创新－知识产权保护－项目转移－药物后续开发”的成果转移服务模式。“十一五” 期间，药物所创新药研发成果显著，共取得新药证书6个，获得创新药临床研究批件9个，目前有12项创新药物正在进行不同期的临床研究。申请国际国内专利累计196项，获得授权的中国专利36项、国际专利7项。技术合同签订额超过3.5亿元人民币，累计合同到款约1.1亿元人民币。

创新药布格呋喃： 布格呋喃是中药沉香中沉香呋喃类化合物的衍生物，药学及神经精神药理毒理学研究证明，布格呋喃具有较好的抗焦虑作用，毒性低，无依赖性和耐受性，生产工艺成熟，适合工业化生产，临床拟用于治疗焦虑症。已获得国内国际专利保护。该项目在研发过程中曾获得科技部“九五”科技攻关项目和重大专项的支持。目前已获得SFDA临床研究批件，由北京大学第六医院、北京协和医院临床药理中心进行一期临床试验。同时与医药企业共同就“重大新药创制”科技重大专项“十一五”计划支持内容开展进一步的探索研究。

创新药匹诺塞林： 匹诺塞林是通过高通量筛选技术筛选出来的具有神经细胞保护作用的化合物。在多种动物脑缺血模型（急性脑缺血、慢性脑缺血、局灶性脑缺血、腔隙性脑血栓等缺血模型）中，匹诺塞林表现出良好的抗脑缺血作用，与阳性药物依达拉奉和尼莫地平相比较有明显的优势。其作用机制是通过促进环腺苷酸反应元件结合蛋白的磷酸化发挥脑保护作用，该用途已申请专利保护。本项目的开发先后获得过国家自然基金项目、国家高技术研究发展计划（863计划）、北京市重大创新药物专项基金等大力支持。于2009年获SFDA临床研究批件，该项目已技术转让给石家庄制药集团并正在开展一期临床研究。

创新药硝克柳胺： 硝克柳胺是药物所针对市场需求、跟踪国际前沿研究，在体外以与肾脏纤维化病变相关的两个最关键因子之一TGF-b1为靶点，有目的的设计、合成、筛选、结构修饰与优化，经动物药效学验证，毒理学研究，研制出的具有明确肾功能不全治疗作用且毒性低、活性较高、作用机制新的一个新结构化合物，其为香豆素酰胺类小分子，为肾素和TGF-b1 RII磷酸化双靶点抑制剂。已申请国内、国际化合物发明专利。本项目在研制过程中获得了2003-2005年度科技部863计划及北京市科委的大力资助，于2008年获得SFDA临床研究批件，并已转让给江苏正大天晴药业股份有限公司，现正在北京协和医院临床药理中心进行一期临床试验。

桑枝总生物碱及咀嚼片： 桑枝总生物碱及咀嚼片是用于治疗糖尿病的5类中药新药，在已上市的颗粒剂基础上，进行了有效部位研究，其有效成分结构明确，含量达50%以上。动物试验显示，该品具有降低餐后血糖作用，且作用机制明确为α－糖苷酶抑制剂，该项目申请了知识产权保护，在研制过程中得到过北京市科委、自然科学基金、国家新药基金和中医药管理局专项基金的资助。现已获得SFDA临床研究批件，目前正在上海中医药大学附属曙光医院国家药物临床试验中心进行临床试验。该项目已与北京五和博澳医药科技发展有限公司合作并参加了“生物医药领域成果转化与承接平台启动及落地北京项目签约仪式”。

创新药羟基戊基苯甲酸钾： 羟基戊基苯甲酸钾是在前期研究抗轻、中度急性缺血性脑卒中新药消旋3-正丁基苯酞（商品名“恩必普”）基础上，利用前药原理研发出的具有自主知识产权的创新药。针对消旋3-正丁基苯酞的不足（油状化合物，制备工艺困难，给药途径的局限性，专利保护不完全等）而研制的，在理化性质等方面有极大的改进（水溶性极好，制备工艺简单，专利保护完全等）。可作为冻干粉针剂，为临床病人急救提供新的治疗途径和赢得宝贵的时间。临床前药代动力学研究显示该品静脉或口服给药在体内均能迅速和完全地转化为消旋3-正丁基苯酞。该药已申请国内外专利，中国及其它6个国家已授权化合物及用途专利。该项目2009年获SFDA临床研究批件，并已完成国内市场的技术转让，现正在开展一期临床研究工作。

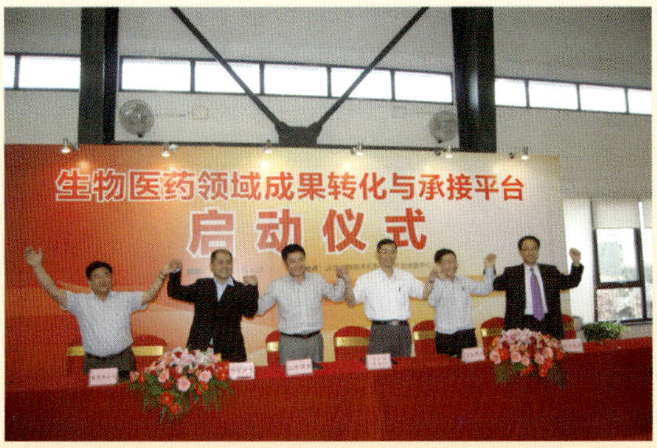

王晓良所长（左4）在生物医药领域成果转化与承接平台启动及落地北京项目签约仪式上

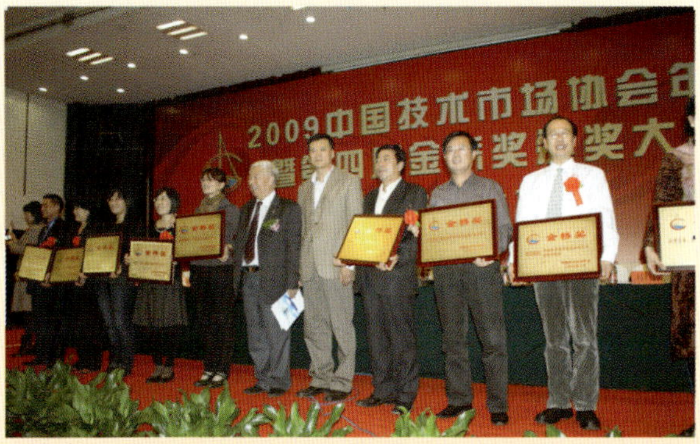

药物所新药开发部获得中国技术市场第四届金桥奖
药物所程永浩（右2）在颁奖大会上领奖

廣東藥學院

GUANGDONG PHARMACEUTICAL UNIVERSITY

广东药学院是我国独立建制的3所药科大学之一，是广东省培养药学、预防医学和临床医学等高级技术人才和管理干部的重要基地和广东省国家执业药师培训中心。学校已有53年的办学历史，具有硕士学位授予权,以及接收港澳台学生、外国留学生和面向全国招生资格。

学校坚持“以药学为特色、医药结合、多学科门类协调发展”的办学思路，深化教学改革，不断探索和实践创新人才的培养模式，拓展办学空间，形成了大学城、赤岗、宝岗和中山等多校区协调发展的办学格局，研究生、普通本科及成人教育等多层次的教育体系。学校设有二级院部18个，开设本科专业28个，包括医学、理学、工学、管理学、经济学、法学、文学7个学科门类，其中药学、预防医学、药物制剂为国家级特色专业；现有中药学、药剂学、预防医学等12个硕士点（含1个硕士专业学位授权点）。

学校现有教职工2 651人，专任教师1 461人，副高职称以上教师约37.8%，硕士以上学历约64.5%，有各类在校生约3.5万人，其中普教生22300多人。

学校设有国家中医药管理局高脂血症调肝降脂重点研究室、国家中医药管理局三级实验室、广东省药物新剂型重点实验室、广东省教育厅现代中药重点实验室等9个省厅级以上重点实验室、工程研究中心，以及中医药研究院、药物研究所、中药开发研究所、生物制药研究所等研究机构，有直属附属医院1所、非直属附属医院4所、非直属附属制药厂1家，有华南地区信息量最大的医药信息检索中心，拥有人体科学教育中心、中药标本馆及药用植物园等省市科普教育基地。

近年来，学校承担了国家级、省部级等各类科研课题，具有较强的科研创新能力和药物研究能力，并积极开展与企业的横向合作和对外交流，取得了良好的社会效益及经济效益，为广东省的经济建设和社会发展做出了应有贡献。

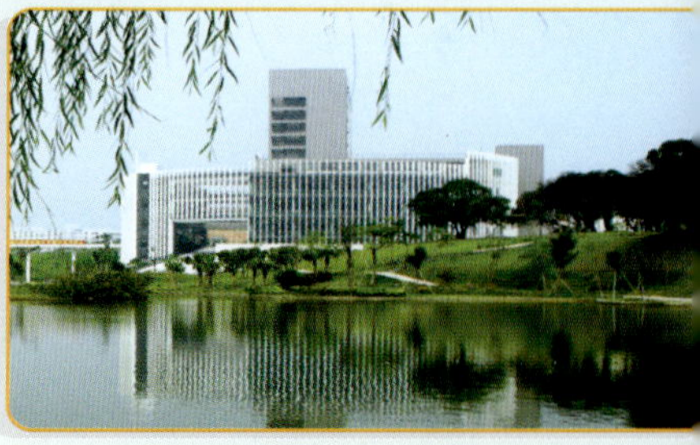

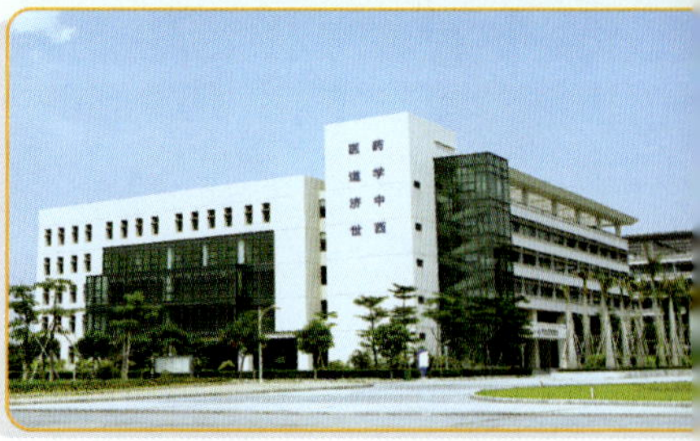

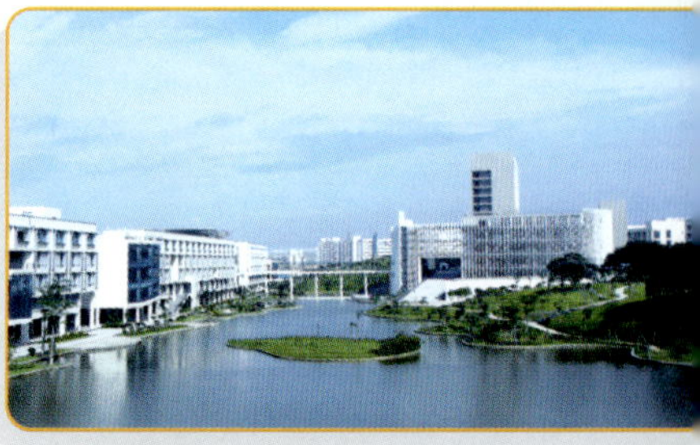

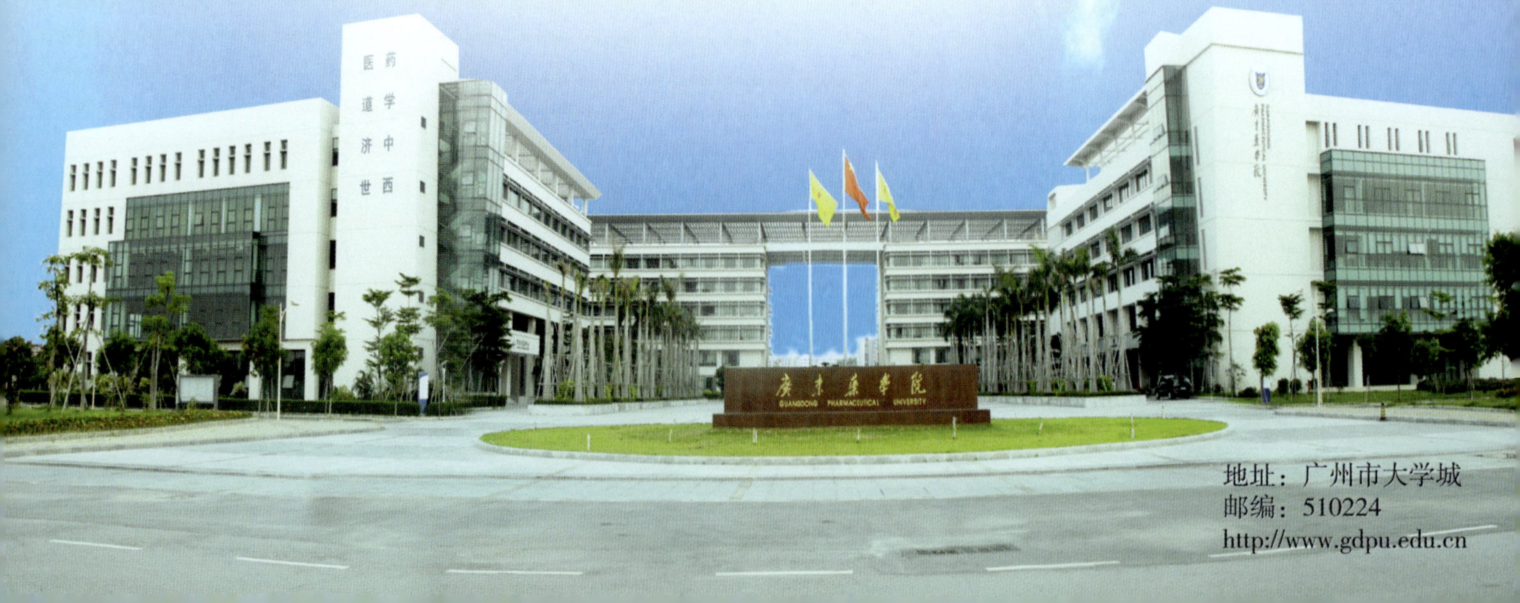

地址：广州市大学城
邮编：510224
http://www.gdpu.edu.cn

第二军医大学药学院

Second Military Medical University School of Pharmacy

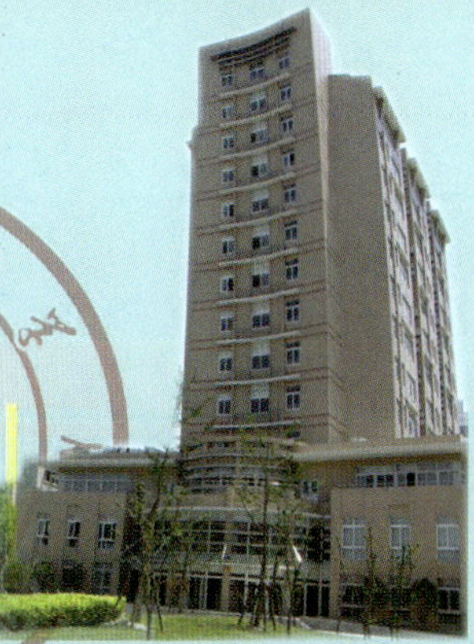

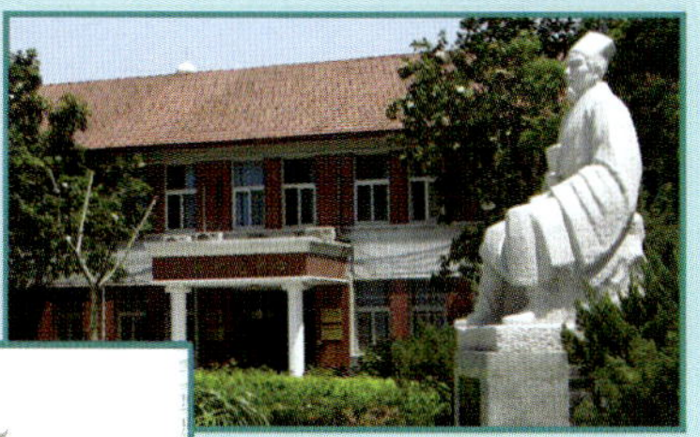

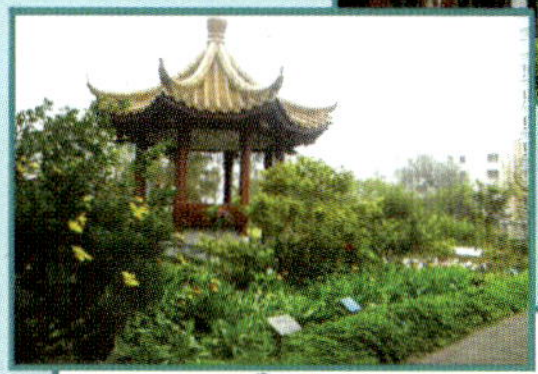

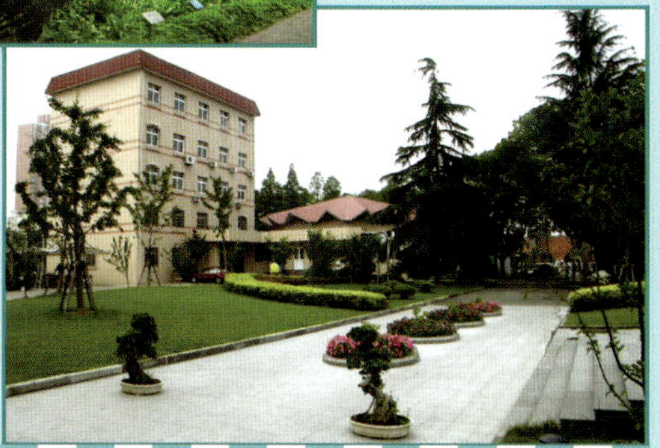

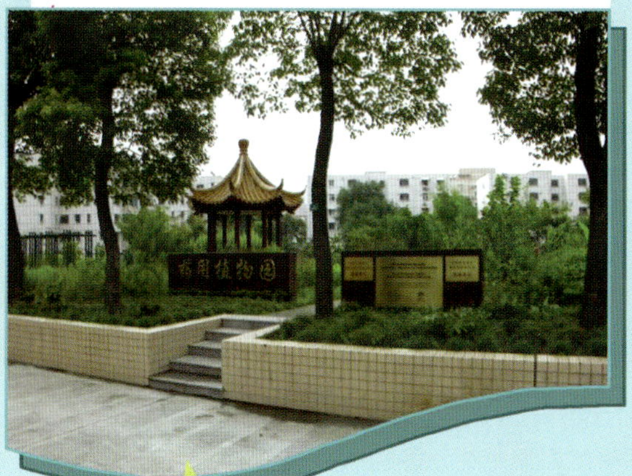

第二军医大学药学院始建于1949年，是全军唯一能培养各种层次药学人才的教学科研基地。药学院及其前身已有百年的药学教育历史。

药学院地处国际化大都市上海，院内总建筑面积2.1万M^2。有培育700余种植物的药用植物园和暖房，有收藏5000余份药用植物和生药标本的标本室，有固体、半固体药物新制剂中试基地，有核磁共振仪、激光共聚焦显微镜、液相-质谱联用仪、气相-质谱联用仪等多台大型仪器，设备总值8000余万元。

药学院于1995年建成药学博士后流动站，1998年被评为药学一级学科博士点。2007年药学一级学科被评为国家重点学科。

全院现有教学科研人员150余人，高级专业技术资格65人，设药理学、药物分析学、药剂学、生药学、药物化学、天然药物化学、有机化学、无机化学、药事管理学、生化药学等10个教研室和基础化学实验教学、药物分析测试、新药研究、海洋药物等4个中心，主要承担本科生、硕士、博士的教学和培养任务。

药学院在心脑血管疾病防治药物、抗真菌药物、抗肿瘤药物、抗病毒药物和军队特需药物等研究领域已形成鲜明的特色和优势。近五年，共获得省部级二等奖以上科研奖励6项，其中国家自然科学二等奖1项，上海市科技进步一等奖1项。获国家级教学成果2项，上海市教学成果4项。获973项目1项，863项目8项，国家自然科学基金重点项目等4项，国家杰出青年基金3项，上海市重大课题8项，国家“重大新药创制”科技重大专项27项，纵向课题经费总额达2.8亿元。发表SCI论文500多篇，出版专著教材30多部，获专利授权63项，新药证书4项。与众多大型医药企业有广泛深入的合作，获得横向课题经费7700多万元。

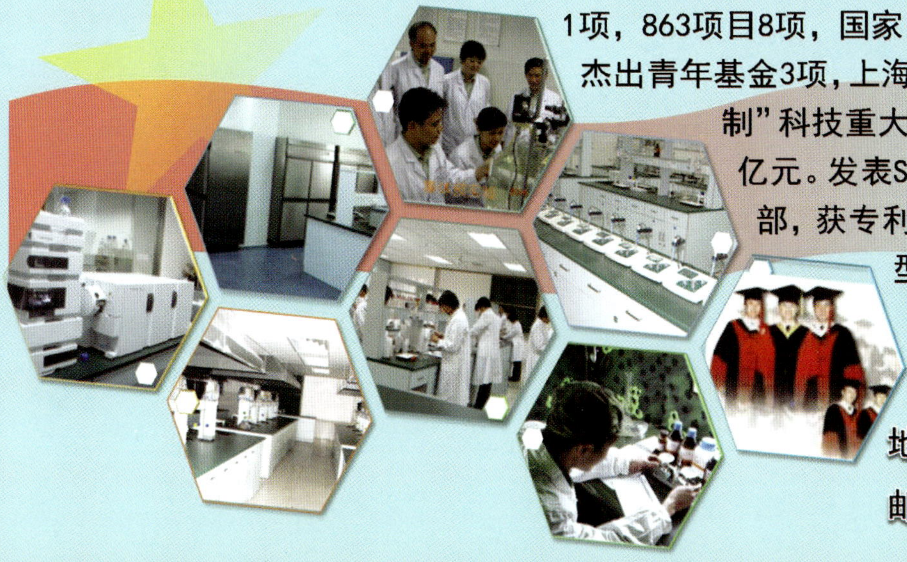

地址：上海市杨浦区国和路325号

邮编：200433

四川大学华西药学院

学院历史

华西药学院前身为华西协合大学理学院药学系，创建于1932年，是我国最早的全日制本科高等药学院系之一。1989年，在国内率先招收临床药学专业的本科学生；2000年10月，原华西医科大学与四川大学合并，组建新的四川大学，随之更名为四川大学华西药学院。

学院概况

华西药学院现有建筑面积27000平方米的教学楼和实验楼，分布在风景如画的华西钟楼和荷花池畔。现有教职工136人，其中教授25人，副教授21人，副研究员和高级实验师等17人，讲师28人，博士研究生导师17人，硕士研究生导师28人。目前人才队伍中有中国科学院院士1人（兼职）、国家杰出青年基金获得者2人，教育部跨世纪（新世纪）优秀人才资助计划4人，四川省学术和技术带头人4人，四川省杰出青年基金获得者5人。每年招收本科生200名左右，博士生、硕士生100余人，全院在校生1000余人。

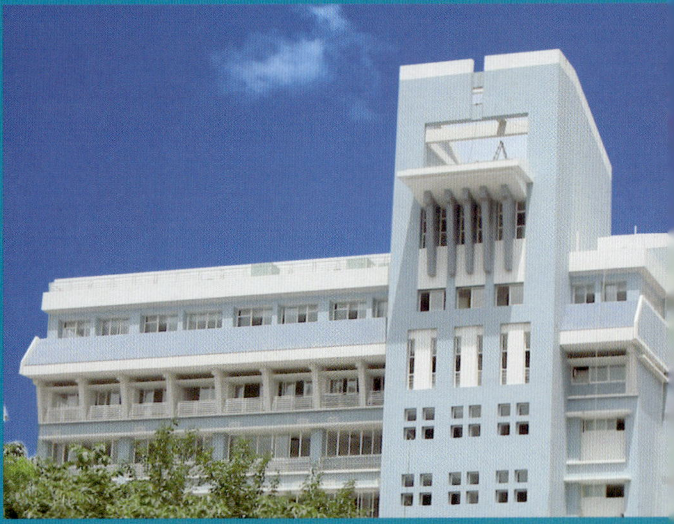

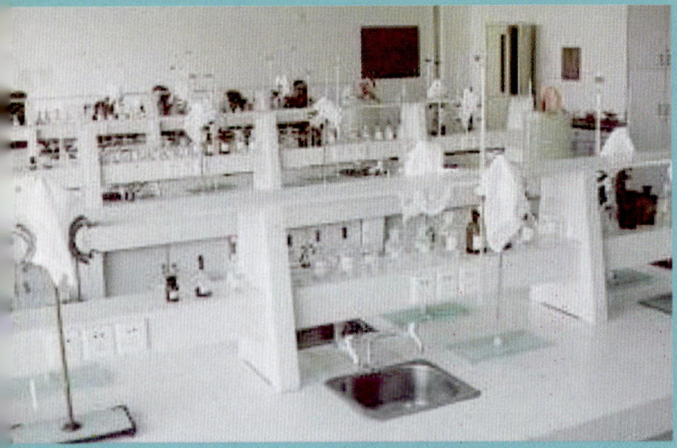

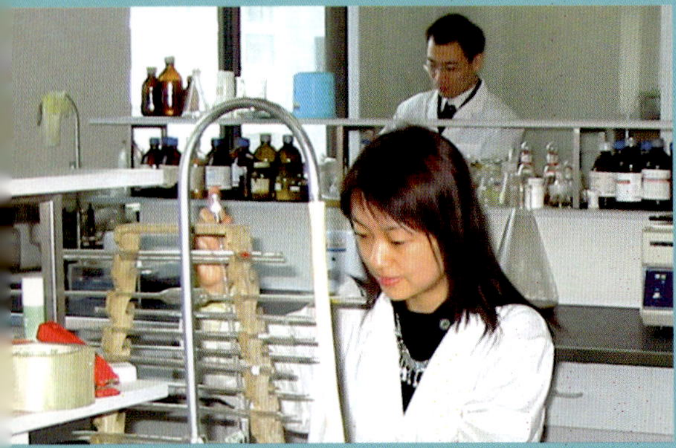

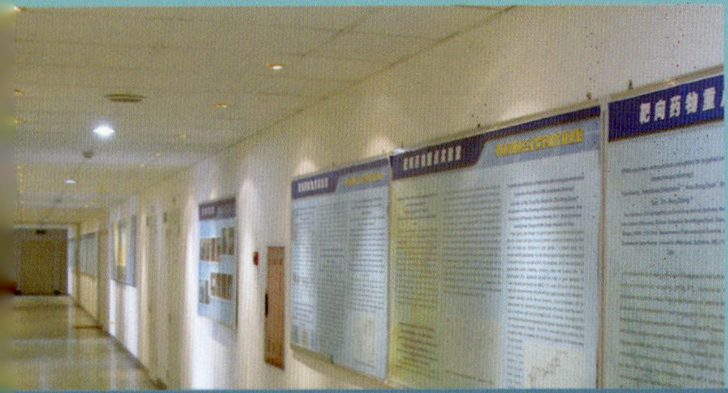

专业及重点实验室

华西药学院现设药学本科专业，下设药物化学、药学和临床药学三个专业方向。为药学一级学科博士学位授权单位，有药学博士后流动站1个，二级学科博士授权点3个（药物化学、药剂学、药物分析学），二级学科硕士授权点6个（药物化学、药剂学、药物分析学、生药学、微生物与生化药物和药理学）。2005年经教育部批准建立了"靶向药物与释药系统教育部重点实验室"，是我国唯一从事靶向药物与释药系统研究的部级重点实验室，2007年通过验收。同年，药剂学被评为国家级重点学科。此外，拥有省重点实验室2个（靶向药物与新型给药系统实验室和天然药物学实验室）；省重点学科2个（药物化学和药剂学）。

科学研究

近年来，药学院在新药研究、新剂型开发、药物分析、临床药学及药理学方面开展了系列科研工作；在抗肿瘤药、心血管疾病用药、计划生育用药、天然活性成分、靶向药物和释药系统、药物稳定性、中药新剂型、化学传感器和新药质量标准等研究方面都取得了有价值的成果。近5年来，出版学术专著10余部；编写教材10余部；发表科研论文近千篇，其中SCI收录300余篇；完成和正在承担包括国家973项目、863项目、国家自然科学基金重点项目等在内的一批重点科研任务。横向课题300余项。获国家部委及省市科技成果奖18项，获各类新药证书或新药临床批文10余个；申请专利20余项，获准10项。拥有一大批先进的仪器设备供教师和研究生工作使用。

六系

药物化学系　药剂学系　天然药物化学与生药学系　药物分析学系
药理学系　临床药学与药事管理学系

一所

药物研究所

两中心

现代药学专业教学中心　分析测试中心

地址：成都市人民南路三段17号　邮编：610041　电话：028-85501628

西南交通大學

生命科学与工程学院

西南交通大学生命科学与工程学院是学校根据学科优化与调整方案，于2008年7月由原西南交通大学生物工程学院和西南交通大学药学院合并组建的二级教学、科研管理机构。2000年，西南交通大学抓住国家西部大开发战略和生物医药产业迅速发展的契机，依托西部生物资源和医药产业优势，设立了西南交通大学生物工程系。2002年，学校设立西南交通大学药学院。2005年，西南交通大学生物工程系更名为西南交通大学生物工程学院。2008年7月，生物工程学院与药学院合并组建西南交通大学生命科学与工程学院。

学院现有教职工87人，其中专职教师64人，实验技术人员16人。教授（11人）、副教授（32人）43人，占教师人数的70%。具有博士学位的教师占教师人数的45%。25%的教师具有国外学习或工作的经历。

学院现有生物工程、生物信息学、中药学和制药工程四个本科专业（其中生物工程专业为省特色专业）；生物化学与分子生物学、微生物与生化药学、生物化工、中药学、生药学五个硕士学位授予点以及生物工程、制药工程二个工程硕士点。同时与其他相关学科进行博士生培养。学院下设四个系（生物系、生物工程系、药学系和化学化工系），三个实验中心（生物药学、化学化工、生物基础），四个研究所（中药学、应用化学、生物工程、生物化学与分子生物学）。实验室总面积约5 000平方米，各种教学科研仪器设备1 000余台套，仪器设备总资产合计近2 000万元。承担完成本学院及全校工科化学以及生命科学导论等课程的理论和实验教学；目前承担国家级科研项目十余项、省部级项目十余项，年到帐科研经费200余万元。

学院弘扬“竢实扬华，自强不息”的交大精神，传承学校“严谨治学、严格要求”优良传统，以制药（包括生物制药、中药制药和化学制药）为主要发展方向,同时积极开展生态保护与修复以及生物能源方面的研究工作，形成了“一主两辅”为主要内容的学科发展思路。学院以人才培养为根本，教学质量为生命线，师资队伍建设为关键，强化优势和特色，产、学、研协调发展。培养宽口径、厚基础、重实践、综合素质高、创新能力强，具有较强竞争能力的生命科学与工程领域高级科学技术与工程应用性复合人才。学院本科生升研率连续四年保持在40%以上；30余名学生保送至国内高级研究机构和著名大学攻读硕（博）研究生，20余名学生被国外知名大学录取攻读硕（博）研究生。在校本科生1 000余名,在读硕士生170多名。

学院与美国、英国、法国等国家及国内知名院校、生产企业建立了广泛的交流与合作关系。学校与四川省人民医院的合作办学更为该院药学和生物类学科提供了有力的学科支撑和优良的实习实践平台。现有生物技术与制药、中药（植物）资源与制药、化学制药、生物催化与生物化工、计算机与生物信息、发酵工程、生态保护与修复、生物能源、应用化学九个研究方向。主持或参与承担国家自然科学基金、国家863、973、国家科技基础条件平台等国家和省部级项目以及横向研究百余项。学院全体师生在“围绕人才培养、凝练学科方向、加强队伍建设、发挥辐射作用、做强生命学科”工作思路指导下，为实现交通特色的多学科协调发展的高水平研究型大学的建设目标而努力奋斗。

地址：成都市二环路北一段111号　　邮编：610031　　电话：028-87603202

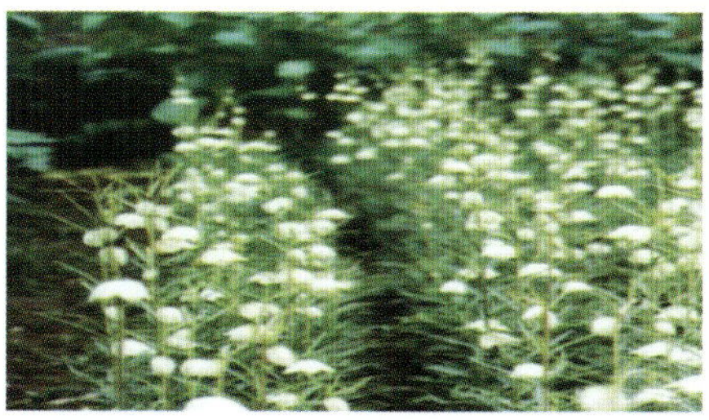

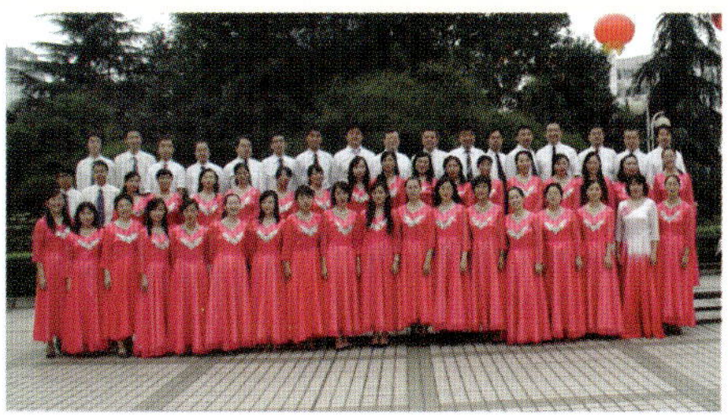

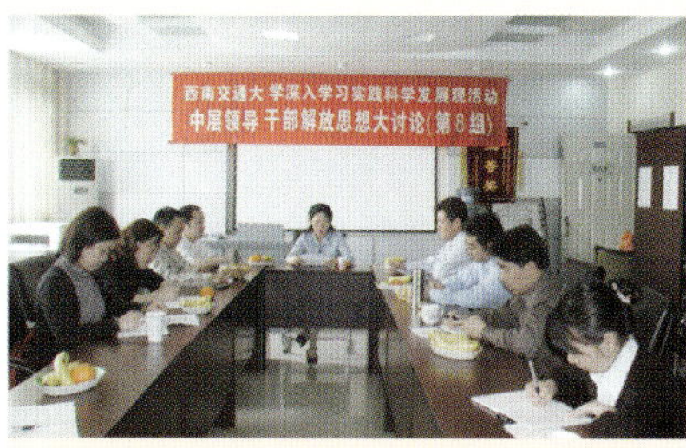

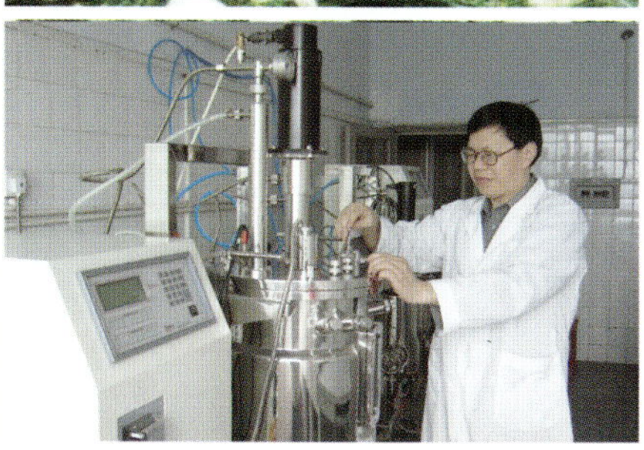

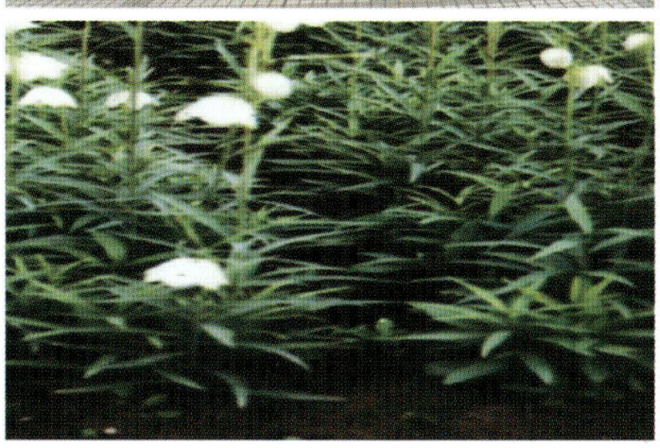

辽宁中醫藥大學 药学院

辽宁中医药大学药学院其前身为1973年成立的辽宁中医学院中药系，2002年更名为药学院，2006年搬迁至大连办学，2009年被评为“辽宁省教育系统先进集体”。

药学院现有教职工93人，其中专任教师65人，具有博士学位32人，在读博士10人；教授9人，副教授22人；博士生导师6人，硕士生导师21人；国务院特殊津贴获得者2人。药学院设有中药学、药学、药物制剂、制药工程、食品科学与工程等5个本科专业，其中中药学是国家级特色专业，制药工程专业是省级示范专业。现有国家级精品课程1门、省级精品课程3门、学术论文1 400余篇。

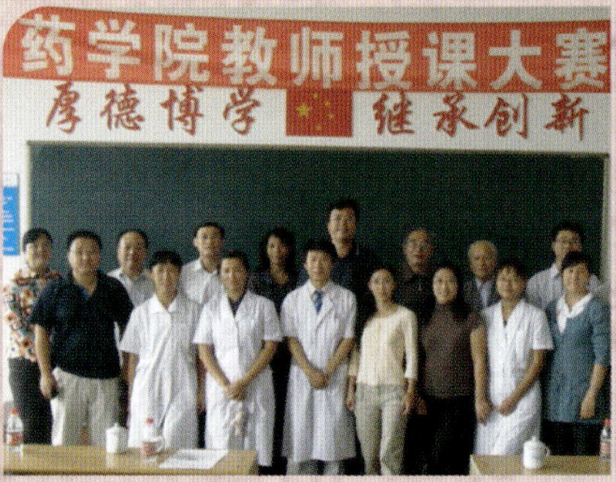

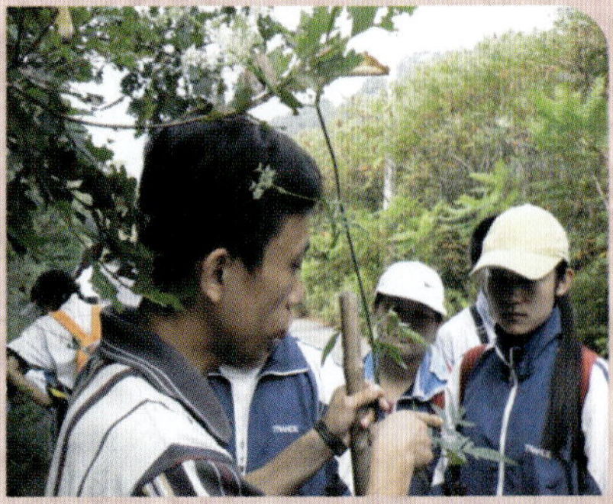

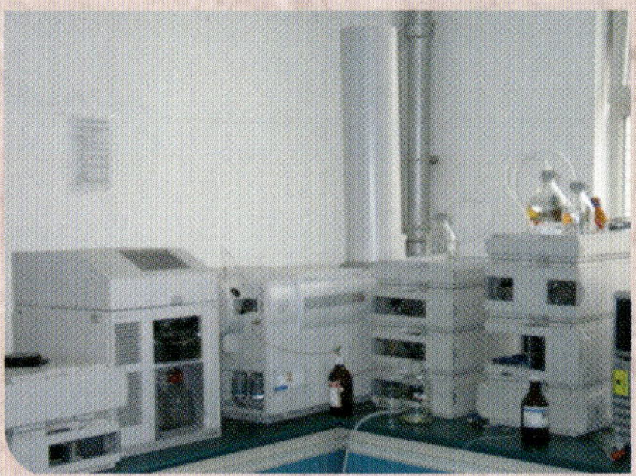

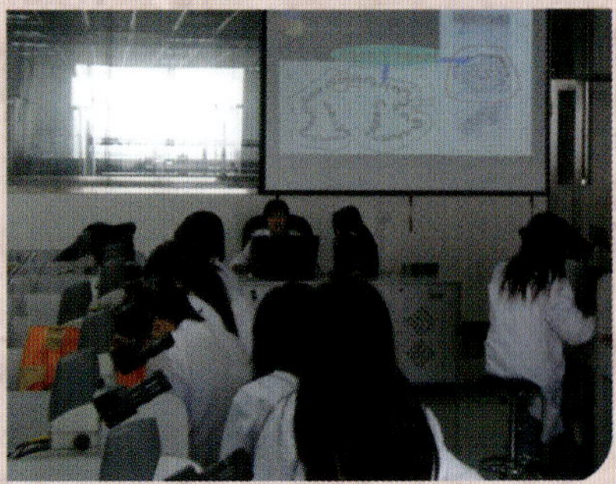

药学院目前拥有中药学一级学科博士学位授权点和生药学二级学科博士学位授权点，中药学、生药学、药理学3个硕士点以及中药学博士后科研流动站。中药鉴定学和中药炮制学是国家中医药管理局重点学科，中药学和生药学是辽宁省重点学科，中药鉴定学和中药炮制学是辽宁省中医药重点学科。中药质量分析实验室、中药制药实验室是国家中医药管理局的三级实验室，中药炮制工艺原理解析重点研究室是国家中医药管理局所属的国家级重点研究室。

药学院还拥有辽宁省中药新药研制开发中心、辽宁省中药现代化工程技术研究中心、辽宁省中药炮制工程技术研究中心、辽宁中医药现代研究实验室、辽宁省中药鉴定与品质评价实验室等省级重点实验室。目前拥有高效液相色谱仪、飞行时间质谱联用仪、电感耦合等离子体质谱仪、高效毛细管电泳、飞行时间质谱联用仪等仪器设备，能够承担中药新药研发临床前的全部工作任务。药学院先后承担国家重大攻关课题及国家中医药管理局课题十余项，目前承担国家“十一五”科技支撑计划课题2项，国家重大新药创制候选药物2项，国家自然科学基金课题6项，《中国药典》（2010版）质量标准项目8项。其中“八五”科技攻关课题荣获国家中医药管理局科技进步一等奖2项，国家科技进步三等奖1项；国家“九五”科技攻关课题获国家科技进步二等奖3项；另有多个项目获辽宁省科技进步奖。

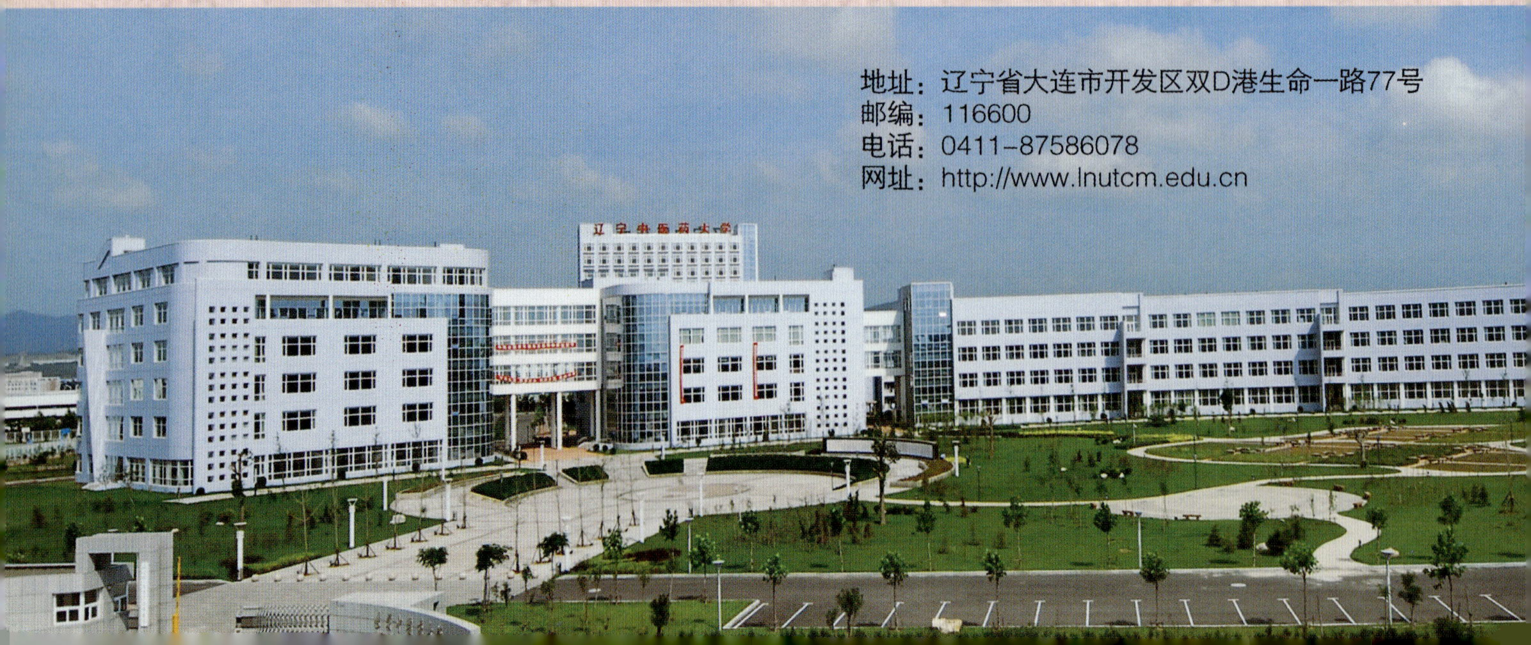

地址：辽宁省大连市开发区双D港生命一路77号
邮编：116600
电话：0411-87586078
网址：http://www.lnutcm.edu.cn

中国药学会药物经济学专业委员会

中国药学会药物经济学专业委员会成立于2008年，是中国药学会第十六个分支机构，它的成立体现了中国药物经济学学科发展已趋于成熟。专业委员会由刘国恩主任委员、胡善联副主任委员、吴久鸿副主任委员、关志强副主任委员以及来自政府部门、行业协会、高等院校、医疗机构和医药产业的二十多位委员组成。药物经济学专业委员会的基本宗旨为：引领学科发展，指导政策实践，推动产业创新，促进合理用药。

两年多来专业委员会开展了多项工作，承担了基本药物制度比较研究、基本药物制度实施策略研究、医保药品协议定价等课题；开展了药物经济学促进与发展项目；撰写了《药物经济学学科发展报告》和《中国药物经济学评价指南》；举办了多场卫生经济论坛与药物经济学青年学者沙龙；参与其它相关研究课题多项。

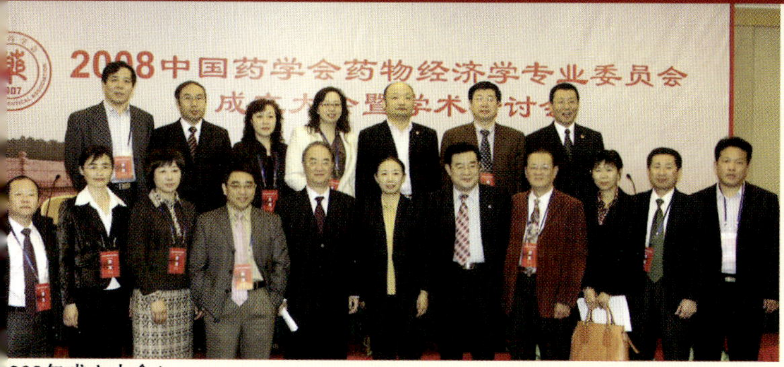

008年成立大会1

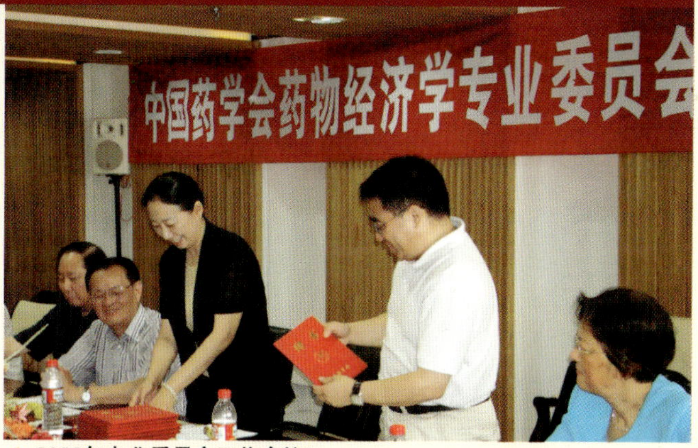

▲ 2008年专业委员会工作会议2

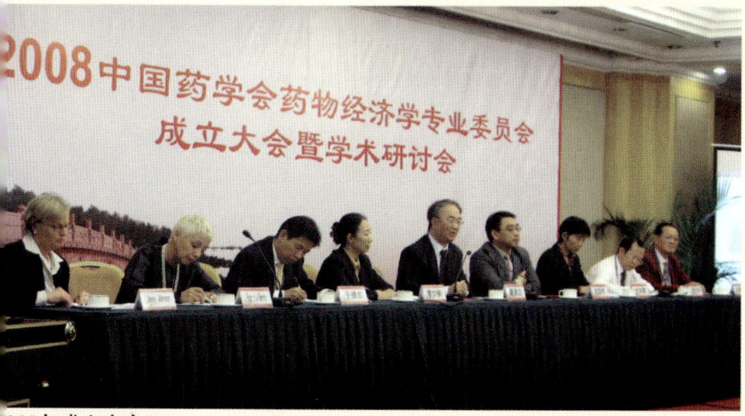

008年成立大会2

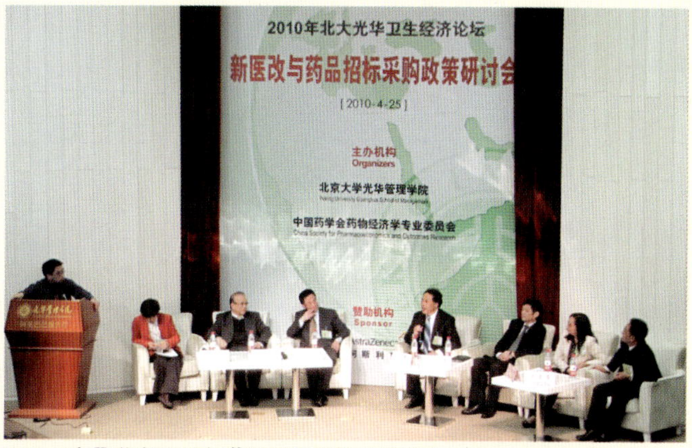

▲ 2010年聚焦新医改与药品招标采购政策论坛

▼2008年专业委员会工作会议1

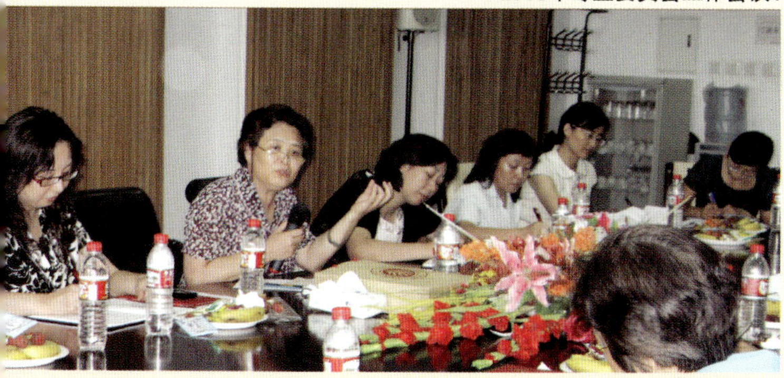

▼2010年药物经济学青年学者沙龙

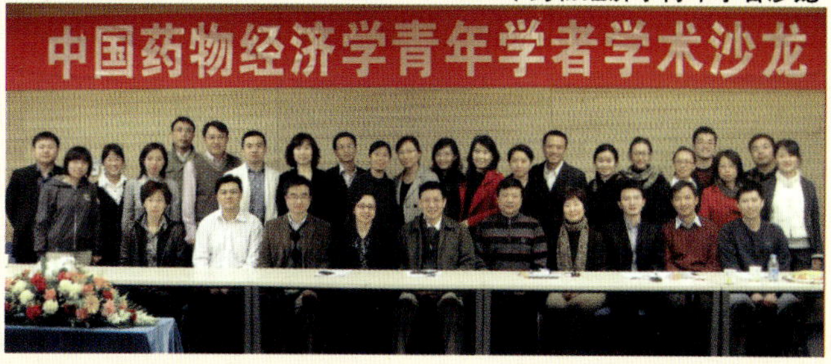

1982年创刊
我国唯一的药学学科专业年鉴
欢迎订阅《中国药学年鉴》

2004年在全国年鉴届最高奖项“中国年鉴奖”评选中荣获“中国年鉴奖提名奖
2004年首批入选中国年鉴资源全文数据库核心年鉴
2008年荣获“第四届全国年鉴编校质量检查评比”一等奖
2010年荣获“第四届全国年鉴编纂出版质量评比”一等奖

《中国药学年鉴》

CHINESE PHARMACEUTICAL YEARBOOK

《中国药学年鉴》是我国唯一的药学学科专业性年鉴，由全国著名药学专家组成的编委会编纂，彭司勋院士任主编，是一部综合记载年度药学发展全貌的编年史册。《中国药学年鉴》是医药企业事业单位必备的馆藏书目，也是从事医药教育、研究、临床、生产流通、监督管理的药学工作者案头备查备考的资料工具书。它客观系统地记录了我国药学领域各方面的发展成就。内容包括专论、药学研究、新药研究与开发、药学教育、药品生产与流通、医院药学、药品监督管理、人物、书刊、学会活动、大事记等。

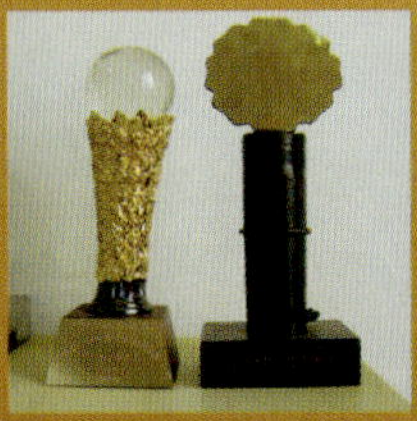

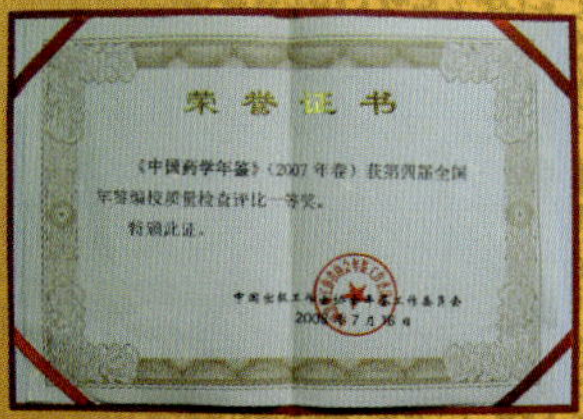

《中国药学年鉴》编辑委员会 编辑部

地址：南京市童家巷24号中国药科大学29信箱
邮编：210009
电话：025-83271478
传真：025-83271458
E-mail：zgyxnj@cpu.edu.cn

目　　次

专　论

药学研究

药学教育

药物生产与流通

医院药学

药品监督管理

人物简介

学会与学术活动

药学书刊

药学记事

附　录

索　引

宣传页目次

黑　白

彩　色

MAIN CONTENT

Review

Pharmaceutical Research

Pharmaceutical Education

Drug Production, Supply and Distribution

Hospital Pharmacy

Drug Supervision and Administration

Prominent Figures

Event

Appendix

Index

专论

Review

中国药学年鉴 2010

CHINESE PHARMACEUTICAL YEARBOOK

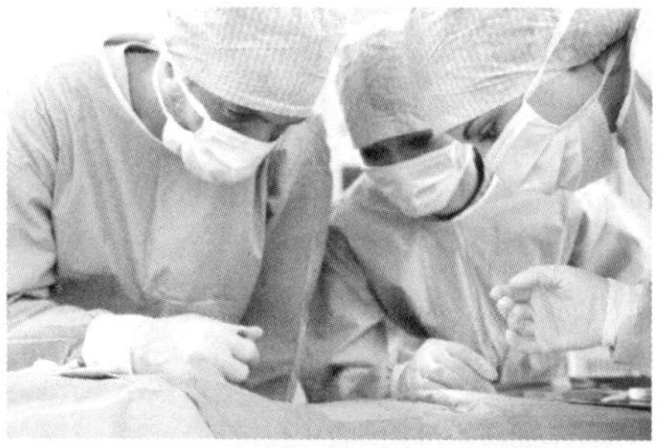

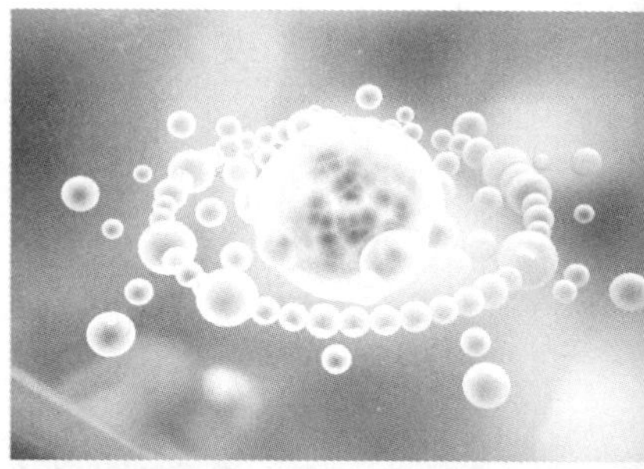

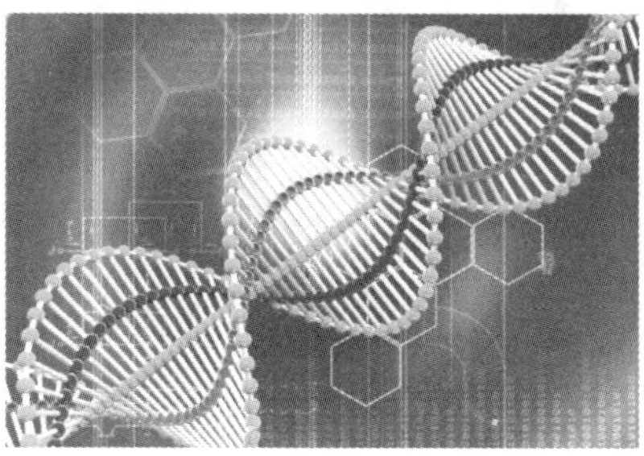

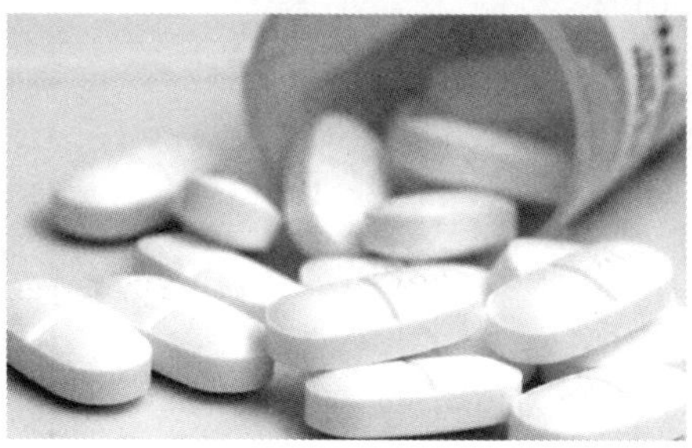

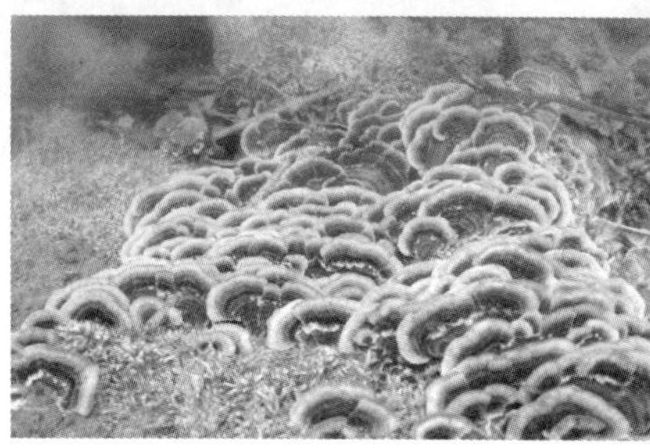

2009年我国天然药物化学研究进展

李希强，唐春萍，叶　阳

（中国科学院上海药物研究所天然药物化学研究室，上海 201203）

摘　要　本文通过搜集整理2009年我国天然药物化学科研工作者在国内外学术期刊上发表的文献，综述我国天然药物化学领域取得的研究成果，选择其中具有新颖性或者显著生物活性的化合物，按其结构分类进行介绍。

2009年，我国科学家在天然药物化学领域发表的论文数量和质量保持了良好的上升势头，发表在SCI影响因子2.0以上国内外重要专业杂志上的文章较2008年有一定程度增加。我国科学家在国际知名学术刊物上发表的专题综述不断显现，说明相关的研究工作已经得到了国际同行的广泛认可。比如，中国科学院上海药物研究所岳建民研究员在美国化学会刊 *Chemical Review* 上发表了关于植物原酸酯类化合物的综述；英国皇家化学会杂志 *Nature Products Report* 刊出了中国科学院南海海洋研究所吴军研究员有关半潮间带植物所含天然产物的来源、化学及生物活性的综述。本文就2009年我国科学家在国内外杂志发表的结构新颖、活性显著的新化合物作归纳整理。

1　萜　类

1.1　单　萜

从毛茛科芍药属芍药（*Paeonia lactiflora*）中分到笼状结构的单萜苷类化合物，其中8-debenzoylpaeonidanin（**1**）在双氧水诱导的PC12细胞损伤模型上表现出中等强度的细胞保护活性[1]。从马鞭草科牡荆属蔓荆（*Vitex trifolia*）中分到单萜化合物vitexoid（**2**），能够有效地抑制Hela细胞增殖[2]。

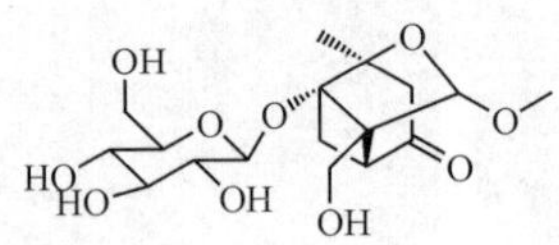

1

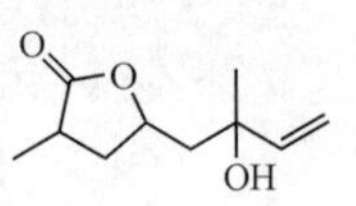

2

1.2　倍半萜

从珊瑚菌科杯瑚菌属杯珊瑚菌（*Clavicorona pyxidata*）YB2005发酵产物中分到新骨架倍半萜clavicorolides A（**3**）和B[3]。从菊科假泽兰属薇甘菊（*Mikania micrantha*）中分到倍半萜化合物**4**[4]。从海洋来源的真菌焦曲霉094102（*Aspergillus ustus*）中分到isochromane型倍半萜类化合物，其中ustusorane E（**5**）能够显著抑制HL-60肿瘤细胞增殖，IC_{50}为0.13 μmol/L[5]。从海南产掘海绵科动物 *Dysidea villosa* 中分到的1个倍半萜与苯醌的二聚体21-dehydroxybolinaquinone（**6**）[6]。从八角科八角属少药八角（*Illicium oligandrum*）果皮中分到merrillianin型倍半萜oligandrumin A（**7**）等[7]，从该种植物树皮中还分到结构重排的倍半萜类化合物illioliganone A（**8**）等[8]。从五味子科五味子属鹤庆五味子（*Schisandra wilsoniana*）中分到3个carotane型倍半萜，其中schisanwilsonene A（**9**）在50 μg/mL浓度下表现出显著的抗乙肝病毒活性[9]。从菊科旋复花属旋复花（*Inula japonica*）中分到倍半萜内酯的二聚体japonicone A（**10**），对A549、LoVo、CEM和MDA-MB-435肿瘤细胞株均表现出明显的抑制活性[10]。从菊科异裂菊属小花异裂菊（*Heteroplexis micocephala*）中分到具有2,2,5,9-四甲基二环[6.3.0]十一烷骨架的化合物**11**[11]。

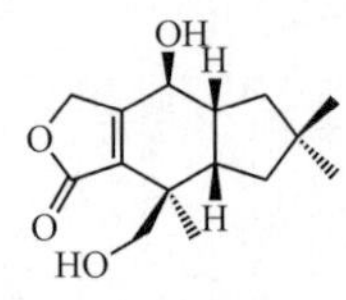

3

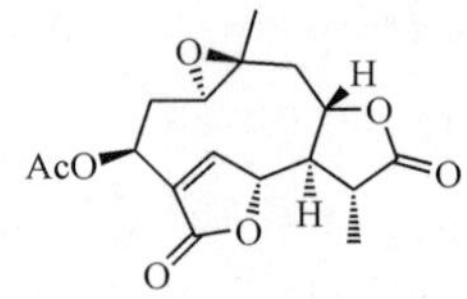

4

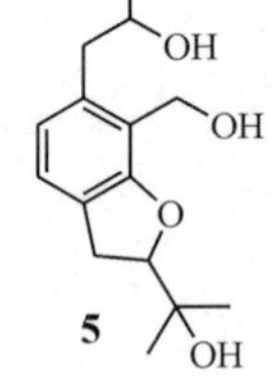

5

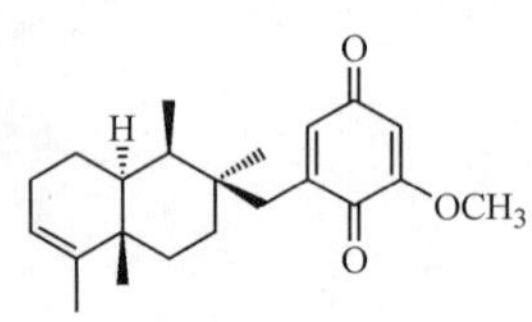

6

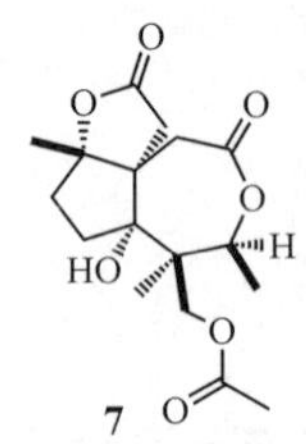

7

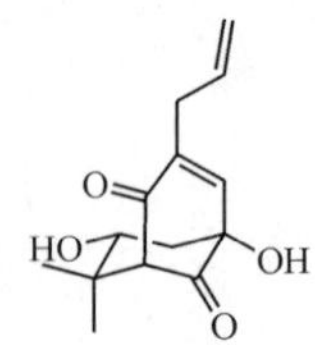

8

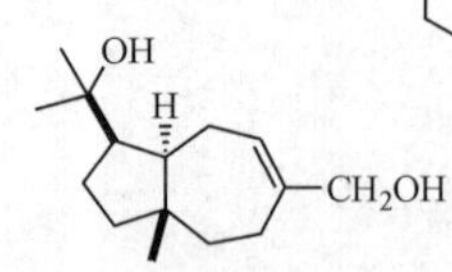

9

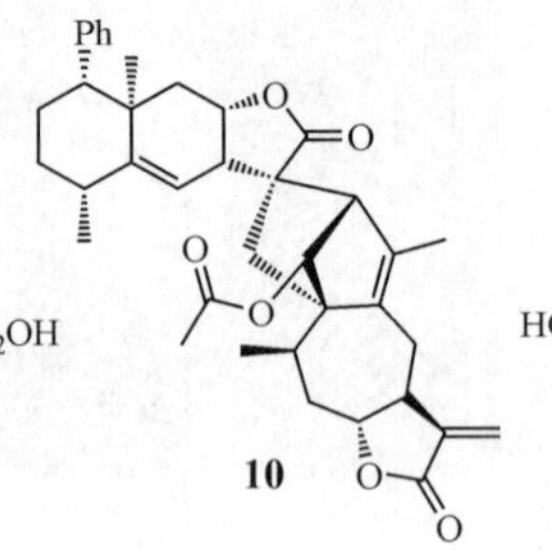

10

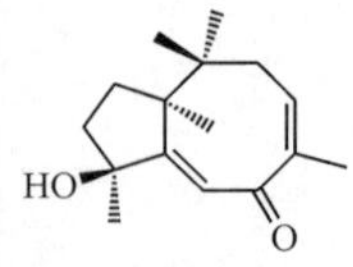

11

1.3　二　萜

从大戟科三宝木属三宝木（*Trigonostemon chinensis*）中分到1个daphnane型二萜trigochilide A（**12**），其结构中在C16和C3位之间存在1个由12个碳组成的大环内酯[12]。从该科大戟属续随子（*Euphorbia lathyris*）中分到lathyrane型二萜，可以通过抑制耐药肿瘤细胞外输泵P-gp活性增加抗癌药物在细胞中浓度，其中化合物**13**的RF为10.33（阳性对照verapamil的RF为2.95）[13]。从该科麻疯树属麻疯树

(*Jatropha curcas*)中分到1个具有5/13/3三环骨架的二萜酰胺类化合物jatrophalactam(**14**)[14]。从毛茛科乌头属展毛瓜叶乌头(*Aconitum hemsleyanum* var. *atropurpureum*)中分到五环骨架二萜类化合物atropurpuran(**15**),其结构片段由两个双环[2,2,2]癸烷骈和而成[15]。从唇形科香茶菜属黄花香茶菜(*Isodon sculponeatus*)中分到的贝壳杉烷型二聚体sculponin D(**16**),对K562、A549和HepG2肿瘤细胞株表现出明显的细胞毒活性[16]。从同属川藏香茶菜(*Isodon pharicus*)中分到1个非对称的贝壳杉烷型二聚体bispseurata F(**17**),其连接位置在C-17和C-11′位[17]。从百合科贝母属皖贝母(*Fritillaria anhuiensis*)中分到12,15-sulfonyl-8,13-labdadien-19-oic acid(**18**),其结构中含有自然界中少见的磺酰基,能显著抑制IFN-c诱导的巨噬细胞Raw 264.7分泌NO的能力[18]。从爵床科穿心莲属穿心莲(*Andrographis paniculata*)中分到重排的二萜类化合物andrographolactone(**19**),对LoVo和NCI-H460肿瘤细胞株表现出明显的细胞毒活性[19]。从深海分到的青霉菌(*Penicillium* sp.)中得到breviane型螺环倍半萜类化合物breviones F(**20**)等[20]。

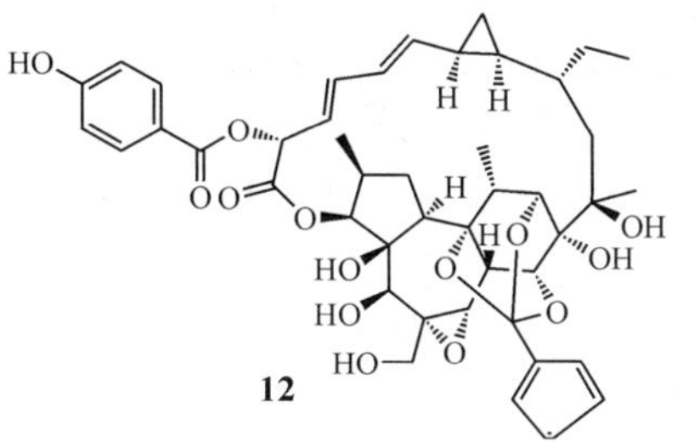
12

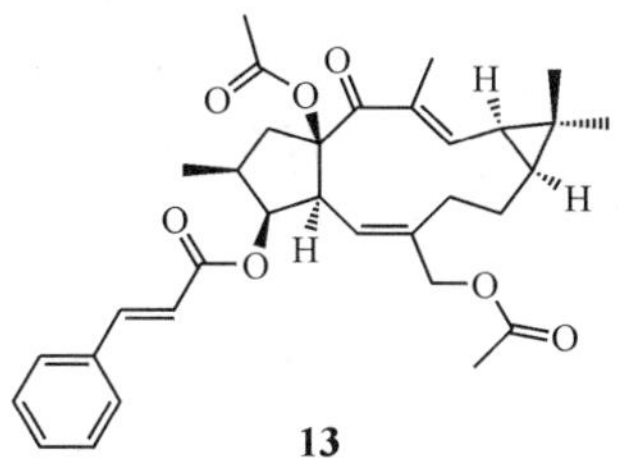
13

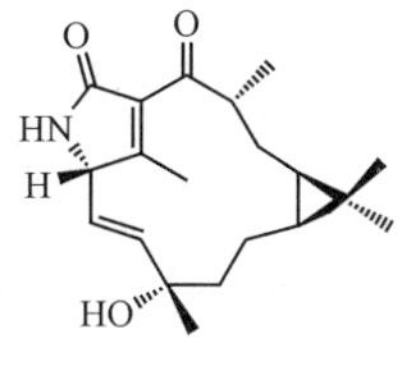
14

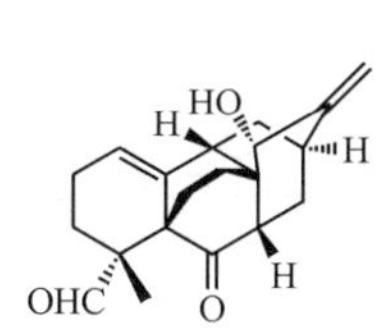
15

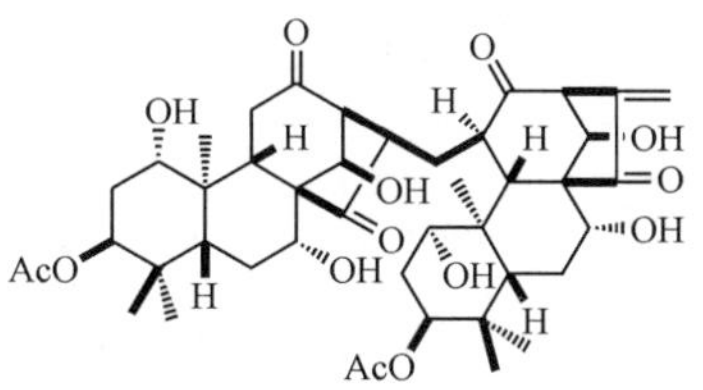
16

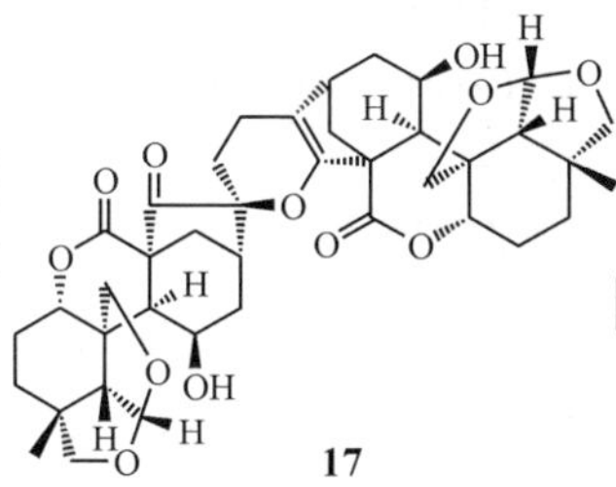
17

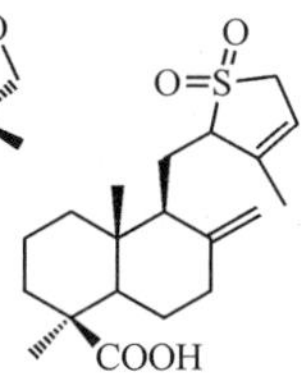
18

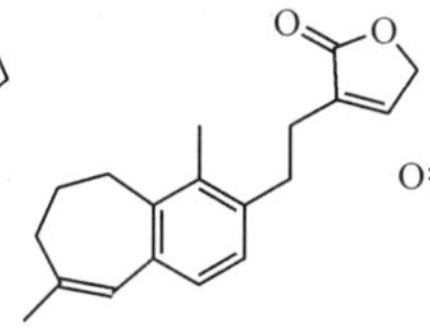
19

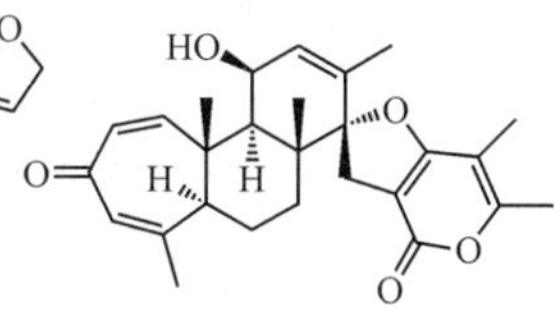
20

1.4 环烯醚萜

从败酱科缬草属缬草(*Valeriana officinalis*)中分到volvaltrates A(**21**)和B[21]。从茜草科栀子属栀子(*Gardenia jasminoides*)中分到环烯醚萜苷类化合物6′-*O*-*trans*-*p*-coumaroylgeniposide和6′-*O*-acetylgeniposide,表现出显著的改善短期记忆活性[22]。

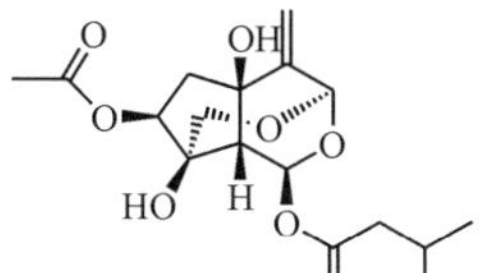
21

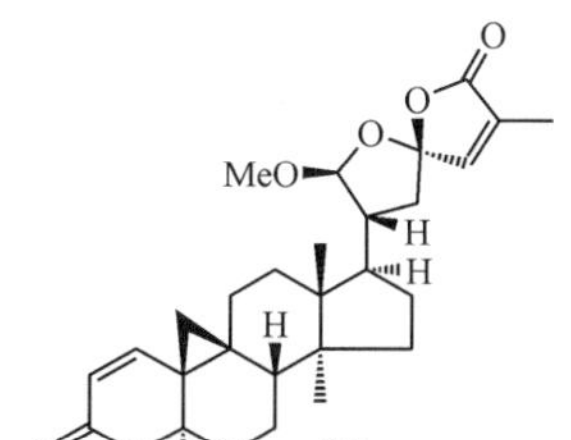
22

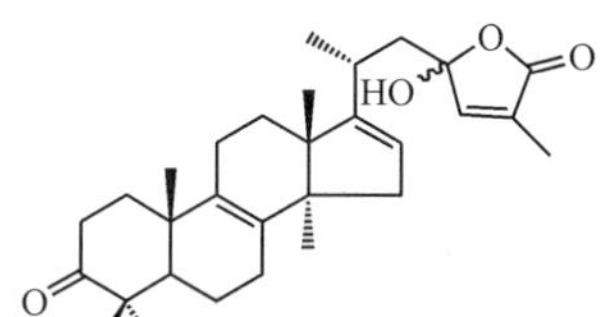
23

1.5 三萜

从梧桐科鹧鸪麻属鹧鸪麻(*Kleinhovia hospital*)中分到环阿尔廷型三萜,其结构中存在独特的21,23-螺环结构片断,其中化合物**22**对于呋喃妥英诱导的人肝细胞损伤表现出显著的保护活性[23]。从松科冷杉属秦岭冷杉(*Abies chensiensis*)中分到化合物neoabieslactone E(**23**),对于LPS诱导RAW264.7巨噬细胞产生NO能力具有明显的抑制活性[24]。从夹竹桃科鸡骨常山属糖胶树(*Alstonia scholaris*)分到2,3开环的fernane型三萜类化合物alstonic acids A(**24**)和B[25]。从葫芦科黄瓜属河套蜜瓜(*Cucumis melo*)中分到三萜化合物7β-hydroxycucurbitacin B(**25**)[26]。

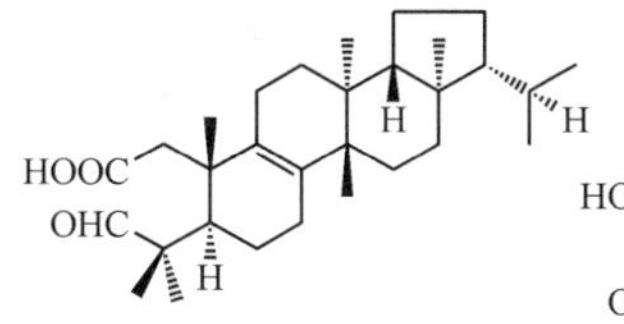
24

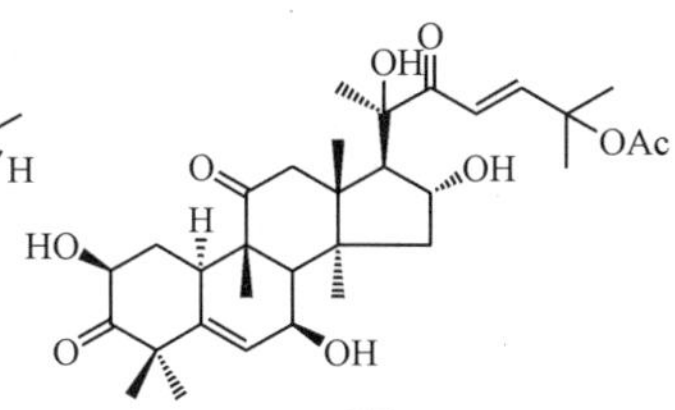
25

1.6 降三萜

从五味子科五味子属铁箍散(*Schisandra propinqua* var. *propinqua*)中分到一类29碳的降三萜双内酯类化合物,其结构中存在18(13/14)-abeo-schiartane骨架,其中propindilactone L(**26**)表现出显著的HBsAg和HBeAg抑制活性,并且毒性低,其SI分别为2.68和1.11(阳性对照3TC的SI分别为2.57和1.16)[27]。从同属的狭叶五味子(*Schisandra lancifolia*)中分到四降三萜类化合物schilancidilactone A(**27**),具有抑制HIV-1的活性,其EC_{50}为8.51 μg/mL,选择系数大于

23.5[28]。从同属植物大花五味子(*Schisandra grandiflora*)中分到降三萜类化合物 schigrandilactone A(**28**)、B 和 C(**29**),这些化合物均具有一定的抑制 HIV-1 病毒在 C8166 细胞增殖的作用[29]。

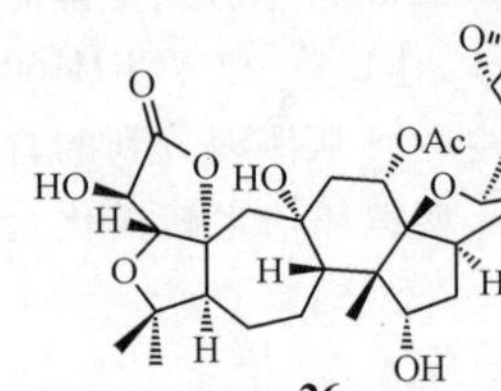

26

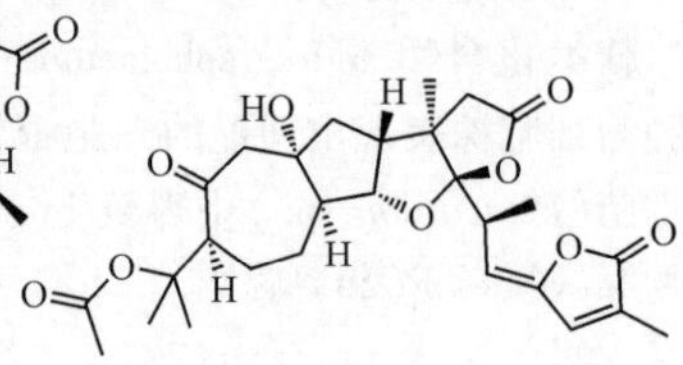

27

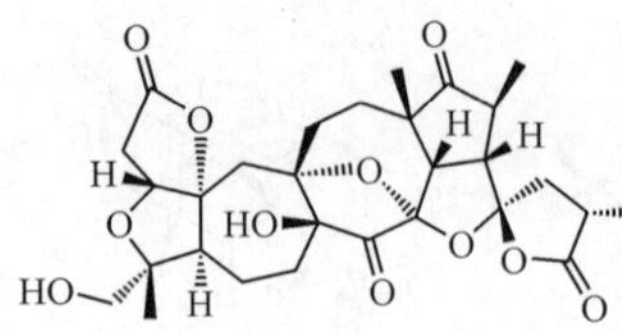

28

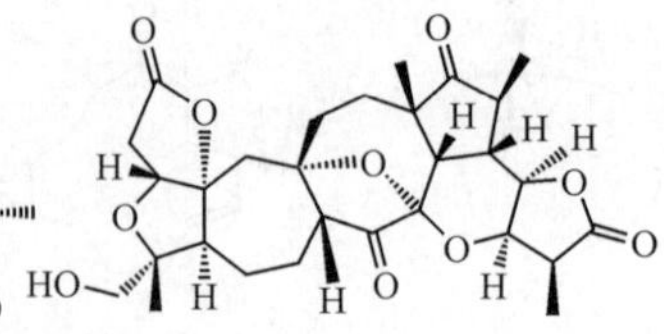

29

1.7 柠檬苦素

从楝科浆果楝属浆果楝(*Cipadessa cinerascens*)中分到 1 个 mexicanolide 型柠檬苦素类化合物 cineracipadesin A(**30**),其结构中存在 1 个少见的 9*R*,11*R* 三元氧环,cineracipadesin B(**31**)被认为是 trijugin 型柠檬苦素的前体[30]。从该属灰毛浆果楝(*Cipadessa cinerascens*)中分到 B,D 开环的柠檬苦素 cipadonoid B(**32**)[31]。从该科桃花心木属桃花心木(*Swietenia mahagoni*)中分到化合物 **33** 等一系列结构多样的 mexicanolide 型柠檬苦素[32]。从麻楝属麻楝(*Chukrasia tabularis* var. *velutina*)中分到 16-norphragmalin 型柠檬苦素 chukvelutins A(**34**)等,这些化合物在母核与 C15 位的异丁酰基之间形成特征性缩酮[33]。从该植物中还分到 chukvelutilide A(**35**)等 6 个结构中存在 C-16/C-30 双内酯的 ragmalin 型柠檬苦素类化合物[34]。从非洲楝属非洲桃花心木(*Khaya senegalensis*)中分到 khayalenoids A(**36**)和 B,其结构中存在少见的 8-oxa-tricyclo[4.3.2.02,7]十一烷结构片断[35]。从鹧鸪花属鹧鸪花(*Trichilia connaroides*)中分到 1 个高度重排的化合物 trichilin B(**37**),其结构中不仅有 1 个独特的 9,17 氧桥,而且还存在 2 个与母核骈合的 δ-内酯环[36]。从香椿属红椿(*Toona ciliate*)中分到 toonaciliatin H(**38**)等化合物[37]。

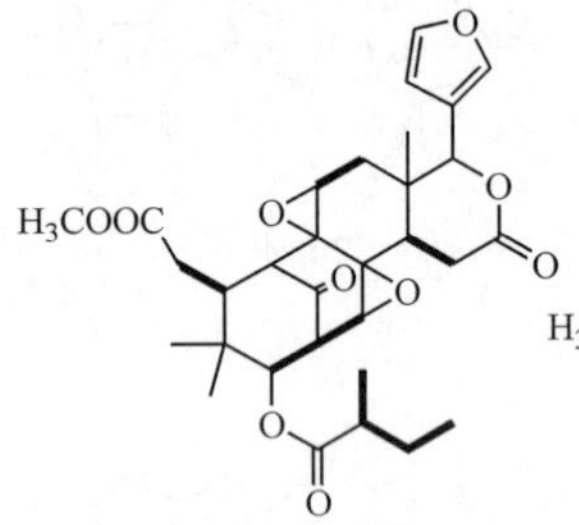

30

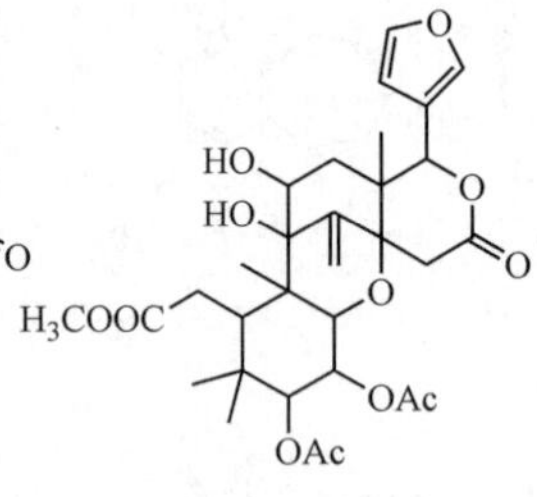

31

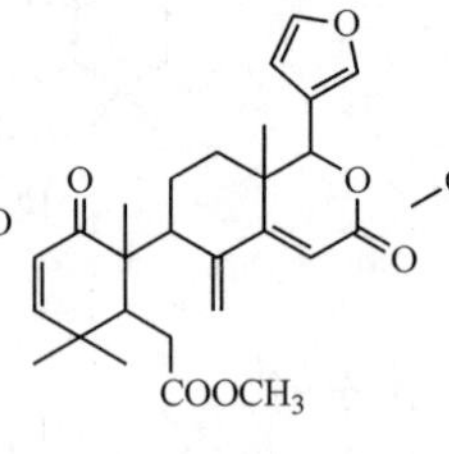

32

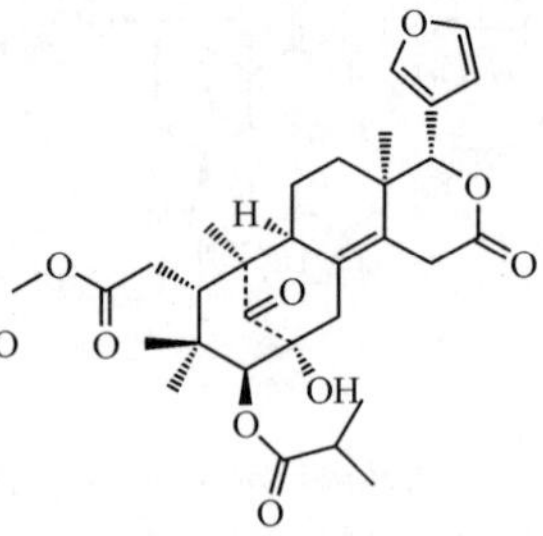

33

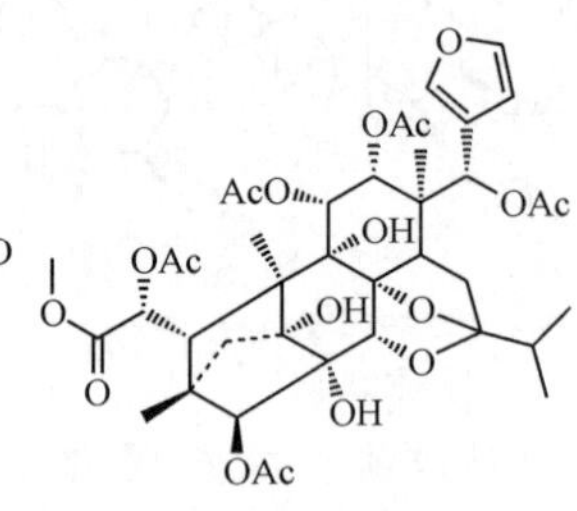

34

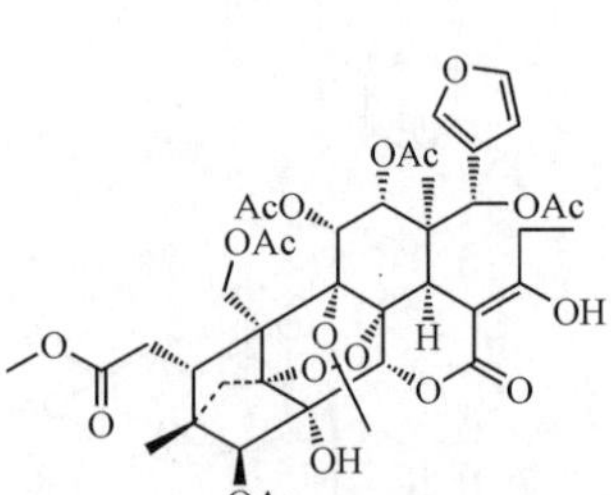

35

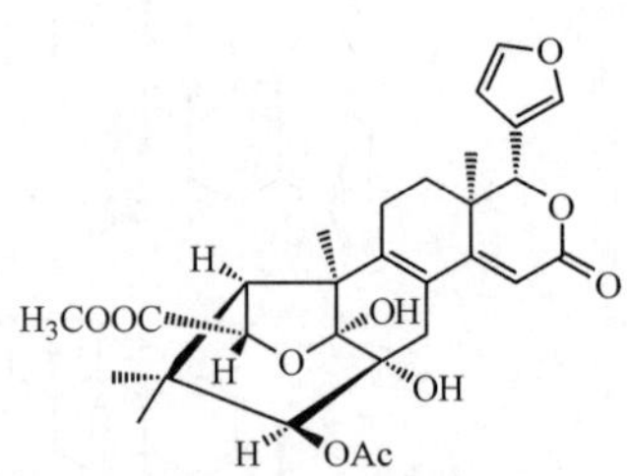

36

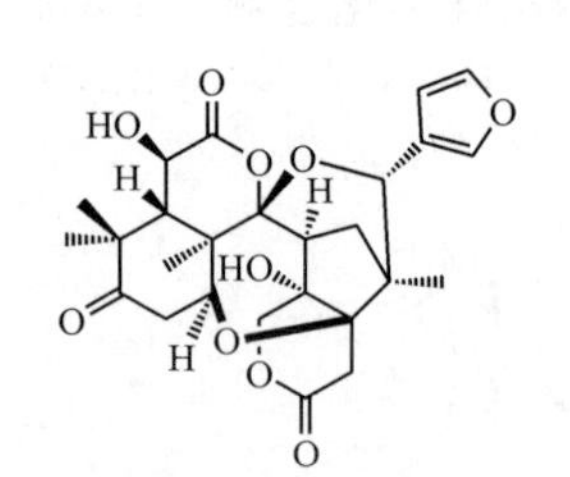

37

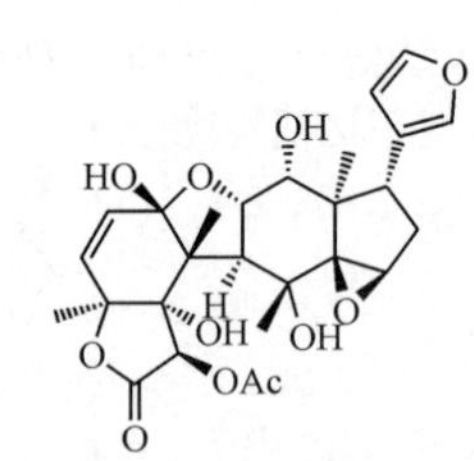

38

1.8 其 他

从姜科山姜属草豆蔻(*Alpinia katsumadai*)中分到单萜与查耳酮二聚体,其中 sumadain C(**39**)对 HepG2、MCF-7 和 MDA-MB-435 肿瘤细胞株表现出显著抑制活性[38]。从大戟科叶下珠属余甘子(*Phyllanthus emblica*)中分到 1 个降倍半萜二聚体 phyllaemblicins F(**40**)[39]。从桃金娘科桉属布氏桉(*Eucalyptus maiden*)中分到单萜与黄酮苷形成的二聚体 eucalmaidin D(**41**),其结构中包含自然界少见的 *R* 构型葡萄糖[40]。从金粟兰科金粟兰属宽叶金粟兰(*Chloranthus henryi*)中分到降二萜类化合物 **42**[41]。

2 生物碱

从石松科石松属石松(*Lycopodium japonicum*)中分到具有良好乙酰胆碱酯酶抑制活性的 lycojapodine A(**43**),其结构中存在 1 个独特的 6/6/6/7 四环系统[42]。从交让木科交让木属西藏虎皮楠(*Daphniphyllum himalense*)中分到具有独特的 1-azabicyclo[5.2.1]decane 环骨架 C21 生物碱 daphhimalenine A(**44**)[43]。从同属长序虎皮楠(*Daphniphyllum longeracemosum*)中分到生物碱 daphenylline(**45**),其结构中存在 1 个独特的 22-nor-calyciphylline 骨架[44]。从虎皮楠(*Daphniphyllum oldhami*)中分到虎皮楠生物碱 dapholdhamine D

(**46**)等[45]。从牛耳枫(*Daphniphyllum calycinum*)中分到 calycinumine A(**47**),为 1 个 C-22-nor yuzurimine 型生物碱,而 calycinumine B(**48**)结构中存在 1 个类似金刚烷的结构片断[46]。从夹竹桃科山橙属思茅山橙(*Melodinus henryi*)中分到 8 环结构的单萜吲哚生物碱 melohenines A(**49**)以及具有独特 6/9/6/6 四环骨架的生物碱 melohenine B(**50**),其中化合物 **50** 被认为是从吲哚到喹啉转变的重要中间体[47]。从同科鸡骨常山属鸡骨常山(*Alstonia yunnanensis*)中分到单萜吲哚类生物碱 alstoyunines C(**51**)和 E,能选择性抑制 COX-2 活性,抑制率大于 90%[48]。从同属植物糖胶树(*Alstonia scholaris*)中分到 diazaspiroindole 型生物碱 **52**[49]。从马钱科钩吻属钩吻(*Gelsemium elegans*)中分到氧化吲哚生物碱 gelegamine A(**53**)等[50]。从防己科防己属防己(*Sinomenium acutum*)中分到新骨架生物碱 sinoracutine(**54**),该化合物通过抗氧化作用起到神经细胞保护作用[51]。从毛茛科翠雀属金沙翠雀花(*Delphinium majus*)中分到 19 碳的二萜生物碱 majusine A(**55**)以及 20 碳的二萜生物碱 majusimine D (**56**)[52]。从黄杨科黄杨属黄杨(*Buxus microphylla*)中分到三萜生物碱 buxmicrophylline G(**57**),对 HepG2 和 K562 肿瘤细胞株显示细胞毒活性,其 IC_{50} 分别为 0.89 和 4.44 μmol/L[53]。从百部科百部属直立百部(*Stemona sessilifolia*)中分到包括 protostemonamide(**58**)在内的 12 个生物碱,在柠檬酸诱导的豚鼠咳嗽模型上表现出止咳作用[54]。从木犀科连翘属连翘(*Forsythia suspensa*)中分到 suspensine A(**59**)等生物碱,在 10 μmol/L 浓度下对于中性粒细胞释放 β-glucuronidase 表现出抑制作用[55]。从南海黑珊瑚(*Antipathes dichotoma*)中分到咔唑类生物碱 antipathine A(**60**)[56]。从海洋真菌 *Aspergillus versicolor* 发酵液中分到吲哚生物碱二聚体 brevianamide J (**61**)[57]。从深海来源的真菌(*Penicillium* sp.)中分到 meleagrin 类似物 meleagrins B(**62**)和 C,以及二酮哌嗪类生物碱 roquefortines F 和 G(**63**)[58]。从一种真菌烟曲霉(*Aspergillus fumigates*)发酵液中分到化合物 **64**,对 K562 肿瘤细胞株表现出选择性抑制活性[59]。

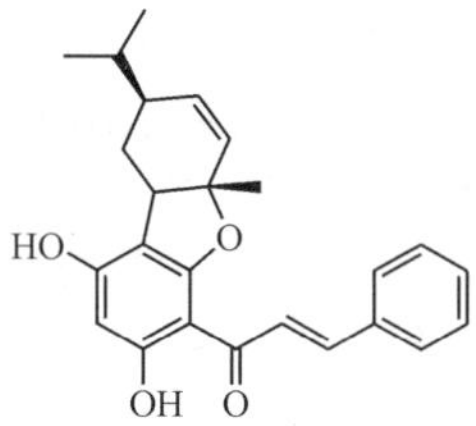
39

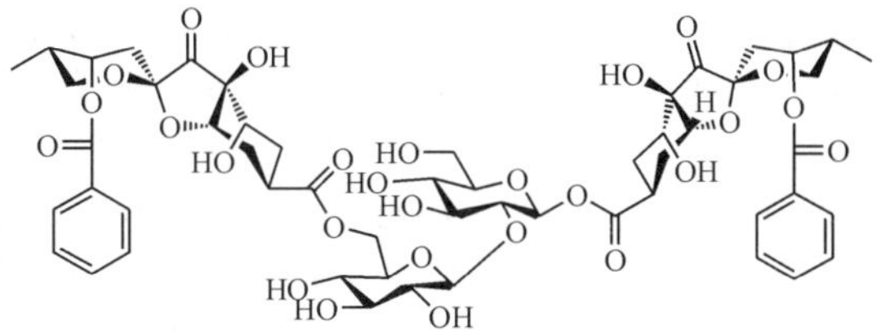
40

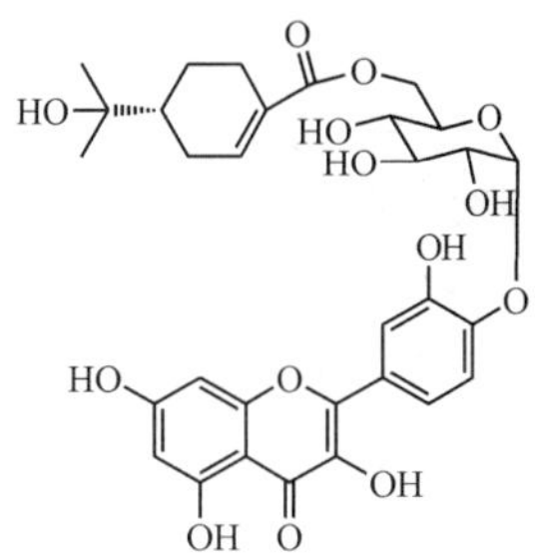
41

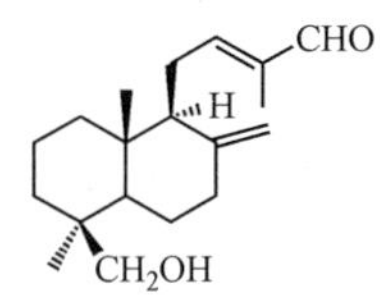
42

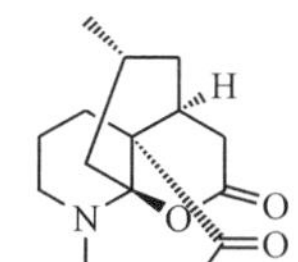
43

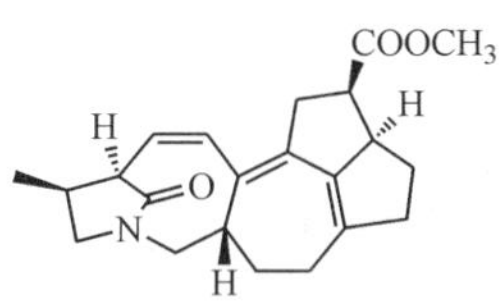
44

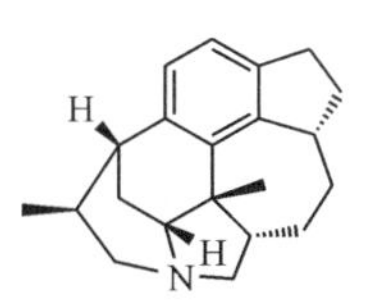
45

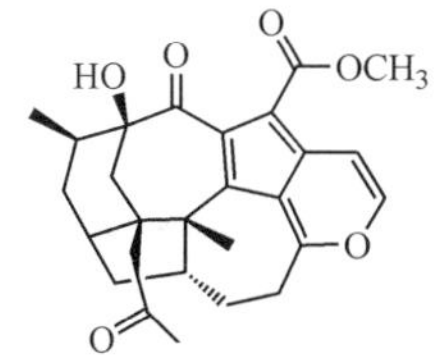
46

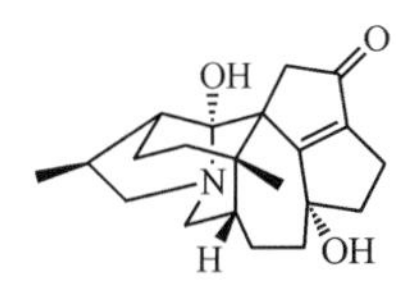
47

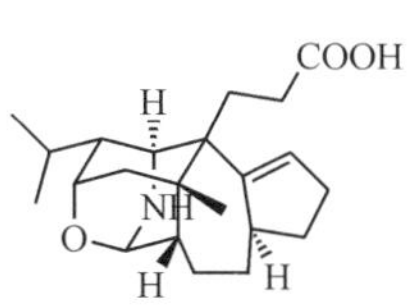
48

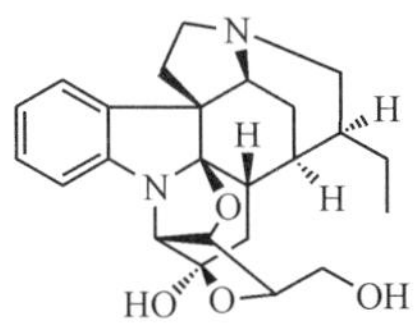
49

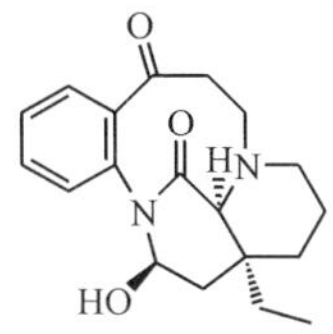
50

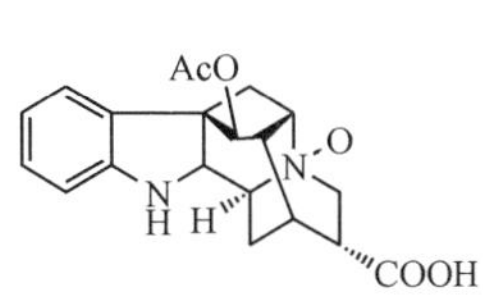
51

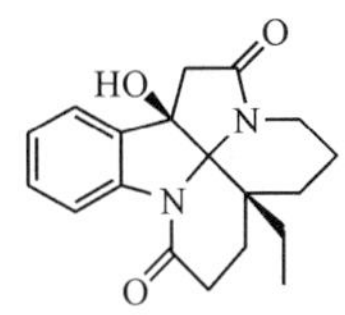
52

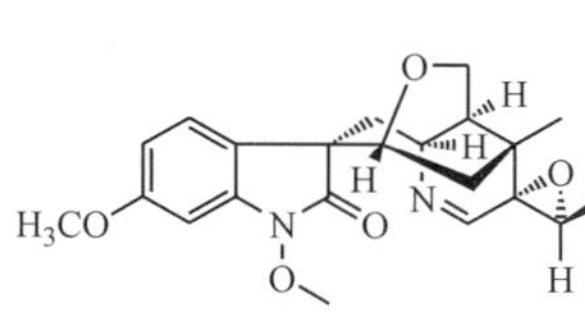
53

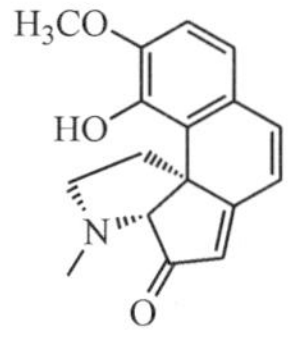
54

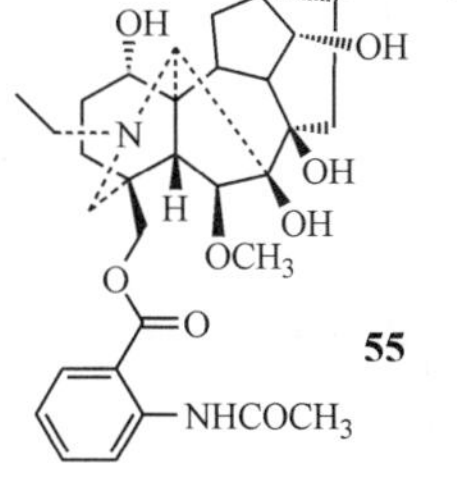
55

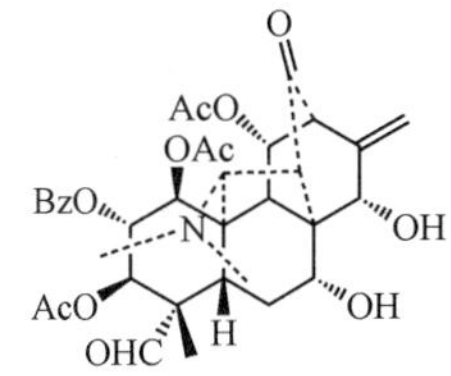
56

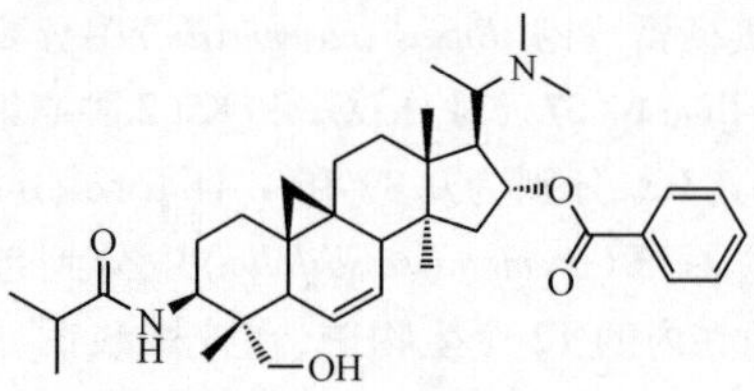
57

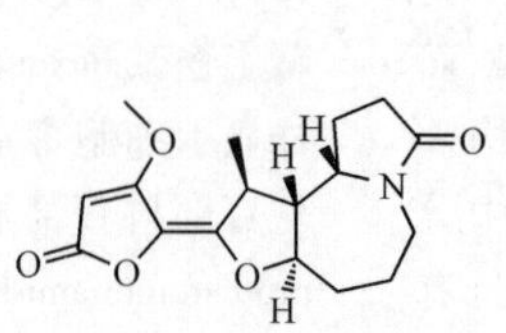
58

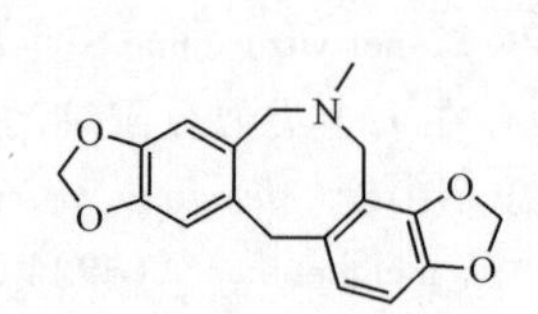
59

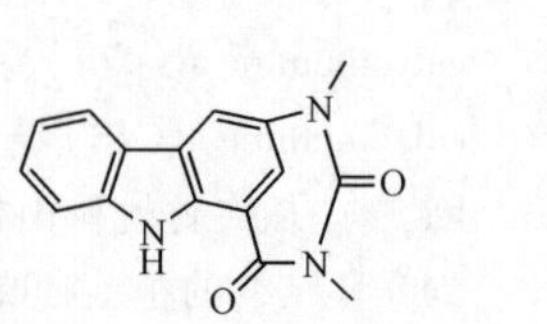
60

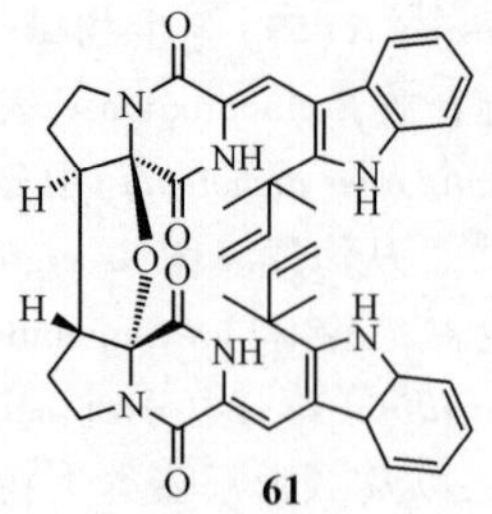
61

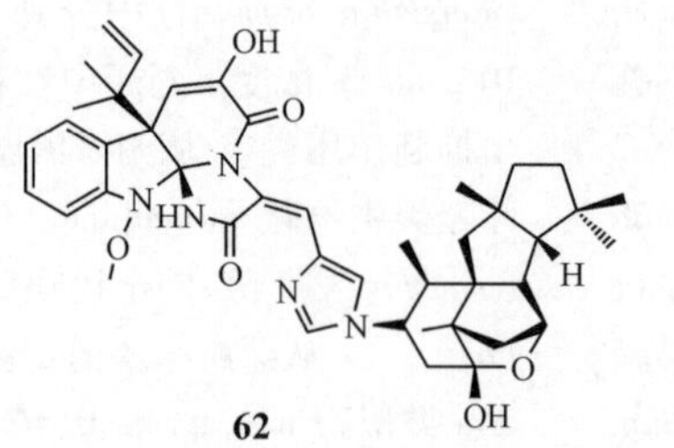
62

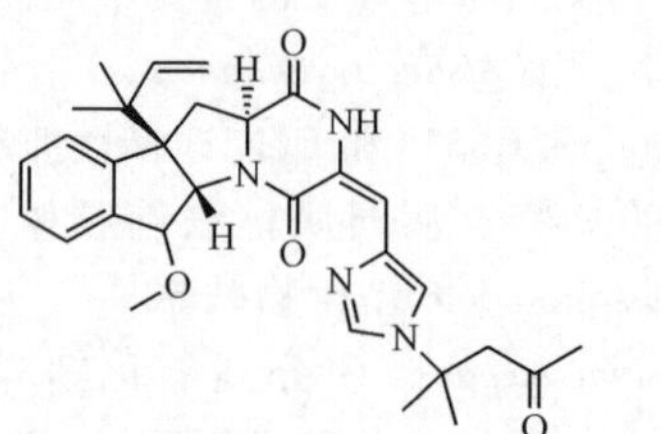
63

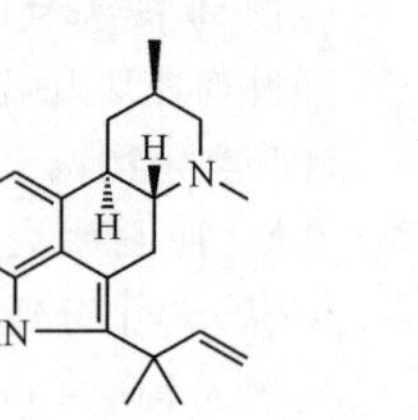
64

3 木脂体

从忍冬科荚蒾属臭荚蒾（*Viburnum foetidum* var. *foedidum*）中分到具有螺环结构的木脂体 8，9-epoxy-lariciresinol（**65**）[60]。从五味子科五味子属铁箍散（*Schisandra propinqua* var. *sinensis*）中分到一系列木脂体，其中 tiegusanin G（**66**）表现出 HIV-1 抑制活性，其 EC_{50} 为 7.9 μmol/L，治疗指数 TI 为 25[61]。从桑科构属构树（*Broussonetia papyrifera*）中分到 chushizisins A（**67**）等，均具有一定的 DPPH 自由基清除活性[62]。

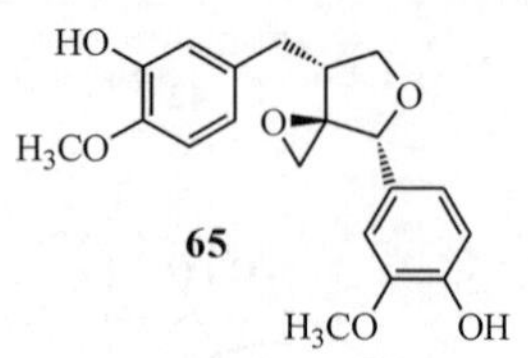
65

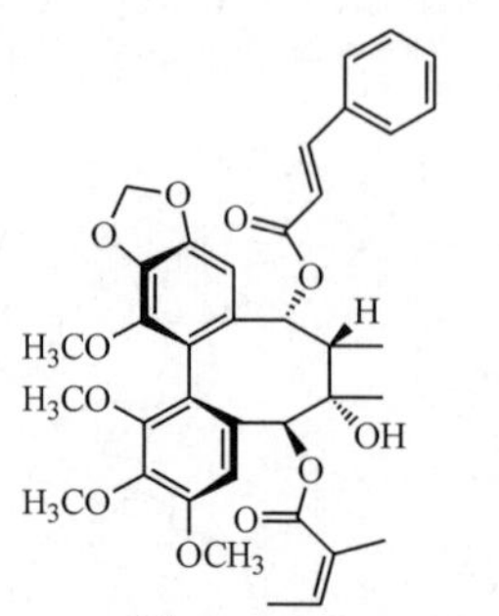
66

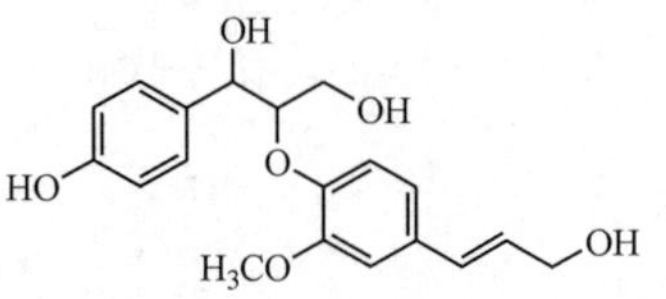
67

4 香豆素

从伞形科独活属鹤庆独活（*Heracleum rapula*）中分到线型呋喃香豆素的三聚体 rapultririn A（**68**）[63]。

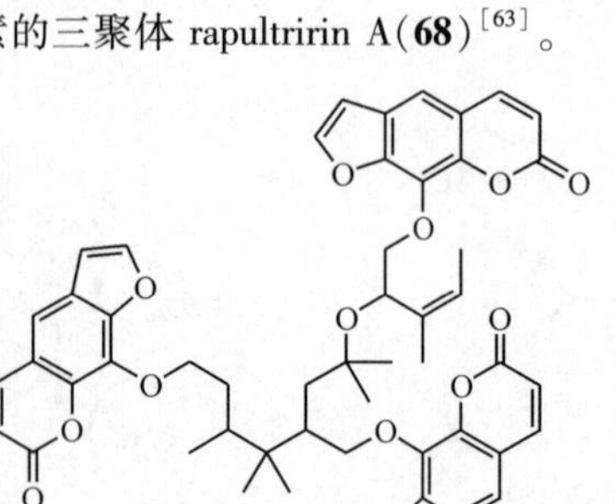
68

5 黄　酮

从藤黄科藤黄属藤黄（*Garcinia hanburyi*）中分到 gambogefic acid（**69**）等 xanthone 类化合物[64]。从金发藓科金发藓属金发藓（*Polytrichum commune*）中分到 2 个结构中存在苯乙烯基的黄酮类化合物 communins A（**70**）和 B[65]。从豆科槐属翅果槐（*Sophora mollis*）中分到异戊烯基取代的异黄酮，其中 sophoronol C（**71**）对于恶性疟原虫 CQS D10 具有一定的抑制活性[66]。从松科冷杉属秦岭冷杉（*Abies chensiensis*）中分到螺环取代的双黄酮 3-Lepi-Llarixinol（**72**）和 3，2′-epi-larixinol，在 100 μg/mL 浓度下均对 LPS 诱导的 RAW264.7 巨噬细胞 NO 生成活性表现出抑制活性[67]。从金粟兰科草珊瑚属海南草珊瑚（*Sarcandra hainanensis*）中分到黄烷和查耳酮的二聚体 Sarcandrones A（**73**）和 B，能明显抑制 HIV-L1 整合酶活性[68]。

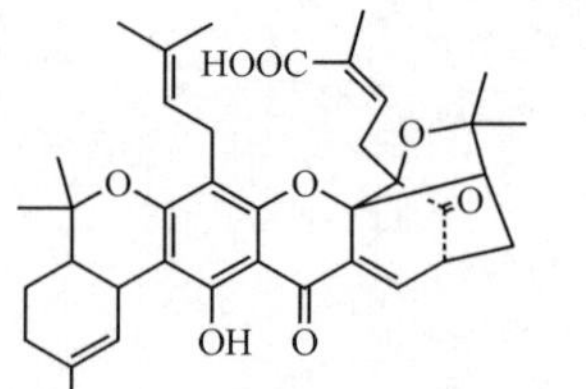
69

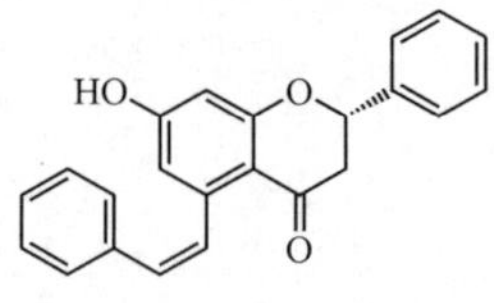
70

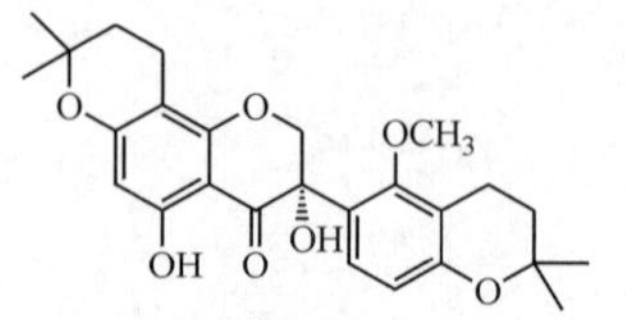
71

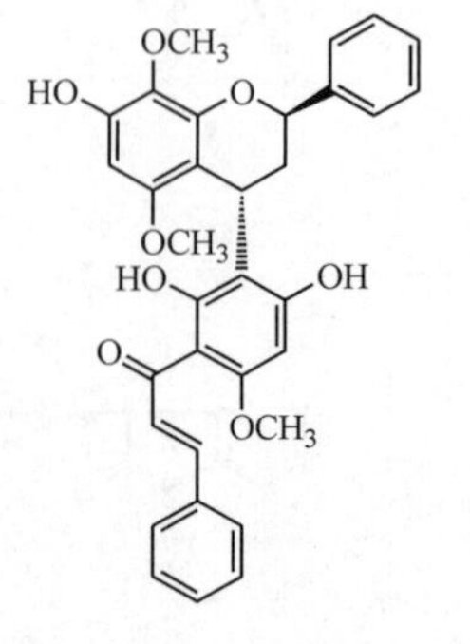
73

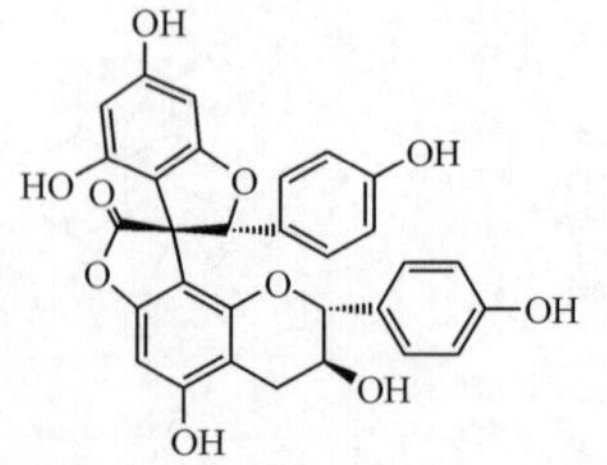
72

6 甾 体

从萝藦科马利筋属马利筋（*Asclepias curassavica*）中分到强心苷类化合物 12β-Lhydroxycalotropin（**74**），对 HepG2 和 Raji 肿瘤细胞株表现出显著抑制活性，IC_{50} 分别为 0.69 和 1.46 μmol/L[69]。从菊科川木香属木里木香（*Vladimiria muliensis*）中分到具有五环 3*R*,5*R* 孕甾烷骨架的 C21 甾 vladimuliecins A（**75**）等[70]。从海南软珊瑚 *Scleronephthya* sp. 中分到具有四氢呋喃基团的 ximaosteroid A（**76**）[71]。从萝藦科乳突果属乳突果（*Adelostemma gracillimum*）中分到 8,14 开环的孕甾烷苷 gracilloside A（**77**）等[72]。从楝科楝属苦楝（*Melia azedarach*）叶中分到甾体化合物 **78**，对 A549、H460 和 U251 肿瘤细胞株表现出显著的细胞毒活性[73]。

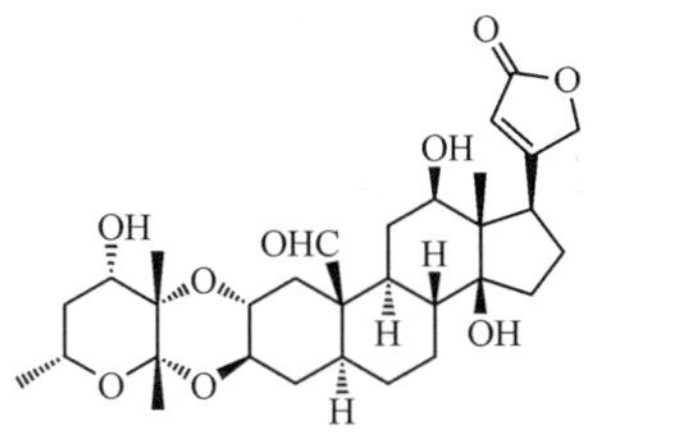
74

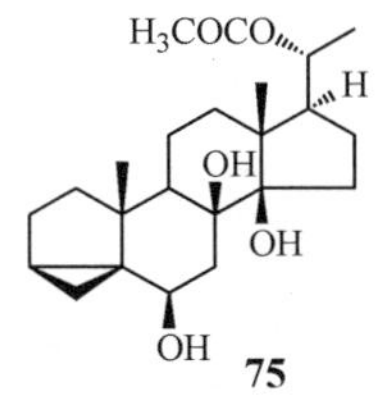
75

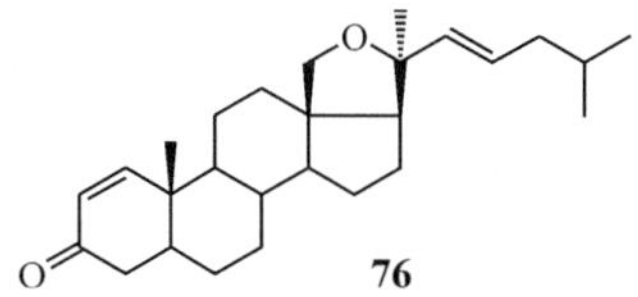
76

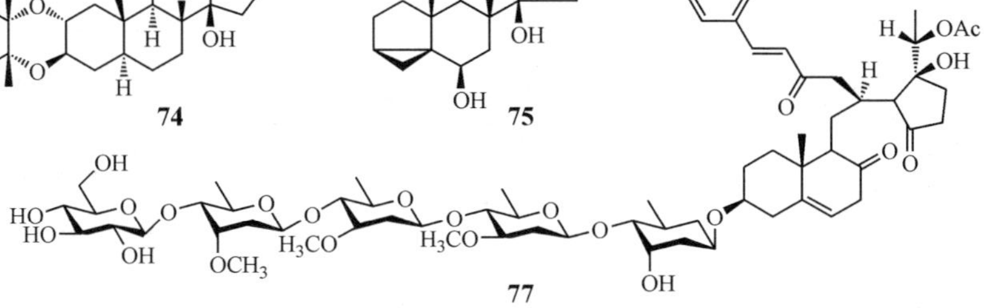
77

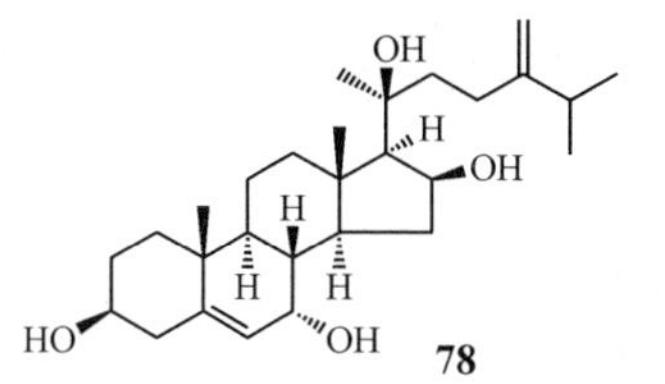
78

7 内 酯

从传统抗肝炎中药龙胆科獐牙菜属青叶胆（*Swertia mileensis*）中分到具有 6/6/6/6/6 五环骨架的 swerilactone A（**79**），能够抑制 HBsAg 和 HBeAg 的生成[74]。从莲座蕨科观音座莲属批针观音莲座（*Angiopteris caudatiformis*）中分到 angiopterlactone A（**80**）等[75]。从植物内生真菌石楠拟盘多毛孢中分到 benzofuranone γ-L 内酯类化合物 photinide A（**81**）等，对于 MDA-LMB-L2311 表现出选择性的细胞毒性[76]。从真菌 *Myrothecium gramminum* 3.1968 发酵液中分到具有细胞毒作用的 trichothecene 型大环内酯类化合物，其中 verrucarin A（**82**）和 roridin 对于稻田害草野稗具有明显的抑制活性[77]。

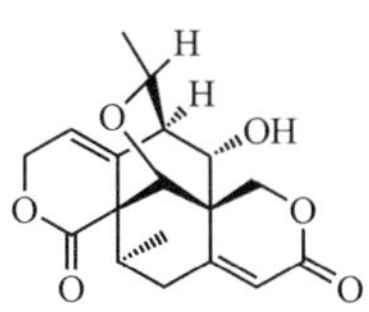
79

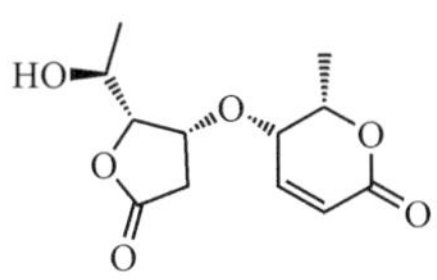
80

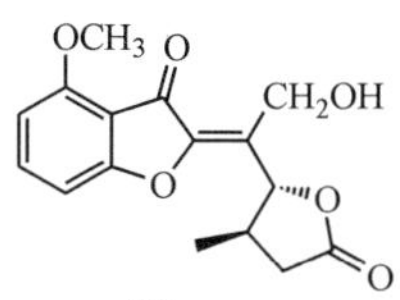
81

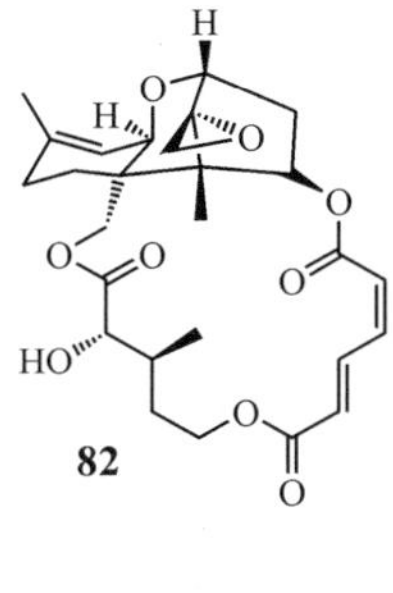
82

8 酚 类

从樟科樟属肉桂（*Cinnamomum cassia*）树皮中分到具有香叶基苯乙酸酯骨架的酚类化合物 cinnacasside A（**83**）等[78]。从植物内生真菌无花果拟盘多毛孢（*Pestalotiopsis fici*）发酵液中分到杂二聚 pestalofliciol L（**84**）等一系列异戊烯基取代的苯并-Lγ-L 吡喃酮衍生物[79]。从植物内生真菌 *Preussia* sp. 中分到 spirobisnaphthalene 类似物，其中 spiropreussione A（**85**）结构中存在螺-L 壬二烯骨架，而 spiropreussione B（**86**）是由环戊烯酮-L 萘酚茚片断与 1,8-L 二氧取代萘基连接而成[80]。从紫金牛科紫金牛属大叶紫金牛（*Ardisia gigantifolia*）中分到 1,4-Lbenzoquinone 的二聚体（**87**）[81]。

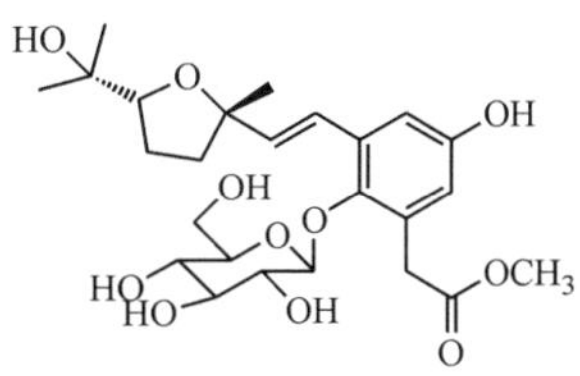
83

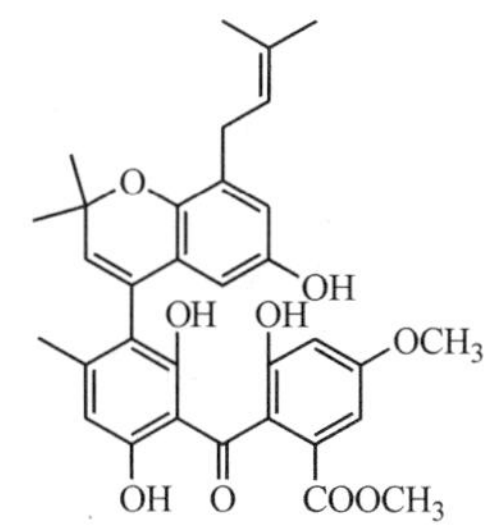
84

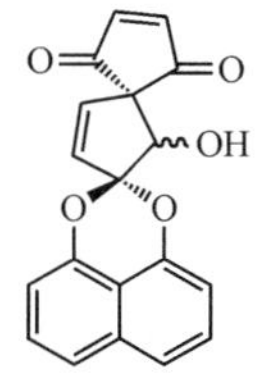
85

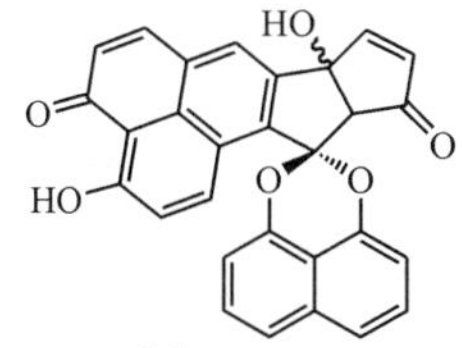
86

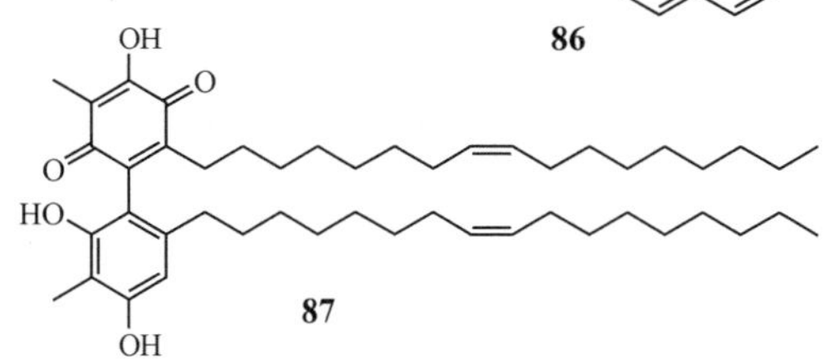
87

9 芪 类

从大戟科三宝木属孟仑三宝木(*Trigonostemon lii*)中分到含有 7 元环酸酐结构片断的二苯乙烯衍生物 thrigonosomone A(**88**)[82]。从兰科石斛兰属铁石斛(*Dendrobium candidum*)茎中分到 dendrocandin H(**89**),其结构由 1 个二苯乙烯和 1 个 1,4 菲酮经 1 个呋喃环连接而成,该化合物表现出显著的 DPPH 自由基清除活性[83]。

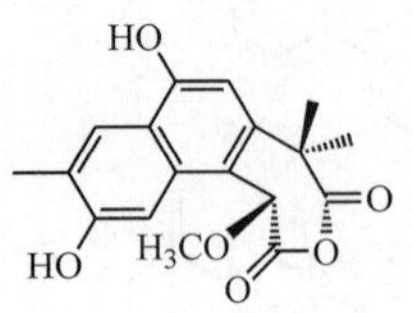

88

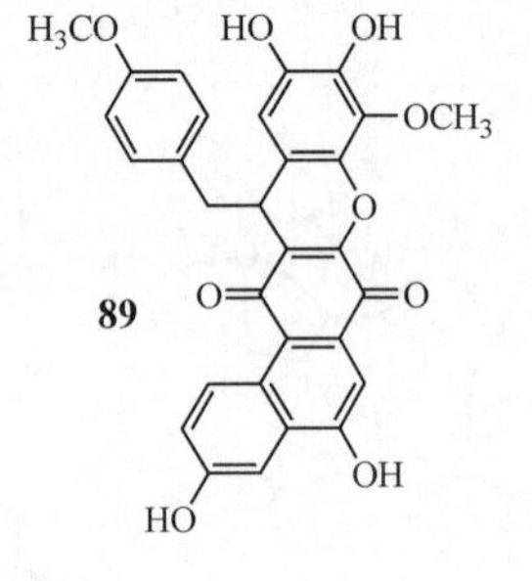

89

10 酰 胺

从唇形科青兰属甘青青兰(*Dracocephalum tanguticum*)中分到 dracotanoside A(**90**)等亚精胺苷类化合物[84]。从冬虫夏草中分到的真菌 *Epicoccum nigrum* 发酵液中分到二酮哌嗪类化合物 epicoccin G(**91**)和 diphenylalazine A(**92**),均能够明显抑制 C8166 细胞中 HIV-L1 复制[85]。

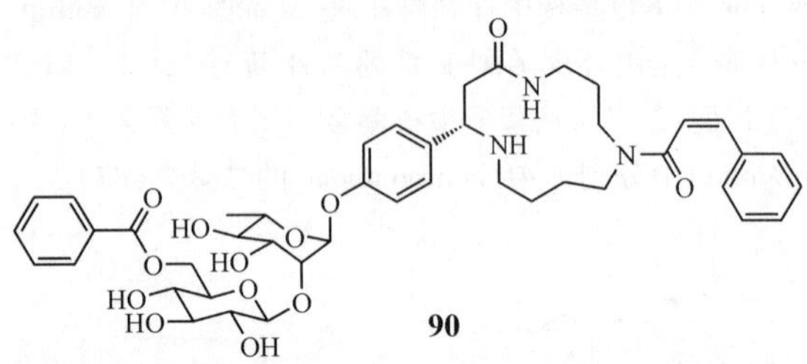

90

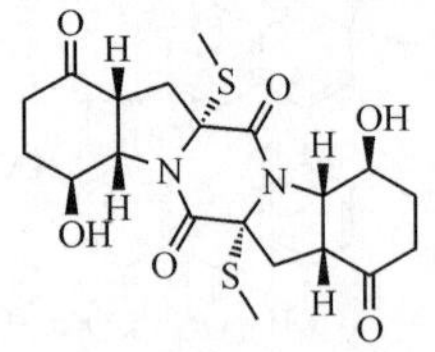

91

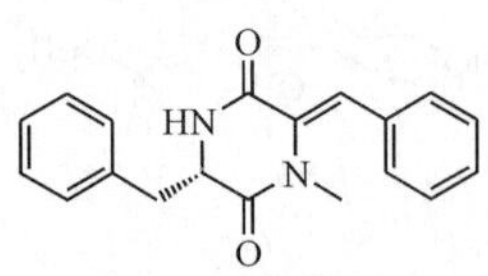

92

11 环 酮

从苦木科牛筋果属植物牛筋果(*Harrisonia perforate*)中分到异戊烯取代的螺环酮类化合物,其中 harrisotone A(**93**)对 P-L388 肿瘤细胞株表现出细胞毒活性[86]。从真菌(*Pestalotiopsis fici*)发酵液中分到螺环酮类化合物 chloropestolide A(**94**),对 HeLa 和 HT29 肿瘤细胞株具有显著抑制活性[87]。从土壤中分离到的白粉寄生孢类真菌固体发酵物中分到高度氧化的甲基环酮,其中 ampelomin A(**95**)对金黄色葡萄球菌、大肠杆菌、普通变形杆菌和绿脓杆菌均表现出抑制作用[88]。从寄生在 *Clavaroids* sp. 植物内生真菌 *Pestalotiopsis* sp. 中分到新的 torreyanic acid 的二聚体 **96**[89]。

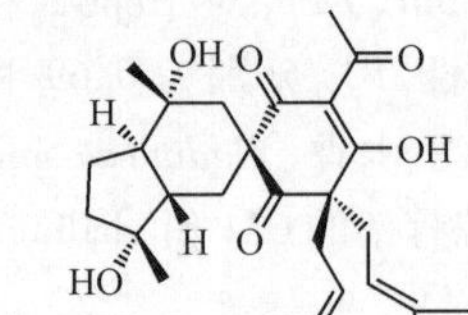

93

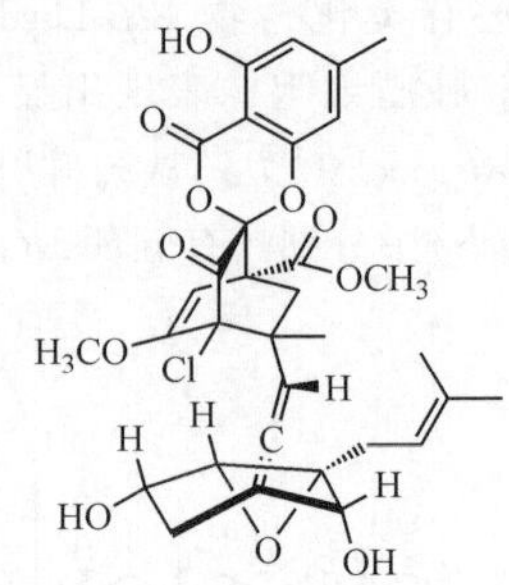

94

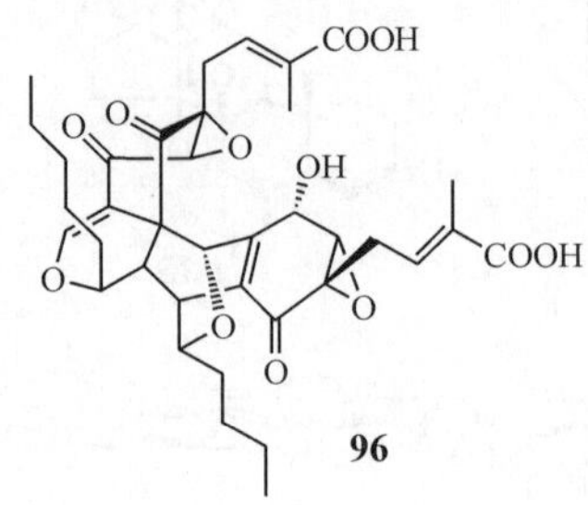

96

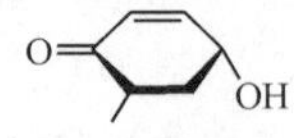

95

12 其 他

从石竹科金铁锁属金铁锁(*Psammosilene tunicoides*)中分到三环骨架的环肽 tunicyclin A(**97**)[90]。从红树科木榄属木榄(*Bruguiera gymnorrhiza*)中分到化合物 **98** 等大环硫醚[91]。从伞形科柴胡属大叶柴胡(*Bupleurum longiradiatum*)中分到化合物 **99** 等多烯类化合物[92]。从旋花科甘薯属甘薯(*Ipomoea batatas*)中分到 batatoside L(**100**)等长链脂肪酸取代的寡糖[93]。

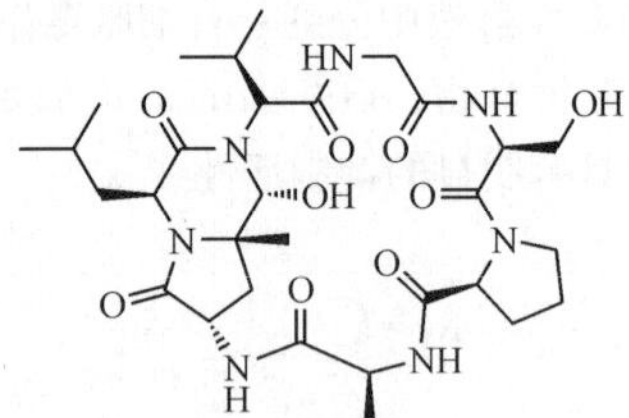

97

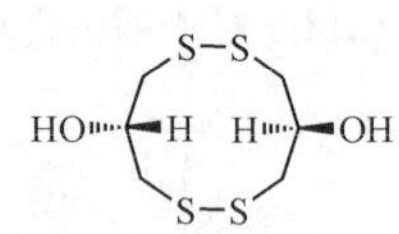

98

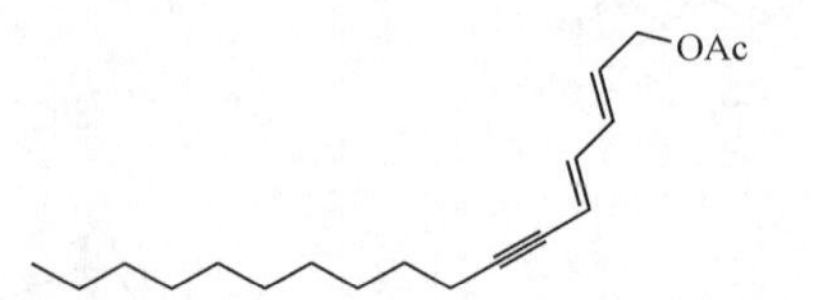

99

13 生物转化

利用刺囊毛霉 AS 3.3450 对 20(*S*)-L 原人参二醇进行生物转化,从发酵液中分到化合物 **101** 等 4 个新的代谢产物,研究结果表明,刺囊毛霉能够催化 20(*S*)-L 原人参二醇结构中 C-L12 位去羟基化,并且在其它不同位置羟基化[94]。

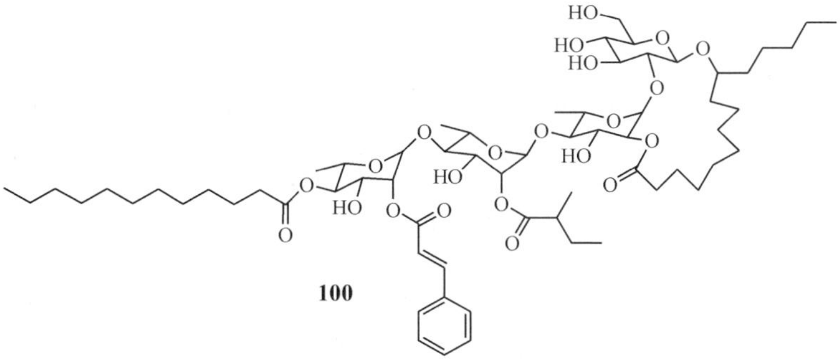

100

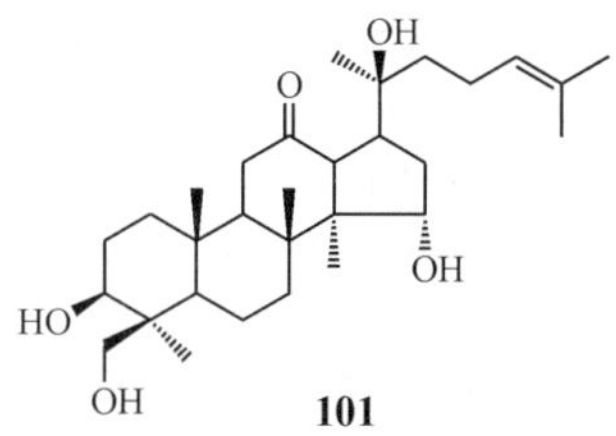

101

14 结 语

目前,从天然产物及其衍生物中寻找有显著活性的先导化合物已经成为创制新药的重要途径,而充分利用中草药这一我国特有资源来开发有自主知识产权的新药是我国药学领域的一项重大课题,这一课题的突破需要化学、生物学、药理学等专业人员的通力协作,天然产物化学工作者在其中是大有可为的。

参考文献

1 Wang HB, Gu WF, Chu WJ, *et al*. Monoterpene glucosides from *Paeonia lactiflora*. *J Nat Prod*, 2009, 72(7): 1321-1324.

2 Wu J, Zhou T, Zhang SW, *et al*. Cytotoxic terpenoids from the fruits of *Vitex trifolia* L. *Planta Med*, 2009, 75(4): 367-370.

3 Zheng YB, Shen YM. Clavicorolides A and B, sesquiterpenoids from the fermentation products of edible fungus *Clavicorona pyxidata*. *Org Lett*, 2009, 11(1): 109-112.

4 But PPH, He ZD, Ma SC, *et al*. Antiviral constituents against respiratory viruses from *Mikania micrantha*. *J Nat Prod*, 2009, 72(5): 925-928.

5 Lu ZY, Wang Y, Miao CD, *et al*. Sesquiterpenoids and benzofuranoids from the marine-derived fungus *Aspergillus ustus* 094102. *J Nat Prod*, 2009, 72(10): 1761-1767.

6 Li Y, Zhang Y, Shen X, *et al*. A novel sesquiterpene quinone from Hainan sponge *Dysidea villosa*. *Bioorg Med Chem Lett*, 2009, 19(2): 390-392.

7 Zhu Q, Tang CP, Ke CQ, *et al*. Sesquiterpenoids and phenylpropanoids from pericarps of *Illicium oligandrum*. *J Nat Prod*, 2009, 72(2): 238-242.

8 Tang WZ, Ma SG. Yu SS, *et al*. Rearranged prenylated C6-C3 compounds and a highly oxygenated *seco*-prezizaane-type sesquiterpene from the stem bark of *Illicium oligandrum*. *J Nat Prod*, 2009, 72(6): 1017-1021.

9 Ma WH, Huang H, Zhou P, *et al*. Schisanwilsonenes A-C, anti-hbv carotane sesquiterpenoids from the fruits of *Schisandra wilsoniana*. *J Nat Prod*, 2009, 72(4): 676-678.

10 Qin JJ, Jin HZ, Fu JJ, *et al*. Japonicones A-D, bioactive dimeric sesquiterpenes from *Inula japonica* Thunb. *Bioorg Med Chem Lett*, 2009, 19(3): 710-713.

11 Fan XN, Zi JC, Zhu CG, *et al*. Chemical constituents of *Heteroplexis micocephala*. *J Nat Prod*, 2009, 72(6): 1184-1190.

12 Chen HD, He XF, Ai M, *et al*. Trigochilides A and B, two highly modified daphnane-type diterpenoids from *Trigonostemon chinensis*. *Org Lett*, 2009, 11(18): 4080-4083.

13 Jiao W, Dong WW, Li ZF, *et al*. Lathyrane diterpenes from *Euphorbia lathyris* as modulators of multidrug resistance and their crystal structures. *Bioorg Med Chem*, 2009, 17(13): 4786-4792.

14 Wang XC, Zheng ZP, Gan XW, *et al*. Jatrophalactam, a novel diterpenoid lactam isolated from *Jatropha curcas*. *Org Lett*, 2009, 11(23): 5522-5524.

15 Tang P, Chen QH, Wang FP. Atropurpuran, a novel diterpene with an unprecedented pentacyclic cage skeleton, from *Aconitum hemsleyanum* var. *atropurpureum*. *Tetrahedron Lett*, 2009, 50(4): 460-462.

16 Li LM, Li GY, Pu JX, *et al*. *ent*-kaurane and cembrane diterpenoids from *Isodon sculponeatus* and their cytotoxicity. *J Nat Prod*, 2009, 72(10): 1851-1856.

17 Zhao Y, Huang SX, Xiao WL, *et al*. Diterpenoids from *Isodon pharicus*. *Tetrahedron Lett*, 2009, 50(17): 2019-2023.

18 Shou QY, Tan Q, Shen ZW. A novel sulfur-containing diterpenoid from *Fritillaria anhuiensis*. *Tetrahedron Lett*, 2009, 50(28): 4185-4187.

19 Wang GC, Wang Y, Williams ID, *et al*. Andrographolactone, a unique diterpene from *Andrographis paniculata*. *Tetrahedron Lett*, 2009, 50(34): 4824-4826.

20 Li Y, Ye DZ, Chen XL, *et al*. Breviane spiroditerpenoids from an extreme-tolerant *Penicillium* sp. isolated from a deep sea sediment sample. *J Nat Prod*, 2009, 72(5): 912-916.

21 Wang PC, Hu JM, Ran XH, *et al*. Iridoids and sesquiterpenoids from the roots of *Valeriana officinalis*. *J Nat Prod*, 2009, 72(9): 1682-1685.

22 Yu Y, Xie ZL, Gao H, *et al*. Bioactive iridoid glucosides from the fruit of *Gardenia jasminoides*. *J Nat Prod*, 2009, 72(8): 1459-1464.

23 Gan LS, Ren G, Mo JX, *et al*. Cycloartane triterpenoids from *Kleinhovia hospital*. *J Nat Prod*, 2009, 72(6): 1102-1105.

24 Li YL, Yang XW, Li SM, *et al*. Terpenoid constituents of *Abies chensiensis* with potential anti-inflammatory activity. *J Nat Prod*, 2009, 72(6): 1065-1068.

25 Wang F, Ren FC, Liu JK. Alstonic acids A and B, unusual 2,3-sec-

ofernane triterpenoids from *Alstonia scholaris*. *Phytochemistry*, 2009, 70(5):650-654.

26 Chen C, Qiang SG, Lou LG, *et al*. Cucurbitane-type triterpenoids from the stems of *Cucumis melo*. *J Nat Prod*, 2009, 72(5):824-829.

27 Lei C, Pu JX, Huang SX, *et al*. A class of 18(13/14)-abeo-schiartane skeleton nortriterpenoids from *Schisandra propinqua* var. *propinqua*. *Tetrahedron*, 2009, 8(1):164-170.

28 Luo X, Chang Y, Zhang XJ, *et al*. Schilancidilactones A and B: two novel tetranortriterpenoids with an unprecedented skeleton from *Schisandra lancifolia*. *Tetrahedron Lett*, 2009, 50(43):5962-5964.

29 Xiao WL, Gong YQ, Wang RR, *et al*. Bioactive nortriterpenoids from *Schisandra grandiflora*. *J Nat Pord*, 2009, 72(9):1678-1681.

30 Fang X, Di YT, Li CS, *et al*. Tetranortriterpenoids from the leaves of *Cipadessa cinerascens*. *J Nat Pord*, 2009, 72(4):714-718.

31 Fang X, Zhang Q, Tan CJ, *et al*. Cipadonoids B-G, six new limonoids from *Cipadessa cinerascens*. *Tetrahedron*, 2009, 65(36): 7408-7414.

32 Lin BD, Yuan T, Zhang CR, *et al*. Structurally diverse limonoids from the fruits of *Swietenia mahagoni*. *J Nat Pord*, 2009, 72(12): 2084-2090.

33 Luo J, Wang JS, Luo JG, *et al*. Chukvelutins A-C, 16-norphragmalin limonoids with unprecedented skeletons from *Chukrasia tabularis* var. *velutina*. *Org Lett*, 2009, 11(11):2281-2284.

34 Luo J, Wang JS, Wang XB, *et al*. Chukvelutilides A-F, phragmalin limonoids from the stem barks of *Chukrasia tabularis* var. *velutina*. *Tetrahedron*, 2009, 65(17):3425-3431.

35 Yuan T, Yang SP, Zhang CR, *et al*. Two limonoids, khayalenoids A and B with an unprecedented 8-Oxa-tricyclo[4.3.2.02,7]undecane Motif, from *Khaya senegalensis*. *Org Lett*, 2009, 11(3):617-620.

36 Geng ZL, Fang X, Di YT, *et al*. Trichilin B, a novel limonoid with highly rearranged ring system from *Trichilia connaroides*. *Tetrahedron Lett*, 2009, 50(18):2132-2134.

37 Chen HD, Yang SP, Wu Y, *et al*. Terpenoids from *Toona ciliate*. *J Nat Pord*, 2009, 72(4):685-689.

38 Hua SZ, Luo JG, Wang XB, *et al*. Two novel monoterpene-chalcone conjugates isolated from the seeds of *Alpinia katsumadai*. *Bioorg Med Chem Lett*, 2009, 19(10):2728-2730.

39 Liu Q, Wang YF, Chen RJ, *et al*. Anti-Coxsackie virus B3 norsesquiterpenoids from the roots of *Phyllanthus emblica*. *J Nat Prod*, 2009, 72(5):969-972.

40 Tian LW, Zhang YJ, Wang YF, *et al*. Eucalmaidins A-E, (+)-oleuropeic acid derivatives from the fresh leaves of *Eucalyptus maiden*. *J Nat Prod*, 2009, 72(9):1608-1611.

41 Gan XW, Ma L, Chen QG, *et al*. Terpenoids from roots of *Chloranthus henryi*. *Planta Med*, 2009, 75(12):1344-1348.

42 He J, Chen XQ, Li MM, *et al*. Lycojapodine A, a novel alkaloid from *Lycopodium japonicum*. *Org Lett*, 2009, 11(6):1397-1340.

43 Zhang Y, Di YT, Zhang Q, *et al*. Daphhimalenine A, a new alkaloid with an unprecedented skeleton, from *Daphniphyllum himalense*. *Org Lett*, 2009, 11(23):5414-5417.

44 Zhang Q, Di YT, Li CS, *et al*. Daphenylline, a new alkaloid with an unusual skeleton, from *Daphniphyllum longeracemosum*. *Org Lett*, 2009, 11(11):2357-2359.

45 Zhang Y, Di YT, Mu SZ, *et al*. Dapholdhamines A-D, alkaloids from *Daphniphyllum oldhami*. *J Nat Prod*, 2009, 72(7):1325-1327.

46 Zhang CR, Liu HB, Dong SH, *et al*. Calycinumines A and B, two novel alkaloids from *Daphniphyllum calycinum*. *Org Lett*, 2009, 11(20):4692-4695.

47 Feng T, Cai XH, Li Y, *et al*. Melohenines A and B, Two unprecedented alkaloids from *Melodinus henryi*. *Org Lett*, 2009, 11(21): 4834-4837.

48 Feng T, Li Y, Cai XH, *et al*. Monoterpenoid indole alkaloids from *Alstonia yunnanensis*. *J Nat Prod*, 2009, 72(10):1836-1841.

49 Feng T, Cai XH, Zhao PJ, *et al*. Monoterpenoid indole alkaloids from the bark of *Alstonia scholaris*. *Planta Med*, 2009, 75(14):174-177.

50 Zhang Z, Di YT, Wang YH, *et al*. Gelegamines A-E: five new oxindole alkaloids from *Gelsemium elegans*. *Tetrahedron*, 2009, 65(23): 4551-4556.

51 Bao GH, Wang XL, Tang XC, *et al*. Sinoracutine, a novel skeletal alkaloid with cell-protective effects from *Sinomenium acutum*. *Tetrahedron Lett*, 2009, 50(30):4375-4377.

52 Chen FZ, Chen DL, Chen QH, *et al*. Diterpenoid alkaloids from *Delphinium majus*. *J Nat Prod*, 2009, 72(1):18-23.

53 Yan YX, Hu XD, Chen JC, *et al*. Cytotoxic triterpenoid alkaloids from *Buxus microphylla*. *J Nat Prod*, 2009, 72(2):308-311.

54 Yang XZ, Zhu JY, Tang CP, *et al*. Alkaloids from roots of *Stemona sessilifolia* and their antitussive activities. *Planta Med*, 2009, 75(2): 174-177.

55 Dai SJ, Ren Y, Shen L, *et al*. New alkaloids from *Forsythia suspensa* and their anti-inflammatory activities. *Planta Med*, 2009, 75(4): 375-377.

56 Qi SH, Su GC, Wang YF, *et al*. Alkaloids from the south China sea black coral *Antipathes dichotoma*. *Chem Pharm Bull*, 2009, 57(1): 87-88.

57 Li GY, Yang T, Luo YG, *et al*. Brevianamide J, a new indole alkaloid dimer from fungus *Aspergillus versicolor*. *Organ Lett*, 2009, 11(16): 3714-3717.

58 Du L, Li DH, Zhu TJ, *et al*. New alkaloids and diterpenes from a deep ocean sediment derived fungus *Penicillium* sp. *Tetrahedron*, 2009, 65(5):1033-1039.

59 Ge HM, Yu ZG, Wu JH, *et al*. Bioactive alkaloids from endophytic *Aspergillus fumigates*. *J Nat Prod*, 2009, 72(4):753-755.

60 Chen XQ, Li Y, He J, *et al*. Four new lignans from *Viburnum foetidum* var. *foedidum*. *Chem Pharm Bull*, 2009, 57(10):1129-1131.

61 Li XN, Pu JX, Du X, *et al*. Lignans with anti-HIV activity from *Schisandra propinqua* var. *sinensis*. *J Nat Prod*, 2009, 72(6): 1133-1141.

62 Mei RQ, Wang YH, Du GH, *et al*. Antioxidant lignans from the fruits of *Broussonetia papyrifera*. *J Nat Prod*, 2009, 72(4):621-625.

63 Zhang C, Liu YY, Xiao YQ, *et al*. A new trimeric furanocoumarin

from Heracleum rapula. *Chin Chem Lett*,2009,20(9):1088-1090.

64 Tao SJ,Guan SH,Wang W,*et al*. Cytotoxic polyprenylated xanthones from the resin of *Garcinia hanburyi*. *J Nat Prod*, 2009, 72(1): 117-124.

65 Fu P,Lin S,Shan L,*et al*. Constituents of the moss *Polytrichum commune*. *J Nat Prod*,2009,72(7):1335-1337.

66 Zhang GP, Xiao ZY, Rafique J, *et al*. Antiplasmodial isoflavanones from the roots of *Sophora mollis* (Solanaceae). *J Nat Prod*,2009,72(7):1265-1268.

67 Li YL,Yang XW,Li SM,*et al*. Two new spirobiflavonoids from *Abies chensiensis* with moderate NO production inhibitory activity. *Planta Med*,2009,75(14):1534-1537.

68 Cao CM,Peng Y,Xu LJ,*et al*. Two flavonoid dimers from *Sarcandra hainanensis* (PEI) Swamy *et* Bailey. *Chem Pharm Bull*, 2009, 57(7):743-746.

69 Li JZ,Qing C,Chen CX,*et al*. Cytotoxicity of cardenolides and cardenolide glycosides from *Asclepias curassavica*. *Bioorg Med Chem Lett*, 2009,19(7):1956-1959.

70 Chen JJ,Li ZM,Guo K,*et al*. Vladimuliecins A and B:cytotoxic pentacyclic pregnanols from *Vladimiria muliensis*. *J Nat Prod*,2009,72(6):1128-1132.

71 Yan XH,Liu HL,Guo YW. Ximaosteroids A-D,new steroids from the Hainan soft coral *Scleronephthya* sp. *Steroids*, 2009, 74(13-14): 1061-1065.

72 Gao ZL,He HP,Di YT,*et al*. Gracillosides A-F,six new 8,14-seco-pregnane glycosides from *Adelostemma gracillimum*. *Steroids*, 2009, 74(8):694-700.

73 Wu SB,Ji YP,Zhu JJ,*et al*. Steroids from the leaves of Chinese *Melia azedarach* and their cytotoxic effects on human cancer cell lines. *Steroids*,2009,74(9):761-765.

74 Geng CA,Jiang ZY,Ma YB,*et al*. Swerilactones A and B,anti-HBV new lactones from a tradtional Chinese herb:*Swertia mileensis* as a treatment for viral hepatitis. *Org Lett*,2009,11(18):4120-4123.

75 Yu YM,Yang JS,Peng CZ,*et al*. Lactones from *Angiopteris caudatiformis*. *J Nat Prod*,2009,72(5):921-924.

76 Ding G,Zheng ZH,Liu SC,*et al*. Photinides A-F,cytotoxic benzofuranone-derived γ-lactones from the plant endophytic fungus *Pestalotiopsis photiniae*. *J Nat Prod*,2009,72(5):942-945.

77 Ge HM,Jiao RH,Zhang YF,*et al*. Cytotoxicity and phytotoxicity of trichothecene macrolides from *Myrothecium gramminum*. *Planta Med*, 2009,75(3):227-229.

78 Liao SG,Yuan T,Zhang C,*et al*. Cinnacassides A-E,five geranylphenylacetate glycosides from *Cinnamomum cassia*. *Tetrahedron*, 2009, 65(4):883-887.

79 Liu L,Liu SC,Niu SB,*et al*. Isoprenylated chromone derivatives from the plant endophytic fungus *Pestalotiopsis fici*. *J Nat Prod*,2009,72(8):1482-1486.

80 Chen XM,Shi QY,Lin G,*et al*. Spirobisnaphthalene analogues from the endophytic fungus *Preussia* sp. *J Nat Prod*, 2009, 72(9): 1712-1715.

81 Liu HW,Zhao F,Yang RY,*et al*. Dimeric 1,4-benzoquinone derivatives and a resorcinol derivative from *Ardisia gigantifolia*. *Phytochemistry*,2009,70(6):773-778.

82 Hu XJ,Wang YH,Kong LY,*et al*. New phenanthrenes from *Trigonostemon lii* Y. T. Chang. *Tetrahedron Lett*, 2009,50(24):2917-2919.

83 Li Y,Wang CL,Wang YJ,*et al*. Four new bibenzyl derivatives from *Dendrobium candidum*. *Chem Pharm Bull*,2009,57(9):997-999.

84 Wang SQ,Ren DM,Xiang F,*et al*. Dracotanosides A-D,spermidine glycosides from *Dracocephalum tanguticum*:structure and amide rotational barrier. *J Nat Prod*,2009,72(6):1006-1010.

85 Guo HJ,Sun BD,Gao H,*et al*. Diketopiperazines from the *cordyceps*-colonizing fungus *Epicoccum nigrum*. *J Nat Prod*, 2009, 72(12): 2115-2119.

86 Yin S,Chen X,Su ZS,*et al*. Harrisotones A-E,five novel prenylated polyketides with a rare spirocyclic skeleton from *Harrisonia perforate*. *Tetrahedron*,2009,65(6):1147-1152.

87 Liu L,Li Y,Liu SC,*et al*. Chloropestolide A,an antitumor metabolite with an unprecedented spiroketal skeleton from *Pestalotiopsis fici*. *Org Lett*,2009,11(13):2836-2839.

88 Zhang HY,Xue JH,Wu P,*et al*. Polyoxygenated methyl cyclohexanoids from a terrestrial *Ampelomyces* fungus. *J Nat Prod*,2009,72(2):265-269.

89 Ding G,Li Y,Fu SB,*et al*. Ambuic acid and torreyanic acid derivatives from the endolichenic fungus *Pestalotiopsis* sp. *J Nat Prod*, 2009,72(1):182-186.

90 Tian JM,Shen YH,Yang XW,*et al*. Tunicyclin A,the first plant tricyclic ring cycloheptapeptide from *Psammosilene tunicoides*. *Org Lett*,2009,11(5):1131-1133.

91 Huang XY,Wang Q,Liu HL,*et al*. Diastereoisomeric macrocyclic polydisulfides from the mangrove *Bruguiera gymnorrhiza*. *Tetrahedron Lett*,2009,70(17/18):2096-2100.

92 Huang HQ,Zhang X,Shen YH,*et al*. Polyacetylenes from *Bupleurum longiradiatum*. *J Nat Prod*,2009,72(1):2153-2157.

93 Yin YQ,Wang JS,Luo JG,*et al*. Novel acylated lipo-oligosaccharides from the tubers of *Ipomoea batatas*. *Carbohydrate Res*,2009,344(4): 466-473.

94 Li HF,Ye M,Guo HZ,*et al*. Biotransformation of 20(*S*)-protopanaxadiol by *Mucor spinosus*. *Phytochemistry*,2009,70(11/12):1416-1420.

2009 年我国药剂学研究进展

张建军,高　缘,孙婉瑾

(中国药科大学,南京 210009)

摘　要　本文通过检索我国学者2009年在国内外学术期刊上发表的药剂学文献,选取自组装药物传递系统、晶体药物传递系统、生物大分子载体给药系统、智能及靶向给药系统等药剂学热点研究领域的新研究成果,综述2009年我国药剂学研究的主要进展。

随着仿生学、高分子材料学等边缘学科的兴起,药剂学的研究领域不断扩大,新型药物传递系统的发展尤为迅猛。2009年,我国学者在自组装药物传递系统、晶体药物传递系统、生物大分子载体给药系统、智能及靶向给药系统等药剂学热点研究领域不断作出突破和创新,大力推进我国药剂学的发展,本文主要总结了学科交叉催生的新型给药系统。

1　自组装药物传递系统

药物在体内转运至作用部位发挥疗效,需多次穿过亲脂性生物膜。为解决一些药物难以透过生物膜、生物利用度较低的问题,需要制备具有合适油水分配系数的前体药物和采用合适的药物传递系统等方法。自组装药物传递系统(self-assembled drug delivery system,SADDS)是基于药质体提出的新概念和新给药系统,融合了前药、分子自组装和纳米技术等。

1.1　前体药物自组装

将药物与甘油酯、磷脂等脂质共价结合成两亲性脂质前药,在介质中由于溶解性质发生改变,该体系能自动形成胶体载药系统。基于以上思想,合成了核苷类似物 CPNZ 作为两亲性前体药物,其乙醇溶液与胆甾醇基丁二酰聚乙二醇加入水中后轻微搅拌即可实现自组装[1]。研制了川陈皮素自组装前体脂质体,并以混悬剂为对照考察其经大鼠灌胃给药后的药代动力学行为,结果表明川陈皮素自组装前体脂质体制备工艺简单可行;川陈皮素制成自组装前体脂质体后,大鼠口服吸收显著增加[2]。

1.2　自组装纳米粒

寻找一种低环境负荷、低能耗、低成本的方法制备功能纳米粒,自组装法能很好的满足这种要求。该法由两亲高分子材料在水介质中发生微相分离,形成具有疏水性内核与亲水性外壳的超分子聚集体。

制备了亲水性多肽类药物神经毒素的自组装核壳型纳米粒,并对其理化性质及体外释药特性进行考察,证实以聚乙二醇-聚氰基丙烯酸乙酯嵌段共聚物(PEG-g-PECA)为载体制备的神经毒素自组装核壳型纳米粒能包埋亲水性多肽[3]。以聚己内酯-聚乙二醇-聚己内酯嵌段共聚物(PCL-PEG-PCL)为纳米粒载体,采用溶剂分散法成功制备了和厚朴酚自组装纳米粒,无需添加任何表面活性剂[4]。制备了紫杉醇壳聚糖自组装纳米胶束冻干粉针,并对其理化性质作出评价发现药物以无定型或固态溶液的形式存在于胶束骨架中,壳聚糖纳米胶束对紫杉醇具有优越的载药性能,为潜在的优良的可静脉注射的难溶性药物增溶载体[5]。

对嵌段共聚物 PEG-b-PLA 进行了改性,用人体内源性配体修饰该共聚物,制备出具有肿瘤靶向功效的新型自组装聚合物,增强了其作为抗肿瘤药物载体的靶向性[6]。合成了一系列的含疏水性辛烷基、亲水性硫酸酯及聚乙二醇甲基醚壳聚糖衍生物用作紫杉醇纳米胶束载体,显著提高了紫杉醇载药量[7]。

2　晶体药物传递系统

2.1　纳米晶体

纳米晶体热力学性质显现出很强的尺寸依赖性,可以通过控制制备过程来控制这些性质,达到所需目的。制备出载药的纳米羟基磷灰石(nano-HA)晶体颗粒,以此为基础制备可塑形骨水泥,期间通过不同晶面发生衍射的强度得到材料晶体结构和粒度方面的信息用以监控制备,最终使药物具有控释作用,改变了药物在体内的动力学,提高了药物的生物利用度,还可降低药物的毒副作用[8]。大规模合成了单分散性 Fe_3O_4 纳米晶,通过控制晶体粒径控制产物磁性[9]。结晶化作为一种改善药物稳定性和疗效的有效途径被应用于制药领域,用固化手段得到药物超微晶体,明显改善了非诺贝特的溶解性、释放性[10]。

2.2　生物大分子晶体

结晶化能使蛋白质等极不稳定的生物大分子获得稳定的三维结构,并具有缓释性能。蛋白是最常见的生物大分子晶体,随着蛋白质结晶技术的日益成熟,以及放大过程中的可靠性和重现性等关键问题的相继解决,蛋白质晶体制剂必将会在药剂学领域得到进一步的开发利用。

3　生物大分子载体给药系统

3.1　蛋白类生物大分子载体

蛋白类生物大分子作为药物载体的应用越来越广泛,但其作为药物载体的应用还存在一些缺陷,如载药量有待提高、靶向性需待增强等,有必要对蛋白进行修饰。合成了辛烷基血清白蛋白(OSA)作为注射用难溶性药物紫杉醇的载体,与牛血清白蛋白(BSA)相比,显著提高了药物紫杉醇的载药量[11]。

3.2 基因载体给药系统

病毒载体是利用病毒所具有的传送其基因组进入其他细胞进行感染的分子机制将遗传物质带入细胞,该过程转导效率高且复杂的装配程序可由细胞自主完成,目前广泛应用于各基础研究及核酸疫苗[12,13],在基因水平上使所携药物发挥功效。构建PD-L1表达腺病毒载体,研究其对反应性T细胞的免疫抑制效应,以探讨预防1型糖尿病患者的胰岛β细胞的免疫损伤机制,发现PD-L1基因在胰岛细胞中表达可有效地抑制已活化的反应性T细胞,阻断自身免疫性T细胞的胞毒作用,诱导免疫耐受,将成为治疗糖尿病的一个有价值的研究方向[14]。

病毒载体介导生物体内给药是近年来药剂学研究的热点领域,但生物体内给药必须借助合适的给药系统,相对病毒载体,非病毒载体具有制备简便,安全和毒性小等特点,易于为临床所接受,近年来发展迅速且有取代病毒载体之势[15,16]。

3.3 生物可降解聚合物载体

生物可降解聚酯等作为一类新型药物控释材料主要用于化疗药物、抗生素及蛋白多肽类生物大分子等药物的控释研究,目前主要应用于埋植剂通过皮下埋植、皮下注射等方式给药[17]。将胰岛素包埋在聚乳酸-羟基乙酸(PLGA)微球中,载药量高达10%,包封率达到90%~100%,可持续释药60 d,这些性质比普通胰岛素微球有显著改善[18]。以PLGA卵磷脂支架作为蛋白及抗生素药物载体,发现该给药体系在骨修复治疗方面有巨大应用潜力[19]。用聚己内酯(PCL)作为吡喹酮载体,研究埋植剂的体外释放,结果在4 ℃、60% RH条件下,药物在埋植剂内持续释放365 d后仍能保持初始晶型不发生转变[20]。用一种涉及干冰快速冷凝的方法制备了分别载有溶解酵素、胶原蛋白酶及过氧化氢酶的微孔性PCL基质,证实该基质具有向埋植部位或组织转移生物活性大分子作用[21]。合成了一系列生物可降解的PECE(PEG-PCL-PEG)聚合物并将其制备成水凝胶,由于该材料具有独特的亲水和疏水结构以及热敏性,作为药物载体应用前景相当可观[22]。合成了两性嵌段共聚物PLA-b-PEG,该聚合物能在水溶液中自组装形成球形分子团,会在高强聚焦超声焦点产生空穴从而引发自身的生物降解[23]。

与此类似的新型载体材料聚酸酐具有更为独特的表面溶蚀降解性,能防止水分渗入微粒内部,避免由水引起的内部蛋白质共价聚集且聚酸酐降解产物引起局部pH值降低的程度小,可为内部蛋白质提供一个相对温和的微环境,确保蛋白质结构的完整性。近年来,也有研究将交联聚酸酐、聚酯酸酐、聚酸酐共混物等用作生物大分子药物载体。

4 智能给药系统

4.1 智能水凝胶

智能水凝胶作为药物载体可控制药物的定点、定时、定量释放,具有提高药效、靶向,减少给药频率,增加安全性等优点,但由于存在响应速率慢的缺点而大大限制其应用。近年来围绕提高智能水凝胶给药的响应速率的研究非常活跃。制备了以藻酸盐为核Fe_2O_3为壳的磁性功能水凝胶,最大程度地提高其磁场效应率,并发掘其作为药物及活性分子载体的用途[24]。制备了AMPS/DMAEMA水凝胶,考察了样品水凝胶在外加直流电场刺激下的消溶胀动力学和弯曲行为,结果表明DMAEMA单体含量和施加电压大小对水凝胶的电敏感性能有着显著影响,这一发现为智能凝胶材料在人工肌肉、凝胶翅膀等仿生材料和化学阀等领域的应用提供相关的理论依据[25]。各种新型材料用于水凝胶制备的报道也不断涌现,以茯苓聚糖及其衍生物为基础材料合成了两种的pH敏感型水凝胶,发现天然茯苓聚糖pH响应值更高,开创了以天然多糖为基础的凝胶给药系统[26]。合成了超支化聚甘油接枝聚乳酸作为自组装水凝胶材料,该聚合物与蛋白类药物生物相容性良好,可作为蛋白类药物载体[27]。

4.2 自调式给药

针对机体生理病理特征开发设计的给药系统目前主要有脉冲给药系统及与其相关的自调式给药系统。脉冲给药系统依据人体时辰节律特征,定时或定位释放药物,近来出现的压力敏感型、电导敏感型以及人体生物分子敏感型自调式给药系统受到药剂工作者们的广泛重视。研制了一种Fe_2O_3为壳的SiO_2纳米粒,作为电导响应的给药载体,用于抗癫痫药物的控制传递,大大提高了释药的精确性[28]。制备了以果胶为主要控释材料的盖塞控制型脉冲胶囊,通过调节盖塞片的处方组成和重量可获得具有适当时滞的脉冲给药系统[29]。合成了聚乙烯替吡咯烷酮(PVP)和聚苯乙烯马来酸酐(PSMA)的嵌段共聚物(PVP-b-PSMA),对人体盐浓度值及PH敏感,用于调节辅酶A(CoA)的释放[30]。

5 靶向给药系统

5.1 器官靶向

研制了阿昔洛维粘膜粘着微球粘膜粘着剂,增加了该药物在胃肠道滞留时间,提高了该药物口服生物利用度[31]。另外还有胃内膨胀型制剂,通过体积膨胀,使制剂难以通过胃幽门而停留在胃内,从而延长在胃内的滞留时间,增加药物在胃内的吸收。

肺部因具有肺泡上皮层厚度薄、表面积大、毛细血管丰富、代谢反应相对较少等有利于药物吸收转运的特点,已成为一些易被酶降解的作用于全身的蛋白质类药物和治疗肺部疾病药物的重要给药靶器官。研制了新型胸腺喷丁

(TP5)干粉吸入剂,通过肺部给药保障药物稳定性,减少药物降解[32]。研制了具有肺部靶向作用的隐形泡囊并进行体外抗癌细胞的实验评价,试验证明隐形泡囊制备简单,具有一定的隐形效果,能保持原药的抗癌活性,粒径范围符合肺靶向的要求[33]。

5.2　分子及细胞靶向

药物作用靶点通常是蛋白质、核酸、酶和受体等功能性生物分子,而这些分子则位于细胞中,因此现代给药系统要求药物能被转运至靶组织、靶细胞,甚至是特定的细胞器,目前研究以受体介导的靶向最为常见。以新型合成肽 Tie2 受体修饰脂质体系统,介导抗癌药物主动靶向 Tie2 过度表达的肿瘤细胞,为抗肿瘤化疗成果又添新章[34]。合成了叶酸(FA)偶联的聚合物胶束作为抗癌药物载体,能在避免被巨噬细胞吞噬的同时通过 FA 的修饰增强抗肿瘤药物疗效,靶向 FA 受体过度表达的肿瘤组织[35]。近年来,以蛋白质、核酸介导的靶向不断兴起,在不进行皮肤穿透条件下为克服皮肤角质层障碍,研制了抗原递呈细胞靶向的抗乙型脑炎病毒经皮免疫阳离子脂质体-DNA 复合物,该复合物通过靶向调节免疫应答达到安全治疗的目的[36]。以核酸靶向物质修饰生物活性的葡甘露聚糖作为基因治疗载体,抑制了 TNF-α 的表达,为核酸介导的抗炎疗法奠定了基础[37]。

6　结　语

给药系统并无明显分界,如智能给药系统中智能水凝胶材料就包含生物可降解聚合物,而它们对外界刺激的响应又与靶向给药系统的目的一致。单一功能单一作用的给药系统已不能满足现代药物治疗的需求,因此设计和开发多重功能的给药系统,实现对疾病的综合化、智能化治疗迫在眉睫,这既符合药剂学科开放和交叉的特点,也是我国药剂工作者近年来不断追求的目标和方向。

参考文献

1　Jin YG, Xing L, Tian Y, *et al*. Self-assembled drug delivery systems. Part 4. *In vitro/in vivo* studies of the self-assemblies of cholesteryl-phosphonyl zidovudine. *Int J Pharm*, 2009, 381(1):40-48

2　林　薇,姚　静,周建平. 川陈皮素自组装前体脂质体的制备及其大鼠体内药代动力学研究. 药学学报, 2009, 44(2):192-196

3　柳　琳,徐陆忠,何晓玮,等. 神经毒素自组装核壳型纳米粒的制备及其体外释药研究. 中国药学杂志, 2009, 44(14):1084-1088

4　Gou ML, Zheng L, Peng XY, *et al*. Poly(ε-caprolactone)-poly(ethylene glycol)-poly(ε-caprolactone) (PCL-PEG-PCL) nanoparticles for honokiol delivery *in vitro*. *Int J Pharm*, 2009, 375(1-2):170-176

5　霍美蓉,张　勇,周建平,等. 紫杉醇壳聚糖自组装纳米胶束冻干粉针的制备及理化性质研究. 中国药学杂志, 2009, 44(3):200-204

6　Wang X, Wang YG, Chen XM, *et al*. NGR-modified micelles enhance their interaction with CD13-overexpressing tumor and endothelial cells. *J Controlled Release*, 2009, 139(1):56-62

7　Qu GW, Yao Z, Zhang C, *et al*. PEG conjugated *N*-octyl-O-sulfate chitosan micelles for delivery of paclitaxel: *In vitro* characterization and *in vivo* evaluation. *Eur J Pharm Sci*, 2009, 37(2):98-105

8　薛忠林,靳安民,张　辉,等. 载药纳米羟基磷灰石放线菌素 D 缓释微球骨水泥的制备. 中国新药杂志, 2009, 18(8):749-754

9　Shi RR, Liu XH, Gao GH, *et al*. Large-scale synthesis and characterization of monodisperse Fe_3O_4 nanocrystals. *J Alloys Comp*, 2009, 485(1-2):548-553

10　Huang QP, Wang JX, Zhang ZB, *et al*. Preparation of ultrafine fenofibrate powder by solidification process from emulsion. *Int J Pharm*, 2009, 368(1-2):160-164

11　Gong J, Huo MR, Zhou JP, *et al*. Synthesis, characterization, drug-loading capacity and safety of novel octyl modified serum albumin micelles. *Int J Pharm*, 2009, 376(1-2):161-168

12　Gao Y, Zhang ZW, Chen LL, *et al*. Chitosan *N*-betainates/DNA self-assembly nanoparticles for gene delivery: *In vitro* uptake and transfection efficiency. *Int J Pharm*, 2009, 371(11):156-162

13　Huang HY, Sakuraia F, Higuchi Y, *et al*. Suppressive effects of sugar-modified cationic liposome/NF-κB decoy complexes on adenovirus vector-induced innate immune responses. *J Controlled Release*, 2009, 133(2):139-145

14　梁　明,栾晓军,陈小雨. PD- L1- GPI 分子膜表面修饰胰岛细胞抑制反应性 T 细胞的攻击. 中国病理生理杂志, 2009, 25(5):939-943

15　邹伟伟,张　娜. siRNA 纳米粒沉淀法制备阳离子载基因 PLA2PEG 纳米粒. 中国生化药物杂志, 2009, 30(1):1-5

16　Deng R, Yue YN, Jin F, *et al*. siRNA Revisit the complexation of PEI and DNA — How to make low cytotoxic and highly efficient PEI gene transfection non-viral vectors with a controllable chain length and structure. *J Controlled Release*, 2009, 140(1):40-46

17　Wei XW, Gong CY, Gou ML, *et al*. Biodegradable poly(ε-caprolactone)-poly(ethylene glycol) copolymers as drug delivery system. *Int J Pharm*, 2009, 381(1):1-18

18　Han YD, Tian HY, He P, *et al*. Insulin nanoparticle preparation and encapsulation into poly (lactic-co-glycolic acid) microspheres by using an anhydrous system. *Int J Pharm*, 2009, 378(1-2):159-166

19　Shi X, Wang Y, Ren L, *et al*. A protein/antibiotic releasing poly(lactic-co-glycolic acid)/lecithin scaffold for bone repair applications. *Int J Pharm*, 2009, 373(1-2):85-92

20　Cheng L, Guo SR, Wu WP. Characterization and *in vitro* release of praziquantel from poly (ε-caprolactone) implants. *Int J Pharm*, 2009, 377(1-2):112-119

21　Wang YW, Chang HI, Li XW, *et al*. Delivery of bioactive macromolecules from microporous polymer matrices: Release and activity profiles of lysozyme, collagenase and catalase. *Eur J Pharm Sci*, 2009, 37(3-4):387-394

22　Gong CY, Shi S, Dong PW *et al*. Synthesis and characterization of PEG-PCL-PEG thermosensitive hydrogel. *Int J Pharm*, 2009, 365(1-2):89-99

23 Zhang HJ, Xia HS, Wang J, *et al*. High intensity focused ultrasound-responsive release behavior of PLA-b-PEG copolymer micelles. *J Controlled Release*, 2009, 139(1): 31-39

24 Liu HX, Wang CY, Gao QX, *et al*. Facile fabrication of well-defined hydrogel beads with magnetic nanocomposite shells. *Int J Pharm*, 2009, 376(1-2): 92-98

25 岳航勃，廖列文，黎新明，等. 智能型 AMPS/ DMAEMA 水凝胶的电敏感性能. 功能材料，2009，40(9)：1481-1485

26 Hu Y, Zhou XJ, Lu Y, *et al*. Novel biodegradable hydrogels based on pachyman and its derivatives for drug delivery. *Int J Pharm*, 2009, 371(1-2): 89-98

27 Gao XJ, Zhang XG, Wu ZM, *et al*. Synthesis and physicochemical characterization of a novel amphiphilic polylactic acid-hyperbranched polyglycerol conjugate for protein delivery. *J Controlled Release*, 2009, 140(2): 141-147

28 Huang WC, Hu SH, Liu KH, *et al*. A flexible drug delivery chip for the magnetically-controlled release of anti-epileptic drugs. *J Controlled Release*, 2009, 139(3): 221-228

29 胡文静，张良珂，刘　静，等. 含果胶盖塞型脉冲胶囊的制备及体外释放研究. 中国药学杂志，2009，44(9)：685-687

30 Luo YL, Wang AR, Yuan JF, *et al*. Preparation, characterization and drug release behavior of polyion complex micelles. *Int J Pharm*, 2009, 374(1-2): 139-144

31 Tao YY, Lu YF, Sun YJ, *et al*. Development of mucoadhesive microspheres of acyclovir with enhanced bioavailability. *Int J Pharm*, 2009, 378(1-2): 30-36

32 Wang L, Zhang Y, Tang X. Characterization of a new inhalable thymopentin formulation. *Int J Pharm*, 2009, 375(1-2): 1-7

33 陈　永，任　林，尹华熙，等. 肺靶向顺铂隐形泡囊的研制及其体外生物学性质. 华西药学杂志，2009，24 (1)：1-5

34 Mai JH, Song SX, Rui MJ, *et al*. A synthetic peptide mediated active targeting of cisplatin liposomes to Tie2 expressing cells. *J Controlled Release*, 2009, 139(3): 174-181

35 Han X, Liu J, Liu M, *et al*. 9-NC-loaded folate-conjugated polymer micelles as tumor targeted drug delivery system: Preparation and evaluation *in vitro*. *Int J Pharm*, 2009, 372(1-2): 125-131

36 Cheng JY, Huang HN, Tseng WC, *et al*. Transcutaneous immunization by lipoplex-patch based DNA vaccines is effective vaccination against Japanese encephalitis virus infection. *J Controlled Release*, 2009, 135(3): 242-249

37 Dong L, Xia SH, Luo Y, *et al*. Targeting delivery oligonucleotide into macrophages by cationic polysaccharide from Bletilla striata successfully inhibited the expression of TNF-α. *J Controlled Release*, 2009, 134(3): 214-220

2009 年我国药物代谢动力学研究进展

王广基，郝　琨，郝海平

（中国药科大学药代动力学重点实验室，南京 210009）

摘　要　药代动力学是判断候选化合物能否成药的重要内容。近年来，我国药代动力学研究在全面性和规范性方面取得了显著进步，在分析技术、吸收转运、分布转运、药物代谢、中药药代动力学、代谢组学和虚拟筛选方面缩小了与发达国家的差距，同时在中药药代动力学等特色领域取得了一些国际水平的研究成果。

药物代谢动力学在新药研发的早期介入，可以了解候选化合物是否具有良好的生物利用度和持久的药物暴露等药动学特征，避免候选化合物在后期因药代动力学行为不佳而被淘汰。近年来，国内药代动力学研究内容从整体动物扩展到由亚细胞、细胞、组织、动物及计算机模拟构成的全方位系统研究。各种类型的气相、液相质谱联用仪已经成为药代动力学研究的常规方法，高效毛细管电泳技术以及超临界流体色谱技术在的应用筑高了药代动力学技术平台。各种生物样本前处理方法的广泛应用有效地提高了研究效率。此外，一些新的实验技术平台也不断出现，重组 CYP 和 UGT 酶系逐渐运用于药物代谢研究中，重组酶在药酶诱导特异性和选择性研究上优于其他的体外方法，可为药物与酶结合位点的相互作用研究提供更多的信息，适合研究药物代谢领域微观化和细节化的问题。各种用于细胞药代动力学研究的细胞株、蛋白质克隆技术、细胞转染技术以及基因工程等技术已经用于药物转运蛋白与药代动力学关系的研究中，使药物动力学的解析向分子水平、基因水平迈进。计算机模拟技术被用于药代动力学数据的模拟预测中。中药药代动力学的研究多采用色谱、质谱指纹图谱技术研究多成分的药代动力学，利用高速发展的分离分析技术，全面地检测中药复杂体系中多个成分的药物处置过程。

1　分析技术在药代动力学中的应用

各种新型分析仪器和技术的应用尤其在中药复杂体系的研究中更能体现出灵敏度高、选择性好、快速简便的优势。

四级杆质谱逐渐用于中药多成分的分析定量。在对脉络宁注射液中的有机酸进行分析研究的过程中，大鼠给予脉络宁注射液，利用四极杆质谱同时检测到大鼠血浆中二咖啡酰奎宁酸的三个同分异构体（1,5-,3,4-和3,5-二咖啡酰奎宁酸），此方法可以同时满足三个同分异构体的药代动力学研究，三个同分异构体的提取回收率均大于85%[1]。采用超高压液相色谱-四极杆-飞行时间杂交质谱鉴定非诺贝特的体内代谢物分析，较之前的研究分析得到的代谢物数量多，代谢物检测的灵敏度，分离度大大增加。对不同代谢物的保留时间、碎片离子信息以及其他的特征变量进行模式识别分析，初步判断各个代谢物的代谢类型和方式，、根据代谢物标准品的比对进行结构推测，鉴定出包括非诺贝酸酯、还原型非诺贝酸、非诺贝酸葡萄糖醛酸结合物、还原型非诺贝酸葡萄糖醛酸结合物、非诺贝酸牛黄酸结合物、还原型非诺贝酸牛黄酸结合物等12个可能的体内代谢产物，将四极杆质谱灵敏度高的特点与飞行时间质谱结构鉴定方面的优势有机结合起来[2]。

随着杂交色谱的发展，利用液相电喷雾-离子肼-飞行时间质谱鉴定生脉注射液中的已知成分和未知成分。根据中药组分结构的类似性，建立了共有离子搜寻与成分分类、桥接策略，该策略可大大提高从庞大的化合物数据库中进行结构检索与匹配的效率，为中药复杂成分的分析提供了具有普适性的技术方法。基于此方法进行多级碎裂和精确质量测定，建立了中药复杂组分快速检出与结构推测的分析技术策略，快速鉴定了生脉注射液中30种人参皂苷类成分及20种木脂素类成分[3]。

生物大分子的结构特点决定了分析技术的独特性，为此类药物的药代动力学研究提出了更高的要求。发展了一种新的分析方法用于生物大分子西妥昔单抗药代动力学的研究。西妥昔单抗是特异性表皮生长因子受体（EGFR）的单克隆抗体，能与EGFR的配体结合域结合，在EGFR表达阳性的恶性肿瘤中均能发挥出色的抗肿瘤活性。与以往的ELSIA直接测定单克隆抗体不同，将一种制备的生物传感器固定到EGFR的表面，西妥昔单抗与EGFR的结合可以放大EGFR的表面生物传感器的信号，西妥昔单抗的结合量可以用生物传感器的信号大小来定量，这种定量方法为生物大分子的药代动力学研究提供了新的思路[4]。

2　药物吸收特性的研究

药物体外吸收模型是获得药物吸收特性的重要筛选方法，各种类型的细胞模型和灌流模型是研究体外吸收的技术手段。近年来对这些细胞模型和组织灌流模型不断进行优化，应用各种转运体、离子通道、细胞连接抑制剂确保这些模型在研究体外药物吸收时重现性好、成功率高、获取信息量大。建立了一整套完备的药物体外吸收评价标准，其中包括化合物通透性评价标准、被动转运及主动转运的判断标准、外排转运判断标准、促吸收剂的筛选标准以及体内外相关性研究标准等，为药物的体内吸收提供大量参数。

利用体外细胞模型对中药系列单体化合物，如生物碱类、黄酮类、萜类化合物等吸收特性进行高通量筛选，从中寻找吸收行为较好的单体化合物，探讨系列化合物的结构特点与吸收程度的构动关系，为化合物的结构改造提供依据。对4种生物碱吴茱萸次碱、吴茱萸碱、去氢吴茱萸碱、wuzhuyurutineB的体外吸收研究表明，吴茱萸碱、去氢吴茱萸碱更易被转运，而吴茱萸次碱和wuzhuyurutineB较难转运，wuzhuyurutineB具有比较明显的外排作用，去氢吴茱萸碱和wuzhuyurutineB具有明显的浓度依赖性特点[5]。

利用Caco-2细胞模型研究了36种黄酮类化合物的体外吸收情况以及它们之间的构动关系。研究结果表明，绝大多数黄酮在细胞上的吸收显示一种浓度非依赖性的转运，表明大多数黄酮的吸收是由被动转运参与的，只有桑黄素及黄酮苷类化合物存在明显的外排机制。对于大多数黄酮、异黄酮、二羟黄酮来讲，油水分配系数决定药物的吸收程度，构动关系研究中表明，亲核结构、自由羟基的数目和位置决定了药物的油水分配系数[6]。近年来，根据Caco-2细胞的实验和理论基础提出了细胞药代动力学的概念，研究药物在细胞内吸收、分布、代谢和排泄的过程，为预测药物在靶细胞内的靶向性及动效关系提供科学依据。

肠肝首过效应是引起药物生物利用度低的主要原因，因而肠肝首过效应的部位以及机制研究对于制剂改良、提高口服生物利用度具有重要意义。在左旋光千金藤定碱的口服生物利用度研究中发现，大鼠灌胃左旋光千金藤定碱后的生物利用度仅为2%，研究表明广泛的肝肠系统前代谢是引起生物利用度低的原因，进一步的体外肠肝微粒体代谢研究表明，左旋光千金藤定碱主要被II相代谢酶所代谢形成葡萄糖醛酸代谢物和硫酸结合物，从体外实验的角度解释了药物肝肠首过效应强的原因，同时药物进入系统循环后在中枢有广泛的分布，也是引起体内血浆药物浓度低的原因[7]。

3　药物分布转运的研究

在药物的靶向分布研究中，P-糖蛋白、乳腺癌耐药蛋白、多药耐药相关蛋白等外排蛋白起着至关重要的作用，尤其是P-糖蛋白在机体多个组织中均有分布，对P-糖蛋白功能的深入研究是探讨许多药代动力学现象的基础。中枢神经系统药物对血脑屏障通透性的评价是一个重要的研究内容。基于脑微血管内皮细胞的血脑屏障通透性研究模型通过形态学、电阻值、阳性药物转运等判别标准表明该模型的适用性。研究了不同抗癫痫药物的体外血脑屏障转运特征，应用油水分配系数、分子表面积等化合物结构参数，阐明了药物脑转运特性的构动关系，进一步通过体内外转运相关性研究证实了此模型可用于候选化合物的脑转运特性的高通量筛选。在抗癫痫药物苯妥英钠、苯巴比妥、卡马西平和丙戊酸钠的脑微血管内皮细胞的转运研究中表明四种抗癫痫药物的长期暴露均能显著性地增加细胞上 P-糖蛋白的功能和表达[8]。利用该模型还发现了胰岛素在调节体外血脑屏障的过程中对 P-糖蛋白的上调作用及潜在的分子机制，证明了胰岛素的这种调节机制是由蛋白激酶 C-NF/kappaB 信号通路介导的，而非 PI3K/Akt 信号通路，对研究疾病状态下血脑屏障的功能完整性提供了体外的机制基础[9]。

在 K562/A02 肿瘤细胞株的多药耐药蛋白转运研究中发现，天然生物碱粉防己碱能够下调 K562/A02 肿瘤细胞株上 P-糖蛋白的表达，在 RT-PCR 的实验中发现，粉防己碱同时能下调 mRNA 的表达，直接逆转 P-gp 对抗肿瘤药物的细胞外排，从而有可能与其他抗癌药物产生相互作用，增加抗癌药物在肿瘤细胞内的蓄积[10]。粉防己碱的溴化取代物溴粉防己碱在肿瘤细胞 kbv200 上存在类似的作用，溴粉防己碱能明显提高阿霉素、紫杉醇、紫杉特尔以及多柔比星等抗癌药物在肿瘤细胞内的蓄积和分布，增加这些药物的细胞毒性。在 kbv200 接种的肿瘤小鼠体内，通过测定在肿瘤组织的药物浓度发现，溴粉防己碱能明显的增加阿霉素在肿瘤组织内的药物浓度，增加了药物的靶向分布，提示药物在肿瘤组织的分布可能与肿瘤细胞上的转运体功能有关[11]。研究发现小檗碱预处理的大鼠，P-gp 特异性底物地高辛的血药浓度明显升高，表明小檗碱明显抑制了胃肠道 P-gp 的功能，影响了地高辛的肠道转运[12]。

4 药物代谢的研究

4.1 药物体外代谢

在新药研发早期进行详细的体外代谢稳定性和相互作用研究，可以预测药物在体内的代谢清除率与潜在的代谢相互作用。体外代谢主要有微粒体、S9、重组酶、肝细胞悬液、肝匀浆等技术平台。在不同基质温孵体系下研究药物的代谢速度和程度，可以确定药物代谢的主要细胞部位。

研究五味子提取物对肝肠代谢酶 CYP3A 的体外代谢，发现在体外微粒体温孵体系内，五味子提取物能明显抑制肝肠微粒体的代谢活性。单次灌胃预处理大鼠后，CYP3A 的底物咪达唑仑的口服生物利用度增加，体内药物暴露增加，但不影响静注咪达唑仑的浓度，说明单次灌胃五味子提取物能明显抑制肠道 CYP3A 的活性。但长期五味子提取物预处理后，肝肠微粒体的 CYP3A 的表达有明显的增加，灌胃和静注咪达唑仑后咪达唑仑的清除率变大，消除迅速，这些结果表明五味子提取物对肝肠微粒体内 CYP3A 的影响随着五味子提取物给药方式的不同而有所变化[13]。研究了系列黄酮化合物对 CYP2C9 的代谢抑制作用，所有的黄酮类化合物均表现出明显的 CYP2C9 的抑制作用，进一步的机制研究表明，6-羟基黄酮显示明显的非竞争性抑制作用，而其他所有的黄酮类化合物均表现出竞争性抑制作用。计算机分子对接研究以及氨基酸残基突变的 CYP2C9.1 基因型研究证明 6-羟黄酮的非竞争性结合位点位于氨基酸序列 100 位的苯丙氨酸附近；同时发现其他黄酮竞争性抑制的位点与氟布洛芬酶结合的位点一致[14]。在参麦水提物对人肝和鼠肝微粒体 CYP3A 的研究中发现，参麦注射液抑制了 CYP3A4 底物咪达唑仑的 4-羟基化反应，4-羟基化代谢产物浓度降低；而增强了 1-羟基化反应的活性，1-羟基化代谢产物浓度升高。这种相反的作用方式表明参麦注射液中的不同成分可能对药物代谢酶的影响不同，通过参麦水提物和醇提物对咪达唑仑 4-羟基化化反应和 1-羟基化反应的相对比较，发现参麦注射液对 1-羟基化化反应的激活作用可能与参麦注射液中的脂溶性成分有关[15]。

4.2 药物体内代谢

近年来利用 LC-MS、LC-MS/MS、NMR 等技术联用建立了快速代谢产物鉴定技术。结合蛋白沉淀法、液液萃取法及固相萃取法等生物样品前处理技术，可同时鉴定 I 相及 II 相药物代谢产物，进行了松果菊苷、盐酸小檗碱、人参皂苷 Rh1 等中药有效成分的代谢物鉴定研究[16-18]。利用液相离子肼-飞行时间质谱分析鉴定松果菊苷的体内代谢产物，鉴定出松果菊苷在肠道内的 15 个 I 相和 Ⅱ 相系列代谢产物的结构归属和分类，为松果菊苷类化合物生物利用度低，存在广泛的系统前代谢提供了有力的实验依据[16]。大鼠静注小檗碱后，对血浆中可能的代谢产物进行分析鉴定，发现小檗碱体内代谢后血浆中主要的 I 代谢产物是单脱甲基产物和双脱甲基产物，主要的 II 相代谢产物是两个 I 相代谢产物的葡萄糖醛酸化结合物，其中双脱甲基产物的葡萄糖醛酸结合物的浓度明显高于单脱甲基产物的葡萄糖醛酸结合物[17]。

5 中药药代动力学的研究

中药药代动力学研究的难点在于其所含成分的多样性以及相互作用的复杂性，如何定量描述中药方剂的整体药代动力学特征是当前面临的科学难题。目前配备有碎片离子分析库的高端质谱在结构鉴定方面显现出比较明显的优势。鉴定了中药五味子中五味子醇甲、醇乙、甲素、乙素等代表性单体在大鼠体内以及肠肝微粒体中的代谢产物，完整地描述了中药组分在体内外的代谢途径[18]。

通过三重四级杆质谱检测大鼠灌胃给予三七提取物后众多成分的药代动力学行为。结果表明，在三七提取物中只有人参皂苷 Ra3、Rb1、Rd 在大鼠体内有一定的暴露，其余成分在血浆中浓度都很低。进一步的研究表明，三七提取物中众多皂苷成分在肠道内的去糖基化和肠道低通透性是引起上述实验现象的原因。在排泄研究中表明，三七提取物中的人参皂苷类成分进入体内主要经胆汁排泄出体外。综合以上原因，与其他人参皂苷成分相比，较高的肠道药物通透性，较低的系统前代谢和缓慢的胆汁排泄是体内人参皂苷 Ra3、Rb1、Rd 体内暴露较高的原因，在三七成分的体内药代动力学研究中人参皂苷 Ra3、Rb1、Rd 可以作为三七的药代动力学检测指标[20]。

如何定量表征中药的整体药代动力学行为，获得相应的整体药代动力学参数，指导临床给药方案的制定，是中药药代动力学研究的首要任务。近年来，提出了中药多组分整合药代动力学研究的新思路，该项技术的整体思路是根据各成分对整体药代和药效的权重贡献，选择合适的建模方法，对各成分药时数据进行模型整合，获得能够最大程度表征中药整体动力学特征的参数。在三七皂苷的中药整体药代动力学研究中，根据AUC这一反映药物在生物体内暴露程度的药代动力学参数计算各成分的药代权重系数，进而运用数学模型进行多组分整合，获得了能够最大限度表征制剂整体行为的血药浓度-时间曲线与动力学参数[21]。

6 代谢组学的研究

基于GC-TOF/MS、UPLC-TOF/MS、NMR等现代分析技术，充分利用药代动力学与代谢组学研究技术思路的相通性与互补性，检测生物样本中的内源性物质，通过统计学分析寻找代表性的生物标记物，建立以内源性代谢物为效应指标的研究技术，阐明药物对内源性代谢物在体内的复杂调节过程。近年来代谢组学显现出广阔的研究前景。

利用GC-TOF/MS详细分析了长期耐力训练的专业运动员体内血清中的内源性小分子物质谱，比较长期的耐力训练是否能改变机体的内源性代谢物。研究发现，非运动员和专业运动员之间的内源性谱有明显的变化，同时运动员耐力训练的时间也影响着内源性代谢谱的移行。研究发现，血浆中的丙氨酸、乳酸、甲基谷光甘肽、谷氨酸、吡咯谷氨酸、柠檬酸、游离脂肪酸等与体内糖代谢、脂代谢、氨基酸代谢、能量代谢和氧化应激有关的小分子代谢物均发现有明显的浓度变化，代谢组学从更深层次更微观的角度研究了长期耐力锻炼所引起的内源性代谢谱的变化[22]。

动脉粥样硬化是机体最终的病理学表象，对内源性代谢物的研究可以进一步了解机体微观环境的变化，了解微观环境与药效表象之间潜在的相关性。对胆固醇诱导的动脉粥样硬化的仓鼠血清进行代谢组学分析，发现在动脉粥样硬化形成的过程中，有21个内源性小分子代谢物发生了变化，这些内源性代谢物的变化从另一个方面指征了动脉粥样硬化的病理学发病过程[23]。

7 基于药代动力学现象的药效学研究

小檗碱生物利用度低但有较好降血糖作用提示了小檗碱降糖作用的机制可能是作用于肠上皮细胞上的糖转运和糖代谢系统。小肠细胞内胰高血糖样肽-1被认为是餐后小肠细胞分泌入血的一种降血糖的肽类激素，最近的研究表明小檗碱在细胞和整体动物水平上可以促进小肠细胞内胰高血糖样肽-1的生物合成和释放，为小檗碱降糖作用机制的研究提供新的研究靶点，这一现象解释了小檗碱生物利用度低但有较好的降糖作用的原因[24]。

苯在人体内的暴露会产生广泛的血液毒性，对此现象的分子机制研究发现，苯可以改变外周白细胞内CYP酶的基因表达，诱导多行核白细胞内CYP4F3A代谢酶的表达，而CYP4F3A代谢酶用于催化白三烯ω羟化酶的生成，最终降低了白细胞内白三烯的含量，产生一系列的血液细胞毒性。离体细胞实验表明，苯及代谢物苯酚的这种诱导CYP4F3A代谢酶和基因表达的作用在前髓细胞性白细胞、中性白细胞、K562细胞等细胞株上有类似的细胞毒作用。CYP4F3A代谢酶的诱导被认为是苯血液毒性的分子机制，可以作为苯在体内暴露的生物学信号之一[25]。

8 In silico 技术的研究

药代动力学除需要先进的分析仪器作为技术支持外，还需要借助于数学模型和计算机模拟的理论，计算机模拟预测(In silico)被应用于药物的吸收、分布、代谢和消除各个过程。通过计算机模拟的方法预测药物的通透性、溶解性等理化参数从而预测药物吸收的程度和速度；对药物血浆蛋白结合率、血细胞容积、药物组织血浆比进行预测，从而可以预测药物的表观分布容积。

药代动力学-药效动力学结合模型的研究是药代动力学In silico应用的重要方面，借助数学的方法从整体的角度来阐述机体对药物的处置及药物对机体的作用动态变化规律性，并揭示药动学和药效学这两个密切相关的动力学过程之间必然的内在联系。近年来的研究逐渐将效应室模型、间接反应模型和机制性模型引入到模型的研究当中，扩充了模型研究的内容[26]。

生物信息学的理论和技术手段被运用于药物研发的仿真模拟研究中。运用生物信息学的方法研究CYP450代谢酶的多态性规律，非同义单核苷酸多态性是CYP450代谢酶多态性的主要研究内容，引起了CYP450代谢酶功能以及药物效应的差异，通过生物信息学的方法进行数据收集、分类整理、统计分析和仿真研究，可以了解单核苷酸多态性对CYP450蛋白基因编码多态性的影响规律[27]。

9 结 语

2009年，我国药物代谢动力学解决了临床前药代动力学相关的多项关键技术难题，初步在我国建立了较为完善的临床前药代动力学及中药多组分药代动力学研究思路与体系，在基础和应用研究方面取得了诸多进展。通过药动学、药效学、细胞生物学、分子生物学、代谢组学、生物信息学等多学科结合的研究思路与技术手段，开拓了以药代动力学为基础的多学科交叉研究，丰富了药代动力学的研究内容。同时在中药药代动力学的研究方面进行积极探索，提出和建立了符合中药特点的药代动力学研究思路和手段，提高了我国药代动力学的研究水平。

参考文献

1 Wang W, Hao HP, Wang GJ, *et al.* Simultaneous quantitation of dicaffeoylquinic acids in rat plasma after an intravenous administration of mailuoning injection using liquid chromatography-mass spectrometry. *J Chromatogr Sci*, 2009, 47(3): 216-222

2 Liu A, Patterson AD, Yang Z, *et al.* Fenofibrate metabolism in the cynomolgus monkey using ultraperformance liquid chromatography-quadrupole time-of-flight mass spectrometry-based metabolomics. *Drug Metab Dispos*, 2009, 37(6): 1157-1163

3 Zheng C, Hao H, Wang X, *et al.* Diagnostic fragment-ion-based extension strategy for rapid screening and identification of serial components of homologous families contained in traditional Chinese medicine prescription using high-resolution LC-ESI- IT-TOF/MS: Shengmai injection as an example. *J Mass Spectrum*, 2009, 44(2): 230-244

4 Che J, Wang H, Chen Z, *et al.* A new approach for pharmacokinetics of single-dose cetuximab in rhesus monkeys by surface plasmon resonance biosensor. *J Pharm Biomed Anal*, 2009, 50(2): 183-188

5 Yang XW, Teng J, Wang Y, *et al.* The permeability and the efflux of alkaloids of the Evodiae fructus in the Caco-2 model. *Phytother Res*, 2009, 23(1): 56-60

6 Tian XJ, Yang XW, Yang X, *et al.* Studies of intestinal permeability of 36 flavonoids using Caco-2 cell monolayer model. *Int J Pharm*, 2009, 367(1-2): 58-64

7 Sun Y, Dai J, Hu Z, *et al.* Oral bioavailability and brain penetration of (-)-stepholidine, a tetrahydroprotoberberine agonist at dopamine D(1) and antagonist at D(2) receptors in rats. *Br J Pharmacol*, 2009, 158(5): 1302-1312

8 Yang HW, Liu HY, Liu X, *et al.* Increased P-glycoprotein function and level after long-term exposure of four antiepileptic drugs to rat brain microvascular endothelial cells *in vitro*. *Neurosci Lett*, 2008, 434(3): 299-303

9 Liu H, Yang H, Wang D, *et al.* Insulin regulates P-glycoprotein in rat brain microvessel endothelial cells via an insulin receptor-mediated PKC/NF-kappaB pathway but not a PI3K/Akt pathway. *Eur J Pharmacol*, 2009, 602(2-3): 277-282

10 Chen BA, Li J, Chen J, *et al.* Effect of tetrandrine combined with daunorubicin on expressions of P21 and P-gp in K562/A02 cells. *J Exp Hematol*, 2009, 17(5): 1179-1182

11 Chen LM, Liang YJ, Zhang X, *et al.* Reversal of P-gp-mediated multidrug resistance by Bromotetrandrine *in vivo* is associated with enhanced accumulation of chemotherapeutical drug in tumor tissue. *Anticancer Res*, 2009, 29(11): 4597-4604

12 Qiu W, Jiang XH, Liu CX, *et al.* Effect of berberine on the pharmacokinetics of substrates of CYP3A and P-gp. *Phytother Res*, 2009, 23(11): 1553-1558

13 Lai L, Hao H, Wang Q, *et al.* Effects of short-term and long-term pretreatment of Schisandra lignans on regulating hepatic and intestinal CYP3A in rats. *Drug Metab Dispos*, 2009, 37(12): 2399-2407

14 Si D, Wang Y, Zhou YH, *et al.* Mechanism of CYP2C9 inhibition by flavones and flavonols. *Drug Metab Dispos*, 2009, 37(3): 629-634

15 Xia C, Sun J, Wang G, *et al.* Differential effect of Shenmai injection, a herbal preparation, on the cytochrome P450 3A-mediated 1′-hydroxylation and 4-hydroxylation of midazolam. *Chem Biol Interact*, 2009, 180(3): 440-448

16 Wang YX, Hao HP, Wang GJ, *et al.* An approach to identifying sequential metabolites of a typical phenylethanoid glycoside, echinacoside, based on liquid chromatography-ion trap-time of flight mass spectrometry analysis. *Talanta*, 2009, 80(2): 572-580

17 Liu YT, Hao HP, Xie HG, *et al.* Oxidative demethylenation and subsequent glucuronidation are the major metabolic pathways of berberine in rats. *J Pharm Sci*, 2009, 98(11): 4391-4401

18 Lai L, Hao HP, Liu YT, *et al.* Characterization of pharmacokinetic profiles and metabolic pathways of 20(S)-ginsenoside Rh1 *in vivo* and *in vitro*. *Planta Med*, 2009, 75(8): 797-802

19 Liang Y, Hao HP, Liu DX, *et al.* Development of a systematic approach to identify metabolites for herbal homologues based on LC-IT-TOF/MS: gender-related difference in metabolism of schisandra lignans in rats. *Drug Metab Dispos*, 2010, 38(10): 1747-1759

20 Liu H, Yang J, Du F, *et al.* Absorption and disposition of ginsenosides after oral administration of *Panax notoginseng* extract to rats. *Drug Metab Dispos*, 2009, 37(12): 2290-2298

21 Xie Y, Hao H, Kang A, *et al.* Integral pharmacokinetics of multiple lignan components in normal, CCl_4-induced hepatic injury and hepatoprotective agents pretreated rats and correlations with hepatic injury biomarkers. *J Ethnopharmacol*, 2010, 131(2): 290-299

22 Yan B, A J, Wang GJ, *et al.* Metabolic investigation into variation of endogenous metabolites in professional athletes subject to strength-endurance training. *J Appl Physiol*, 2009, 106(2): 531-538

23 Zha WB, A JY, Wang GJ, *et al.* Metabonomic characterization of early atherosclerosis in hamsters with induced cholesterol. *Biomarkers*, 2009, 14(6): 372-380

24 Lu SS, Yu YL, Zhu HJ, *et al.* Berberine promotes glucagon-like peptide-1 (7-36) amide secretion in streptozotocin-induced diabetic rats. *J Endocrinology*, 2009, (2): 159-165

25 Zhao Z, He X, Bi Y, *et al.* Induction of CYP4F3 by benzene metabolites in human white blood cells *in vivo* in human promyelocytic leukemic cell lines and *ex vivo* in human blood neutrophils. *Drug Metab Dispos*, 2009, 37(2): 282-291

26 Chen Y, Cao Y, Zhou J, *et al.* Mechanism-based pharmacokinetic-pharmacodynamic modeling of bidirectional effect of danshensu on plasma homocysteine in rats. *Pharm Res*, 2009, 26(8): 1863-1873

27 Wang LL, Li Y, Zhou SF. A bioinformatics approach for the phenotype prediction of non-synonymous single nucleotide polymorphisms in human cytochromes P450. *Drug Metab Dispos*, 2009, 37(5): 977-991

2009年我国中药分析研究进展

胡正芳，丁晓萍，余伯阳

（中国药科大学中药学院，南京 211198）

摘　要　本文通过检索我国学者2009年在国内外学术期刊发表的论文，综述2009年我国在中药分析领域取得的进展，重点介绍了中药质量评价和物质基础研究、指纹图谱、谱效关系等研究方向取得的主要成果与进展。

2009年出台的《国务院关于扶持和促进中医药事业发展的若干意见》明确提出加快中医药科技进步与创新，建立符合中医药特点的评价体系。我国中药分析工作者充分运用现代分析技术开展相关研究工作。本文通过检索我国学者2009年在国内外期刊发表的论文，就中药分析领域的研究热点和分析方法的应用综述如下。

1　中药质量评价和物质基础研究

1.1　中药化学成分分析

采用HPLC-UV法同时测定西洋参根及茎叶中Rg_1、Rb_1等12种人参皂苷的含量[1]，以及紫杉属植物针叶中6种紫杉烷类成分的含量[2]。HPLC-ELSD法同时定量测定中药酸枣仁中6种主要黄酮及皂苷类成分的含量[3]。采用UPLC-UV法同时测定丹参药材中9种酚酸的含量[4]。采用HPLC-荧光法同时测定了9个不同产地大黄、虎杖、何首乌及其制剂三黄片、黄连上清丸和麻仁丸中的5种蒽醌类成分[5]。

应用毛细管区带电泳法（CZE）同时测定藏药珠光香青中9种黄酮类成分，包括5,7-二羟基-3,6,8-三甲氧基黄酮和,5,7-二羟基-3,8-二甲氧基黄酮2种稀有的黄酮醇[6]。应用高效毛细管电泳法（HPCE）同时测定板蓝根中水杨酸、丁香酸、苯甲酸和邻氨基苯甲酸含量[7]。

通过分析原小檗碱类生物碱的13位氢信号，采用核磁共振氢谱法（^{1}H-NMR）对黄连及其制剂中的黄连素、巴马丁、黄连碱和药根碱进行含量测定[8]。

采用衍生化气相色谱-质谱联用法（GC-MS）同时测定鱼腥草药材中9种脂肪酸的含量[9]。利用电喷雾解吸电离质谱法（DESI-MS）快速对吴茱萸中有重要活性的5种生物碱进行了结构鉴定[10]。

采用高效液相色谱-电喷雾串联四极杆质谱法（HPLC-ESI/MS/MS）分析双黄连粉针中的化学成分，推导出20个化合物，并对各化合物进行了药味归属[11]。以中药材黄蜀葵花为分析对象，采用高效液相色谱-电喷雾/四极杆飞行时间串联质谱法（HPLC-ESI/Q-TOFMS/MS），识别了其中17个黄酮醇糖苷和2个黄酮醇苷元[12]。应用高效液相色谱/电喷雾-离子阱-飞行时间质谱法（HPLC/ESI-IT-TOF MS）鉴定了中药虎杖中的10个蒽醌类以及羟基二苯乙烯类化合物，其中决明松-8-O-(6′-乙酰基)葡萄糖苷和大黄素甲醚-8-O-(6′-乙酰基)葡萄糖苷为虎杖中新发现的2个成分[13]。

建立快速定性鉴别不同品种金银花药材中化学成分的超高效液相色谱-电喷雾串联四极杆质谱法（UPLC-ESI/MS/MS），确认了其中8个环烯醚萜类、8个黄酮类以及6个咖啡酰奎尼酸类化学成分[14]。利用超高效液相色谱/四极杆飞行时间串联质谱法（UPLC/Q-TOFMS/MS）快速鉴定了中药枳壳中的44个多甲氧基黄酮类成分[15]。

1.2　中药成分的体内分析

采用LC-MS/MS法建立了人血浆中石杉碱甲浓度测定方法，研究石杉碱甲在健康人体内的药动学行为[16]；测定了灌胃大承气汤后狗血浆中大黄酸、柚皮苷、厚朴酚等10种主要成分的含量[17]。应用UPLC-MS/MS法同时测定灌胃葛根芩连汤后大鼠血浆中葛根素、黄豆苷元、黄芩苷、次黄芩苷和甘草素的含量，并对此5种生物活性成分进行药代动力学研究[18]。

对延胡索活性部位入血成分进行了LC-MS/MS研究[19]，鉴定了9个入血成分均为原形成分，同时也发现部分生物碱是以葡糖醛酸结合物的形式存在。应用高效液相色谱-离子阱-飞行时间质谱联用（LC-IT-TOF-MS）和合成的标准品对藤黄酸在大鼠胆汁中的3个代谢产物（M1，M2，M3）进行研究，首次推测M1的结构为3,4-二氢藤黄酸，并确证M2和M3的结构分别为10-羟基藤黄酸和9,10-环氧藤黄酸[20]。

1.3　中药毒性成分分析

建立了同时对人血中多种来源不同有毒生物碱的LC-MS/MS检测方法，能够同时对麻黄碱、毛果芸香碱、乌头碱、的士宁等8种有毒生物碱进行定性和定量分析，已在实际检测工作中应用[21]。应用羧甲基壳聚糖涂层的毛细管电泳-质谱联用技术（CE-MS），在6分钟内基线分离不同中药和生物样品中的马兜铃酸-Ⅰ和马兜铃酸Ⅱ，对其进行快速定量[22]。

1.4　中药农药残留

采用基质固相分散-气相色谱法（MSPD-GC）建立了黄芪中20种有机氯和拟除虫菊酯类农药的检测方法[23]。应用固相萃取气相色谱-电子捕获检测器（GC-ECD）法建立了21种有机氯和5种拟除虫菊酯类农药残留的测定方法，能同时测定5种药材中26种农药残留量[24]。采用胶束毛细管电泳在线推扫富集技术（MEKC on-line Sweeping）法和毛细管气相色谱法(CGC)对几种中草药农药残留量进行测定,二种方法检测限均低于多国标准[25]。

2 中药指纹图谱研究

2.1 中药化学指纹图谱

建立了龙胆泻肝丸三波长融合 HPLC 指纹图谱,确立了63个共有指纹峰,以系统指纹定量法全面鉴定其质量[26]。建立了36批不同产地肉苁蓉的 HPLC-DAD-MS 指纹图谱,并鉴定了其中18个特征峰[27]。采用 HPLC-DAD-APCI-MS/MS 法,建立了射干的指纹图谱,鉴定了20个酚类化合物,并对其中芒果苷、鸢尾苷、白藜芦醇等7个酚类成分进行了含量测定[28]。

运用亲水作用色谱(HILIC)-反相液相色谱(RPLC)联用建立了中药川芎的二维指纹图谱,得到更多极性化合物和弱极性化合物的化学信息[29]。

采用 HPLC-CAD 联用的方法,建立了不同产地三七的指纹图谱,成功应用于20批药材的指纹图谱的检测[30]。

以葛根素峰为参照峰,建立了广西葛根药材的微乳液电动毛细管色谱(CE)指纹图谱,确认了13个共有特征指纹峰[31]。

2.2 化学计量学在中药指纹图谱中的应用

建立了骨碎补药材乙醇和环己烷提取物的高效液相色谱(HPLC)指纹图谱,并利用主成分分析法(PCA)对指纹图谱进行统计分析,结果可明显区分骨碎补的正品和非正品,并揭示对区分贡献最大的指标性成分,同时测定指标性成分在19批药材中的含量[32]。

运用 HPLC 指纹图谱技术与化学计量学方法,包括聚类分析(HCA)、主成分分析(PCA)及判别分析(DA),对11个不同灵芝菌株子实体进行分类[33]。

同时应用 HPLC-ELSD 指纹图谱和高效薄层色谱(HPTLC)指纹图谱,结合化学计量学方法,评价33批已鉴定柴胡和31批商品柴胡的质量[34]。

建立药对青蒿-藿香挥发油成分的 GC-MS 指纹图谱,通过化学计量学解析法对产生的二维色谱-质谱数据进行解析,实现对组分的定性,再用总体积积分法进行定量,发现青蒿-藿香药对挥发油与单味药藿香、青蒿挥发油在质与量上均有明显差异[35]。

3 中药谱-效相关研究

采用高效液相色谱-紫外-化学发光联用仪器系统(HPLC-DAD-CL),在线评价银杏叶的活性,建立了不同产地银杏叶药材的化学和清除过氧化氢、超氧阴离子自由基的二维指纹图谱,并结合 MS^n 鉴定了银杏叶中的12种主要抗氧化活性成分[36]。建立了丹参注射液 HPLC-DAD-H_2O_2 清除活性指纹谱,并用于丹参注射液的一致性评价[37]。

采用微量量热法,建立了清开灵注射液样品生物热活性指纹图谱,并进行定性、定量分析[38]。将泻白汤各药进行正交组合,测定 HPLC 图谱及评价祛痰、抗炎作用,并对 HPLC 图谱进行峰归属,运用数理统计方法将药理数据和 HPLC 图谱中各色谱峰面积相关联,研究谱效相关性[39]。应用神经网络分析香丹注射液抗心肌缺血有效成分的谱效相关性,成功发现香丹注射液中抗垂体后叶素致大鼠心肌缺血的主要有效成分[40]。以小鼠流感模型为对象,应用液相指纹图谱方法分析给药后模型小鼠血清药物成分,研究金银花抗流感作用的物质基础及谱效关系[41]。

4 结 语

2009年我国中药分析领域的研究随着现代分析技术和方法的进步而得到了较大的发展,由体外到体内,由单一成分到多成分,由纯化学指纹图谱到谱效相关研究,各种新思路和新方法不断涌现,为实现中药现代化奠定了坚实的基础。

参考文献

1 薛 燕,闻 莉.西洋参根及茎叶皂苷提取物中12种主要皂苷成分的分析研究.药物分析杂志,2009,29(1):79-81

2 Fu YJ, Sun R, Zu YG, *et al*. Simultaneous determination of main taxoids in Taxus needles extracts by solid-phase extraction-high-performance liquid chromatography with pentafluorophenyl column. *Biomed Chromatogr*, 2009, 23(1):63-70

3 鲍康德,李 萍,李会军,等. HPLC-ELSD 法同时测定酸枣仁中黄酮及皂苷类成分.中国天然药物,2009,7(1):47-53

4 王 莉,赵明波,何文顺,等. RRLC-UV 法同时测定丹参中酚酸类成分的含量.中国中药杂志,2009,34(19):2481-2484

5 He D, Chen B, Tian Q, *et al*. Simultaneous determination of five anthraquinones in medicinal plants and pharmaceutical preparations by HPLC with fluorescence detection. *J Pharm Biomed Anal*, 2009, 49(4):1123-1127

6 Ren ZY, Zhang Y, Shi YP. Simultaneous determination of nine flavonoids in *Anaphalis margaritacea* by capillary zone electrophoresis. *Talanta*, 2009, 78(3):959-963

7 王小雪,郑文捷,谢国祥,等.高效毛细管电泳同时测定板蓝根中水杨酸、丁香酸、苯甲酸和邻氨基苯甲酸.中国中药杂志,34(2):189-192

8 Li CY, Tsai SI, Damuc AG, *et al*. A rapid and simple determination of protoberberine alkaloids in Rhizoma Coptidis by ^1H NMR and its application for quality control of commercial prescriptions. *J Pharma Biomed Anal*, 2009, 49:1272-1276

9 吴 毅,李晓东,罗晓清,等.衍生化 GC-MS 同时测定鱼腥草药材中9种脂肪酸的含量.中国药学杂志,2009,44(7):545-547

10 陈焕文,郑 健,王伟萍,等.电喷雾解吸电离质谱快速测定吴茱萸中生物碱.分析化学,2009,37(2):237-241

11 罗奇志,罗佳波,王有志.高效液相色谱-电喷雾串联四极杆质谱

定性分析双黄连粉针中化学成分及其药味归属. 药学学报, 2009,44(12):1391-1396

12 池玉梅,朱华云,居 羚,等. 高效液相-四极杆飞行时间串联质谱分析黄蜀葵花中黄酮醇类化合物. 分析化学,2009,37(2):227-231

13 董 静,王 弘,万乐人,等. 高效液相色谱/电喷雾-离子阱-飞行时间质谱分析鉴定中药虎杖中的主要化学成分. 色谱,2009,27(4):425-430

14 李小芩,孙晓红,蔡 爽,等. 采用 UPLC-ESI-MS/MS 以及主成分聚类分析研究不同品种金银花的化学成分及其差异. 药学学报, 2009,44(8):895-904

15 Zhou DY,Zhang XL,Xu Q,*et al*. UPLC/Q-TOFMS/MS as a powerful technique for rapid identification of polymethoxylated flavones in *Fructus aurantii*. *J Pharma Biomed Anal*,2009,50:2-8

16 李芸霞,蒋学华,兰 轲,等. LC-MS/MS 测定人血浆中石杉碱甲的浓度及相对生物利用度. 中国药学杂志,2009,44(3):221-225

17 Yu Q,Xiang J,Tang W,*et al*. Simultaneous determination of the 10 major components of Da-Cheng-Qi decoction in dog plasma by liquid chromatography tandem mass spectrometry. *J Chromatogr B Analyt Technol Biomed Life Sci*,2009,877(22):2025-2031

18 Wang Y,Yao Y,An R,*et al*. Simultaneous determination of puerarin, daidzein,baicalin,wogonoside and liquiritin of GegenQinlian decoction in rat plasma by ultra-performance liquid chromatography-mass spectrometry. *J Chromatogr B Analyt Technol Biomed Life Sci*,2009, 877(20-21):1820-1826

19 程星烨,石 钺,孙 虹,等. 延胡索活性部位入血成分的 LC-MS/MS 研究. 药学学报,2009,44(2):167-174

20 Zhang L, You QD, Liang Y, *et al*. Identification of gambogic acid metabolites in rat bile by liquid chromatography-tandem mass spectrometry-ion trap-time-of- flight. *Chin J Nat Med*,2009,7(5):376-380

21 熊小婷,吴惠勤,黄晓兰. 液相色谱-电喷雾串联质谱同时检测血液中 8 种有毒生物碱. 分析化学,2009,37(10):1433-1438

22 Fu XF,Liu Y,Li W,Pang NN. Analysis of aristolochic acids by CE-MS with carboxymethyl chitosan-coated capillary. *Electrophoresis*, 2009,30(10):1783-1789

23 沈 旭,陈晓辉,果德安,等. MSPD-GC 法测定黄芪中 20 种农药残留. 中草药,2009,40(11):1814-1817

24 Guo Q,Lv X,Tan L,*et al*. Simultaneous determination of 26 pesticide residues in 5 Chinese medicinal materials using solid-phase extraction and GC-ECD method. *Chin J Nat Med*,2009,7(3):210-216

25 赵燕燕,王翠玲,白 洁,等. 胶束毛细管电泳在线推扫富集技术和毛细管气相色谱法测定几种中草药中农药残留分析方法的比较研究. 中国药学杂志,2009,44(4):306-309

26 孙国祥,张静娴. 基于三波长融合谱的系统指纹定量法鉴定龙胆泻肝丸的真实质量. 色谱,2009,27(3):318-322

27 Jiang Y,Li SP,Wang YT,*et al*. Differentiation of Herba Cistanches by fingerprint with high-performance liquid chromatography-diode array detection-mass spectrometry. *J Chromatogr A*, 2009, 1216:2156-2162

28 Li J,Li W,Huang W,*et al*. Quality evaluation of Rhizoma Belamcandae (*Belamcanda chinensis* (L.) DC.) by using high-performance liquid chromatography coupled with diode array detector and mass spectrometry. *J Chromatogr A*,2009,1216:2071-2078

29 Jin Y,Liang T,Fu Q,*et al*. Fingerprint analysis of *Ligusticum chuanxiong* using hydrophilic interaction chromatography and reversed-phase liquid chromatography. *J Chromatogr A*, 2009, 1216:2136-2141

30 白长财,柴兴云,王海龙,等. 利用电雾式检测器建立三七药材液相色谱指纹图谱. 中国药科大学学报,2009,40(1):54-58

31 石开云,邹小兵,夏之宁. 中药葛根的毛细管电泳指纹图谱研究. 中国药学杂志,2009,44(8):571-575

32 李晓红,熊志立,虞明阳. 基于主成分分析的骨碎补药材乙醇和环已烷提取物的高效液相色谱指纹图谱及指标成分的定量分析. 色谱,2009,27(4):453-457

33 张景丽,罗 霞,郑林用,等. 运用色谱指纹图谱与化学计量学方法对灵芝进行分类. 色谱,2009,27(6):776-780

34 Tian RT,Xie PS,Liu HP. Evaluation of traditional Chinese herbal medicine:Chaihu (*Bupleuri Radix*) by both high-performance liquid chromatographic and high-performance thin-layer chromatographic fingerprint and chemometric analysis. *J Chromatogr A*,2009,1216:2150-2155

35 熊运海,胡 凯,王 玫. 药对青蒿-藿香挥发油成分的气相色谱-质谱和化学计量学分析. 药学学报,2009,44(11):1267-1272

36 Ding XP,Qi J,Chang YX,*et al*. Quality control of flavonoids in *Ginkgo biloba* leaves by high-performance liquid chromatography with diode array detection and on-line radical scavenging activity detection. *J Chromatogr A*,2009,1216:2204-2210

37 Chang YX,Yan DM,Chen LL,*et al*. Potency fingerprint of herbal products Danshen injection for their quality evaluation. *Chem Pharm Bull*,2009,57(6):586-590

38 武彦舒,张 倩,金 城,等. 清开灵注射液生物热活性指纹图谱的初步研究. 中国药学杂志,2009,44(6):471-4741

39 林 立,刘晓秋. 泻白散 HPLC 谱效关系初探. 中国现代中药, 2009,11(8):35-37

40 尹永芹,朱俊访,沈志滨,等. 神经网络分析香丹注射液抗心肌缺血有效成分的谱效相关性研究. 中草药,2009,40(8):1284-1287

41 郭承军,石俊英. 金银花抗小鼠流感作用的谱效关系研究. 中药药理与临床,2009,25(4):50-52

2007～2009年我国心血管药物研究进展

徐进宜，白仁仁，吴晓明

（中国药科大学药物化学教研室，南京 210009）

摘　要　心血管疾病已成为严重威胁人类健康的重大疾病。本文通过检索我国医药工作者在2007～2009年近三年来在国内外学术期刊上发表的研究论文，对心血管疾病治疗药物的研究进展进行了概述，主要介绍了抗高血压药物、降血脂药物、抗血栓药物和心脏疾病治疗药物的研究进展。

从世界范围来看，心血管疾病的发病率和死亡率一直呈上升趋势，已经成为严重威胁人类健康和生命的首要疾病因素。因此，研究疗效确切、副作用小的心血管疾病治疗药物是新药研发的当务之急。本文综述了我国医药工作者近三年来在该领域的主要研究进展与成果，从抗高血压药物、降血脂药物、抗血栓药物和心脏疾病治疗药物的研究进行分类介绍。

1　抗高血压药物

从安络小伞菌（*Marasmius androsaceus*）中提取出一个具有较好降压活性的天然产物3，3，5，5-四甲基-4-哌啶酮（TMP，**1**），作用机制尚不明确[1]。研究发现，其降压活性主要通过对神经节的阻断作用而实现。在急性降压试验中，TMP（2.5，5，10 mg/kg）可使SHRs的血压在30 min内显著下降；长期降压实验显示，TMP（2.5，5，10 mg/kg）连续给药2周，可使2K1C大鼠血压显著降低[2]。

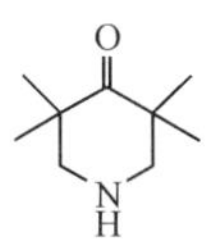

TMP, **1**

从香蕉皮中分离纯化得到一个全新结构的化合物3-甲基-7，8-二羟基异色满酮-4（XJP，**2**），完成了对其全合成的研究。药理活性研究显示，其抗高血压活性显著，可使RHRs血压明显下降。作用机制研究发现，XJP对血管紧张素转化酶显示出了中等强度的抑制活性（IC_{50}为0.19 nmol/L），与卡托普利相当（IC_{50}为0.47 nmol/L），是一种结构新颖独特的新型血管紧张素转化酶抑制剂[3,4]。

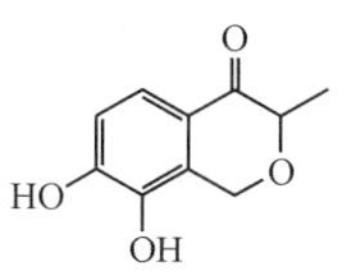

XJP, **2**

设计和合成了一系列苯氧基异喹啉类衍生物（化合物**3～15**），并测定了其对大鼠输精管 α_1 受体的阻断活性。结果显示，所合成的化合物均具有较好的 α_1 受体阻断活性（除化合物**8**和**13**）。构效关系分析发现，**3～5**为苯环2位以硝基取代的衍生物，α_1 受体阻断活性强于氨基取代衍生物**8～11**；异喹啉环6位给电子基团甲氧基的存在有利于活性的提高，如化合物**5～7**。其中化合物**5**的 pA_2 值达到了9.01，与阳性药哌唑嗪相近（pA_2＝9.45）[5]。

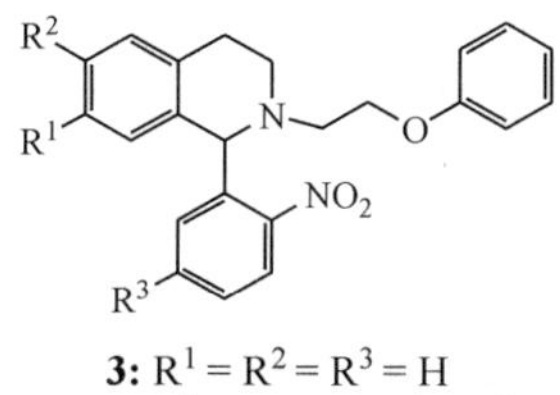

3: $R^1 = R^2 = R^3 = H$
4: $R^1 = OCH_3$, $R^2 = R^3 = H$
5: $R^1 = R^2 = OCH_3$, $R^3 = H$
6: $R^1 = R^2 = R^3 = OCH_3$

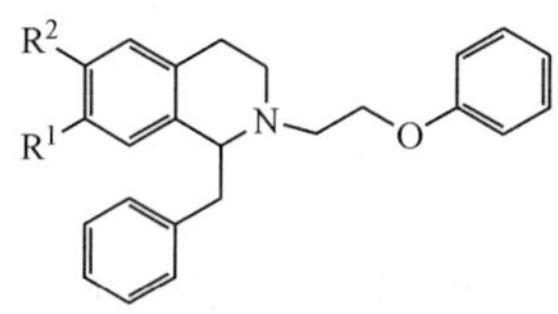

7: $R^1 = R^2 = OCH_3$

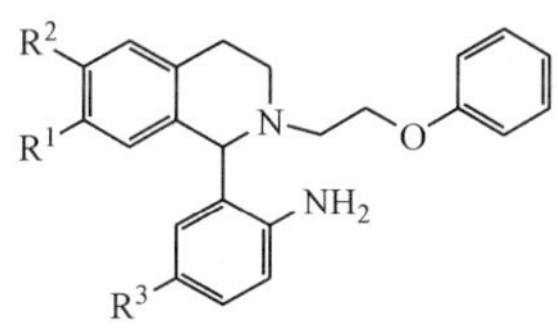

8: $R^1 = R^2 = R^3 = H$
9: $R^1 = OCH_3$　$R^2 = R^3 = H$
10: $R^1 = R^2 = OCH_3$, $R^3 = H$
11: $R^1 = R^2 = R^3 = OCH_3$

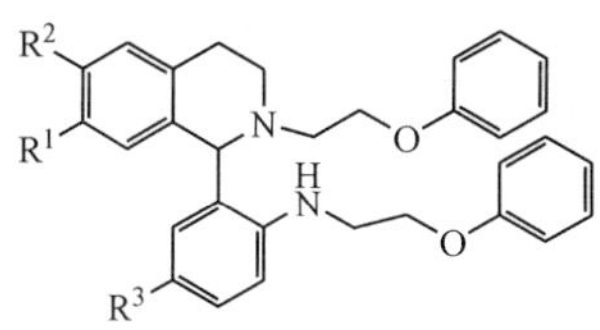

12: $R^1 = R^2 = R^3 = H$
13: $R^1 = OCH_3$, $R^2 = R^3 = H$
14: $R^1 = R^2 = OCH_3$, $R^3 = H$
15: $R^1 = R^2 = R^3 = OCH_3$

血管紧张素 AT_1 受体拮抗剂缬沙坦（valsartan，**16**）的合成大多是用氰基与叠氮化物高温反应制备四氮唑，污染大，危险性高。对其合成工艺进行改进，采用2-*N*-三苯甲基-5-（4′-溴甲基联苯-2-基）四氮唑（**17**）为原料，经过与L-缬氨酸甲酯盐酸盐反应、脱三苯甲基保护、酰化和水解共四步反应制备得到缬沙坦，总收率达到49.8%[6]。

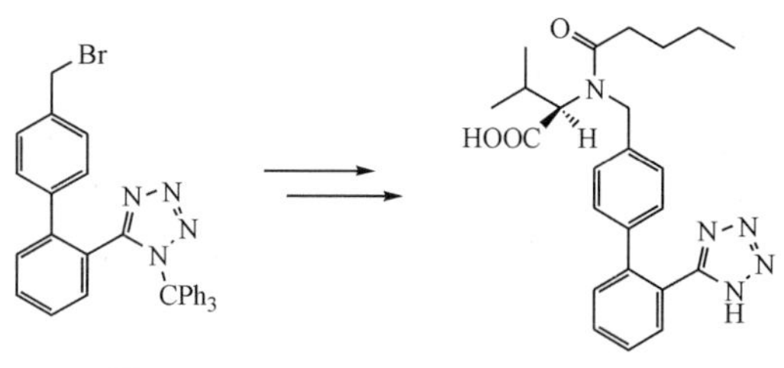

17　　Valsartan, **16**

以氯沙坦为先导物进行结构改造，设计合成了结构新颖的对 AT_1 受体具有高度亲和力的化合物 **18**。药理活性显示，化合物 **18** 可显著抑制血管紧张素 II 与大鼠肝脏中 AT_1 受体的结合（K_i = 2.5 ± 0.5 nmol/L），优于阳性对照药氯沙坦（K_i = 13.8 ± 2.65 nmol/L）。化合物 **18** 同时可以阻断血管紧张素 II 对大鼠和家兔主动脉的收缩作用。静脉注射给药后，18 可对 SHRs 和 RHRs 产生剂量依赖性降压作用[7]。药代动力学实验显示，化合物 **18** 在雌性大鼠体内的半衰期较长，口服给药 $t_{1/2}$ 为 10.78 ± 2.51 h，注射给药 $t_{1/2}$ 为 18.03 ± 1.43 h[8]。进一步研究发现，化合物 **18** 可抑制血管紧张素 II 诱导的血管平滑肌细胞 Ca^{2+} 的内流及 PKC-α 易位突变[9]。

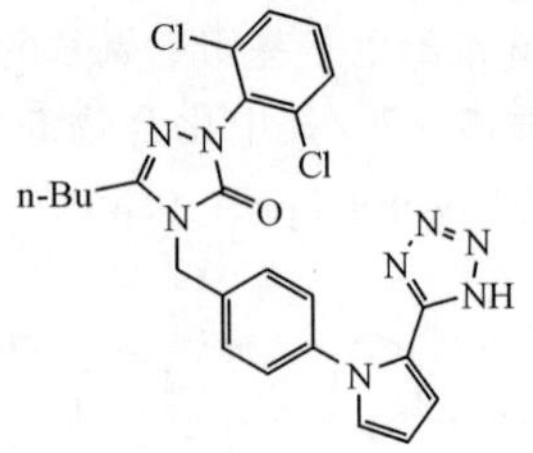

18

为寻找新型抗高血压药物，以取代的二苯基丙酸代替联苯四氮唑，设计和合成了一系列 2-烷基苯并咪唑类非肽类血管紧张素 II 受体拮抗剂，并测试了这些化合物对血管紧张素 II 诱导的家兔主动脉环收缩的抑制活性。结果显示，化合物 **19**（pA_2 = 8.1），**20**（pA_2 = 8.3）和 **21**（pA_2 = 8.1）表现了较强的 AT_1 受体拮抗活性，优于阳性对照药氯沙坦（pA_2 = 7.9），具有进一步研究的价值[10]。

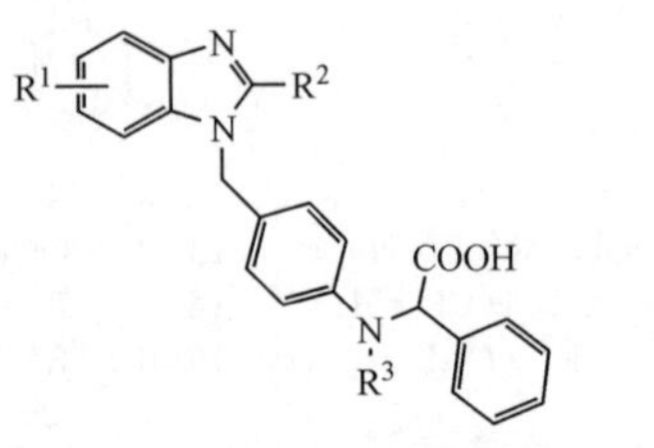

19: R^1 = 5-OMe, R^2 = Bu, R^3 = Me
20: R^1 = 5-OMe, R^2 = Bu, R^3 = Et
21: R^1 = 6-OMe, R^2 = Bu, R^3 = Et

以 AT_1 受体拮抗剂 CV-11194 为先导物进行结构改造，借助计算机辅助药物设计技术，设计合成了一系列以 *N*-苯基吡咯四氮唑为侧链的 2-烷基苯并咪唑类 AT_1 受体拮抗剂类衍生物，其中化合物 **22** 和 **23** 对 AT_1 受体的抑制活性较好（K_i 值分别为 9.8 ± 0.2 nmol/L 和 6.9 ± 0.1 nmol/L）。口服给药后，两个化合物在 1 ~ 3 mg/kg 剂量内可显著降低 SHRs 血压，活性强于阳性对照药氯沙坦。化合物 **22** 在 1 mg/kg 口服剂量时，可使动脉血压平均下降 40 mmHg 以上，药效持续时间可达 24 h[11]。

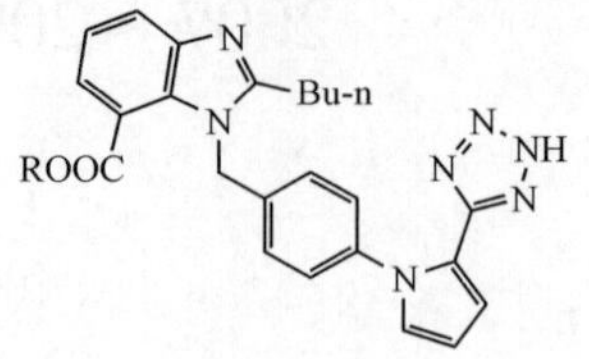

22: R = CH_3
23: R = H

以 3-乙酰基-4-羟基苯腈为原料，经环合、还原、脱水、环氧化、氨基开环和乙酰化等反应合成了 15 种反式-3-羟基-4-胺基苯并吡喃及其 *N*-乙酰化衍生物，大鼠体外血管扩张实验研究表明，大多数化合物在 1.0 μmol/L 浓度下对 KCl 诱导的大鼠主动脉条收缩具有一定的抑制作用，其中化合物 **24** 的血管收缩抑制活性较强，抑制率为 60%。初步构效关系分析发现，C-4 位单乙酰化衍生物的活性强于 C-3 和 C-4 位未乙酰化和双乙酰化的化合物[12]。

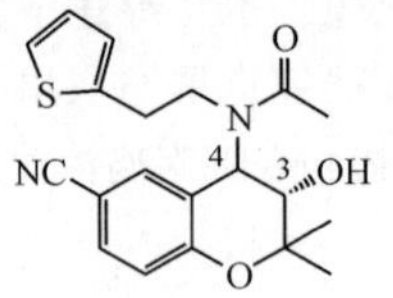

24

以萘哌地尔活性代谢产物为先导化合物，根据已报道的苯基哌嗪类 $α_1$ 受体拮抗剂构效关系，对先导化合物进行结构优化，设计并合成了一系列新的苯基哌嗪类新化合物，并通过测定其对苯肾上腺素诱发的家兔胸主动脉条收缩的抑制作用，评价了其血管舒张活性[13]。化合物 **25** 的血管舒张活性较强，在 0.01 和 1.0 μmol/L 条件下血管收缩抑制率分别达到了 7.03% 和 22.72%，值得进一步研究。

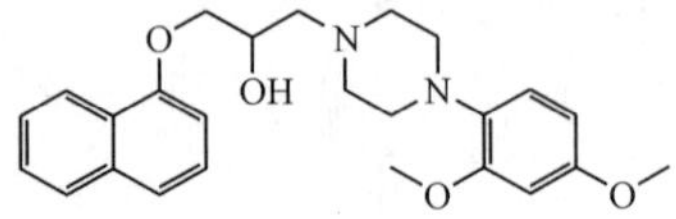

25

2 降血脂药物

虎杖作为一种常用中草药，可用于治疗各种心血管疾病。研究发现白藜芦醇和白藜芦醇苷（**26**）是虎杖中的主要活性成分，其中白藜芦醇苷的含量是白藜芦醇的 6 倍。以往的研究主要是集中在白藜芦醇上，而对白藜芦醇苷的研究发现，连续对高脂肪/胆固醇饲料喂养的仓鼠给药（每日 25，50，100 mg/kg）15 d，仓鼠血浆中的 TC、TG 和 LDL-C 水平明显低于对照组，而其对 HDL-C 的水平影响较小，推测可能是白藜芦醇苷抑制了胆固醇的合成[14]。

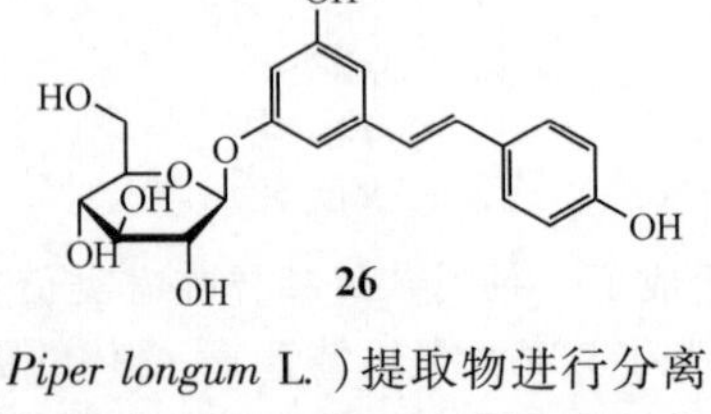

26

对荜茇（*Piper longum* L.）提取物进行分离，得到几种胡椒酰胺类单体化合物，通过降血脂活性研究发现，这些化合物均有不同程度的降血脂活性。进一步以胡椒碱(**27**)为先导化合物,进行结构改造,合成了胡椒酸丁二醇单酯(**28**)。初步药效学试验表明,胡椒酸丁二醇单酯能显著降低血清中 TC、GLU 的水平,并提高 HDL-C 水平,活性与辛伐他汀相当[15]。这种同时具有降脂和降糖作用的特点将使其具有更广阔的应用前景。

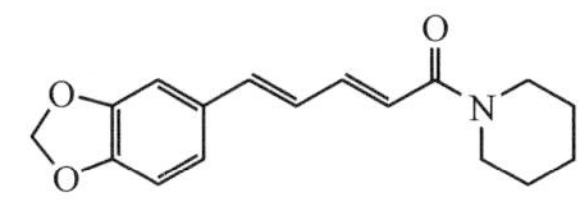

27

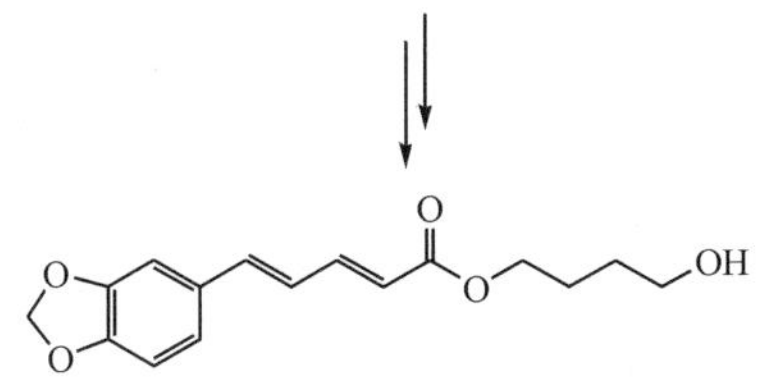

28

对丹参(*Salvia miltiorrhiza*)提取物(PSME)的降血脂活性进行了实验评价。大鼠口服 PSME(每日 150 mg/kg)后,其血浆中的 TC、TG 和 LDL-C 水平显著下降,同时肝脏中 TC 和 TG 水平也明显降低,而 HDL-C 水平则显著上升($P <$ 0.01)。A 实验显示,PSME 的主要成分为丹参缩酚酸 B(salvianolic acid B,**29**)和迷迭香酸(rosmarinic acid,**30**)。降血脂作用机理研究发现,PSME 为法尼醇 X 受体/肝 X 受体 α 共同激动剂,可以同时激活法尼醇 X 受体/肝 X 受体 α,通过提高血浆高密度脂蛋白胆固醇,降低血浆和肝脏甘油三酯、总胆固醇和降低血浆低密度脂蛋白胆固醇,调节全身血脂[16]。

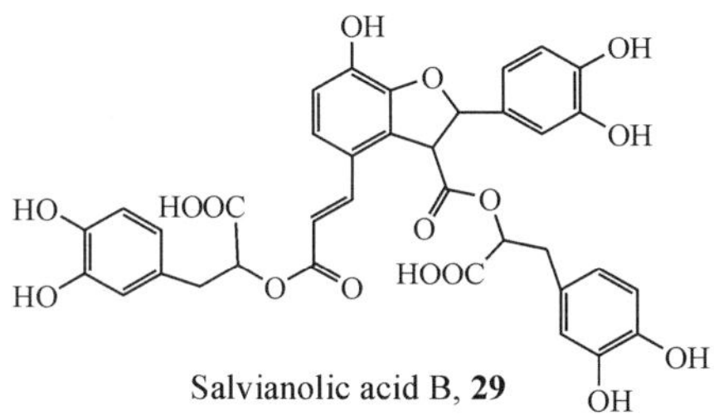

Salvianolic acid B, **29**

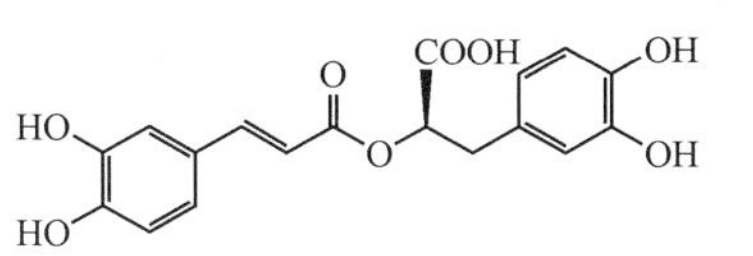

Rosmarinic acid, **30**

辛伐他汀(simvastatin,**31**)以洛伐他汀(**32**)为原料经半合成方法制备。对合成工艺进行改进,以 **31** 为起始原料,用五氧化二磷为催化剂,常温下反应完全,杂质减少。同时改用三氟化硼-乙腈溶液作催化剂,在低温条件下脱掉保护基,避免了内酯开环,提高了收率。新工艺经水解、内酯环合、羟基保护、酯化和脱保护共 5 步反应制得辛伐他汀,总收率由 68% 提高到 76.3%,且该工艺路线操作简便,更适合工业化生产[17]。

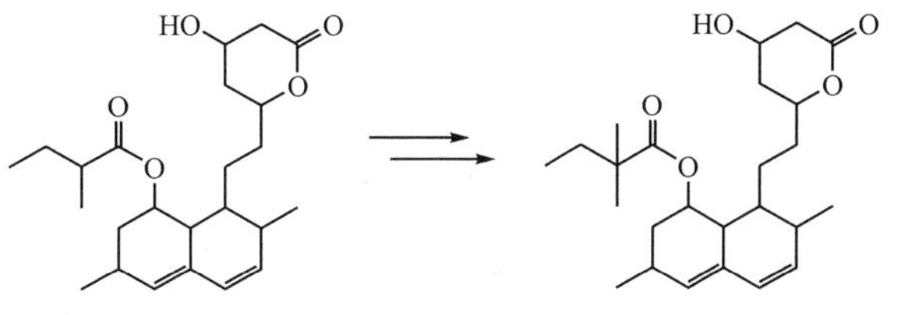

32 **31**

PPARγ 和 11β-HSD1 都是 2 型糖尿病药物的作用靶点,PPARγ 激动剂易引起脂肪细胞分化,导致体重增加;11β-HSD1 抑制剂能阻止脂肪细胞分化,有利于肥胖型糖尿病患者的治疗。在寻找抗糖尿病药物的研究过程中,尝试在 PPARγ 激动剂中引入 11β-HSD1 抑制剂的结构,以期获得具有双重作用的新型抗糖尿病药物。首先发现了先导化合物 **33**,并对其进行一系列的结构修饰获得衍生物 **34**,不仅具有降血糖活性,同时具有很好的降血脂作用。对 MSG 大鼠和 KKAy 大鼠连续口服给药 6 周,可分别使两种大鼠血清中甘油三酯的含量下降 21% 和 39.5%,并且在小鼠及大鼠的糖尿病和肥胖症模型上,显示出具有良好的 ADME 性质[18]。

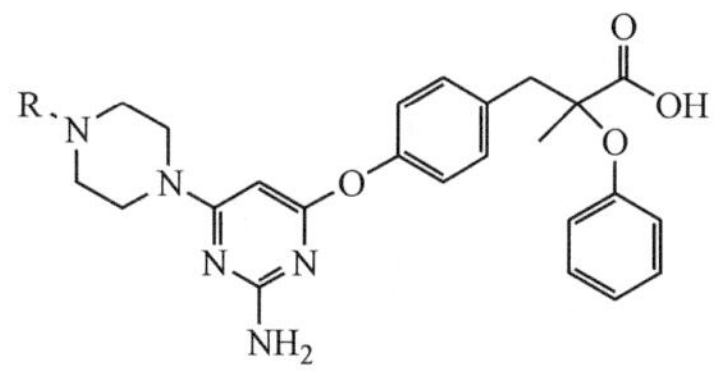

33: R = COPh
34: R = CH_2Ph

3 抗血栓药物

从金剑草(*Anisomeles indica*)中分离得到了 5 个新的具有 α-亚甲基-γ 内酯结构的西松烷型二萜类化合物、1 个新的类黄酮苷化合物和 17 个已知化合物。研究发现,其中化合物 **35** 和 **36** 能选择性的抑制由胶原引起的血小板聚集,化合物 **35**、**37** 和 **38** 对由凝血酶诱发的血小板聚集具有抑制活性[19]。

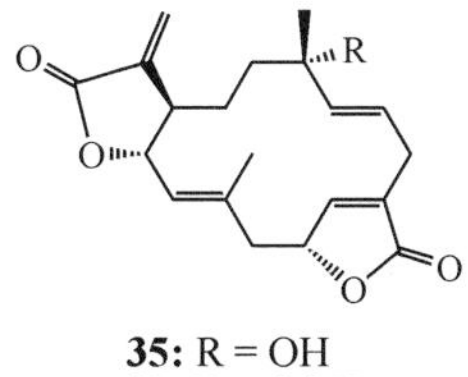

35: R = OH
37: R = OOH

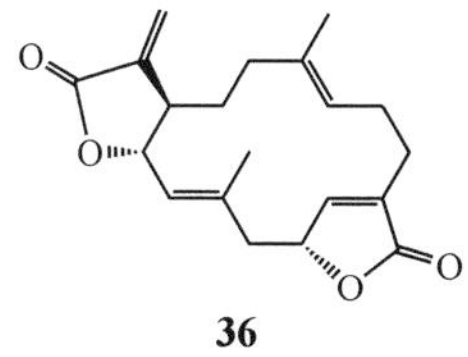

36

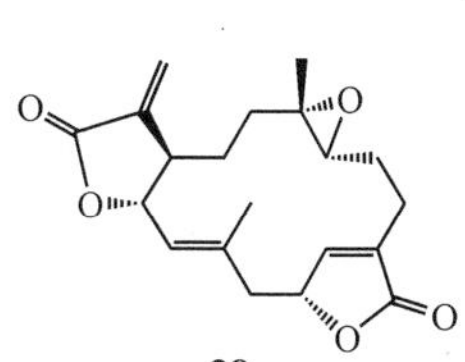

38

川芎嗪(**39**)是中药川芎(*Ligusticum wallichii*)的主要活性成分,用于治疗动脉硬化等心血管疾病及大脑或心脏的局部缺血损伤。以 **39** 为先导物，设计合成了一系列新的衍生物，大多数衍生物对 H_2O_2 损伤的 ECV-304 细胞具有保护作用，且 EC_{50} 值低于川芎嗪，另有部分化合物的抗血小板活性强于川芎嗪[20]。含有二苯甲基药效团的衍生物 **40** ~ **42** 活性最好，**40** 的 ECV-304 细胞保护作用最强，**42** 的抗血小板凝聚活性最好。初步构效关系表明，苯基 2-取代或未取代的衍生物比 4-取代的衍生物具有更高的抗血小板凝聚活性；苯基 2-卤素取代后有利于提高活性；苄基和苯乙基取代活性优于苯基取代衍生物。

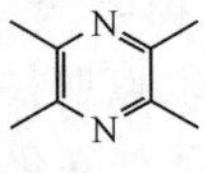

39

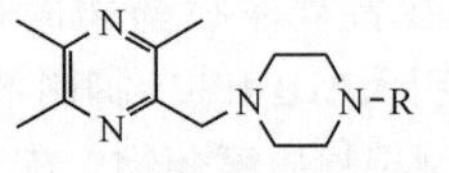

40: R = Bisphenylmethyl
41: R = Bis(4-Fluorophenyl)methyl
42: R = (4-Chlorophenyl)(phenyl)methyl

从蝮蛇（*Agkistrodon acutus*）毒液中分离出一种能够抑制家兔血小板凝聚的三肽 AAP（pGlu-Asn-Trp，**43**），其分子量为 429。氨基酸序列分析证实，AAP 是由吡咯谷氨酸（pGlu）、天冬酰胺（Asn）和色氨酸（Trp）三种氨基酸形成的三肽。AAP 可以抑制由二磷酸腺苷、血小板活化因子-乙酰乙酯（PAF-acether）、胶原和凝血酶所诱导的血小板凝聚，其 IC_{50} 值分别为 178 μmol/L、332μmol/L、179 μmol/L 和 203 μmol/L。在体内血栓模型中，AAP 也可以抑制血栓的形成，并抑制纤维蛋白素原与 GP IIb/IIIa 形成复合物。对小鼠静脉注射较高剂量的 AAP，未见毒性反应[21]。这些研究有助于揭示血小板聚集所涉及的未知作用机制，并可提供一种抗血栓药物研发的新结构。

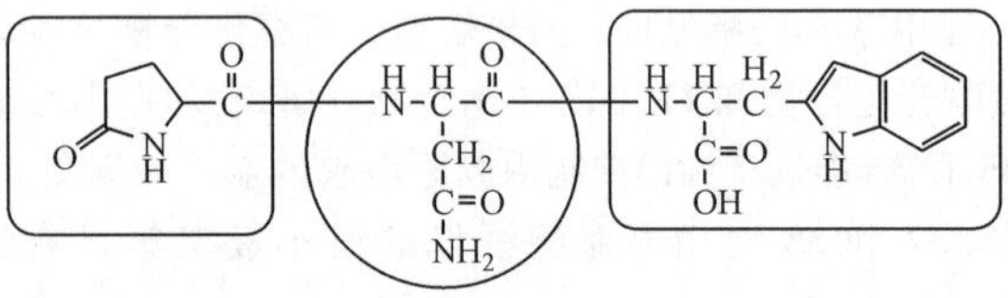

AAP, **43**

设计合成了两个系列 24 个含有肟或酰胺结构的喹啉酮类衍生物，并评价了目标化合物的抗血小板凝聚活性。初步筛选结果证实，酰胺类衍生物的对花生四烯酸和 U46619（血栓素 A_2 受体激动剂）诱导的血小板凝聚抑制活性较弱或无抑制作用，肟类衍生物则表现出较强的抑制活性。其中化合物 **44** 对花生四烯酸诱导的血小板凝聚的抑制活性最强，其 IC_{50} 为 0.58 μmol/L；化合物 **45**，**46** ~ **48** 对 U46619 诱导的血小板凝聚抑制活性较强，其 IC_{50} 为 0.54 ~0.74 μmol/L 之间[22]。

以 3S-四氢异喹啉（**49**）为先导物，在其亚氨基上分别引入 19 种天然氨基酸进行结构修饰，获得了 19 个二肽衍生物

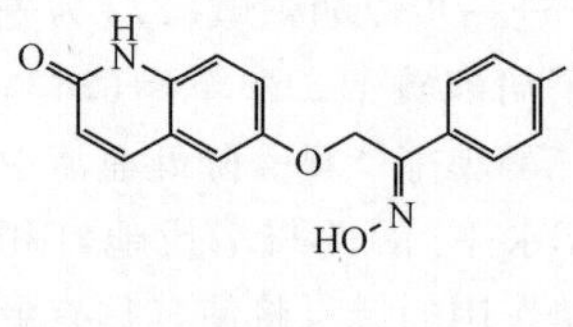

44: R^1 = OMe
45: R^1 = H

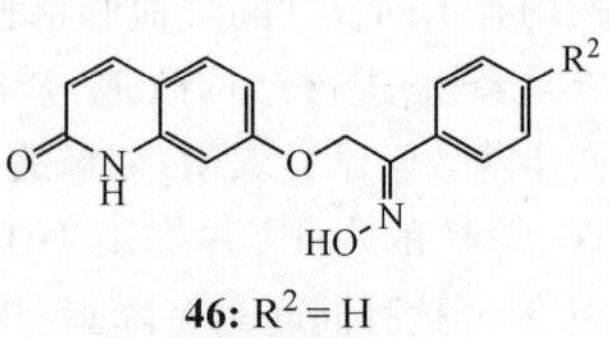

46: R^2 = H
47: R^2 = F
48: R^2 = OMe

（化合物 **50** ~ **68**）。体外药理实验显示，**50** ~ **68** 对于由二磷酸腺苷、花生四烯酸、血小板活化因子和凝血酶所诱导的血小板凝聚都表现出了很好的抑制活性，活性强于先导物。大鼠体内试验证明，**50** ~ **68** 的抗血栓作用也强于化合物 **49**，其中丝氨酸衍生物 57 的活性最好，抑制上述四种聚集作用的 IC_{50} 值分别为 0.10 μmol/L、0.21 μmol/L、0.27 μmol/L 和 0.50 μmol/L。体内外生物活性数据显示，在 Cerius2 QSAR 模型上建立了构效关系方程，经 ADMET 预测，化合物 **50** ~ **68** 具有较好的肠道吸收[23]。

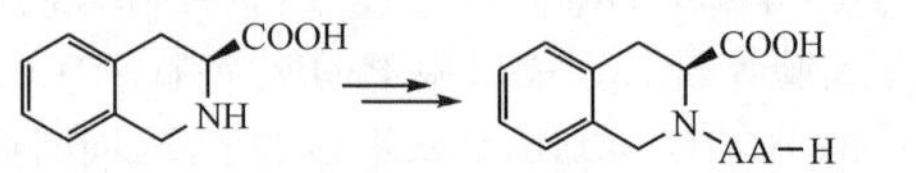

49

50: AA = Ala　**57**: AA = Ser　**64**: AA = His
51: AA = Gly　**58**: AA = Thr　**65**: AA = Lys
52: AA = Val　**59**: AA = Tyr　**66**: AA = Asp
53: AA = Phe　**60**: AA = Pro　**67**: AA = Glu
54: AA = Leu　**61**: AA = Met　**68**: AA = Arg
55: AA = Ile　**62**: AA = Asn
56: AA = Trp　**63**: AA = Gln

3-(*S*)-1,2,3,4-四氢-β-咔啉-3-羧酸是从中药薤白中提取的抗血栓活性成分，但生物利用度较差。为增加吸收，将它修饰成二肽类似物，高立体选择性地合成了 20 个二肽类似物。实验结果显示，这一系列的化合物具有较好的抗血栓作用，口服有效浓度为 0.5 μmol/kg。最具潜力的为化合物 **69** ~ **71**，其抑制作用为剂量依赖性作用。构效关系分析表明，这些化合物的抗血栓作用与其空间位阻和静电效应有关[24]。

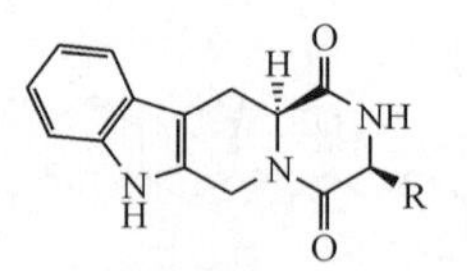

69: R = CH_2Ph
70: R = $CH(CH_3)_2$
71: R = $CH_2(CH_2)_2NHC(NH_2)=NH$

设计合成了一系列酚类取代的四氢-β-咔啉 RGD（Arg-Gly-Asp）肽类缀合物，其中化合物 **72** ~ **74** 具有较强的自由基清除活性，并能抑制大鼠动脉血栓的形成以及由二磷酸腺苷、血小板活化因子诱发的血小板聚集，同时具有一定的抗凝血作用[25]。化合物 **74** 具有减少大鼠缺血再灌注所诱导的心肌梗死面积和抗氧化双重作用，有望成为一类新的具有心脏保护作用的双重药物。

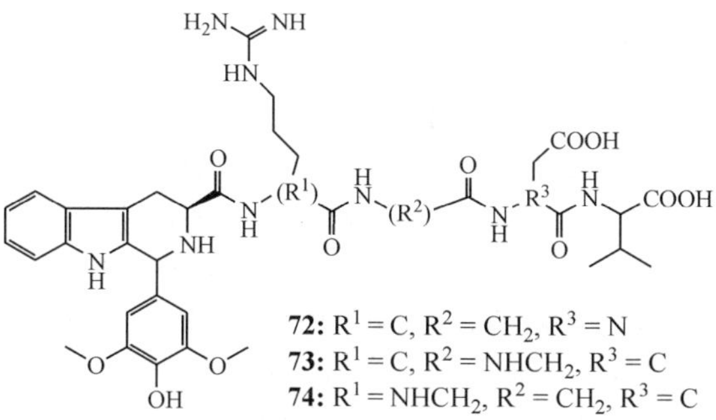

72: $R^1 = C, R^2 = CH_2, R^3 = N$
73: $R^1 = C, R^2 = NHCH_2, R^3 = C$
74: $R^1 = NHCH_2, R^2 = CH_2, R^3 = C$

以非肽类蛋白酶活化受体4(PAR4)拮抗剂YD-3(**75**)为先导物，设计合成了一系列新的衍生物，其中化合物**76**对由PAR4介导的血小板聚集、血小板选择蛋白表达及ATP释放表现出最强的抑制活性，其对GYPGKF诱发血小板聚集抑制的 IC_{50} 值达到 0.08 ± 0.01 nmol/L。化合物**77**显示出对PAR4和花生四烯酸诱发凝血的双重抑制作用。对PAR4选择性拮抗作用的重要药效团为吲唑1位的苯基以及4′-乙氧羰基取代[26]。

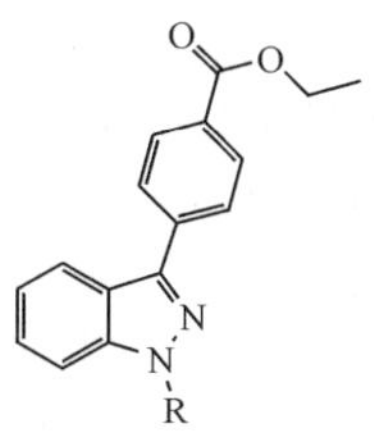

YD-3, **75:** R = CH_2Ph
76: R = 3-chlorobenzyl
77: R = Ph

设计合成了一系列苯磺酰胺基取代的磺酰脲类和硫脲类衍生物，并对其促胰岛素释放和葡萄糖转化活性进行测试，部分化合物表现出较强的活性。化合物**78**在具有降低血糖活性的同时，还显示出较强的抗血小板活性，可有效降低胶原-肾上腺素诱导的小鼠血栓形成致死率，在40 mg/kg剂量下，存活率达72.7%，值得进一步研究[27]。

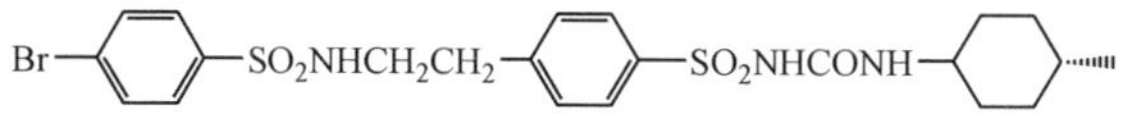

78

酪氨酸激酶通过促进蛋白酪氨酸的磷酸化调节血小板包括激活、聚集在内的多种生理功能，因此成为研发抗血小板药物的一个新的作用靶点。前期研究发现3,4-二氧甲叉基-β-硝基苯乙烯(MNS,**79**)可以通过抑制酪氨酸激酶的活性而阻断血小板的聚集。为获得更有效的酪氨酸激酶抑制剂和抗血小板药物，设计合成了一系列新的β-硝基苯乙烯类衍生物，药理研究结果显示，它们具有抑制凝血酶或胶原诱导的人血小板聚集、ATP分泌、糖蛋白Ⅱb/Ⅲa受体的活化和蛋白酪氨酸磷酸化的活性，其中化合物**80**对凝血酶、U46619和胶原诱发的血小板聚集抑制作用最强[28]。

以2-氯-3-丁二酸单甲酯酰胺-1,4-萘醌(**81**)为先导物，

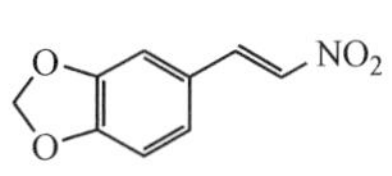

MNS, **79**

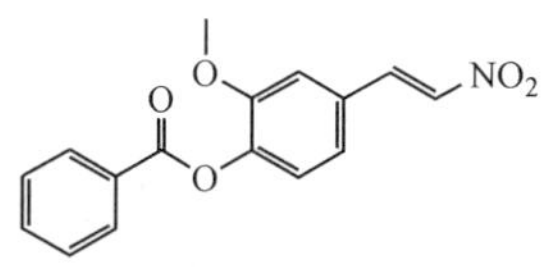

80

合成了一系列新的衍生物，其中化合物**82**对血小板内的磷脂酶 A_2($cPLA_2$)具有抑制活性，对凝血酶、花生四烯酸、胶原和血小板活化因子诱发的血小板聚集抑制作用较好。构效关系分析发现，结构中氯取代对血小板聚集抑制作用是重要因素，酰胺侧链的长度不影响其活性[29]。

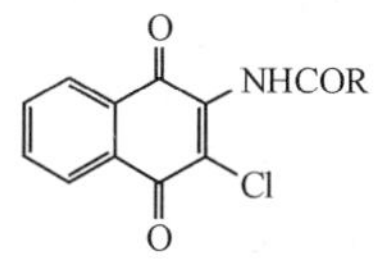

81: R = $(CH_2)_2COOCH_3$
82: R = CH_3

以邻苯二甲酸酐为原料，合成了一系列3-取代-1-异苯并呋喃酮类衍生物(化合物**83~89**)，对以上化合物进行拆分得到右旋体化合物**90~96**和左旋体化合物**97~103**[30]。体外抗血小板凝聚实验结果显示，大多数化合物具有一定的抗血小板聚集活性，活性从大到小依次为左旋体、外消旋体活性、右旋体活性。化合物**99**活性强于阿司匹林，化合物**97**,**98**和**101**的活性与阿司匹林相当。构效分析认为，3-取代-1-异苯并呋喃酮的抗血小板聚集活性可能与3-位取代基及其构型有关。

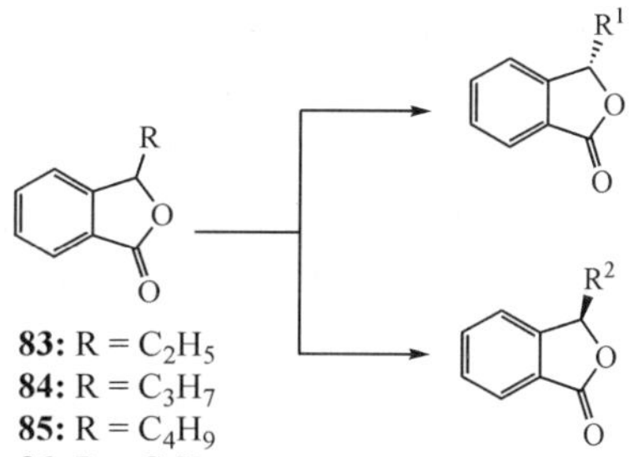

83: R = C_2H_5
84: R = C_3H_7
85: R = C_4H_9
86: R = C_5H_{11}
87: R = i-C_5H_{11}
88: R = C_6H_{13}
89: R = C_7H_{15}

90: $R^1 = C_2H_5$
91: $R^1 = C_3H_7$
92: $R^1 = C_4H_9$
93: $R^1 = C_5H_{11}$
94: R^1 = i-C_5H_{11}
95: $R^1 = C_6H_{13}$
96: $R^1 = C_7H_{15}$
97: $R^2 = C_2H_5$
98: $R^2 = C_3H_7$
99: $R^2 = C_4H_9$
100: $R^2 = C_5H_{11}$
101: R^2 = i-C_5H_{11}
102: $R^2 = C_6H_{13}$
103: $R^2 = C_7H_{15}$

3-芳基-1,2,3,4-噁三唑-5-亚胺是一类重要的NO供体，在体内外显示出优良的抗血小板、溶栓和支气管扩张活性，其5-亚胺的酰化产物也具有较高的抗血小板作用。为了寻找活性更强、胃肠道副作用较小的抗血栓药物，将阿司匹林与3-芳基-1,2,3,4-噁三唑-5-亚胺偶联，设计合成了12个新型NO供体型阿司匹林衍生物**104~115**。化合物**109**血小板聚集抑制活性高于阳性对照药阿司匹林。在小鼠肺部血栓形成保护实验中，化合物**105**、**109**的保护率均为70%，与阿司匹林相当。推测其抗血栓活性可能是由于经过体内代谢为阿司匹林和NO发挥协同作用[31,32]。

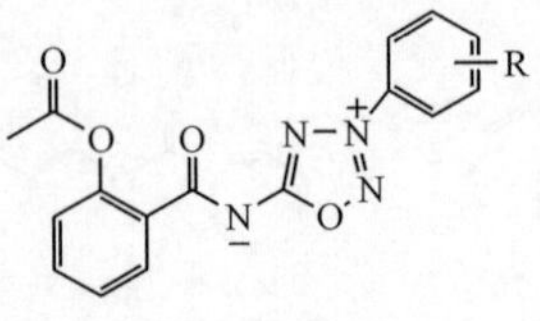

104: R = 2-CH_3　**110:** R = 4-F
105: R = 2-F　**111:** R = 4-Cl
106: R = 2-Cl　**112:** R = 4-Br
107: R = 3-CH_3　**113:** R = 2,4-$(CH_3)_2$
108: R = 3-Cl　**114:** R = 2,4-Cl_2
109: R = 4-CH_3　**115:** R = 2,5-Cl_2

采用前药设计原理，将阿魏酸与醇反应形成单酯，再通过拼合原理，将阿魏酸单酯与阿司匹林反应形成双酯，设计合成了16个目标化合物，部分化合物在体外显示出较好的抗血小板聚集活性[33]。碳原子数为4-5的醇与阿魏酸形成的单酯，再与阿司匹林形成双酯，其抗血小板聚集活性较好，其中化合物**116**的IC_{50}为29.6 mmol/L，可作为先导物进一步研究。

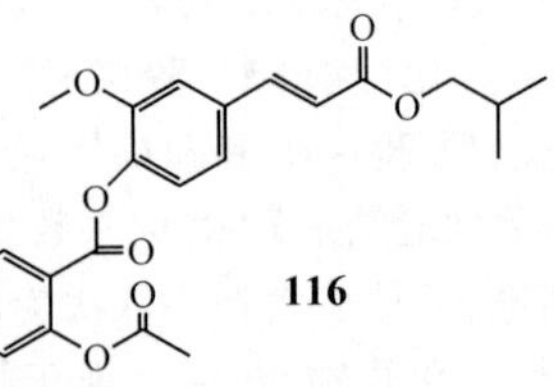

116

以MCI-154（**117**）为先导化合物，在哒嗪酮侧链引入不同取代的哌嗪，设计合成了10个6-（4-取代乙酰氨基苯基）-4,5-二氢-3(2*H*)-哒嗪酮类化合物，并研究其抗血小板聚集活性。所合成的化合物都有一定的抗血小板凝集的活性，其中化合物**118**抗血小板聚集活性IC_{50}为1.85 μmol/L，明显优于先导化合物MCI-154。构效关系分析表明，在哌嗪环4-位引入芳烷基的化合物的活性要比引入芳香基的化合物活性强，二氢哒嗪酮6-位取代苯基的对位为吸电子取代基和供电子取代基时，供电子基团的化合物的活性明显好于吸电子基团取代或邻、间位取代的化合物[34]。在此基础上，在6-（4-氯乙酰氨基苯基）-4,5-二氢-3（2*H*）-哒嗪酮上引入不同的仲胺基团修饰，又获得了13个新的衍生物，其中化合物**119**和**120**的抗血小板聚集活性IC_{50}分别为2.43 μmol/L和2.70 μmol/L。仲胺基团的空间位阻和亲水性对化合物抗血小板凝集的活性有一定影响[35]。

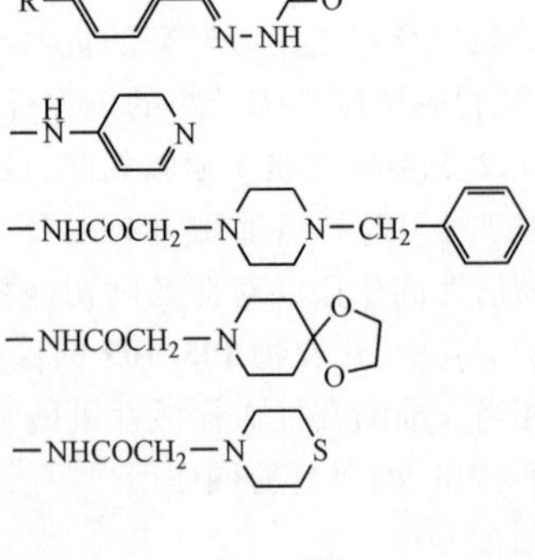

117: R =
118: R =
119: R =
120: R =

4　心脏病治疗药物

雷诺嗪（ranolazine，**121**）是由美国Syntex公司研制的脂肪酸氧化酶抑制剂类抗心绞痛药物，对其现有合成工艺进行改进。以2,6-二甲基苯胺为起始原料，经过酰化、缩合、环加成、成盐等4步反应合成产品雷诺嗪，总收率为51.9%。在合成1-（2-甲氧基苯氧基）-2,3-环氧丙烷的反应中，选择二氧六环为溶剂，克服了文献中以二噁唑和水作溶剂溶解性差、后处理难的缺点，同时选择了价格低廉、且效果较好的四正丁基溴化铵为催化剂。该工艺反应条件温和，操作简便，更易于工业化生产[36]。

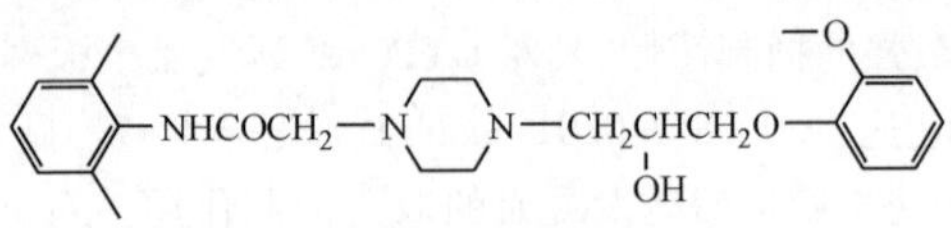

Ranolazine, **121**

盐酸阿齐利特（azimilide，**122**）是由Procter & Gamble公司研制的新型抗心律失常药，在美国正处于临床研究阶段。以阿齐利特为先导化合物，以1-氨基咪唑啉-2,4-二酮为起始原料，设计合成了12个阿齐利特类似物。药理研究结果表明，大部分化合物具有良好的延长心肌有效不应期的作用。化合物**123**～**125**抗心律失常活性优于阳性对照药索他洛尔，其中化合物**124**的活性接近阿齐利特[37]。

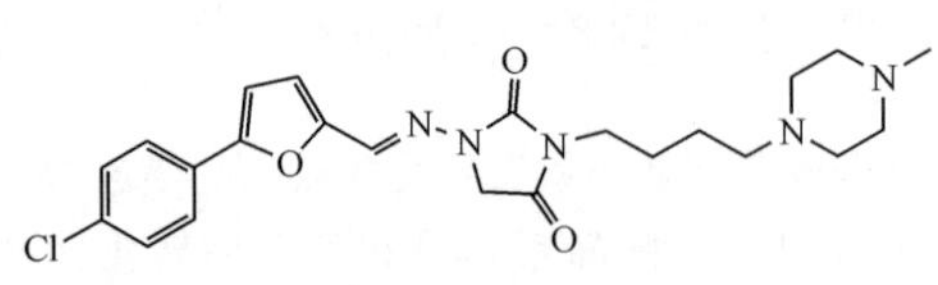

Azimilide, **122**

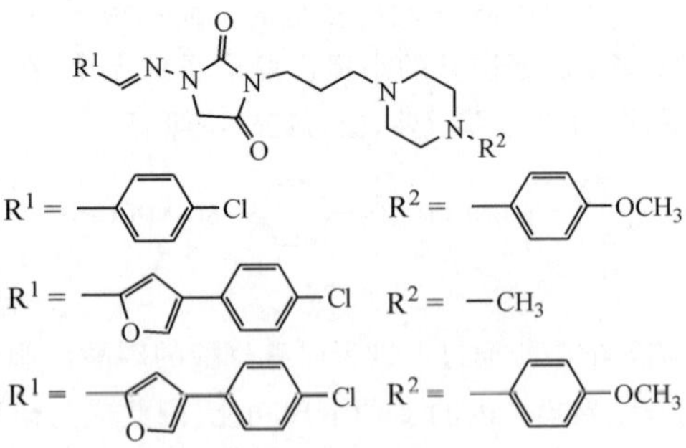

123: R^1 =　R^2 =
124: R^1 =　R^2 =
125: R^1 =　R^2 =

为寻找具有Ⅲ/Ⅱ复合作用的新型抗心律失常药物，将1-苄基-1,2,3,4-四氢异喹啉与具有Ⅲ/Ⅱ复合作用的β-受体阻断剂索他洛尔（sotalol，**126**）结构拼合，以取代四氢异喹啉结构替换索他洛尔的异丙胺，设计合成了18个1-苄基-2-（4′-甲磺酰胺基-1-羟基-苯乙基）-1,2,3,4-四氢异喹啉类目标化合物。结果表明，化合物**127**～**130**具有较好的延长动作电位时程的作用，表现出Ⅲ类抗心律失常药物延长动作电位时程的特征[38]。

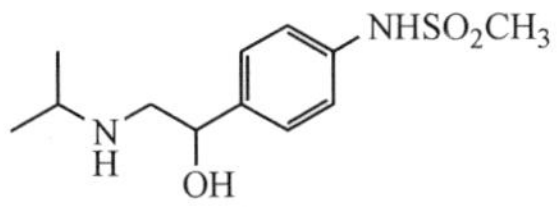

Sotalol, **126**

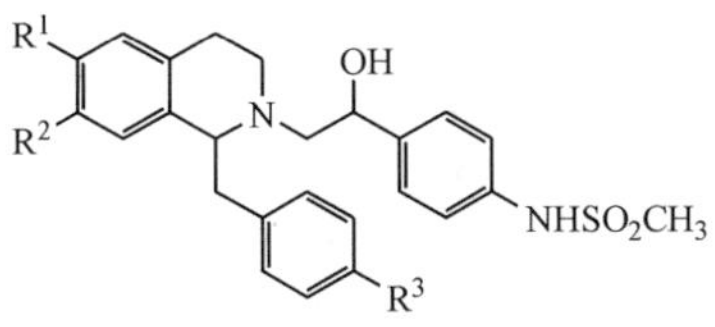

127: $R^1 = CH_3O$, $R^2 = CH_3O$, $R^3 = NH_2$
128: $R^1 = CH_3O$, $R^2 = CH_3O$, $R^3 = NHSO_2CH_3$
129: R^1, $R^2 = OCH_2O$, $R^3 = NH_2$
130: R^1, $R^2 = OCH_2O$, $R^3 = NHSO_2CH_3$

哒嗪酮类化合物与心血管药物有关，已发现3(2H)-哒嗪酮类可以治疗心衰，设计合成了12个6-苯基-4,5-二氢-3(2*H*)-哒嗪酮类衍生物[39]。药理实验显示，大多数化合物可以加强离体蛙心的收缩作用，化合物**131～134**的强心活性达到毫摩尔级，等同于阳性对照药左西孟旦(levosimendan)。以粗集理论分析研究了构效关系，发现活性好的化合物都具有较高的分子最高占有轨道(E_{HOMO})值或者较低的分子最低空轨道(E_{LUMO})值，说明它们发挥的是电子供体作用，该作用与E_{HOMO}正相关。

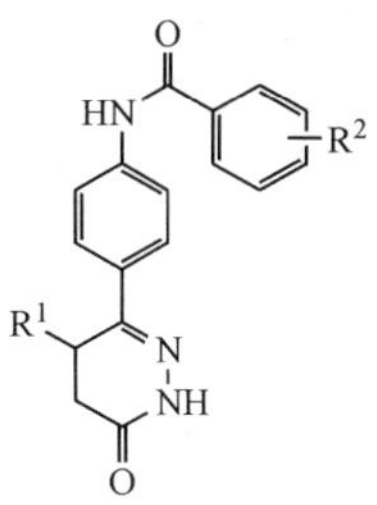

131: $R^1 = CH_3$, $R^2 = 2, 3\text{-}2Cl$
132: $R^1 = CH_3$, $R^2 = 3\text{-}CH_3\text{-}4\text{-}NH_2$
133: $R^1 = H$, $R^2 = 3\text{-}CH_3\text{-}4\text{-}NO_2$
134: $R^1 = H$, $R^2 = 3\text{-}CH_3\text{-}4\text{-}NH_2$

设计和合成一系列取代的喹啉酰基胍类衍生物，大多数化合物都具有一定的活性，其中4-(对位取代苯胺基)取代喹啉酰胍类化合物活性较强，化合物**135**的活性最好，不仅可以预防SD大鼠心肌局部缺血，还表现出较好的心肌保护作用，优于阳性对照药卡立泊来德(cariporide,**136**)[40]。

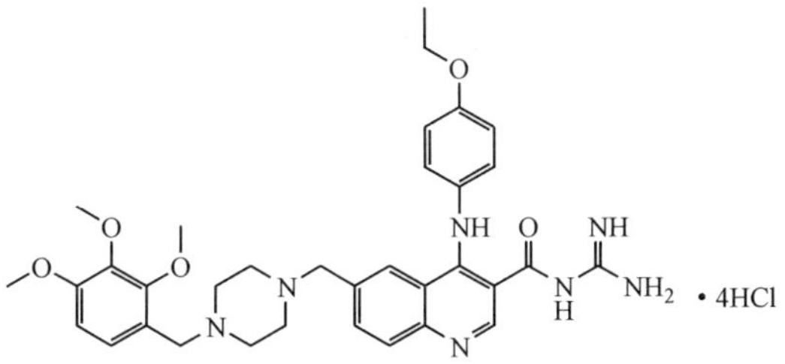

135

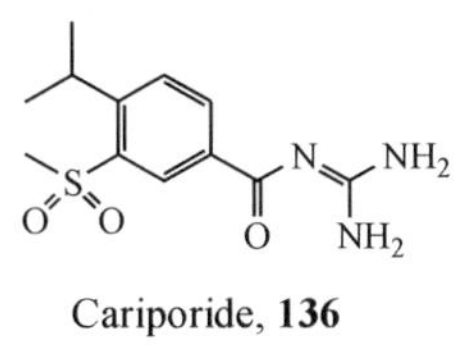

Cariporide, **136**

设计合成了可同时释放NO的ROS清除剂乙酰阿魏单硝酸异山梨醇酯(AFI,**137**)，并研究了AFI对MI/R大鼠的心肌保护作用及其作用机制。研究结果表明，AFI可减轻大鼠MI/R损伤，具有保护心脏功能，其心肌保护作用比阿魏酸钠、单硝酸异山梨醇的单独使用或联合使用均强[41]。

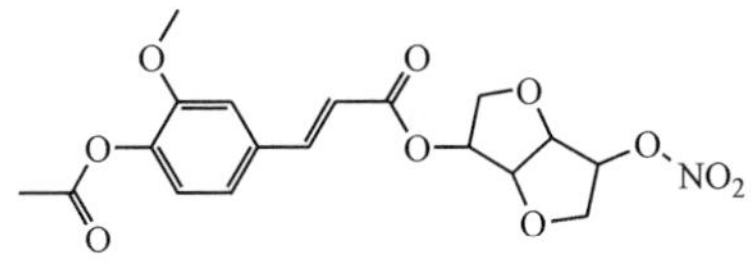

AFI, **137**

4 结 语

近年来，我国心血管疾病治疗药物研究取得了一定进展，发现了一些有价值的先导化合物和候选药物，但相对于其他领域的新药研究，我国科研工作者对该领域的关注尚不够，在国内外发表的文章数量有限。目前我国已经连续启动两批重大新药创制项目，其中心血管疾病药物的研究开发均被列为重点支持对象，这是难得的机遇和挑战，相信不久的将来，心血管疾病治疗药物的研究将会呈现出可喜的发展趋势。

参 考 文 献

1 Yang JC, Wang N, Yang X, *et al*. *Marasmius androsaceus* l. es fr extract, piperidone derivative, and their use for the preparation of antihypertensives: US, US2007/0160625A1

2 Zhang L, Yang M, Song Y, *et al*. Antihypertensive effect of 3,3,5,5-tetramethyl-4-piperidone, a new compound extracted from *Marasmius androsaceus*. *J Ethnopharmacol*, 2009, 123(1): 34-39

3 Liu J, Ren H, Xu JY, *et al*. Total synthesis and antihypertensive activity of (±)7,8-dihydroxy-3-methyl-isochromanone-4. *Bioorg Med Chem Lett*, 2009, 19(6): 1822-1824

4 Qian H, Huang WL, Wu XM, *et al*. A new isochroman-4-one derivative from the peel of *Musa sapientum* L. and its total synthesis. *Chin Chem Lett*, 2007, 18(10): 1227-1230

5 Kuo CY, Wu MJ. The synthesis of *N*-phenoxyethyl-1-substituted-1,2,3,4-tetrahydroisoquinolines and their alpha1-adrenoceptor blocking activity. *Eur J Med Chem*, 2009, 44(3): 1271-1277

6 邹 江，杨 琰，鲁 峰，等. 抗高血压药缬沙坦的新合成方法. 化学试剂, 2009, 31(4): 303-304

7 Wu JH, Wang QJ, Guo JY, *et al*. Characterization of angiotensin II antagonism displayed by Ib, a novel nonpeptide angiotensin AT_1 receptor antagonist. *Eur J Pharmacol*, 2008, 589(1-3): 220-224

8 Yan B, Wang GJ, Wu XM, *et al*. Determination of 1-(2,6-dichlorophenyl)-3-n -butyl-1, 4-dihydro-4-{4-[2-(1H-tetrazole-5-yl)-1H-pyrrol-1-yl]phenylmethyl}-5H-1,2,4-triazol-5-one, a new angiotensin type 1 receptor antagonist in rat plasma by LC-ESI-MS: application to pharmacokinetic studies. *Chromatogr*, 2007, 66(1-2): 55-61

9 Wang Y, Wang QJ, Xu JY, *et al*. [Ca^{2+}]$_i$ and PKC-a are involved in the inhibitory effects of Ib, a novel nonpeptide AngiotensinII subtype

AT1 receptor antagonist, on AngiotensinII-induced vascular contraction in vitro. *Biochem Biophys Res Commun*, 2007, 364(1): 118-123

10 Xu JY, Ran Q, Wu XM, *et al.* Design and synthesis of 2-alkylbenzimidazole derivatives as novel non-peptide angiotensin II AT1 receptor antagonists. *Chin Chem Lett*, 2007, 18(3): 251-254

11 Xu JY, Zeng Y, Ran Q, *et al.* Synthesis and biological activity of 2-alkylbenzimidazoles bearing a *N*-phenylpyrrole moiety as novel angiotensin II AT_1 receptor antagonists. *Bioorg Med Chem Lett*, 2007, 17(10): 2921-2926

12 赵圣印, 黄文龙. 反式-3-羟基-4-胺基苯并吡喃乙酰化物的合成及其血管舒张活性. 应用化学, 2007, 24(6): 698-702

13 付晓钟, 汤　磊, 袁　牧, 等. *R*, *S*-1-(取代苯基)-4-[3-(萘-1-氧基)-2-羟基丙基]哌嗪类化合物的设计、合成及血管舒张活性. 药学学报, 2007, 42(7): 735-740

14 Du J, Sun LN, Xing WW, *et al.* Lipid-lowering effects of polydatin from *Polygonum cuspidatum* in hyperlipidemic hamsters. *Phytomedicine*, 2009, 16(6-7): 652-658

15 宝贵荣, 博·格日勒图, 那日苏, 等. 胡椒酸丁二醇单酯的合成及其降血脂作用研究. 内蒙古大学学报(自然科学版), 2009, 40(1): 52-55

16 W J, Gong BQ. Hypolipidemic activity and mechanism of purified herbal extract of *Salvia miltiorrhiza* in hyperlipidemic rats. *J Ethnopharmacol*, 2008, 119(2): 291-298

17 张立光, 於学良, 叶　蓓. 降血脂药辛伐他汀的合成工艺改进. 中国药物化学杂志, 2008, 18(4): 276-278

18 Ye YL, Zhou Z, Zou HJ, *et al.* Discovery of novel dual functional agent as PPARγ agonist and 11b-HSD1inhibitor for the treatment of diabetes. *Bioorg Med Chem*, 2009, 17(15): 5722-5732

19 Chen YL, Lan YH, Wu CC, *et al.* Bioactive cembrane diterpenoids of *Anisomeles indica*. *J Nat Prod*, 2008, 71(7): 1207-1212

20 Cheng XC, Liu XY, Xu WF, *et al.* Design, synthesis, and biological activities of novel ligustrazine derivatives. *Bioorg Med Chem*, 2007, 15(10): 3315-3320

21 Kong Y, Huo JL, Xu W, *et al.* A novel anti-platelet aggregation tripeptide from *Agkistrodon acutus* venom: isolation and characterization. *Toxicon*, 2009, 54(2): 103-109

22 Chen IL, Chang KM, Miaw CL, *et al.* Synthesis, antiproliferative, and antiplatelet activities of oxime-and amide-containing quinolin-2(1H)-one derivatives. *Bioorg Med Chem*, 2007, 15(20): 6527-6534

23 Zheng MQ, Zhang XY, Zhao M, *et al.* (3S)-*N*-(L-aminoacyl)-1, 2, 3, 4-tetrahydroisoquinolines, a class of novel antithrombotic agents: synthesis, bioassay, 3D QSAR, and ADME analysis. *Bioorg Med Chem*, 2008, 16(21): 9574-9587

24 Liu JW, Wu GF, Cui GH, *et al.* A new class of anti-thrombosis hexahydropyrazino-[1′, 2′: 1, 6] pyrido-[3, 4-b]-indole-1, 4-dions: design, synthesis, logK determination and QSAR analysis. *Bioorg Med Chem*, 2007, 15(17): 5672-5693

25 Bi W, Cai JH, Liu SG, *et al.* Design, synthesis and cardioprotective effect of a new class of dual-acting agents: phenolic tetrahydro-beta-carboline RGD peptidomimetic conjugates. *Bioorg Med Chem*, 2007, 15(22): 6909-6919

26 Chen HS, Kuo SC, Teng CM, *et al.* Synthesis and antiplatelet activity of ethyl 4-(1-benzyl-1H-indazol-3-yl)benzoate (YD-3) derivatives. *Bioorg Med Chem*, 2008, 16(3): 1262-1278

27 Zhang HB, Zhang YA, Wu GZ, *et al.* Synthesis and biological evaluation of sulfonylurea and thiourea derivatives substituted with benzenesulfonamide groups as potential hypoglycemic agents. *Bioorg Med Chem Lett*, 2009, 19(6): 1740-1744

28 Wang WY, Wu YC, Wu CC, *et al.* Synthesis and pharmacological evaluation of novel beta-nitrostyrene derivatives as tyrosine kinase inhibitors with potent antiplatelet activity. *Biochem Pharmacol*, 2007, 74(4): 601-611

29 Lien JC, Wu CR, Huang LJ, *et al.* Synthesis of 2, 3-disubstituted 1, 4-naphthoquinones as antiplatelet agents. *Arch Pharm (Weinheim)*, 2008, 341(10): 639-644

30 Yang H, Hu GY, Chen J, *et al.* Synthesis, resolution and antiplatelet activity of 3-substituted 1(3H)-isobenzofuranone. *Bioorg Med Chem Lett*, 2007, 17(18): 5210-5213

31 周　洲, 赖宜生, 张奕华, 等. 3-芳基-1, 2, 3, 4-噁三唑-5-亚胺与阿司匹林偶联物的合成和抗血栓活性研究. 有机化学, 2008, 28(5): 819-824

32 李立文, 季　晖, 张奕华, 等. 一氧化氮供体偶联的阿司匹林衍生物 ZA26 的抗血栓作用. 中国药科大学学报, 2008, 39(6): 548-552

33 李宝泉, 李念光, 冯　锋, 等. 阿魏酸酯类衍生物的合成及抗血小板聚集活性. 中国药科大学学报, 2009, 40(6): 486-490

34 倪　瑾, 蔡灵芝, 俞世冲, 等. 二氢哒嗪酮类化合物的合成及其抗血小板聚集活性研究. 药学服务与研究, 2007, 7(3): 198-201

35 蔡灵芝, 徐建明, 胡宏岗, 等. 6-(4-取代乙酰氨基苯基)-4, 5-二氢-3(2H)-哒嗪酮衍生物的合成及其抗血小板凝集活性. 中国药物化学杂志, 2007, 17(4): 209-220

36 王海琴, 朱航昌, 陈国华. 新型抗心绞痛药物雷诺嗪的合成工艺改进. 药学与临床研究, 2007, 15(4): 282-284

37 郑其萍, 丰艳梅, 颜战胜. 阿齐利特类似物的合成及其抗心律失常活性研究. 中国药物化学杂志, 2009, 19(1): 27-38

38 冉崇昭, 吴泰志, 王国平, 等. 1-苄基-2-(4′-甲磺酰基-1-羟基-苯乙基)-1, 2, 3, 4-四氢异喹啉类化合物的合成及其抗心律失常活性. 中国药物化学杂志, 2007, 17(2): 65-71

39 Wang T, Dong Y, Wang LC, *et al.* Design, synthesis and structure-activity relationship studies of 6-phenyl-4, 5-dihydro-3(2H)-pyridazinone derivatives as cardiotonic agents. *Arzneimittelforschung*, 2008, 58(11): 569-573

40 Mao D, Xu YG, Hu XP, *et al.* Synthesis and Na^+/H^+ exchanger-1 inhibitory activity of substituted (quinolinecarbonyl) guanidine derivatives. *Chem Biodivers*, 2009, 6(10): 1727-1736

41 刘文冲, 孙晓莉, 季乐乐, 等. 一种抗心肌缺血/再灌注损伤的新化合物的合成及心肌保护作用研究. 药学学报, 2009, 44(3): 321-326

2009 我国抗糖尿病药物研究进展

徐斯盛，张惠斌，彭司勋

（中国药科大学新药研究中心，南京 210009）

摘　要　本文通过检索我国科研工作者2009 年在国内外学术期刊上发表的关于抗糖尿病药物的文献，综述在这一领域所取得的主要研究进展。

随着对糖尿病发病机制研究的深入，对糖尿病药物的研究也从对传统机制的研究过渡到对具有新的作用机制、新的作用靶点的药物研究，如胰高血糖素样肽-1（glucagon-like peptide-1，GLP-1）受体激动剂、二肽基肽酶-4（dipeptidyl peptidase-4，DPP-4）抑制剂、过氧化物酶体增殖激活受体（PPAR）激动剂、蛋白酪氨酸磷酸酶（protein tyrosine phosphatase 1B，PTB1B）抑制剂、糖原磷酸化酶（glycogen phosphorylase）抑制剂、葡萄糖激酶（glucokinase）激动剂、钠-葡萄糖同向转运体-2（sodium-depengent glucose co-transporter-2，SGLT-2）抑制剂、11β-羟基固醇脱氢酶 1 型（11β-hydroxysteroid dehydrogenase type1，11β-HSD1）抑制剂等，多家制药公司或有已上市的药物有处于临床研究阶段。我国科研人员也针对这些有希望的新靶点，积极开展新型抗糖尿病药物研究，取得了较大进展。

1　胰高血糖素样肽-1（GLP-1）受体激动剂

GLP-1 受体属于G 蛋白偶联受体，其内源性激动剂 GLP-1 是由小肠 L 细胞分泌的肠降血糖激素，其与 GLP-1 受体特异性结合以后，通过 cAMP 介导的信号通路发挥调控血糖的作用，其主要特点是具有血糖依赖性的肠促胰岛素分泌作用，从而避免了糖尿病药物治疗中常存在的低血糖症。其次是能够保护胰岛 β 细胞，刺激其增殖和分化，从根本上治疗糖尿病。艾塞那肽（exenatide-4）、利拉鲁肽（liraglutide）为两个已经上市的肽类 GLP-1 受体激动剂。虽然 GLP-1 具有诸多优点，但其在体内易被二肽基肽酶-4（DPP-4）降解，从而失去生物活性。所以需要对天然的 GLP-1 进行结构改造，以获得长效的 GLP-1 受体激动剂。

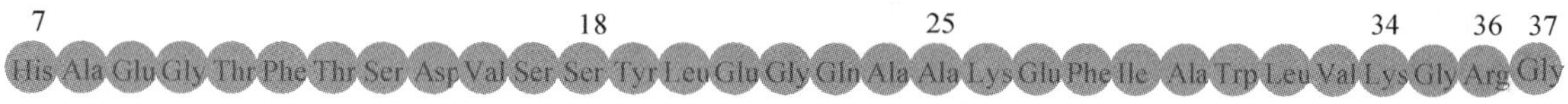

GLP-1的结构

对天然的 GLP-1（7～36）-NH_2 进行改造[1]，将 GLP-1（7～36）-NH_2 中易被酶切位点的 Ala_8 用天冬酰胺（Asn）、谷氨酰胺（Gln）、谷氨酸（Glu）、组氨酸（His）、亮氨酸（Leu）、蛋氨酸（Met）替代，采用 Fmoc/tBu 正交保护固相合成策略，在微波辐射条件下高效快速合成了 GLP-1 类似物。生物活性测试显示，修饰后的6 个 GLP-1 类似物活性均高于天然 GLP-1，且均具有抗 DPP-4 酶解作用。脂肪酸修饰的 GLP-1 衍生物能促进其与血清白蛋白结合从而发挥长效作用，在微波辐射条件下运用 Fmoc/tBu 正交保护固相合成方法，高效快速合成了 GLP-1 棕榈酸衍生物[2]。

我国科学家于 2009 年首次发现有效治疗二型糖尿病的非肽类 GLP-1 受体激动剂 S4P 和 Boc5，并建立了 Boc5 和受体结合的模型，很好地阐述了其激活 GLP-1 受体的结合位点[3]。Boc5/GLP-1 受体结合模型显示，Boc5 与受体的 Pro_{90}，Trp_{91}，Trp_{120}，Trp_{214}，Gln_{234}，Tyr_{289} 残基结合。其中 Boc5 的噻吩环位于7 次跨膜螺旋的顶部疏水腔中，相当于 GLP-1 的 Phe_6 残基。Boc5 还可与跨膜的 Gln_{234} 和 Tyr_{289} 残基形成氢键，增强其与受体的结合能力。

2　二肽基肽酶-4（DPP-4）抑制剂

二肽基肽酶-4（DPP-4）是一种丝氨酸蛋白酶，可特异性识别 GLP-1 的 N 末端第二位的丙氨酸残基，并从此处切除二肽使 GLP-1 失活。因此研究人员除了设计长效 GLP-1 类似物，还对 DPP-4 酶的小分子抑制剂进行重点研究。已经上市的 DPP-4 抑制剂有西他列汀（sitagliptin）、维格列汀（vildagliptin）、沙格列汀（saxagliptin），还有大量药物分子在进行临床研究。

我国科研人员自主研发的国家 1 类新药瑞格列汀（retagliptin）已在美国进行 I 期临床研究[4-5]。设计合成了一系列含有氰基吡咯烷结构的双环辛烷和双环氮杂辛烷衍生物，测试对 DPP-4 的抑制活性，化合物 **1** 和 **2** 的 IC_{50} 分别为 12 nmol/L 和 9 nmol/L，对 DPP-8 和 DPP-9 的抑制活性较低，具有较高的选择性。口服糖耐量实验表明，**1** 和 **2** 在三种不同剂量下与阳性药维格列汀降糖作用相当。构效关系研究发现，当 R_3 为甲基时可延长药物作用时间。

设计并合成了一些列含有氰基吡咯烷结构的咪唑啉酮衍生物[6]，其中化合物 **3** 对 DPP-4 的抑制活性最高（IC_{50} 为 2 nmol/L），且对 DPP-4 的选择性比其他丝氨酸蛋白酶大 10 000 倍，体外研究中还发现化合物 **3** 对人体内 20 种酶和受体均没有显著的结合作用，具有较高选择性，其具有进一步开发和研究的价值。通过以取代的噻唑环替换氰基吡咯烷，合成了一系列非传统的氰基吡咯烷类 DPP-4 抑制剂，小鼠体内口服糖耐量（OGTT）实验，发现化合物 **4** 和 **5** 降糖效果高于阳性对照药，有进一步研究的价值[7]。

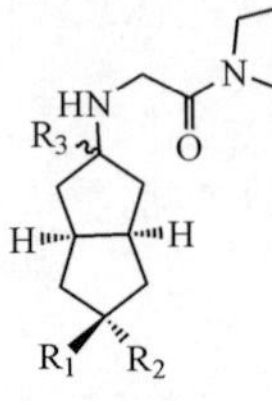

1: R_1=OH, R_2=H, R_3=H

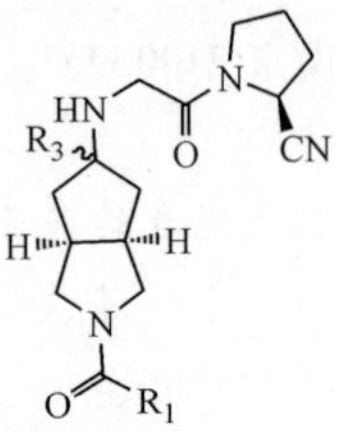

2: R_1=N(CH_3)$_2$, R_3=H

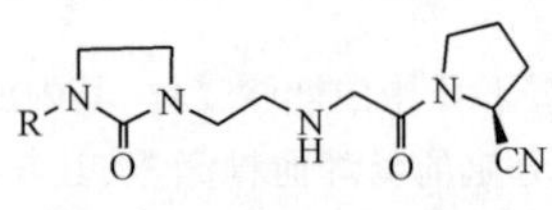

3: R=3, 4-dimethoxyphenyl

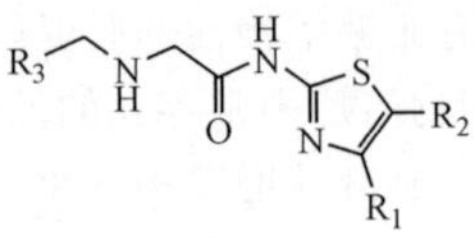

4: R_1=CH_3 , R_2=H , R_3= 3-methoxyphenyl
5: R_1=H, R_2=H , R_3= 3-methoxyphenyl

3 磺酰脲类药物

磺酰脲类降糖药物能够特异性地与胰岛 β-细胞膜外侧的 SU 受体（sulphonylurea receptor）结合，使细胞膜上的钾离子通道关闭，促进胰岛素的释放。国际糖尿病联盟及美国糖尿病学会均推荐将磺酰脲类药物作为大多数 2 型糖尿病患者的一线治疗药物。对磺酰脲类药物的结构改造已从单纯降血糖发展到对心血管及糖尿病肾病等的全面保护。

以格列美脲为先导物，将血小板 TXA_2 受体拮抗剂达曲班（doltroban）及 sulotraban 具有的苯磺酰胺结构与格列美脲具有的磺酰脲结构拼合，合成了磺酰胺取代的磺酰脲 **6** 和磺酰胺硫脲 **7** 两类衍生物，这些化合物在体外活性测试中均能增强离体大鼠胰岛的胰岛素释放，改善脂细胞中胰岛素刺激的葡萄糖转换[8]。化合物 **6a** 在上述活性测试中显示出较高的活性，在体内降糖活性测试中也具有很高活性，而且其能够显著提高胶原蛋白-肾上腺素引起的脑血栓模型中小鼠的存活率，这可能与其引入了血小板 TXA_2 受体拮抗剂的部分片段有关，具体机制还在进一步研究中。这为开发兼具有心血管保护作用的新型磺酰脲类降糖药物奠定了良好的基础。

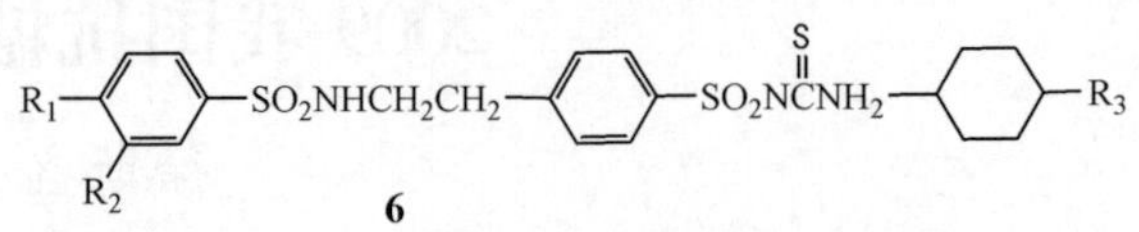

6
6a: R_1=Br R_2=H R_3=CH_3

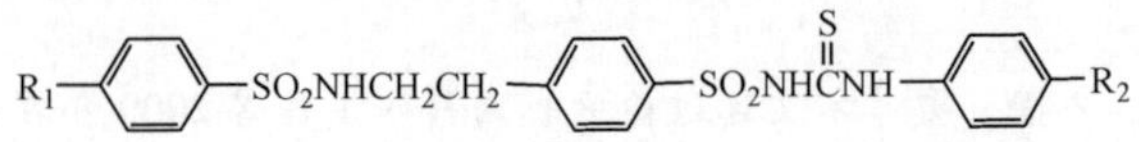

7

4 过氧化物酶体增殖激活受体（PPAR）激动剂

过氧化物酶体增殖激活受体（PPAR）是核受体家族，其存在有 3 种亚型，即 PPARα、PPARγ 和 PPARδ，通过结合特异的 DNA 序列来调节基因的表达。PPARα 的激活可以刺激游离脂肪酸基因的表达和脂质代谢。PPARδ 可控制体重增加提高胰岛素敏感性，改善动脉粥样硬化。PPARγ 的激活可提高胰岛素敏感性，有效改善胰岛素抵抗，纠正糖脂代谢异常，对胰岛 β 细胞有一定保护作用。噻唑烷二酮类药物（TZD）就是选择性 PPARγ 激动剂，已上市的罗格列酮（rosiglitazone）和吡格列酮（pioglitazone）对 2 型糖尿病具有较好疗效。但许多 TZD 类药物均具有肝毒性，因此研究高效低毒的选择性 PPARγ 激动剂、PPARα/γ 双重激动剂及 PPARα/γ/δ 三重激动剂成为研究的热点。

设计合成了一系列噻唑烷二酮类化合物，保留此类化合物所特有的噻唑烷二酮结构，在侧链引入磺酰胺基硫脲或脲的结构，希望在改善胰岛素敏感性的同时促进胰岛素的分泌。化合物 **8a** 和 **8b** 对 PPARγ 的反式激活作用的 EC_{50} 分别为 16 nmol/L 和 3 nmol/L。构效关系研究表明，芳环取代的硫脲比脂肪环取代的硫脲激动活性高，侧链为硫脲的 PPARγ 激动活性比侧链为硫脲的高[9]。

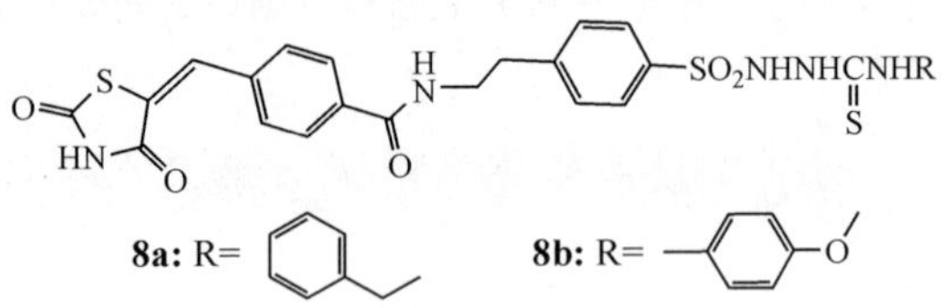

8a: R= 　 **8b:** R=

合成了 **9** 和 **10** 两个系列 2-哌嗪丙酸衍生物作为 PPARα/γ 双重激动剂，其中化合物 **10a** 在分别对 PPARα 和 PPARγ 反式激活作用测试中，EC_{50} 分别为 0.012 μmol/L 和 0.032 μmol/L，其激活 PPARα 作用大于阳性药罗格列酮，而对 PPARγ 的激活作用与罗格列酮相当。再进一步对 **10a** 的研究中发现，在遗传性糖尿病小鼠模型中，**10a** 的降糖活性高于罗格列酮，且呈剂量依赖性。更重要的是其具有显著的降血脂作用和控制体重，这可能与其 PPARα/γ 双重激动效果有关[10]。

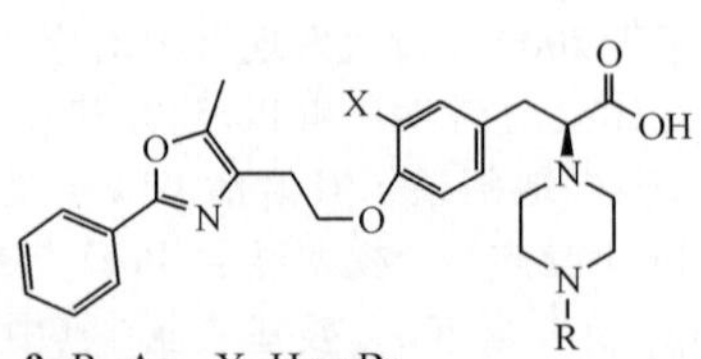

9: R=Ar 　X=H or Br
10: R=SO_2Ar 　X=H
10a: R=2-fluorophenylsulfonyl 　X=H

5 蛋白酪氨酸磷酸酶 1B（PTP1B）抑制剂

PTP1B 是蛋白酪氨酸磷酸酶（PTP）家族的一员，它可以使胰岛素受体激酶活化部位（IRK）的磷酸化酪氨酸残基去磷酸化，从而参与胰岛素信号途径的下调，最终导致胰岛素抵抗。另外，PTP1B 基因敲除的小鼠对肥胖症具有免疫性。PTP1B 作为抗糖尿病药物的新靶点具有显著优势，开发高效高选择性的 PTP1B 抑制剂是研究的热点，目前尚无上市药物出现，大多还处于临床研究。

我国科研人员积极从天然产物中寻找 PTP1B 抑制剂，并作为先导物进行结构修饰。对山楂酸（maslinic acid）进行结构修饰，在 C-2 和 C-3 位置骈合各种杂环，合成一系列衍生物，其中 **11** 和 **12** 两个化合物的 IC_{50} 分别为 0.61 μmol/L 和 0.64 μmol/L，它们对 PTP1B 的抑制活性比先导物山楂酸强 10 倍，进一步的构效关系以及评价胰岛素受体磷酸化的细胞模型正在研究中[11]。

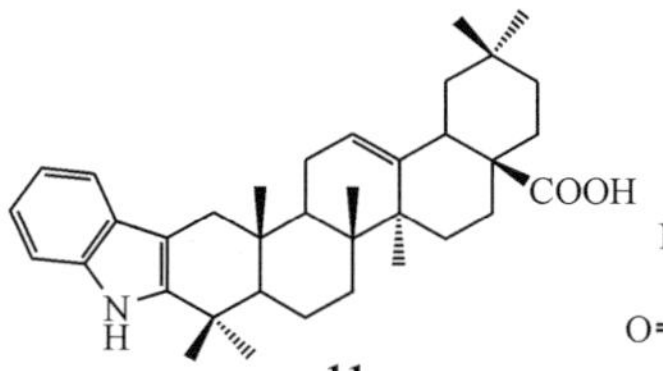

11

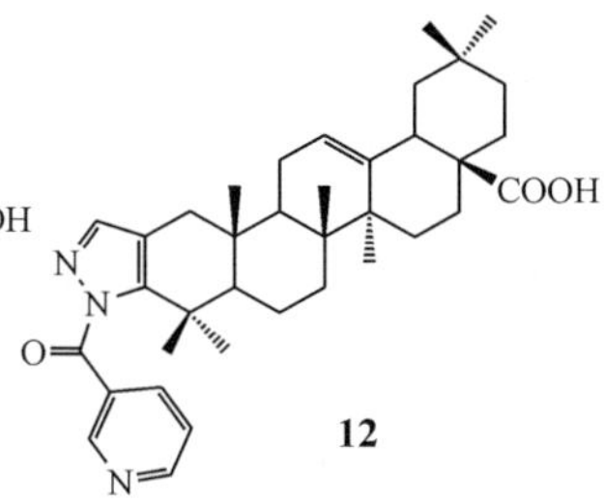

12

通过对葫芦科绞股蓝属达玛烷结构的苷元 **13** 进行结构修饰，在 3 位进行酯化、氧化、还原氨基化等反应，合成了一系列衍生物，其中化合物 **13a** 显示出最好的 PTP1B 抑制活性（IC_{50} 为 0.27 μmol/L），化合物 **13b** 对 PTP1B 显示出最好选择性（比 TCPTP 强 5 倍）[12]。

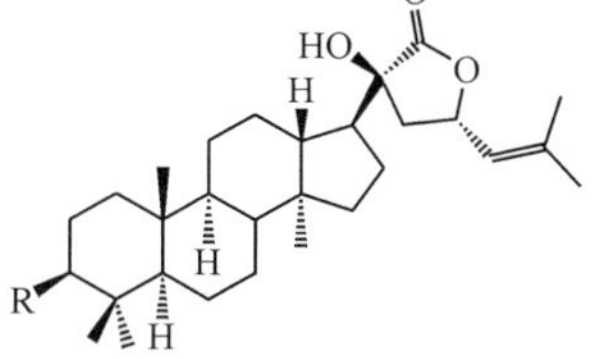

13: R= OH

13a: R= 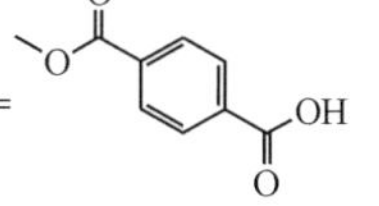

13b: R= 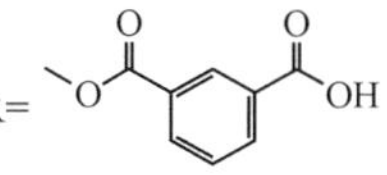

6 糖原磷酸化酶（GP）抑制剂和葡萄糖激酶（GK）激动剂

糖原磷酸化酶（GP）和葡萄糖激酶（GK）均为糖代谢过程中两个关键的限速酶。糖尿病患者肝糖显著增加是导致高血糖的主要原因之一，而肝糖的生成主要源于肝糖原的分解，GP 作为催化糖原分解的限速酶受到广泛的关注。GK 是糖酵解途径的第一个关键酶，将葡萄糖磷酸化成 6-磷酸葡萄糖，研究发现糖尿病患者体内普遍存在 GK 活性降低。

设计合成了一系列五环三萜类天然产物为新型的糖原磷酸酶抑制剂，包括科罗索酸、山楂酸、齐墩果酸及其熊果酸，并揭示了五环三萜与糖原磷酸化酶的复合蛋白晶体 X-衍射结构[13]。对天然的五环三萜进行结构修饰，在齐墩果酸和熊果酸的 A 环骈入吲哚，喹喔啉和吡嗪等杂环[14]，合成一系列衍生物，发现化合物 **14** 活性（IC_{50} 为 14 μmol/L）最好，与先导物齐墩果酸相当。构效关系研究发现 28 位为羧酸结构的衍生物比其苄酯形式的前体强，提示五环三萜的 28 位羧基与酶有重要的相互作用，游离羧基更有利于这种作用。

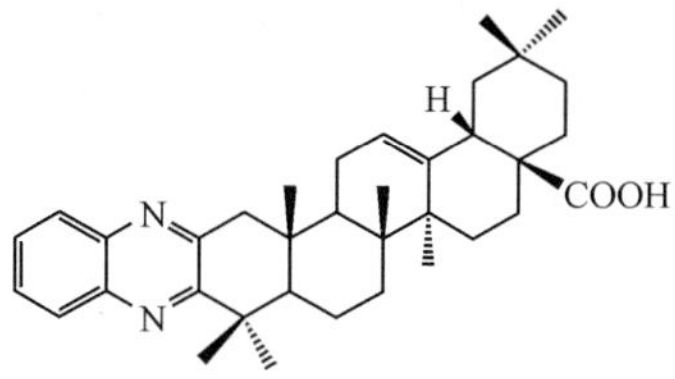

14

以罗氏公司的 RO-28-1675 为先导化合物，基于此类化合物所含氨基噻唑基团的体内代谢机制，设计了一系列全新的 *N*-噻唑芳基乙酰胺类化合物，化合物 **15** 具有最强的 GK 激动活性（EC_{50} 为 0.026 μmol/L），能够显著增加大鼠原代培养肝细胞的葡萄糖摄取和糖原合成，在口服糖耐量实验中也发现其能显著降低血糖水平，是一个潜在有效的口服葡萄糖激酶激动剂[15]。

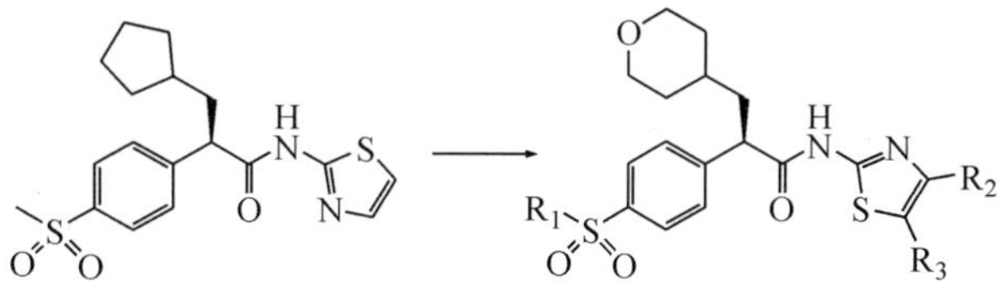

RO-28-1675　　**15:** R_1=Cyclopropyl　R_2=Isopropyl　R_3=H

通过高通量筛选获得了一类苯甲酰胺衍生物具有糖原磷酸化酶的抑制活性，化合物 **16** 的 IC_{50} 为 2.68 μmol/L[16]。化合物 **16** 与已报道的葡萄糖激酶激动剂具有相似的结构片段，推测其可能具有 GK 激动活性，因此设计合成了一系列苯甲酰胺衍生物，通过测试 GP 抑制活性和 GK 激动活性，发现 **16**，**17a**，**17b**，**17c** 均具有较好的双重活性，并通过分子模拟对接揭示这类化合物与 GK 和 GP 两个蛋白的作用模式，为进一步开发具有 GP 抑制和 GK 激动活性作用于双靶点的药物奠定了基础。

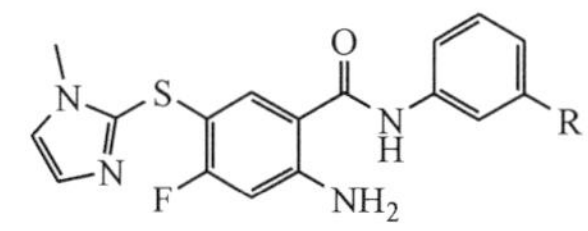

16

	R	IC_{50}（μmol/L）	EC_{50}（μmol/L）
16	NH_2	2.68	2.09
17a	CF_3	8.95	1.47
17b	CN	9.87	1.95
17c	F	30.9	2.04

7 α-葡萄糖苷酶(α-glucosidase)抑制剂

α-葡萄糖苷酶主要分布于小肠上皮绒毛膜刷状沿上,能够切断低聚糖非还原末端的α-1,4糖苷键释放出葡萄糖,这些葡萄糖被小肠吸收后进入血液循环就成为血糖。因此α-葡萄糖苷酶抑制剂是一类新型的口服降糖药,其通过抑制α-葡萄糖苷酶,阻断碳水化合物分解成单个葡萄糖,减缓餐后血糖的升高。临床上运用的药物主要为葡萄糖类似物阿卡波糖、米格列醇等。

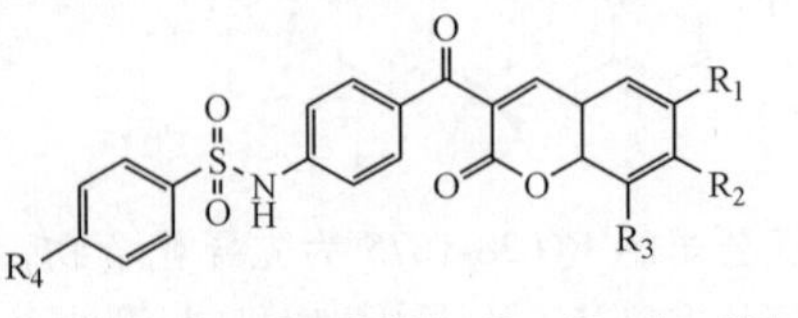

18: R_1=OCH_3 R_2=OCH_3 R_3=-H R_4=CH_3

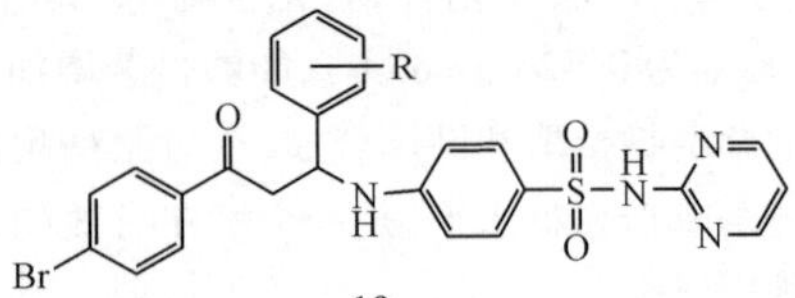

19

通过将具有α-葡萄糖苷酶抑制活性的苯磺酰胺取代的查耳酮结构片段骈入苯并吡喃酮的结构,合成了一系列苯并吡喃酮衍生物[17]。大部分衍生物都具有较好的α-葡萄糖苷酶抑制活性,其中化合物**18**具有最高的α-葡萄糖苷酶抑制活性。动物体内实验以确定这类化合物构效关系的研究正在进行中。通过Mannich反应,首次一步合成了具有磺胺嘧啶结构单元的Mannich碱型的β-氨基酮类衍生物**19**,部分化合物在低浓度范围就具有一定的α-葡萄糖苷酶抑制活性[18]。

8 钠-葡萄糖同向转运体-2(SGLT-2)抑制剂

钠-葡萄糖同向转运体(SGLT)是一种仅在肾小管和肠道基底外侧表达的蛋白,主要有SGLT-1和SGLT-2两种类型。临床试验表明,SGLT-2抑制剂通过抑制肾脏对葡萄糖的重吸收功能,来控制经肾小球过滤后血浆中葡萄糖的浓度,不仅对肾脏无损害,而且有助于防止糖尿病并发症的发生和加重。目前发现的SGLT-2抑制剂大多是C-或O-芳基葡萄糖苷,也有少数为N-或S-芳基葡萄糖苷。已进入临床研究的主要有dagapliflozin、T-1095和serliflozin。

根据dagapliflozin和serliflozin的结构特点,为了获得具有代谢稳定性和高效选择性的SGLT-2抑制剂,设计合成了全新的O-螺酮缩醛C-芳基葡萄糖的衍生物20和21[19]。此类化合物在结构上具有C-和O-芳基葡萄糖苷的双重结构特性,构效关系研究表明在芳基和葡萄糖之间骈入O-螺酮缩醛结构有利于增加SGLT-2的抑制活性以及对SGLT-2的选择性,化合物**22**抑制hSGLT-2的IC_{50}为3.8 nmol/L,抑制hSGLT-1的IC_{50}仅为0.7 μmol/L,hSGLT-2选择性比hSGLT-1高184倍,口服糖耐量实验显示化合物**22**能够促进糖尿且显著降低血糖水平。

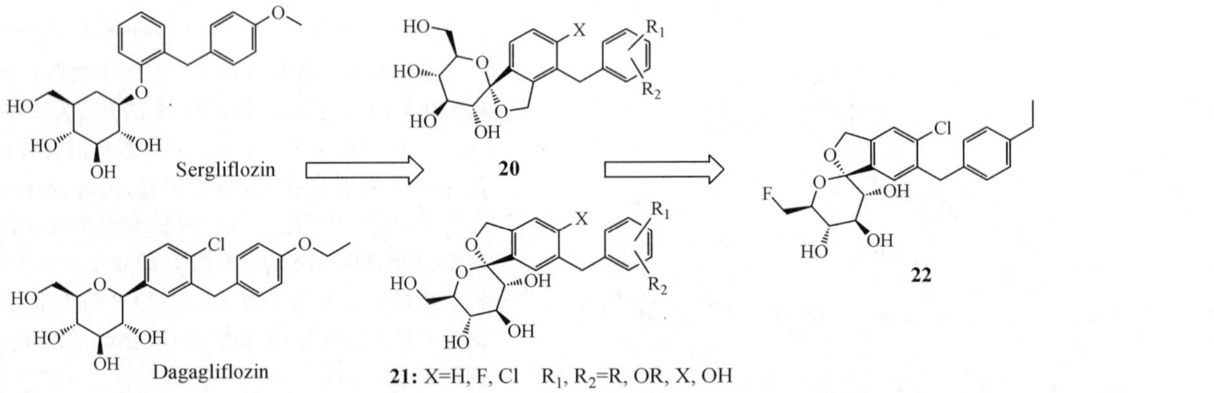

21: X=H, F, Cl R_1, R_2=R, OR, X, OH

设计合成了一系列含噻二唑的硫代糖苷类SGLT-2抑制剂**23**[20],通过小鼠口服糖耐量实验发现此类化合物均具有不同程度的降糖活性,其中**23a**降糖活性高于阳性药。构效关系研究显示苯环上烷基取代能增加化合物降糖活性,而卤素取代则不利于提高降糖活性,葡萄糖苷降糖活性优于半乳糖苷类化合物。

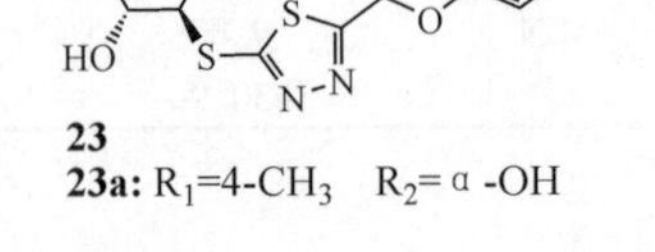

23

23a: R_1=4-CH_3 R_2=α-OH

9 11β-羟基固醇脱氢酶1型(11β-HSD1)抑制剂

研究发现,在2型糖尿病患者体内机体内糖皮质激素(glucocorticoid, GC)过量表达,皮质醇浓度升高是导致糖耐量减低糖尿病发生的重要因素之一,而11β-羟基固醇脱氢酶1型(11β-HSD1)是一种烟酰胺腺嘌呤二核苷酸依赖的还原酶,在肝脏和脂肪组织中高度表达,能够将人体内没有活性的皮质酮还原成有活性的皮质醇,从而提高局部组织的GC水平,加强GC的作用。11β-羟基固醇脱氢酶2型(11β-HSD2)是另一种类型的11β-羟基固醇脱氢酶,它能够将活性的皮质醇氧化成无活性皮质酮,抑制11β-HSD2可导致水钠潴留,低血钾症和高血压。因此设计合成高选择性高效的 11β-HSD1 抑制剂是各国药学工作者研究的热点,小分子 11β-HSD1 抑制剂 INCB-13739 等化合物均处于临床研究阶段。

通过基于结构的高通量筛选发现了化合物 **24**,测定其对小鼠体内和人体内 11β-HSD1 的抑制活性,基 IC_{50} 分别为 576 nmol/L 和 1 672 nmol/L[21]。以 **24** 为先导物,设计了一系列苯磺酰胺类的衍生物 **25**[22],其中 **25a** 对人体内 11β-HSD1 抑制活性最高,且对 11β-HSD2 抑制活性极低,具有极高的选择性。在糖尿病 ob/ob 小鼠模型中显示,**25a** 能够显著控制血糖水平,降低血脂水平,增加胰岛素敏感性,是一个有效的 11β-HSD1 抑制剂,进一步研究还正在进行中。

PPARγ 激动剂是具有显著降糖效果的一类药物,但由于其存在的一些副作用如促进脂肪形成,导致体重增加和机体脂质增加以及脂代谢紊乱。体外研究发现,抑制 11β-HSD1 能够抑制人体脂肪细胞的分化以及脂肪细胞的肥大,缓解 2 型糖尿病相关的代谢综合症。基于以上理论,运用拼合原理将已报道的 PPARγ 激动剂的结构片段与 11β-HSD1 抑制剂的结构片段,设计了一系列 α-芳氧基-α-甲基桂皮酸衍生物 **26**,其中化合物 **26a** 显示出最好的 PPARγ 激动活性和 11β-HSD1 抑制活性,EC_{50} 和 IC_{50} 分别为 6.62 μmol/L 和 0.71 μmol/L,为进一步开发具有 PPARγ 激动活性和 11β-HSD1 抑制活性双靶点作用药物打下了基础[23]。

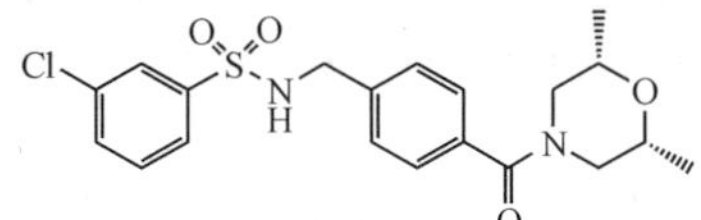

24

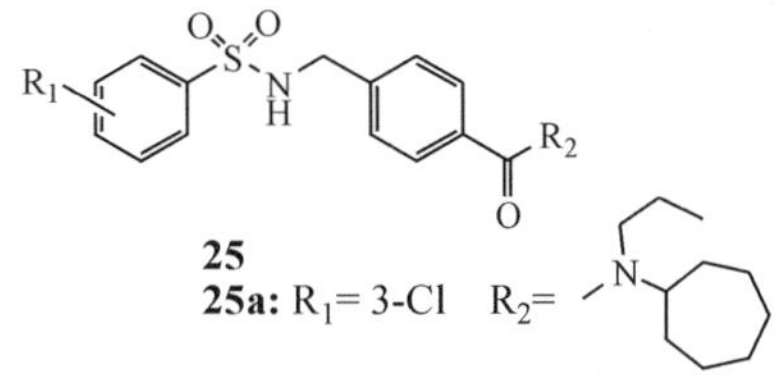

25

25a: R_1= 3-Cl R_2=

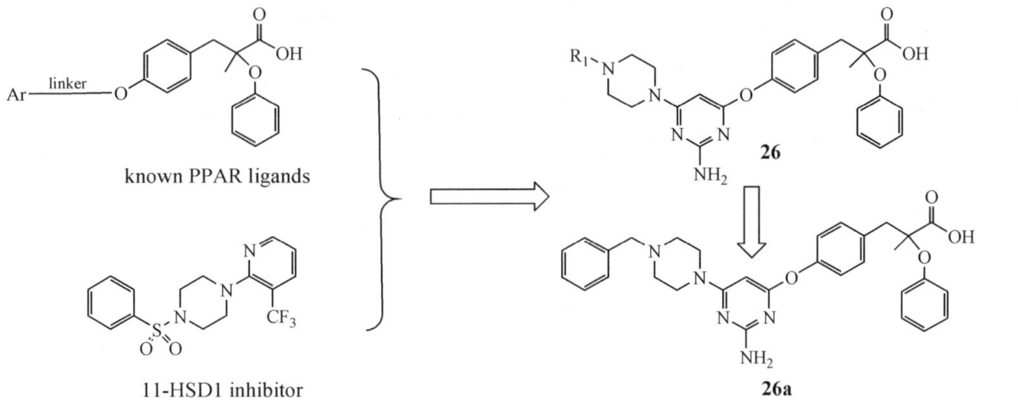

10 其他中药活性成分

除了上述对三萜类化合物研究发现其对不同作用靶点具有降糖活性外,对其他天然产物活性成分进行抗糖尿病作用及机制研究,也取得了一定成果。小檗碱是中药黄连的主要活性成分,具有明显的降血糖作用。最新研究表明,小檗碱能够以浓度和时间依赖的方式促进 HepG2 细胞胰岛素受体(InsR)的表达,同时使细胞表面的 InsR 数量增多[24]。小檗碱促进 HepG2 细胞的葡萄糖消耗作用依赖于胰岛素信号通路,应用 RNA 干扰技术沉默 InsR 基因则阻断上述作用。小檗碱通过依赖蛋白激酶 C(PKC)的方式激活 InsR 启动因子。动物实验表明,小檗碱能够降低 2 型糖尿病模型动物 Kkay 小鼠的空腹血糖,同时增加肝脏 InsR 的表达及 PKC 的活性。

苦瓜在很多国家用于糖尿病治疗,研究表明苦瓜含有多种降血糖成分,从苦瓜果实和种子中分离出的具有明显降糖作用的多肽是近来研究的热点。研究苦瓜多肽 PA 对四氧嘧啶糖尿病小鼠的降糖作用表明:皮下注射苦瓜多肽 PA 显著降低小鼠血糖值[25]。口服苦瓜多肽 PA 无降糖活性,苦瓜多肽与蛋白水解酶抑制剂口服联用显示:小鼠血糖值明显减低,血清胰岛素水平明显升高,小肠粘膜催化麦芽糖生成的葡萄糖量大幅降低,骨骼肌已糖激酶活性明显增强,四氧嘧啶对小鼠胰岛的选择性损伤得到缓解。推测苦瓜多肽降糖机制可能与抑制 α-葡萄糖苷酶活性,增强已糖激酶活性,保护或修复胰岛 β 细胞有关。

11 结 语

2009 年我国抗糖尿病药物研究取得了较大进展,针对糖尿病所出现的新靶点以及经典的抗糖尿病药物进行了广泛而深入的研究,设计合成了多个高效高选择性的化合物,运用各种体内糖尿病模型及体外模型进行药理活性筛选,在国内外权威期刊上发表了多篇文章,部分研究成果已处于世界领先水平。已有一候选药物在美国进入临床研究阶段。相信随着国内外糖尿病发病机制研究的不断深入,将进一步促进我国抗糖尿病要的研究,开发出更多具有临床应用价值的新型药物。

参考文献

1 Zhou JP, Ni SJ, Zhang HB, *et al*. Synthesis and bioactivity evaluation of dipeptidyl peptidase IV resistant glucagon-like peptide-1 analogues. *Protein Peptide Lett*, 2010: 1290-1295

2 Ni SJ, Zhang HB, Huang WL, *et al*. Solid phase synthesis of fatty acid modified glucagon-like peptide-1 (7-36) amide under thermal and controlled microwave irradiation. *Chin Chem Lett*, 2010, 21 (1): 27-30

3 Lin F, Wang R. Molecular modeling of the three-dimensional structure of GLP-1R and its interactions with several agonists. *J Mol Model*, 2009, 15(1): 53-65

4 Cho TP, Gang LZ, Long YF, *et al*. Synthesis and biological evaluation of bicyclo[3.3.0] octane derivatives as dipeptidyl peptidase 4 inhibitors for the treatment of type 2 diabetes. *Bioorg Med Chem Lett*, 2010, 20(12): 3521-3525

5 Cho TP, Long YF, Gang LZ, *et al*. Synthesis and biological evaluation of azobicyclo[3.3.0] octane derivatives as dipeptidyl peptidase 4 inhibitors for the treatment of type 2 diabetes. *Bioorg Med Chem Lett*, 2010, 20(12): 3565-3568

6 Wang LT, Zhang B, Ji JX, *et al*. Synthesis and evaluation of structurally constrained imidazolidin derivatives as potent dipeptidyl peptidase IV inhibitors. *Eur J Med Chem*, 2009, 44(8): 3318-3322

7 战付旭，赵桂龙，王玉丽，等. 含噻唑环的新型二肽基肽酶Ⅳ抑制剂的设计合成及其降血糖作用. 中国药物化学杂志，2009，19(05): 334-339

8 Zhang HB, Zhang YA, Wu GZ, *et al*. Synthesis and biological evaluation of sulfonylurea and thiourea derivatives substituted with benzenesulfonamide groups as potential hypoglycemic agents. *Bioorg Med Chem Lett*, 2009, 19(6): 1740-1744

9 Sha XY, Zhang HB, Huang WL, *et al*. Synthesis of thiazolidinedione derivates as selective PPARγ modulators. *Lett Drug Des Discov*, 2009, 6: 224-227

10 Zhou XB, Chen W, Xu C, *etal*. (S)-3-(4-(2-(5-Methyl-2-phenyloxazol-4-yl) ethoxy) phenyl)-2-(piperazin-1-yl) propanoicacid compounds: Synthesis and biological evaluation of dual PPARα/γ agonists. *Bioorg Med Chem Lett*, 2010, 20(8): 2605-2608

11 Qiu WW, Shen Q, Yang F, *et al*. Synthesis and biological evaluation of heterocyclic ring-substituted maslinic acid derivatives as novel inhibitors of protein tyrosine phosphatase 1B. *Bioorg Med Chem Lett*, 2009, 19(23): 6618-6622

12 Xu JQ, Shen Q, Li J, *et al*. Dammaranes from *Gynostemma pentaphyllum* and synthesis of their derivatives as inhibitors of protein tyrosine phosphatase 1B. *Bioorg Med Chem*, 2010, 18(11): 3934-3939

13 Wen XA, Sun HB, Liu J, *et al*. Naturally occurring pentacyclic triterpenes as inhibitors of glycogen phosphorylase: synthesis, structure-activity relationships, and X-ray crystallographic studies. *J Med Chem*, 2008, 51: 3540-3554

14 温小安，张迎霞，柳 军，等. 杂环并五环三萜化合物的合成及糖原磷酸化酶抑制活性. 中国药科大学学报，2009，40(06): 491-496

15 Li FY, Zhu QZ, Zhang Y, *et al*. Design, synthesis, and pharmacological evaluation of *N*-(4-mono and 4,5-disubstituted thiazol-2-yl)-2-aryl-3-(tetrahydro-2H-pyran-4-yl) propanamides as glucokinase activators. *Bioorg Med Chem*, 2010, 18(11): 3875-3884

16 Zhang L, Li HL, Zhu QZ, *et al*. Benzamide derivatives as dual-action hypoglycemic agents that inhibit glycogen phosphorylase and activate glucokinase. *Bioorg Med Chem*, 2009, 17(20): 7301-7312

17 Wang SJ, Yan JF, Wang XY, *et al*. Synthesis and evaluation of the α-glucosidase inhibitory activity of 3-[4-(phenylsulfonamido) benzoyl]-2H-1-benzopyran-2-one derivatives. *Eur J Med Chem*, 2010, 45(3): 1250-1255

18 唐雪梅，晏菊芳，张映霞，等. 4-[3-(4-溴苯基)-3-氧代-1-芳基丙氨基]-*N*-(嘧啶-2-基)苯磺酰胺的合成及其 α-葡萄糖苷酶抑制活性初步研究. 有机化学，2009，29，252(11): 1790-1798

19 Lv BH, Xu BH, Feng Y, *et al*. Exploration of O-spiroketal C-arylglucosides as novel and selective renal sodium-dependent glucose co-transporter 2 (SGLT2) inhibitors. *Bioorg Med Chem Lett*, 2009, 19(24): 6877-6881

20 王致峰，赵桂龙，刘 巍，等. 含噻二唑环的硫代糖苷类 SGLT2 抑制剂的设计、合成与降血糖活性研究. 有机化学，2010，30，259(06): 849-859.

21 Yang HY, Shen Y, Chen JH, *et al*. Structure-based virtual screening for identification of novel 11β-HSD1 inhibitors. *Eur J Med Chem*, 2009, 44(3): 1167-1171

22 Zhang X, Zhou Z, Yang HY, *et al*. 4-(Phenylsulfonamidomethyl) benzamides as potent and selective inhibitors of the 11β-hydroxysteroid dehydrogenase type 1 with efficacy in diabetic ob/ob mice. *Bioorg Med Chem Lett*, 2009, 19(15): 4455-4458

23 Ye YL, Zhou Z, Zou HJ, *et al*. Discovery of novel dual functional agent as PPARγ agonist and`11β-HSD1 inhibitor for the treatment of diabetes. *Bioorg Med Chem Lett*, 2009, 17(15): 5722-5732

24 Kong WJ, Zhang H, Song DQ, *et al*. Berberine reduces insulin resistance through protein kinase C-dependent up-regulation of insulin receptor expression. *Metabolism*, 2009, 58(1): 109-119.

25 刘红雨，付中平，周吉燕，等. 苦瓜降糖多肽 PA 对四氧嘧啶糖尿病小鼠的口服降血糖作用. 中药药理与临床，2009，25(04): 32-35

2009年我国微生物药物研究进展

司书毅[1],郑智慧[2],车永胜[3],张　华[2],蒋建东[1]

([1] 中国医学科学院医药生物技术研究所,北京 100050;
[2]华北制药集团新药研究开发有限责任公司,石家庄 050000;
[3]中国科学院微生物研究所,北京 100101)

摘　要　微生物药物是重要的临床用药,在抗感染和治疗肿瘤等方面具有不可替代的作用。本文通过检索近年来我国科研工作者在国内外学术期刊和学术会议上发表的文献,从创新微生物药物开发的现状、微生物药物筛选体系的建立和微生物来源先导化合物的发现三个方面综述我国微生物药物的主要研究进展。

微生物药物作为重要的临床用药,在抗感染、抗肿瘤、降血脂和抗器官移植排异免疫抑制方面等具有不可替代的作用。"十一五"期间,国家启动了"重大新药创制"和"艾滋病及病毒性肝炎等重大传染性疾病防治"两个重大专项支持创新药物的研发及抗感染药物的相关基础研究,为我国的创新微生物药物的研究注入了新的活力。近年来,我国在创新微生物药物研发及其相关基础研究方面取得了可喜的进步。

1　创新微生物药物的开发

2009年以来,两个创新微生物药物品种完成了临床试验,若干个新品种正处于临床试验阶段。由中国医学科学院医药生物技术研究所王以光教授等利用组合生物合成技术研发的异戊酰化螺旋霉素——可利霉素顺利完成了Ⅲ期临床试验,其广谱抗菌效果,尤其是抗耐药菌效果与现临床上用的阿奇霉素相当或更优,正在申请新药证书,标志着利用组合生物合成技术开发微生物药物即将进入实用阶段。由中国科学院上海药物研究所研发的1类氟喹诺酮类抗菌新药——盐酸安妥沙星,是左氧氟沙星的8-NH_2衍生物,与现有药物相比,其安全性及疗效,特别是药物代谢特征具有明显优势[1],2009年获得新药证书。而由中国医学科学院医药生物技术研究所郭慧元教授与浙江医药合作开发的1类新药——昌欣沙星是莫西沙星的8-二氟甲氧基类似物,具有广谱抗菌活性,其体内外抗肺炎链球菌和大肠杆菌活性与莫西沙星相当或略优于莫西沙星。昌欣沙星已于2009年获得了药物临床试验批件,现正处于Ⅰ期临床试验阶段。还有一个创新品种IMB-070593是7-取代哌啶基喹诺酮衍生物,其抗菌谱及抗菌活性与吉米沙星相当[2]。若干个喹诺酮新品种的开发标志着我国在合成抗菌药研究方面已逐步从仿制走向创新。

2　微生物药物筛选体系的建立

国家科技部资助支持了由中国医学科学院医药生物技术研究所牵头的"创新微生物药物高效筛选与发现技术平台研究"的药物筛选单元平台课题,参加单位有7个长期从事微生物药物研究的单位。与此同时,国家科技部还资助支持了中国医学科学院、上海医药工业研究院等综合大平台,以及华北制药集团的创新药物研发企业孵化器项目,若干个包含创新微生物药物研发的产学研项目,为微生物药物的创新奠定了良好的基础。

在药用微生物资源开发和规模化微生物药物筛选用微生物菌种库建设方面,中国医学科学院医药生物技术研究所已经建立起35 000多株(150 000多份)筛选用微生物菌种库;微生物产物样品库(35 000个样品),可供抗感染等药物活性筛选的天然与合成品纯品库也已达到45 000个样品。建立了40多种针对病毒感染、结核杆菌感染与持留、耐药细菌感染、恶性肿瘤发生与发展以及动脉粥样硬化发生发展等新药物靶标的新型药物筛选模型,包括成功地在国内首次建立起抗HCV感染的细胞模型[3],针对HIV和HBV病毒破坏宿主细胞抗病毒免疫蛋白APOBEC3G过程,建立了筛选阻断病毒Vif水解APOBEC3G的新型抗病毒筛选模型[4],HIV-1前体蛋白早成熟化激活剂筛选模型[5],以流感病毒RNA聚合酶为靶的抗流感病毒药物筛选模型[6];以病毒RNA核转运为靶点的抗HIV-1药物筛选模型[7];在抗结核药物筛选模型方面,建立了靶向细胞壁[8]、核糖体以及蛋白激酶[9]的药物筛选系统;在抗动脉粥样硬化药物筛选模型方面,建立了靶向清道夫受体CD36[10-11]和ABCA1的新型抗动脉粥样硬化药物筛选模型[12]。中国医学科学院医药生物技术研究所还建立了创新微生物药物高通量筛选体系,年筛选量100万样次。

华北制药集团作为我国微生物药物生产的大型企业,非常重视微生物新药筛选体系的建立,已建立起大规模的药用微生物菌种库和微生物发酵产物提取品库。筛选用微生物菌种库库存量也达到30 000多株,微生物发酵产物提取品库存量达到了64 000多份。

3　微生物来源先导化合物的发现

在微生物药物筛选与发现中,新型活性化合物的提取、分离和结构鉴定往往是研发的瓶颈。近年来,我国在这方面取得了显著的进步,据不完全统计,我国每年获得的新型微生物产物或新活性微生物产物已经达到 100 多个，每年在本行业的权威杂志 *Journal of antibiotics* 的研究论文也达到 10 多篇，另外一些稿件则发表在 *Journal of Natural Products* 和 *Organic Letter* 等杂志上。

中国医学科学院医药生物技术研究所获得了具有良好抗结核杆菌和耐药细菌的活性产物 antimycin A18（**1**）[13]、3277-2（**2**）[14]、sansanmycins（**3～9**）[15]、9792A（**10**）和 B（**11**）[16]等。其中 **1** 是以稻瘟菌为检定菌，从红树林植物内生放线菌 *streptomyces* sp. I07A-01824 发酵液中发现的具有抑制植物致病真菌活性的抗生素，对豆刺盘孢菌、番茄早疫病菌和草莓灰霉菌具有强抑制活性。**2** 是利用回旋酶 B 亚基为靶点的抗结核药物筛选模型筛选得到的曲霉 3277 发酵液中分离得到的一个新结构活性产物，其对结核分枝杆菌 H_{37} Rv 的 MIC 为 8 μg/mL。Sansanmycins 是 *Streptomyces* sp. SS 产生的一组尿苷肽类抗生素，已经分离得到 **3～9** 成分，其中 **3**、**4**、**5**、**8** 和 **9** 是新结构化合物，主要对铜绿假单孢菌和结核杆菌 H37Rv 具有中等抗菌活性，对一些耐药菌具有一定的抑菌活性。

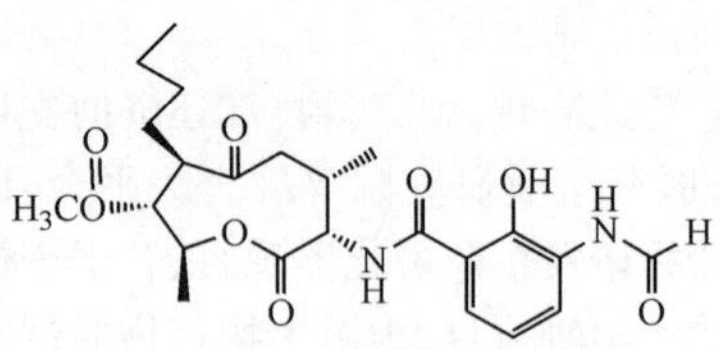

1

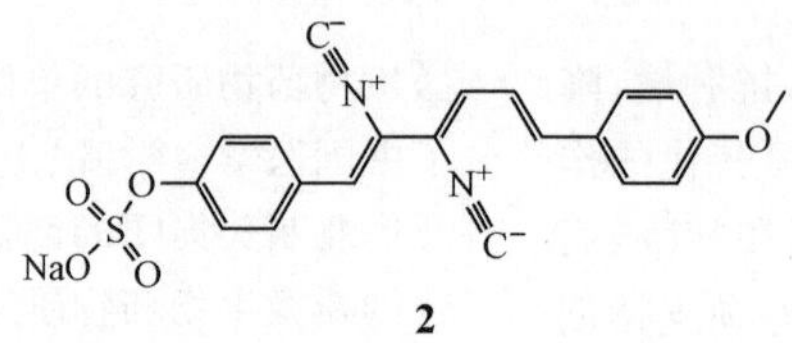

2

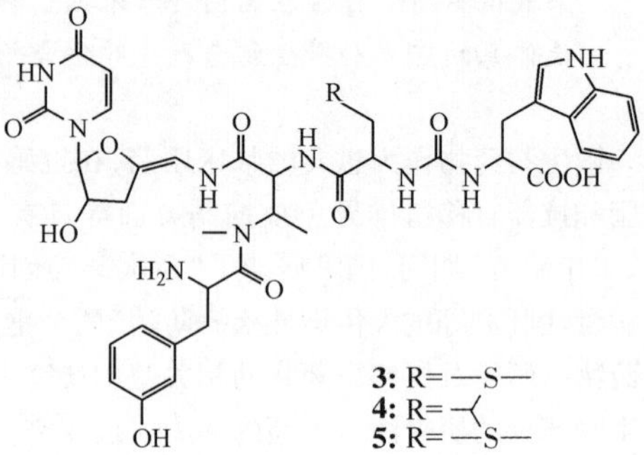

3: R= —S—
4: R= —⟨
5: R= —S—

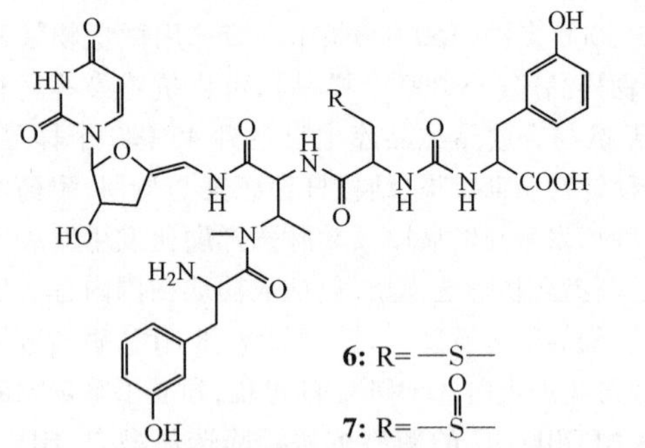

6: R= —S—
7: R= —S(=O)—

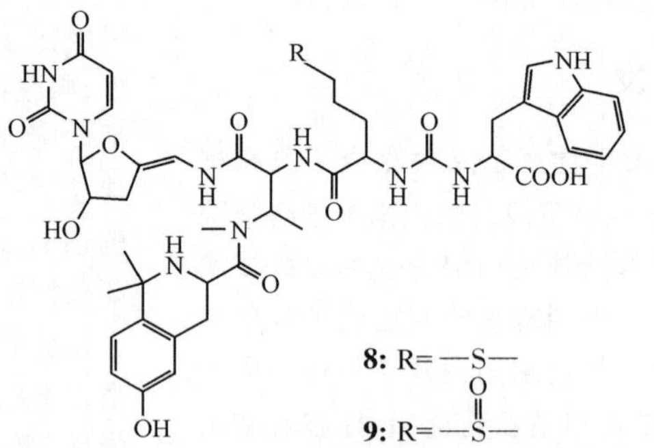

8: R= —S—
9: R= —S(=O)—

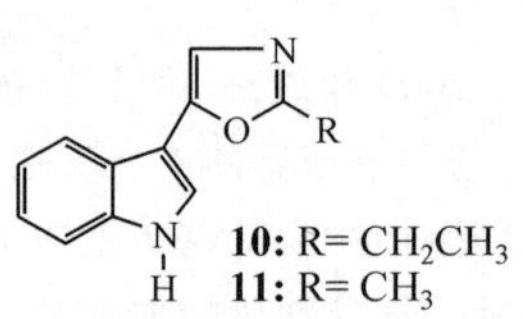

10: R= CH_2CH_3
11: R= CH_3

从各种丝状真菌发酵产物中筛选、分离纯化各种活性产物，取得了可喜成绩。其中在抗肿瘤活性产物研究中获得 3 个呫酮类化合物 F02Z-1593 I（**12**）、J（**13**）、T（**14**）；其中 **12** 鉴定为 Austocystin D 均表现出很好的体外抗肿瘤活性，另外还得到 2 个含有环氧庚烯的新的嘧啶生物碱类新化合物 Oxepinamide D（**15**）和 E（**16**），该化合物对肝 X 受体具有中等的激动活性，EC_{50}分别为 5.6，6.8 μg/mL[17]。

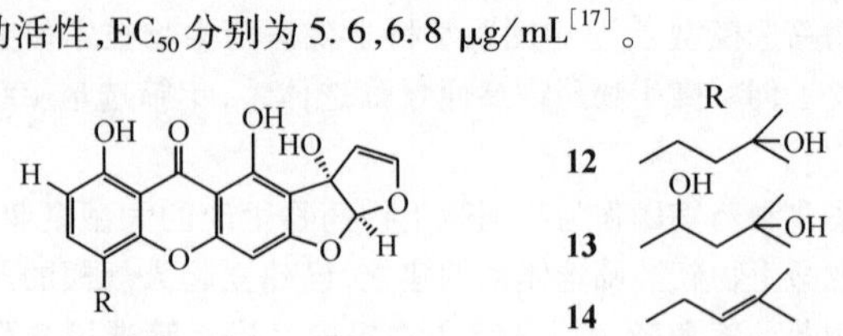

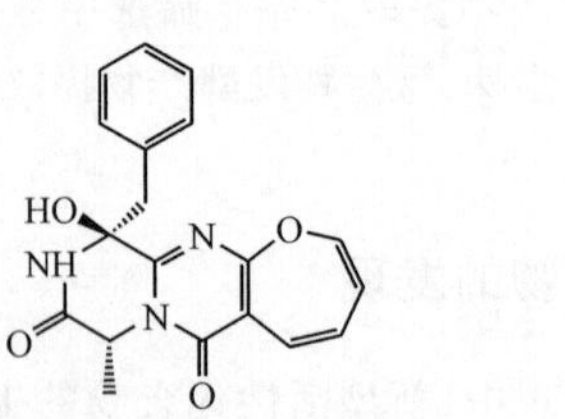

15

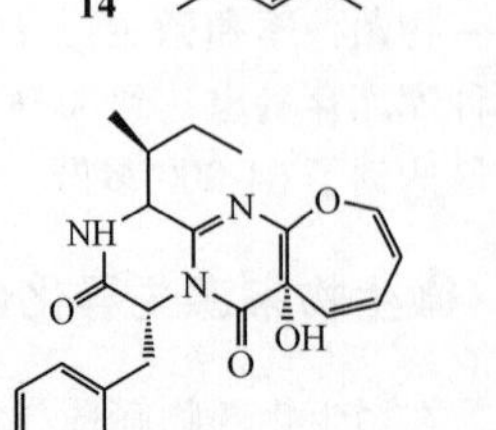

16

在组织蛋白酶 B 抑制剂研究中，从一种真菌发酵液分离鉴定出一活性产物，确认为 thielavin B（**17**），其对组织蛋白酶 B 具有较好的抑制活性，IC_{50}为 1.85 μg/mL[18]。

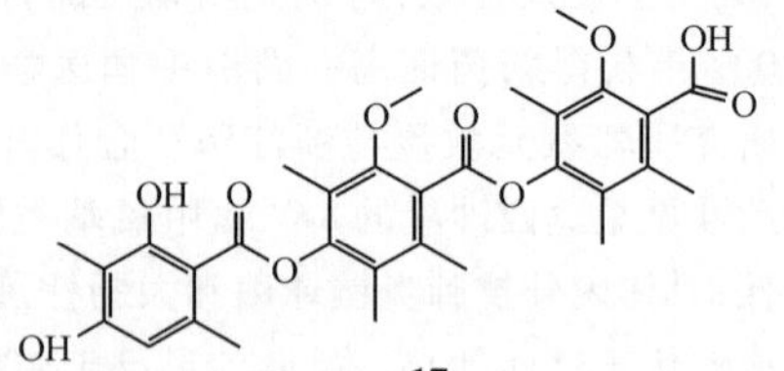

17

从一株真菌的踝节菌属菌株中分离得到 4 个新的四烯内酯类化合物（**18～21**），该类化合物在体外对组织蛋白酶表现出一定的活性，IC_{50}为 4～10μmol/L[19]。

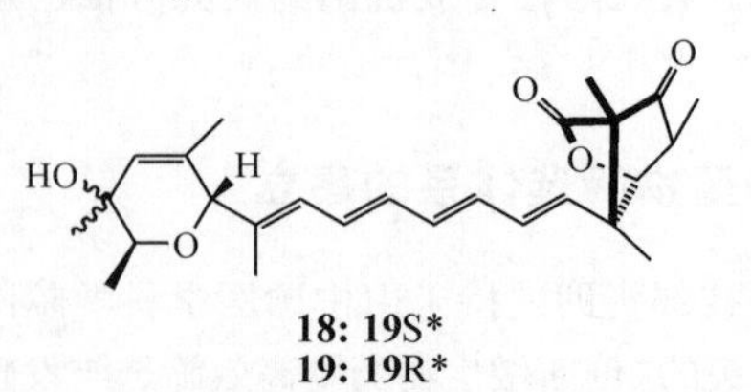

18: 19S*
19: 19R*

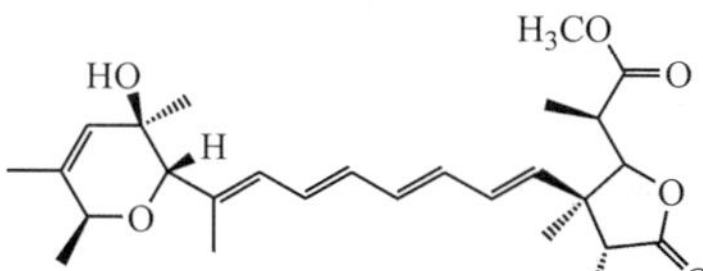

20

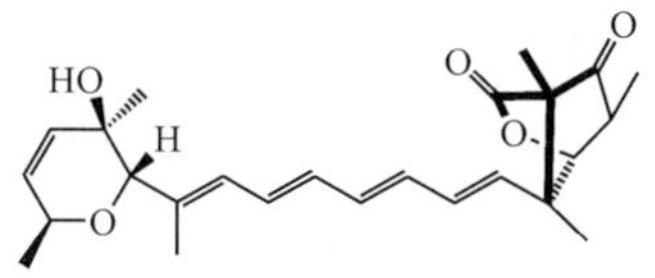

21

从一株短密青霉(*Penicillium brevicompactum*)的发酵液中分离得到霉酚酸(**22**)家族的两个新成员 FO1-1358A(**23**)和 FO1-1358B(**24**),其对单磷酸次黄嘌呤脱氢酶的活性与霉酚酸相近[20]。

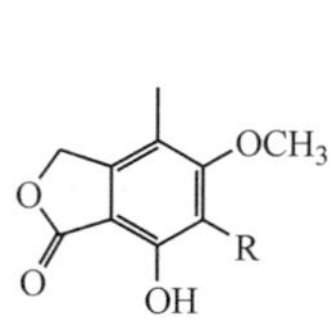

22 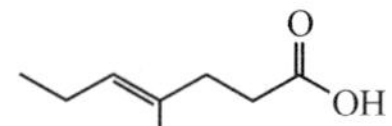

23 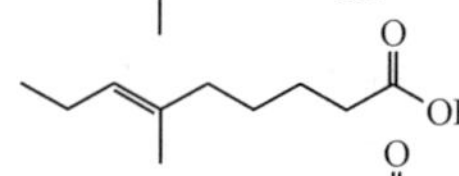

24 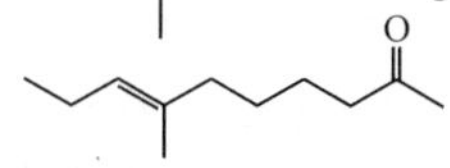

从一株曲霉(*Aspergillus psedodeflectus*)菌株发酵液中分离得到了 5 个新的倍半萜酯化合物(**25** ~ **29**),该类化合物对对肝 X 受体具有中等的激动活性,EC_{50}为 3 ~ 8μg/mL。

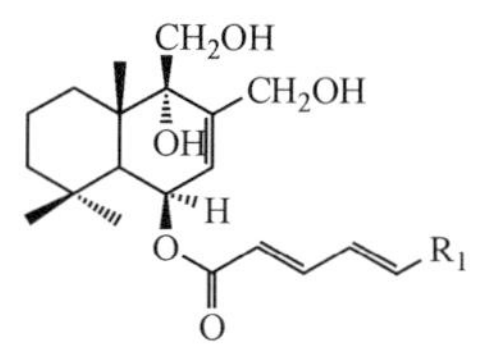

R_1=CH_3 (**25**) 或CHO (**26**)

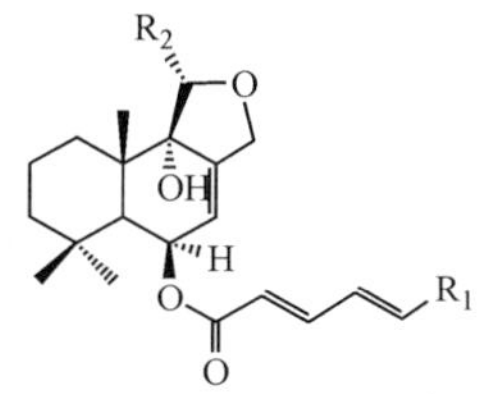

R_1=CHO, R_2=CO (**27**) 或OH (**28**)
R_1=$CHOCHCH_3$, R_2=CO (**29**)

在进行新型免疫相关疾病治疗药物靶点-二氢乳清酸脱氢酶(Dihydroorotate dehydrogenase, DHODH)抑制剂筛选过程中,研究发现壳二孢呋喃酮(ascofuranone, **30**)与壳二孢氯素(ascochlorin, **31**)对 DHODH 有非常强的抑制活性,其 IC_{50}分别为 0.07 μg/mL 和 0.51 μg/mL[21]。

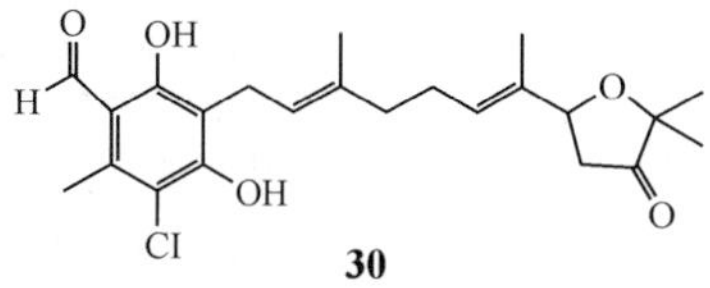

30

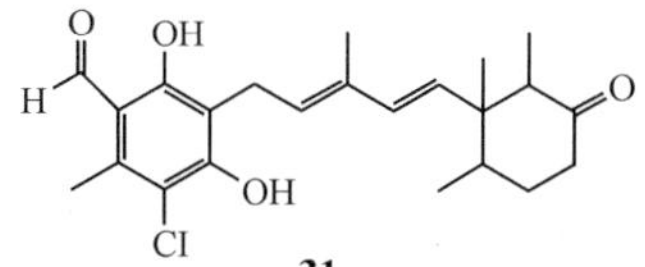

31

中国科学院微生物研究所车永胜课题组近年来潜心从事微生物来源的次级代谢产物分离纯化和结构鉴定研究,2009 年以来主要依据"真菌生存策略导向的活性物质发现"研究思路,选择部分西藏冬虫夏草定殖真菌、植物与地衣内生真菌和低温真菌等特殊资源进行了系列的化学研究,共分离微生物产物 350 个,其中发现约 150 个新结构次生代谢产物,部分具有新颖骨架类型或显著的药理活性。在从特殊真菌资源中发现的约 150 个新结构中,有 15 个化合物具有新颖的骨架类型部分化合物(**32** ~ **39**)发表在权威期刊上。其中,首次发现的 thiepinols(噻湶脑类)和 cytosporolides 等部分新骨架化合物分别被本领域权威综述期刊 *Nat Prod Rep* 列为 2009 年"热点报道"之一。在新结构化合物的相关活性研究中,发现了 6 个对金黄葡萄球菌具有较强抗菌活性的新化合物,其中 1 个的 IC_{50}为 0.29 μmol/L;发现 1 个化合物对白色念珠球菌的 IC_{50}为 1.57 μmol/L,与阳性对照药物两性霉素 B 相当;发现 1 个化合物对严重危害农作物的串珠镰刀菌的 IC_{50}为 0.22 μmol/L,强于现有杀菌剂。发现 10 个强肿瘤细胞毒活性的化合物(IC_{50}小于 1.0 μmol/L)。选择 2 个进行了初步作用机制研究,发现它们能激活死亡受体及线粒体介导的肿瘤细胞凋亡。

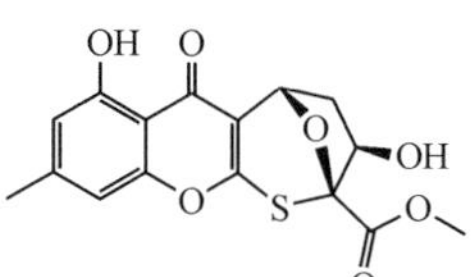

32

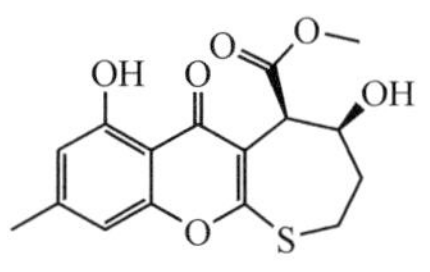

33

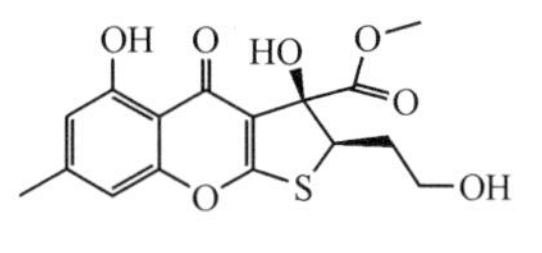

34

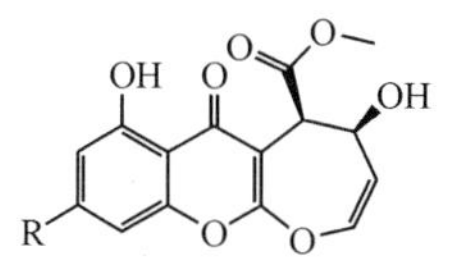

35: R=CH_3
36: R=CH_2OH

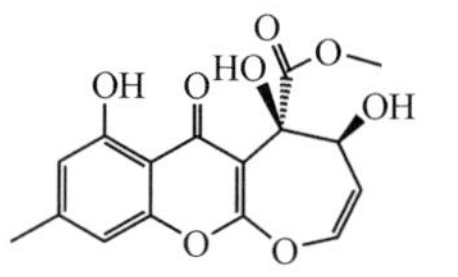

37

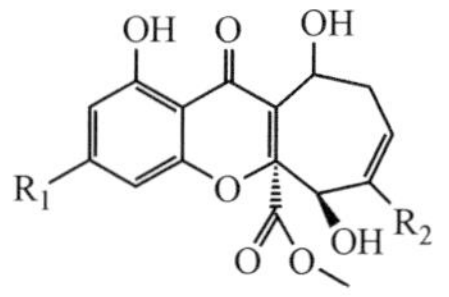

38: R_1= CH_3, R_2= H

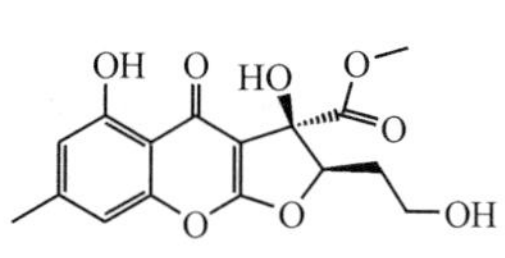

39

源于地衣内生真菌 *Coniochaeta* sp 的 Thiepinols(**40**, **41**-**44**)和 thienol(**45**, **56**)[22];oxepinochromenone(**47**)和 furochromenone(**48**)[23]。从西藏高海拔土壤样品中分离的低温真菌 *Cytospora* sp. 发酵产物中分离得到的化合物[24]。

该课题组从植物内生真菌 *Pestalotiopsis fici* 中发现的新结构活性分子已在本领域重要期刊发表了系列研究论文,并申请了专利[CN 101538537A]。同时，依据 Diels-Alder 反应机理推测了相关化合物的生物合成途径（化合物49～53）。

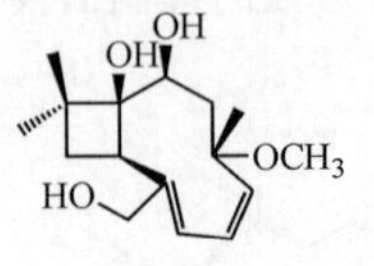

40

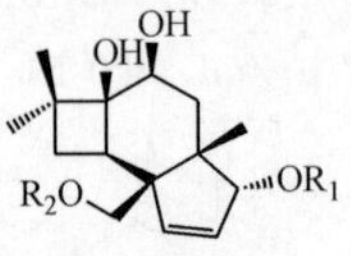

41: R_1=Me, R_2=H
42: R_1=H, R_2=Ac
43: R_1=Ac, R_2=H
44: R_1=H, R_2=H

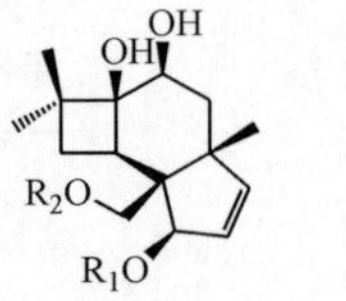

45: R_1=Me, R_2=H
46: R_1=Ac, R_2=Ac

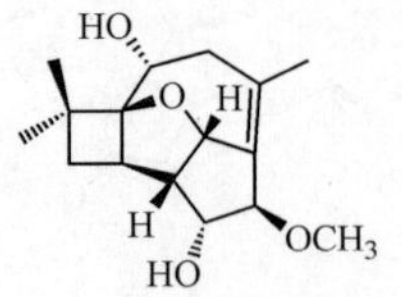

47

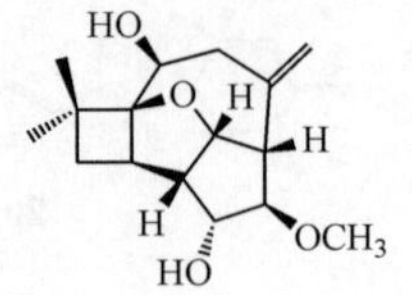

48

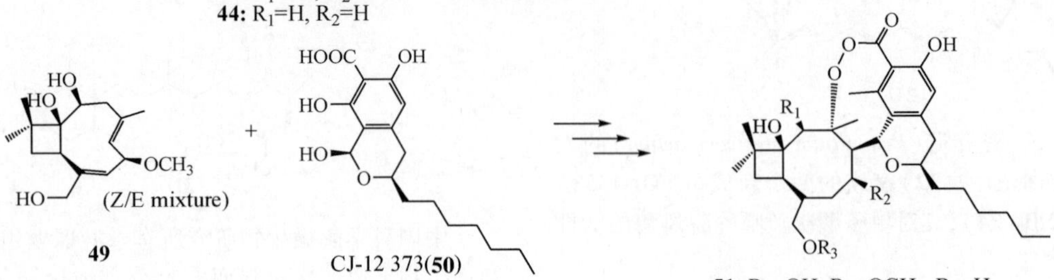

49　CJ-12 373(**50**)

51: R_1=OH, R_2=OCH_3, R_3=H
52: R_1=H, R_2=OH, R_3=H
53: R_1=OH, R_2=OCH_3, R_3=Ac

2009年以来，我国在 *Journal of Antibiotics* 共发表25篇论文，其中有关新微生物产物的报道的有20篇。从 *Streptomyces bingchenggensis* 发酵液中分离得到一个新的大环内酯类化合物 ST906（**54**），该化合物剂量依赖性地抑制 HCT-116 人结肠癌细胞，IC_{50} 为 4.8μg/mL[25]，在相同的发酵液中，他们还分离得到2个新的环五肽化合物 Bingchamides A（**55**）and B（**56**），两个化合物具有一定的抑制 HCT-116 结肠癌细胞活性[26]，另外，还从 *Streptomyces microflavus* neau3 中分离得到新的 nemadectin 同系物（**57**）[27]。从 *Streptomyces avermitilis* NEAU1069 中分离得到一个新的 β 族 milbemycin（**58**）[28]。

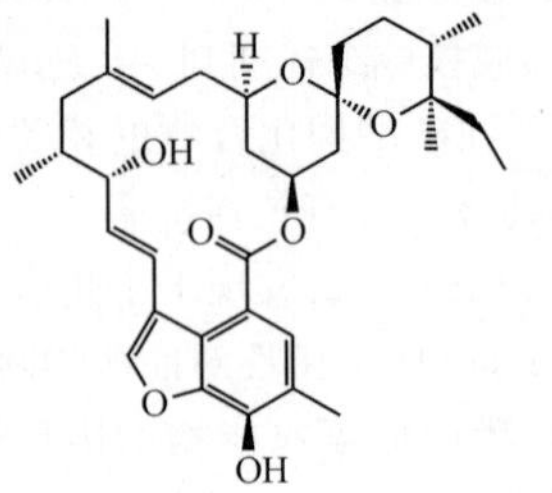

54

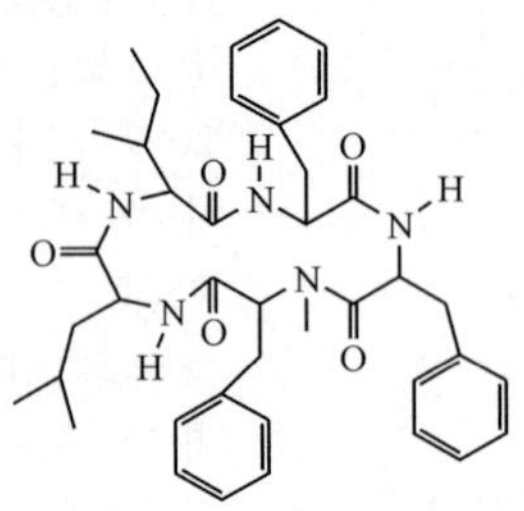

55

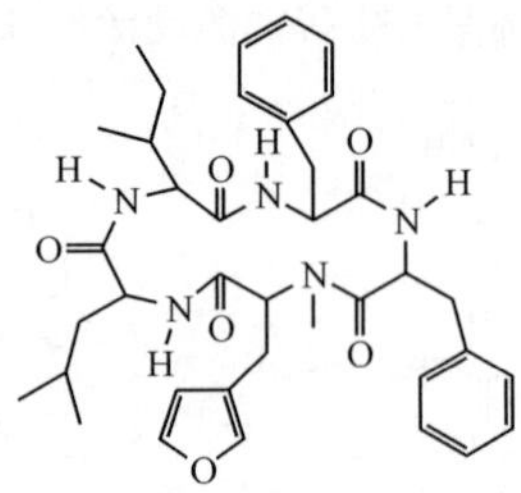

56

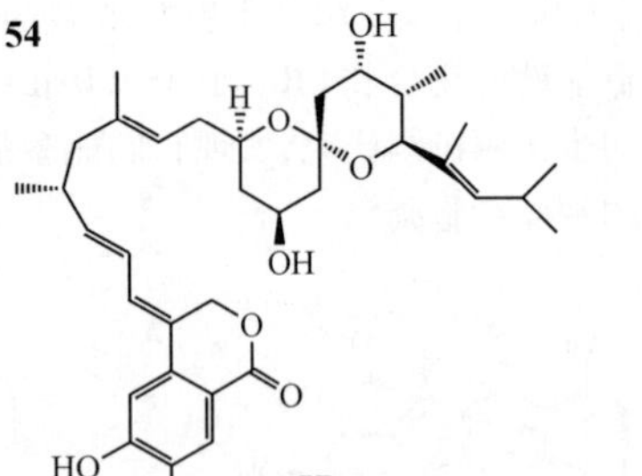

57

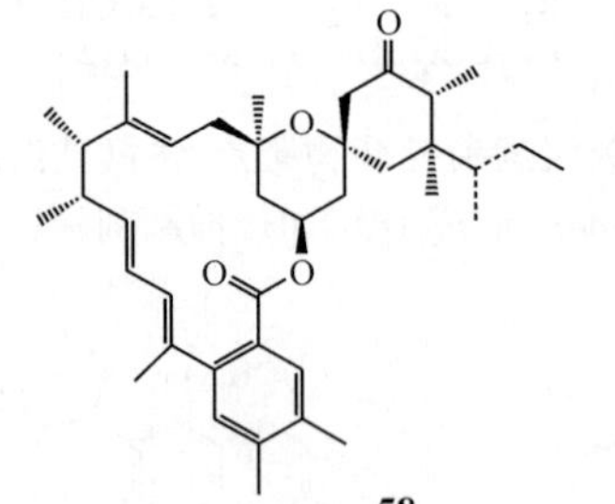

58

从 epothilone A 和 B 产生菌 *S. cellulosum* strain So0157-2 的大规模发酵液中分离得到5个新的 epothilone 类衍生物（**59**～**63**）生物活性测定结果显示，**59** 和 **60** 的细胞毒性略弱于 epothilone B[29]。

从 *S. alboflavus* 313 发酵液中分离得到一个新的环缩六肽化合物（**64**），其对金黄色链球菌及 MSRA 的 MIC 均为7.81[30]。

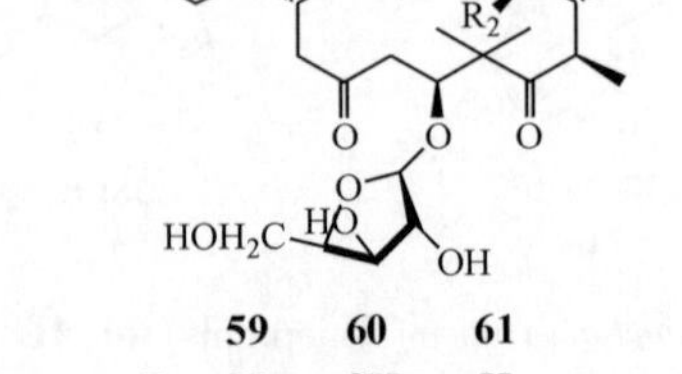

	59	**60**	**61**
R_1	H	CH_3	H
R_2	CH_3	CH_3	H

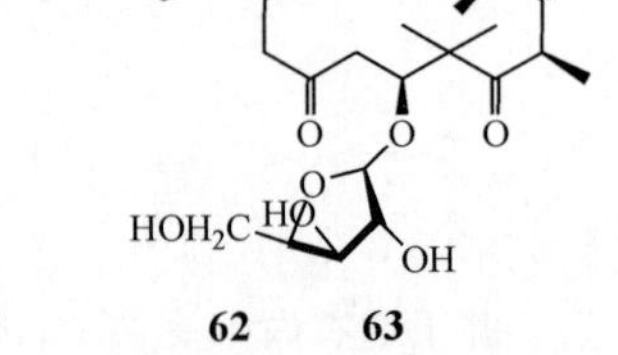

	62	**63**
R	CH_3	CH_2OH

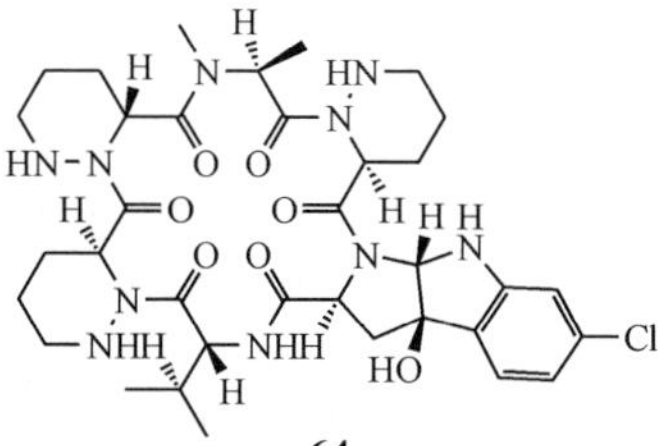

64

从 *Streptomyces sannanensis* 发酵液中分离得到一个细胞毒性的生物碱类化合物(**65**)[31]。

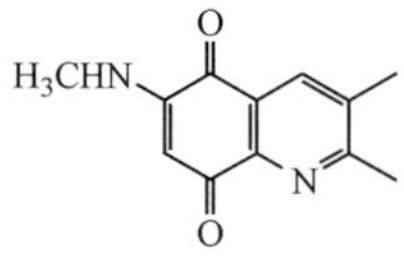

65

从 *Lactarius vellereus* 果实中分离得到高度取代的倍半萜类化合物 Velleratretraol(**66**)[32]。从柳珊瑚共生的解淀粉芽孢杆菌 SCSIO 00856 发酵液中分离得到两个具有抗菌和抗病毒活性的 24 元大环内酯类化合物 Macrolactin V(**67**,**68**)[33]。

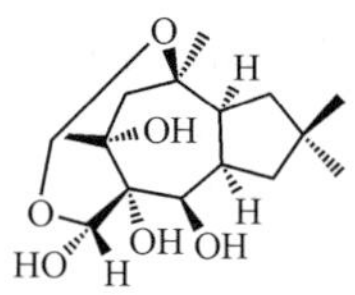

66

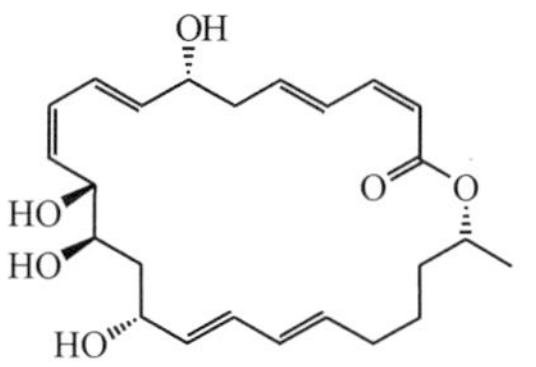

67

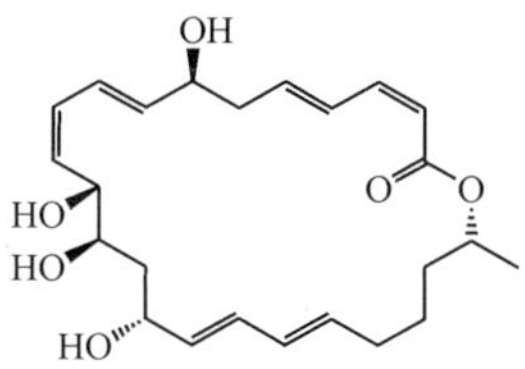

68

从深海沉积物的青霉菌发酵液中分离得到 4 个新的生物碱:meleagrin D(**69**)、meleagrin E(**70**)、roquefortine H(**71**)和 roquefortine I(**72**)[34]。

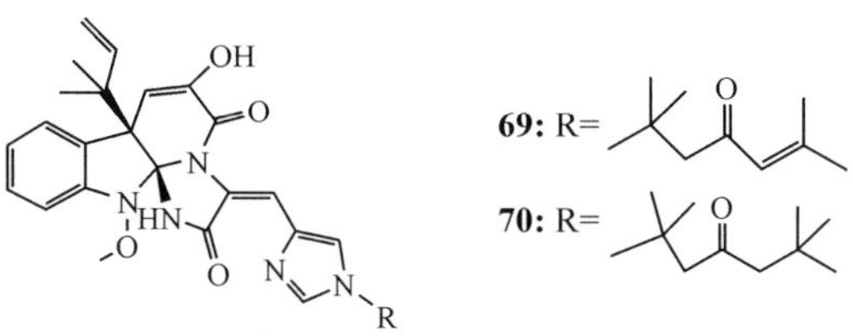

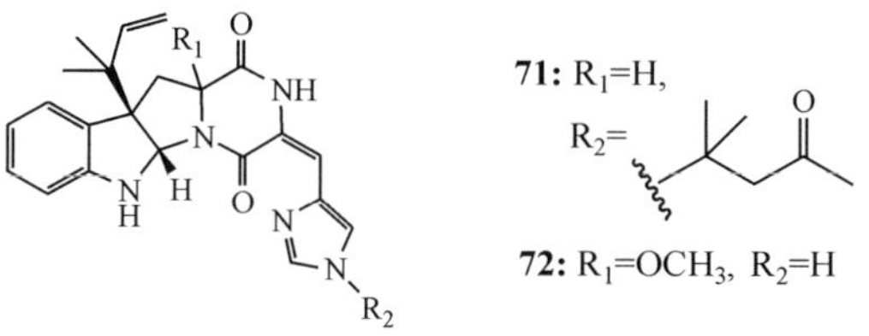

从 *Sorangium cellulosum* So0157-2 中分离得到两个 18 元环 epothilones 同系物 epothilone M(**73**)和 epothilone N(**74**)[35]。

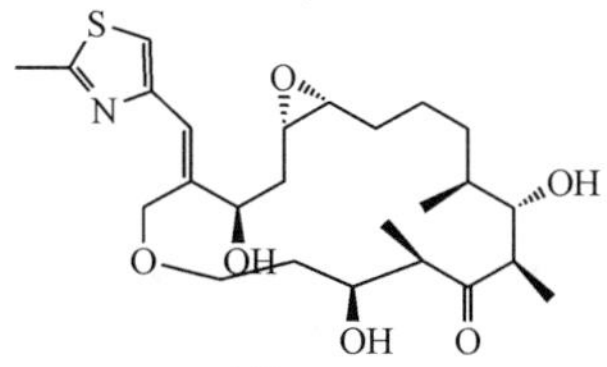

73

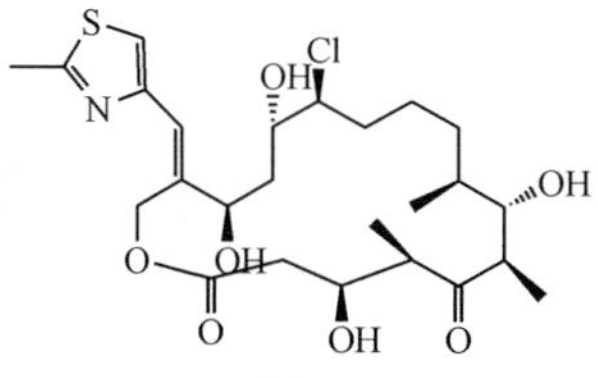

74

中国科学院微生物研究所张立新研究组通过比较阿维菌素高产菌株和模式菌株的基因表达差异,精确定位与抗生素产量相关的关键基因 σhrdB,并针对它进行基因工程改造,协调细胞内初级和次级代谢,将工业生产菌株中阿维菌素的产量提高了 52%。高效菌株在 180 吨发酵罐上产量达到 6 382 μg/mL,生长和产生阿维菌素水平稳定,为企业也创造了巨大的经济和社会效益。该成果发表在 2010 年 6 月 7 日发表在美国科学院院报(PNAS)上[36]。高效阿维菌素高产菌株的成功获得表明精确工程能够用于优化复杂调控系统中的次级代谢产物产量,对提高其他微生物活性代谢产物的效能也有一定的指导意义。

4 结 语

自 2009 年以来,我国的创新微生物药物的研究呈现欣欣向荣的趋势,尤其是创新微生物药物筛选平台的建设,新一轮的创新微生物药物的筛选与发现研究,大量新的微生物产物的发现与结构确定,为创新微生物药物的发现奠定了基础。面临着新的超级耐药菌的威胁,众多的病毒性感染疾病尚无有效的药物,我们期待着新的微生物药物不断产生,为我国和人类战胜疾病获得更有力的武器。

参考文献

1 陈代杰,戈 梅,罗敏玉. 细菌感染药物的研究历程与趋势. 中国抗生素杂志,2009,34:45-50

2 刘明亮,郭慧元. 近年喹诺酮的结构修饰及药理活性研究进展. 中国抗生素杂志,2009,34:51-59

3 Peng ZG, Fan B, Du NN, *et al*. Small molecular compounds that inhibit hepatitis C virus replication through destabilizing Hsc70 mRNA. *Hepatology*, 2010,52(3):845-853

4 Cen S, Peng ZG, Li XY, *et al*. Small molecular compounds inhibit HIV-1 replication through specifically stabilizing APOBEC3G. *J Biol Chem*,2010,285(22):16546-16552

5 陈 全,李晓宇,刘振龙,等. HIV-1 前体蛋白早熟化激活剂筛选模型的建立及应用. 第十一届全国抗生素(微生物药物)学术会议论文集,2009:45-52

6 魏晓路,李晓宇,刘振龙,等. 以流感病毒 RNA 聚合酶为靶点的抗病毒药物筛选和药效学评价方法的建立. 第十一届全国抗生素(微生物药物)学术会议论文集,2009:53-57

7 刘振龙,李晓宇,张 全,等. 以病毒 RNA 核转运为靶点的抗 HIV-1 药物筛选模型的建立. 第十一届全国抗生素(微生物药

物)学术会议论文集,2009:187-193
8 Gao P, Guan Y, Song D, *et al*. A cell-based screening system for detection of inhibitors toward mycobacterial cell wall core. *J Antibiot (Tokyo)*,2009,62 (6):315-318
9 邵天舒,魏玉珍,李秋萍,等. 微生物来源抗结核药物高通量筛选模型的建立和应用. 第十一届全国抗生素(微生物药物)学术会议论文集,2009:58-63
10 Xu Y, Wang J, Bao Y, *et al*. Identification of two antagonist of the scavenger receptor CD36 using a high-throughput screening model. *Anal Biochem*. 2010,400(2):207-212
11 Wang L, Bao Y, Yang Y, *et al*. Discovery of antagonists for human scavenger receptor CD36 via an ELISA-like high-throughput screening assay. *J Biomol Screen*,2010,15(3):239-250
12 Gao J, Xu Y, Yang Y, *et al*. Identification of upregulators of human ATP-binding cassette transporter A1 via high-throughput screening of a synthetic and natural compound library. *J Biomol Screen*,2008,13(7):648-656
13 Yan LL, Han NN, Zhang YQ, *et al*. Antimycin A18 produced by an endophytic *Streptomyces albidoflavus* isolated from a mangrove plant. *J Antibiot*,2010,63:259-261
14 张勇忠,赵宏艳,郝雪琴,等. 曲霉 3277 次级代谢产物中抗结核活性成分研究. 中国抗生素杂志,2009,34(10):596-603
15 Xie YY, Xu HZ, Sun CH, *et al*. Two novel nucleosidyl-peptide antibiotics: Sansanmycin F and G produced by *Streptomyces* sp SS. *J Antibiot*. 2010,63(3):143-146
16 樊秀勇,郝雪秦,姜　威,等. 抗生素9792A 和 B 的分离与结构鉴定及抗结核活性研究. 中国抗生素杂志,2010,35(5):346-356
17 Dong YS, Lin J, Lu XH, *et al*. *Helvetica Chimica Acta*,2009,92(3):567-574
18 郝伟丽,林　洁,郑智慧,等. 真菌来源的组织蛋白酶 B 抑制剂 F04ZA-1203A 的研究. 中国抗生素杂志,2009,34(9):526-528
19 董悦生,林　洁,路新华,等. 邬氏黄丝曲霉产生的四个新组织蛋白酶抑制剂 Wortamannilactones E-G. 2008 中国药学会学术年会暨第八届中国药师周论文集. 2008 中国药学会学术年会暨第八届中国药师周论文集
20 Lu XH, Zheng ZH, Zhang H, *et al*. Two new members of mycophenolic acid family from *Penicillium brevicompactum* Dierckx. *J Antibiot*,2009,62:527-529
21 齐巧娟,路新华,郑智慧,等. 微生物来源的二氢乳清酸脱氢酶抑制剂 F01WB-1315A. B,2009,49(4):485-491
22 Wang Y, Niu S, Liu S, *et al*. The first naturally occurring thiepinols and thienol from an endolichenic fungus *Coniochaeta* sp. *Org Lett*,2010, doi:10.1021/ol102168z
23 Wang Y, Zheng Z, Liu S, *et al*. Oxepinochromenones, furochromenone, and their putative precursors from the endolichenic fungus *Coniochaeta* sp. 2010,73(5):920-924
24 Li Y, Niu S, Sun B, *et al*. Cytosporolides A-C, antimicrobial meroterpenoids with a unique peroxylactone skeleton from *Cytospora* sp. *Org Lett*,2010,12(14):3144-3147
25 Xiang WS, Wang JD, Wang XJ, *et al*. A novel macrolide compound from *Streptomyces bingchenggensis*: fermentation, isolation, structure elucidation and biological properties. *J Antibiot*,2009,62:229-231
26 Xiang WS, Wang JD, Wang XJ, *et al*. Bingchamides A and B, two novel cyclic pentapeptides from the *Streptomyces bingchenggensis*: fermentation, isolation, structure elucidation and biological properties. *J Antibiot*,2009,62:501-505
27 Xiang WS, Wang JD, Wang M, *et al*. New nemadectin congener from *Streptomyces microflavus* neau3: fermentation, isolation, structure elucidation and biological activities. *J Antibiot*,2010,63:171-175
28 Wang M, Yang XH, Wang JD, *et al*. New b-class milbemycin compound from *Streptomyces avermitilis* NEAU1069: fermentation, isolation and structure elucidation. *J Antibiot*,2009,62:587-591
29 Wang JD, Zhang H, Ying LP, *et al*. Five new epothilone metabolites from Sorangium cellulosum strain So0157-2. *J Antibiot*, 2009, 62:483-487
30 Guo ZY, Ji ZQ, Zhang JW, et al. NW-G01, a novel cyclic hexapeptide antibiotic, produced by *Streptomyces alboflavus* 313: II. Structural elucidation. *J Antibiot*,2010,63:231-235
31 Li YQ, Zheng D, Li J, *et al*. Sannanine, a new cytotoxic alkaloid from *Streptomyces sannanensis*. *J Antibiot*,2009,62:647-648
32 Luo DQ, Zhao LY, Shi YL, *et al*. Velleratretraol, an unusual highly functionalized lactarane sesquiterpene from *Lactarius vellereus*. *J Antibiot*,2009,62:129-132
33 Gao CH, Tian XP, Qi SH, *et al*. Antibacterial and antilarval compounds from marine gorgonian-associated bacterium Bacillus amyloliquefaciens SCSIO 00856. *J Antibiot*,2010,63:191-193
34 Du L, Feng T, Zhao BY, *et al*. Alkaloids from a deep ocean sediment-derived fungus *Penicillium* sp. and their antitumor activities. *J Antibiot*,2010,63:165-170
35 Lu CH, Liu XL, Li YZ, *et al*. Two 18-membered epothilones from *Sorangium cellulosum* So0157-2. *J Antibiot*,2010,63:571-574
36 Zhuo Y, Zhang WQ, Chen DF, *et al*. Reverse biological engineering of hrdB, to enhance the production of avermectins in an industrial strain of *Streptomyces avermitilis*. *Proc Acad Sci USA*, 2010, 107:11250-11254

2009 年我国生物技术药物研究进展

李　谦，王友同

（中国药科大学生命科学与技术学院，南京 210009）

摘　要　通过检索2009 年我国生物技术药物科技工作者在国内外主要学术刊物发表的论著，选择具有重要创新意义和较强应用价值的新生物技术药物进行总结和简要介绍，主要包括基因重组融合蛋白、细胞因子、酶类药物、重组抗体药物、基因重组抗菌肽、基因疫苗、RNA 干扰等方面的研究成果。

现代生物技术以基因为源头，以基因工程和基因组工程为主导技术，与其他高技术相互交叉融合，运用功能基因组学、蛋白质组学、生物信息学等现代生化与分子生物学技术，结合基因工程、蛋白质工程、细胞工程等，使得生物技术药物的研究开发如火如荼。我国已经出台了一系列发展生物技术产业的政策，提出把生物产业培育成我国高技术领域的支柱产业和国家战略性新兴产业。

1　基因重组融合蛋白

融合蛋白是通过基因重组技术将两种或多种蛋白或蛋白结构域的编码区依该码首尾连结在一起，表达产生的一种新的蛋白质。它在结构和功能上被赋予了与人源化重组蛋白完全不同但又有一定关连的特性，因此融合蛋白在新生物技术药物的开发上占有重要的地位。近年来融合蛋白研究成果倍增，其分子融合设计的目的主要有（1）延长功能性蛋白在体内的半衰期，最常见融合的是人血清白蛋白；（2）靶向性，靶向性的蛋白主要有毒素、抗体、分子伴侣等；（3）两种或两种以上功能蛋白结构域融合，使其生物学作用互补或增强；（4）具有抗菌作用的融合蛋白。

人β干扰素-人血清白蛋白融合蛋白（IFNβ-HSA）　采用免疫学方法对毕赤酵母转化子进行筛选，得到人β干扰素-人血清白蛋白融合蛋白（IFNβ-HSA）高产菌株，发酵罐产量达 500 mg/L，融合蛋白纯度达到96%。Western blotting 杂交表明融合蛋白具有人血清白蛋白和人β干扰素的抗原性，细胞病变抑制法测定 IFNβ-HSA 比活性为 1.96×10^7 IU/mg。对高产菌株进行诱导表达，产量达 500 mg/L[1]。

Apo-tPA 融合蛋白　将编码人组织型纤溶酶原激活剂功能区的基因片段△t-PA 与鸡 VLDLy 组装前体 apo-B100 进行融合，定向克隆到 $pCDNA_3$ 表达载体 CMV 启动子下游，构建 $pCDNA_3$-apo-ΔtPA 表达载体。将 $pCDNA_3$-apo-ΔtPA 用脂质体包裹后转染体外培养的鸡胚肝细胞。结果显示，融合基因在鸡胚肝细胞中能够表达并分泌到细胞外，48 h 表达水平最高达 575.3 ng/10^6（cells·24 h），表达产物活性为 135.8 IU/10^6（cells·24 h）[2]。

融合蛋白 STH　以凝血酶识别序列为连接肽，把葡激酶连接到水蛭素 N-端而得到的。STH 会在血栓部位被凝血酶降解，释放出葡激酶和水蛭素，从而发挥双重作用并减轻出血的危险。SDS-PAGE 和免疫印迹分析表明，连接肽可以专门被凝血酶识别并切割。经测定在融合蛋白的水蛭素的 N-端会被葡激酶和连接肽封闭，而阻碍水蛭素的抗凝血活性。实验表明，在 C-末端的水蛭素对凝血酶保留了其高亲和力。此外，STH 的溶栓效果有所改善，并在动物体内有降低出血的危险。因此，STH 在溶栓治疗中可能发挥其双功能作用并在体内血栓部位释放抗凝血活性，还可能减少出血的风险[3]。

人甲状旁腺激素（1-34）二联体与人血清白蛋白融合蛋白　构建人甲状旁腺激素（1-34）二联体与人血清白蛋白融合蛋白的表达载体，并表达得到该融合蛋白，醇诱导表达 3d 后融合蛋白的产量为 127 mg/L[4]。

人血清白蛋白和粒细胞集落刺激因子融合蛋白　构建重组人血清白蛋白粒细胞集落刺激因子（HSA-hG-CSF）表达载体，用毕赤酵母表达该重组蛋白。Western-blotting 分析表明融合蛋白具有粒细胞集落刺激因子免疫原性。NFS-60 细胞测活实验表明体外活性达到约 4.0×10^7IU/mg[5]。

人 Leptin 基因融合蛋白　克隆了人 Leptin 基因，构建重组原核表达载体 PEGX-5X-3/Leptin 并在大肠杆菌中表达，表达产物的相对分子质量同预期值一致，融合蛋白为 *Mr* 45 000，GST 蛋白为 *Mr* 29 000。20，40 mg/L 的 GST-Leptin 融合蛋白与 GST 蛋白组相比可以明显促进细胞的生长，且促进作用有一定的浓度依赖性[6]。

截短型胰高血糖素样肽-1 融合蛋白　为了延长截短型胰高血糖素样肽-1（shorted glucagon like peptide-1，sGLP-1）在血浆中的半衰期，将 sGLP-1 的 C 端与人血清白蛋白（human albumin，HSA）的 N 端通过 6 个氨基酸的柔性连接子融合在一起，构建了融合表达菌株 Pichia pastorisGS115/sGLP-1-HSA。经 5L 发酵罐培养，甲醇诱导 48 h，表达量可达 0.8 g/L。纯化后，经 HPLC 分析产物纯度达 95%，回收率达 60%。正常小鼠糖耐量实验和对 GK2 型糖尿病模型鼠的治疗证明 sGLP-1/HSA 具有明显的降糖效果[7]。

表皮生长因子受体干扰序列-白细胞介素 24 的融合蛋白（EGFRi-IL-24）　利用 pET-22b 表达系统在大肠杆菌中表达重组表皮生长因子受体干扰序列-白细胞介素 24 的融合蛋白（EGFRi-IL-24），Ni-NTA 亲和层析柱纯化表达产物。纯化后纯度超过 90%，该融合蛋白对 MCF-7 细胞的体外抑制

率最高达到72.1%[8]。

重组CTB-GADⅢ蛋白 构建了霍乱毒素B亚单位(Cholera toxin B subunit,CTB)与谷氨酸脱羧酶65(glutamic acid decarboxylase65,GAD65)串联三肽GADⅢ(包括p217—236,p524—538,p290—306)的融合基因CTB-GADⅢ。重组菌株经乳糖诱导后,以包涵体形式表达融合蛋白,Mr约为17.6k。纯化后,可以得到五聚体结构的CTB-GADⅢ。神经节苷脂GM1(monosialoganglioside)结合实验表明重组CTB-GADⅢ蛋白可以与GM1特异性结合,表明该融合蛋白保持了CTB形成五聚体的生物活性。使用该重组蛋白在NOD小鼠8周龄、10周龄和12周龄时滴鼻免疫小鼠共3次,可以显著降低小鼠的发病率,达到治疗1型糖尿病的作用[9]。

DNaseⅡ融合蛋白(PLTD) 首次构建了LHRH-TAT-DNaseⅡ(PLTD)重组蛋白,其中LHRH可作为导向部分,靶向结合肿瘤细胞。TAT蛋白转导域作为跨膜转运载体,将DNaseⅡ转运至肿瘤细胞内,使DNaseⅡ在细胞内发挥细胞凋亡作用。表达的PLTD蛋白占菌体总蛋白的60.7%,而且PLTD重组蛋白具有消化λDNA的酶活性。纯化后的PLTD重组蛋白对不同类型的肿瘤细胞增殖具有抑制作用,对肿瘤细胞有诱导凋亡的作用,而且PLTD蛋白对移植于动物体内的肿瘤细胞具有明显的抑制作用[10]。

EGFRvIII-HBcAg融合蛋白 表皮生长因子变种III(EGFRvIII)在多种肿瘤中常见,在正常组织中比较少见,是理想的肿瘤定向治疗标靶。构建EGFRvIII-HBcAg融合蛋白,有更强的抗体诱生能力,并增加IFN-γ分泌细胞的数目。动物实验证明。EGFRvIII-HBcAg融合蛋白能抑制Renca-vIII(+)细胞介导的病毒生成,诱发机体产生针对EGFRvIII表达型肿瘤的保护反应[11]。

BDNF-LINGO-1-Fc融合蛋白 青光眼源于视网膜神经节细胞的死亡,脑神经营养因子(brain-derived neurotrophic factor,BDNF)可以延缓视网膜神经节细胞的凋亡,LINGO-1蛋白会对一些营养途径产生负反馈调节。将BDNF与LINGO-1-Fc结合制得融合蛋白,此蛋白可以阻止视网膜神经节细胞在高眼压条件下的死亡,证明LINGO-1拮抗剂和BDNF结合使用可以为慢性高眼压模型中的视网膜神经节细胞提供长期保护[12]。

KGLP-1/HSA融合蛋白 胰高血糖素样肽-1(GLP-1)具有治疗2型糖尿病的巨大潜力,但是在体内很快就被降解并清除。在GLP-1的N-端增加一个Lys残基得到KGLP-1,并将其与人血清白蛋白(HAS)结合制得KGLP-1/HSA融合蛋白。KGLP-1/HAS保留了GLP-1活性,药效持续时间也得到极大延长[13]。

CTLA-4Ig融合蛋白 研究发现,CTLA-4Ig融合蛋白对高脂饮食饲养的载脂蛋白E基因缺陷小鼠(ApoE-/-)动脉粥样硬化病变有抑制作用。CTLA-4Ig融合蛋白能够阻抑高脂饮食饲养的ApoE-/-小鼠动脉粥样硬化进程,其增加斑块内血管平滑肌细胞生成胶原作用有助增加AS斑块的稳定性[14]。

PEP-1-CAT融合蛋白 观察细胞穿透肽PEP-1介导CAT转导入在体大鼠心肌组织的能力,探究PEP-1-CAT融合蛋白对在体大鼠心肌缺血再灌注损伤的保护作用。PEP-1能够介导CAT以时间依赖的方式转导入在体大鼠心肌组织,转导入大鼠心肌组织内的CAT具有相应的酶活性,PEP-1-CAT融合蛋白预处理对在体大鼠心肌缺血再灌注损伤具有保护作用[15]。

靶向IL18-EGF融合蛋白 探讨靶向IL18-EGF融合蛋白抑制人肝癌细胞株SMMC-7721增殖的作用及对人肝癌裸鼠动物模型抑瘤率的影响。给Balb/c裸鼠注射SMMC-7721细胞,结果裸鼠瘤周注射IL18-EGF合并NK细胞能抑制SMMC-7721移植瘤的生长,表明IL18-EGF具有体内的抗肿瘤效应[16]。

天蚕素B和表皮生长因子融合蛋白 全基因合成了带有凝血酶切割位点的天蚕素B和表皮生长因子融合基因,天蚕素B和表皮生长因子融合蛋白在Rosetta-gami2(DE3)宿主菌中得到了有效表达,表达量约占全菌总蛋白的30%。Western blot分析显示,表达产物可与表皮生长因子单克隆抗体特异结合,融合蛋白的表达形式为包涵体,纯化、复性后的融合蛋白具有促BALB/c3T3细胞生长的活性,在5L发酵罐中进行发酵,1次可收获菌体约60g,为研究具有抗菌和促伤口愈合的双功能药物奠定了基础[17]。

靶向表皮生长因子受体的寡肽与力达霉素强化融合蛋白 制备了一种特异性靶向EGFR的寡肽配体与力达霉素的强化融合蛋白(Ec-LDP-AE),将纯化的Ec-LDP蛋白与力达霉素发色团进行组装,构建Ec-LDP-AE,目的蛋白分泌至大肠杆菌周质腔中,产量为每升发酵液18mg活性蛋白,纯度为95.3%。Ec-LDP蛋白对EGFR高表达的肿瘤细胞系A431和MCF-7具有较强的免疫结合活性,而对不表达EGFR的NIH3T3细胞则无结合活性。免疫荧光实验证实,Ec-LDP蛋白可与A431细胞膜受体结合,对体外培养的肿瘤细胞有强烈的杀伤作用。制备的强化融合蛋白Ec-LDP-AE对表皮生长因子受体有靶向作用,并且保留了力达霉素的强烈细胞毒作用[18]。

多聚精氨酸蛋白转导域-凋亡素融合蛋白 通过原核表达多聚精氨酸蛋白转导域-凋亡素融合蛋白,重组蛋白获得可溶性表达,纯化的融合蛋白纯度达90%以上,可抑制HeLa细胞增殖,具有诱导HeLa细胞凋亡的能力[19]。

靶向IL18-EGF融合蛋白 采用人白介素-18(human interleukin 18,hIL18)基因与表皮生长因子受体干扰序列(EGF loop Csequence,EGF)构建IL18-EGF融合基因,利用pET32a/*E. coli* BL21(DE3)表达IL18-EGF融合基因,通过纯化获得有活性的靶向的IL18-EGF融合蛋白。IL18-EGF融合蛋白能促进人PBMNC的增殖,诱导KG-1细胞分泌IFN-γ、促进肿瘤抗原诱导的B细胞、NK及其CD4+T细胞的活化[20]。

靶向融合蛋白 XE-TNFαm2 研制了基因工程靶向融合蛋白 XE-TNFαm2。其中，XE 为 HIV/SIV 辅助受体 CXCR4 的第二胞外域，TNFαm2 是经突变改型的 TNFα，其毒副作用已降低 18 倍。XE-TNFαm2 只能引起受 HIV/SIV 感染细胞的凋亡，但不能引起未受 HIV/SIV 感染的正常细胞的凋亡。表明 XE-TNFαm2 是一种可特异杀灭受 HIV/SIV 感染细胞的准确靶向融合蛋白，其毒副作用已最小化[21]。

PTD-SARA 融合蛋白 在大肠杆菌中表达 PTD-SARA 融合蛋白，1.0 mmol/L IPTG 诱导 4 h，目的蛋白的表达量最高，约占菌体总蛋白的 25%，主要以包涵体形式存在。纯化的融合蛋白纯度为 94%，具有良好的反应原性，为防治肾脏纤维化提供了新的策略[22]。

融合蛋白 Kininogen D5_(60-148)-TRAIL_(114-281) 构建原核表达载体 pMAL-KD5、pMAL-TRAIL 和 pMAL-KT，并获得纯化的融合蛋白 MBP-KD5、MBP-TRAIL 和 MBP-KT。融合蛋白 MBP-KT 与 MBP-KD5、MBP-TRAIL 相比，可显著抑制内皮细胞 ECV304 和胰腺癌细胞 SW1990 的增殖，明显抑制 ECV304 细胞体外管腔的形成，同时 MBP-KT 剂量依赖性地诱导 SW1990 细胞凋亡[23]。

人骨保护素-热休克蛋白 70 融合蛋白 利用 BaculoDirect 杆状病毒表达系统融合表达人 OPG 功能片段 p22-194 和分枝杆菌 HSP70p111-125 基因，在昆虫细胞中成功表达 OPG-HSP70 融合蛋白，重组病毒在感染昆虫细胞后 48 h 开始出现一相对分子质量为 28 kDa 大小的特异条带，感染后 72～96 h 蛋白量达到高峰。破骨细胞生成抑制实验及抑炎试验结果显示，重组蛋白能明显抑制破骨细胞的生长和分化，同时亦具有抑制炎症反应的作用[24]。

抗凝溶栓双功能 HV12p-rPA 融合蛋白 探索表达于大肠杆菌中的抗凝溶栓双功能水蛭素 12 肽和瑞替普酶融合蛋白(HV12p-rPA)的体外复性方法。将变性溶解的 HV12p-rPA 复性及透析，获得具有抗凝活性为 730 ATU/mg，纤溶活性为 19 768 IU/mg 的可溶性蛋白质[25]。

GM-CSF/IL-3 融合蛋白 观察了粒细胞-巨噬细胞集落刺激因子(GM-CSF)/白细胞介素 3(IL-3)融合蛋白对环磷酰胺(CTX)引起的造血系统抑制的缓解作用。结果 GM-CSF/IL-3 融合蛋白各剂量组明显促进 CTX 应用后猕猴骨髓有核细胞增生。GM-CSF/IL-3 融合蛋白低、中剂量促进猕猴骨髓粒-巨噬系(CFU-GM)、红系(早期 BFU-E、晚期 CFU-E)及巨核系(CFU-MK)祖细胞的增殖，高剂量对三系祖细胞的增殖无促进作用[26]。

BPI_(23)-haFGF 融合蛋白 将 BPI23-haFGF 融合基因克隆到酵母表达载体 pPICZαA 中，构建出含 BPI23-haFGF 融合基因的重组质粒 pPICZαA-BPI23-haFGF。通过电击将经 Sac Ⅰ 酶切线性化的 pPICZαA-BPI23-haFGF 质粒转化到巴斯德毕赤酵母 X-33 菌中，获得高效的工程菌。亲和层析纯化后的融合蛋白 BPI23-haFGF 纯度约 90%，体外活性实验结果显示，纯化产物具有杀死革兰氏阴性菌及促进 NIH3T3 细胞增殖的双重功能[27]。

抗 EGFR 单链抗体与力达霉素融合蛋白 利用噬菌体展示技术构建噬菌体单链抗体库，筛选 EGFR 高亲和力单链抗体。利用基因重组技术构建表达单链抗体与力达霉素辅基蛋白的融合蛋白 ER(Fv-LDP)，并与力达霉素发色团组装成强化融合蛋白 ER(Fv-LDP-AE)，融合蛋白分子量约为 38 kDa，主要以包涵体形式存在。Ni 离子亲和柱纯化融合蛋白，蛋白收获量约为 5 mg/L。融合蛋白可抑制肿瘤细胞的增殖，引起细胞周期 G2/M 阻滞，对 EGFR 高表达的肿瘤细胞有较强的体外杀伤活性，对人鳞状上皮癌 A431 裸鼠移植瘤有显著的抑制作用且毒副作用较小[37]。

2 细胞因子

IL-3 IL-3 是一种能够诱导 20α-SDH(20α-羟固醇脱氢酶)活性的细胞因子，主要的是对造血干细胞的作用。克隆了鼠 IL-3 基因，构建了 pGEX-6P-1/IL-3 原核表达载体，在表达菌株 Rosetta 中稳定高效表达，得到高纯度有活性的 IL-3 蛋白。相对分子质量约为 50k，电泳纯度大于 95%，对用 WEHI 细胞培养液培养的 Baf-3 细胞具有增殖作用[29]。

IL-33 采用 RT-PCR 技术从人成纤维细胞总 RNA 中反转录并扩增得到人的成熟肽 IL-33 基因，构建 PQE30-IL33 重组质粒在大肠杆菌菌株高效稳定表达。表达蛋白约占菌体总蛋白的 25%，纯化后纯度达到 95% 以上。表达的重组蛋白 IL-33 促进人外周血单个核细胞产生 IL-4 和 IL-5[30]。

人神经生长因子 β 亚基 分别以大肠杆菌二硫键形成蛋白家族(Dsb)中的 DsbA、DsbC 蛋白及硫氧还蛋白(Trx)为融合分子，与 hNGFβ 亚基在原核表达系统进行融合表达，DsbA-L-NGF 表现出较高的类似小鼠 NGF 的生物活性，可观察到其促进鸡胚背根神经节突起生长[31]。

白细胞介素-15(IL-15) IL-15 是一种抗凋亡的细胞因子，研究重复注射 IL -15 对糖尿病 NOD 小鼠发育的影响。给糖尿病 NOD 小鼠补充 IL-15，可以大大降低糖尿病的发病率，延缓对 NK 细胞被耗尽的 NOD 小鼠糖尿病的发病，机理可能是与 IL-15 增强调节型 T 细胞的功能有关，但是会被 IL-15 活化的 NK 细胞所拮抗[32]。

集成干扰素突变体 采用同源序列对比、空间结构模拟并结合 α 干扰素与受体结合的特点设计突变位点，用重叠延伸 PCR 法，扩增 IIFNm108 基因，与 pET-23b 载体连接，构建重组表达质粒 pET-23b-IIFNm108，转化 *E. coli* BL21(DE3)，IPTG 诱导表达，目的蛋白的表达量占菌体总蛋白的 30% 以上，纯化的 IIFNm108 蛋白纯度大于 95%，比活性约为$(2.08 \pm 0.17) \times 10^8$ IU/mg，相对分子质量为 19 500，可与 mPEG-MAL 成功交联[33]。

人源 FGF-21 将人源 FGF-21 基因亚克隆至 pSUMO 表达载体上，在大肠杆菌 Rosetta(DE3)中诱导表达，在 pSUMO 表达体系中的重组人源 FGF-21 以可溶形式表达，获得纯度

较高的重组人源 FGF-21，可使脂肪细胞对葡萄糖的摄取利用显著增加[34]。

截短型转化生长因子 βⅡ型受体 克隆人源的截短型转化生长因子 βⅡ型受体(tTGF-βRⅡ)，成功构建高效稳定的大肠杆菌表达菌株。采用 PCR 技术扩增得到目的基因 tT-GF-βRⅡ，插入原核表达载体 pGEX4T3 的相应位点，并在大肠杆菌 BL21(DE3)中获得高可溶性表达，纯化获得目的蛋白 tTGF-βRⅡ其相对分子质量约 37.0k 和目的蛋白 tTGF-βRⅡ，相对分子质量为 11.0k，对瘢痕成纤维细胞增殖具有很好的抑制作用[35]。

3 重组酶类

用基因工程方法生产新的酶类药物，尤其是重组人的酶类药物是研究的热点。对酶分子进行针对性化学修饰，能大大提高酶的稳定性；各种修饰酶的热稳定性、pH 稳定性、半衰期及抗炎活性都可得到不同程度的提高。

尿酸酶 用乳糖替代异丙基-β-D-硫代半乳糖苷(IPTG)诱导重组产朊假丝酵母尿酸酶基因在 E. coliJM109(DE3)中表达重组尿酸酶的工艺路线。乳糖诱导的最佳浓度为 5g/L，最佳诱导时机是对数生长期的中后期，诱导持续时间为 9～10 h。按照优化条件在摇瓶和 5L 发酵罐上进行分批培养，重组尿酸酶最大表达量可达菌体总蛋白的 26%左右，可溶性蛋白的 36%左右，略高于 IPTG 的诱导效果；高密度发酵过程菌体终密度达到 OD600 值 40 以上，尿酸酶表达量占菌体总蛋白 25%左右[36]。

嗜血蝙蝠唾液纤溶酶原激活剂 根据嗜血蝙蝠唾液中发现的纤溶酶原激活剂(Bat-PA)的全长基因序列(GenBank Accession No. J05082)，首次在体外人工合成 Bat-PA 全长基因并亚克隆到巴斯德毕赤酵母(Pichia pastoris)表达载体 pPIC9K 上，产量达到约 30mg/L[37]。

人纤溶酶原 研究重组人纤溶酶原丝氨酸蛋白酶结构域(rhPLG-SP)的酵母表达、纯化及理化性质，7.5 L 高密度发酵可获得约为 400 mg/L 培液的表达量，纯化后 rhPLG-SP 纯度大于 96%。理化分析显示，rhPLG-SP 的等电点为 7.5，相对分子质量 27 877，比活性 23.6 U/mg[38]。

人溶菌酶 将人溶菌酶基因克隆至带有 GST 融合标签的原核表达载体 pGEX-4T-1 上，转化大肠杆菌 BL21(DE3)，经 IPTG 诱导表达。SDS-PAGE 显示，在相对分子质量约 40 000 处可见目的蛋白条带，表达量占菌体总蛋白的 46.5%，目的蛋白在裂解沉淀中占 17.0%，在裂解上清中占 58.3%，主要以可溶形式表达。纯化后重组蛋白纯度可达 95%以上，且具有良好的反应原性。重组 hLYZ 酶活性为 2 389 U/mg，对金黄葡萄球菌和大肠杆菌具有抑制作用[39]。

海刺参 i 型溶菌酶 将海刺参(*Stichopus japonicus*)i 型溶菌酶的基因(GenBank Accession No. EF036468)亚克隆进原核表达载体 pET32a(+)中，构建重组质粒 pET32a(+)-SjLys，转化至大肠杆菌 BL21(DE3)pLysS，得到了酶活力为 19.2 U/mg 的重组 SjLys(rSjLys)，rSjLys 对革兰氏阳性菌和阴性菌均有抑制作用，尤其对常见的海洋致病菌副溶血弧菌和铜绿假单胞菌具有很强的抑菌活性[40]。

蛇毒类凝血酶 参照朝鲜蝮蛇(*Agkistrodon caliginosus*)类凝血酶 calobin 基因序列(GenBank Accession No. U32937.1)，将人工合成的 calobin 基因克隆到酵母表达载体 pPICZαA，于毕赤酵母中表达，得到了相对分子质量约为 32 k 的重组 calobin 蛋白，经甲醇诱导培养，表达产物可获得 3.5 g/L 的高表达量。重组 calobin 可以在纤维蛋白原平板上形成水解圈，经 SDS-PAGE 实验显示，重组蛋白能水解纤维蛋白原的 Aα 链，产生一条约 40 kD 左右的降解带[41]。

人尿激酶原突变体 通过大肠杆菌内同源重组将人尿激酶原突变体 cDNA 插入到腺病毒载体中，经过 293 细胞包装获得重组腺病毒，直接注射到泌乳山羊乳腺，收集感染后 1～4 d 的乳汁，均可检测到尿激酶原的表达，其表达量可达 0.41 mg/mL[42]。

rhArg-PEG 人肝细胞癌的体外培养时需要大量精氨酸，聚乙二醇化重组人精氨酸酶(rhArg-PEG)可以抑制精氨酸依赖性肿瘤的生长。在此基础上发现，rhArg-PEG 介导的培养基中精氨酸缺失将不同肝癌细胞系的细胞周期阻滞于 G2/M 期或 S 期，可能是通过对细胞周期蛋白或细胞周期蛋白依赖激酶的转录进行调节。在验证了 rhArg-PEG 的体内抗肝癌疗效基础上，建议将 rhArg-PEG 单用或与现有化疗药物联合应用可能是一个具体而有效的抗肝癌治疗策略[43]。

4 重组抗体药物

重组抗体药物目的性明确，凭借其对肿瘤的靶向性和独特的生物学效应主要用于肝癌、血液系统肿瘤等。单抗药物有望取代重组蛋白药物成为生物技术药物的主导产品。人源性的单抗药物因大大增加临床安全性，降低风险性和临床试验花费，是未来生物制药产业的研究开发重点之一。

眼镜王蛇毒单克隆抗体 应用眼镜王蛇 Oh-3 基因真核表达质粒 pIRES-Oh3，佐以脂质体制成基因疫苗，免疫 BALB/c 小鼠，取其脾细胞与同源 Sp2/0 骨髓瘤细胞进行融合，获得了 2 株分泌抗眼镜王蛇毒 mAb 的杂交瘤细胞株(F5、F11)，细胞培养上清液的抗体效价分别为 3.2×10^{-1}、6.4×10^{-1}，腹水抗体效价分别为 1.28×10^{-4}、2.56×10^{-4}[44]。

抗人类腺病毒单克隆抗体 以活的人类腺病毒 3 型(HAdv-3)滴鼻免疫 BALB/c 鼠，用细胞融合技术制备抗 HAdv 的 mAb 细胞株，建立 HAdv-3 感染动物模型，用获得的 HAdv-3 mAb 进行保护性研究，细胞融合率为 86%，抗 HAdv 抗体阳性孔率为 51.4%。其一株杂交瘤细胞(1A4)抗体腹水 ELISA 效价达 10^{-5}，对 HAdv-3 感染动物有保护性作用[45]。

人源性抗血小板膜糖蛋白Ⅱb/Ⅲa Fab 抗体　取血小板膜糖蛋白抗体(抗 GPⅡb/Ⅲa)阳性的特发性血小板减少性紫癜(ITP)患者的脾细胞,采用噬菌体抗体库技术构建人源性抗 GPⅡb/,Ⅲa Fab 噬菌体抗体库,以表达 GPⅡb/ Ⅲa 的 CHO123 细胞筛选抗体库,筛选出 2 株能够与血小板膜 GPⅡb/ Ⅲa 特异性结合的 Fab 抗体,其序列与人免疫球蛋白轻、重链可变区序列具有高度同源性,表达纯化的 Fab 抗体能抑制血小板聚集[46]。

抗 EGFR 人源化抗体　通过计算机辅助设计,合成新型抗 EGFR 抗体的轻链和重链可变区序列,拼接成完整的轻链和重链基因并克隆入 pIRES 双表达载体。瞬时转染 293T 细胞,构建成功 3 种不同突变体表达载体 C2、C3 和 C5,从细胞培养上清中纯化抗体,纯化的抗体相对分子质量约为 25×10^3 和 50×10^3,可与羊抗人 IgG 特异性结合,C3 抗体与抗原具有良好亲和活性(亲和力为 6.13×10^{-10} mol/L);细胞侵袭实验结果表明,C2 和 C3 抗体均对肿瘤细胞生长迁移具有一定的抑制作用[47]。

重症肌无力治疗性单价 IgG 抗体　应用定点突变技术,将致病性抗乙酰胆碱受体(AChR)抗体 IgG637 的重(H)链第 322 位氨基酸进行 K322A 突变,获得的突变型抗体 IgG637/K322A 基因再进行 H 链互补决定区 3(CDR3)缺失突变,获得突变型抗体 IgG637/K322A/CDR3ΔPLKP 基因。经转化大肠杆菌 XL1-Blue 进行增殖后,转染哺乳类细胞 CHO-k1 进行表达,表达产物经检测,突变型抗体 IgG637/K322A 丧失了与补体 C3 结合的能力,突变型抗体 IgG637/K322A/CDR3ΔPLKP 丧失了与人 AChR 结合的能力,成功制备了无补体激活能力的单价 IgG 类抗 AChR 抗体基因[48]。

趋化因子 CXCL-8 抗体　已知趋化因子 CXCL-8 与急性肺损伤和急性呼吸窘迫症的发病机制有关,这两种疾病的症状在动物模型中可以通过多克隆 CXCL8 抗体的应用得到缓解。对急性肺损伤模型兔给予人源化 CXCL8 抗体,阻遏了嗜中性粒细胞沉积,缓解了急性肺损伤症状。结果表明,人源化的抗 CXCL8 抗体的应用对预防和治疗急性肺损伤和急性呼吸窘迫症前景光明[49]。

OX40L 单抗　OX40L(CD252)属于肿瘤坏死因子超家族的膜蛋白,是免疫反应中一种重要的共刺激分子。制备了一种鼠源 OX40L 单抗,它识别 OX40L 抗原中一处新的表位,与 OX40L 结合后能极大刺激 T 细胞的增殖与活化,增强细胞因子的产生,证明 OX40L 传递信号到 T 细胞中,因此 OX40L 可能在 T 细胞的活化和增殖早期阶段扮演重要作用[50]。

毛细血管生成蛋白 2 单抗　已知炭疽热保护性抗原(PA)和它的一种受体——毛细血管生成蛋白 2(CMG2)的相互作用对于炭疽毒素的解毒来说是必不可少的。制备了一种新的 CMG2 单抗(代号 4B5)作为研究工具,它可以抑制 PA 与 CMG2 的结合,并保护易感细胞免受致命炭疽毒素的伤害。4B5 识别的表位是 CMG2 的(119)YI-LK(125)残基,据此提出 4B5 与 CMG2 的 E122 袋状结构结合,阻断袋状结构与 PA 的 2β3-2β4 环的相互作用,从而干扰炭疽毒素中毒[51]。

抗原发性肝细胞癌单抗　制备并鉴别得到一种新的抗原发性肝细胞癌(PHC)的单抗,它属于 IgM,具有高度特异性和活性。该单抗可以与两种肝肿瘤细胞系发生反应:HepG2 和 SMMC7721。该单抗与整个细胞发生反应,包括细胞膜组分和细胞质,这种联合免疫对产生专一性的抗肝癌单克隆抗体非常有效,可以作为放射性核素治疗和化疗的肝癌靶向剂的单克隆抗体使用[52]。

5　抗菌肽

抗菌肽是有机生物体用来抵制外来入侵病原体,具有抗菌作用的一类小分子蛋白质,由细菌特定基因编码产生,大多由 13～45 个氨基酸组成的一类小分子短肽。多数的抗菌肽显示对抗革兰阳性、抗革兰阴性菌及真菌有较广的抗菌活性,尤其对耐药菌株有明显的杀灭作用,且不破坏生物体细胞,无免疫原性。目前从动物、植物、细菌和真菌中发现更多的抗菌肽,同时对不同来源的抗菌肽进行了重组表达的尝试,涉及的表达系统包括大肠杆菌系统、酵母系统、昆虫系统等。

牛蛙 Temporins 抗菌肽　从牛蛙皮肤 cDNA 文库中克隆到两个新的 temporins 家族抗菌肽,命名为 temporin-La 和 temporin-Lb。合成的 temporin-La 和 temporin-Lb 肽具有很强的抗菌活性,尤其是对革兰氏阳性细菌。溶血性测定结果表明,temporin-La 浓度高至 250mg/L 时对兔红细胞仍无溶血活性,而 temporin-Lb 具有较弱的溶血活性。通过透射电镜观察 temporin-La 和 temporin-Lb 处理过的金黄色葡萄球菌的细胞结构,发现它们都能直接地杀死细菌,但作用机制不同[53]。

中国林蛙皮肤抗菌肽　从中国林蛙皮肤总 RNA 中克隆出了 6 条编码不同抗菌肽前体的 cDNA 序列,6 个抗菌肽前体由 3 部分结构域组成:22 个氨基酸残基组成的信号肽、多个酸性氨基酸残基组成的中间序列、高度变异的成熟肽。人工合成 temporin-1CEa、temporin-1CEb、brevinin-1CEa 和 chensinin-1 4 种中国林蛙皮肤抗菌肽。活性检测结果表明,它们对金黄葡萄球菌等 3 种革兰氏阳性细菌的生长具有明显抑制作用,同时抑制乳腺癌 MCF-7 细胞和宫颈癌 HeLa 细胞生长[54]。

抗菌肽 Cecropin AD　采用猪瘟病毒(CSFV)定点突变外壳蛋白(EDDIE)为融合蛋白,对抗菌肽 Cecropin AD(CAD)基因进行了高效融合表达,表达的融合蛋白在大肠杆菌中主要以包涵体形式存在,表达量占菌体总蛋白的 40% 以上。抑菌试验表明,抗菌肽 CAD 能有效地抑制大肠杆菌和藤黄八叠球菌的生长,并对酵母菌的生长有微弱的抑制作用[55]。

人类抗菌肽 hepcidin　对一种低分子量的人类抗菌肽 hepcidin 基因克隆、表达以及纯化,在毕赤酵母中能成功分泌有活性的 hepcidin，表达量约为 3 mg/L。Western blot 实验显示，2.2 kD 的重组 hepcidin 条带，重组 hepcidin 通过凝胶过滤及反向高效液相色谱纯化，重组蛋白对金黄色葡萄球菌和枯草芽孢杆菌表现出抗菌活性[56]。

评价了抗菌肽 S-thanatin 对革兰阴性临床耐药菌大肠埃希菌和肺炎克雷伯菌的体外抗菌活性，以及和 7 种抗生素的协同作用。所有菌株在 S-thanatin 浓度为 2～16 mg/L 时都得到抑制，在 1 h 时绝大部分细菌被杀死。S-thanatin 与头孢吡圬联合使用抗肺炎克雷伯菌时有协同作用。研究表明，S-thanatin 对革兰阴性临床耐药菌有良好的体外抗菌活性，是潜在的抗多药耐药菌药物[57]。

鸟 β 防御素 2　从鸭胰脏中提取得到一种抗菌肽——鸟 β 防御素 2(avian beta-defensin 2，AvBD2)，并在大肠杆菌中表达纯化。AvBD2 对蜡状芽胞杆菌、金黄色葡萄球菌、多杀巴斯德菌有较强的抗菌活性，对大肠杆菌和猪霍乱沙门氏菌有较弱的抗菌活性。在-20℃～100℃和 pH 3～12 条件下，AvBD2 依然保留抗金黄色葡萄球菌的活性[58]。

6　其他重组蛋白、多肽

人源脑红蛋白　脑红蛋白(euroglobin，NGB)是新发现的主要表达于脊椎动物神经元及视网膜中的第三类携氧珠蛋白。经 RT-PCR 从人胎脑中扩增出脑红蛋白 cDNA 并克隆到原核表达载体 pBV220，转化至大肠杆菌 HB101 中诱导表达，采用两步法实现了脑红蛋白高效纯化，且确保其具有明显活性[59]。

促血液血管细胞生长素(HAPO)　经 RT-PCR 从人胎肝中获得 HAPO cDNA 片段，并克隆至表达载体 pET22b(+)中，利用基因工程菌 BL21(DE3)进行表达，其表达的融合蛋白以可溶状态存在，表达量占菌体总蛋白的 10%，分离纯化后纯度可达 80%。活性测定结果表明，HAPO 以剂量依赖型方式增加 HUVEC 的总黏附性，证实 HAPO 对造血干/祖细胞归巢有一定促进作用[60]。

重组七鳃鳗细胞毒素蛋白 rLj-RGD3　提取成体七鳃鳗(*Lampetra japonica*)口腔腺组织总 RNA，经 RT-PCR 获得 cDNA 序列长度为 357bp 的目的基因片段，将其克隆于 pET23b 载体，获得高效可溶性表达。rLj-RGD3 能显著抑制 Hela 细胞的增殖，使细胞发生凋亡；有效抑制 Hela 细胞黏附玻连蛋白(VN)；抑制 Hela 细胞的迁移及明显抑制 Hela 细胞穿透 Matrigel 的浸润行为，具有典型的 RGD 毒素蛋白的功能[61]。

生长激素释放激素类似肽　寻找高活性和长半衰期的 GHRH 类似肽，通过使用独特的酸敏感水解位点 Asp-Pro 的原核表达系统，构建了新的 Pro-hGHRH(1-44)-Gly-Gly-Cys 类似肽，Pro-hGHRH(1-44)-Gly-Gly-Cys 肽相对分子质量 5 373，与实际值吻合，0.1～10 μg/mL 的肽剂量对人垂体、大鼠垂体都增加了垂体生长激素的释放并具有剂量依赖性。与标准的 hGHRH(1-40)肽比较，新的类似肽有较高的 GH 释放活性、功能选择性和种属特异性[62]。

Exendin-4　选用乳酸-羟基乙酸共聚物(PLGA)为成球材料，采用复乳法(W/O/W)制备 Exendin-4 微球，制备的 Exendin-4 微球流动性良好，球形圆整，平均粒径为(25.3 ± 3.2) μm，，微球的载药量约为 1.0%，包封率为 72.3% ± 2.4%，微球的释药曲线符合 Higuchi 释放模型，具有良好的缓释效果[63]。

重组血管活性肠肽　根据大肠杆菌的密码偏好性，设计并人工合成编码 28 个氨基酸的 VIP 的 cDNA。克隆到表达载体 PTWIN，构建重组质粒 PTWIN-VIP，转化宿主菌 *E. coli* Strain ER2566，构建表达工程菌。多肽经质谱测定分子量结果与理论值相符，重组 VIP 能显著降低急性炎症小鼠血清中抵抗素的水平，发挥抗炎作用[64]。

蜂毒明肽　人工合成蜂毒明肽基因，与肠激酶识别序列基因串联，插入原核表达载体 pGEX-2T 中，构建蜂毒明肽与谷胱甘肽硫转移酶的融合表达载体 pGEX-APAM。将重组质粒转化 E. coli BL21(DE3)，IPTG 诱导表达，经 Western blot 鉴定，表达产物具有良好的反应原性，融合蛋白的表达量约占菌体总蛋白的 25.8%。纯化的融合蛋白纯度大于 95%，每毫克融合蛋白经肠激酶切割后，可得蜂毒明肽 58.5μg，回收率为 81.9%[65]。

重组人胸腺素 β16　将构建的重组 His-SUMO-Tβ16 融合蛋白的表达载体转化大肠杆菌 BL21(DE3)进行诱导表达。重组 His-SUMO-Tβ16 融合蛋白为可溶性表达，Tβ16 比活性为 5.3×10^5 U/mg，在体外可促进 BALB/c3T3 细胞增殖，促进兔角膜细胞的增殖，促进血管内皮细胞的增殖和迁移以及促进鸡胚绒毛膜血管的增殖；在体内可促进家兔碱烧伤皮肤愈合[66]。

7　基因疫苗

随着基因疫苗基础研究的深入，其在病毒性疾病、细菌性疾病、寄生虫免疫、抗肿瘤免疫、预防变态反应中的治疗研究发挥了巨大的作用；DNA 疫苗的多价、高效、廉价等优点使其潜在的应用价值不可估量。

结核杆菌 Ag85A-ESAT-6 融合抗原与 IL-21 核酸疫苗　用 PCR 方法分别扩增出 Ag85A 和 IL-21 编码基因，并先后插入质粒 pIRES-ESAT-6 中，构成共表达核酸疫苗 pIRES-IL-21-Ag85A-ESAT-6 免疫小鼠，结果 pIRES-IL-21-Ag85A-ESAT-6 核酸疫苗免疫鼠的 CTL 活性、脾细胞增殖反应、IFN-γ 水平及血清抗体产生能够产生有效的免疫反应[67]。

重组疫苗 E. coli LLO/OVA　利用 *E. coli* LLO/OVA 和 *E. coli* OVA 分别免疫小鼠后，磁珠分离脾脏 CD11c、CD4 + CD25 + Treg 和 CD4 + CD25-T 细胞，结果显示 *E. coli* LLO/OVA 免疫组小鼠脾脏 CD4 + CD25 + Treg 细胞产生 IL-10 水平明显低于 *E. coli* OVA 免疫组小鼠，CD4 + CD25 + Treg 细胞对 CD4 + CD25-T 细胞增殖的抑制作用明显减弱，且 OVA 特

异性 CD8 + T 细胞数量明显增多[68]。

VP22Δ-mE6Δ/mE7 重组蛋白疫苗 制备了16型人乳头瘤病毒 mE6Δ/mE7 蛋白与I型人单纯疱疹病毒 VP22Δ 蛋白的治疗型分子内佐剂融合蛋白疫苗。通过克隆 HSV-1 VP22Δ 及 HPV-16 mE6Δ/mE7 基因，构建 pET28a-VP22Δ-mE6Δ/mE7 原核表达载体。重组质粒在 Rosetta(DE3)宿主菌中进行诱导表达，VP22Δ-mE6Δ/mE7 蛋白以包涵体形式表达，相对分子质量约 34k，表达量约占菌体总蛋白的 45%。该蛋白免疫小鼠后血清特异性 IgG、特异性淋巴细胞增殖效果及对 TC-1 致瘤小鼠的肿瘤治疗效果均高于无佐剂单一重组蛋白疫苗[69]。

抗胃泌素释放肽核酸疫苗 泌素释放肽(GRP)可作为生长因子刺激多种肿瘤的生长，提示可作为肿瘤免疫治疗的靶点。将构建的抗 GRP 核酸疫苗免疫小鼠后，pCR3.1-VS-HSP65-TP-GRP6-M2 免疫组诱导出的特异性针对 GRP 的抗体滴度显著高于其它疫苗免疫组，在随后的体内抗肿瘤实验中显著抑制了 GRP 依赖性的 RM-1 移植瘤的生长[70]。

IL-21 gpi 和 sGM-CSF 共同修饰的瘤苗 用分子生物学方法构建双表达 IL-21 gpi 和 sGM-CSF 重组质粒，以脂质体转染 B16F10 细胞制成瘤苗。构建了 pRSC/IL-21 gpi-sGM-CSF 重组质粒，转染细胞可很好地表达膜锚定 IL-21 和分泌性 GM-CSF，制备的瘤苗能有效地发挥抗肿瘤效应，其机制与瘤苗治疗鼠的脾细胞增殖活性、NK 细胞及 CD8 + 细胞细胞毒活性增强有关[71]。

HPV16E7E6 抗原表位嵌合体 DNA 抗肿瘤疫苗 以重叠 PCR 将 HPV16 E7 基因 N 端 60 个氨基酸的编码序列与 E6 基因的 10 个(48～57)氨基酸的编码序列及 HSP70 N 端序列进行融合。以 pcDNA3.0 为载体，构建真核表达载体 pcD-E76HSP。重组质粒免疫 C57BL/6 小鼠后，小鼠脾淋巴细胞体外增殖明显，并可诱导产生针对 TC-1 肿瘤细胞的特异性 CTL 反应；体内抑瘤试验显示该疫苗对 HPV16 病毒转化的 TC-1 细胞小鼠移植瘤的生长有抑制作用[72]。

Survivin 基因修饰 DCs 疫苗 通过同源重组构建人全长 survivin-腺病毒载体(pAd-survivin)，并转染未成熟 DCs，诱导培养获取成熟 DCs，激活 T 淋巴细胞的增殖。重组 pAd-sur 修饰 DCs 疫苗能显著刺激 T 淋巴细胞增殖，pAd-sur-DCs 能促进 T 淋巴细胞 IFN-γ 分泌增加，疫苗对体外细胞杀伤率 51.46%，对移植瘤细胞凋亡率为 54.9%，坏死率为 21.87%。经 survivin 基因修饰后，DCs 表面分子的表达率较未经基因修饰 DCs 显著增高，具备更强的刺激 T 淋巴细胞增殖，促进 IFN-γ 分泌，在体内外具有促进杀伤喉癌细胞的能力[73]。

热休克蛋白 HSP65DNA 疫苗 构建卡介苗来源的热休克蛋白 HSP65 编码基因的真核分泌表达 DNA 疫苗 pCR3.1-VS-HSP65 及其后融合多个 T 细胞辅助表位的 pCR3.1-VS-HSP65-TP-M2。连续 8 次肌肉注射免疫 C57BL/6J 雄性小鼠，于最后一次免疫后第 2 周，尾静脉接种 B16/F10 黑色素瘤细胞，考察该疫苗的免疫原性及药效。两种 HSP65 核酸疫苗均能诱发高滴度抗 HSP-IgG 类抗体。pCR3.1-VS-HSP65-TP-M2 诱发抗体滴度较 pCR3.1-VS-HSP65 显著增加，并能显著抑制 B16/F10 的血行转移，抑瘤率达到 74.8%(肝)和 53.2%(肺)。HSP65 在增强其免疫原性的基础上能显著抑制 B16/F10 黑色素瘤的血行转移[74]。

人乳头状瘤病毒 DNA 疫苗 生成了两个潜在的治疗人乳头状瘤病毒 DNA 疫苗 SigmE7/MtHSP70 和 SigmE7/HuHSP70，对两种疫苗的比较发现，DNA 疫苗 SigmE7/HuHSP70 接种后产生了对 E7 基因诱导特异性 CD8 + T 细胞的强大的免疫反应，导致对 E7 基因表达的肿瘤细胞的治疗效果更为显著，为未来临床以消除感染子宫颈癌或与人乳头状瘤病毒(HPV)相关的疾病提供了重要的参考[75]。

VEGFR2 基因的 DNA 嵌合疫苗 建立基于 VEGFR2 的 DNA 疫苗的肿瘤免疫治疗新途径，通过整合不同物种的抗原表位对 VEGFR2 制备嵌合基因，然后转染到细胞中，ELISA 和动物实验等方法免疫效果评价，这些嵌合基因结构可能会导致 BALB/c 小鼠体液免疫和细胞免疫应答通过评价外周血 CD4 +/CD8 + 的比率和干扰素-γ 和 IL-4 的释放。VEGFR2 嵌合基因疫苗免疫小鼠后有显著的抑制肿瘤生长的作用。因此基于 VEGFR2 基因的 DNA 嵌合疫苗可作为肿瘤免疫治疗的有效方法[76]。

融合防龋齿 DNA 疫苗 pGJA-P/VAX 变形链球菌(MS)的被普遍认为是龋齿的主要病原。变形链球菌有两个重要的致病因子：细胞表面蛋白 PAc 和葡萄糖基转移酶(GTFs)。GTFs 有两个功能域：N-端催化蔗糖结合域(CAT)和 C-末端葡聚糖结合域(GLU)。一个融合防龋齿 DNA 疫苗 pGJA-P/VAX，编码两个重要的抗原结构域：变形链球菌的细胞表面蛋白 PAc 和葡萄糖基转移酶(GTFs)，已经成功地降低了变形链球菌导致的悉生动物龋齿的水平。我们研究把远缘链球菌 GTF-I 的催化蔗糖结合域(CAT)片段克隆到 pGJA-P/VAX，产生了新型防龋齿的 DNA 疫苗[77]。

8 RNA 干扰

RNA 干扰(RNAi)是真核生物细胞普遍存在的一种序列特异性基因沉默机制。RNAi 主要有两种作用途径，即小干扰 RNA(siRNA)途径和微 RNA(miRNA)途径。siRNA 主要来自于入侵细胞的病毒或转座子所产生的双链 RNA(dsRNA)以及人工质粒表达的短发卡 RNA(shRNA)，而 miRNA 则主要源于真核细胞 mRNA 成熟过程中被剪切掉的非编码区域以及一些专门编码 RNA 的基因序列的转录物。RNA 干扰应用于基因治疗、新药开发、神经系统研究、生物医学研究等领域，用 RNAi 技术来抑制基因的异常表达，为治疗癌症、遗传病等疾病开辟了新的途径。

Livin 基因 RNAi 表达载体构建针对人 Livin 基因的短发夹状小干扰 RNA(shRNA)表达载体，结果 Livin 基因 RNAi 的表达载体 pGCL-GFP-shLivin 和 Livin 基因过表达载体

pdsRED2-N1-Livin 的阳性克隆序列正确。人 293T 细胞 Livin 蛋白表达 90% 被阻断。成功构建高效阻断 Livin 基因表达的 RNAi 慢病毒表达载体，为应用 RNAi 进一步研究 Livin 基因的生物学功能奠定基础[78]。

siRNA 沉默人组织因子基因　应用 RNA 干扰(RNA interference, RNAi)的手段抑制人类结肠癌细胞内组织因子(tissue factor, TF)基因表达。构建了携带有针对 TF 基因有效的 siRNA 序列的真核细胞表达质粒 pSU-PER-TF，用此质粒转染人类结肠转移癌细胞系 LoVo，结果表明，转染 pSUPER-TF-1 质粒的 LoVo 细胞侵袭转移能力显著下降。以 TF 基因作为靶点应用 RNA 干扰技术敲减其表达可以明显降低 LoVo 细胞体外侵袭转移能力[79]。

hVEGF siRNA　分别构建 3 个表达不同特异性 hVEGF siRNA 序列的质粒载体，与表达无关序列 siRNA 质粒载体分别转染 A549 细胞，用 ELISA 与 realtime RT-PCR 选出抑制 hVEGF 效果最佳的 hVEGF siRNA 质粒。构建并证实质粒介导的 hVEGF siRNA 能抑制 A549 细胞分泌 VEGF，从而抑制 A549 细胞诱导鸡胚尿囊膜的血管新生。在裸鼠移植瘤模型中，hVEGF siRNA 能抑制肿瘤早期生长，对肿瘤后期的生长速率无显著抑制[80]。

siRNA MDM2　构建 PGCsilencerTM-MDM2 siRNA，并转染入 PC3 细胞，结果发现 siMDM2 能显著抑制 PC3 细胞 MDM2 基因和蛋白的表达，抑制率最高可达 65%，siMDM2 能显著抑制 PC3 细胞增殖并诱导细胞凋亡。siMDM2 能特异有效地抑制 MDM2 在 PC3 中的表达，并抑制 PC3 细胞增殖，促进其凋亡[81]。

RNA 干扰 ABCE1 基因　构建了 ABCE1 基因的 siRNA 表达质粒，培养肺癌细胞(95-D 和 NCI-H446)，质粒的转染效果较满意，阳性率约为 42.70%；在实验组，细胞活性和生长指数明显受到抑制，细胞凋亡明显增加，与对照组比较差异显著($P<0.05$)[82]。

siRNA-EphA2　把体外化学合成针对EphA2 基因的小干扰 RNA(siRNA-EphA2)转染入 U251 细胞后，Western blot 和实时定量 RT-PCR 检测到 U251 细胞中EphA2 蛋白及 mRNA 表达水平都明显降低，并且细胞增殖受到显著抑制，同时出现了明显的细胞凋亡。伤口愈合实验(检测细胞迁移能力)、Transwell 小室实验(检测细胞侵袭能力)均表明，下调 EphA2 的表达后，细胞的迁移和侵袭能力较阴性对照组显著减弱[83]。

CEA shRNA　设计合成靶向 CEA 的 shRNA 并克隆到 pSilencer2.1-U6 neo 载体中，成功构建了 CEA shRNA 表达载体，通过脂质体介导转染 8307 细胞，构建的 CEA shRNA 表达载体明显抑制 CEA mRNA 及蛋白水平的表达. MTT 实验中，CEA 表达下调的 8307 细胞生长活性降低，与对照组相比，抑制率达 39%，细胞集落形成能力也显著降低[84]。

Akt1 基因沉默　Akt1 是一种丝氨酸/苏氨酸蛋白激酶，Akt1 的活化可抑制乳腺癌细胞的侵袭和转移，采用 RNA 干扰技术沉默了高转移小鼠乳腺癌细胞 4T1 中 Akt1 的表达。MTT 法检测发现，Akt1 沉默不影响 4T1 细胞的增殖能力；Transwell 法检测证明，Akt1 沉默可降低 4T1 细胞的迁移能力。Akt1 沉默不影响乳腺癌形成原位瘤的能力，但显著降低其体内肺转移能力[85]。

VEGF-siRNA　以 VEGF 为靶点，设计 VEGF-siRNA，构建 pSilencerTM-3.1-VEGF 的干涉载体，稳定转染入肺癌细胞株 A549 中，pSilencerTM-3.1-VEGF-2 明显抑制了肺癌细胞系 A549 中 VEGF 的表达，抑制内皮细胞小管形成，延长了荷瘤小鼠的生存期[86]。

siRNA 沉默 Smad3　设计合成 3 对 Smad3 特异性 siRNA 片段(Smad3-siRNA-Y1, Y2, Y3)和 1 对无关干扰片段，转染人 KFB 细胞，结果 75nmol/L Smad3-siRNA-Y1 处理 KFB 细胞 48h 后可特异并有效地抑制 Smad3 基因的表达；抑制细胞增殖，使 S 期细胞减少，G0/G1 期细胞增多，凋亡指数增加，细胞表达 MMP-3 增加[87]。

siRNA 沉默人乳腺癌细胞株 Livin 基因　构建 3 个靶向 Livin 的 siRNA 真核表达载体，分别转染乳腺癌细胞后，不同程度地抑制了乳腺癌细胞 Livin 基因的表达，以 si-Livin2 抑制效率最高。si-Livin2 作用于人乳腺癌细胞株 MCF-7 和 ZR-75-30 后能明显抑制其 Livin 基因的 mRNA 及蛋白表达水平($P<0.05$)，并且能有效抑制细胞的增殖[88]。

NF-κB p65 siRNA　观察 RNAi 特异性抑制人脐带静脉血管内皮细胞(EAhy926)内 NF-κBp65 基因效果及对细胞迁移力的影响。NF-κBp65siRNA 组的细胞内 NF-κBp65mRNA 及蛋白的表达量均明显减少($P<0.05$)，同时，siRNA 转染后对细胞的迁移抑制率达 64.5%，空白脂质体组和阴性对照 siRNA 组则仅为 7.5% 和 11.3%。siRNA 能通过抑制血管内皮细胞内 NF-κBp65 的信号通路，抑制细胞的迁移能力[89]。

二聚体小干扰 RNA(siRNA-OX40)　用脂质体转染法将体外合成的 siRNA-OX40 转染 293T 细胞株，siRNA-OX40 对 293T 细胞外源性靶基因表达有较强的特异性沉默作用，siRNA 在 24h 内起效，抑制作用至少能维持 72 h[90]。

siRNA 表达载体对 SW480 细胞中 Pokemon 原癌基因的抑制　构建针对 Pokemon 基因的 RNAi 质粒表达载体，脂质体法转染人结直肠癌 SW480 细胞系，观察转染效率及细胞表型变化。构建的 RNAi 表达载体可以有效抑制 SW480 细胞中 Pokemon 基因的表达，并对 SW480 细胞的生长具有明显抑制及诱导凋亡作用[91]。

siRNA 介导的 MKK4 表达抑制　采用脂质体转染方法，将 3 对(siRNA ID#64447、siRNA ID#64539 和 siRNA ID#186583)人工合成的 MKK4 基因特异的小分子干扰 RNA(siRNA)分别导入小鼠成肌细胞 C2C12 中。实时荧光定量 PCR 结果表明，转染了 siRNA ID#64447 的细胞，其 MKK4 mRNA 的表达水平下调得最多，约为 85%。试验获得了能够高效下调 MKK4 基因表达的 siRNA[92]。

靶向凋亡抑制蛋白基因 siRNA　构建了靶向 survivin 基

因的 siRNA 表达载体，转染人结肠癌细胞，survivin siRNA 对 mRNA 和蛋白水平的抑制率分别为 36.33% 和 44.65%，抑制肿瘤细胞生长，抑制人结肠癌细胞凋亡率 17.24%[93]。

肝再生增强因子 RNAi　利用肝再生增强因子(augmenter of liver regeneration，ALR)的 siRNA 阻断人肝癌细胞株 HepG2 表达 ALR，阳性 SiRNA 具有显著和特异性抑制 hALR 表达的作用，阻断 ALR 的表达不影响 HepG2 细胞表达 MHCI、DR、CD80、CD86，ALR 不通过影响 MHCI、DR、CD80、CD86 的表达参与肝癌细胞逃避机体免疫监视[94]。

沉默 Bmi-1 的 siRNA　B 细胞特异性莫洛尼鼠白血病病毒插入位点 1(Bmi-1)在一些恶性肿瘤中高表达，其表达水平与肿瘤浸润，远处转移，预后和复发呈正相关。进行了 siRNA 对人宫颈癌细胞系 Hela 细胞中 Bmi-1 的表达的研究，此 siRNA 抑制了 HeLa 细胞中 Bmi-1 的 mRNA 和蛋白表达水平，影响 HeLa 细胞的体外和体内增殖、集落形成和迁移，因此沉默 Bmi-1 位点可能是一个潜在治疗人类癌症的选择[95]。

靶向 CIAPIN1 的 siRNA　血管生成在肿瘤生长和转移的重要作用是治疗癌症的新靶点。通过对血管生成胃癌细胞系 SGC7901 稳定转染 CIAPIN1 的 siRNA 选择性抑制 CIAPIN1，研究已经表明 CIAPIN1 在肿瘤生长和多药耐药性上发挥决定作用，稳定转染靶向 CIAPIN1 的 siRNA 能够抑制体内致瘤性和血管生成[96]。

靶向 Hax-1 的 siRNA　基因 hs1 相关蛋白 X-1(Hax-1)是一种新型的细胞内的蛋白质，是一个在不同肿瘤内的抗凋亡因子。Hax-1 的表达在各种肿瘤和转移肿瘤细胞株中均上调。为了解 Hax-1 在黑色素瘤的发生和发展作用，构建 Hax-1 小干扰 RNA(siRNA)的表达载体来下调在人黑素瘤 A375 细胞株 Hax-1 的表达。两个靶向 Hax-1 的 RNA 干扰(RNAi)的结构显著降低黑色素瘤细胞活力，这是由于其诱导 A375 细胞凋亡的作用，通过活化 A375 细胞中 caspase-3 和聚 ADP-核糖聚合酶(PARP)的活性引起 Hax-1 的表达下调间接的诱导细胞凋亡。数据表明，靶向 Hax-1 的 siRNA 可以适用于控制黑色素瘤的治疗[97]。

9　结　语

未来几年世界范围内的生物技术药物的研究热点主要集中在单克隆抗体、融合蛋白、基因治疗药物、可溶性蛋白质类药物和疫苗等几大类。根据我国国情，利用蛋白质工程技术对现有蛋白质类药物进行改造，开发具有较好性能的新生物技术药物，是获得具有自主知识产权生物技术药物的最有效的途径之一。另外利用人类基因组的研究成果研发新药是非常有效的方法，主要包括两方面内容，一是直接利用功能基因表达生产蛋白质类药物，二是以致病基因为靶点研发各种类别的药物，如化学药物、基因药物等。今后现代生物技术将在重大疾病治疗方面创造更多的有效药物，并将在所有前沿性医学研究形成新的领域。

参 考 文 献

1　张　琦，雷椎勇，丁月娣，等. 人 β 干扰素与人血清白蛋白融合蛋白的表达及纯化. 生物工程学报，2009，25(11)：1746-1752

2　冯运巩，李银聚，程相朝，等. Apo-tPA 融合蛋白在鸡胚肝细胞中的分泌表达及其活性检测. 药物生物技术，2009，16(6)：517-521

3　Wang X，Zhang G，Wang L，*et al*. A fusion protein with improved thrombolytic effect and low bleeding risk. *Thromb Haemost*，2009，102(6)：1194-1203

4　张　梅，邬敏辰，金　坚，等. 人甲状旁腺激素(1-34)二联体与人血清白蛋白融合蛋白的构建及表达. 生物技术通报，2009，(7)：117-121

5　李道远，邹文艺，范清林，等. 人血清白蛋白和粒细胞集落刺激因子融合蛋白的克隆表达. 生物学杂志，2009，26(6)：34-36

6　韩国胜，唐天驷，顾　勇，等. 人 Leptin 基因融合蛋白表达载体构建及对人成骨细胞的作用. 中国组织工程研究与临床康复，2009，13(7)：1232-1236

7　高　华，许崇波，李　元. 截短型胰高血糖素样肽-1 的融合构建与表达. 中国生物工程杂志，2009，29(8)：19-25

8　樊欣迎，包乐媛，窦　苓，等. 融合蛋白 EGFRi-IL-24 的纯化及活性鉴定. 药物生物技术，2009，16(4)：321-324

9　王华倩，张会勇，杨　洁，等. 一种谷氨酸脱羧酶 65 相关肽融合蛋白的制备及其治疗 1 型糖尿病的药效研究. 药物生物技术，2009，16(4)：296-301

10　王卫芳. DNase Ⅱ融合蛋白(PLTD)的表达及其对肿瘤细胞抑制作用的研究[D]. 长春：吉林大学，2009

11　Duan XY，Han DG，Zhang MX，*et al*. Generation of fusion protein EGFRvIII-HBcAg and its anti-tumor effect *in vivo*. *J Exp Clin Cancer Res*，2009，28：133

12　Fu QL，Li X，Yip HK，*et al*. Combined effect of brain-derived neurotrophic factor and LINGO-1 fusion protein on long-term survival of retinal ganglion cells in chronic glaucoma. *Neuroscience*，2009，162(2)：375-382

13　Gao Z，Bai G，Chen J，*et al*. Development，characterization，and evaluation of a fusion protein of a novel glucagon-like peptide-1 (GLP-1) analog and human serum albumin in Pichia pastoris. *Biosci Biotechnol Biochem*，2009，73(3)：688-694

14　陈　洁，李玉杰，郑东诞，等. CTLA-4Ig 融合蛋白对 ApoE 基因缺陷小鼠动脉粥样硬化的抑制作用. 中山大学学报，2009，30(4)：395-397

15　张永军，王家宁，唐俊明，等. PEP-1-CAT 融合蛋白预处理对在体大鼠心肌缺血再灌注损伤的保护作用. 南方医科大学学报，2009，29(29)：2429-2431

16　吕建新，王　震，何剪太，等. 靶向 IL18-EGF 融合蛋白体内抗肿瘤活性研究. 中国现代医学杂志，2009，19(6)：805-810

17　万　一，沈卫荣，韩丽萍，等. 天蚕素 B 和表皮生长因子融合蛋白的原核表达、纯化与发酵. 中国生物制品学杂志，2009，22(11)：1075-1079

18　郭晓芳，钟根深，苗庆芳，等. 靶向表皮生长因子受体的寡肽与力达霉素强化融合蛋白的构建及其抗肿瘤活性. 癌症，2009，28

(6):561-568

19 赵 健,肖 伟,傅文彬,等.多聚精氨酸蛋白转导域-凋亡素融合蛋白的原核表达及其生物活性.中国生物制品学杂志,2009,22(5):448-451

20 吕建新,王 震,何剪太,等.靶向IL18-EGF融合蛋白的表达及其体外抗肿瘤活性研究.科学通报.2009,25(2):183-201

21 路金芝,陈伟京,杨 晶,等.靶向融合蛋白XE-TNFαm2导致受HIV/SIV感染细胞的凋亡,中国生物工程杂志.2009,29(3):9-13

22 宋 扬,张 珍,张英起,等.PTD-SARA融合蛋白的表达、纯化及鉴定.中国生物制品学杂志,2009,22(3):242-245

23 宗 英,王梁华,孙铭娟,等.融合蛋白Kininogen D5_(60-148)-TRAIL_(114-281)的表达及其抑制血管新生和诱导细胞凋亡的作用.中国肿瘤生物治疗杂志,2009,16(4):336-341

24 刘 舒,张权庚,张 月,等.人骨保护素-热休克蛋白70融合蛋白在昆虫细胞中的表达和活性分析.中国生物工程杂志,2009,29(5):39-49

25 梁 兰,余 蓉,邓 璇,等.透析法体外复性抗凝溶栓双功能HV12p-rPA融合蛋白.药物生物技术,2009,16(2):140-143

26 杨素荣,鲁映青,姚明辉.GM-CSF/IL-3融合蛋白对环磷酰胺引起的猕猴骨髓造血功能抑制的影响.中国临床药学杂志,2009,18(1):19-20

27 马 艳,朱家勇,金小宝,等.BPI_(23)-haFGF融合蛋白在毕赤酵母X-33中的分泌表达及活性鉴定.生物医学工程学杂志,2009,26(2):379-384

28 盛唯瑾.抗EGFR单链抗体与力达霉素融合蛋白的构建及其抗肿瘤活性研究[D].北京:北京协和医学院,中国医学科学院,2009

29 高华山,任桂萍,郝健权,等.IL-3基因的克隆表达与活性分析.中国免疫学杂志,2009,25(5):731-734

30 姜艳芳,王朝霞,辛桂杰,等.人白细胞介素33基因的克隆表达及其生物学活性的研究.中国免疫学杂志,2009,25(2):164-166,170

31 孙卫国,刘农乐,丁红梅,等.重组人神经生长因子β亚基的原核融合表达及其活性研究.生物技术通讯,2009,20(4):498-501

32 Xia J, Liu W, Hu B, *et al*. IL-15 promotes regulatory T cell function and protects against diabetes development in NK-depleted NOD mice. *Clin Immunol*, 2010, 134(2):130-139

33 张 静,刘金毅,周敏毅,等.集成干扰素突变体的构建、表达及纯化.中国生物制品学杂志,2009,22(5):486-489

34 任桂萍,侯玉婷,姜媛媛,等.人源FGF-21的高效可溶性表达及其调节血糖功能的初步研究.药学学报,2009,44(5):548-552

35 初彦辉,刘海峰,王小花,等.一种新型的截短型转化生长因子βⅡ型受体在大肠杆菌中的表达及活性鉴定.中国生物工程杂志,2009,29(8):33-37

36 邓永康,吴民泸,刘盛邦,等.乳糖诱导重组尿酸酶基因在大肠杆菌中的表达.中国生物工程杂志,2009,29(7):74-79

37 刘 堰,苏 畅,宋小双,等.表达嗜血蝙蝠唾液纤溶酶原激活剂的毕赤酵母菌株的构建.生物工程学报,2009,25(4):566-574

38 陈 武,莫 炜,张艳玲,等.重组人纤溶酶原基因的酵母表达、产物纯化及鉴定.中国生物工程杂志,2009,29(10):18-22

39 欧阳萍,雷连成,吕 爽,等.人溶菌酶基因的原核表达及其生物学活性.中国生物制品学杂志,2009,22(6):544-547

40 王秀霞,丛丽娜,王 丹,等.海刺参i型溶菌酶基因的重组表达及抑菌谱分析.生物工程学报,2009,25(2):189-194

41 袁盛凌,王 芃,陶好霞,等.蛇毒类凝血酶calobin在毕赤酵母中的表达.生物工程学报,2009,25(4):526-532

42 于永生,吴晓洁,罗晓彤,等.重组腺病毒介导的人尿激酶原突变体在山羊乳汁中的表达.中国生物工程杂志,2009,29(2):29-33

43 Lam TL, Wong GK, Chong HC, *et al*. Recombinant human arginase inhibits proliferation of human hepatocellular carcinoma by inducing cell cycle arrest. *Cancer Lett*, 2009, 277(1):91-100

44 李丽红,严 晔,李作生,等.眼镜王蛇毒单克隆抗体的制备.细胞与分子免疫学杂志,2009,25(3):236-238

45 李思袖,张国成,许东亮,等.具有中和活性抗人类腺病毒单克隆抗体的制备、鉴定及应用.细胞与分子免疫学杂志,2009,25(12):1140-1142

46 董宁征,崔宇杰,阮长耿.人源性抗血小板膜糖蛋白Ⅱb/Ⅲa Fab抗体的研制及其对血小板聚集功能的影响.细胞与分子免疫学杂志,2009,25(1):65-67

47 孙思凡,靳彦文,李 平,等.新型抗EGFR人源化抗体基因的构建和表达.军事医学科学院院刊,2009,33(6):526-530

48 李钟燮,孟繁平,孙昌元,等.重症肌无力治疗性单价IgG抗体基因的构建.中国免疫学杂志,2009,25(11):1003-1005

49 Bao Z, Ye Q, Gong W, *et al*. Humanized monoclonal antibody against the chemokine CXCL-8 (IL-8) effectively prevents acute lung injury. *Int Immunopharmacol*, 2010, 10(2):259-263

50 Wang Q, Chen Y, Xie F, *et al*. A novel agonist anti-human OX40L monoclonal antibody that stimulates T cell proliferation and enhances cytokine secretion. *Hybridoma (Larchmt)*, 2009, 28(4):269-276

51 Li G, Qu Y, Cai C, *et al*. The inhibition of the interaction between the anthrax toxin and its cellular receptor by an anti-receptor monoclonal antibody. *Biochem Biophys Res Commun*, 2009, 385(4):591-595

52 Liu S, Wang N, Yao H, *et al*. Preparation and identification of monoclonal antibody against human hepatocellular carcinoma with a novel immunization. *Hybridoma (Larchmt)*, 2009, 28(1):43-50

53 赵瑞利,韩俊友,韩文瑜.牛蛙两个新Temporins基因的克隆及其抗菌机制的研究.生物化学与生物物理进展,2009,36(8):1064-1070

54 虞凤慧,张丽芳,李俊峰.中国林蛙皮肤抗菌肽基因的cDNA克隆及抗菌、抗癌和溶血活性的测定.生物工程学报,2009,25(1):101-108

55 张 贞,柯 涛,周玉玲.利用融合蛋白EDDIE在大肠杆菌中高效表达抗菌肽Cecropin AD.生物工程学报,2009,25(8):1247-1253

56 Rashid R, Ali I,袁其朋.人类抗菌肽hepcidin在毕赤酵母中的分泌表达和纯化.生物技术通报,2009,9:121-124

57 丁佳萱,吴国球,赵 锐,等.抗菌肽Thanatin突变体(S-thanatin)对临床耐药革兰阴性菌的体外活性及与7种抗生素的协同作用.药物生物技术,2009,16(2):158-161

58 Ma D, Wang R, Liao W, *et al*. Identification and characterization of a novel antibacterial peptide, avian beta-defensin 2 from ducks. *J Mi-*

crobiol,2009,47(5):610-618

59 吴永红,王利红,高 艳,等.重组人源脑红蛋白的高效表达、纯化及鉴定.中国生物工程杂志,2009,29(9):1-6

60 李 彬,王晓静,刘拥军,等.HAPO蛋白的可溶性表达、纯化及生物学活性测定.细胞与分子免疫学杂志,2009,25(11):991-997

61 张丕桥,王继红,刘 欣,等.重组七鳃鳗细胞毒素蛋白rLj-RGD3表达及对Hela细胞活性的影响.生物工程学报,2009,25(5):686-694

62 唐松山,张娟辉,孔 欣,等.新的生长激素释放激素类似肽Pro-hGHRH(1-44)-Gly-Gly-Cys的重组和比较活性.中国生物工程杂志,2009,29(9):22-27

63 艾 国,单成启,程远国.Exendin-4结构的稳定性及其微球制备.中国生物制品学杂志,2009,22(10):993-997

64 谢珊珊,余榕捷,曾 乐,等.重组血管活性肠肽的制备及鉴定.中国生物工程杂志,2009,29(11):29-35

65 朱文赫,王 涵,孙妙因,等.蜂毒明肽的原核表达及纯化.中国生物制品学杂志,2009,22(10):971-974

66 冯秀萍,马 威,杜柏榕,等.重组人胸腺素β16的表达、纯化及其生物学活性研究.中国免疫学杂志,2009,25(4):306-320

67 李金龙,余方流,王亚琴.共表达结核杆菌Ag85A-ESAT-6融合抗原与IL-21核酸疫苗的构建及免疫效果研究.生物技术通讯.2009,20(6):765-768

68 徐 曼,蒋小卫,米 粲.重组疫苗E. coli LLO/OVA对小鼠CD4 ~ + CD25 ~ + Treg细胞调节作用的研究.中国免疫学杂志,2009,25(5):409-412

69 高丹丹,彭正华,杨 旭.治疗型VP22Δ-mE6Δ/mE7重组蛋白疫苗的表达与免疫学初步分析.中国生物工程杂志,2009,29(4):6-11

70 鲁 勇,王华倩,欧阳可栋.一种高免疫原性抗胃泌素释放肽核酸疫苗的构建及其在体内对前列腺癌移植瘤的抑制作用.药物生物技术,2009,16(5):393-398

71 赵枫姝,胡卫华,窦 骏,等.IL-21 gpi和sGM-CSF共同修饰的瘤苗构建及其抗肿瘤效应.免疫学杂志,2009,25(6):508-512

72 李轶杰,陈开旭,庄淑珍.HPV16E7E6抗原表位嵌合体DNA抗肿瘤疫苗的研究,中国免疫学杂志,2009,25(7):606-609,616

73 李 红,李明红,彭 莉.Survivin基因修饰DCs疫苗激发抗喉癌作用的实验研究.免疫学杂志,2009,25(5):510-514

74 林 明,鲁 勇,张 宇,等.热休克蛋白HSP65DNA疫苗抑制黑色素瘤血行转移的实验研究,药物生物技术,2009,16(2):118-122

75 Zong J,Peng Q,Wang Q,*et al*. Human HSP70 and modified HPV16 E7 fusion DNA vaccine induces enhanced specific CD8 + T cell responses and anti-tumor effects. *Oncology Reports*, 2009, 22 (4): 953-961

76 Yan J,Jia R,Song H,*et al*. A promising new approach of VEGFR2-based DNA vaccine for tumor immunotherapy. *Immunology Letters*, 2009,126(1-2):60-66

77 Niu Y,Sun J,Fan M,*et al*. Construction of a new fusion anti-caries DNA vaccine. *J Dental Res*,2009,88(5):455-460

78 焦伊胜,张淑兰,王永来,等.Livin基因RNAi表达载体的构建及其沉默效应观察[J],现代肿瘤学,2009,17(1):3-7

79 陈 宁,张同琳,姚宏伟.siRNA沉默人组织因子基因对大肠癌侵袭转移能力影响的观察.中华肿瘤防治杂志,2009,16(2):101-104

80 刘 容,马文江,周建娅,等.hVEGF siRNA抑制A549细胞在裸鼠移植瘤的早期生长及血管新生.浙江大学学报(医学版),2009,38(2):136-144

81 李然伟,赵燕颖,杨泽城,等.siRNA抑制人前列腺癌细胞PC3的MDM2表达及细胞增殖,肿瘤防治研究,2009,36(1):24-27

82 郑毛根,高 英,黄 波,等.RNA干扰ABCE1基因可抑制肺癌95-D/NCI-H446细胞的增殖和诱导细胞凋亡.生物化学与生物物理进展,2009,36(11):1475-1482

83 柏燕燕,史 毅,惠国桢,等.EphA2对神经胶质瘤细胞系U251的凋亡、增殖、迁移和侵袭的研究.生物化学与生物物理进展,2009,36(4):464-470

84 崔欲晓,刘 民,李 欣,等.RNA干扰抑制癌胚抗原表达对结肠癌细胞增殖的影响.中国生物化学与分子生物学报,2009,25(1):78-82

85 刘海艳,顾玉超,宓文义,等.Akt1基因沉默降低小鼠乳腺癌细胞的肺转移能力.中国生物工程杂志,2009,29(3):14-19

86 张 泳,谷仲平,周勇安,等.RNAi沉默VEGF的表达及其治疗肺癌的初步研究.细胞与分子免疫学杂志,2009,25(4):341-343,347

87 刘 波,张恒术,果 磊.siRNA沉默Smad3对人KFB细胞增殖、凋亡及合成MMP3的影响.免疫学杂志,2009,25(3):301-306,310

88 李 凡,王小毅,陈 力,等.siRNA沉默人乳腺癌细胞株Livin基因的实验研究.免疫学杂志,2009,25(6):666-670

89 刘木彪,何援利,钟 洁.NF-κB p65 siRNA抑制人脐静脉内皮细胞迁移的研究.细胞与分子免疫学杂志,2009,25(5):428-430

90 夏仁品,卢实春,武聚山,等.小干扰RNA对大鼠OX40基因表达的沉默作用.中国免疫学杂志,2009,25(4):299-302

91 郭 睿,李喜霞,解 军.siRNA表达载体对SW480细胞原癌基因Pokemon的抑制.中国生物工程杂志,2009,29(6):7-13

92 黄志清,陈小玲,陈代文.siRNA介导的MKK4表达抑制研究.生物技术通报,2009,(4):86-90

93 蔡 明,王国斌,陶凯雄,等.Induction of apoptosis of human colon cancer cells by siRNA recombinant expression vector targeting survivin gene. *J Huazhong Univ Sci Technol*[*Med Sci*],2009,29(1):45-49

94 谢松丽,张云霞,孙 航,等.肝再生增强因子RNAi对肝癌细胞株HepG2表达MHCI、DR、CD80、CD86的影响.生物技术通报,2009,(6):22-26

95 Jiang Y,Su B,Meng X,*et al*. Effect of siRNA-mediated silencing of Bmi-1 gene expression on HeLa cells. *Cancer Sci*. 2010,101(2):379-386

96 Yan K,He LJ,Cheng W,*et al*. Inhibiting gastric cancer-associated angiogenesis by CIAPIN1 siRNA. *Cancer Biol Ther*. 2009,8(11):1058-1063

97 Li WB,Feng J,Geng SM,*et al*. Induction of apoptosis by Hax-1 siRNA in melanoma cells. *Cell Biol Int*,2009,33(4):548-554

2009 年我国疫苗类药物的研究进展

吕正兵[1],陈向东[2],吴梧桐[2]

([1] 浙江理工大学生命科学学院,杭州 310018;[2] 中国药科大学生命科学与技术学院,南京 210009)

摘　要　2009 年我国在疫苗的研究、生产和销售均取得较大进步,特别是在流感病毒疫苗、肿瘤疫苗、乙肝疫苗、老年痴呆疫苗、艾滋病疫苗以及动物疫苗等疫苗研究中取得了较好研究成果。我国正逐渐实现由疫苗生产和使用大国向疫苗研发和生产强国的转变。

中国是人口大国,对疫苗需求量逐年增加。目前我国每年出生婴儿超过 1500 万,仅儿童免疫接种的需求已十分可观。此外,由消费者承担的有价免疫疫苗的需求也随着人们生活水平的提高而大幅度提高。特别是在经过 SARS、禽流感和 H1N1 甲流等的影响,我国政府对完善疾病预防控制体系建设更加重视,对企业的扶持力度不断增强,这对疫苗的研发都起到了积极的作用。

1　我国疫苗的需求现状

随着我国经济实力的提升和整体防患意识的增强,中国疫苗市场规模正在持续增长,2009 年中国疫苗市场规模 152 亿元,近 3 年疫苗市场规模年均增速达 21.5%,其中人用疫苗市场规模约 90 亿元,动物疫苗市场规模约 62 亿元。随着我国基础研究投入的加大,特别是对生物医药产业投入的力度加大,我国正由原来的疫苗生产和使用大国向疫苗研发和生产强国转变。作为全球最大的疫苗生产国之一,我国生产企业多,疫苗种类和数量大,而且人用疫苗和动物疫苗企业分离。截至 2009 年底我国通过 GMP 认证的人用疫苗生产企业约 38 家,动物疫苗企业 54 家。

我国接种疫苗以一类免费疫苗为主。据中国药品生物制品检定所数据显示,2009 年一类人用疫苗批签发数达 64 842.61 万人份,约为总批签发数的 80.4%;二类疫苗批签发数仅为 15 851.2 万人份,占总批签发数的 19.6%。但由于一类疫苗受到政府采购价格限制,在金额方面,一类人用疫苗只占批签发总金额的 38.9%,而二类人用疫苗占批签发总金额的 61.1%。

近年来,在传统疫苗的技术改进以及通过生物技术手段研发新型疫苗方面均取得较大的突破。虽然我国疫苗产业在疫苗的品种和数量上与发达国家差距较小,但在部分疫苗品种的产能、关键生产工艺和质量上仍有一定差距。

2　疫苗研究的主要成果

2.1　流感病毒疫苗

2.1.1　人用禽流感疫苗　流感病毒(influenza virus,IV)属正粘病毒科,基因组为分段、负链、单股的 RNA 病毒,由一个内部的核衣壳和包膜组成。流行性感冒(简称流感)是由 IV 引起的一种急性呼吸道传染病,严重危害人类健康和生命。HA 是流感病毒最主要的糖蛋白,也是决定流感病毒毒力的主要物质,具有较强的免疫原性,是流感疫苗研究的首选抗原物质。但该病毒在复制过程中缺乏有效的核苷酸校正功能,常发生基因突变,H5N1、HTN7 和 H9N2 亚型的禽流感病毒就是通过这种机制改变生物学特性而获得突破种间屏障的能力,继而感染人体,从而造成严重的临床症状和死亡病例。2008 年 7 月,世界卫生组织提供的数据显示,有 385 人感染禽流感,其中 24 人死亡。除了基因突变是造成流感病毒如此高的变异之外,种群特异性抗体带来的免疫压力和各种宿主的种属特异性的防御力也是导致流感病毒出现变异的一个重要因素[1]。

2005 年 11 月,由北京科兴生物制品有限公司和中国疾病预防控制中心共同承担的国家"十五"重大科技攻关项目——"人用禽流感疫苗"的研制工作,完成了人体临床前的全部研究。2008 年 4 月 2 日,北京科兴生物制品有限公司的大流行流感疫苗正式获批生产。目前预防禽流感病毒最主要的措施是接种全病毒疫苗。人用禽流感 DNA 疫苗也引起国内外学者的高度关注。通过构建流感病毒抗原的真核重组载体,主要包括 HA、NA 及 NP 基因,导入人体内,使基因表达产物可刺激机体产生细胞免疫和体液免疫。但 HA 和 NA 持续发生抗原漂移和突变是困扰流感疫苗研制的难题,变异后的流感病毒由于表面抗原发生变异将无法被传统的流感疫苗带来的特异性免疫反应所识别和清除。因此,目前流感疫苗研制的目光更多地关注于流感病毒相对较保守的内部蛋白流感病毒核蛋白(NP)和基质蛋白(MP)上。在佐剂的存在下,利用流感病毒 M2 蛋白表位已使小鼠诱导出高的抗流感病毒的抗体滴度,使得流感 DNA 疫苗具有潜在的研究前景。

以我国分离的人 H5N1 亚型禽流感病毒 A/Anhui/1/2005 作为研究对象,按照人偏爱密码子将 HA 基因进行优化改造,将其 HA 和 M2 基因片段并克隆至 DNA 疫苗表达载体 pVRC 中,构建成真核表达质粒,为进一步开展人高致病性禽流感病毒安徽株 HA 和 M2 基因的功能与致病性的研究和使用表达 HA 和 M2 蛋白进行新型人用禽流感双价疫苗研发奠定了基础[2]。研究发现,研制的 HA DNA 疫苗在小鼠中 100

μg 的单次免疫可以有效诱导机体对 H5N1 病毒感染产生保护作用[3]。

2.1.2 *甲型流感病毒疫苗* 2009 年 4 月,甲型 H1N1 流感病毒从北美扩散至全球,一场突如其来的流感防控战役就此打响。作为防控流感传播最有效的手段之一,甲型 H1N1 流感疫苗的研制与生产被寄予厚望,我国政府及时组织相关研究。甲型 H1N1 流感在全球暴发后,中国内地有 11 家流感疫苗生产企业具备获得甲型 H1N1 流感病毒毒株资格,截至 2009 年 6 月 8 日已有 5 家得到世界卫生组织实验室分配的毒株[4];我国共有 10 家疫苗企业投入甲型 H1N1 流感疫苗的研发。

北京科兴生物制品有限公司生产的甲型 H1N1 流感病毒裂解疫苗"盼尔来福.1"获得由国家食品药品监管局颁发的药品批准文号,这也是全球首支获得生产批号的甲型 H1N1 流感疫苗[5]。2009 年 9 月 8 日,国家食品药品监督管理局公布已经批准了北京科兴和河南华兰两家企业生产甲型 H1N1 流感疫苗,其他 8 家流感疫苗生产企业的甲感疫苗已完成临床试验,正在陆续申报注册。

2.2 肿瘤疫苗

随着现代医学和生物医药技术的不断发展,人们对肿瘤免疫学的认识不断深入,肿瘤疫苗已成为肿瘤免疫治疗研究的热点。目前,肿瘤疫苗研究主要集中在肿瘤细胞疫苗、肿瘤基因疫苗、DC 疫苗和 CTL 表位肽疫苗等。

肿瘤细胞疫苗是从机体肿瘤组织中提取肿瘤细胞,经灭活处理后使瘤细胞丧失致瘤性,但仍保持其免疫原性,然后再回输患者,激发机体的主动免疫。为了有效诱导抗肿瘤免疫应答,通常采用在疫苗中加入 GM-CSF、IL-2、IL4 等诱导免疫应答的细胞因子,以增强疫苗免疫原性[6]。GM-CSF 作为肿瘤辅助治疗研究报道较多,我国学者开展了家蚕表达人重组其 GM-CSF 口服治疗肿瘤放化疗过程中白细胞减少症等已进入Ⅱ期临床阶段[7]。

肿瘤基因疫苗用基因工程技术将编码肿瘤特异性抗原的基因结合于表达载体上(重组病毒或质粒 DNA),再将疫苗直接注入机体,借助载体本身和机体内的基因表达系统表达出期望的抗原,从而诱导特异性的细胞免疫应[8,9]。

将重组人 B7-1 基因真核表达载体导入 CAK-1 肾瘤细胞,利用转基因细胞治疗观察其抗肿瘤效果,结果发现放射灭活的转基因细胞及其表达的 B7 细胞因子可以有效地激发机体的抗肿瘤免疫应答[10]。GM-CSF 基因修饰的肿瘤细胞用放射线灭活后体内注射,可增加局部炎性反应,大量多核细胞、巨噬细胞、树突状细胞浸润,促进了肿瘤抗原的呈递,能够诱导强烈的抗肿瘤免疫反应。GM-CSF 转导疫苗为 GVAX 系列肿瘤疫苗,对 GVAX 肿瘤疫苗进行了Ⅰ/Ⅱ期临床研究,其中包括黑色素瘤、前列腺癌、非小细胞肺癌(NSCLC)和肾癌[11]。此外,在树突状细胞基因疫苗体外抗肿瘤活性、口服人乳头瘤病毒(HPV)18 型 E7 联合次级淋巴组织趋化因子(SLC)基因疫苗、共表达基因疫苗、热休克蛋白 90α(HSP90α)多肽疫苗等肿瘤疫苗研究领域也开展了大量的工作[12-16]。

以肿瘤相关抗原(tumor associated antigen,TAA)为基础开展树突状细胞(DC)疫苗以及以细胞毒性 T 淋巴细胞表位肽为对象的疫苗研究也是肿瘤疫苗的研究热点[17,18]。

我国是世界上胃癌的高发区。1994 年 WHO 确认幽门螺旋杆菌(Hp)与胃癌发生密切相关,并将其列为 I 类致癌因子,如何增强疫苗免疫效能、改善肿瘤患者免疫功能将是胃癌疫苗研究的主攻方向[19,20]。

2.3 *乙肝疫苗*

早期临床研究主要集中在利用 Pre-S1 抗原和 S 抗原来激活 T 细胞应答,但疗效有限,通过增加 HBV 抗原非结构蛋白表位、改变疫苗形式或辅以新型佐剂等途径形成的新型疫苗,除迅速诱导细胞免疫功能外,也可提高 Th2 型免疫应答以增加保护性抗体[21]。随着对乙肝发病机制的深入研究,目前认为病毒清除是由于细胞毒性 T 淋巴细胞介导的 HBV 感染的肝细胞溶解和/或细胞毒性 T 淋巴细胞产生的细胞因子的抗毒效应,而多克隆、多特异性、应答强及 IFN 分泌能力强的 CTL 尤为重要。因此,以开展调节机体特异性免疫为主的治疗性疫苗研究逐渐成为乙肝治疗研究的热点[22]。

2.4 *老年痴呆疫苗*

我国社会已步入老年化阶段,老年痴呆疫苗的研究也引起我国学者的高度关注。研究表明,Aβ 的生成并聚合成纤维沉积,继而引起神经细胞的损害是该病发生发展机制中的关键环节[23]。因此可以通过制备老年痴呆疫苗,产生相应抗体来减少和清除 Aβ 在脑内的沉积来实现治疗。我国有学者正在开展老年性痴呆疫苗接种 Tg2576 转基因小鼠及 C57 小鼠的最优化剂量的研究,随着研究的深入,相信老年痴呆疫苗的研制会有较大的发展。

2.5 *艾滋病疫苗*

2004 年 11 月,我国国家食品药品监督管理局批准长春百克公司研制的复合型 AIDS 疫苗(DNA 疫苗初始免疫——MVA 载体疫苗加强免疫)进人 I 期临床试验,这是我国首个由境内机构申报的进入临床试验的的 AIDS 疫苗[24]。2005 年 3 月,首批志愿者在广西南宁接种了 AIDS 疫苗(或安慰剂)。2009 年 3 月 21 日,经国家食品药品监督管理局批准,由我国自行研制的艾滋病疫苗正式进入Ⅱ期临床试验[25]。

2.6 *动物疫苗*

动物疫苗的研发和生产目前仍以经济动物疫苗为主,在口蹄疫疫苗、禽流感疫苗、猪蓝耳疫苗、猪瘟等传统的国家强制疫苗方面发展比较成熟。2009 年国家强制疫苗占整个动物疫苗市场的 86% 以上份额,并且这部分市场基本被中牧股份、青岛易邦、金宇集团、哈药生物疫苗和天康生物等内资企业占据。2009 年,这五家企业合占中国动物疫苗市场

66.7%份额。而国内市场化动物疫苗，特别是宠物疫苗进口依存度较高。按销售额计，宠物疫苗进口额约占国内市场总额的70%，按数量计，进口消费量约占国内市场总量的30%。2009年中国动物疫苗市场规模达62亿元左右，同比增长14.8%，随着畜禽养殖市场的发展，未来动物疫苗市场规模仍将稳定上升。

3 我国疫苗研发的主要方向

目前各大疫苗研发及生产机构纷纷采用基因工程、重组DNA技术等方式开发各类改良疫苗，也逐步研发出许多用以预防癌症、人类乳突病毒、由病原微生物引起的各种传染病、高血压等疾病的疫苗以及抗衰老疫苗等。

DNA疫苗（DNA vaccine）又称为核酸疫苗、基因疫苗，是指将含有编码某种抗原蛋白基因序列的质粒载体作为疫苗，采用某种方法直接导入动物细胞内，然后通过宿主细胞的转录翻译系统合成抗原蛋白，诱导宿主产生对该抗原蛋白的免疫应答，从而使被接种动物获得相应的免疫保护，以达到预防或治疗疾病的目的。基因疫苗作为第3代疫苗其独特优越性在于可将重组质粒DNA直接注射到动物或人体的不同部位，如肌肉、静脉、腹腔、皮内和皮下等该法需要大量重组质粒DNA，但操作简单，无需复杂设备是一种常用的方法，将在未来的疫苗研究领域占据重要的位置。

全球生物技术药物销售市场较好的药品也将集中在单克隆抗体、反义药物、基因治疗药物、可溶性蛋白质类药物和疫苗五类大品种上。全球疫苗产业快速增长，GSK、默沙东、AP等跨国制药企业发挥了积极的作用，GSK是目前世界最大的疫苗生产和供货商，占据了世界24%的市场份额。中国疫苗目前市场规模约20～30亿，年增长率约15%，远高全球10%的水平，预示着未来我国疫苗产业会有较大的发展。

参考文献

1 陈化兰. 预防禽流感的一些主要问题. *畜牧兽医科技信息*，2009，2:7-8

2 刘 源，张 柯，谭文杰. 人高致病性禽流感病毒H5N1安徽株HA、M2蛋白双顺反子表达载体的构建及表达研究. *病毒学报*，2008，24(6):415-42

3 Zheng LY, Wang FY, Chen Z. A single immunization with HA DNA vaccine by electroporation induces early protection against H5N1 avian influenza virus challenge in mice. BMC Infectious Diseases, 2009, 9: 17-25

4 中国十一家流感疫苗生产企业具备获得毒株资格. http://www.chinanews. com/jk/jk-hyxw/news/2009/06-08/1725052. shtml, 2009, 6, 8

5 我国颁发全球首个甲型H1N1流感疫苗生产批号. http://news.qq. com/a/20090903/002819. htm, 2009, 9, 3

6 Driessens G, Hoffmann P, Pouwels M, *et al*. Synergy betweendendritic cells and GM--CSF · -secreting tumor cells for the treatment of amurine renal cell carcinoma. *J Immunother*, 2009, 32(2):140-144

7 Zhang WP, Lv ZB, Nie ZM. Bioavailability of orally administered rhGM-CSF: a single-dose, randomized, open-label, two-period crossover trial. *PLoS One*, 2009, 4: e5353.

8 Fukushima S, Hirata S, Motomura Y, *et al*. Multiple antigen-targeted immunotherapy with alpha-galactosylceramide-loaded and genetieally engineered dendritic cells derived from embryonic stem cells. *J Immunother*, 2009, 32(3):219-231

9 萨仁高娃，力 夫，吴 岩. 肿瘤疫苗的研究进展. *中国肿瘤生物治疗杂志*，2009，16(6):644-648

10 刘 岩，王晓民，徐万海. 用射线照射的B7-1转基因细胞进行肿瘤疫苗的研究. *华南国防医学杂志*，2009，01:18-20

11 杨莉莉，任秀宝. GM-CSF基因修饰的肿瘤疫苗. *海南医学*，2009，10:137-141

12 盘 鹰，何小英，张鲁勉，等. 冻融人外周血树突状细胞基因疫苗体外抗肿瘤活性研究. *中国药物与临床*，2009，12:1152-1155

13 曾凡慧，张昌菊，朱 平，等. Anti-tumor effect of oral human papillomavirus E7/secondary lymphoid chemokine combined gene vaccine. *中国新药与临床杂志*，2010，1:40-44

14 季明春，姜扬文，刘 伟，等. bcr-abl和白介素-7共表达基因疫苗诱导小鼠免疫保护作用. *中华肿瘤杂志*，2007，29(2):93-95

15 张剑军，徐惠绵，阎 影，等. 热休克蛋白90α多肽疫苗的抗肿瘤效应研究. *山东医药*，2010，20:51-53

16 金文松，胡 坤，孟颂东，等. 热休克蛋白-多肽复合物疫苗用于肿瘤治疗的研究进展. *肿瘤防治研究*，2010，08:963-966

17 池余刚. 树突细胞疫苗与卵巢癌免疫治疗的研究进展. *国际妇产科学杂志*，2008，35(3):196-198.

18 赵 军，翟景明，张 曦. 负载人HUVECs抗原的DC疫苗诱导小鼠对宫颈癌U14的特异性免疫反应. *细胞与分子免疫学杂志*，2009，25(3):196-200

19 Peter S, Beglinger C. Helicobacter pylori and gastric cancer: the causal relationship. *Didestion*, 2007, 75(1):25

20 Wang B, Yao K, Jiu G, *et al*. Computational prediction and identification of Epstein Barr virus latent membrane protein 2A an tigenspecific CD8 T-cell epitopes. *Cell Mol Immunol*, 2009, 6(2):97-103

21 任 姗，陈 新. 乙型肝炎治疗性疫苗研究进展. *中华实验和临床感染病杂志*，2009，3(2):52-55

22 易学瑞，袁有成，孔祥平. 治疗性乙肝疫苗研究新进展与新策略. 中国药师，2009，12 (9):1211-1213

23 张昌菊，曾祥勇. 早老性痴呆疫苗的研究进展. 接种小鼠的剂量优化研究解剖学研究，2009，29(22):2999-3001

24 刘 勇，邵一鸣. AIDS疫苗研究进展. *传染病信息*，2009，22(6):330-335

25 张 骁，雍晓春，张 韬. 艾滋病疫苗研发最新进展. *中国制药信息*，2010，1:6-16

2009 年我国生化药物研究进展

张天民，谭海宁，王凤山

（山东大学药学院生化与生物技术药物研究所，国家糖工程技术研究中心，济南 250012）

摘　要　通过查阅国内文献，选择具有较高学术价值或实用价值的内容，按氨基酸、肽和蛋白质类、酶和辅酶类、糖类、脂质类及核酸类药物分别介绍，综述 2009 年我国生化药物的研究进展。氨基酸、肽和蛋白质类、酶和辅酶类、糖类药物的研究较多，主要集中在这些药物的药理作用、新剂型、制备工艺和临床应用方面。

根据2009 年我国学者发表的文献，选择具有较大学术意义或实用价值的内容，按氨基酸、肽和蛋白质类、酶和辅酶类、糖类、脂质类及核酸类药物，分别将我国生化药物研究进展介绍如下。

1　氨基酸、肽和蛋白质类

1.1　*N*-乙酰半胱氨酸（NAC）

研究了 NAC 对胰岛素经一种口腔上皮细胞层渗透转运的影响[1]。结果表明，NAC 可显著促进胰岛素经该细胞层渗透，且对细胞活力影响较小，可作为一种安全有效的吸收促进剂。为减轻甲基苯丙胺神经毒性，研究了 NAC 对甲基苯丙胺中毒大鼠模型的影响。结果表明，NAC 预处理可以通过抑制甲基苯丙胺诱导纹状体的氧化应激，降低纹状体内活性氧族的含量，减轻多巴胺浓度的下降程度，从而减少神经细胞的凋亡。

1.2　牛磺酸（Tau）

研究了 Tau 镁配合物（TMC）对正常豚鼠心室肌细胞钠电流和 L-钙电流的影响[2]。结果表明，TMC 对心室细胞钠电流的阻滞可能是其抗心律失常的作用机制之一；对 L-钙电流的促进可能有利于其发挥正性肌力作用。

探讨了 Tau 抑制心肌成纤维细胞增殖的途径。结果表明，Tau 可以通过抑制蛋白激酶 C_α 在胞膜的表达，从而实现 p27 蛋白的表达增加和核因子-κBp65 的核转位抑制，最终实现抑制心肌成纤维细胞增殖的作用。

1.3　胸腺肽 α_1（thymosin α_1）

研究了胸腺肽 α_1 对晚期结直肠癌化疗患者的细胞和体液免疫功能及生存期的影响。结果表明，胸腺肽 α_1 与化疗联用后，患者细胞免疫功能显著高于单纯化疗组，患者的无疾病进展生存时间和总生存期显著延长。

1.4　胸腺五肽（TP5）

为提高 TP5 的稳定性和生物利用度，分别制备了 TP5 多囊脂质体和 TP5 聚乳酸-羟基乙酸微球[3]。结果表明，利用复乳法制备的 TP5 多囊脂质体形态良好、包封率高，有明显的缓释特征；制备的 TP5-聚乳酸-羟基乙酸缓释微球球体均匀，药物释放过程较稳定，有明显的缓释作用。

1.5　谷胱甘肽（GSH）

为提高发酵法制备 GSH 的产量，通过控制发酵条件，考察了不同发酵模式对产朊假丝酵母（*Candida utilis*）生物合成 GSH 的影响[4]。确定了最佳发酵条件：还原糖为 10 g/L，氨基氮为 600 mg/L，pH 4.5。发酵 48 h 后 GSH 产量和细胞干重均大幅提高，分别为 830 mg/L 和 41.5 g/L。

1.6　缩宫素（oxytocin）

进行了利用毛细管区带电泳法测定缩宫素的研究。结果表明，缩宫素在 5.4 ~ 135.2 U/mL 内线性关系良好，该法所测定的缩宫素效价及纯度，与 HPLC 比较，结果基本一致，但该法对缩宫素具有更高的杂质分离度[5]。

1.7　L-肌肽（L-carnosine）

为建立 L-肌肽原料药的 HPLC 含量测定方法并进行有关物质检查，对 HPLC 色谱条件、系统适应性、线性和范围等进行了研究[6]。结果表明，L-肌肽在 9.93 ~ 99.3 mg/L 内线性关系良好，平均回收率为 100.5%。该方法操作简便、重复性好、专属性强。

1.8　蝎毒多肽提取物（polypeptide extract from scorpion venom，PESV）

为开发 PESV 的抗肿瘤转移活性，研究了 PESV 对人高转移胰腺癌细胞转移相关能力的影响及作用机制[7]。结果表明，PESV 能明显抑制胰腺癌细胞的增殖、黏附力、侵袭及运动能力，其机制是通过提高上皮细胞钙依黏连蛋白表达、降低纤连蛋白和间质金属蛋白酶-9（MM P-9）表达而实现的。研究了 PESV 对抑制人白血病原代细胞黏附力的影响。结果表明，PESV 在对细胞最佳作用浓度下，能够明显抑制人白血病原代细胞与人脐静脉内皮细胞的黏附，说明 PESV 具有抗白血病细胞髓外浸润发生的潜能。

1.9　马鹿茸血酶解肽（peptides hydrolyzed from Cervus elaphus velvet antler blood）

具有较强抗氧化活性的马鹿茸血酶解肽同时能显著提高小鼠体液和细胞免疫功能，抗氧化作用及氧化还原平衡与免疫作用紧密联系，同时保护机体免受伤害[8]。

1.10　胰岛素（Ins）

为解决 Ins 方便给药问题，延缓其在体内的降解和排泄，将一个连有脂肪链的氨基酸衍生物通过酶促反应连接到去掉 C 端第 1 个氨基酸的人 Ins 上，获得了新型 Ins 衍生物。结果表明，该衍生物具有潜在的口服功能及长效功能[9]。

为避免 Ins 给药方式带来的低血糖并发症，比较了 Ins sc

和 ip 两种给药方式对糖尿病小鼠血糖的影响。结果表明，ip 较 sc 控制血糖更平稳，不易造成低血糖。为解决老龄糖尿病烧伤创面愈合速度较低的问题，研究了局部应用 Ins 促进老龄糖尿病大鼠烫伤创面的效果并探讨了其作用机制。结果表明，局部应用 Ins 可促进创面胶原合成，增加创面的血管形成，加速烫伤创面的愈合。

1.11 霞水母糖蛋白（glycoprotein from *Cyanea nozakii*，GPCN）

研究了 GPCN 经口给药后的抗疲劳作用。结果表明，GPCN 能改善机体能量代谢，加速肝糖原分解供能，减少蛋白质和含氮化合物分解，从而降低血尿素氮，具有抗疲劳的作用[10]。

1.12 文蛤体液蛋白（protein from *Meretrix meretrix* Linnaeus，PMML）

为开发 PMML 的抗肿瘤作用，利用电镜技术、流式细胞技术等研究了 PMML 作用后细胞凋亡、细胞周期及微管蛋白的变化情况，并研究了 PMML 的体内抗肿瘤活性。结果表明，PMML 可显著抑制肿瘤细胞增殖，其主要是通过增加细胞膜的通透性、引起细胞凋亡和抑制微管蛋白聚合实现的[11]。

1.13 日本医蛭蛋白（protein from Hirudo nipponia，PHN）

为从日本医蛭中快速提取和纯化生物活性蛋白质，利用仿生亲和介质库进行了配体筛选和一步纯化，最终从日本医蛭中纯化出了 1 种具有抗凝血活性的蛋白质，在蛋白质数据库中未找到相似蛋白质或多肽[12]。

2 酶与辅酶类

2.1 蚯蚓纤溶酶（earthworm fibrinolytic enzyme，EFE）

为改善 EFE 口服生物利用度低的问题，研究了 EFE 的 W/O 型口服微乳制剂。结果表明，制得的 EFE 微乳为均匀分散的球状 W/O 型，EFE 从微乳中的释放行为具有一定的缓释性，该方法具有较好的可行性。为探讨蚓激酶的脑保护作用机制，通过研究大鼠局灶性脑缺血再灌注损伤后脑组织 JAK1 和 STAT1 蛋白及 mRNA 的表达及给予蚓激酶后二者的变化。结果表明，蚓激酶可以通过增加脑组织 JAK1 蛋白和 mRNA 表达，减少 STAT1 蛋白和 mRNA 的表达起到对脑组织的保护作用[13]。

2.2 巴曲酶（batroxobin）

为给巴曲酶在脑出血的临床应用中提供理论依据，研究了巴曲酶对大鼠脑出血后神经损伤是否具有保护作用及其可能的作用机制。结果表明，巴曲酶可改善脑出血大鼠的神经行为学评分，减轻脑组织细胞水肿和出血程度，使脑含水量、丙二醛含量及神经细胞内游离钙离子浓度下降，超氧化物歧化酶活性升高，从而实现对脑出血后神经损伤的保护作用[14]。

2.3 沙蚕蛋白酶（*Nereisvreins* proteinase，NVP）

为给 NVP 用于防治心脑血栓形成提供实验依据，研究了 NVP 的抗血小板聚集作用及对血流流变学的影响。结果表明，NVP 可抑制诱导剂二磷酸腺苷、花生四烯酸及胶原引起的大鼠血小板聚集，降低其最大聚集率；降低大鼠全血黏度，对血浆黏度、红细胞沉降率及血细胞比容均无影响[15]。

2.4 眼镜蛇毒金属蛋白酶（cobra venom metallopro teinase）

为利用蛇毒开发抗血栓药物，研究了眼镜蛇毒金属蛋白酶 atrase A 对血小板聚集的影响及相关的作用机制。结果表明，atraseA 对二磷酸腺苷、胶原、血小板活化因子、花生四烯酸及凝血酶等诱导的血小板聚集均有抑制作用，其机制是通过酶切血小板膜糖蛋白来实现的[16]。

2.5 尖吻蝮蛇蛇毒酸性磷脂酶（acidic phospholipase A_2 from venom of snake *Agkistrodon acutus*）

从尖吻蝮蛇蛇毒中纯化得到一种新型酸性磷脂酶，通过嗜硫色谱等分离纯化手段获得了纯组分，其相对分子质量（M_r）为 14.4×10^3，等电点为 5.66。活性实验表明，其蛋白酶活性较弱，无出血毒性，但具有抗凝血活性，且其抗凝血活性耐热至 70 ℃[17]。

2.6 胰激肽原酶（pancreatic kininogenase，pk）

为改进 pk 肠溶片的效价测定方法，采用酶标仪代替紫外分光光度计测定 pk 效价。结果表明，测定结果与紫外法一致，且可减少样品使用量，提高检验工作效率[18]。

2.7 尿酸酶（urate oxidase）

为降低尿酸酶的免疫原性，利用单甲氧基聚乙二醇（PEG）-丙醛作为修饰剂对尿酸酶的 N 端进行了定向修饰，并比较了修饰前后免疫原性的差异。结果表明，制得的 N 端 PEG 定点修饰的尿酸酶免疫原性明显低于修饰前的尿酸酶[19]。

2.8 辅酶 Q_{10}（Co Q_{10}）

为提高 Co Q_{10} 的生物利用度并解决其上市注射液不稳定的问题，制备了 Co Q_{10} 冻干乳剂，考察了其稳定性及理化性质，确定了最佳处方。结果表明，制备的冻干乳剂在室温条件下避光贮存稳定性好，满足注射用制剂的要求[20]。

参考欧洲药典和美国药典，利用 HPLC 考察了国产 Co Q_{10} 有关物质的含量情况，结果发现，Co Q_{10} 原料及各种类型制剂中均检出 Co Q_9 及（2*Z*）-异构体等杂质。

3 糖 类

3.1 氨基葡萄糖（glucosamine）

比较美国药典法、HPLC 和紫外分光光度法测定氨基葡萄糖的准确性和可靠性。结果表明，美国药典法不理想，HPLC 和紫外法均适合氨基葡萄糖原料的测定，而 HPLC 更适合制剂的含量测定。研究了氨基葡萄糖对小鼠淋巴细胞增殖及白介素-2 产生的作用。结果表明，该糖能有效促进淋巴细胞增殖，促进白介素-2 分泌，具有免疫调节作用[21]。

3.2 肝素（heparin）及其衍生物

为进一步确定肝素在鼓膜穿孔愈合中的疗效，研究了肝素明胶海绵贴补在鼓膜穿孔中对表皮生长因子（EGF）的影响。结果表明，肝素组可以明显提高 EGF 的表达，有效地促进外伤性鼓膜穿孔愈合，缩短愈合时间，促进鼓膜修复。

为考察肝素的结构与抑制高糖引起人肾小球系膜细胞增殖活性之间的关系,采用化学修饰的方法制备了不同硫酸化程度的肝素,并比较了其活性。结果表明,抑制活性的大小顺序和硫酸基团含量大小顺序一致,说明肝素中硫酸基团的含量是影响肝素抑制高糖引起人肾小球系膜细胞增殖的主要因素[22]。

对留置静脉针患儿用肝素钠稀释液 2 mL 进行静脉留置针正压封管,留置时间明显长于对照组,为 3 ~ 4 d,留置期间无血回流堵塞,患儿无不适,可减轻患儿反复穿刺的痛苦[23]。

3.3 低分子肝素(LMWH)

为研究 LMWH 的经黏膜给药技术,避免药物在胃肠道的降解及肝首关作用,考察了体外 LMWH 透各种黏膜及大鼠口腔给药的行为。结果表明,聚乙二醇辛酸/癸酸甘油酯(Labrasol)能促进 LMWH 透过不同黏膜;LMWH 可经大鼠口腔黏膜吸收进入体循环[24]。为给 LMWH 临床用于治疗局灶节段性肾小球硬化(FSGS)提供依据,研究了 LMWH 对 FSGS 中整合素 $\alpha_3\beta_1$ 和 α-肌营养不良蛋白聚糖(α-DG)表达的影响。结果表明,LMWH 可以减少 FSGS 肾病大鼠尿蛋白,改善肾脏病理变化,保护肾功能,上调整合素 $\alpha_3\beta_1$ 和 α-DG 的表达,减少足细胞的脱落[25]。

为考察 LMWH 应用于肾病综合征(NS)的效果,观察了临床患者尿蛋白的情况。结果表明,LMWH 能减少 NS 患者尿蛋白,缓解高凝状态,是治疗高凝和 NS 安全有效的药物。进行了亚硝酸降解法制备 LMWH 的工艺参数优化。最终确定了最佳条件:反应时间 4 h、温度 25 ℃、亚硝酸 0.6%、pH2.6。

为改进 LMWH M_r 的测定方法,利用高效体积排阻色谱与多角度激光光散射仪联机测定了 LMWH 的 M_r。结果表明,该法不需要 M_r 对照品,可以直接测定 LMWH M_r 及分布,快速简便,结果准确[26]。

3.4 透明质酸(玻璃酸,HA)

为解决应用 HA 在组织中易被降解和扩散,体内存留时间短的缺点,采用己二酸二酰肼为交联剂制备了交联 HA 凝胶膜。该凝胶膜具有良好的生物相容性,是一种理想的医用生物材料[27]。采用多角度激光光散射仪与尺寸排阻色谱法联用测定了 HA 的 M_r。结果表明,该法操作简单快速,结果准确,可用于 HA 的质量控制和应用研究。为确证 HA 对骨关节炎(OA)的干预作用,观察了 OA 患者的滑液中骨桥蛋白(OPN)及肿瘤坏死因子(TNF)的表达情况。结果表明,HA 关节腔内注射治疗膝 OA 疗效确切,作用机制与降低 OPN 和 TNF-α 的含量有关。

为改善眼用温度敏感原位凝胶生物黏附力低、溶蚀速度快的缺点,考察了 HA 对眼用温度敏感原位凝胶胶凝温度、浊点、凝胶溶蚀、药物释放及黏附力的影响。结果表明,HA 可改善凝胶的理化性质,处方中含 0.15% HA 的凝胶角膜黏附性能良好,药物释放缓慢,有望在临床中获得应用。

3.5 硫酸软骨素(ChS)

研究了关节腔内注射 ChS 和 HA 组合物治疗木瓜酶致兔膝 OA 的疗效和机制。结果表明,两药联用能够明显促进滑膜、软骨细胞增生,促进滑膜中血管增殖,降低软骨破坏和滑膜纤维增生,同时抑制白介素-1β 的分泌,降低 NO 自由基的含量,有利于改善 OA 症状[28]。

用硫酸软骨素、塞采昔布和美洛昔康治疗成人大骨节病,结果硫酸软骨素对僵硬及生理功能有改善,止痛效果几乎为零,未发现任何不良反应。

3.6 壳聚糖(chitosan)及其衍生物

通过剂型改造和结构改变将壳聚糖制作成粉剂,并加入 Ca^{2+} 及 Zn^{2+},研制出一种新型壳聚糖止血粉。结果表明,该粉剂具有良好的止血作用,是一种安全有效的止血材料,pH 7.5 的止血粉止血效果更好[29]。

为评价壳聚糖作为组织工程生物材料的前景,研究了不同 M_r 和脱乙酰度的壳聚糖与骨髓间充质干细胞的亲和性,测定了它们在体内外的降解特性,并通过检测接触角考察了它们的亲水性。结果表明,M_r 为 50 万和 100 万,脱乙酰度为 95% 的壳聚糖能够与骨髓间充质干细胞复合用于组织再生修复。研究了羧甲基壳聚糖抗心律失常作用机制。结果表明,羧甲基壳聚糖可通过抑制大鼠单一心室肌细胞钠电流实现其抗心律失常作用。考察了壳寡糖对雌二醇诱导的人乳腺癌 M CF-7 细胞分泌促进肿瘤血管生成因子的抑制作用。结果表明,壳寡糖对 M CF-7 细胞产生促肿瘤血管生成因子 MM P-9 在 mRNA 水平上有显著抑制作用[30]。还研究了壳寡糖对人肝癌细胞株 SMMC-7721 的生长抑制作用。结果表明,壳寡糖能抑制该细胞增殖,并促进其凋亡,其原因是壳寡糖能上调促凋亡蛋白 Bax 的表达。

3.7 贻贝多糖(*Mytilus coruscus* polysaccharide,MP)

研究了 MP 对老龄大鼠抗衰老的生物效应。结果表明,MP 可以明显增加血清和肝脏中的超氧化物歧化酶、谷胱甘肽过氧化物酶水平,降低丙二醛含量,起到抗衰老的作用[31]。

3.8 毛蚶多糖(polysaccharide from *Arca subcrenata* Lischke)

研究了毛蚶多糖对正常小鼠免疫功能的影响。结果表明,该多糖可增强淋巴细胞增殖及白介素-2 的活性,增强巨噬细胞的吞噬功能,加速碳粒的清除,具有一定的免疫调节作用[32]。

4 脂质类

4.1 前列腺素 E_1(PGE_1)

研究了 PGE_1 对高血压肾病患者尿蛋白和肾功能的影响。结果表明,高血压肾病早期应用 PGE_1 可显著地降低蛋白尿,改善肾功能。

为给 PGE_1 治疗慢性阻塞性肺疾病(COPD)在临床应用提供研究基础,通过观察 PGE1 对 COPD 模型大鼠气道中 TNF-α 和转化生长因子(TGF)β_1 的影响,探讨了 PGE_1 对

COPD 的干预作用。结果表明，PGE_1 能明显抑制 TNF-α 和 $TGF-β_1$ 在 COPD 大鼠气道组织的表达，从而对气道炎症气道一定的防控作用。

为考察 PGE_1 注射液在治疗下肢慢性动脉闭塞症的等效性和安全性，进行了随机盲法、阳性药平行对照、多中心临床研究。结果表明，两种 PGE_1 注射液表现出相同的疗效和安全性，均为安全的治疗动脉硬化症的药物[33]。

4.2　前列腺素 E_2（PGE_2）

为给 PGE_2 作为阻塞性黄疸小肠黏膜保护剂的临床应用提供基础，探讨了 PGE_2 对大鼠模型中黏膜的保护作用。结果表明，PGE_2 及手术再通均可减少阻塞性黄疸大鼠小肠黏膜损伤，但两者并无协同作用[34]。

4.3　胆酸（cholic acid）

为建立更高效准确的胆酸类成分含量的检测方法，采用 HPLC-蒸发光散射检测（ELSD）同时测定了牛胆粉中胆酸、去氧胆酸和牛磺胆酸钠 3 种成分的含量。3 种成分含量测定结果的稳定性好、精密度高、重复性好，该方法简便、灵敏、准确，可用于牛胆粉药材中 3 种成分的含量测定[35]。

4.4　熊去氧胆酸（UDCA）和鹅去氧胆酸（CDCA）

为使 UDCA 制剂更利于吞服和吸收，以大豆油为基质，蜂蜡为助悬剂制备了 UDCA 软胶囊。实验结果表明，UDCA 软胶囊稳定性好，该工艺适合工业化生产[36]。

为给熊胆粉提取物的质控测定提供基础，建立了 HPLC-ELSD 法测定 UDCA 和 CDCA 的方法。UDCA 和 CDCA 的测定结果稳定性好、精密度高、重复性好，可用去熊胆粉提取物中 UDCA 和 CDCA 的含量测定。

4.5　胆红素（bilirubin）

研究了从猪胆汁中用超声波技术辅助提取胆红素的方法。优化后的工艺条件为：超声波功率 320W、频率 72 kHz、温度 30 ℃、处理时间 20 min，胆红素的提取率可提高 15%，说明超声波处理能提高胆汁中胆红素提取率[37]。

5　核酸类

5.1　氟尿嘧啶（5-FU）

为降低 5-FU 的毒副作用并使其具有一定的缓释效果，制备了 5-FU 原药及其壳聚糖-聚天冬氨酸纳米粒，并进行了对小鼠灌胃后血药浓度曲线及其药动学研究。结果表明，与原 5-FU 原药相比，纳米粒的血药峰浓度降低，半衰期延长，血药浓度时间曲线下面积明显增加，纳米粒具有明显的缓释作用[38]。同样为降低 5-FU 的毒副作用，以三聚磷酸钠为交联剂，采用离子交换法制备了 FU-壳聚糖纳米微球，并评价了其释药性能及对人肺癌细胞 GLC-82 的杀伤效应。结果表明，本纳米粒制备反应条件温和，具有缓释性能，体外释药行为符合双向动力学规律。在体外该纳米微球对 GLC-82 的杀伤率明显优于 5-FU 对照组[39]。

为减少给药频率，提高生物利用度，制备了 5-FU 聚己内酯微球并研究了不同粒径载药微球的性质。结果表明，该微球载药量和包封率较高，具有明显的缓释效果[40]。

5.2　阿糖胞苷（ara-C）

为探讨 ara-C 作用后 Jurkat 细胞 B7 的表达及对 T 细胞活化作用的影响，利用流式细胞术等手段检测了刺激前后 B7-1、B7-2 的表达情况。结果表明，ara-C 作用于 Jurkat 细胞后，能够使该细胞表面 B7 分子表达增加，增强了肿瘤细胞的免疫原性，通过向 T 细胞提供刺激信号，激活体内的细胞免疫途径[41]。

5.3　阿昔洛韦（acyclovir）

为改善阿昔洛韦口服利用度低的缺点，利用薄膜分散法将阿昔洛韦制成了脂质体，采用 HPLC 测定了其包封率并对其稳定性进行了考察。结果表明，该制备方法简单易行，重现性好，包封率高；而利用 HPLC 测定其含量灵敏度高，重现性好[42]。

5.4　利巴韦林（ribavirin）

为使利巴韦林更利于吞服和吸收，制备了利巴韦林软胶囊并对其含量测定方法进行了考察。优化后的处方制备的软胶囊沉降体积比为 0.95，体外分析的方法学表明，标准曲线线性良好，重现性好。该软胶囊质量稳定，符合《中国药典》要求[43]。

氨基酸、肽和蛋白质类药物的研究，主要集中在药理活性比较明确的药物，如 NAC、Tau、胸腺肽 α1、GSH 和 *L*-肌肽等的分子机制研究、制备工艺改进及分析检测方面，水平较之以前均有较大提高。另外，PESV、马鹿茸血酶解肽、GPCN、PMML 及 PHN 等较新颖的多肽、蛋白质类药物的制备及生物活性研究也是一个重要的方面，但新颖多肽、蛋白质的分离纯化、结构鉴定及分子机制仍有待深入研究。

酶和辅酶类药物的研究，主要集中在其分子机制研究、剂型改进、分析检测及较新颖酶和辅酶类药物的制备、理化性质和药理作用研究。其中，对 EFE 及 Co Q_{10} 的研究是热点，同时涉及到了剂型改进、分析检测或分子机制研究。

糖类药物的研究进展较大，主要集中在氨基葡萄糖、肝素、LMWH、HA、ChS 和壳聚糖等临床上已广泛应用或普遍研究的药物的制备工艺改进、分子机制研究、分析检测、新药理活性研究及临床不良反应监测等，该部分研究较深入、水平较高。贻贝多糖、毛蚶多糖等较新颖多糖的制备及生物活性研究也是研究的一个重要组成部分，但是新颖多糖的结构分析仍存在部分难点。另外，肝素钠、ChS 等产品，《中国药典》2010 年版收载的质量标准，多项指标要求均明显提高，国外对质量的要求也大幅度提高，故对这类产品的生产工艺研究仍须深入进行。

脂质类药物和核酸类药物的研究，主要集中在如 PGE_1、PGE_2、胆酸、胆红素、FU、阿昔洛韦等较成熟药物的制备工艺改进、剂型改进、分析检测及新药理活性研究等方面，该部分研究有利于这些药物更好地应用于临床，具有较大的应用价值。综上所述，探索新资源，开发我国具有自主知识产权的新生化药物；探讨药物的协同作用；开发药物的新剂型、新药理作用；从分子水平出发，探索给药的新途径、新靶点；研究生化药物在常见疾病中的新用途；采用新技术、新材料，制备新型的药物载体是2009年我国生化药物研究的主要方面，也是今后生化药物研发的方向。

参考文献

1 薛小燕，贾　敏，孙　阳，等. *N*-乙酰基L-半胱氨酸促进胰岛素经TR146细胞层渗透转运的研究. 中国临床药理学与治疗学，2009，14(2)：131-135

2 于　雷，尹永强，李　欣，等. 牛磺酸镁配合物对豚鼠心室肌细胞钠离子和钙离子通道的影响. 中国药理学与毒理学杂志，2009，23(1)：17-22

3 张庆云，宋月英，刘　璐，等. 胸腺五肽-聚乳酸-羟基乙酸微球的制备及释药性能. 中国组织工程研究与临床康复，2009，13(21)：4055-4058

4 赵　波，赵文杰，顾　敏，等. 硫酸铵与pH对酵母高密度发酵生产谷胱甘肽的影响. 中国医药工业杂志，2009，40(3)：180-182

5 徐明明，郑璐侠，聂　亮，等. 缩宫素的毛细管区带电泳法测定. 中国医药工业杂志，2009，40(4)：298-300

6 韩木南，陈晓辉，其其格，等. 高效液相色谱法测定L-肌肽原料药的含量及其有关物质. 中国药学杂志，2009，44(14)：1111-1113

7 张力冰，张维东，王朝霞，等. 蝎毒多肽提取物体外抑制胰腺癌细胞侵袭转移及相关机制. 中国药理学通报，2009，25(6)：820-824

8 姜　红，乐国伟，尹晓平，等. 马鹿茸血酶解肽体内免疫功能及抗氧化功能关系的研究. 天然产物研究与开发，2009，21(5)：757-760

9 何明磊，赵铁男，权春善，等. 胰岛素的脂肪链定位修饰及产物的表征. 药物生物技术，2009，16(5)：414-416

10 林　丹，邓　超，汤鲁宏，等. 霞水母糖蛋白抗疲劳作用的实验研究. 天然产物研究与开发，2009，21(5)：862-865

11 张玉艳，张胜华，宁璇璇，等. 文蛤体液蛋白体内外抗肿瘤作用的研究. 中国新药杂志，2009，18(18)：1787-1792

12 贵艳丽，董德贤，李荣秀. 日本医蛭中一种新抗凝血蛋白质的仿生亲和纯化及鉴定. 中国生化药物杂志，2008，29(3)：145-148

13 王莉安，毕　辉，纪红蕊，等. 蚓激酶对缺血再灌注大鼠脑内JAK-STAT通路的作用. 中国药学杂志，2009，44(24)：1862-1865

14 祁　丽，董　志，马　婕. 巴曲酶对实验性脑出血大鼠的神经保护作用. 药学学报，2009，44(4)：338-343

15 白若伦，李　奇，刘　佳，等. 沙蚕蛋白酶对血小板聚集及血液流变学的影响. 中国新药杂志，2009，18(10)：930-933

16 王彩娥，孙黔云，李　敏，等. 眼镜蛇毒金属蛋白酶atrase A抗血小板聚集作用及机制. 中国药理学通报，2009，25(6)：743-747

17 潘剑茹，何火聪，刘　枋，等. 尖吻蝮蛇蛇毒中一种新型酸性磷酯酶的纯化和表征. 中国生物化学与分子生物学报，2009，25(10)：932-937

18 滕艳坤，娇筱蔓，阚微娜，等. 胰激肽原酶测定方法的改进. 沈阳药科大学学报，2009，26(7)：583-586

19 李盈淳，朱　姝，高向东，等. 氨基末端定点聚乙二醇化尿酸酶的研究. 药物生物技术，2009，16(6)：508-511

20 李玉林，董　志，彭　力，等. 辅酶Q_{10}冻干乳剂的研究. 中国生化药物杂志，2009，30(5)：305-308

21 曹秀明，杨贵群，马　娇. D-氨基葡糖盐酸盐对小鼠淋巴细胞增生及IL-2产生的作用. 食品与药品，2009，11(11)：4-6

22 尹登科，胡容峰，陈　松，等. 肝素衍生物结构与抑制高糖引起人系膜细胞增殖的关系研究. 中国生化药物杂志，2009，30(5)：294-297

23 骆成珠，唐吉荣，钟雪娟. 普通肝素钠稀释液正压封静脉留置针管在儿科的应用和临床观察. 中国医学创新，2009，6(19)：43-44

24 李　丁，王　健，侯惠民. 低分子肝素体外透黏膜及大鼠口腔给药的研究. 中国医药工业杂志，2009，40(9)：666-671

25 邹敏书，余　健，聂国明，等. 低分子量肝素减少局灶节段性肾小球硬化鼠足细胞的脱落. 解放军药学学报，2009，25(1)：1-4

26 李　京，范慧红. 高效体积排阻色谱与多角激光光散射仪联机测定低分子肝素分子量及分子量分布. 中国药学杂志，2009，44(2)：140-142

27 陈建英，宋海波，贺艳丽，等. 交联透明质酸凝胶膜的制备及其生物相容性的研究. 生物医学工程研究，2009，28(2)：104-107

28 陈　磊，凌沛学，贺艳丽，等. 硫酸软骨素和玻璃酸钠联合应用治疗木瓜酶致兔膝骨关节炎. 中国生化药物杂志，2009，30(1)：33-36

29 尹　刚，侯春林，刘万顺，等. 新型壳聚糖止血粉止血作用的实验研究. 中国修复重建外科杂志，2009，23(11)：1347-1349

30 熊川男，麻　攀，魏　鹏，等. 壳寡糖对雌二醇诱导的乳腺癌MCF-7细胞分泌产生促肿瘤血管生成因子的抑制作用. 中国海洋药物，2009，28(4)：1-4

31 周文丽，周婷婷，张建鹏，等. 贻贝多糖对老龄SD大鼠抗衰老作用. 第二军医大学学报，2009，30(7)：786-789

32 王　莉，何赟绵，姚全胜. 毛蚶多糖免疫调节作用的实验研究. 华西药学杂志，2009，24(4)：340-342

33 张　建，李建新，俞恒锡，等. 随机盲法、阳性药对照评价前列地尔注射液治疗外周动脉闭塞性疾病的有效性和安全性多中心临床研究. 中国药学杂志，2009，44(17)：1350-1353

34 祝　林，胡三元，张光永，等. 前列腺素E_2对阻塞性黄疸大鼠小肠粘膜形态的保护作用. 山东大学学报(医学版)，2009，47(6)：12-14

35 魏　锋，钟　敏，尼加提，等. HPLC-ELSD法同时测定牛胆粉中3种胆酸类成分的含量. 药物分析杂志，2009，29(1)：21-24

36 邹华生，刘新红，仲　婕，等. 熊去氧胆酸软胶囊的制备工艺研究. 中国现代应用药学杂志，2009，26(4)：297-299

37 张丽萍，李良玉，杨　楠，等. 超声波辅助提取猪胆红素技术条件的研究. 食品与药品，2009，11(7)：29-31

38 张丹瑛，吴莉莉，郑永丽，等. 壳聚糖-聚天冬氨酸-5-氟尿嘧啶纳米粒在小鼠体内的药代动力学. 中国组织工程研究与临床康复，2009，13(3)：596-600

39 杨培慧，刘　媚，张建莹，等. 5-氟尿嘧啶/壳聚糖载药纳米微球的制备及性能. 化学研究与应用，2009，21(1)：42-46

40 刘丽波，张亚琼，郭圣荣. S/O/W法制备氟尿嘧啶缓释微球及其体外释药行为考察. 中国药学杂志，2009，44(3)：205-208

41 杨　铭，赵英新，范冬梅，等. 阿糖胞苷刺激Jurkat细胞B7和细胞因子mRNA表达. 中国生化药物杂志，2009，30(1)：6-13

42 孙春艳，臧恒昌. 阿昔洛韦脂质体的制备与稳定性实验的考察. 齐鲁药事，2009，28(4)：231-233

43 国　晶，刘　辉. 利巴韦林软胶囊制备及含量测定方法考察. 中国现代药物应用，2009，3(9)：22-23

药学研究
Pharmaceutical Research

2010 中国药学年鉴

CHINESE PHARMACEUTICAL YEARBOOK

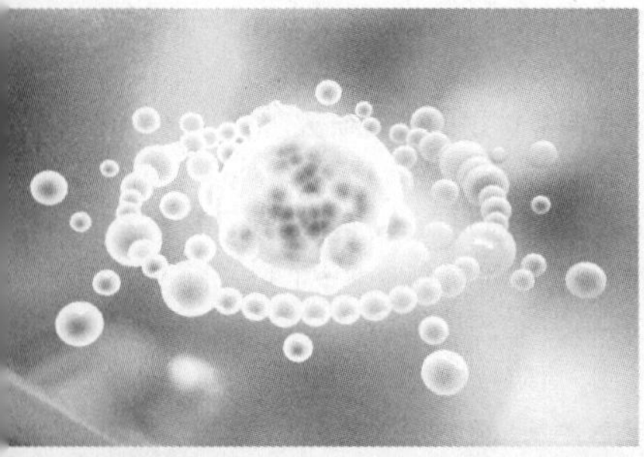
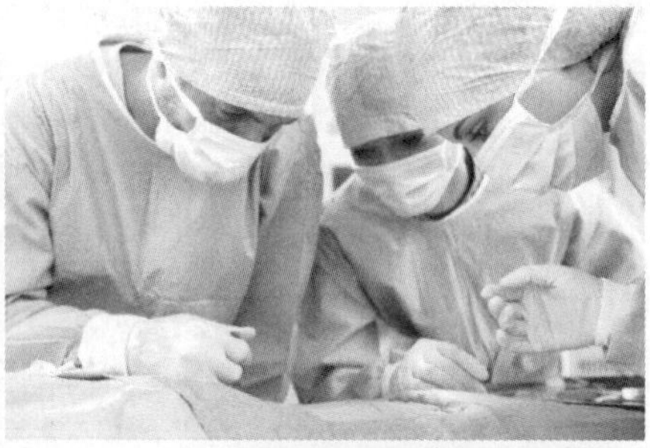
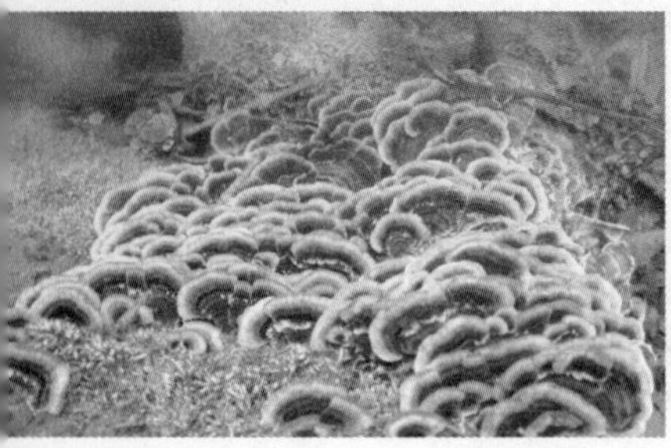
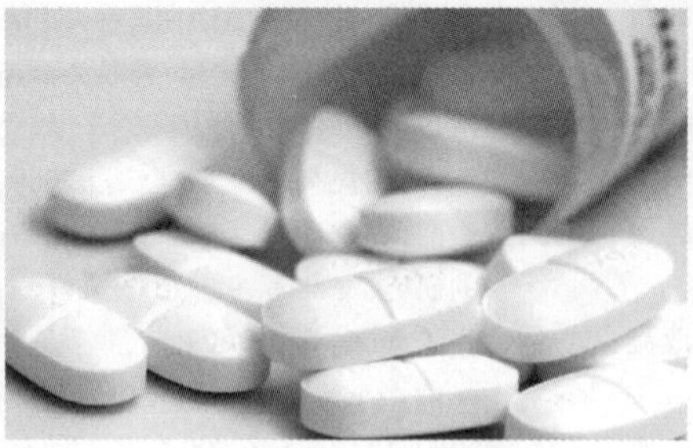
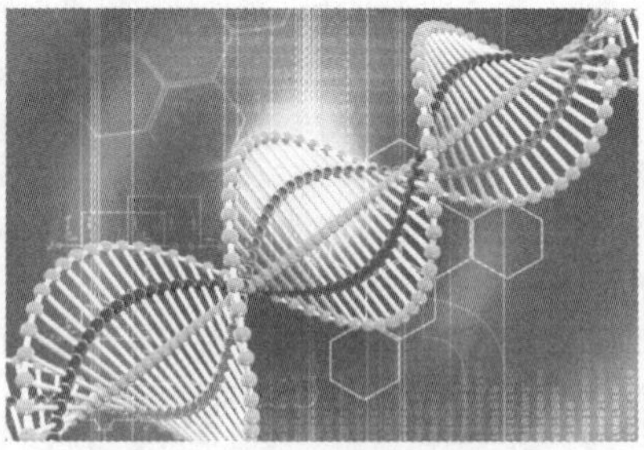

科研成果获奖项目

中药与天然药物

1. **若干重要药用植物的成分研究**

（国家自然科学奖二等奖　2009）

南京大学　兰州大学　香港中文大学

谭仁祥　郑荣梁　贾忠建　孔令东　郑汉其

2. **人工种植药用植物病害无公害防治技术**

（国家技术发明奖二等奖　2009）

黑龙江中医药大学　中国中医科学院

王喜军　曹洪欣　孙海峰　孙　晖　马　伟　王富龙

3. **中国药用植物种质资源迁地保护与利用**

（国家科技进步奖二等奖　2009）

中国医学科学院药用植物研究所　中国医学科学院药用植物研究所广西分所　中国医学科学院药用植物研究所云南分所　中国医学科学院药用植物研究所海南分所

肖培根　陈士林　张本刚　魏建和　周庆年　缪剑华　陈伟平　张　昭　杨世林　李学兰

4. **基于中医药特点的中药体内外药效物质组生物/化学集成表征新方法(原名称:符合中医药特点的中药药效物质研究新方法的建立及应用)**

（国家科技进步奖二等奖　2009）

中国药科大学

李　萍　王广基　郝海平　齐炼文　杨中林　李会军　闻晓东　周建良　陈　君

5. **参松养心胶囊治疗心律失常应用研究**

（国家科技进步奖二等奖　2009）

河北以岭医药集团有限公司　中国医学科学院阜外心血管病医院　南京医科大学第一附属医院　首都医科大学附属北京朝阳医院　天津中医药大学第一附属医院

吴以岭　浦介麟　曹克将　杨新春　邹建刚　郭利平　田书彦　张　健　杜彦侠　吴相锋

6. **中药前胡物质基础的系统研究**

（高等学校科学技术奖自然科学奖一等奖　2009）

中国药科大学　沈阳药科大学

孔令义　李　铣　闵知大　裴月湖　李　意

7. **30种高纯天然产物化学成分高效分离技术及应用**

（高等学校科学技术奖技术发明奖一等奖　2009）

合肥工业大学　中国药品生物制品检定所　安徽丰乐香料有限责任公司　安徽济人药业有限公司　合肥拓峰生物工程有限责任公司

潘　见　林瑞超　袁传勋　张文成　陈东晨　朱月信

8. **中医药提高肺癌疗效和生存期的系列研究**

（高等学校科学技术奖科技进步奖一等奖　2009）

广州中医药大学

周岱翰　林丽珠　陈林香　戴馨仪　张恩欣　李　猛　王树堂　陶志广　郑心婷　陈雪馨　陈　瑶　黄学武　蒋　梅

9. **气血并治方有效组分辨析及配伍优化策略研究**

（高等学校科学技术奖科技进步奖二等奖　2009）

浙江大学　中国中医科学院西苑医院

程翼宇　史大卓　刘剑刚　王　毅　徐　浩　栾连军　邵　青　董国菊　刘　雳　嵇　波

10. **结构新颖、多样化天然活性物质的发现与研究**

（中国药学会科学技术奖二等奖　2009）

中国科学院上海药物研究所

岳建民　杨升平　丁　健　张传瑞　尹　胜

11. **中草药有效成分的新发现及其应用**

（中国药学会科学技术奖二等奖　2009）

中国人民解放军第二军医大学药学院

张卫东　柳润辉　李慧梁　沈云亨　苏　娟　徐希科　单　磊　陈海生　刘明珠

12. **欧开的研究与应用**

（中国药学会科学技术奖三等奖　2009）

山东绿叶制药股份有限公司　烟台大学

薛云丽　陈建忠　吕宏宇　傅风华　刘万卉　苏　霞　涂昌兵

13. **新疆部分优势中药材规范化种植技术集成与示范**

（中国药学会科学技术奖三等奖　2009）

新疆维吾尔自治区中药民族药研究所　新疆维吾尔自治区民族药工程技术研究中心

贾晓光　李晓瑾　凯撒·苏来曼　王国福　倪　慧　贾新岳　石明辉　梁　明　刘永和　姜　林　陈　敏　卿德刚

14. **中药骨灵丸(片)防治骨质疏松症的基础研究**

（中国中西医结合学会科学技术奖一等奖　2009）

南方医科大学

李　娟　吴启富　陈晓光　余克强　赵　毅　刘　毅　黄少慧　唐井钢　吴贺勇　张　娟　吴湘慧　易延逵　庞　捷　曹艳艳　盘小燕　戴森华

15. **康欣胶囊改善血管性痴呆智能的基础与临床研究**

（中国中西医结合学会科学技术奖一等奖　2009）

福建中医学院　南京军区南京总医院

杜　建　蔡　晶　刘锡椝　沈双宏　刘新峰　陈旭征　曹治云

16. **广西特色方药治疗慢性肝病基础和临床研究**

（中国中西医结合学会科学技术奖一等奖　2009）

广西中医学院附属瑞康医院　广西中医学院　广西医科大学

梁　健　邓家刚　黄仁彬　邓　鑫　毛德文　林寿宁
吴金玉　王　勤　赵铁建　张亚萍　黄　彬　黄国东
涂燕云　唐少波　韦　新　张　玲

17. **中国冠心病二级预防研究——血脂康调整血脂对冠心病二级预防的研究**
（中国中西医结合学会科学技术奖一等奖　2009）
中国医学科学院阜外心血管病医院　北京大学首钢医院　伊春林业管理局中心医院　首都医科大学附属北京朝阳医院　辽宁省人民医院　重庆医科大学附属第一医院　保定市第二医院　中国医科大学附属第一医院　中国医学科学院北京协和医院
陆宗良　寇文镕　武阳丰　杜保民　李　莹　于学海
赵宇程　胡大一　曾定尹　邓重信　陈运贞　方　圻
陈在嘉　秦学文　张继才

18. **基于消癥化瘀扶正法研发系列抗肿瘤植物药榄香烯及产业化技术**
（中国中西医结合学会科学技术奖一等奖　2009）
杭州师范大学　大连华立金港药业有限公司　大连华立德泽药业有限公司　解放军第八一医院全军肿瘤中心　中国医学科学院肿瘤医院　中国中医科学院广安门医院　中国医学科学院北京协和医院　北京中医医院
谢　恬　秦叔逵　孙　燕　林洪生　王金万　王笑民
花宝金　李泽坚　邹丽娟　梁万年　王子平　刘兴元
李　影　李单青　李德山

19. **补肾活血复方及其代表成分抗心肌纤维化的系列研究**
（中国中西医结合学会科学技术奖二等奖　2009）
南京军区南京总医院
蔡　辉　赵智明　郭郡浩　赵凌杰　宋耀鸿　修春英
沈思钰　姚茹冰

20. **富碘中药及复方对甲状腺功能和形态影响的实验研究**
（中国中西医结合学会科学技术奖三等奖　2009）
辽宁中医药大学附属医院
高天舒　于世家　张　君　崔　鹏　李红梅　高　巍
韩　波　辛彩虹　杨文学　王　东　郑曙琴　刘庆阳

21. **药用植物种质资源标准化整理、整合及共享试点**
（中华中医药学会科学技术奖一等奖　2009）
中国中医科学院中药研究所　北京中医药大学　中国医学科学院药用植物研究所　广西壮族自治区药用植物园　重庆市中药研究院　中国农业科学院特产研究所　中国科学院植物研究所　浙江省中药研究所　中国药材集团公司　江西中医学院
黄璐琦　邵爱娟　王文全　李先恩　吴志刚　钟国跃
马小军　赵润怀　方成武　卫莹芳

22. **中药 ADME/Tox(肠吸收屏障网络)研究技术与中医药研究应用**（中华中医药学会科学技术奖一等奖　2009）
江苏省中医药研究院
贾晓斌　陈　彦　刘中秋　王小宁　杨世林　胡　明
武晓群　谭晓斌　黄厚才　胡春萍　范晨怡　赵呈雷

23. **枳实对血栓前状态危险因子影响的研究**
（中华中医药学会科学技术奖二等奖　2009）
青岛市海慈医疗集团
吉中强　纪文岩　吴立华　李　红　郭雪申　杨　健
宋鲁卿

24. **基于 PK、PD 的中药复方配伍及研究模式建立**
（中华中医药学会科学技术奖二等奖　2009）
中国中医科学院中药研究所
朱晓新　李玉洁　董　宇　王娅杰　杨　庆　翁小刚
王怡薇　张甘霖　刘晓霓　韩　晓

25. **中药栀子饮片质量评价方法及其科学原理研究**
（中华中医药学会科学技术奖二等奖　2009）
中国中医科学院中药研究所
肖永庆　张　村　李　丽　李　文　陈　红

26. **中药两头尖的应用基础研究**
（中华中医药学会科学技术奖二等奖　2009）
长春中医药大学
刘大有　李红科　蔡广知　李宜平　冯乾坤　王　沛
王中喜　王继彦　张大方　贡济宇

27. **大黄方治疗糖尿病及其并发症**
（中华中医药学会科学技术奖二等奖　2009）
哈励逊国际和平医院(衡水市人民医院)　衡水市第四人民医院
李炳茂　沈洪瑞　苏振武　李耀锋　李　平　刘慧玲
王振豪　张金荣　赵卫国　徐凤金

28. **冰片安全性及药效作用研究**
（中华中医药学会科学技术奖三等奖　2009）
天津中医药大学
胡利民　屈彩芹　李怡岚　刘　虹　赵　颖　刘　洋
姜　民　王　怡

29. **蒲黄“活血-炒炭止血”药效物质及其质量控制用对照品制备技术**（中华中医药学会科学技术奖三等奖　2009）
北京中医药大学
刘　斌　石任兵　王　伟　张桂燕　邓巧虹　郭淑贞

30. **江苏十五种地道中药资源标准物质库及指纹图谱质量评价体系的建立**
（中华中医药学会科学技术奖三等奖　2009）
江苏省中医药研究院
钱士辉　钱大玮　段金廒　李友宾　朱玲英　张　健
彭蕴茹　杨念云

31. **治疗类风湿性关节炎中药新药金藤清痹颗粒的研究与开发**（中华中医药学会科学技术奖三等奖　2009）
中国中医科学院西苑医院
房定亚　寇秋爱　寇俊霞　林成仁　周彩云　潘　峥

马　芳　唐今扬

32. **陇中损伤散对激素性股骨头坏死疗效与作用机制的实验研究**　（中华中医药学会科学技术奖三等奖　2009）
甘肃省中医院
李盛华　潘　文　谢兴文　周　晟　周明旺　宋　渊
叶丙霖

33. **中药(补肾)治疗骨髓增生异常综合征**
（中华中医药学会科学技术奖三等奖　2009）
石家庄平安医院
吴维海　冯新旺　刘清池　梁春耕　王慧敏　武大勇
夏素萍　李建英

34. **中国畲族民间医药调查与整理**
（中华中医药学会科学技术奖三等奖　2009）
丽水市人民医院(温州医学院附属第六医院)　丽水市食品药品检验所
雷后兴　鄢连和　陶云海　李水福　林美琴　蓝国相
李建良　郑宋明

35. **元通胶囊治疗血管性痴呆的疗效及机制探讨**
（中华中医药学会科学技术奖三等奖　2009）
福建省福州市第二医院
黄俊山　吴和木　林求诚　黄启福　林锦镛　任义钟
蔡学熙

36. **丹蛭降糖胶囊对2型糖尿病血管内皮保护的研究**
（中华中医药学会科学技术奖三等奖　2009）
安徽中医学院第一附属医院
方朝晖　徐先祥　李传富　王金萍　贾典荣　吴元洁
叶　霖　张静波

37. **甘芫逐水胶囊治疗癌性胸、腹水的应用研究**
（中华中医药学会科学技术奖三等奖　2009）
福州伟达中医肿瘤防治研究所
郑伟达　郑伟鸿　郑东海　许　鑫　王亚伶　郑东英
刘扬官　李　欢

38. **山东道地药材泰山白首乌规范化种植(GAP)关键技术研究**　（中华中医药学会科学技术奖三等奖　2009）
山东中医药大学　山东省疾病控制中心
徐凌川　张　华　卢连华　李凤华　王集会　邓华亮
孙维洋　张　宁

39. **西帕依固龈液的研制及应用基础研究**
（中华医学科技奖二等奖　2009）
新疆医科大学　新疆维吾尔自治区维吾尔医药研究所
新疆奇康哈博维药有限公司
哈木拉提·吾甫尔　斯拉甫·艾白　赵　今　季志红
艾比拜·玉素甫　钟良军　努尔买卖提　苏来曼

40. **中草药中低聚芪类成分的化学和药理研究**
（中华医学科技奖三等奖　2009）
中国医学科学院药物研究所
林　茂　程桂芳　姚春所　朱秀媛　王　琳　侯　琦
黄开胜　李小妹

41. **富硒大蒜的开发及其安全性和临床前应用研究**
（中华预防医学会科学技术奖二等奖　2009）
中国疾病预防控制中心营养与食品安全所　北京大学临床肿瘤学院暨北京市肿瘤防治研究所　北京中新蕾傲生物科技有限公司　中国疾病预防控制中心环境与健康相关产品安全所
杨文婕　邓大君　林少彬　孙　杰　毛德倩　李卫东
陈　竞　谷连坤

42. **中药贯叶连翘抗抑郁作用及用于防治部队心理疾病的研究**　（军队医疗成果三等奖　2009）
南京军区第102医院
瞿发林　秦路平　赵汉清　余海鹰　韩　婷　张理义
施建安

43. **轻宁胶囊的药学研究**　（军队医疗成果三等奖　2009）
成都军区第42医院
范开华　张加雄　谭祖春　刘子文

化学与合成药物

44. **丁苯酞原料及软胶囊**（国家科技进步奖二等奖　2009）
中国医学科学院药物研究所　石药集团有限公司
冯亦璞　蔡东晨　杨靖华　杨峻山　岳　进　罗淑荣
崔丽英　刘玉玲　李建青　牛占旗

45. **紫杉醇及其伴生物的生产技术推广应用与分子结构修饰**
（高等学校科学技术奖科技进步奖'推广类'二等奖　2009）
复旦大学　上海大学　福建南方生物技术股份有限公司
陈建民　林海霞　吴蓓莉　郑志坚　邓名莉　王德耀
李文建　林发亮　郑德金　周贵斌

生化药物及生物制品

46. **海洋特征寡糖的制备技术(糖库构建)与应用开发**
（国家技术发明奖一等奖　2009）
中国海洋大学
管华诗　于广利　于文功　李英霞　耿美玉　毛文君

47. **新药重组成纤维细胞生长因子关键工程技术及应用**
（国家技术发明奖二等奖　2009）
暨南大学　吉林农业大学　温州医学院　牡丹江医学院
李校堃　晓　萍　冯成利　黄志锋　黄亚东　初彦辉

48. **丙型肝炎病毒感染与宿主相互作用及诊断试剂的研发**
（高等学校科学技术奖科技进步奖二等奖　2009）
北京大学　军事医学科学院　浙江大学　中国药品生物制品检定所
魏　来　庄　辉　张贺秋　徐小元　陈　智　谷金莲

饶慧瑛　任芙蓉　王国华　吴赤红　陈　峰　祁自柏
蒋　栋　樊文梅　修冰水　陆海英　朱海红　冯晓燕
陈红松　郭　芳　高　燕

49. 芽孢杆菌生物杀菌剂的研制与应用
（高等学校科学技术奖科技进步奖二等奖　2009）
中国农业大学　江苏省农业科学院植物保护研究所
河北省农林科学院植物保护研究所
王　琦　陈志谊　马　平　李社增　刘永峰　梅汝鸿
唐文华　陆　凡　鹿秀云　张力群　顾中言　孔令晓
付学池　刘邮洲　郭庆港　郭喜红　李宝庆　王海霞
袁宝玲　张焕莲　范良小　史俊琴

50. 基于生物活性的红藻膳食纤维和红藻糖的创新开发及其应用
（高等学校科学技术奖科技进步奖二等奖　2009）
宁波大学　上海海洋大学　宁波海陆空生物食品科技有限公司
严小军　何培民　裴鲁青　陈海敏　骆其君　王信来

51. 30 种海洋生物中新的生物活性物质和先导化合物的发现
（中华中医药学会科学技术奖二等奖　2009）
第二军医大学　上海长征医院
易杨华　林厚文　汤海峰　张　文　李　玲　孙　鹏
刘宝姝　吴久鸿　邹峥嵘　张淑瑜

52. 肿瘤趋化抗原核酸疫苗平台技术的研究
（中华医学科技奖三等奖　2009）
中国医学科学院肿瘤研究所
张叔人　林　晨　周春霞　孙文欣　覃汉军　刘容枝
林晓燕　李　宁

53. 载药组织工程皮肤和骨的研究
（中华医学科技奖三等奖　2009）
天津市天津医院　天津大学　天津医科大学
李秀兰　王学谦　姚康德　李惠芬　张　杨　尹玉姬
静蔼晨　师宜荃

54. 生骨胶囊的研制及应用（军队医疗成果二等奖　2009）
济南军区联勤部疾病预防控制中心
贾恩礼　孔宪波　黄尉初　李　彦　盖旭红　舒　鹤
周　娟　杨春梅　王剑利

55. 血浆溶血磷脂酸在缺血性脑血管病中的作用研究
（军队医疗成果三等奖　2009）
解放军总医院 304 临床部
孟晓落　姚存姗　赵红梅　江　波　葛峻岭　杨　锦
张云燕　舒刚明

药理、毒理

56. 拓扑异构酶 II 新型抑制剂沙尔威辛的抗肿瘤分子机制
（国家自然科学奖二等奖　2009）
中国科学院上海药物研究所
丁　健　缪泽鸿　蒙凌华　张金生　卿　晨

57. 神经病理性痛模型的创建及其在镇痛机制和治疗研究中的应用
（国家科技进步奖一等奖　2009）
第四军医大学
李云庆　陈　军　胡三觉　丁玉强　李　辉　陈良为
邢俊玲　武胜昔　贾宏阁　王亚云　冯宇鹏　王　文
徐　晖　汪　伟　杨瑞华

58. 当归提取物治疗高血压病的作用机制与临床研究
（国家科技进步奖二等奖　2009）
浙江中医药大学　温州医学院
吕圭源　陈素红　潘智敏　陈建真　葛卫红　宋玉良
李万里　石森林　陈子江　俞巧仙

59. 复杂性疾病维医病证及其方药的一体化研究（原名称：基于现代理论和技术的复杂性疾病维医病证及其方药的一体化研究）（国家科技进步奖二等奖　2009）
新疆医科大学　新疆维吾尔自治区维吾尔医药研究所
新疆奇康哈博维药有限公司
哈木拉提·吾甫尔　阿不都热依木·玉苏甫　斯拉甫·艾白
努尔买买提　迪丽娜尔·马合木提　季志红　李风森
茹仙古丽　库热西　阿地里江

60. 严重精神疾病发病机制和药物治疗研究
（高等学校科学技术奖自然科学奖一等奖　2009）
东南大学　中南大学
张志珺　李凌江　张向荣　袁勇贵　马　宁　王从杰
宇　辉　杨建立　张晓斌　王少华

61. 动脉粥样硬化的病理机制以及花色苷防治研究
（高等学校科学技术奖自然科学奖一等奖　2009）
中山大学
凌文华　夏　敏　马　静　朱惠莲　王　庆　侯孟君
唐志红

62. 细胞膜钾离子通道的调制与功能研究
（高等学校科学技术奖自然科学奖二等奖　2009）
复旦大学
梅岩艾　张志鸿　胡长龙　焦　松　刘琳云　张　曼

63. 天然炔醇的神经营养和神经保护作用及其作用机制
（高等学校科学技术奖自然科学奖二等奖　2009）
上海交通大学　同济大学
陆　阳　杨丽敏　海　舰　陈红专　严忠红　杨若林
丁文龙

64. 离子通道调节蛋白在冠心病高血压发病中的作用机制及药物干预研究
（高等学校科学技术奖自然科学奖二等奖　2009）
浙江大学
王利宏　孙益兰　郑良荣　胡申江　朱建华　陈红娟
陈君柱

65. fgl2 凝血酶原酶在重型肝炎和微循环障碍疾病中的作用

及其靶向干预

（高等学校科学技术奖自然科学奖二等奖　2009）

华中科技大学

宁　琴　罗小平　韩梅芳　严伟明　朱传龙　郭　威　刁　东　孙　奕　苏　凯　陈　芳

66. **人纤溶酶原 K5 及其突变体治疗血管增生性疾病的作用及分子机制**

（高等学校科学技术奖自然科学奖二等奖　2009）

中山大学

高国全　杨　霞　蔡卫斌　李朝阳　杨中汉　程　锐

67. **肺动脉高压的 5-羟色胺转运体机制及药理学作用靶点研究**（高等学校科学技术奖自然科学奖二等奖　2009）

中国医科大学

王怀良　洪　洋　章新华　杨春光　李雪芹　王　韵　邢　军　常天辉

68. **葛根总黄酮及葛根素对再狭窄血管的作用及机制研究**

（高等学校科学技术奖科技进步奖二等奖　2009）

北京中医药大学　北京市心肺血管疾病研究所

首都医科大学

王　伟　王绿娅　柴欣楼　韩　静　丁　霞　刘　舒

69. **多种方法逆转白血病多药耐药的研究及应用**

（高等学校科学技术奖科技进步奖二等奖　2009）

东南大学　江苏大学　南京医科大学

陈宝安　许文林　王雪梅　孙新臣　程　坚　沈慧玲　敖忠芳　高　峰　袁　鹏　刘莉洁

70. **内源性洋地黄素在血管内皮细胞作用机制的比较蛋白质组学研究**

（高等学校科学技术奖科技进步奖二等奖　2009）

山东大学

邱　洁　高海青　贾继辉　梁　英　由倍安　郄良毅　赵改霞　王亚娟

71. **传统中药活性成分的系统分子毒理学研究**

（中国药学会科学技术奖一等奖　2009）

中国科学院上海药物研究所

任　进　宫丽崑　戚新明　栾　洋　肖　瑛　薛　翔　李　妍　武元峰　陈　敏　邢国振　刘永珍　陆姮磊　蔡　燕　陆　兢　李向红

72. **鼻咽癌前病变转基因小鼠模型制备及其益气解毒治法应用研究**

（中国中西医结合学会科学技术奖二等奖　2009）

湖南中医药大学

何迎春　田道法　卢芳国　唐发清　王贤文　曹建雄　刘书静　刘红萍　吴新正　刘　刚

73. **基于内毒素肠渗漏机制的健脾活血方抗酒精肝损伤机理研究**

（中国中西医结合学会科学技术奖二等奖　2009）

上海中医药大学附属曙光医院

胡义扬　彭景华　方志红　冯　琴　崔剑巍　曹健美　李风华　许丽莉　陆　雄　何东仪

74. **姜黄素抗动脉粥样硬化作用机制的实验研究**

（中国中西医结合学会科学技术奖三等奖　2009）

河北医科大学

陈志强　孙玉凤　尹智炜　王月华　丁奇峰　张江华　方　敬　范焕芳　张若楠

75. **补阳还五汤及拆方对痴呆鼠 β-淀粉样前体蛋白影响及免疫学机制**

（中国中西医结合学会科学技术奖三等奖　2009）

黑龙江中医药大学

周忠光　韩玉生　姜　波　严　妍　吴　娟　朴成玉　贾博宇　李宝龙　于　敏　焦月华　邵华安　柏　松　姜国华

76. **联合化疗诱导在体 S180 多药耐药小鼠模型的建立及其在中药抗肿瘤药效评价中的应用**

（中国中西医结合学会科学技术奖三等奖　2009）

山东省中医药研究院

李贵海　李　彬　刘玉云　王学荣　孙付军　李晓晶　杨书斌

77. **构建类似人类 2 型糖尿病模型及石斛合剂防治 2 型糖尿病的综合研究**

（中国中西医结合学会科学技术奖三等奖　2009）

福建中医学院

施　红　吴水生　黄　玲　张捷平　王晓宁

78. **马齿苋水提液抗 D-半乳糖诱导的脑神经毒性损伤作用机制**（中国中西医结合学会科学技术奖三等奖　2009）

武汉市中西医结合医院

余南才　黄　浩　肖　宏　易艳东　彭　力　林世和　付　雷　马　威　宋　宇　韩　璐

79. **青藤碱治疗类风湿关节炎的作用机制研究**

（中国中西医结合学会科学技术奖三等奖　2009）

中国人民解放军第三军医大学第一附属医院

李景怡　王　勇　张　莹　方勇飞　张荣华　柏干苹　钟　兵　陈永文

80. **补肾益气养血中药抗感光细胞凋亡及治疗视网膜色素变性的研究**

（中国中西医结合学会科学技术奖三等奖　2009）

中国中医科学院眼科医院

庄曾渊　梁丽娜　杨永升　巢国俊　陈伟丽　张　红　魏忠燕

81. **中药 2 类新药——喘可治注射液对艾滋病、哮喘患者的临床应用**（中华中医药学会科学技术奖一等奖　2009）

广州健心药业有限公司

孟　坤　向瑞清　余延年　林　琳　李　洪　黄修年

82. **消抗灵Ⅱ号治疗解脲支原体感染的临床与实验研究**
（中华中医药学会科学技术奖一等奖　2009）
黑龙江中医药大学
韩延华　吴效科　侯丽辉　韩延博　王　勇　王春梅
辛雪艳　王银凤

83. **瓜蒌薤白汤、乌蛇散防治肺纤维化作用及机制的实验研究**
（中华中医药学会科学技术奖二等奖　2009）
河南中医学院
宋建平　刘方洲　李建平　李瑞琴　谢世平　李　伟
潘梦菲

84. **葛根素及其类似物大豆甙元抑制血管损伤后再狭窄的作用及作用机制**
（中华中医药学会科学技术奖二等奖　2009）
北京中医药大学　北京市心肺血管疾病研究所　首都医科大学附属北京安贞医院
王　伟　王绿娅　柴欣楼　韩　静　丁　霞　刘　舒

85. **补阳还五汤对缺血性中风后神经元保护及增殖作用的相关机制研究**
（中华中医药学会科学技术奖三等奖　2009）
南方医科大学　香港大学中医药学院　湖南中医药大学
佟　丽　沈剑刚　曲宏达　蔡光先　彭　康　刘柏炎
荣剑辉　谭县辉

86. **养心颗粒治疗不稳定性心绞痛的机制研究**
（中华中医药学会科学技术奖三等奖　2009）
黑龙江中医药大学
周亚滨　孙　静　刘影哲　张春芳　陈会君　李喜伟
杨建飞　汪　洋

87. **补肾强督方治疗强直性脊柱炎的实验及临床应用研究**
（中华中医药学会科学技术奖三等奖　2009）
中日友好医院
阎小萍　孔维萍　王　昊　王建明　张英泽　陶庆文
路　平　罗　薇

88. **麦冬多糖抗心肌缺血活性的发现与研究**
（中华中医药学会科学技术奖三等奖　2009）
上海中医药大学
冯　怡　徐德生　林　晓　沈　岚　周跃华　王　硕
郑　琴

89. **西洋参茎叶总皂苷改善胰岛素抵抗的作用机制**
（中华中医药学会科学技术奖三等奖　2009）
中国中医科学院西苑医院
殷惠军　张　颖　郭春雨　蒋跃绒　马晓昌　马晓娟
薛　梅　缪　宇

90. **康脂汤对高脂血症大鼠血脂及低密度脂蛋白受体mRNA的影响**　（中华中医药学会科学技术奖三等奖　2009）
黑龙江中医药大学
孙丽英　杨　勇　吴晓丹　马伯艳　肖洪彬　康广盛
张晓娟

91. **人参皂苷Rg1的多靶点作用和机制分析**
（中华医学科技奖二等奖　2009）
中国医学科学院药物研究所
张均田　申丽红　刘　忞　王晓英　屈志炜　胡金凤
楚世峰　王玉珠　李君庆　陈　霁

92. **非细胞毒性药物治疗胃恶性肿瘤的科学理论及临床前期研究**　（中华医学科技奖二等奖　2009）
四川大学华西医院　华中科技大学同济医学院附属协和医院　重庆医科大学附属第一医院
唐承薇　王春晖　侯晓华　伍晓汀　郑丽端　黄丽彬
闵鹏秋　胡建昆　黄茂涛　刘纯伦

93. **动脉粥样硬化的病理机制以及花色苷防治研究**
（中华医学科技奖二等奖　2009）
中山大学公共卫生学院
凌文华　夏　敏　马　静　朱惠莲　王　庆　郭红辉
侯孟君　唐志红

94. **心律失常防治的分子机制研究**
（中华医学科技奖二等奖　2009）
哈尔滨医科大学药学院
杨宝峰　吕延杰　董德利　白云龙　潘振伟　蔡本志
初文峰　张　妍　单宏丽　张　勇

95. **胰岛素激活细胞"生存信号"保护缺血心脏新机制的发现**
（中华医学科技奖二等奖　2009）
中国人民解放军第四军医大学
高　峰　李　嘉　张海锋　胡大海　王海昌　崔　勤
易定华　马　恒　苏　慧　焦　凯

96. **白血病/肝癌多药耐药机制及耐药逆转的研究**
（中华医学科技奖二等奖　2009）
四川大学华西医院　上海交通大学医学院附属仁济医院
重庆医科大学附属第二医院
龚玉萍　陈芳源　欧阳仁荣　王　婷　龚建平　刘　霆
吴谨绪　石毓君　顾　玲　钟济华

97. **分子核医学技术在神经精神疾病和抗肿瘤药物研发中的创新研究**　（中华医学科技奖三等奖　2009）
江苏省原子医学研究所　中国药科大学
杨　敏　王广基　徐宇平　蒋孟军　潘栋辉　郝海平
叶万忠　范益军

98. **fgl2凝血酶原酶分子在重型肝炎和微循环障碍疾病中的作用及其靶向干预**　（中华医学科技奖三等奖　2009）
华中科技大学同济医学院附属同济医院
宁　琴　罗小平　韩梅芳　严伟明　朱传龙　郭　威
刁　东　孙　奕

99. **以α葡萄糖苷酶为靶点发现和诠释中草药治疗糖尿病作用及其机制**　（中华医学科技奖三等奖　2009）
中国医学科学院药物研究所

申竹芳　陈若芸　刘玉玲　刘　泉　夏学军　谢明智
王洪庆　汪仁芸

100. **常用神经毒性金属铝、铅、锰的毒作用研究**
（中华预防医学会科学技术奖二等奖　2009）
山西医科大学
牛　侨　张勤丽　李　哲　牛丕业　何淑嫦

101. **维生素 E 琥珀酸酯抑制人胃癌细胞生长的作用及信号传导途径**
（中华预防医学会科学技术奖二等奖　2009）
哈尔滨医科大学公共卫生学院
吴　坤　赵　艳　夏　薇　单毓娟　李红卫　张晓华
鲁玉霞　张海金　赵　岚　贾　莉

102. **细菌脂多糖对孕烷 X 受体及其靶基因 CYP3A 的调控作用**　（中华预防医学会科学技术奖三等奖　2009）
安徽医科大学
徐德祥　魏　伟　张　程　王　华　陈远华　姬艳丽
王剑萍　李祥云

103. **氧化应激损伤与抗氧化理论、技术平台及药物开发系统研究**（中华预防医学会科学技术奖三等奖　2009）
第四军医大学
海春旭　陈景元　刘　瑞　陈宏莉　秦绪军　张晓迪
梁　欣　李文丽

抗生素

104. **儿科抗生素使用与常见细菌耐药及耐药机制的研究**
（高等学校科学技术奖自然科学奖二等奖　2009）
首都医科大学　复旦大学　上海交通大学　广州儿童医院
重庆医科大学
杨永弘　沈叙庄　俞桑洁　姚开虎　王　艺　陆　权
邓　力　陈　沅　张文双　王爱华　范茂槐

105. **儿童抗菌药物使用与常见细菌耐药监测及耐药机制研究**
（中华医学科技奖三等奖　2009）
首都医科大学附属北京儿童医院　上海交通大学附属儿童医院　广州市儿童医院　复旦大学附属儿科医院
重庆医科大学附属儿童医院
沈叙庄　杨永弘　俞桑洁　姚开虎　陆　权　邓　力
王　艺　陈　沅

106. **临床常见病原菌耐药性变迁及耐药基因的研究**
（军队医疗成果二等奖　2009）
北京军区总医院
许景峰　徐　琳　王北宁　杨永革　樊卫红　张　梅
刘　杰　邸晓辉　刘　静

药物分析

107. **藏药蕨麻抗慢性肝炎有效部位中主要化合物结构鉴定及活性评价**　（中国药学会科学技术奖三等奖　2009）
中国人民解放军第 302 医院
蔡光明　赵艳玲　韩　晋　张　萍　刘峰群　王珈伯
袁海龙　张卓勇　肖小河

108. **应用评价抽验方式进行上市后药品质量控制规划**
（中国药学会科学技术奖三等奖　2009）
国家食品药品监督管理局药品市场监督办公室　辽宁省食品药品检验所　黑龙江药品检验所　江西省食品药品检验所　北京市药品检验所　河北省药品检验所　河南省食品药品检验所
姜典财　巴信国　任　春　来　杰　叶久之　方　颖
王连水　李　平　朱　炯　张　弛　郭志鑫

109. **艾滋病病毒检测试剂质量评价体系的建立及其应用**
（中华医学科技奖二等奖　2009）
中国药品生物制品检定所　上海市疾病预防控制中心
中国人民解放军军事医学科学院微生物流行病研究所
广西壮族自治区疾病预防控制中心　凉山彝族自治州疾病预防控制中心
王佑春　尹红章　李秀华　宋爱京　许四宏　钟　平
张春涛　李敬云　刘　伟　卫大英

110. **食品中多类有毒化学污染物的残留分析**
（中华预防医学会科学技术奖二等奖　2009）
宁波市疾病预防控制中心　浙江大学　慈溪市疾病预防控制中心　美国瓦里安技术中国有限公司
金米聪　陈晓红　朱　岩　陈衡平　马建明　杨亦文
尚春庆　李小萍

111. **抗真菌药物活性测定方法-甾醇结合法的建立与应用研究**
（军队医疗成果三等奖　2009）
第二炮兵第 534 医院
常　瑛　刘国炳　张军东　刘洪涛　尹建设　王永静
孟　宁

112. **近红外漫反射光谱法在药物分析中的应用研究**
（军队医疗成果三等奖　2009）
南京军区第 97 医院
朱　斌　刘荔荔　钟　蕾　陆　峰　张中湖　黄宝康
时晓鸿　蒋　平

113. **分子生物学技术在中药鉴定中的应用研究**
（军队医疗成果三等奖　2009）
解放军总医院
刘　萍　古　今　杨　洁　张　淼　何新荣　李　外
张玉萌

制药工艺

114. **中药超微粉体关键技术的研究及产业化**
（国家科技进步奖二等奖　2009）
湖南省中医药研究院　湖南春光九汇现代中药有限公司

湖南中医药大学
蔡光先　杨永华　张水寒　黄江波　杨　瑛　唐正平
王实强　秦裕辉　王宇红　李跃辉

115. **大蓟饮片炮制工艺及质量标准研究**
（中华中医药学会科学技术奖二等奖　2009）
江西中医学院
龚千锋　张的凤　简　晖　符　玲　钟凌云　肖宏浩
杨武亮　易炳学　姚鹏程　黄小英

药物制剂

116. **尺寸均一、可控的乳液、微球和微囊的制备技术**
（国家技术发明奖二等奖　2009）
中国科学院过程工程研究所
马光辉　苏志国　王连艳　王佳兴　巩方玲　周青竹

117. **水溶性几丁糖医用制品的研制与临床应用**
（国家科技进步奖二等奖　2009）
上海长征医院　东华大学　上海其胜生物制剂有有限公司
青岛博益特生物材料有限公司
侯春林　顾其胜　莫秀梅　刘万顺　韩宝芹　陈爱民
吴海山　李　由　张　伟　魏长征

118. **单唾液酸四己糖神经节苷脂原料及注射剂的研制及产业化**　（国家科技进步奖二等奖　2009）
齐鲁制药有限公司
王晶翼　张丽莉　李红英　翟建华　范永慧　刘丽美
张明会

119. **克拉维酸钾及系列复方制剂的研制与产业化**
（国家科技进步奖二等奖　2009）
山东新时代药业有限公司　鲁南制药集团股份有限公司
鲁南贝特制药有限公司
赵志全　张贵民　曹广祥　高希章　周宗仪　谭丽华
唐云峰　赵丽丽　聂德平　祁伟力

120. **抗肿瘤与肿瘤干细胞多药耐药性长循环载药脂质体给药系统的研究**
（高等学校科学技术奖自然科学奖一等奖　2009）
北京大学
吕万良　张　强　王坚成　张　烜　齐宪荣　刘晓岩
王学清　张　华　梁公文

121. **脂质纳米载体给药系统的基础理论研究**
（高等学校科学技术奖自然科学奖二等奖　2009）
浙江大学
胡富强　袁　弘　杜永忠　游　剑　赵杭丽　姜赛平
陈　建　缪　静　洪　昀

122. **难溶性药物高效增溶新技术研究及其应用**
（高等学校科学技术奖技术发明奖二等奖　2009）
江苏大学　江苏省中医药研究院
徐希明　贾晓斌　余江南　段金廒　陈　彦　朱　源

123. **环糊精包合物技术**
（中国药学会科学技术奖三等奖　2009）
沈阳药科大学　石药集团中奇制药技术（石家庄）有限公司
何仲贵　孙　进　王淑君　唐　星　许佑君　毕开顺
张宏武　邓意辉　宋洪涛　孙英华　刘立云　刘晓红
王齐放　王永军

124. **克拉维酸钾及系列复方制剂的研制与产业化**
（中国药学会科学技术奖三等奖　2009）
山东新时代药业有限公司　鲁南制药集团股份有限公司
鲁南贝特制药有限公司
赵志全　张贵民　曹广祥　高希章　唐云峰　刘学健
赵丽丽　聂德平　谭丽华　祈伟力

125. **磷脂复合物技术在抗肝病中药活性成分中的应用基础研究**　（中华中医药学会科学技术奖二等奖　2009）
中国人民解放军第 302 医院
袁海龙　肖小河　李仙义　赵艳玲　李雅彬　韩玉梅
王陆军　蔡光明

126. **国家一类抗癌新药槐定碱及其注射液的研制及产业化**
（中华中医药学会科学技术奖二等奖　2009）
江西中医学院　通化方大药业股份有限公司
李雪梅　吴运珧　潘达鑫　吴联奎　余月华　张爱华
陈绍励　鞠　然　崔洪润

127. **中药处方与调剂规范化的研究**
（中华中医药学会科学技术奖二等奖　2009）
深圳市卫生局　福田区中医院　罗湖区中医院　宝安区中医院　深圳市中医院　北京大学深圳医院　深圳市人民医院
廖利平　刘荣禄　袁劲松　张炜宁　蒋红玉　吴正治
朱　炎　李顺民　孟庆春　胡世平

128. **参附注射液质量控制及治疗厥脱的临床与实验研究**
（中华中医药学会科学技术奖三等奖　2009）
雅安三九药业有限公司　北京中医药大学
刘鸿祥　徐康雅　马智伟　肖江玮　朱雅宁　谭桂华
刘迪谦　杨　勇

129. **消化系统磁靶向和温度可控纳米靶向药物载体的实验研究**　（中华医学科技奖三等奖　2009）
复旦大学附属中山医院
沈锡中　府寿宽　杨武利　董　玲　汪长春　刘厚钰
高　虹　王吉耀

临床研究

130. **缺血性中风中药注射剂合理使用的临床研究**
（中国中西医结合学会科学技术奖二等奖　2009）
首都医科大学宣武医院　北京中医药大学东直门医院
首都医科大学附属北京中医医院　北京市中西医结合医院

北京市怀柔区第一医院

高　利　罗玉敏　宋珏娴　高　颖　王麟鹏　孙珊玲

李　宁　范丽梅　於　堃　于福英　宣雅波　周　莉

131. **补肾壮骨冲剂治疗骨质疏松症临床研究**

（中国中西医结合学会科学技术奖二等奖　2009）

广州军区广州总医院　广州市越秀区妇幼保健院

邓伟民　黄　海　邵　玉　马建青　黄伟毅　韦　嵩

沈有高　崔伟历　贺扬淑

132. **运脾止泻颗粒治疗小儿腹泻病**

（中国中西医结合学会科学技术奖三等奖　2009）

首都医科大学附属北京儿童医院

闫慧敏　杨　燕　陈昭定　郭　健　王晓玲　季之颖

侯林毅　王志新　李　歆　盛　燕

133. **益气活血方促进自体骨髓干细胞移植治疗下肢 PAOD 的临床和实验研究**

（中国中西医结合学会科学技术奖三等奖　2009）

北京中医药大学

杨博华　李丽娜　朱陵群　鞠　上　刘凤桐　林冬阳

李友山　杨文利　王　刚　路　红　陈　蕾　张东萍

秦建辉　曾绩涓　沈　凌

134. **中药肾康灵治疗小儿频繁复发性肾病与 NEI 网络的临床和实验研究**

（中华中医药学会科学技术奖二等奖　2009）

福建中医学院学院附属人民医院

郑　健　吴群励　艾　斯　曾章超　林　青　褚克丹

林东红　杨　鸿

135. **祛瘀汤降低药物流产后不全流产率及减少阴道出血的作用及其机制**

（中华中医药学会科学技术奖三等奖　2009）

河北医科大学　河北省中医院　石家庄市妇产医院

杜惠兰　楚健子　边文会　宋翠淼　白凤楼　楚　立

136. **基于痰瘀论治应用健脑益智胶囊治疗颅脑损伤的临床与实验研究**

（中华中医药学会科学技术奖三等奖　2009）

陕西中医学院附属医院

赵晓平　范小璇　阳建权　张宝丽　余小波　畅　涛

柏鲁宁　王更新

137. **从脾肺论治溃疡性结肠炎成果肠安胶囊的系列研究**

（中华中医药学会科学技术奖三等奖　2009）

江苏省中医院（南京中医药大学附属医院）

沈　洪　周晓波　邵家德　叶　柏　刘万里　朱萱萱

单兆伟　郑　凯

138. **益髓颗粒治疗骨髓增生异常综合征临床与应用基础研究**

（中华中医药学会科学技术奖三等奖　2009）

北京中医药大学

李冬云　陈信义　侯　丽　张洪钧　苏　伟　胡凯文

许亚梅　姜　苗

139. **2 型糖尿病个体化诊断治疗及药物基因组学与代谢组学研究**　（中华医学科技奖三等奖　2009）

上海交通大学附属第六人民医院

包玉倩　贾伟平　马晓静　陆俊茜　王　婕　张　华

张　蓉　唐峻岭

140. **雷公藤配伍治疗风湿病的临床观察及其相关机制研究**

（军队医疗成果二等奖　2009）

北京军区白求恩国际和平医院

李振彬　惠乃玲　耿丽芬　杨志霞　杨　静　朱建君

庄　艳　于有山　杨建军

141. **补气活血中药治疗急性颅脑损伤的基础与应用研究**

（军队医疗成果二等奖　2009）

兰州军区第 3 医院

杨喜民　李拴德　李迎国　王晓峰　刘建新　王小亚

张荣军　朱剑功

142. **黄连素对环孢素 A 增效作用的基础与临床研究**

（军队医疗成果二等奖　2009）

广州军区武汉总医院

辛华雯　李　馨　吴笑春　刘幼英　余爱荣　唐　礼

功谢森　朱　敏　沈　杨

143. **5-氟尿嘧啶减少屈肌腱粘连的基础及临床研究**

（军队医疗成果三等奖　2009）

第四军医大学护理士官系附属第 260 医院

郭明珂　彭秀晴　王　洲　王翠花　吴　军　段亚飞

窦　志

144. **肠炎康保留灌肠 + SASP 治疗溃疡性结肠炎的疗效及护理研究**　（军队医疗成果三等奖　2009）

广州军区 169 中心医院消化内科

周国华　周红宇　冷明芳　陈叶青　王　为　刘　峰

何　超

145. **固本益肠汤四联治疗脾虚泄泻及肠道 MBP、CD_3 表达临床与实验研究**　（军队医疗成果三等奖　2009）

沈阳军区总医院

林一帆　林小平　王立新　杨　卓　陆宇平　高文艳

巩　阳

146. **芳维 A 酸乙酯治疗银屑病的基础与临床研究**

（军队医疗成果三等奖　2009）

第三军医大学第二附属医院

王儒鹏　张国威　何　威　刘仲荣　吴　军　闫国富

吕中法

147. **依托咪酯和丙泊酚对无抽搐电痉挛治疗癫痫发作持续时间的影响**　（军队医疗成果三等奖　2009）

北京军区白求恩国际和平医院 256 临床部

周小东　张增军　刘知源　朱宏日　祁　革　伏迎春

赵玉农

148. 美托洛尔治疗充血性心力衰竭疗效观察

（军队医疗成果三等奖　2009）

总装备部第521医院

施绍用　刘文合　李红梅　王德玲　王　欢　张元柏　唐　琢

149. 托吡酯相关的热应激障碍临床观察及机制初步研究

（军队医疗成果三等奖　2009）

总装备部第518医院

田季雨　胡安恒　尹庆春

150. 胰岛素强化治疗在体外循环心脏手术中的作用及机制

（军队医疗成果三等奖　2009）

第四军医大学第一附属医院

顾春虎　王云雅　马　涛　马　超　赵　荣　豆亚伟　熊红燕

151. 酮康唑涂膜剂治疗手足癣临床疗效观察与真菌检测

（军队医疗成果三等奖　2009）

总装备部第546医院

吴广侠　王昌林　宋连华　冯占铎　吴　蔚　苏玉森　荣天英

152. 普拉固早期强化治疗对急性心肌梗死患者心自主神经功能的影响　（军队医疗成果三等奖　2009）

广州军区武汉总医院

卢　青　丁世芳　马大波

153. 丹参注射液治疗高血压病患者心肌病变的实验与临床研究　（军队医疗成果三等奖　2009）

广州军区武汉总医院

唐忠志　付立波　唐　瑛　陈晓娟

154. 脂联素对高血压和高血压肾损害的影响的研究

（军队医疗成果三等奖　2009）

广州军区第163医院

朱俐俐　许晓琼　郭立新　裴　楠　刘庚勋　张婷勇　刘朝生

155. 清香散抗肝纤维化的临床与实验研究

（军队医疗成果三等奖　2009）

广州军区第458医院

文　彬　罗显荣　杨　俊　贺松其　吴仕九　蒋长盛　王新生

著　作

156.《中国植物志》的编研（国家自然科学奖一等奖　2009）

中国科学院　中山大学

钱崇澍　陈焕镛　吴征镒　王文采　李锡文　胡启明　陈艺林　陈心启　崔鸿宾　张宏达

157. 1100种中医药珍籍秘典的整理抢救

（中华中医药学会科学技术奖二等奖　2009）

中国中医科学院中医药信息研究所　中国中医科学院中国医史文献研究所　上海中医药大学图书馆

刘国正　符永驰　裘　俭　薛清录　李　斌　程　英　郑金生　刘培生　康小梅　段逸山

158. 明代药典《本草品汇精要》的整理研究

（中华中医药学会科学技术奖二等奖　2009）

国家中药现代化工程技术研究中心

曹　晖　黄　斌　郝近大　先　静　刘玉萍

159.《中华本草》编纂

（中华中医药学会科学技术奖二等奖　2009）

南京中医药大学　中国中医科学院中药研究所　中国药科大学　成都中医药大学　中国医学科学院药用植物研究所　北京中医药大学　上海中医药大学

宋立人　吴贻谷　胡　烈　章国镇　徐国钧　谢宗万　凌一揆　王孝涛　肖培根　丁绪亮

160.《施今墨对药》

（中华中医药学会科学技术奖‘科普类’三等奖　2009）

吕景山

161.《20世纪中医药学术发展概要》

（中华中医药学会科学技术奖‘科普类’三等奖　2009）

湖南中医药大学

袁长津　朱传湘　袁梦石　易法银　胡方林　吴亚娜　朱　民　邹万成

162.《中华本草》编纂　（中华医学科技奖二等奖　2009）

南京中医药大学　中国中医科学院中药研究所　成都中医药大学　中国医学科学院药用植物研究所　上海中医药大学

宋立人　吴贻谷　胡　烈　王孝涛　肖培根　丁绪亮　曹春林　李仪奎　洪　恂　王锦鸿

其　他

163. 抗菌纤维材料功能化过程的界面物理与化学研究

（国家技术发明奖二等奖　2009）

太原理工大学　品德实业（太原）有限公司　山西绿洲纺织有限责任公司

许并社　魏丽乔　戴晋明　刘旭光　马　印　张书才

164. 新兽药"喹烯酮"的研制与产业化

（国家科技进步奖二等奖　2009）

中国农业科学院兰州畜牧与兽药研究所　中国万牧新技术有限责任公司　北京中农发药业有限责任公司

赵荣材　李剑勇　王玉春　薛飞群　徐忠赞　李金善　严相林　张继瑜　梁剑平　苗小楼

165. 高性能血液净化医用吸附树脂的创制

（国家科技进步奖二等奖　2009）

南开大学　珠海丽珠医用生物材料有限公司　天津市第三中心医院

俞耀庭　董　凡　杜　智　孔德领　袁　直　张广海
王永健　陈长治　李　涛

166. **高效灭螺剂生产与应用技术**

（高等学校科学技术奖科技进步奖二等奖　2009）

仲恺农业工程学院　广州密达化工有限公司　文昌昊天精细化工有限公司

崔英德　尹国强　廖列文　贾振宇　陈循军　胡文斌
杨雄伟　黎新明　吴国杰　黄宗胜　冯光炷　符永旺

167. **时相药法消除运动性疲劳的应用研究**

（中华中医药学会科学技术奖三等奖　2009）

中国中医科学院中医基础理论研究所　中国中医科学院中药研究所

程昭寰　黄　晖　卢贺起　王克林　巢志茂　刘淑芝
焦　颖　孙永章

168. **针刺对肺癌动物体内紫杉醇趋向性影响的实验研究**

（中华中医药学会科学技术奖三等奖　2009）

辽宁中医药大学

陈以国　成泽东　张立德　张　艳　于　睿　卢秉久
黄　芳　刘春英

169. **中医药产学研合作信息网络平台的开发与应用**

（中华中医药学会科学技术奖三等奖　2009）

广州中医药大学

徐志伟　王新华　许能贵　黄水清　刘东辉　黎　晖
薛　军　刘　梅

170. **母系遗传药物性耳聋的致病机制研究及干预**

（中华医学科技奖二等奖　2009）

温州医学院生命科学学院　浙江省医学遗传学重点实验室　温州医学院附属第一医院　温州医学院附属第二医院

管敏鑫　吕建新　李智渊　朱　翌　陈建福　陈波蓓
杨爱芬　唐霄雯　廖志苏　黄加云

（刘剑潇、万猛、孙文虹、施克明、李劲松、刘俊立、巩志业、周先志、马慧、陆霞提供资料，司伊康、程桂芳、金听根、巢心明整理）

国家自然科学基金资助项目

2009 年国家自然科学基金面上资助项目

项目编号	项目名称	负责人	依托单位
30973584/H3110	吡格列酮（PIO）在恒河猴代谢综合征模型中的遗传药理学研究	王　珏	北京大学
30973585/H3110	异源物核受体 PXR/CAR 配体对肝 CYP450 药物代谢酶 DNA 表观遗传修饰机制的研究	章国良	北京大学
30973862/H2803	6,7-二乙酰黄芩素的药物代谢与黄芩有效成分的靶细胞送达	车庆明	北京大学
20973026/B030704	磷酸酯类有机磷农药降解机制的研究	包华影	北京师范大学
30973484/H1611	JAK/STAT3 信号通路与利妥昔单抗耐药的相关性研究	宋玉琴	北京市肿瘤防治研究所
30973952/H2806	适宜于中药分散片的粉体改性技术与评价方法研究	韩　丽	成都中医药大学
30972583/H1908	核苷类似物治疗中 HBV 准种动态学特征对病毒突破的预测	郭进军	重庆医科大学
30970869/H1625	辐射诱导的人鼻咽癌耐药细胞株（CNE1/R）中 PECAM-1 信号传导机制的研究	王若雨	大连大学
30972211/C1806	油菜花粉超微粉黄酮类成分药代动力学及指纹图谱研究	黄一帆	福建农林大学
30973764/H2710	桂枝加葛根汤对大鼠颈椎间盘细胞力学信号转导通路作用机制研究	王诗忠	福建中医学院
20972033/B020601	新型手性丹参素衍生物的设计、不对称合成与抗心肌缺血活性研究	王　洋	复旦大学
30973594/H3111	艰难梭菌对甲硝唑的耐药性及耐药机制研究	黄海辉	复旦大学
30970575/C0501	空肠弯曲菌多重耐药外排泵 CmeABC 系统外膜蛋白 CmeC 的结构与功能研究	胡小健	复旦大学
30973684/H3009	重组 HDL-药物复合物肝靶向性及其分子机制研究	冯美卿	复旦大学
30973529/H3102	血小板 P2Y12 受体 Gi 偶联部位的鉴定及其作为抗血小板药作用靶点的研究	丁忠仁	复旦大学
30970870/H2201	新螯合剂计算机辅助设计合成及排铀效果与机制研究	陈红红	复旦大学
30973814/H2901	从 kisspeptin/GPR54 信号通路探讨滋阴泻火中药合剂治疗性早熟的神经内分泌机制	田占庄	复旦大学
30973954/H2806	均衡释放的中药复方缓释制剂药代动力学研究	朱盛山	广东药学院
30973977/H2903	基于粗糙集理论的补肾阳类方配伍规律研究	王建红	广东药学院
30971172/H0726	成骨细胞上皮钠离子通道（ENaC）调节骨代谢机制的研究	李青南	广东药学院
30973761/H2710	补肾法对骨形成和骨吸收雌激素相关受体 alpha 作用机制探讨	王海彬	广州中医药大学
30973945/H2807	中药药性理论模型化表征方法及药性-功效知识元关联规律研究	陈建南	广州中医药大学
30973754/H2709	基于代谢组学的中药复方银屑 1 号治疗银屑病的机制研究	查旭山	广州中医药大学
30973926/H2814	基于心胃相关理论组方中药对 IBS 脑肠轴 CRH 通路的干预作用	周福生	广州中医药大学
20972034/B0211	瓜环类超分子药物载体的研究	陶　朱	贵州大学

（续表）

项目编号	项目名称	负责人	依托单位
60972127/F010404	基于电容层析成像技术的中药提取过程成像研究	陈德运	哈尔滨理工大学
20971032/B0101	咪唑类及磺胺类药物配体修饰的多酸配合物的设计合成、性质与药效学效应的研究	周百斌	哈尔滨师范大学
30973188/H1621	Wnt5A 对人卵巢癌细胞化疗耐受性的影响及耐药相关机制的研究	郑建华	哈尔滨医科大学
30972490/H2604	长期低剂量通过膳食摄入多种有机磷农药联合毒性作用的代谢组学分析	赵秀娟	哈尔滨医科大学
30973596/H3111	ROS 在细菌抗生素应激中的作用及与毒素-抗毒素系统相关性的研究	王秀宏	哈尔滨医科大学
30973530/H3102	中药拯救 HERG 通道蛋白运输障碍作用和分子机制及构效关系分析	李宝馨	哈尔滨医科大学
30970696/C0508	计算机模拟蒽环类抗癌药物与 DNA 相互作用的分子对接模型研究	崔凤灵	河南师范大学
30973743/H2708	补肺健脾方药对慢性阻塞性肺疾病大鼠呼吸肌钙离子通道的调节作用	李素云	河南中医学院
30973802/H2718	隔药饼灸激活 PPAR 信号通路干预动脉粥样硬化形成与稳定粥样硬化斑块机制的研究	常小荣	湖南中医药大学
30973591/H3110	rAAV 基因药物口服吸收机制	刁　勇	华侨大学
30973027/H0605	计算机辅助骨形态发生蛋白 2 小分子活性药物的设计、筛选及其成药性研究	郭晓东	华中科技大学
30973601/H3112	hERG 蛋白迁移障碍在药物性长 QT 综合征发生机制中的地位	白　融	华中科技大学
30973587/H3110	微管靶向型药物的亚细胞水平药代动力学研究	顾景凯	吉林大学
30972056/C200103	基于纳米增效分子印迹膜的农药多残留高通量快速检测传感器微阵列研究	黄加栋	济南大学
30971915/C1402	新型缓释长效农药纳米粒子水分散制剂及其作用机理研究	张子勇	暨南大学
30971024/H0906	脑缺血后星形胶质细胞胀亡的膜通透性改变及药物干预研究	褚晓凡	暨南大学
30973565/H3105	用酶激活式前体药策略促进糖酵解关键酶 HK-2 抑制剂靶向逆转肿瘤 MDR	蔡绍晖	暨南大学
30970029/C010201	长效融合重组药物蛋白在毕赤酵母中表达策略	李华钟	江南大学
30973944/H2805	ADME/Tox 阐述淫羊藿炮制机制研究(续)	贾晓斌	江苏省中医药研究院
30972626/H1904	利巴韦林的肝靶向研究	靳雪源	解放军第 302 医院
50977089/E0711	驻极体对大分子药物经皮吸收、代谢及深层传递作用研究	江　键	解放军第二军医大学
30971308/H1615	CA916798 基因通过 PI3K/AKT 通路参与顺铂耐药的机制研究	周向东	解放军第三军医大学
30973430/H1609	HIF-1α 对结肠癌细胞 MDR1 基因启动子的调控机制研究	梁后杰	解放军第三军医大学
30970879/C1008	无修饰固载非对称环发夹型 DNA 探针双相杂交模型及用于 Spoligotyping 精确分型的研究	陈庆海	解放军第三军医大学
30973493/H1606	胶质瘤干细胞 TAp73 沉默的机制及其与耐药的关系	陈剑鸿	解放军第三军医大学
30973428/H1617	新的胃癌 MDR 相关分子编码基因的克隆鉴定及功能研究	丁　杰	解放军第四军医大学
10971227/A011403	基于网络生物学的药物分子作用机制研究	赵　静	解放军后勤工程学院
30970411/C040505	杀虫剂选择压力对微小按蚊种群抗药性和行为影响研究	赵彤言	解放军军事医学科学院
30973541/H3103	囊泡谷氨酸转运体作为老年痴呆症药物新靶标的研究	程肖蕊	解放军军事医学科学院
30973516/H3101	新型 5-HT/NE 双重重摄取抑制剂抗抑郁作用的手性药理学研究	张有志	解放军军事医学科学院
30973617/H3001	非天然结构的抗 HIV 活性多肽设计及作用机制研究	史卫国	解放军军事医学科学院
30973615/H3001	新型 M4 受体选择性拮抗剂的研究	何新华	解放军军事医学科学院
30973245/H1201	以 CD_4 为靶点的新型眼用凝胶(J2)抗角膜移植排斥的实验研究	黄一飞	解放军总医院
30973842/H2902	补肾解毒活血法防治化疗后骨髓抑制的作用机制研究	窦永起	解放军总医院
30970419/C040601	结核菌药物依赖株动物模型形成机制研究	董　梅	解放军总医院
30970152/C010803	通过改变分子伴侣 Hsp70 活性提高抗朊病毒药物筛选模型灵敏度的研究	宋有涛	辽宁大学
30973866/H2803	中成药质量控制方法和评价体系研究	郝延军	辽宁省食品药品检验所
30973898/H2809	补气中药对心肌肥厚的干预及信号转导的机制研究	王洪新	辽宁医学院
30973881/H2804	基于灰色关联度分析方法的动物药材质量评价模式研究	李　峰	辽宁中医药大学
30973938/H2805	狗脊炮制品大极性抗骨质疏松成分分离与炮制原理的深入解析	贾天柱	辽宁中医药大学
30973859/H2803	皂苷类中药注射剂溶血和 I 型过敏不良反应的预警控制方法研究	窦德强	辽宁中医药大学
20971048/B0111	磁性脂质纳米管的合成及其在药物载体和定向输运上的应用	周　勇	南京大学
50972060/E021102	多功能荧光标记纳米磁靶向载药体系研究	姜　炜	南京理工大学
30971891/C140102	苯并咪唑类杀菌剂新分子靶标基因的结构与功能分析	周明国	南京农业大学
30972542/H2610	激素暴露及易感 SNPs 位点与脑卒中风险的关联性研究	李　瑛	南京医科大学
30973477/H1611	耐顺铂人肺腺癌细胞中 miR-451 调控 PTEN 蛋白抗凋亡的研究	王朝霞	南京医科大学
30973885/H2801	乳香-没药对药协同增效及其分子机制研究	宿树兰	南京中医药大学

（续表）

项目编号	项目名称	负责人	依托单位
30973950/H2806	面向中药复杂体系的吸入给药复合粒子优化设计原理与方法	郭立玮	南京中医药大学
20972086/B020401	含三萜、甾体骨架共扼分子的合成和分子组装性能研究	巨　勇	清华大学
30973018/H1624	大蒜素对骨肉瘤多药耐药株肿瘤干细胞作用效果及分子机制研究	李建民	山东大学
30973548/H3105	基于多靶点的川芎嗪芪类衍生物逆转肿瘤多药耐药的作用研究	郭秀丽	山东大学
30973550/H3105	以氨肽酶 N(APN/CD13)为靶点的环酰亚胺类肽候选药物 24f 抗肿瘤转移作用研究	唐子尧	山东大学
30972929/H1622	乳腺癌多药耐药基因治疗研究中靶向性基因转移复合物的优化	高　鹏	山东大学
30972055/C200103	基于免疫传感微阵列芯片的果蔬农药残留检测技术研究	王相友	山东理工大学
30973826/H2902	芪莲舒痞颗粒逆转慢性萎缩性胃炎癌前病变的机制研究	曹志群	山东中医药大学
30973879/H2801	不同种质忍冬 AFLP 指纹图谱及其药材药效组分 HPLC 指纹图谱关联性的研究	郭庆梅	山东中医药大学
30973922/H2812	海滩牵牛各单体成分抗炎协同作用机制的研究	石刚刚	汕头大学
30972859/H0112	肌肉松弛药对机械通气性膈肌功能障碍的发生及其治疗的影响	李士通	上海交通大学
60976081/F040703	基于 MEMS 技术的载药聚合物微针经皮给药系统研究	曹　莹	上海交通大学
30973962/H2903	四君子汤药效作用物质群及其相关功能菌组的研究	李晓波	上海交通大学
30973661/H3008	凝集素化纳米粒给药系统的糖触发行为及其时辰调控新模式	李凤前	上海市第八人民医院
30973924/H2814	抗肝纤维化中药有效组分复方“CKJ”的主要作用机制和配伍特点研究	胡义扬	上海市中医药研究院
30973867/H2803	朱砂安神丸中对朱砂具有解毒作用的物质基础研究	白　皎	沈阳药科大学
30973614/H3001	中药来源血管破坏抗肿瘤活性天然产物的发现与优化	张为革	沈阳药科大学
30973588/H3110	靶向肠寡肽转运蛋白去羟肌苷口服前药的研究	孙　进	沈阳药科大学
30973655/H3008	以肠寡肽转运蛋白为靶点的阿糖胞苷拟肽类前药的设计与评价	何仲贵	沈阳药科大学
30973675/H3010	手性离子液体在毛细管电泳法手性药物分离中的应用	郭兴杰	沈阳药科大学
30972533/H2610	有机磷农药宫内暴露对婴幼儿神经发育的影响及其易感基因的筛选	韩　松	沈阳医学院
30972887/H1617	OCTs 表达与胃癌新辅助化疗中奥沙利铂耐药的相关性及分子机制研究	张忠涛	首都医科大学
30973981/H2609	耐药结核病时空传播模型及其流行规律的研究	贾忠伟	首都医科大学
30973293/H1625	野生型 p53 对多药耐药喉癌细胞中 P 糖蛋白表达抑制的研究	黄志刚	首都医科大学
30973782/H2717	益气活血中药联合丰富环境促进脑缺血后神经发生的作用及机制研究	赵　晖	首都医科大学
30972524/H2609	结核分枝杆菌的分子进化与菌株耐药性演化	孙　群	四川大学
30973192/H1621	DR5 功能性单抗逆转卵巢癌顺铂耐药的机制研究	李春梅	四川大学
30973435/H1609	抑制 GRP78 对抗微管类肿瘤化疗药物的增敏作用的研究	蒋扬富	四川大学
50973071/E031002	细胞内崩解型高分子胶束及其药物释放行为	樊渝江	四川大学
30973711/H2705	大承气汤调控 AR42J 细胞凋亡-坏死转换分子开关的转化研究	陈光远	四川大学
30972940/H1622	膜结合补体调节蛋白表达对 herceptin 乳腺癌治疗疗效的影响及其机制的研究	王艳萍	四川大学
30973237/H0812	mTOR 信号路径的活化在急性淋巴细胞白血病对糖皮质激素耐药发生中的作用及机制	高　举	四川大学
50973078/E0310	靶向肿瘤界面交联的生物可降解聚合物胶束与高效癌症治疗	钟志远	苏州大学
20973121/B0310	基于 hERG 钾离子通道的药物分子心脏毒性的预测	侯廷军	苏州大学
20976134/B0603	脱除中药中重金属的仿生材料的设计、合成及作用机制研究	孙　波	天津理工大学
30972963/H1615	肺癌中分子靶向药物吉非替尼获得性耐药机制研究	陈　军	天津医科大学
30970817/H1816	暂时性药物洗脱贲门支架治疗贲门失弛缓症的实验研究	程英升	同济大学
20972114/B0201	串联反应合成含氟含硫吡唑杂环化合物的方法研究	钟　平	温州大学
30973605/H3001	以端粒酶为靶标的抗肿瘤候选药物设计合成及活性研究	周　翔	武汉大学
30973672/H3010	二酰胺类手性硅胶整体柱技术及杂环类手性药物分离分析新方法研究	陈子林	武汉大学
30973072/H1618	LRIG1 与人脑胶质瘤化疗多药耐药性的相关性及机制研究	陈谦学	武汉大学
50973088/E031002	抗急性髓系白血病药物巯嘌呤的控释靶向纳米给药系统的构建与评价	郑　化	武汉理工大学
10971163/A011403	艾滋病毒感染后疾病进展和治疗的动力学模型与研究	周义仓	西安交通大学
30973174/H1621	滋养细胞合体化障碍参与恶性滋养细胞肿瘤耐药机制	韩晓兵	西安交通大学
30973429/H1609	天然抗肿瘤侵袭转移药物活性成分的筛选及鉴定	李　旭	西安交通大学

（续表）

项目编号	项目名称	负责人	依托单位
20972128/B020803	新型手性电化学传感器在药物和生物分子识别中的应用研究	傅英姿	西南大学
30970812/H1801	肝癌组织中靶向纳米缓释药物分布及浓度变化的磁共振成像研究	李　澄	扬州大学
30973555/H3105	新的抑制剂对Nrf2介导非小细胞肺癌增敏的作用机制研究	唐修文	浙江大学
30973647/H3008	基于介孔二氧化硅的门控靶向给药系统的构建及性能评价	金　一	浙江大学
30971282/H1616	雷公藤内酯醇诱导骨髓瘤细胞凋亡靶蛋白的筛选及其分子机制研究	金　洁	浙江大学
20974097/B040303	肿瘤微环境双信号开关响应靶向给药系统的研究	蒋宏亮	浙江大学
30973554/H3105	蛋白酶体抑制剂与维甲酸类药物协同诱导肿瘤细胞分化及机制研究	何俏军	浙江大学
30973456/H1612	新型靶向性纳米生物化疗药物治疗HER2+乳腺癌的体内外研究	范伟民	浙江大学
30973637/H3007	新型大麻素CB2受体拮抗剂的药物设计、合成、和药理评价	陈建忠	浙江大学
30970690/C0508	计算识别化合物体内作用靶标的方法及应用	陈　新	浙江大学
20977083/B0701	新型分子印迹整体柱的制备及在手性农药选择性行为研究中的应用	金米聪	浙江工商大学
30972446/H2601	低浓度有机磷农药对胚胎神经干细胞对称/不对称分裂模式转换的影响及其机制	陈晓萍	浙江工业大学
30973933/H2816	基于总量统计矩原理的养阴通脑颗粒多组分药动学整体特征与抗脑缺血效应关联研究	万海同	浙江中医药大学
30973660/H3008	难溶性抗癌药物肿瘤靶向转运载体设计和热疗特性研究	张振中	郑州大学
30973680/H3005	PKC抑制活性的双吲哚马来酰亚胺和吲哚咔唑生物碱的合成与构效关系研究	朱伟明	中国海洋大学
20974105/B040303	聚磷酸酯-聚乙二醇核壳结构高分子纳米粒的合成及其作为药物载体的研究	王　均	中国科学技术大学
20977112/B0701	基于离子液体的微萃取技术在农药残留分析中的应用研究	高海翔	中国农业大学
30971947/C1405	农药载药微粒靶向亲和修饰及其对靶定向沉积行为研究	黄啟良	中国农业科学院植物保护研究所
30973583/H3110	细胞药物代谢动力学新技术及新模型的研究	王广基	中国药科大学
30973931/H2816	基于代谢组学及联用技术的雷公藤内酯药代动力学和毒性比较研究	杭太俊	中国药科大学
30973608/H3001	新型抗阿尔茨海默氏病药物的设计、合成和生物活性研究	张奕华	中国药科大学
30972487/H2604	中国猪源耐甲氧西林金黄色葡萄球菌——一种潜在食源性病原菌——研究	崔生辉	中国药品生物制品检定所
30973597/H3111	中国癫痫患儿卡马西平不良反应易感基因的筛查及与不良反应相关性的研究	肇丽梅	中国医科大学
30973189/H1621	miR-20及miR-92在卵巢癌耐药中作用机制研究	王　敏	中国医科大学
30970008/C010102	部分藏药植物内生放线菌的分离和多相分类研究	张玉琴	中国医学科学院
30973887/H2808	采用荧光可视化技术对远志皂苷调节神经可塑性作用的基础研究	陈乃宏	中国医学科学院
30973882/H2804	中药材上赭曲霉毒素A(OTA)产生菌的多样性及定量检测	陈　娟	中国医学科学院
30973569/H3106	微生物天然产物IMB0004和IMB0034抗HIV-1作用机制的研究	岑　山	中国医学科学院
30973828/H2902	益气活血中药延缓血管衰老的作用和机制研究	雷　燕	中国中医科学院西苑医院
30973776/H2713	活血中药对视网膜脉络膜血流及血管平滑肌细胞舒缩影响的分子机制研究	庄曾渊	中国中医科学院眼科医院
50973108/E0310	具有靶向性的温度和pH双敏感共聚物-紫杉醇键合药的合成	庄秀丽	中科院长春应用化学研究所
20975097/B0504	基于核磁共振的代谢组学方法对六种常见矿物药的研究	李晓晶	中科院长春应用化学研究所
30973634/H3002	从特有属药用植物中靶向分离新化合物和发现先导结构	丁立生	中科院成都生物研究所
20972155/B020104	β-烯胺基酯的不对称催化氢化硅烷化反应的研究	张晓梅	中科院成都有机化学有限公司
50973122/E0310	膀胱内灌注化疗用高分子载药体系的制备及肿瘤细胞靶向功能研究	甘志华	中科院化学研究所
30973606/H3001	新型双嘧啶二酮酸类化合物的设计合成及其作为HIV-1整合酶抑制剂的活性评价	李树坤	中科院上海药物研究所
20975109/B0501	亲和选择性限进色谱-质谱联用技术用于药物筛选的研究	康经武	中科院上海有机化学研究所
50978246/E080402	异向传质生物膜功能结构与活性层化机制的研究	李庭刚	中科院生态环境研究中心
30970590/C0501	结核分枝杆菌DNA错配修复机制研究	毕利军	中科院生物物理研究所
30973899/H2809	川芎调控HIF-1抑制人脐静脉血管内皮细胞增殖的机制研究	梁小玲	中山大学
40976080/D0609	溶藻弧菌外膜耐药功能蛋白组的研究	李　惠	中山大学
20972198/B020601	手性多靶点抗哮喘药物分子设计合成与活性研究	黎星术	中山大学
30972668/H1910	淋球菌耐头孢曲松相关基因的功能定位及调控研究	赖　维	中山大学
30972742/H1008	罗格列酮通过RANKL/RANK/OPG系统抑制关节破坏的机制研究	戴　冽	中山大学
20974129/B040303	兼具智能药物释放及肿瘤靶向性的MRI可见聚合物纳米载体研究	程　度	中山大学
30973448/H0812	MicroRNA对格列卫耐药的慢性粒细胞白血病的多样性调控	黄文林	中山大学

（吴　进）

2009 年国家自然科学基金重点资助项目

项目编号	项目名称	负责人	依托单位
30930003/C010201	结核分枝杆菌的 DNA 复制调控网络及其与耐药性突变偶联的遗传机制研究	何正国	华中农业大学
30930107/H3001	抗真菌药物类药性优化设计平台的创建及先导化合物的优化设计研究	张万年	解放军第二军医大学
30930094/H1618	胶质瘤长期随访患者芯片生物学信息分析及耐药基因的筛选和功能研究	卢亦成	解放军第二军医大学
30930106/H3001	新一代非核苷类 HIV-RT 抑制剂先导物的结构优化和类药性研究	谢　蓝	解放军军事医学科学院
20932003/B020701	具有重要医药用途的神经肽的化学修饰及作用机制研究	王　锐	兰州大学
20932005/B020901	农药靶标抗性的分子机制研究及农药分子设计合成	席　真	南开大学
30930110/H2704	肝疏泄失常与调肝方药对不同脑区功能的影响及其机制研究	乔明琦	山东中医药大学
30930108/H3001	具有多重抗肿瘤耐药机制的微管稳定剂小分子的结构优化与类药性评价	方唯硕	中国医学科学院
30930114/H2816	基于药物相互作用的中药方剂配伍机制示范性研究	朱晓新	中国中医科学院中药研究所
30930010/C020303	芍药科基于基因组学的系统发育和进化研究	洪德元	中科院植物研究所

（吴　进）

2009 年重大研究计划科学基金

项目编号	项目名称	负责人	依托单位
90913008/B0207	作用于白念珠菌 CaN 信号通路的寡聚酰胺小分子探针研究	姜远英	解放军第二军医大学
90912003/F020305	网络环境下抗禽流感病毒 H5N1 药物的大规模虚拟筛选研究	张瑞生	兰州大学
90913006/B0207	选择性治疗耐药性肺癌的噻唑烷酮类小分子探针化合物的设计、合成及其体内外抗癌活性研究与机制探讨	闫　兵	山东大学
90913009/B0207	用于信号转导过程分析的新方法与新技术研究	李亦学	上海生物信息技术研究中心
90913010/B020703	表皮葡萄球菌的信号转导功能确证和小分子调控	杨财广	中科院上海药物研究所

（吴　进）

2009 年国家杰出青年科学基金

项目编号	项目名称	负责人	依托单位
30925042/H2803	中药化学	陈道峰	复旦大学
20925206/B020901	农药化学	杨光富	华中师范大学
20925205/B020102	基于天然产物的生物活性分子设计与合成	张洪彬	云南大学
30925025/C140102	植物病原真菌功能基因组学	林福呈	浙江大学
30925043/H2803	常用传统中药的主要化学物质基础与功效关系规律研究	叶　阳	中科院上海药物研究所
30925041/H3008	药物释放系统与分子药剂学	李亚平	中科院上海药物研究所
30925044/H2816	中药药代动力学	李　川	中科院上海药物研究所
30925040/H3002	天然药物化学	胡立宏	中科院上海药物研究所
30925045/H2818	民族药学	阿吉艾克拜尔·艾萨	中科院新疆理化技术研究所

（吴　进）

2009 年国际(地区)合作与交流技术

项目编号	项目名称	负责人	依托单位
30910103908/H3001	新型 HEPT 类 HIV-1 非核苷类逆转录酶抑制剂的设计、合成与活性研究	刘新泳	山东大学
30910103907/C010103	中国药用木生真菌资源及重要类群系统发育研究	戴玉成	中科院沈阳应用生态研究所

（吴　进）

2009 年国家自然科学基金联合资助项目

项目编号	项目名称	负责人	依托单位
U0970185/L0018	抗体工程药物研制新策略新方法的发展战略	陈志南	解放军第四军医大学
U0970182/L0018	基于国家利益的"洋中药"应对战略研究	李　平	中国中医科学院广安门医院
10979072/A0802	基于同步辐射技术的核受体 RXR 高活性拮抗剂的发现及生物功能探讨	沈　旭	中科院上海药物研究所

（吴　进）

2009 年青年科学基金

项目编号	项目名称	负责人	依托单位
30901973/H2802	多年生直根类药材的生长年限鉴别研究	彭华胜	安徽中医学院
20905007/B050104	脂质体自组装生物功能化毛细管电泳及其在药物筛选研究中的应用	吕雪飞	北京理工大学
30901283/H1901	结核分枝杆菌耐喹喏酮药物的泵机制研究	孙照刚	北京市结核病胸部肿瘤研究所
30900342/H1819	MDR1 RNAi 氧化铁磁性纳米脂质体逆转神经胶质瘤的多药耐药性研究	赵　澎	北京市神经外科研究所
30901908/H2708	复方浙贝颗粒干预 miRNA-17-92 介导的白血病耐药机制研究	许亚梅	北京中医药大学

（续表）

项目编号	项目名称	负责人	依托单位
30901998/H2816	基于微透析技术的中药复方多成分脑内协同动态过程与缺血性中风治疗作用的相关性研究	续洁琨	北京中医药大学
30901962/H2804	地震后道地药材生产地土壤理化退化特征与次生污染物迁移规律研究	王光志	成都中医药大学
30900482/H0921	CREB-BDNF 信号通路表观修饰与 SSRI 类药物抗抑郁效应关系研究	张向荣	东南大学
30901746/H1609	钙信号途径在髓系分化中的作用机制研究	郑培烝	福建医科大学
30900481/H0911	脊髓性肌萎缩症 SMN 蛋白定位及干预研究	陈万金	福建医科大学
30901916/H2710	片仔癀对骨肉瘤多药耐药性影响的实验研究	张　燕	福建中医学院
20902013/B020601	磷脂酶 A2 及鞘磷脂合成酶双功能抑制剂研究	周　璐	复旦大学
50903021/E0310	热敏的嵌段共聚物水凝胶的调控及其在药物缓释中的应用	俞　麟	复旦大学
30901760/H1612	功能化超顺磁碳纳米管载药系统在胰腺癌淋巴转移靶向治疗中的实验研究	杨　峰	复旦大学
30901378/C080504	慢病毒载体结核病治疗性疫苗的研究	沈洪波	复旦大学
30901857/H3007	具有 μ/δ 双重作用的芳基氮杂七元环类配基的设计、合成与生物活性研究	李　炜	复旦大学
30901861/H3008	T7 肽修饰的靶向脑胶质瘤双载药纳米递释系统的构建及其靶向机制研究	黄容琴	复旦大学
30901223/H2609	中国华东农村地区异烟肼耐药对耐多药结核病流行和传播的影响研究	胡　屹	复旦大学
30900018/C010202	那西肽(Nosiheptide)耐药型 RNA 甲基转移酶作用机制的研究以及相关抗生素新靶标的发现	王　哲	复旦大学
20905015/B0512	基于多源信息融合策略的支持向量机用于中药谱效关系的研究	陈　超	广东药学院
30901286/H1901	AHL 结构特异性核酸适配子的筛选及其抗革兰阴性耐药菌感染的研究	赵祖国	广东医学院
30901953/H2803	基于胃肠转运和生理药动学模型探索中药复方组分配伍相互作用规律及机制	张　蕾	广州中医药大学
20905017/B0501	基于固定化靶酶(COX-2)亲和/微量固相萃取的海洋天然药物抗炎抗肿瘤成分筛选	陈军辉	国家海洋局第一海洋研究所
30901762/H1612	人参皂甙 Rg3 延缓乳腺癌三苯氧胺耐药及其机制的研究	赵文辉	哈尔滨医科大学
30901181/ H2603	人体内芒果苷的代谢动力学及代谢组学研究	侯绍英	哈尔滨医科大学
20905019/B0511	分子印迹-基质固相分散技术及在生物样品预处理中的应用研究	闫宏远	河北大学
30900637/H0812	TPA 联合 Imatinib 治疗慢性粒细胞白血病的实验研究	房佰俊	河南省肿瘤研究所
30901974/H2816	刺五加治疗帕金森病有效成分的药动学及药物代谢轮廓研究	卢　芳	黑龙江中医药大学
30901937/H2901	“桂枝-甘草”药对干预 MAPK 信号通路对抗缺血再灌注心肌损伤的作用机制及物质基础研究	刘　萍	湖北中医学院
20905024/B0509	肿瘤细胞凋亡生物传感新技术研究	郭慢丽	湖南大学
30901971/H2804	运用信息熵原理控制中药材质量稳定性的研究	刘文龙	湖南中医药大学
20902023/B020706	新型单加氧酶的筛选、性能及用于 C-H 键活化和药物分子组合衍生的研究	郁惠蕾	华东理工大学
60908038/F0513	荧光多光谱成像技术用于中药饮片指纹图谱构建的研究	赵　静	华南农业大学
30901390/H0415	全身麻醉药作用于生殖系统 GABAA 受体对男性生殖功能的影响及机制研究	王金韬	华中科技大学
30901860/H3008	药用辅料促进肠道 Pept1 转运作用及其机制研究	斯陆勤	华中科技大学
70903025/G0308	促进我国罕见病药品可及性的政策选择机制研究	龚时薇	华中科技大学
30901007/C200103	新型分子印迹涂层阵列固相微萃取的研究与应用	李秀娟	华中农业大学
30900054/C010701	稻瘟病菌 CYP51 与其抑制剂相互作用机制及其特异抑制剂研究	杨娇艳	华中师范大学
20903045/B0302	GSTP1 酶类的作用机理及其抑制剂设计的理论研究	郑清川	吉林大学
30901848/H3002	长春花中单萜吲哚类生物碱选择性逆转长春碱类药物诱导的肿瘤耐药的作用机制和构效关系研究	张晓琦	暨南大学
30901955/H2803	络衡方调节补体攻膜复合物 C5b-9 生物活性表达的物质基础研究	谢予朋	解放军北京军区总医院
30901704/H1614	TRAIL 靶向肿瘤干细胞治疗胰腺癌的耐药性机制研究	孙铭娟	解放军第二军医大学
30901859/H3007	基于三维药效团模型的新型抗肿瘤 Bcl-2 小分子抑制剂的设计合成和构效关系研究	郑灿辉	解放军第二军医大学
30901394/H0319	梗阻性黄疸靶控输注丙泊酚的药效、药代动力学及麻醉药代谢相关酶的研究	宋金超	解放军第二军医大学
20902109/B020701	大分子环肽抗生素 Tyrocidine A 糖基衍生物的全合成及抑菌活性研究	胡宏岗	解放军第二军医大学
30901245/H1907	TEP1 在硝喹诱导按蚊黑化包被反应中的作用及机制研究	张　健	解放军第三军医大学
30901532/H0607	抗结核羟基磷灰石/胶原复合体的靶向释药机制	毕　龙	解放军第四军医大学
30901799/H3101	ABIN1 对阿片依赖及信号转导的作用机制研究	周培岚	解放军军事医学科学院
20903118/B030503	手性药物自组装表面与 DNA 的立体选择性相互作用	甘　慧	解放军军事医学科学院
30901818/H3105	Beclin 1 在雷帕霉素与化疗药联合应用中的潜在作用研究	迟晓丽	解放军军事医学科学院
20904017/B040101	温度和 pH 双重响应智能聚合物纳米囊的制备及其在药物控制释放中的应用	刘　鹏	兰州大学

（续表）

项目编号	项目名称	负责人	依托单位
30901993/H2814	温里药"温中散寒"功效与 TRPA1 受体关系的研究	韩 蕾	辽宁中医药大学
20901037/B010303	基于生理活性配体的多孔金属-有机骨架材料的组装及在药物控释中的应用	娄本勇	闽江学院
30902019/H2903	经穴给药的通道结构和药物经穴机制的实验研究	朱晓亮	南方医科大学
30901992/H2813	靶向阻断诺如病毒结合 HBGAs 受体的中药活性成分筛选	张绪富	南方医科大学
30902009/H2806	中药天麻活性成分经鼻入耳转运机制及给药系统的研究	蔡 铮	南方医科大学
30901947/H2902	补虚活血逐瘀法对肝纤维化发生中信号传导网络的调控机制研究	蔡红兵	南方医科大学
30901913/H2709	云南白药膜层可降解肠吻合支架研究	禹正杨	南华大学
30901846/H3002	药用植物共生菌产生的新型抗癌生物碱的研究	焦瑞华	南京大学
30901085/C1806	应用脂质体技术提高中药成分的免疫增强作用和机制研究	王德云	南京农业大学
30901244/H1907	蚊视蛋白的抗药性新功能研究	孙 艳	南京医科大学
20905037/B0509	蒽环类药物与内源性靶分子细胞毒性作用机制的亚细胞药代动力学研究	陈 芸	南京医科大学
30901999/H2817	靶位亲和作用研究雷公藤中低毒高效抗炎免疫活性成分	余 黎	南京中医药大学
30902012/H2818	藏药镰形棘豆生物碱类化学成分与抗肿瘤活性研究	杨光明	南京中医药大学
30902006/H2806	基于 PK-PD 研究大川芎方不同途径给药取效差异相关机制	郭建明	南京中医药大学
20906057/B0604	微反应器技术可控制备药物纳米颗粒的应用基础研究	何 艺	清华大学
30901796/H3101	通过 L-苏糖酸镁增强认知功能以治疗抑郁症的新方法研究	纳沙特 Dr. Abumaria	清华大学
30901294/H1104	ERG11 基因 G487T 和 T916C 突变与白念珠菌氟康唑耐药关系研究	徐永豪	山东大学
30901739/H1622	hRad9/chk1 通路与乳腺癌化疗耐药及恶性行为机制探讨	牟 坤	山东大学
30901829/H3109	青蒿素类药物的自身诱导代谢以及孕烷 X 受体（PXR）和组成型雄烷受体（CAR）对其的分子调节机制研究	邢 杰	山东大学
30901836/H3001	延迟整流钾通道 IKr 和 IKs 双重阻滞剂的合理药物设计、合成与药效学评价研究	杜吕佩	山东大学
30901918/H2711	宫清颗粒及主要有效成分诱导 T 细胞亚群偏移在药物流产后异常子宫出血中关键作用机制研究	李 霞	山东省医学科学院
30901960/H2803	逍遥散抗抑郁作用的药效物质基础研究	周玉枝	山西大学
30900118/C020601	基于代谢组学的药用植物款冬的化学与药理研究	李震宇	山西大学
30901600/H1621	非蛋白编码 RNA-UCA1 在卵巢癌细胞顺铂耐药中的作用及机制研究	王 帆	陕西省人民医院
30900841/C0608	基于系统生物学理论和生物信息学方法挖掘药物严重不良反应相关基因	杨 仑	上海交通大学
30900799/C060404	中国人群利培酮药效相关多态性标记的系统性研究及其检测芯片的研制	秦胜营	上海交通大学
30901410	吸入性麻醉药对发育期中枢神经系统不同细胞源性 NR2B 受体的影响	罗 艳	上海交通大学
30900491/C110201	斑马鱼模型的 HCM 相关 MYL 基因突变型-表型的发生机制研究和药物干预	陈桢玥	上海交通大学
30901820/H3105	表皮生长因子受体突变体 III（EGFRvIII）对肝癌的 5-氟尿嘧啶抗性的作用机制及对策	蒋 华	上海交通大学
30901738/H1609	DNA 损伤信号 ATM/NF-κB 调控肿瘤获得性多药耐药形成的作用研究	吴 斌	上海交通大学
20904030/B040303	壳聚糖-碳纳米管基肿瘤靶向给药系统的研究	孟令杰	上海交通大学
30900834/C060701	微小隐孢子虫的基因表达谱数据分析和基因功能网络研究	于复东	上海生物信息技术研究中心
30900832/C0607	基于反向对接和网络分析的中药协同机制研究	唐凯临	上海生物信息技术研究中心
30901911/H2709	从逆转乳腺癌干细胞耐药及相关 ABC 转运子超家族成员探讨乳移平选择性抗乳腺癌转移机制	花永强	上海市中医药研究院
30901996/H2816	建立预测中药有效单体与绿茶提取物发生药物相互作用的分子药动学模型	刘晓红	沈阳药科大学
30901864/H3008	小干扰 RNA 药物脑主动靶向传递系统	姜同英	沈阳药科大学
30901678/H1405	牙周致病菌在腹主动脉瘤发展中的作用机制及相关药物治疗的研究	王冬青	首都医科大学
30900479/H1618	成人脑干胶质瘤恶性生物学行为主导因素的分析研究	田永吉	首都医科大学
30901632/H1901	结核分枝杆菌 embB 基因突变的生物学效应研究	焦伟伟	首都医科大学
30900590/H0212	ACK1 作为新的心肌肥厚和心力衰竭治疗靶点的实验研究	陈 莉	首都医科大学
30901595/H1621	水泡口炎病毒（VSV）基质蛋白（MP）抗卵巢癌化疗耐药的机制研究	钟 茜	四川大学
20905052/B050104	在线、固定化毛细管电泳-多酶反应器的研制与应用	张继友	四川大学
30901743/H1609	PI3Kα 及 mTOR 双靶点抑制剂的设计合成及活性筛选	李 锐	四川大学
30901412/H0206	乳化挥发性麻醉药后处理对心肌缺血再灌注损伤的保护作用及其机制研究	胡朝阳	四川大学
30900052/C010603	携带 blaCTX-M-15 的 IncFII 相关质粒多重耐药区分析及适应度代价研究	宗志勇	四川大学

（续表）

项目编号	项目名称	负责人	依托单位
30901594/H1621	cyclophilin A 基因作为潜在基因治疗靶点逆转子宫内膜癌化疗耐药作用及其分子机制的研究	李征宇	四川大学
30900470/H0913	siRNA-HIF-1α 对马桑内酯点燃 SD 大鼠颞叶癫痫耐药模型耐药的影响	陈　蕾	四川大学
50903060/E031002	肿瘤环境响应性壳聚糖基纳米载体的设计合成及药物释放	华道本	苏州大学
20904039/B040301	手性识别型温敏凝胶的制备及其性能研究	陈娇娇	天津工业大学
30901742/H1609	PTEN 基因与卵巢癌耐药的关系和机制的研究	吴卉娟	天津医科大学
30900303/C1002	一种用于肿瘤联合治疗的 pH 敏感纳米药物输送体系的研究	王银松	天津医科大学
30900376/H1806	核因子 κB 在甲状腺癌核素治疗耐药机制和治疗中的作用	孟召伟	天津医科大学
30900055/C010703	RTA2 基因影响脂筏形成导致白念珠菌耐药的机制研究	贾鑫明	同济大学
30901972/ H2802	基于近红外与电子鼻技术的药用菊花道地药材模式识别研究	韩邦兴	皖西学院
30901819/H3105	激活内质网应激逆转非小细胞肺癌化疗耐药及其靶点药物 B19 机制研究	肖　健	温州医学院
30900122/C020604	苦参碱与 VASP 互作抑制胃癌细胞迁移的机制研究	杨　芳	武汉大学
50902104/E020403	医用钛表面纳米管阵列的制备及其药物负载和可控释放研究	霍开富	武汉科技大学
20902110/B020601	以灯盏花素为先导物的新型抗脑缺血药物研究	顾　军	武装警察部队医学院
30901459/H1623	甲状腺癌中药物代谢与转运相关基因的表观遗传改变	侯　鹏	西安交通大学
30900954/C1405	灰霉菌对 APs 类杀菌剂抗性分子机制的研究	吴剑丙	浙江大学
30901531/H0604	植入式载辛伐他汀骨靶向缓释微球的制备及成骨活性研究	王建卫	浙江大学
30901740/H1609	一类 necroptosis 诱导剂抗肿瘤干细胞的研究	韩卫东	浙江大学
30901591/H1621	GSK-3/NF-κB 信号通路在卵巢癌对紫杉醇耐药中的作用和机制	傅云峰	浙江大学
30902017/H2903	中药醇沉颗粒微观形态特征及包裹损失机制研究	陈　勇	浙江大学
30902008/H2806	丹参酮ⅡA 阳离子化白蛋白聚乙二醇-聚乳酸脑靶向纳米粒的制备及治疗脑梗塞作用机制研究	刘　欣	浙江大学
60905026/F030504	中医药知识发现可靠性研究	封　毅	浙江工商大学
30901871/H3008	手性药物经皮转运的对映体选择性及其控制释放研究	叶金翠	浙江省医学科学院
20901068/B0111	用于光动力治疗和智能药物输运的纳米上转换荧光材料的构建和性能研究	李正全	浙江师范大学
20902086/B020601	新型细菌 tRNA 翻译抑制剂利奈唑胺类似物的合成及抗菌活性研究	徐海伟	郑州大学
30900751/C0709	核转录因子 STAT3 对耐药基因 MDR1 的转录调控及其肿瘤化疗意义	张须龙	中国科学技术大学
30901086/C180701	分子模拟辅助设计“信息含量丰富”的免疫分析检测四环素类药物研究	王战辉	中国农业大学
30900337/C1007	金纳米结合物作为肝肿瘤靶向治疗系统的构建和研究	丁　娅	中国药科大学
30901878/H3010	基于光化学传感器的非标记高通量药物筛选检测模型的构建	郑　枫	中国药科大学
30900124/C020604	2 种傣药的杀虫活性成分研究	张宏武	中国医学科学院
50903093/E0310	带有内皮祖细胞捕获功能药物洗脱支架的构建研究	马桂蕾	中国医学科学院
30901876/H3004	IS256 在粪肠球菌氨基糖苷类双功能修饰酶耐药基因转移中的作用研究	李聪然	中国医学科学院
30901842/H3001	具有抗结核菌活性的 12-oxo-Calanolide A 类似物的结构优化研究	薛　海	中国医学科学院
30902003/H2807	基于生物网络构建技术探索中药寒热属性的科学基础	姜　淼	中国中医科学院中医临床基础医学研究所
20905067/B0505	2 型糖尿病治疗药物 α-葡萄糖苷酶抑制剂筛选及活性评价研究	李惠琳	中科院长春应用化学研究所
20902089/B020405	烟曲霉酸逆转病原菌耐药性的机制研究	李国友	中科院成都生物研究所
10905064/A050408	核分析技术研究磁靶向纳米载体介导的铂类药物在小鼠体内的转运和释放	汪　冰	中科院高能物理研究所
30901880/H3005	深海沉积物来源的真菌 SD-44 抗耐药菌活性成分研究	李春顺	中科院海洋研究所
30901851/H3002	基于 NF-kB 信号通路的天然活性物质的发现及功能研究	张书伟	中科院上海药物研究所
30901831/H3110	雷公藤内酯醇及其衍生物的药物代谢和药物相互作用研究	李　柯	中科院上海药物研究所
30901850/H3002	基于海洋天然产物 Scleritodermin A 中 ACT 结构单元的新型 PTP1B 抑制剂的设计合成及构效关系研究	马卫平	中科院上海药物研究所
20905050/B050902	核酶激活型荧光纳米探针的研究及在肿瘤药物载体体内分析中的应用	龚　萍	中科院深圳先进技术研究院
10904095/A040510	超声操控血管中微纳米药物颗粒定点聚集的动力学行为研究	蔡飞燕	中科院深圳先进技术研究院
50908223/E0804	金属掺杂锰氧化物分子筛芬顿催化降解水中 PhACs 的研究	聂玉伦	中科院生态环境研究中心
30900400/C090102	伏隔核 AMPA 受体的突触可塑性在吗啡成瘾大鼠戒断后觅药动机行为中的作用	梁　璟	中科院心理研究所
30900086/C020301	芍药组的分子系统发育和物种形成研究	潘　锦	中科院植物研究所

（续表）

项目编号	项目名称	负责人	依托单位
20904066/B040303	多糖改性的载药明胶纳米粒子的研究	李　娟	中南大学
30901951/H2803	蚂蟥药效物质基础及质量标准研究	钟　山	中山大学
30901767/H1611	miR155 调控乳腺癌内分泌耐药的研究	贾卫娟	中山大学
30902011/H2720	刺老苞根皮有效成分群对骨折愈合修复干预及其细胞信号转导通路调控机制研究	裴凌鹏	中央民族大学
30900371/H1805	靶向载药 PLGA 超声微泡定位与治疗乳腺癌转移前哨淋巴结	郑元义	重庆医科大学

（吴　进）

2009 年地区科学基金项目

项目编号	项目名称	负责人	依托单位
30960487/H2901	硝酸根——亚硝酸根——一氧化氮通道在“瓜蒌薤白药对”改善心肌缺血损伤中的调控作用	唐耀平	广西中医学院
30960436/H1609	与非小细胞肺癌铂类耐药相关的 DNA 修复基因多态性位点的筛查及其在个体化治疗中的应用	谢伟敏	广西壮族自治区肿瘤防治研究所
30960404/H1621	叶酸代谢酶类与卵巢上皮癌多药耐药关系研究	李　力	广西壮族自治区肿瘤防治研究所
20962004/B0206	基于肾毒性降低与抗乙肝病毒活性增强的阿德福韦前药设计与合成	傅晓钟	贵阳医学院
30960472/H2705	小半夏加茯苓汤止吐药效物质基础及配伍机制的研究	冯　泳	贵阳中医学院
30960529/H2818	苗族药三两金抗阿尔茨海默病的有效物质基础研究	杜　江	贵阳中医学院
30960503/H2801	贵州红、白土茯苓及类似品化学与药效学相关性研究	董立莎	贵阳中医学院
30960516/H2806	基于肠道转运机制的白芷药对配伍原理研究	廖正根	江西中医学院
30960494/H2803	小叶菝葜抗痛风性关节炎药效物质基础及大鼠体内药代动力学研究	黄慧莲	江西中医学院
30960513/H2816	效应成分分辨的中药药代动力学研究	徐国良	江西中医学院
30960437/H1609	真菌植物提取物 AMH 的抗肿瘤作用及作用靶点	贺小琼	昆明医学院
30960024/C020201	中国肉苁蓉属植物的野外调查及分类学修订	曹　瑞	内蒙古大学
30960524/H2818	基于药代动力学及化学成分的蒙药地格达-4 味汤配伍规律研究	巴根那	内蒙古民族大学
30960525/H2818	保护肾功能蒙药给药方法比较及有效复方筛选实验研究	王秀兰	内蒙古民族大学
30960456/H3110	应用代谢组学技术研究六味地黄丸的抗炎药效物质基础及其作用机制	谢宝刚	南昌大学
30960466/H3008	两种细胞转运肽修饰纳米粒用于肽/蛋白质口服给药的研究	钟海军	南昌大学
30960391/H0607	抗 MPB64-McAb INH、RFP 聚乳酸纳米粒靶向治疗脊柱结核的实验研究	戈朝晖	宁夏医科大学
30960522/H2720	藏药二十味沉香丸降低高原肺动脉压的作用及其分子机制	李生花	青海大学
30960356/H1005	MTB 新疆临床分离株的基因分型及多药耐药的相关性研究	袁　俐	石河子大学
30960291/C1806	中药复方多糖的分离纯化及其免疫调节活性的研究	谷新利	石河子大学
30960507/H2812	中藏药治疗高原红细胞增多症的多靶点筛选评估系统研究	旺　堆	西藏藏医学院
30960113/H0913	西藏农村地区癫痫治疗措施优化选择与长效分析	赵玉华	西藏自治区人民医院
30960528/H2818	维药天山雪莲纳米透皮给药系统及其经皮渗透机制研究	邢建国	新疆维吾尔自治区药物研究所
30960514/H2805	新疆准噶尔乌头药用价值及炮制减毒研究	赵翡翠	新疆医科大学
30960365/H30	麻醉药物实时在线分析新技术方法研究-临床用药安全有效性监控	李　莉	新疆医科大学
30960526/H2818	基于代谢组学的维药毛菊苣保肝作用机制研究	胡君萍	新疆医科大学
30960461/H3001	肝靶向性抗癌前药的设计、合成及生物活性研究	木合布力·阿布力孜	新疆医科大学
30960517/H2806	中药挥发油对透皮贴剂中模型药的体内外经皮促渗作用	马云淑	云南中医学院

（吴　进）

2009 年国家基础科学人才培养基金

项目编号	项目名称	负责人	依托单位
J0910005/J0108	“药剂学”师资培训项目	潘卫三	沈阳药科大学

（吴　进）

2009 年海外及港澳学者合作研究基金

项目编号	项目名称	负责人	依托单位
30928033/H2804	基于比较化学与整体作用的赤芝与紫芝评价研究	李绍平	南京中医药大学

（吴　进）

药品专利

2009 年公开的中国药品发明专利申请概况 据国家知识产权局专利局信息中心统计,2009 年公开的中国药品发明专利申请数为 19 703 件,比 2008 年的 18 394 件增加了 7.1%。下面按不同分类作进一步的分析。

1 根据专利申请人的类别分类统计

国内申请人与国外申请人的发明专利申请的比较 按申请人的国别分类,国内申请人的发明专利申请数为 13 305 件,比 2008 年的 12 729 件增加了 4.53%,外国人申请的发明专利申请数为 6 398 件,比 2008 年 5 665 件增加了 12.9%,见表 1。

国内发明专利申请职务发明与非职务发明的比较 在 13 305 件国内发明专利申请中,国内职务发明专利申请数为 8 318 件,比 2008 年的 6 926 件增加了 20.1%,非职务发明专利申请数为 4 987 件,比 2008 年的 5 803 件下降了 14.1%,非职务发明仍然主要集中在天然药物领域,见表 2。在职务发明中,申请较多的依次是企业、大学、研究所、医院,见表 3。

外国人申请的中国发明专利的分类比较 外国人的发明专利申请总数为 6 398 件,申请总量最多的仍然是美国,申请数占外国人申请总数的 35.7%,其次是日本、瑞士、德国、法国、英国、瑞典、荷兰、韩国、意大利等。除了在天然药物发明专利申请方面日本数量第一外,在其他含有机成分的药品发明专利申请、含肽或抗原或抗体的药品发明专利申请和涉及药品制剂和药用辅料发明专利申请方面,美国都是数量第一,见表 4。

表 1 2009 年公开的国内发明专利申请与国外发明专利申请的比较

	含有机成分的药品发明专利申请(件)	含无机成分的药品发明专利申请(件)	天然药物发明专利申请(件)	含肽或抗原或抗体的生物药品发明专利申请(件)	纯药品制剂和药用辅料发明专利申请(件)	化妆品等其他发明专利申请(件)
国内申请人	4616	1161	7913	910	238	1454
国外申请人	3774	101	343	1277	442	789

表 2 2009 年公开的国内发明专利申请职务发明与非职务发明的比较

	含有机成分的药品发明专利申请(件)	含无机成分的药品发明专利申请(件)	天然药物发明专利申请(件)	含肽或抗原或抗体的药品发明专利申请(件)	纯药品制剂和药用辅料发明专利申请(件)	化妆品等其他发明专利申请(件)
国内职务申请	3 493	568	3 781	780	203	1 179
国内个人申请	1 123	593	4 132	130	35	275

表 3 2009 年公开的国内职务发明专利申请单位类型的比较

	含有机成分的药品发明专利申请(件)	含无机成分的药品发明专利申请(件)	天然药物发明专利申请(件)	含肽或抗原或抗体的药品发明专利申请(件)	药品制剂和药用辅料发明专利申请(件)	化妆品等其他发明专利申请(件)
企业	1 445	182	2 176	172	55	843
大学	976	51	568	295	117	184
研究所	763	306	708	205	19	46
医院	55	14	121	29	2	42
两个以上类型申请人	251	11	168	66	8	64
其他	3	4	40	13	2	0

表 4 2009 年公开的中国发明专利申请排在前 10 位国家的药品专利申请分类比较

	含有机成分的药品发明专利申请(件)	含无机成分的药品发明专利申请(件)	天然药物发明专利申请(件)	含肽或抗原或抗体的药品发明专利申请(件)	药品制剂和药用辅料发明专利申请(件)	化妆品等其他发明专利申请(件)	总计(件)
美国	1 280	39	74	550	148	282	2284
日本	446	13	86	120	58	132	785
瑞士	456	3	14	94	27	36	610
德国	258	2	14	61	52	89	462
法国	174	1	23	58	14	89	347
英国	161	10	13	59	23	18	271
瑞典	223	1	6	34	2	1	262
荷兰	94	8	20	29	39	63	237
韩国	44	1	16	19	18	28	123
意大利	63	0	15	31	8	10	118

2　根据专利申请的专业技术类别分类统计

按治疗类别分类，药品发明专利申请中排前 10 位的依次是抗肿瘤药 1 690 件，治疗消化道或消化系统疾病的药物 1 302 件，抗感染药 1 244 件，治疗神经系统疾病的药物 1 131 件，治疗代谢疾病的药物 1 102 件，治疗心血管系统疾病的药物 985 件，治疗生殖或性疾病的药物 620 件，治疗呼吸系统疾病的药物 610 件，治疗皮肤疾病的药物 586 件，非中枢性止痛剂、退热药或抗炎剂 553 件。与去年相比，抗肿瘤药依然保持第一位，治疗神经系统疾病的药物由去年第五位上升到第四位。

含有机成分的药品发明专利申请　按治疗类别分类，含有机成分的药品发明专利申请中排前 10 位的依次是抗肿瘤药 1 054 件，治疗神经系统疾病的药物 698 件，抗感染药 610 件，治疗代谢疾病的药物 481 件，治疗心血管系统疾病的药物 475 件，治疗消化道或消化系统疾病的药物 330 件，非中枢性止痛剂、退热药或抗炎 264 件，治疗呼吸系统疾病的药物 189 件，治疗血液或细胞外液疾病的药物 161 件，治疗皮肤疾病的药物 131 件。与去年相比，治疗呼吸系统疾病的药物由去年第九位上升到第八位。

含无机成分的药品发明专利申请　按治疗类别分类，含无机成分的药品发明专利申请中排前 10 位的依次是抗肿瘤药 16 件，抗感染药 12 件，治疗血液或细胞外液疾病的药物 12 件，治疗消化道或消化系统疾病的药物 11 件，治疗代谢疾病的药物 8 件，治疗皮肤疾病的药物 8 件，治疗神经系统疾病的药物 5 件，非中枢性止痛剂、退热药或抗炎剂 5 件，治疗生殖或性疾病的药物 5 件，治疗泌尿系统疾病的药物 5 件。与去年相比，治疗皮肤病的药物由去年第一位下降为第六位，抗肿瘤药上升到第一位。

含天然药物发明专利申请　按治疗类别分类，含天然药物发明专利申请中排前 10 位的依次是治疗消化道或消化系统疾病的药物 915 件，治疗代谢疾病的药物 548 件，治疗生殖或性疾病的药物 504 件，治疗心血管系统疾病的药物 459 件，治疗皮肤疾病的药物 415 件，治疗呼吸系统疾病的药物 402 件，治疗神经系统疾病的药物 365 件，抗肿瘤药 355 件，治疗骨骼疾病的药物 284 件，抗感染药 276 件。与去年相比，治疗皮肤疾病的药物由去年第三位下降到第五位。

含肽或抗原或抗体的生物药品发明专利申请　按治疗类别分类，含肽或抗原或抗体的药品发明专利申请中排前 10 位的依次是抗感染药 346 件，抗肿瘤药 265 件，治疗免疫或过敏性疾病的药物 72 件，治疗代谢疾病的药物 65 件，治疗神经系统疾病的药物 63 件，治疗血液或细胞外液疾病的药物 60 件，治疗心血管系统疾病的药物 47 件，治疗消化道或消化系统疾病的药物 46 件，治疗皮肤疾病的药物 32 件，治疗骨骼疾病的药物 31 件。与去年相比，抗感染药由去年第二位上升到第一位。

药品制剂发明专利申请　涉及药品制剂发明专利申请共 3 731 件，其中只含中药成分的制剂有 1 796 件，只含有机化学成分制剂有 1 597 件，只含无机成分的制剂有 42 件，只含肽、抗体或抗原的制剂有 296 件，纯药品制剂发明专利申请有 680 件。按剂型类别分类，依次是颗粒剂 882 件，其中冻干粉 115 件，丸剂或片剂 780 件，其中持续释放片剂为 108 件，包糖衣的丸剂或片剂 51 件；胶囊剂 466 件，其中微型胶囊 42 件，持续释放胶囊 35 件，毫微胶囊 10 件；溶液制剂 432 件；软膏 169 件；分散液 342 件，其中脂质体 112 件；乳剂 94 件；气雾剂 41 件；栓剂 36 件。含中药成分的制剂主要以颗粒、胶囊和丸剂或片剂为主；含有机化学成分制剂主要以丸剂或片剂、溶液和颗粒为主；含肽、抗体或抗原的制剂主要以颗粒、分散液和溶液为主。

3　药品发明专利申请的特点

分析上述数据，我们可以看出 2009 年公开的中国药品发明专利申请具有以下特点：

（1）从药品专利申请的整体来看，国内在有机成分药品、无机成分药品和天然药物方面的专利申请数量上超过来自国外的申请，而在生物药品、药用辅料和纯药物制剂方面的专利申请数量都低于国外申请。

（2）在药品领域方面，国内职务发明专利申请的数量继续超过非职务发明专利申请的数量，国内职务发明专利申请与非职务发明专利申请比例由 2008 年的 1. 19∶1上升为今年的 1. 67∶1。其中在含有机成分的药品发明专利申请方面，国内职务发明与非职务发明的比例为 3. 11∶1，与 2008 年 4. 95∶1的比例相比，国内职务发明申请数量呈下降趋势。在天然药物发明的专利申请方面，国内职务发明与非职务发明的比例为 1∶1. 09，与 2008 年 1∶1. 51 的比例相比，国内职务发明申请数量呈上升趋势。在含肽或抗原或抗体的生物药方面，国内职务发明与非职务发明的比例为 6. 00∶1，与 2008 年 5. 20∶1的比例相比，国内职务发明申请数量呈上升趋势。这说明，国内制药企业和科研院所研究热点以天然药物和生物药品为主。

（3）在职务发明中，来自企业的专利申请占 50. 6%，比 2008 年的 49. 0% 增加 1. 4%。其次企业与研究所高校的专利申请比例为 1. 28∶1，与 2008 年 1. 09∶1的比例相比，企业专利申请呈增长趋势。

（4）国内在生物药品的专利申请数量仍然低于国外的专利申请，这说明在这个领域，国内与国外仍存在差距。国外在药品非有效成分的发明专利申请和纯药品制剂的发明专利申请，都高于国内申请，在新制剂和新辅料的开发方面我们仍处于下风。值得关注的是在天然药物的开发方面，日本又超过美国，而在其他方面的专利申请数量美国都高居榜首。

（5）在药品的开发方面，西药和生物药仍然主要集中在抗肿瘤药、治疗神经系统疾病的药物和抗感染药方面，而中药仍然主要集中在治疗消化道用药和治疗代谢疾病的药物方面。

（6）药品剂型的开发，目前主要集中在中药，中药制剂占药品制剂发明总量的 48%，比去年的 37% 增长了 11%；西药制剂占药品制剂发明总量的 42. 8%，比去年的 29% 增加了

13.8%，生物制剂占药品制剂发明总量的7.9%，比去年的19%下降11.1%。制剂开发仍集中在颗粒剂、丸剂或片剂、胶囊和溶液剂型上。 （张伟波）

2009年授权公告的中国药品发明专利概况 据国家知识产权局专利局信息中心统计，2009年公告的授予专利权的中国药品发明专利数为6 768件，比2008年公告的中国药品发明专利数量5 852增加了15.7%。

国内与国外申请人获权的发明专利的比较 按专利权人的国别分类，国内专利权人的发明专利数为4 896件，几乎与2008年的数量4 901持平。国外专利权人获权的发明专利数为1 872件，比2008年的1 761增加了6.3%，见表5。

国内获权的发明专利职务发明与非职务发明的比较 在4 896件国内发明专利中，国内职务发明专利数为2 836件，比2008年的2 199件增加了29.0%；非职务发明专利数为2 060件，比2008年的1 892件增加了8.9%，非职务发明主要集中在天然药物领域，见表6。

在职务发明中，获权较多的依次是企业、大学、研究所和医院，并且共同申请的数量增加，见表7。

国外专利权人的中国发明专利的分类比较 国外专利权人获得的发明专利总数为1 872件，专利权人涉及43个国家，获权最多的仍然是美国529件，申请数占外国人申请总数的28.3%，其次是日本、瑞士、德国、法国、荷兰、英国、韩国、意大利、瑞典等。除日本在天然药物领域专利获权第一外，其他有机成分药品、生物药和制剂辅料方面仍然是美国第一，见表8。

表5 2009年公告的国内发明专利与国外发明专利的比较

	含有机成分的药品发明专利（件）	含无机成分的药品发明专利（件）	天然药物发明专利（件）	含肽或抗原或抗体的药品发明专利（件）	药品制剂和药用辅料发明专利（件）	化妆品等其他发明专利（件）
国内申请人	1 573	379	3 147	338	162	229
国外申请人	1 026	32	122	366	146	266

表6 2009年公告的国内发明专利职务发明与非职务发明的比较

	含有机成分的药品发明专利（件）	含无机成分的药品发明专利（件）	天然药物发明专利（件）	含肽或抗原或抗体的药品发明专利（件）	药品制剂发明和药用辅料专利（件）	化妆品等其他发明专利（件）
职务发明专利	1 112	112	1 448	293	110	142
个人发明专利	461	267	1 699	45	52	87

表7 2009年公告的获权国内职务发明专利单位类型的比较

	含有机成分的药品发明专利（件）	含无机成分的药品发明专利（件）	天然药物发明专利（件）	含肽或抗原或抗体的药品发明专利（件）	药品制剂和药用辅料发明专利（件）	化妆品等其他发明专利（件）
企业	549	71	850	84	29	50
大学	306	23	289	96	59	53
研究所	160	9	166	73	14	26
医院	20	3	71	16	1	5
两种类型以上的专利权人	74	6	65	20	7	8
其他	3	0	7	4	0	0

表8 2009年公告获权的中国发明专利排在前十位国家的药品专利分类比较

	含有机成分的药品发明专利（件）	含无机成分的药品发明专利（件）	天然药物发明专利（件）	含肽或抗原或抗体的药品发明专利（件）	药品制剂和药用辅料发明专利（件）	化妆品等其他发明专利（件）	药品专利总计（件）
美国	310	12	14	117	56	38	529
日本	176	9	41	43	16	48	313
瑞士	111	3	7	33	12	12	169
德国	89	1	7	36	17	14	161
法国	60	0	4	13	6	44	123
荷兰	24	0	0	10	3	29	65
英国	37	1	2	11	6	7	63
韩国	28	0	12	6	3	10	56
意大利	28	1	1	13	6	5	53
瑞典	41	1	2	2	2	7	52

2009 年国家知识产权局专利局公告授权的药品专利信息

专利号	发明专利名称	专利权人
一、含有机成份的药品发明专利		
1　专利权人为国内企业		
200710025626	盐酸阿莫地喹和青蒿琥酯复合三段栓	安徽新和成皖南药业有限公司
200810139088	对乙酰氨基酚 DC90 细颗粒及其制备方法	安丘市鲁安药业有限责任公司
01812521	哌嗪二酮类化合物	安新药物开发股份有限公司
200710104013	含淫羊藿有效成分的药物组合物及其用途	澳美制药厂有限公司
200410036147	含果糖的治疗性输液	蚌埠丰原医药科技发展有限公司
200610132382	液相维生素 C 复合的纳米单质硒及其制备与保存方法	北京博爱硒康营养技术有限责任公司
03140896	一种西洛他唑固体制剂	北京德众万全药物技术开发有限公司
03140590	一种含水溶性药物缓释片及制备方法	北京德众万全药物技术开发有限公司
200610113479	盐酸决奈达隆口服药物组合物及其制备方法	北京德众万全药物技术开发有限公司
200610113468	一种含有雷沙吉兰的药用组合物	北京德众万全药物技术开发有限公司
200410030749	一种难溶性药物的控释制剂	北京德众万全药物技术开发有限公司
200610113480	盐酸奥普力农注射液及其制备方法	北京德众万全药物技术开发有限公司
03109894	阿德福韦酯的晶型	北京德众万全药物技术开发有限公司
200410104013	一种遮掩不良口感口服咀嚼用组合物和其制备方法	北京德众万全医药科技有限公司
200510059733	一种福多司坦的制备方法	北京德众万全医药科技有限公司
200410104015	一种盐酸多奈哌齐的掩味组合物及含有该组合物的制剂	北京德众万全医药科技有限公司
200710063908	一种具有缓解视疲劳作用的口嚼片	北京东方兴企食品工业技术有限公司
200610087495	四氢吲哚酮的衍生物和四氢吲唑酮的衍生物及它们的应用	北京国药龙立生物医药新技术有限公司
200610114125	格列吡嗪控释片及其制备方法	北京红林制药有限公司
200610113984	硝苯地平控释片及其制备方法	北京红林制药有限公司
200610153091	一种盐酸坦洛新控释片制剂及其制备方法	北京红林制药有限公司
200510004892	含有氨氯地平和特拉唑嗪的药物组合物	北京华安佛医药研究中心有限公司
200510064784	含有苯氧芳酸类药物和牛磺酸的组合物	北京华安佛医药研究中心有限公司
200510126198	盐酸丁螺环酮缓/控释微丸	北京华素制药股份有限公司
02106691	亲水性聚合物-谷氨酸寡肽与药物分子的结合物、包含该结合物的组合物及用途	北京键凯科技有限公司
03128742	含有阿卡宁类化合物作为活性成分的药物	北京金本草中药科技发展有限公司
200710080247	注射用电解质补充药组合物	北京京卫信康医药科技发展有限公司
200820109186	一种包衣肌酸	北京康比特体育科技股份有限公司
200610140786	一种咪喹莫特混悬溶液及其凝胶剂	北京科信必成医药科技发展有限公司
200510132090	甲氧氯普胺口腔崩解片及其生产方法	北京科信必成医药科技发展有限公司
200510134731	无环核苷膦酸的前体药物	北京美倍他药物研究有限公司
200410034014	咪唑并硒唑类化合物及其预防和(或)治疗与蛋白老化相关疾病的用途	北京摩力克科技有限公司
200410042573	作为 hPPARα 和(或)hPPARγ 激活剂的 α-哌嗪取代的苯丙酸衍生物	北京摩力克科技有限公司
200610103222	氯吡格雷及其盐的可注射组合物与其制备方法	北京赛科药业有限责任公司
200510107931	葛根素注射用制剂	北京赛生药业有限公司
200710065089	一种卡莫司汀的药用组合物、制备方法及用途	北京世纪博康医药科技有限公司
200680000441	嘌呤衍生物	北京市典范科技有限责任公司
200710145608	7-(4-肟基-3-氨基-1-哌啶基)喹啉羧酸衍生物及其制备方法	北京双鹤药业股份有限公司
200610103455	马来酸桂哌齐特改进的制备方法	北京四环制药有限公司
200410046487	一种辅助防治心、脑血管疾病的保健品	北京苏里曼医药科技有限公司
200410046489	积雪草总苷、积雪草苷或羟基积雪草苷在制备防治心、脑血管疾病药物中的用途	北京苏里曼医药科技有限公司
200610065043	皂苷类化合物及其制备方法和应用	北京同仁堂股份有限公司
01102207	替硝唑结肠定位肠溶片	北京万全阳光医药科技有限公司
200410030748	一种水溶性药物舌下给药制剂	北京万全阳光医药科技有限公司
200820078682	布洛伪麻缓释胶囊	北京星昊医药股份有限公司
200720187201	氯雷伪麻双释胶囊	北京星昊医药股份有限公司

（续表）

专利号	发明专利名称	专利权人
200720190410	复方单硝酸异山梨酯双释胶囊	北京星昊医药股份有限公司
200720190409	双氯芬酸钠双释胶囊片	北京星昊医药股份有限公司
200820078683	萘普生钠伪麻黄碱双释胶囊	北京星昊医药股份有限公司
200510083046	稳定的盐酸纳美芬注射液及其制备方法	北京易明康元医药科技有限公司
200610002885	胃溶型药物组合物及其制备方法	北京昭衍博纳新药研究有限公司
200610114010	一种治疗干眼症的人工泪液	北京紫竹药业有限公司
03119840	抗病毒和抗肿瘤的含 CpG 单链脱氧寡核苷酸	长春华普生物技术有限公司
200610140853	具有抗流感病毒的含 CpG 单链脱氧寡核苷酸	长春华普生物技术有限公司
03134648	五味子甲素治疗肿瘤多药耐药的用途	长春吉大高科技股份有限公司
200610026615	1-[3,5-二(2,2-二甲基)乙氰基]苯甲基三唑的制备方法	常州市第四制药厂有限公司
200710030343	兰索拉唑肠溶液体胶囊及其制造方法	潮州市强基制药厂
200510129391	一种治疗心脑血管疾病的药物组合物	成都博瑞医药科技开发有限公司
200410040076	吸收性骨止血剂	成都迪康中科生物医学材料有限公司
200510020473	具有清热解毒作用的药物组合物	成都厚发科技开发有限公司
200410090656	一种盐酸文拉法辛控释片制剂及其制备方法	成都康弘药业集团股份有限公司
200710048947	松节总多糖及其制备方法和它的用途	成都南山药业有限公司
200410087658	司他夫定缓释片剂	东北制药总厂
200710009482	一种阿德福韦酯的 M 晶型及其制备方法和药物应用	福建广生堂药业有限公司
200510028970	干酪乳杆菌胞外多糖及其粗品、制备方法和应用	光明乳业股份有限公司
200710026320	头孢类化合物的氨丁三醇盐及其制备方法	广东中科药物研究有限公司
200410021761	一种纳米尺寸雷帕霉素的壳聚糖包载体的制造方法	广汉恒宇新材料有限公司
200610103993	一种含有头孢曲松钠和盐酸利多卡因的注射用药物组合物	广州贝氏药业有限公司
200610103992	非洛地平双层渗透泵控释药物组合物	广州贝氏药业有限公司
200610103994	一种克拉霉素肠溶药物组合物	广州贝氏药业有限公司
200610037080	丙烯酰胺交联共聚物乳液及其制备方法	广州天赐高新材料股份有限公司
02148956	延迟固体口服避孕药或终止妊娠药溶解的剂型及其应用	广州万方健医药有限公司
200510200584	治疗 2 型糖尿病的复方二甲双胍格列吡嗪制剂及其制备方法	贵州神奇集团控股有限公司
200610051015	用于解热止痛的药物咀嚼片及其制备方法	贵州信邦制药股份有限公司
200510200744	克咳口服固体制剂的检测方法	贵州益佰制药股份有限公司
200810301334	一种布拉他辛抗肿瘤的外用贴剂	贵州正鑫实业有限公司
200710093101	吗替麦考酚酯干混悬剂	国药集团川抗制药有限公司
200510090752	一种布洛芬颗粒剂及其制备方法	哈尔滨华瑞生化药业有限责任公司
200610086783	一种盐酸雷诺嗪制剂配方	哈药集团制药总厂
200610103559	含乳酸卡德沙星的注射剂	哈药集团制药总厂
200510010242	一种溶解性良好的注射用棓丙酯粉针注射剂及其制备方法	哈药集团中药二厂
200810088954	泮托拉唑钠脂质体冻干制剂及其制备方法	海南本创医药科技有限公司
200810126750	注射用盐酸地尔硫䓬冻干粉针剂及其制备方法	海南锦瑞制药股份有限公司
200810126747	一种注射用氟罗沙星及其制备方法	海南锦瑞制药股份有限公司
200810127043	琥珀酸舒马普坦速崩片及其制备方法	海南锦瑞制药股份有限公司
200810126749	一种氯诺昔康冻干粉针剂及其制备方法	海南锦瑞制药股份有限公司
200810127044	一种克林霉素磷酸酯冻干粉针及其制备方法	海南锦瑞制药股份有限公司
200810132053	盐酸纳洛酮纳米粒粉针制剂及其制备方法	海南灵康制药有限公司
200810088955	氨曲南脂质体冻干制剂及其制备方法	海南灵康制药有限公司
200710068255	一种奥美拉唑肠溶微丸胶囊及其制备方法	杭州民生药业集团有限公司
200410044332	罗通定缓释胶囊及其制备方法	杭州民生药业集团有限公司
200410044333	齐墩果酸缓释片及其制备方法	杭州民生药业集团有限公司
200610021859	他克莫司口服制剂	杭州平和安康医药科技有限公司
200410064724	注射用帕洛诺司琼及其药物上可接受的盐的粉针制剂及其制备方法	杭州容立医药科技有限公司
200610096784	一种化合物及其制备方法和在制药中的应用	杭州夏洋生物工程有限公司
200610085227	一种泮托拉唑钠肠溶微丸	杭州中美华东制药有限公司
200710020560	阿卡波糖药物组合物及其制备方法	杭州中美华东制药有限公司
200710020307	一种含氢氯噻嗪和盐酸可乐定的缓释制剂及其制备方法	合肥合源医药科技股份有限公司

（续表）

专利号	发明专利名称	专利权人
200710020473	一种含有西洛他唑的缓释制剂及其制备方法	合肥合源医药科技股份有限公司
200610097268	一种色满类化合物及其制备方法和在制药中的应用	合肥亿帆医药经营有限公司
200610065718	一种高含量曲克芦丁药物的制备方法	河南天方药业股份有限公司
200820114121	一种用于治疗幽门螺旋杆菌感染的片剂胶囊	黑龙江福和华星制药集团股份有限公司
200820301561	一种含有阿司匹林片和双嘧达莫片的片剂胶囊	黑龙江福和华星制药集团股份有限公司
200820114120	一种含有氯吡格雷硫酸氢盐片和乙酰水杨酸片的片剂胶囊	黑龙江福和华星制药集团股份有限公司
200820301182	一种含有二膦酸盐类片和维生素 D 片的片剂胶囊	黑龙江福和华星制药集团股份有限公司
200710103795	炎琥宁冻干粉针剂及其制备方法	黑龙江省珍宝岛制药有限公司
200410022344	抗病毒剂西多福韦新衍生物及中间体	横店集团成都分子实验室有限公司
200610111123	联苯环辛二烯木脂素在降低抗肿瘤药毒副作用中的应用	胡汛、杭州绿中医药科技有限公司
200610019172	纤维素酶制备魔芋甘露寡糖的生产方法	湖北广华生物有限公司
200510136661	一种地红霉素肠溶微丸及制备方法	湖南九典制药有限公司
200610140387	青藤碱盐化合物及其制备方法	湖南正清制药集团股份有限公司
03819525	2′羟基黄酮类化合物用于制备治疗与苯二氮草位点有关的病症的用途	华晶基因技术有限公司
02829534	汉黄芩素用作治疗焦虑症的药物的用途	华晶基因技术有限公司
01820603	调节动物生长的组合物，其制备方法和用途	华扩达动物科技(I. P. 2)有限公司
200710019642	不含抑菌剂的注射用水溶性维生素组合物冻干制剂	华瑞制药有限公司
200710020740	三腔袋包装的结构脂肪乳、氨基酸和葡萄糖注射液组合物及其制备方法	华瑞制药有限公司
200610149044	叶酸二甲双胍及其制备方法	淮北辉克药业有限公司
200610017243	薯蓣皂苷元在制备具有增效减毒作用的药物中的应用	吉林天药科技有限公司
200610042212	注射用夫西地酸钠组合物及其制备方法	济南百诺医药科技开发有限公司
200610045474	氯法拉滨组合物	济南百诺医药科技开发有限公司
200610068879	4-甲基环十五烷酮及应用	济南宏济堂制药有限责任公司
200610200201	一种含血管抑制剂的复方抗癌缓释注射剂	济南康泉医药科技有限公司
200610200696	同载铂类化合物和克罗拉滨的抗癌药物组合物	济南康泉医药科技有限公司
200610200897	同载尼莫司汀及其增效剂的药物组合物	济南康泉医药科技有限公司
200610200475	一种局部应用的抗生素的缓释制剂	济南康泉医药科技有限公司
200610200013	抗癌药物缓释注射剂	济南帅华医药科技有限公司
200610200062	含氨甲喋呤增效剂的抗癌缓释剂	济南帅华医药科技有限公司
200610200059	含氨甲喋呤及其增效剂的缓释注射剂	济南帅华医药科技有限公司
200610200012	含嘧啶类似物的抗癌药物缓释剂	济南帅华医药科技有限公司
200610200046	一种抗癌缓释注射剂	济南帅华医药科技有限公司
200610200060	氨甲喋呤缓释注射剂	济南帅华医药科技有限公司
200610200061	一种含氨甲喋呤及其增效剂的缓释注射剂	济南帅华医药科技有限公司
200610200063	含氨甲喋呤增效剂的缓释注射剂	济南帅华医药科技有限公司
200610200064	含氨甲喋呤增效剂的缓释注射剂	济南帅华医药科技有限公司
200710202885	一种治疗实体肿瘤的卡莫司汀缓释植入剂	济南帅华医药科技有限公司
200710202887	一种治疗实体肿瘤的蓓萨罗丁缓释植入剂	济南帅华医药科技有限公司
200710202774	一种治疗实体肿瘤的达萨替尼缓释植入剂	济南帅华医药科技有限公司
200710202773	一种治疗实体肿瘤的埃罗替尼缓释植入剂	济南帅华医药科技有限公司
200610161360	一种波拉克林树脂组合物的口腔贴片及其制备方法	江苏奥赛康药业有限公司
200610161361	一种氯雷他定口腔速溶膜及其制备方法	江苏奥赛康药业有限公司
200710020326	一种奈达铂冻干粉针剂的制备方法	江苏奥赛康药业有限公司
200710129313	伏格列波糖分散片	江苏晨牌药业有限公司
200410038017	含有苦参素和甘草酸的药物组合物及其应用	江苏恒瑞医药股份有限公司
200610039053	一种新的普拉洛芬滴眼液及其制备方法	江苏吉贝尔药业有限公司
200410078470	治疗腺样体肥大的阿苯达唑新剂型	江苏先声药物研究有限公司
200410078451	治疗慢性鼻炎的甲苯咪唑新剂型	江苏先声药物研究有限公司
200410078452	治疗慢性鼻窦炎的甲苯咪唑新剂型	江苏先声药物研究有限公司
200510106109	异甘草酸镁的口服制剂及其制备方法	江苏正大天晴药业股份有限公司
200510073652	匹伏阿德福韦的晶型	江苏正大天晴药业股份有限公司
200510106108	供静脉用异甘草酸镁制剂及其制备方法	江苏正大天晴药业股份有限公司

（续表）

专利号	发明专利名称	专利权人
200510106110	异甘草酸镁外用制剂及其制备方法和应用	江苏正大天晴药业股份有限公司
200610040758	甘草酸复盐及其制剂	江苏正大天晴药业股份有限公司
200510094212	甘草酸苦参碱盐和甘草酸苦参素盐及其制备方法和用途	江苏正大天晴药业股份有限公司
200610097281	膦甲酸钠组合物	江苏正大天晴药业股份有限公司
200510038178	供静脉用长春花生物碱的稳定水包油乳剂及其制备方法	江苏正大天晴药业股份有限公司
200610037980	安全稳定的帕洛诺司琼组合物	江苏正大天晴药业股份有限公司
200510019843	右旋糖酐铁分散片	江西华太药业有限公司
200410042658	橙皮苷和(或)柚皮苷的制药用途	江西青峰药业有限公司
200510002475	愈酚喷托异丙嗪泡腾片及其制备工艺	江西中兴汉方药业有限公司
200510078158	通过烃基磺内酯化合物化学修饰的聚氨基糖	聚和国际股份有限公司
200510030414	*N*,*N*-二甲基-*N'*-[2-(2-噻吩基)-2-(2-吡啶基)-1-氮杂烯基]-硫脲	卡南吉医药科技(上海)有限公司
200410022392	一种预防前列腺增生的配方产品	昆明翔昊科技有限公司
200510010757	脂溶性芪苷类化合物在制备治疗缺血性心脑血管疾病的药物中的用途及其制剂	昆明翔昊科技有限公司
02156299	草乌甲素透皮贴剂	昆明制药集团股份有限公司
200610027458	一种防治乳腺增生的药用聚丙烯腈纤维及其制备和应用	利芳建医药科技咨询(上海)有限公司
200610044408	含有 ADP 受体拮抗剂和硝酸酯类药物的组合物	鲁南制药集团股份有限公司
200610145902	含有法罗培南的注射用药物组合物	鲁南制药集团股份有限公司
200610044409	含有硝酸酯类药物和伊伐布雷定的药物组合物	鲁南制药集团股份有限公司
200610043935	含有茶碱类药物和维生素 K 的药物组合物	鲁南制药集团股份有限公司
200610104331	依托度酸外用制剂	鲁南制药集团股份有限公司
200510008615	含有硝酸酯类药物和 HMG-CoA 还原酶抑制剂的组合物制剂	鲁南制药集团股份有限公司
200810110431	治疗高血脂症的组合物	鲁南制药集团股份有限公司
200810110429	治疗高血脂症的组合物	鲁南制药集团股份有限公司
200410090727	去氧氟尿苷的分散片剂型	鲁南制药集团股份有限公司
200510090146	一种含有莫沙必利和抗氧化剂的药物组合物	鲁南制药集团股份有限公司
200610048419	一种乳酸环丙沙星注射液的制备工艺	洛阳普莱柯生物工程有限公司
200510033218	无结晶型态的印地普隆及其制备方法	美德(江西)生物科技有限公司
200410037447	口服延迟释放锭剂组成物及其制法	美时化学制药股份有限公司
200610093611	一种沙棘黄酮滴丸	内蒙古宇航人药业有限责任公司
200610037900	盐酸阿奇霉素的制备方法	南京长澳制药有限公司
200610086190	吲达帕胺软胶囊	南京海鲸药业有限公司
200610086154	米托蒽醌或盐酸米托蒽醌脂质体及其制备方法	南京康海药业有限公司
200610081803	左旋奥硝唑阴道给药制剂及其制备方法和制药用途	南京圣和药业有限公司
200510134466	光学活性的α-取代的2-甲基-5-硝基咪唑-1-乙醇衍生物	南京圣和药业有限公司
200610040828	含有培美曲塞的药物组合物	南京依诺维医药科技有限公司
200480016097	稳定的医药用河豚毒素冷冻干燥制剂	南宁枫叶药业有限公司
200610052793	化合物梅花参皂苷 Ananaside A 及其制备方法和抗肿瘤用途	宁波保税区欣诺生物技术有限公司
200710066758	一种抗肿瘤氨基多糖超细微粒及其制备方法	宁波普爱生物工程有限公司
200610053803	红豆杉多糖在制药中的应用	宁波泰康红豆杉生物工程有限公司
200610053452	一种超微化几丁聚糖产品的加工方法	宁波新芝生物科技股份有限公司
200610105166	苄达赖氨酸滴眼液及其制备方法	宁夏康亚药业有限公司
200610143057	羟苯磺酸钙缓释片及其制备方法	宁夏元康医药新技术有限公司
200510043928	盐酸雷诺嗪缓释制剂及其制备方法	齐鲁制药有限公司
200710063829	亚麻油微胶囊粉末及其制备方法	清华大学、江苏隆力奇生物科技股份有限公司
200410010693	透皮吸收制剂	权英淑、北京羚锐伟业科技有限公司
200710013027	一种罗哌卡因及其可药用盐冻干粉针剂的制备工艺	山东鲁抗辰欣药业有限公司
200510042326	淫羊藿苷的制药用途	山东绿叶天然药物研究开发有限公司
200410002108	抗肿瘤的人参皂苷 Rh_2 注射剂及其制备方法	山东绿叶天然药物研究开发有限公司
200510006632	一种药物组合物及其在制备治疗或预防心脑血管疾病的药物中的应用	山东绿叶天然药物研究开发有限公司
200410036376	水飞蓟宾或其盐的医药新用途	山东绿叶天然药物研究开发有限公司
200410035816	一种药物组合物及其在制备治疗或预防心脑血管疾病的药物中的应用	山东绿叶天然药物研究开发有限公司

（续表）

专利号	发明专利名称	专利权人
200410069591	20(*S*)-人参皂苷-Rg_3 在制备治疗或预防高血压的药物中的应用	山东绿叶天然药物研究开发有限公司
200510091225	姜黄素乳剂及其制备方法	山东绿叶天然药物研究开发有限公司
200410064385	含有人参皂苷的乳剂及其制备方法和用途	山东绿叶天然药物研究开发有限公司
200410075006	含有人参皂苷的纳米乳剂及其制备方法和用途	山东绿叶天然药物研究开发有限公司
200410064386	含有人参皂苷的纳米乳剂及其制备方法和用途	山东绿叶天然药物研究开发有限公司
200510113960	拟人参皂苷元在制备治疗或预防老年性痴呆的药物中的用途	山东绿叶制药有限公司
200410023510	一种 Ocotillol 型皂苷元在制备治疗戒毒、促智的药物中的应用	山东绿叶制药有限公司
03136127	七叶皂苷及其盐在制备治疗肺部急性炎症的药物中的应用	山东绿叶制药有限公司
200510070395	丹参素在制备治疗脑血管疾病的药物中的应用	山东绿叶制药有限公司
03128788	一种富马酸酮替芬分散片及其制备工艺	山东绿因药业有限公司
200810001182	一种注射用盐酸乌拉地尔冻干粉及其制备方法	山东罗欣药业股份有限公司
200810001185	一种注射用兰索拉唑冻干粉及其制备方法	山东罗欣药业股份有限公司
200810001194	一种呱西替柳干混悬剂及其制备方法	山东罗欣药业股份有限公司
200810001183	一种注射用去甲斑蝥酸钠冻干粉及其制备方法	山东罗欣药业股份有限公司
200810001181	一种奥美拉唑钠冻干粉针剂及其制备方法	山东罗欣药业股份有限公司
200810001189	一种泮托拉唑钠冻干粉针剂及其制备方法	山东罗欣药业股份有限公司
200810001192	一种兰索拉唑肠溶片及其制备方法	山东罗欣药业股份有限公司
200810001188	一种叶酸冻干粉针剂及其制备方法	山东罗欣药业股份有限公司
200810090671	一种富马酸尼唑苯酮冻干粉及其制备方法	山东罗欣药业股份有限公司
200810009183	一种盐酸氨溴索冻干粉针及其制备方法	山东罗欣药业股份有限公司
200810009181	盐酸头孢他美酯分散片及其制备方法	山东罗欣药业股份有限公司
200810094043	盐酸头孢唑兰的制备方法、盐酸头孢唑兰粉针剂及其制备方法	山东罗欣药业股份有限公司
200810001190	一种硫酸头孢匹罗原料的合成方法及其用途	山东罗欣药业股份有限公司
200810006900	一种头孢匹胺钠粉针及其制备方法	山东罗欣药业股份有限公司
200810009182	一种头孢孟多酯钠粉针及其粉针、原料药的制备方法	山东罗欣药业股份有限公司
200810001186	一种加替沙星冻干粉针剂及其制备方法	山东罗欣药业股份有限公司
200810001184	一种盐酸头孢吡肟粉针剂及其制备方法	山东罗欣药业股份有限公司
200810001193	一种加替沙星胶囊及其制备方法	山东罗欣药业股份有限公司
200810001187	一种头孢替唑钠粉针及其合成方法	山东罗欣药业股份有限公司
200810009179	一种阿奇霉素混悬颗粒及其制备方法	山东罗欣药业股份有限公司
200810001191	一种头孢硫脒冻干粉针的制备方法	山东罗欣药业股份有限公司
200610043586	乙酰半胱氨酸或其盐和抗感染药物的组合物	山东轩竹医药科技有限公司
200610079577	吡硫醇的新的药学上可接受的盐及其制备方法	山东轩竹医药科技有限公司
200610043585	牛磺酸和抗感染药物的组合物	山东轩竹医药科技有限公司
200610043503	乙酰半胱氨酸或其药用盐和细辛脑的药物组合物	山东轩竹医药科技有限公司
200610131958	2,5-二羟基苯磺酸的药用复合盐及其水合物	山东轩竹医药科技有限公司
200610139131	2,5-二羟基苯磺酸镁及其水合物	山东轩竹医药科技有限公司
200510131121	氨溴索或其盐和抗感染药物的组合物	山东轩竹医药科技有限公司
200610068495	尼扎替丁分散片及其制备方法	山东益康药业有限公司
200610068858	复方阿替洛尔缓释片及其制备方法	山东益康药业有限公司
200710063814	巴柳氮钠灌肠剂及其制备方法	山西安特生物制药股份有限公司
200610166893	左旋奥硝唑磷酸酯及其制备方法和用途	陕西新安医药科技有限公司
200510042516	全乙酰葛根素在制备治疗缺血性脑血管病新药中的应用	陕西镇坪制药厂
200610148707	一种稳定的脂质体组合物	上海艾力斯医药科技有限公司
200680000397	咪唑-5-羧酸类衍生物、制备方法及其应用	上海艾力斯医药科技有限公司
200610116829	包含血管紧张素Ⅱ1 型受体拮抗剂的择时释放制剂	上海艾力斯医药科技有限公司
200510026877	紫杉烷环糊精包合物纳米粒及其制备方法	上海艾力斯医药科技有限公司
200510023677	香豆草醚类化合物及其组合物的用途	上海安普生物科技有限公司
200410035585	一种丹皮酚软胶囊及其制备方法	上海佰加壹医药有限公司
200710044279	哌啶基吡唑类化合物及其制法和应用	上海佰瑞生物科技有限公司
200610026798	一种抗感染药物组合物及其制备方法	上海慈瑞医药科技有限公司
200710038189	二乙酰大黄酸缓释片的制备方法	上海慈瑞医药科技有限公司

（续表）

专利号	发明专利名称	专利权人
200710045583	一种氟哌噻吨美利曲辛胶囊的制备方法	上海慈瑞医药科技有限公司
03150553	血卟啉单甲醚在治疗眼科疾病中的应用	上海复旦张江生物医药股份有限公司
200610116973	黄芩甙元溶液组合物	上海格鲁奥丽生物医药技术有限公司
200610006555	抗肿瘤的黄芩甙元和黄芩甙协同药物组合物	上海格鲁奥丽生物医药技术有限公司
200610026137	左旋舒必利注射剂的制备方法	上海和臣医药工程有限公司
200710043178	非布他特微晶及其组合物	上海华拓医药科技发展股份有限公司
200610029725	环吡酮胺凝胶剂、其制备方法及药物用途	上海汇伦生命科技有限公司
200610090528	一种聚甲酚磺醛凝胶剂、其制备方法及药物用途	上海汇伦生命科技有限公司
200510029783	植物性雌激素剂桉烷类化合物、其制备方法和用途	上海家化联合股份有限公司
200510029782	广藿香烷型倍半萜类化合物作为植物性雌激素的用途	上海家化联合股份有限公司
200810033747	可预防前列腺癌的组合物	上海麟翔生物技术有限公司
200410018582	吡非尼酮在制备治疗肝损伤坏死和急性肺损伤的药物中的用途	上海睿星基因技术有限公司
200510029746	银耳杂多糖或其提取物的用途	上海市新文达生物科技有限公司
200510029745	银耳杂多糖或其提取物的新用途	上海市新文达生物科技有限公司
200610029942	一种兰索拉唑肠溶微丸的制备方法	上海微丸医药开发有限公司
200510025633	配合隐形眼镜使用的组合物及其应用	上海卫康光学有限公司
200510110922	一种氢溴酸加兰他敏组合物及其制备方法	上海现代药物制剂工程研究中心有限公司
200610024776	复方罗布麻片Ⅰ中氢氯噻嗪的制粒、包衣工艺	上海信谊万象药业股份有限公司
200610023467	盐酸伐昔洛韦片及其制备方法	上海秀新臣邦医药科技有限公司
02813563	一种寡糖及其硫酸化产物和寡糖集簇物以及它们的用途	上海医学生命科学研究中心有限公司
200410067287	复方氨茶碱片剂及其制备方法	上海中西制药有限公司
200610000693	含有钙通道阻滞剂和B族维生素的药物组合物及其用途	深圳奥萨医药有限公司
200610157009	帕洛诺司琼注射液及其制备方法	深圳海创医药科技发展有限公司
200610078370	3,4′,5-三羟基芪-3-β-D-葡萄糖苷的晶型	深圳海王药业有限公司
200410027881	灯盏花素自乳化软胶囊及其制备方法	深圳海王药业有限公司
200510069429	水溶性17-烯丙氨基-17-脱甲氧基格尔德霉素注射用药物组合物	深圳生尔易美生物技术有限公司
200410088808	维力波糖在制备治疗或预防糖尿病微血管病变药物中的应用	深圳太太药业有限公司
200410088809	维力波糖在制备治疗糖尿病患者的高脂血症药物中的应用	深圳太太药业有限公司
200710074642	乌苯美司薄膜衣片	深圳万乐药业有限公司
200610157023	一种速溶型注射用吡柔比星冻干粉针及其制备方法	深圳万乐药业有限公司
200710074437	一种帕洛诺司琼注射液及其制备方法	深圳万乐药业有限公司
03146841	组蛋白去乙酰化酶抑制剂及其药用制剂的制备和应用	深圳微芯生物科技有限责任公司
200710074170	地氯雷他定包衣片剂及其制备方法	深圳信立泰药业股份有限公司
200710073213	干混悬剂及其制备方法	深圳致君制药有限公司
200610046255	苦参碱滴眼液及其生产方法	沈阳海普科技有限公司
200610011972	噻二唑取代的咪唑类抗厌氧菌化合物	沈阳中海生物技术开发有限公司
200710000952	新的噻吩并吡咯里嗪类衍生物、其制备方法和含有它们的药物组合物	沈阳中海生物技术开发有限公司
200710080251	三氮唑并嘧啶类衍生物	沈阳中海生物技术开发有限公司
200510081447	白三烯素拮抗剂口服液组成	晟德大药厂股份有限公司
200710061682	含有布洛芬的药物组合物	石药集团恩必普药业有限公司
200610048189	阿托伐他汀盐软胶囊及其制备方法	石药集团欧意药业有限公司
200510014275	一种注射用阿奇霉素冻干剂及其制备方法	石药集团欧意药业有限公司
200610149703	一种头孢呋辛酯脂质体、其制备方法及含有它的药物组合物	石药集团欧意药业有限公司
200710079734	一种阿仑膦酸盐药物组合物及其制备工艺	石药集团欧意药业有限公司
200710139318	阿西美辛缓释制剂及制备方法	石药集团欧意药业有限公司
200510136357	一种盐酸氨溴索固体分散体及其组合物	石药集团中奇制药技术（石家庄）有限公司
200510136358	丁苯酞滴丸及制备方法	石药集团中奇制药技术（石家庄）有限公司
200710088394	3,5-取代噁唑烷酮类化合物的溶解方法	四川贝力克生物技术有限责任公司
200610020939	咖啡酰奎尼酸衍生物-1-磷酸酯及其制备与应用	四川九章生物化工科技发展有限公司
200710140602	绿原酸在制备治疗小细胞肺癌的药物中的用途	四川九章生物化工科技发展有限公司
200610080531	一种治疗风寒湿痹症的药物组合物及制备方法	四川科伦药业股份有限公司
200510021854	酚麻美愈分散片的制备方法	四川泰华堂制药有限公司

（续表）

专利号	发明专利名称	专利权人
200510021853	制备复方法莫替丁咀嚼片的方法	四川泰华堂制药有限公司
200810045003	夫西地酸钠组合物及其冻干制剂制备方法	四川阳光润禾药业有限公司
200510041063	含有(*R*)-3-[(S)-(5-氧-2-吡咯烷基)羰基]-噻唑烷-4-羧基的滴丸剂型及其制备方法	苏州长征-欣凯制药有限公司
200610085742	含法莫替丁-环糊精包合物的复方药物组合物及其制备方法	苏州东瑞制药有限公司
200610040908	复方磺胺混悬剂及其制备方法	苏州科牧动物药品有限公司
200480015088	用于治疗趋化因子受体介导的疾病的多胺化合物	太景生物科技股份有限公司
02800121	治疗免疫疾病的新的1,2-二苯基乙烯衍生物	天济药业(深圳)有限公司
03120994	水溶性的酞胺哌啶酮衍生物	天津和美生物技术有限公司
200710057137	21(*S*)阿加曲班的应用	天津市炜杰科技有限公司
200310107298	一种用于抑菌消炎的药物	天津天士力制药股份有限公司
200310107282	一种黄杨宁滴丸及其制备工艺	天津天士力制药股份有限公司
200410019851	一种治疗心脑血管疾病的药物	天津天士力制药股份有限公司
200510136026	用于不同分子量和不同替代度的羟乙基淀粉的制备方法	天津协和生物科技发展有限公司
200610076703	甲泼尼龙琥珀酸钠冻干组合物及其制备方法	天津药业焦作有限公司
03128247	芒果叶提取物制剂及其生产方法	田东县天然植物制品厂
200410042619	具有抗纤维化及抑制明胶酶活性的化合物及其应用	武汉科艾硒医药科技发展有限公司
200410042618	异硒唑酮类化合物和其配合物及其应用	武汉科艾硒医药科技发展有限公司
200610018255	复合氨基酸冻干粉针注射剂及其制备方法	武汉同源药业有限公司
200710052254	水溶性维生素在制备治疗前列腺增生药物中的应用	武汉同源药业有限公司
200710052352	盐酸甲氯芬酯在制备治疗股骨头坏死药物中的应用	武汉同源药业有限公司
200510123571	一种氢溴酸右美沙芬滴鼻液	武汉五景药业有限公司
200610019434	一种苄达赖氨酸眼用凝胶制剂及其制备方法	武汉远大制药集团有限公司
200710017685	一种长循环脂肪乳丙泊酚制剂	西安力邦制药有限公司
200610042808	透明质酸钠地塞米松脂肪乳制剂及其应用	西安力邦制药有限公司
200510042739	异丙酚口服麻醉药及其制备方法	西安力邦制药有限公司
200610043162	一种替硝唑阴道用软胶囊及其制备方法	西安正清医药科技开发有限公司
200710050222	夫西地酸钠冻干粉针剂	西藏康欣药业有限公司
200710078533	盐酸克林霉素棕榈酸酯软胶囊及其制备方法	西南合成制药股份有限公司
200410081549	治疗心脑血管疾病的口服药物组合物及其制备方法	咸阳步长医药科技发展有限公司
200410096209	葛根素衍生物及其医学用途	香港赛马会中药研究院有限公司
200610008872	口服葛根素磷脂复合物胶囊及其制备方法	香港赛马会中药研究院有限公司
03136406	去氢骆驼蓬碱衍生物类化合物及其应用	新疆华世丹药物研究有限责任公司
200310121044	含有加兰他敏有效活性成分缓释制剂及其生产方法	新疆特丰药业股份有限公司
200510107345	一种抑菌剂磺胺嘧啶铈的制备方法	新乡市华信生化医用敷料有限责任公司
200510025535	喹诺酮类注射液的脱色方法和脱色剂	信谊药厂
200310122940	复方法莫替丁咀嚼片制备方法	信谊药厂
200510051551	包含补骨脂酚的用于治疗妇女乳癌的医药组合物	杏辉药品工业股份有限公司
200410034002	一种从卷柏中提取穗花杉双黄酮提取物的生产工艺	徐州技源天然保健品有限公司
200510097522	一种用以促进神经细胞生长的化合物	彦臣生技药品股份有限公司
200410042883	苯并吡喃化合物的新用途	养生堂有限公司
200410042882	多羟基棓酰基-β-D-葡萄糖衍生物的新用途	养生堂有限公司
200610081218	罗匹尼罗的制备方法	药源药物化学(上海)有限公司
03122600	具有局部麻醉和抗炎活性的药用盐及其制备方法	永信药品工业股份有限公司
200610072853	紫杉醇水性注射液及其制备方法	永信药品工业股份有限公司
200510115871	抗血管生成药 N^2-(取代的芳基甲基)-3-(取代的苯基)吲唑的合成	永信药品工业股份有限公司
200410075161	化合物在制备用于增进骨生长与抑制骨再吸收的药物中的应用	永信药品工业股份有限公司
200510011037	偏诺皂苷类化合物吸入式气雾剂	云南白药集团股份有限公司
200510010903	偏诺皂苷类化合物注射制剂	云南白药集团股份有限公司
200510010902	偏诺皂苷类化合物注射制剂	云南白药集团股份有限公司
200610048607	一种含有乌头碱的肠溶速释片及其制备方法	云南昊邦制药有限公司
03118828	鲜益母草提取益母草总碱工艺及益母草总碱制剂	浙江大德药业集团有限公司

（续表）

专利号	发明专利名称	专利权人
200510132511	一类水飞蓟宾类黄酮木脂素及其制备方法和用途	浙江海正药业股份有限公司
200510132509	水飞蓟宾酯类衍生物及其制备方法和制备药物的用途	浙江海正药业股份有限公司
200610090013	3-(3-硝基-4-羟基)苯基-丙烯酸乙酯在制备抑制黄嘌呤氧化酶的药物中的用途	浙江海正药业股份有限公司
200410030668	3,4,5-三取代的苯丙烯类衍生物及其制备方法和用途	浙江海正药业股份有限公司
200510200621	促进创面修复愈合的复方氨基酸外用制剂及制法和其应用	浙江杭康海洋生物药业有限公司
200710071069	硫酸阿奇霉素和其应用及其冻干粉针剂和冻干粉针剂的制备方法	浙江尖峰药业有限公司
200710070019	醋氯芬酸缓释片及其制备方法	浙江尖峰药业有限公司
200610027756	大环内酯类药物红霉素A衍生物、合成方法和用途	浙江京新药业股份有限公司
200610154408	一种遮味型小儿感冒干混悬剂及制备方法	浙江康德药业集团有限公司
200510115120	米诺地尔酊剂的制备方法	浙江万马药业有限公司
200710187422	参麦注射液的化学成分的制备及其在治疗心脑血管疾病中的应用	正大青春宝药业有限公司
200610152514	长春西汀小容量注射剂及其制备工艺	郑州羚锐制药有限公司
200710059910	复方果糖电解质注射液及其制备方法	中国大冢制药有限公司
200510021728	接枝纳米炭抗癌前药及其制备方法和应用	重庆莱美药业股份有限公司
200610022051	盐酸度洛西汀缓释药物	重庆圣华曦药业有限公司
200510021273	甲磺酸齐拉西酮的水溶液型药物制剂	重庆圣华曦药业有限公司
200610095244	辅酶Q10口腔崩解片及其制备方法	重庆市力扬医药开发有限公司
200510025417	多核的氢氧化铁-糖复合物的制备方法	重庆医药工业研究院有限责任公司
200610033852	一种制备含阿莫西林钠和克拉维酸钾的药物混合物的方法	珠海联邦制药股份有限公司
2　专利权人为国内大学		
200610098121	一种富锌亮菌多糖及其制备方法和用途	安徽大学
200610039705	槭树提取物及在制备自由基清除剂或抗氧化剂中的应用	安徽农业大学
200610088016	橙皮素衍生物在制备抗炎免疫药物中的应用	安徽医科大学
200410054686	芳甲氨基二硫代甲酸酯类化合物及其制备方法和应用	北京大学
200610081051	TagalsinC及其同系物在制备抗肿瘤药物中的应用	北京大学
200410046102	苯并异硒唑酮衍生物及其制备方法与应用	北京大学
200510053615	原人参三醇衍生物及其制备方法与应用	北京大学
200610056788	口服分散体型多潘立酮控释凝胶剂及其制法	北京大学
200510086932	非肽类SARS冠状病毒3CL蛋白酶抑制剂及其用途	北京大学
200510109138	一类*N*-烷基化1,6-双脱氧氮杂糖类化合物,其合成方法及应用	北京大学
200610078665	一类抗粘附活性的乳糖簇及其荧光标记物	北京大学
200810057378	生物胶原对抗生药物的化学稳定性改善方法	北京工业大学
200410090817	一种磁性靶向缓释型卡托普利及其制备方法	北京化工大学
200810056009	一种大孔-介孔二氧化硅空心微球制备方法和应用	北京化工大学
200610113326	一种磁性超分子插层结构缓释型布洛芬及其制备方法	北京化工大学
200710118478	一种亚微米级吉非罗齐药物粉体的制备方法	北京化工大学
200510116713	多形貌超细萘普生药物颗粒制备方法	北京化工大学
200610012210	一种咖啡因微胶囊及其制备方法	北京科技大学
200610072204	川芎嗪衍生物改性丝素蛋白纤维抗凝血材料及其制备方法	北京理工大学
200710098504	[[(2-n-丙基-4-甲基-1H-苯并咪唑)-6-基]甲酰胺-1-基]甲基联苯类化合物、合成方法及用途	北京理工大学
200610091160	聚天冬氨酸钙及其制备方法	北京联合大学
200510130119	羟基取代的脱氧安息香衍生物、其制备方法及其作为抗氧化剂的用途	北京师范大学
200510134209	黄烷类化合物及其用途	北京师范大学
200610081547	*N*-取代的靛红衍生物在制备抗肿瘤药物中的应用	北京师范大学
200610090133	一种含有螺环/环丙烷结构有机磷衍生物及其制法和用途	北京师范大学
200710035979	一种复合维生素及其制备方法和应用	长沙理工大学
200410155493	人参皂苷次级苷脂肪酸酯类化合物,其制备方法和以该化合物为活性成分的药物组合物	大连大学
200610047270	聚醚糖苷酯大分子化合物及其制备方法	大连理工大学
200510047411	肚脐螺多糖及其制备方法	大连轻工业学院

（续表）

专利号	发明专利名称	专利权人
200510086568	一种过瘤胃保护氨基酸及其制备方法	东北农业大学
200410011104	抗耐青霉素肺炎链球菌(PRSP)的多酸化合物及其制备方法	东北师范大学
200510017135	嘧啶(硫)酮类化合物在制药中的应用	东北师范大学
200810023955	生物相容的单分散纳米聚合物载体及其制备和载药方法	东南大学
200310112627	取代酞菁配合物与低密度脂蛋白的复合物及其制备方法	福州大学
200710041995	一种具有抗肿瘤活性的二苯乙烯类化合物及其制备方法	复旦大学
200710036912	核酸分子 RTN4BSR3 及其在制备抗癌药物中的应用	复旦大学
200710036913	核酸分子 RTN4BSR4 及其在制备抗癌药物中的应用	复旦大学
200410054027	洛索洛芬钠缓释制剂	复旦大学
200610029170	一种化合物在制备抗艾滋病药物中的应用	复旦大学
200610029172	一种化合物在制备抗艾滋病药物中的应用	复旦大学
200610029173	一种化合物在制备抗艾滋病药物中的应用	复旦大学
200610029171	一种化合物在制备抗艾滋病药物中的应用	复旦大学
200510028377	一种喹噁啉类化合物在制备抗肿瘤药物中的应用	复旦大学
200610123962	5-芳胺喹啉-7,8-二酮类衍生物及其在制备抗菌药物中的应用	广东工业大学
200610035276	一种罗格列酮缓释片及其制备方法	广东药学院
200710029736	一种抗肿瘤活性斑蝥素衍生物及其制备方法	广东药学院
200610125353	手性二苯甲基哌嗪衍生物及其制备方法	广西大学
200610020319	以鹅掌楸碱为配体的金属配合物、其合成方法及其用途	广西师范大学
200410027296	一种用于治疗胃肠道粘膜病变的药物及其制备方法	广州中医药大学
200710031076	6,7-去氢罗列酮在制药中的新用途	广州中医药大学
200610035360	复方葛根素注射剂及其制备方法	广州中医药大学
200610151084	伊曲康唑脂质体及其制备方法	哈尔滨医科大学
200710061546	铁叶绿酸钠-乙基纤维素微胶囊的制备方法	河北理工大学
200710062540	一种抗癌药物组合物及其在制备抗癌药物中的应用	河北医科大学
200710054236	一种天然多胺的衍生物、制备及其应用	河南大学
200610017478	药物中间体丹参酮ⅡA 提取工艺	河南科技大学
200610009940	枸橼酸西地那非舌下含片及其制作方法	黑龙江大学
200610030111	氧、氮杂环并萘酰亚胺类化合物及其生物应用	华东理工大学
200610118456	艾叶多糖提取物的用途	华东理工大学
200610123904	包封氯氮平的固体脂质微颗粒及其制备方法	华南理工大学
200610123907	磺胺嘧啶盐高分子水凝胶敷料及其制备方法	华南理工大学
200610035320	β-1,4-葡聚糖-6,2,3-硫酸酯的制备方法	华南理工大学
200610019027	浙贝乙素和胆汁酸的衍生物及药物组合物	华中科技大学
200610125367	可降解聚合物载柔红霉素纳米微球及其制备方法	华中科技大学
200510016831	乌苯美司口腔崩解片剂及其制备方法	吉林大学
200710029738	一种核苷磷酰化偶联壳聚糖衍生物及其制备方法与应用	暨南大学
200610132475	具抗肿瘤活性的硒氮芳香杂环化合物及其制备方法与应用	暨南大学
200710192023	一种维生素 A、维生素 E 的纳米球/微球双包埋体系的制备方法	江南大学
200510094264	从阔叶树中制备木质素类药用活性物质的方法及其用途	江苏工业学院
200510042648	一种鬼臼脂素类化合物及其应用与制备方法	兰州大学
200510074395	豆甾烷-3,5,6-三醇及其衍生物用于制备抗病毒药物的用途以及新的豆甾烷-3,5,6-三醇衍生物	南方医科大学
200610035364	AR-AO14418 在制备防治神经退行性疾病药物中的应用	南方医科大学
200710024887	以聚天冬氨酸衍生物为载体的灯盏乙素前药及其制备方法	南京大学
03131533	氨基葡萄糖酸及其衍生物的铬配合物及其制备方法和用途	南京大学
200410079052	利巴韦林眼凝胶眼药及其生产工艺	南京大学
200610161366	喹啉类鸢尾黄素电子等排体及其制法和用途	南京大学
200410041063	黄烷酮类糖苷及其制法和用途	南京大学
200710190135	姜黄素在制备尿酸转运子 URAT1 抑制药物中的应用	南京大学
200610039339	具有 P-糖蛋白抑制和多药耐受逆转功能的化合物及其盐	南京大学
200610085426	果糖-1,6-二磷酸-钙盐的制备及其应用	南京工业大学

（续表）

专利号	发明专利名称	专利权人
200610161653	替莫唑胺聚乳酸纳米微球与制剂及其制备方法	南京工业大学
200510095024	一种防治老年痴呆的中药活性成分化合物及其制备和用途	南京工业大学
200510095569	1,6-二磷酸果糖锶盐在制药中的应用	南京工业大学
200710021030	小麦麸皮黄酮类化合物	南京农业大学
200710020451	辣椒总碱类化合物与β-环糊精或β-环糊精衍生物的药用组合物	南京师范大学
200710024828	2,2'-二吡啶N-氧化物二硫在制备抗炎药物中的应用	南京师范大学
200610085441	一种内酯单体化合物及其在制备治疗抗癌药物中的应用	南京中医药大学
200610038642	二苯乙烯苷口服液及生产方法	南通大学
200810055735	吲哚-2,3-二酮在制备抗炎药物中的应用	青岛大学
200810055736	吲哚-2,3-二酮在制备抗人体真菌药物中的应用	青岛大学
200710107689	一种双丙戊酸钠口腔崩解片及其制备方法	青岛科技大学
200710062630	具有含氮杂环修饰的多酚化合物及其应用	清华大学
200710062629	具有含氮杂环修饰的苯乙烯基化合物及其应用	清华大学
200610089524	羟基喜树碱固体分散物的渗透泵控释片及其制备方法	清华大学
03121445	抗癌药秋水仙碱微球冻干剂的制备方法	清华大学
200710016320	5-HT_3受体拮抗剂控释凝胶剂及其制备方法	山东大学
200710014587	岩藻聚糖硫酸酯在制备防治神经退行性疾病药物或保健品中的应用	山东大学
200510044297	*N*4-取代吡唑[4,5-e][1,2,4]噻二嗪类衍生物、制备方法及其药物组合物	山东大学
200710015199	五元杂环化合物、制备方法及应用	山东大学
200410036480	一种丹酚酸黄连素复盐及其制备方法与应用	山东大学
200610146207	环酰亚胺类肽金属蛋白酶抑制剂及其应用	山东大学
200710015042	喜树碱-层状双金属氢氧化物纳米复合物的制备方法	山东大学
200710015052	*N*1,*N*3-二取代-7-甲基吡唑[4,5-e][2,1,3]噻二嗪-2,2,4-三酮类衍生物及其制备方法与应用	山东大学
200610043833	*N*1,*N*3-二取代噻吩并[3,2-e][2,1,3]噻二嗪-2,2,4-三酮类衍生物与应用	山东大学
200710014412	一种外科手术防粘连液的制备方法	山东轻工业学院
200710014413	一种外科手术防粘连凝胶及其制备方法	山东轻工业学院
200610102216	4-偶氮基水杨酸衍生物及其制备方法和用途	山西医科大学
200710017326	芒柄花素-3'-磺酸钠、樱黄素-3'-磺酸钠及其制备方法和药物用途	陕西师范大学
200710039957	中药金荞麦原花青素的提取方法	上海大学
200510111800	抗癌药物粒子消化道支架	上海交通大学
200510029294	伊维菌素微球缓释固体剂	上海交通大学
200510030088	乌药生物碱及其制备方法与在制药中的应用	上海中医药大学
200610030393	麦冬多糖MDG-1硫酸化衍生物、其制备方法及用途	上海中医药大学
200410025372	一种载药纳米粒及其制备方法	上海中医药大学
200710040543	麦冬多糖MDG-1的制备方法	上海中医药大学
200510054663	5-羟基吲哚-3-羧酸酯类衍生物及其用途	沈阳药科大学
03111643	一种含茶碱和沙丁胺醇活性组分的口服复方缓释制剂及制备工艺	沈阳药科大学
200410021006	桂利嗪自乳化胶囊及其制备方法	沈阳药科大学
200410021122	一种含美洛昔康的皮肤局部用贴剂	沈阳药科大学
200310105193	依诺沙星眼用缓释凝胶剂及其制备方法	沈阳药科大学
02155643	尼莫地平脂质纳米粒组合物及其制备方法	沈阳药科大学
200610090242	旋光活性的苯乙醇胺类化合物及其制法	沈阳药科大学
200410020455	美沙拉嗪结肠定位释药微丸制剂及其制备方法	沈阳药科大学
200410021164	降糖复方制剂	沈阳药科大学
03133574	葛根黄酮自微乳化软胶囊及其制备方法	沈阳药科大学
200410087513	盐酸文拉法辛液体缓释制剂及其制备方法	沈阳药科大学
200410074202	烟曲霉震颤素C类似物、其合成方法及其用途	首都医科大学
200410074207	六氢-吡嗪并-吡啶并-吲哚，及其合成和应用	首都医科大学
200410074208	六氢-吡嗪并-吡啶并-吲哚二酮，及其合成和应用	首都医科大学

（续表）

专利号	发明专利名称	专利权人
200410074204	咔啉羧酸衍生物、其合成方法及其用途	首都医科大学
200410074205	吲哚生物碱衍生物、其制备方法及其用途	首都医科大学
200710063676	逆转肿瘤细胞耐药性的杂环化合物、其制备方法及应用	首都医科大学
200610020991	一种肾靶向药物载体及与其形成的前药、制法和应用	四川大学
200610020167	肾靶向前体药物、制剂及其制备方法与应用	四川大学
200610022665	一种穿琥宁脂质体冻干粉制剂及其制备方法	四川大学
200610153276	芳基哌嗪修饰的苯并[b]噻酚化合物及制备方法和应用	天津大学
200510014702	抗乙肝病毒的叔胺氧化物及制备方法和制备药物的应用	天津大学
200610153275	长链芳香哌嗪修饰的度洛西汀类似化合物及制备和应用	天津大学
200610129507	抗乙肝病毒的二胺化合物及其制备方法和应用	天津大学
200510013496	新型苏冰滴丸及制备方法	天津大学
200410019168	术后防粘连材料及制备方法	天津大学
200710041171	一种不对称酞菁材料及其制备方法	同济大学
200510026787	1-脱氧野尻霉素在制备治疗糖尿病肾病药物中的应用	同济大学
200710067460	黑紫橐吾中的含氯原子艾里莫芬烷及其抗菌和细胞毒活性	温州医学院
200710067459	具抑制肿瘤细胞生长活性的艾里莫芬双内酯二聚体及用途	温州医学院
200710051341	绿原酸在制备抗糖尿病并发症的药中的应用	武汉大学
200610019497	醇溶性当归小分子多糖及其制备方法和用途	武汉大学
200610166538	具有诱导产生核酸交联作用的化合物及其制备方法和用途	武汉大学
200710137482	一种抗腺病毒的药物及用途	武汉大学
200610124769	定位促脂肪生长注射剂及其制备方法	武汉理工大学
200710017233	雌激素脂质体的制备方法	西北工业大学
200710017980	化合物6-糠基氨基嘌呤在制备抗脑组织氧化损伤药物应用	西北农林科技大学
200710017981	化合物6-糠基氨基嘌呤制备抗雌性生殖器官损伤药物应用	西北农林科技大学
200710017982	化合物6-糠氨基嘌呤用于制备抗心肌缺血损伤药物的应用	西北农林科技大学
200710017983	化合物6-糠基氨基嘌呤用于制备抗睾丸衰老药物的应用	西北农林科技大学
200710017984	6-糠氨基嘌呤用于制备治疗心肌组织氧化损伤药物的应用	西北农林科技大学
200610104592	一种水包油型丹皮酚纳米乳口服液及其制备方法	西北农林科技大学
200610104590	一种水包油型黄芩甙纳米乳口服液及其制备方法	西北农林科技大学
200610043053	一种含有维生素C和维生素E的微乳液	西北农林科技大学
200610043050	一种利福平纳米乳剂抗生素药物及其制备方法	西北农林科技大学
200610104418	一种盐酸黄连素纳米乳制剂及其制备方法	西北农林科技大学
200610043059	一种呋喃西林纳米乳抗菌药物及其制备方法	西北农林科技大学
200610104611	一种特比萘芬纳米乳抗真菌药物及其制备方法	西北农林科技大学
200610104610	一种硝酸咪康唑纳米乳液药物及其制备方法	西北农林科技大学
200610104620	一种硝酸益康唑纳米乳抗真菌药物及其制备方法	西北农林科技大学
200610095288	8-辛基小檗碱盐酸盐、合成方法及应用	西南大学
200810071442	聚苯乙烯-聚(苯乙烯-交替甘露糖基马来酸)及其制备方法与应用	厦门大学
200710091291	苯并吡喃酮类化合物与制备方法及其应用	厦门大学
200610070859	一种用菜豆间座壳菌真菌代谢的化合物的应用	厦门大学
03123847	用于抗腹泻和减轻胃肠病症的保济丸活性化合物	香港中文大学
200510056151	鼠尾草中醛糖还原酶抑制剂丹酚酸M和迷迭香酸	新疆医科大学
200510017980	一种治疗肿瘤的组合药物及其应用	新乡医学院
200710023766	半枝莲总黄酮注射液及其制备方法	扬州大学
200710067213	和厚朴酚在制备治疗急性白血病药物中的用途	浙江大学
200610051972	类黄酮衍生物及其制备方法和用途	浙江大学
200710069248	多取代黄烷酮衍生物及制备和应用	浙江大学
200710070408	一种肝靶向性药物微胶囊的制备方法	浙江大学
200610146967	乙肝病毒基因的小干扰核糖核酸序列及制备方法	浙江大学
200710068440	含氮黄酮衍生物的制备方法和用途	浙江大学
200710070441	用聚乙烯亚胺修饰壳聚糖制备基因给药载体的方法	浙江大学
200610155608	一种具有抗肿瘤活性的固体脂质纳米粒	浙江大学

（续表）

专利号	发明专利名称	专利权人
200610053579	一种桉烷型倍半萜酸及其应用	浙江大学
200610001319	洛莫司汀脂质体冻干粉针与制备方法	浙江大学
200610155605	一种具有高效抗肿瘤活性的纳米结构脂质载体	浙江大学
200710069156	可逆转肿瘤细胞耐药性的细胞浆靶向给药系统的应用	浙江大学
200710070005	叶酸烷基化衍生物及其应用	浙江大学
200710066688	一类水溶性喜树碱衍生物及其制备方法和应用	浙江大学
200610154536	含硫喹喔啉二氧化物及其制备和在制备低氧选择性抗肿瘤药物中的应用	浙江大学
200710067536	红托竹荪菌托中具有抑制肿瘤细胞生长的多糖的分离方法	浙江大学
200710067352	*N*-取代-2,4-二氯-5-氟苯甲酰胺及其制备与应用	浙江工业大学
200710069790	一种具有抗氧化活性的大环甘油酯及其制备方法和应用	浙江工业大学
200710054215	2-苯并[c]呋喃酮化合物及其应用	郑州大学
200710053988	5-(4-氯-苯基)-*N*-羟基-1-(4-甲氧基-苯基)-*N*-甲基-1H-吡唑-3-丙酰胺的合成方法	郑州大学
200710053806	15-(14-脱氧-11,12-脱氢)-穿心莲内酯碳苷衍生物及其制备方法	郑州大学
200410023826	一种褐藻酸寡糖片段及其制造方法和应用	中国海洋大学
200580009396	褐藻胶寡糖及其衍生物及其制备方法和用途	中国海洋大学
200710016327	一种双环醇糖苷化合物及其制备方法和应用	中国海洋大学
200310116847	南瓜多糖肠溶制剂	中国计量学院
200710118091	一种氢化蓖麻油纳米-亲脂性药物制剂及其制备方法	中国农业大学
200710002853	一种载带伯胺基药物的细菌纳米磁小体及其制备方法	中国农业大学
200610023756	柚皮素及其衍生物用于制备抗心脑系统疾病产品的用途	中国人民解放军第二军医大学
200610023481	古伦宾、异古伦宾、去氧黄藤苦素在制备抗炎药物中的应用	中国人民解放军第二军医大学
200710036207	一种治疗抑郁症的亲水性巴布剂	中国人民解放军第二军医大学
200510110903	7-位取代高喜树碱类化合物及作为药物的用途	中国人民解放军第二军医大学
200710043382	反义STAT3寡核苷酸及其应用	中国人民解放军第二军医大学
200710039018	一种具有抗菌活性的大环内酯类化合物MacrolactinQ	中国人民解放军第二军医大学
200610024201	苯并叶绿卟啉类光敏剂及其制备方法和用途	中国人民解放军第二军医大学
03116441	氟比洛芬巴布剂及其制备方法	中国人民解放军第二军医大学
200510030921	格拉司琼巴布剂及其制法	中国人民解放军第二军医大学
200610030915	古伦宾、异古伦宾、去氧黄藤苦素在制备治疗关节炎药物中的应用	中国人民解放军第二军医大学
200510110907	一种酮洛芬巴布剂及其制备方法	中国人民解放军第二军医大学
200610037672	具有调节一氧化氮合酶活性作用的N2-芳甲酰基-4-氨/胺基蝶啶类化合物	中国药科大学
200610088252	一种藤黄酸衍生物及其制备方法和在制药中的应用	中国药科大学
200610088253	一种藤黄酸衍生物及其制备方法和在制药中的应用	中国药科大学
200710019247	一种联苯双酯乳剂及其制备方法	中国药科大学
200610097266	一种苯并咪唑类化合物及其制备方法和在制药中的应用	中国药科大学
200610038742	2-位取代的喹诺酮类化合物及其在制药中的应用	中国药科大学
200710020520	一种靶向survivin基因的siRNA的结构及其抗肿瘤用途	中国药科大学
200710132029	一种治疗心脑血管疾病的中药有效成分组合物及其用途	中国药科大学
200710020562	含藤黄酸的可注射胶束制剂及其制备方法	中国药科大学
200710021200	藤黄酸脂质体及其冻干粉针剂与制备方法	中国药科大学
200710019900	喹啉衍生物、其制备方法及其医药用途	中国药科大学
200710019902	3-氰基喹啉衍生物、其制备方法及其医药用途	中国药科大学
200710133267	苯甲酰胍衍生物、其制备方法及其医药用途	中国药科大学
200710019203	一类异色满酮-4衍生物、其制备方法及其医疗用途	中国药科大学
200610037904	聚乙二醇化藤黄酸类前药、其制备方法、制剂及制备药物的用途	中国药科大学
200710191167	拓扑异构酶抑制剂、其制备方法及其应用	中国药科大学
200610040277	23-羟基白桦酸类衍生物、其制备方法、制剂及用途	中国药科大学
200610034181	2,6-二吡啶烯环已酮衍生物及其在制备抗菌药物中的应用	中山大学
200410077779	一种含邻萘醌结构的化合物及其应用	中山大学

（续表）

专利号	发明专利名称	专利权人
200610036641	2,6-二氨基-3,5-二氰基-4-芳基吡啶衍生物及其合成方法与应用	中山大学
200710031777	一种防治缺血性脑血管疾病的药物组合物及其制备方法	中山大学
200610095157	非天然活性葡聚四糖烷基苷类化合物及其制备方法和应用	重庆邮电大学
3　**专利权人为国内研究所**		
200510080885	含有瑞舒伐他汀或匹伐他汀和B族维生素的药物组合物	安徽省现代中药研究中心
200710001054	一种用于口服制剂的药物组合物及其制备方法	北京本草天源药物研究院
200610156179	一种治疗心血管疾病的丹参丹酚酸A片剂及其制备方法	北京本草天源药物研究院
200710086681	一种具有血管扩张作用和β_1受体阻滞作用的药物组合物	北京福瑞康正医药技术研究所
200610000783	一种心达康滴丸及其制备方法	北京因科瑞斯生物制品研究所
200610000792	一种黄杨宁分散片及其制备方法	北京因科瑞斯生物制品研究所
200410045989	微脂粒及其制备方法	财团法人工业技术研究院
200510132074	用于治疗癌的硒吩化合物及包含其的医药组合物	财团法人生物技术开发中心
200410078812	一种治疗心脑血管疾病的药物组合物及其制备方法	成都百康医药工业药理毒理研究院
200410040615	黄体酮膜剂及其制备方法	成都博爱医学科学技术研究院
200610042366	制备雷公藤内酯醇分子微囊的方法	福建省医学科学研究所
200820029722	黄芪多糖的微波提取与超滤分离、纳滤浓缩一体化装置	甘肃省膜科学技术研究院
200610037383	复方蒿甲醚自乳化剂	广州市医药工业研究所
200610037029	肿瘤细胞多药耐药逆转剂	广州中医药大学热带医学研究所
03121278	一种具有催经避孕作用的药剂	国家人口计生委科学技术研究所
200710055565	2,5,6-三取代吡嗪衍生物	吉林省药物研究所
200710020032	告达庭-3-O-β-D-磁麻糖苷作为治疗肿瘤药物的用途	江苏省中医药研究院
200710063107	硫代磷酰化氨基酸及其甲酯在制备缓解慢性疼痛药物中的应用	清华大学深圳研究生院
200710065094	盐酸替络欧及其化学类似物在制备抗肝纤维化药物中的应用	清华大学深圳研究生院
200610045239	1-(4-氯苯胺基)-4-(4-甲基吡啶基)-2,3-二氮杂萘的合成与应用	山东省科学院生物研究所
200610045240	*N*-(4-溴-2-氟苯)-6-甲氧基-7-[2(1H-1,2,3-1-三唑)乙氧基]-4-喹唑啉胺盐酸盐的合成与应用	山东省科学院生物研究所
200610068571	眼内植入缓释药物	山东省眼科研究所
200610166206	卡络磺钠缓释片及其制备方法	山东省医药工业研究所
200610166205	曲美他嗪缓释微丸及其制备方法	山东省医药工业研究所
200610118216	人Citron基因、其编码蛋白及应用	上海人类基因组研究中心
200710181294	一类异喹啉化合物及其盐的制备方法和应用	上海医药工业研究院
200710165707	一类异喹啉化合物及其盐的制备方法和应用	上海医药工业研究院
200610030854	盐酸利多卡因局部成膜凝胶组合物及其在制药中的应用	上海医药工业研究院
200710037075	青藤碱或其盐的缓释微球及其制备方法和缓释注射制剂	上海医药工业研究院
200510030631	用于注射用多烯磷脂酰胆碱粉针剂的组合物及其制备方法	上海医药工业研究院
200610026600	阿奇霉素衍生物及其应用	上海医药工业研究院
200510111120	豆腐果素缓释微丸及其制备方法	上海医药工业研究院
200610028746	多利培南水合物结晶及其制备方法	上海医药工业研究院
200610025603	氟喹诺酮-噁唑烷酮衍生物及其组合物、制备方法和应用	上海医药工业研究院
200610025071	氟喹诺酮-噁唑烷酮衍生物及其组合物、制备方法和用途	上海医药工业研究院
200610025159	一种丝裂霉素C多泡脂质体及其制备方法	上海医药工业研究院
200610025622	芹菜素-7-O-β-D-葡萄糖苷-4'-O-α-L-鼠李糖苷的新应用	上海医药工业研究院
200610024400	积雪苷在制备预防或治疗肾脏纤维化的药物中的应用	上海医药工业研究院
200610116051	20(s)-原人参二醇糖基化衍生物及其制备方法和应用	上海中药创新研究中心
200510015371	甘草次酸-30-酰胺类衍生物及其用途	天津药物研究院
200510014971	一种黄芪甲苷注射液及其制备方法	天津药物研究院
200510014814	一种含托拉塞米活性成分的缓释微丸及其制备方法	天津药物研究院
200510014483	一种格列喹酮的缓释制剂	天津药物研究院
03156388	一种丹参提取物及其制剂的制备方法	天津药物研究院
200510014813	一种含托拉塞米活性成分的缓释片	天津药物研究院
200610014798	雷奈酸锶七水合物的制备方法	天津药物研究院
200510098951	阿苯达唑自乳化制剂及其制备方法	新疆维吾尔自治区药物研究所

(续表)

专利号	发明专利名称	专利权人
200410096773	用于增强人体免疫功能的注射剂	亚洲(北京)国际肝病研究院
200410021835	一种 20(*R*)—人参皂苷 Rh_2 的制备方法	云南白药集团天然药物研究院
200310116235	一种心脑血管疾病治疗药物及制备方法	云南省药物研究所
200610053088	天麻素鼻腔给药制剂	浙江省医学科学院
200610163214	具有抗癌活性作为备选药物的系列离子液体的合成及应用	中国科学院长春应用化学研究所
200510136733	扁蕾芴酮及其衍生物和它们的制备与应用	中国科学院大连化学物理研究所
200610047127	一种复合基质的多功能动脉栓塞剂的制备方法	中国科学院大连化学物理研究所
200510121000	一种肠靶向型药物控释纤维及其制备方法	中国科学院广州化学研究所
200710028618	(E)-3,5-二甲氧基二苯乙烯-4′-O-磷酸酯(盐)及其制备方法、药物组合物和用途	中国科学院广州化学研究所
200510090170	一种 5-氨基水杨酸的结肠靶向制剂及其制备方法	中国科学院过程工程研究所
200510090171	一种茶碱的壳聚糖微球缓释制剂及其制备方法	中国科学院过程工程研究所
200610134066	一种壳聚糖磺胺类衍生物及其制备方法	中国科学院海洋研究所
200710010111	壳聚糖硫酸酯的羟基苯二磺酰胺类衍生物及制备方法	中国科学院海洋研究所
200610001677	一种竹红菌素微乳液及其制备方法	中国科学院化学研究所
200610011218	盐酸青藤碱在制备治疗胶质瘤药物方面的用途	中国科学院化学研究所
200710065964	N-OR 酰胺类化合物,其制备方法和其应用	中国科学院昆明植物研究所
200710065824	石杉碱甲衍生物,其制备方法和其应用	中国科学院昆明植物研究所
200710065827	豆腐果苷-石杉碱甲缩醛亚胺,其制备方法和其应用	中国科学院昆明植物研究所
200710017664	具有抗癌活性的核桃素及其制备方法	中国科学院兰州化学物理研究所
200710032476	一种二聚黄酮化合物及其制备方法和在制备抗癌药物中的应用	中国科学院南海海洋研究所
200410052945	多酚及其氧化物的应用	中国科学院上海生命科学研究院
200610118803	治疗心血管疾病的中药有效成分组合物及其制备方法	中国科学院上海药物研究所
200510028055	一类取代丙酰胺衍生物、其制备方法和用途	中国科学院上海药物研究所
200310109331	一类胰高血糖样肽-1 受体激动剂及其制备方法和用途	中国科学院上海药物研究所
200410017589	蛋白酪氨酸磷酸酯酶 1B 抑制剂 1,3-二羟基-5-烷基苯类化合物的用途	中国科学院上海药物研究所
200610029384	一类四氢原小檗碱类化合物、其制备方法及其组合物和用途	中国科学院上海药物研究所
200410024934	一类甲酰肽样受体-1 调节剂、其制备方法和用途	中国科学院上海药物研究所
200410099293	一种黄精免疫多糖、其组合物和它的用途	中国科学院上海药物研究所
200510025807	肉芝内酯 A、及其制备方法和用途	中国科学院上海药物研究所
03142277	一类杂环衍生物、制备方法及其用途	中国科学院上海药物研究所
03150965	含吡啶环的噁唑烷酮类化合物、制备方法及用途	中国科学院上海药物研究所
200610028706	一种羟基喜树碱长循环纳米脂质载体及其制备方法	中国科学院上海药物研究所
200510024890	二苯基庚酮类化合物的组合物及它的用途	中国科学院上海药物研究所
200510028287	粗枝藻甲素的用途	中国科学院上海药物研究所
03129348	茚酮并吲哚类化合物、制备方法及它的医学用途	中国科学院上海药物研究所
200610167532	β-榄香烯单取代醚衍生物及其合成方法和用途	中国科学院上海应用物理研究所
200610116112	磷异喹啉酮及其衍生物、合成方法和用途	中国科学院上海有机化学研究所
200510028046	4,4-二取代的-3,4-二氢-2(1H)-喹唑啉酮类化合物	中国科学院上海有机化学研究所
200610161355	磺化去氢枞酸亚铁盐、制备方法及其医药用途	中国林业科学研究院林产化学工业研究所
200710170819	一种聚维酮碘药物制剂及其制备方法	中国人民解放军海军医学研究所
200510089019	胆汁酸衍生物及其医药用途	中国人民解放军军事医学科学院毒物药物研究所
200710101855	胍丁胺衍生物及其作为药物的用途	中国人民解放军军事医学科学院毒物药物研究所
200410071032	前列腺素 E_1 口腔制剂	中国人民解放军军事医学科学院毒物药物研究所
200510063145	喹啉酰胺衍生物、其制备方法和用途	中国人民解放军军事医学科学院毒物药物研究所
200410071029	前列腺素 E_1 鼻粉剂	中国人民解放军军事医学科学院毒物药物研究所
200410029801	加巴喷丁与普瑞巴林的互联体前药及其医药用途	中国人民解放军军事医学科学院毒物药物研究所
200510114692	环氧合酶-2 选择性抑制剂及其医药用途	中国人民解放军军事医学科学院毒物药物研究所
200510105827	吲哚丙烯酸衍生物及其用于制备免疫抑制剂的用途	中国人民解放军军事医学科学院毒物药物研究所
01137274	具有预防和治疗血栓性疾病功能的化合物,含它们的药物组合物和它们的医药用途	中国人民解放军军事医学科学院毒物药物研究所
01137273	具有预防和治疗动脉粥样硬化功能的化合物及其在生物医药学中的应用	中国人民解放军军事医学科学院毒物药物研究所

（续表）

专利号	发明专利名称	专利权人
01137268	具有调节血管内皮细胞功能活性的化合物及其制备方法和用途	中国人民解放军军事医学科学院毒物药物研究所
200610165406	格尔德霉素衍生物及其制备方法和制备药物的用途	中国人民解放军军事医学科学院毒物药物研究所
200410006251	无环核苷膦酸酯衍生物	中国人民解放军军事医学科学院毒物药物研究所
200410033661	含雷替曲塞的包合物及其粉针剂	中国人民解放军军事医学科学院毒物药物研究所
200510108361	胆汁酸的硝酸酯衍生物及其医药用途	中国人民解放军军事医学科学院毒物药物研究所
03147839	盐酸纳洛酮鼻粉剂	中国人民解放军军事医学科学院毒物药物研究所
200410046282	含长链脂肪酰基取代的文拉法辛前体药物及其制备方法和用途	中国人民解放军军事医学科学院放射医学研究所
200310103185	反义寡核苷酸，含它们的药物组合及其用于治疗癌症的用途	中国人民解放军军事医学科学院放射医学研究所
200510093043	2-溴-异香兰素在制备抗癌和（或）辐射、化疗增敏药物中的应用	中国人民解放军军事医学科学院放射与辐射医学研究所
200610112295	胆固醇基磷酰核苷类似物	中国人民解放军军事医学科学院放射与辐射医学研究所
200610161815	芍药苷在制备具有补血作用药物中的应用	中国人民解放军军事医学科学院放射与辐射医学研究所
200710099359	一种提高纳曲酮微球包封率的制备方法	中国人民解放军军事医学科学院生物工程研究所
200510002387	抗恶性肿瘤的药物组合物及其应用	中国医学科学院基础医学研究所
200610040705	丹皮酚在制备抑制黑素生成黑素转运的美白祛斑化妆品或治疗色素沉着性疾病药物上的应用	中国医学科学院皮肤病研究所
200510094086	盐酸13-己基小檗碱和盐酸13-己基巴马汀制备治疗阴道感染-炎症药物的应用	中国医学科学院皮肤病研究所
03144292	具有抗肿瘤活性的双酰胺基杂环类衍生物及其制备方法和用途	中国医学科学院血液学研究所
03134651	氯雷他定透皮贴片	中国医学科学院药物研究所
200310101891	双环醇微粉化及口服控释制剂	中国医学科学院药物研究所
200380109516	新的香豆素酰胺衍生物及其制法和其药物组合物与用途	中国医学科学院药物研究所
03142512	消旋去甲胡桐素A制备抗艾滋病毒类药物的应用	中国医学科学院药物研究所
200710105872	一种有抗肿瘤协同增效作用的药物组合物	中国医学科学院医药生物技术研究所
200710111280	新抗生素卡莫霉素（Chemomicin）B、C、D及其制造方法	中国医学科学院医药生物技术研究所
200410029901	脱氧新羟曲霉酸及制备及其用途	中国医学科学院医药生物技术研究所
200610171616	伏立康唑衍生物及其制备方法	中国医学科学院医药生物技术研究所
200610065232	一组连有核苷碱基的格尔德霉素衍生物	中国医学科学院医药生物技术研究所
200610083842	一组长链烷氧烷基取代唾液酸衍生物及其制备方法	中国医学科学院医药生物技术研究所
200610150516	一种酚酸类化合物丹酚酸N及其应用	中国医学科学院医药生物技术研究所
200710079713	抗人类食管癌侵袭转移的序列	中国医学科学院肿瘤研究所
4　专利权人为国内医院		
200510089016	包含有酮咯酸的酯衍生物的可注射的长效镇痛剂组合物	财团法人奇美医院
200710019834	汉防已甲素作为制备治疗胃癌的化疗药物增敏剂的应用	南京大学医学院附属鼓楼医院
200710014336	毕拨明宁碱和二氢毕拨明宁碱在制备治疗老年性痴呆药物中的应用	山东大学齐鲁医院
200410016890	一种治疗M2型急性髓性白血病的药物及其注射液的制备	上海第二医科大学附属瑞金医院
200710036435	一种复方全反式维甲酸乳膏及其制备方法和应用	上海交通大学医学院附属第九人民医院
200510112424	生地低聚糖及其制备方法和应用	上海中医药大学附属曙光医院
200510057223	一种抗瘢痕药膜及其制备方法	中国人民解放军第三军医大学第二附属医院
200510067894	寡糖酯在制备抗抑郁的药物中的用途	中国人民解放军总医院
200610126834	AnnexinA3与癌症的铂类化疗药物耐药性的相关性	中国医学科学院北京协和医院
200610126833	Cofilin1与癌症的紫杉烷类化疗药物耐药性的相关性	中国医学科学院北京协和医院
5　专利权人为国内其他		
200510130486	尿苷二磷酸-葡萄糖醛酸基转化酵素2B（UGT2B）的抑制剂及促进剂	国防教育研究基金会
200510090384	沙棘提取物、其制备方法及其在制备药物中的应用	水利部沙棘开发管理中心
6　专利权人为国内共有的		
200710064266	一种制备超细泼尼松龙粉体的方法	北京化工大学、新加坡纳米材料科技有限公司
200610022370	一种雷替曲塞缓释制剂及其制备方法	成都耐切尔生物技术有限公司、尹宗宁
200310112843	灵芝甾醇类提取物及其制备方法与应用	福州绿谷生物药业技术研究所、林志彬、王赛贞、吕松涛、林树钱、赵洪波

（续表）

专利号	发明专利名称	专利权人
200610201016	*N*-(*N*-苯甲酰基-苯丙氨酰基)-苯丙氨酸二肽衍生物及其制备方法和用途	贵州省中国科学院天然产物化学重点实验室、天津药物研究院、中国人民解放军第302医院
200510044552	川芎嗪与红花黄色素的药物组合物	海南四环医药有限公司、北京四环制药有限公司、海南四环心脑血管药物研究院有限公司、深圳四环医药有限公司
200610150893	注射用盐酸川芎嗪冻干剂及其制备方法	海南四环医药有限公司、深圳四环医药有限公司
200510060463	一种隐孔菌多糖及其制备与应用	杭州赐富生物技术有限公司、柯传奎、杨勇杰
200610103991	一种稳定的司他斯汀或其盐的药物组合物	杭州回音必集团霍山制药有限公司、安徽省药物研究所
200410092443	新的抗真菌化合物、制备方法及用途	华北制药集团有限责任公司、明治制果株式会社
200510018844	零级控释给药系统及其制备方法	华中科技大学、武汉华中科大纳米药业有限公司
200610018662	水凝胶型甲巯咪唑贴剂	华中科技大学、武汉华中科大纳米药业有限公司
200510043208	甲硫氨酸维生素 B_1 冻干组合物及其制备方法	江西赣南海欣药业股份有限公司、济南同力佳诺医药科技有限公司
200610161308	甲磺酸萘莫司他冻干粉针剂及其制备方法	南京科源医药技术有限公司、兰州京陇医药科技有限公司
200510095176	羟丙基-磺丁基-β-环糊精及其制备方法、分析方法以及在药学上的应用	南京师范大学、南京巨环医药科技开发有限公司
200510122947	包合态的黄豆苷元/环糊精组合物及其制备方法	南京师范大学、南京巨环医药科技开发有限公司
200510122948	包合态环糊精/香草醛药物组合物及其制备方法	南京师范大学、南京巨环医药科技开发有限公司
200610041530	含有环糊精紫杉醇包合物的药物组合物及其制备方法	南京师范大学、南京巨环医药科技开发有限公司
200710065119	从中药等天然产物混合物备选库中筛选SARS冠状病毒主蛋白酶抑制剂的新方法	南开大学、清华大学、中国科学院生物物理研究所
200510042265	一种含血管抑制剂的抗实体肿瘤药物组合物	山东蓝金生物工程有限公司、孔庆忠
200510042235	一种抗实体肿瘤药物组合物	山东蓝金生物工程有限公司、孔庆忠
200710112738	一种抗实体肿瘤药物组合物	山东蓝金生物工程有限公司、孔庆忠
200510042234	一种含双氯乙胺类药物的抗实体肿瘤药物组合物	山东蓝金生物工程有限公司、孔庆忠
200610200257	同载抗代谢药物及其增效剂的抗癌缓释注射剂	山东蓝金生物工程有限公司、孔庆忠
200510042236	一种含拓扑酶抑制剂的抗实体肿瘤药物组合物	山东蓝金生物工程有限公司、孔庆忠
200510042264	含血管抑制剂的抗实体肿瘤药物组合物	山东蓝金生物工程有限公司、孔庆忠
200510042260	一种抗实体肿瘤药物组合物	山东蓝金生物工程有限公司、孔庆忠
200510042263	一种抗实体肿瘤药物组合物	山东蓝金生物工程有限公司、孔庆忠
200610024173	(2*S*,6*R*)-6-氨基-2-(2-噻吩基)-1,4-硫氮杂草-5-酮的合成方法	上海奥博生物医药技术有限公司、中国科学院上海有机化学研究所
200410025169	一种5-氨基酮戊酸盐外用制剂及其制备方法	上海复旦张江生物医药股份有限公司、复旦大学
200610001205	具有抗肿瘤活性的紫杉酚衍生物	上海恒瑞医药有限公司、江苏恒瑞医药股份有限公司
200710039467	一硝基芳香亚胺代六钼酸四丁基铵衍生物及其制备方法和应用	上海师范大学、清华大学
200510031097	一种含红车轴草素、樱黄素的药物组合物及其在医药上的应用	上海医药工业研究院、上海先导药业有限公司
200310104993	固定剂量抗结核药物复方制剂及其制备方法	沈阳药科大学、沈阳红旗制药有限公司
200510070518	马来酸左旋氨氯地平口腔崩解片及其制备方法	石药集团中奇制药技术(石家庄)有限公司、石药集团欧意药业有限公司
200410030577	阿奇霉素口腔崩解片及其制备方法	石药集团中奇制药技术(石家庄)有限公司、石药集团欧意药业有限公司
200810057735	编码IER5的SiRNA的DNA序列及其载体和应用	首都医科大学、中国人民解放军军事医学科学院放射与辐射医学研究所
200610144186	溴代双氢青蒿素及其制备方法	四川科伦药业股份有限公司、石雁羽
200610013211	一种非甾体解热镇痛抗关节炎的新化合物及其药物组合物	天津药物研究院、天津红日药业股份有限公司
200610011918	唾液酸寡糖-壳聚糖复合体及其制备方法和应用	吴培星、李学兵、北京天之泰生物科技有限公司
200510126563	肉苁蓉总苷在制备通过抑制皮肤色素沉着达到增白美容目的组合物中的应用	新疆医科大学、和田帝辰沙生药物开发有限公司
200510134603	用于自身免疫性疾病和器官移植排异的药物组合物	杏林科技有限公司、陆德如
200510134604	青藤碱用于抗肿瘤药物的制备	杏林科技有限公司、陆德如
200610011026	芳环和杂环酰甲基咪唑盐类化合物及其制备方法	云南大学、昆明医学院

（续表）

专利号	发明专利名称	专利权人
200710065605	*S*-DABO 类化合物、其合成方法和用途	云南大学、中国科学院昆明动物研究所
200710067317	一种高全反式 β-胡萝卜素制剂的制备方法	浙江大学、浙江新和成股份有限公司
200510125797	银杏内酯配伍药物组合物及其制备方法和用途	浙江海正药业股份有限公司、上海医药工业研究院
200510026846	*N*2-喹啉或异喹啉取代的嘌呤衍生物及其制备方法和其用途	浙江医药股份有限公司新昌制药厂、吴章桂
200510029452	氯诺昔康注射用组合物及其制备方法	浙江震元制药有限公司、中国药科大学
200610065047	二苯基醚类化合物及其制备方法和用途	中国海洋大学、中国大洋矿产资源研究开发协会
200510010827	治疗乙型肝炎的药物组合物	中国科学院昆明植物研究所、广州中医药大学热带医学研究所
200510010936	抗病毒药物及其制备方法和应用	中国科学院昆明植物研究所、中国科学院微生物研究所
200410099269	脱氢卡维丁、脱氢阿朴卡维丁及其组合物的制备方法	中国人民解放军第二军医大学、广东一品红药业有限公司
200710038046	化合物 *N*-[(2*R*,3*S*,*E*)-1,3-二羟基-17-甲基十八烷基-8-烯-2-基]乙酰胺	中国人民解放军第二军医大学、山东大学
200480017384	含烷胺基烷氧基取代的糖碳甙异黄酮化合物及其制法和用途	中国人民解放军军事医学科学院放射医学研究所、海南洋浦新特药有限公司
200610037637	一种紫杉醇自组装前体脂质体及其制备方法	中国药科大学、金陵药业股份有限公司
200610037635	一种多烯紫杉醇自组装前体脂质体及其制备方法	中国药科大学、金陵药业股份有限公司
200610063880	一种含喜树碱类药物的自组装前体脂质体及其制备方法	中国药科大学、金陵药业股份有限公司
200610088349	四氢异喹啉类衍生物、其制备方法及其医药用途	中国药科大学、中国科学院上海药物研究所、扬子江药业集团有限公司
200710028374	用于减肥、降脂、降糖、降压、防治骨质疏松的复方制剂	中山市尤利卡天然药物有限公司、中山大学
200510057405	弹性蛋白酶抑制剂在制备保护脑出血药物中的应用	重庆医药工业研究院有限责任公司、上海复星医药(集团)股份有限公司
200510057322	一种用于治疗儿童感冒的氨酚麻美口腔崩解片及制备方法	重庆医药工业研究院有限责任公司、上海复星医药(集团)股份有限公司、广西花红药业有限责任公司

7　专利权人为国内个人(略)

8　专利权人为国外

02823705	包括免疫反应改性剂的药物制剂	3M 创新有限公司
01816472	用于经皮传递芬太尼的组合物	3M 创新有限公司
200480006800	改善皮肤质量的方法	3M 创新有限公司
02812497	用作抗炎、免疫调节及抗增殖药剂的新化合物	4SC 股份公司
03823145	2-(3-氨基芳基)氨基-4-芳基-噻唑及其作为 C-KIT 抑制剂的应用	AB 科学公司
200480020584	氨基磺酸环状氨基苯基酯衍生物	ASKA 制药株式会社
200380104070	吡唑并二氮杂萘衍生物	ASKA 制药株式会社
02132061	具有抗哮喘、抗过敏和免疫抑制/免疫调节作用的 N-取代的吲哚-3-乙醛酰胺类化合物	ASTA 药物股份公司
200410049311	氨基取代的羟基二苯酮作为化妆品和药物制剂中的光稳定紫外滤除剂的应用	BASF 公司
02822258	A_{2B}腺苷受体拮抗剂	CV 医药有限公司
03819361	A_1 腺苷受体的部分和完全激动剂	CV 医药有限公司
03811323	雷诺嗪在制备治疗糖尿病的药物组合物中的应用	CV 医药有限公司
03807871	雷诺嗪在用于制备治疗心律失常药剂中的应用	CV 医药有限公司
01815837	二酮基哌嗪和包含它们的组合物的使用方法	DMI 生物科学公司
200510006228	应用环加氧酶-2 抑制剂治疗和预防肿瘤形成的方法	G. D. 瑟尔公司
200480042035	依赖细胞周期蛋白的激酶抑制剂及其组合物和相关用途	GPC 生物科技公司
02827693	雄激素剥夺引起的骨质疏松症的预防和治疗	GTX 公司
02828152	3,4-二氢-1H-异喹啉-2-基-衍生物	H·隆德贝克有限公司
01815857	化合物及其作为甘氨酸转运抑制剂的用途	H·隆德贝克有限公司
200380107695	用于治疗中枢神经系统疾病的 1,2,4-三氨基苯衍生物	H·隆德贝克有限公司
02825702	芳氧基苯基和芳硫基苯基衍生物	H·隆德贝克有限公司
00819067	化疗剂的应用	H-H·舒尔茨、G·施林巴赫
200480030712	组织蛋白酶 S 抑制剂	IRM 责任有限公司

（续表）

专利号	发明专利名称	专利权人
200480028451	作为 PDF 抑制剂的二环化合物和组合物	IRM 责任有限公司
200480026916	eIF4E 表达的调节	ISIS 药物公司、伊莱利利公司
200580011975	抗微生物组合物	ISP 投资有限公司
200610009414	具有抗癌活性的可可碱	LOTTE 制果株式会社
00807882	含有海洛因作为活性物质的药物制剂及其于治疗鸦片成瘾上的用途	LTS 勒曼治疗系统股份公司
200380110176	具有包含辣椒碱的聚硅氧烷基质的治疗贴剂	LTS 勒曼治疗系统股份公司
200480021039	含有普拉克索活性剂的透皮治疗系统	LTS 勒曼治疗系统股份公司、柏林格英格尔海姆药物有限及两合公司
01812333	用于释放出活性成分的快速分解剂型	LTS 罗曼治疗方法有限公司
200580004060	用于哮喘和 COPD 长期治疗的抗胆碱能药和糖皮质激素的组合	MEDA 制药有限及两合公司
200580002345	用于呼吸道疾病治疗的抗胆碱能药和 4 型磷酸二酯酶抑制剂的组合	MEDA 制药有限及两合公司
03813571	具有修饰的酰基官能团的神经节苷脂	N·V·努特里西阿
200610101456	钙受体活性化合物	NPS 药物有限公司
99809302	吡咯并[2,3d]嘧啶组合物及其应用	OSI 药物公司
200480001915	(2-甲酰胺基)(3-氨基)噻吩化合物	OSI 制药公司
02810639	含有甲苯磺胺的抗肿瘤成分及其用法	PTS 国际公司、罗克·C·S·希赫、莱斯特·吴
200480027330	苯并咪唑衍生物:制备方法及医药应用	S＊BIO 私人有限公司
200480036260	有效改善脑功能的三萜化合物	SK 化学株式会社
200480004154	注射用扑热息痛液态制剂	T·源春
200580008104	将 DNA 的特定碱基序列烷基化的新吲哚衍生物和使用其的烷基化剂以及药剂	TMRC 株式会社
02826532	肿瘤坏死因子相关细胞凋亡诱导配体受体的选择性抗体和其它治疗剂的联合体系	UAB 研究基金会
03802286	配方	UCB 法奇姆股份有限公司
02812975	包含西替利嗪和伪麻黄碱的片剂	UCB 法奇姆股份有限公司
200580023473	哌嗪衍生物药物组合物	UCB 法奇姆股份有限公司
00816537	用于治疗 CNS 疾病的吡咯烷乙酰胺衍生物或者其组合物	UCB 公司
02820021	丙哌凡林或其药学可接受盐的具有活性成分的延长释放的口服剂型	阿波格法药物有限责任公司
200380106526	包含非诺贝酸、其生理可接受的盐或衍生物的制剂	阿伯特有限及两合公司
200480035690	螺环杂环衍生物及其应用方法	阿得罗公司
00816173	治疗腺病毒眼感染的方法和组合物	阿登诺维尔制药公司
03821011	与激酶相互作用的化合物	阿尔卡米亚有限公司
01809967	具有改良的注射性的可注射混悬液制剂	阿尔科米斯控制治疗公司
03813892	作为 M3 毒蕈碱性受体拮抗剂的吡咯烷鎓衍生物	阿尔米拉尔实验室有限公司
02806525	作为整联蛋白 α4 的拮抗剂的脲衍生物	阿尔米拉尔实验室有限公司
200610006892	作为毒蕈碱性 M3 受体配体的奎宁环衍生物及其用途	阿尔米拉尔实验室有限公司
200510076830	含有双氯芬酸钠和 β-环糊精的可注射药物组合物	阿尔特贡股份公司
02810104	施用芬太尼的经皮贴剂	阿尔扎公司
03818839	N-取代哌啶衍生物作为血清素受体试剂	阿卡蒂亚药品公司
02816190	特定环木脂体的新用途	阿克塞拉公司
200580011847	用于紧急糖皮质激素治疗的药物组合物	阿库科特公司
03816705	奈福泮治疗恶心或呕吐的用途	阿拉凯斯有限公司
03807390	作为激酶抑制剂的(3Z)-3-(2,3-二氢-1H-茚-1-叉)-1,3-二氢-2H-吲哚-2-酮	阿勒根公司
200580002777	用于眼部的局部治疗、并优选包括有曲安奈德及透明质酸的组合物	阿勒根公司
01807339	含有 α-2 肾上腺素能激动剂的组合物	阿勒根公司
03800468	用于局部眼科应用的溴莫尼定和噻吗洛尔的组合	阿勒根公司
200480015752	杂环化合物作为 SCCE 抑制剂的制药用途	阿里克斯股份公司
03807799	含磷化合物及其应用	阿里亚德基因治疗公司
00803621	治疗肥胖症的 2-氨基-4H-3,1-苯并噁嗪-4-酮衍生物	阿利茨默治疗学有限公司
200480020154	抗冠状病毒剂	阿利健制药有限公司
03808272	$5HT_{2c}$受体调节剂	阿伦纳药品公司

（续表）

专利号	发明专利名称	专利权人
200580008920	包含苯并二氮杂草衍生物和 RSV 融合蛋白抑制剂的药物组合物	阿罗医疗有限公司
200610009318	制备胺铂配合物的方法	阿诺麦德股份有限公司
200480039267	3-羟基-4-吡啶酮的环烷基衍生物	阿普泰克斯公司
200480028463	用于处理微生物的涂敷的金属 2-巯基吡啶氧化物颗粒	阿奇化工公司、宝洁公司
200480004216	糖脂衍生物及其制造方法，以及其合成中间体及其制造方法	阿斯比奥制药株式会社、国立精神神经中心主席代表的日本国
200610110091	一种制备 4-(3,4-二氯苯氧基)哌啶的方法	阿斯利康(瑞典)有限公司
200480008793	化合物	阿斯利康(瑞典)有限公司
200480034531	作为抗增殖药物的喹唑啉衍生物	阿斯利康(瑞典)有限公司
200480019719	用作肝脏 X 受体调节剂的吡咯-2,5-二硫酮衍生物	阿斯利康(瑞典)有限公司
03807389	具有抑制糖原合成酶激酶 3 受体作用的 2-氧代吲哚化合物	阿斯利康(瑞典)有限公司
200380102825	4-(苯基-哌嗪基-甲基)苯甲酰胺衍生物及其在治疗疼痛或胃肠疾病中的用途	阿斯利康(瑞典)有限公司
03819110	用于治疗癌症的 VEGF 受体酪氨酸激酶抑制剂的组合	阿斯利康(瑞典)有限公司
200480016323	苯并咪唑衍生物、含有它们的组合物、它们的制备以及它们的用途	阿斯利康(瑞典)有限公司
200480014709	包括 $P2X_7$ 受体拮抗剂和肿瘤坏死因子 α 的药物组合物	阿斯利康(瑞典)有限公司
200480009817	联合治疗	阿斯利康(瑞典)有限公司
200380103138	SRC 家族非受体酪氨酸激酶抑制剂和吉西他滨的组合产品	阿斯利康(瑞典)有限公司
200580022801	用于治疗阻塞性气道疾病的乙内酰脲衍生物	阿斯利康(瑞典)有限公司
200480031153	螺呋喃并吡啶芳基衍生物	阿斯利康(瑞典)有限公司
03824409	*N*-(3-甲氧基-5-甲基吡嗪-2-基)-2-(4-[1,3,4-噁二唑-2-基]苯基)吡啶-3-磺胺作为抗癌	阿斯利康(瑞典)有限公司
200480012480	新型稠合三唑酮及其用途	阿斯利康(瑞典)有限公司
200480034823	治疗剂及其制药用途	阿斯利康(英国)有限公司
02809915	金属蛋白酶抑制剂	阿斯特拉泽尼卡公司
03136756	抗血栓形成剂	阿斯特拉曾尼卡有限公司
02806392	治疗性杂环化合物	阿斯特拉曾尼卡有限公司
03815894	治疗脂类代谢疾病的二苯基氮杂环丁酮衍生物	阿斯特拉曾尼卡有限公司
02828305	作为欧若拉激酶抑制剂的取代喹唑啉衍生物	阿斯特拉曾尼卡有限公司
99813328	改进的化学方法和药物制剂	阿斯特拉曾尼卡有限公司
00122485	药物组合物	阿斯特拉曾尼卡有限公司
200410008236	具有镇痛作用的化合物	阿斯特拉制药公司
200480010239	交联的多糖组合物	阿特尔休提克斯 R&D 有限公司
98807169	抑制 VCAM-1 表达的化合物及其药物组合物	阿特罗吉尼克斯公司
200610068152	化合物在制备用于慢性移植排斥的药物中的用途	阿特罗吉尼克斯公司
03822555	硫代钼酸盐类似物	阿特努奥恩公司、密歇根大学董事会
03818867	其它新形式的干扰 RNA 分子	阿图根股份公司
200610003627	抗组胺哌啶衍生物及制备其的中间体	阿旺蒂斯制药公司
200480016650	7-氮杂吲哚类化合物以及其用作治疗剂的应用	埃尔比昂股份公司
200580020271	治疗中枢神经障碍、胃肠障碍和心血管障碍的吲哚-2-酮衍生物	埃吉斯药物工厂
200480025409	8-氯-2,3-苯二氮草衍生物	埃吉斯药物工厂
200480010665	奥氮平盐酸盐新的多晶型	埃吉斯药物工厂
02826644	作为内皮素拮抗剂的新型烷基磺酰胺	埃科特莱茵药品有限公司
200480034209	作为免疫抑制剂的 5-(苯基-(Z)-亚基)-噻唑烷-4-酮衍生物	埃科特莱茵药品有限公司
01812669	芳乙烯磺胺类化合物	埃科特莱茵药品有限公司
02826548	吡咯烷酮羧酰胺	埃科特莱茵药品预先公司
200480018148	吡唑并吡啶在制备治疗认知缺陷的药物中的应用	埃克森希特医疗股份有限公司
03824405	阿米替林和(或)丙米嗪在制备用于预防和(或)治疗由鼻病毒感染导致的疾病的药物中的应用	埃里希·古尔宾斯、克劳斯·亚当斯
02820112	局部用组合物和治疗疼痛的方法	埃皮塞普特有限公司
03813691	二水合脱氢表雄酮和采用其组合物治疗哮喘或慢性阻塞性肺部疾病的方法	埃匹吉尼斯医药有限公司

（续表）

专利号	发明专利名称	专利权人
200480022169	吲哚-4 磺酰胺衍生物，它们的制备及其作为 5-HT-6 调节剂的用途	埃斯特韦实验室有限公司
200480022271	吲哚-6 磺酰胺衍生物及其制备和其作为 5-HT-6 调节剂的用途	埃斯特韦实验室有限公司
200480022472	吲哚-5 磺酰胺衍生物及其制备和其作为 5-HT-6 调节剂的用途	埃斯特韦实验室有限公司
200580013602	肌松驰促进药和肌松弛衰竭等肌肉组织相关疾病的治疗药	埃塔斯制药株式会社
02126573	用于治疗乙型肝炎的 β-L-2′-脱氧-核苷	艾丹尼克斯（开曼）有限公司、法国国家科学研究中心、蒙彼利埃第二大学
03825115	β-L-2′-脱氧核苷用于治疗抗性 HBV 株以及联合治疗	艾登尼科斯（开曼）有限公司
200480019950	作为新陈代谢调节剂的三取代芳基和杂芳基衍生物以及预防和治疗与其相关之病症	艾尼纳制药公司
02824525	谷氨酸盐、谷氨酸盐衍生物或代谢产物、谷氨酸盐类似物或其混合物在制备治疗骨质疏松症的组合物中的用途	艾森蒂斯股份公司
02812476	氮杂吲哚	艾文蒂斯药品有限公司
200480028731	含有非诺贝特的药物组合物及其用途	爱的发制药集团
200480013889	口服的可持续释放的药用组合物	爱的发制药集团、东丽株式会社
03816792	用于眼科药物递送的生物可侵蚀膜剂	爱尔康公司
200580015404	5,6,7-三羟基庚酸及其类似物在制备治疗干眼病和眼色素层炎药物中的应用	爱尔康公司
200480006891	贝特类药物和奥利司他在治疗肥胖症中的组合用途	爱尔兰福尼雅实验室有限公司
200580002928	包含二甲双胍和贝特的药物组合物及其获得方法	爱尔兰福尼雅实验室有限公司
03810779	包含支气管扩张剂的基质型贴剂	安国药品株式会社、Icure 药品株式会社
03158478	调整内皮肽活性的磺酰胺及其衍生物	安瑟希夫制药公司
200480016215	苯甲酰胺衍生物或其盐	安斯泰来制药有限公司
200480021187	喹诺酮衍生物或其盐	安斯泰来制药有限公司
200480007682	噻唑衍生物及其作为 VAP-1 抑制剂的用途	安斯泰来制药有限公司
97125378	吡唑并吡啶化合物的用途	安斯泰来制药有限公司
200480038912	作为组织蛋白酶抑制剂的酮基噁二唑衍生物	安万特药物公司
200510059734	化合物在制备治疗脱髓鞘疾病的药物中的用途	安万特药物公司
200580010054	1,3,4-噁二唑-2-酮作为 PPAR-δ 调节剂	安万特药物公司
200580026995	作为酪蛋白激酶 Iε 抑制剂的被取代的噻吩并吡咯甲酸酰胺、吡咯并噻唑甲酸酰胺以及相关类似物	安万特药物公司
200480020339	紫杉烷类口服给药的自乳化和自微乳化制剂	安万特医药股份有限公司
02825816	甘油一酯和甘油二酯糖苷作为抗炎药物的用途	奥尔胡斯大学、丹麦国家医院、哥本哈根大学
200580009323	基于聚乙烯乙酸乙烯酯共聚物的药物递送系统	奥尔加依股份有限公司
200580009612	黄体酮受体调节剂	奥尔加依股份有限公司
200380102812	基于硝基苯胺的烷化剂和它们作为前体药物的用途	奥克兰联合服务有限公司
200480018191	用作雄激素受体调节剂的丙酰胺衍生物	奥赖恩公司
200380105132	具有 α_2 受体亲和活性的咪唑衍生物	奥赖恩公司
200480012086	托瑞米芬的结晶方法	奥赖恩公司
200480002490	含有维生素 K1 氧化物或其衍生物的组合物用于治疗和（或）预防哺乳动物皮肤损害的用途	奥里格国际股份有限公司
200610000900	防治流感病毒感染的寡核苷酸药物	奥林格斯技术有限公司
200480019205	作为整联蛋白 α4 拮抗剂的 N-(2-苯基乙基)磺酰胺衍生物	奥米罗普罗德思法玛有限公司
200380108182	新的抗惊厥衍生物盐	奥索-麦克尼尔药品公司
200480016500	丝氨酸蛋白酶抑制剂的含哌嗪膦酸化合物	奥索-麦克尼尔药品公司
200480034356	羟胺组合物在制备缓解黄斑变性和其他眼科疾病的药物中的用途	奥特拉控股公司
03811122	改进的安卡拉痘苗病毒（MVA）基因组中作为插入位点的基因间隔区	巴法里安诺迪克有限公司
01821103	亚微米颗粒悬浮液制备方法	巴克斯特国际公司
02807525	预混的乙胺碘呋酮胃肠外溶液及其制备方法	巴克斯特国际公司
200480031269	制备紫杉醇亚微米颗粒的方法	巴克斯特国际公司
200380110780	羟基油酸及相关化合物作为功能性食品添加剂的应用	巴利阿里群岛大学
02820113	羟油酸及相关化合物在制备药物中的应用	巴利阿里群岛大学
03810178	筛选凋亡调节化合物的方法、依其鉴定的化合物和所述化合物作为治疗剂的用途	巴斯德研究院、高等科学研究理事会、国立科学研究中心

（续表）

专利号	发明专利名称	专利权人
03803696	具有抗菌活性的大环内酯类化合物	巴斯利尔药物股份公司
03816916	聚酮化合物和其它天然产物的产生	百奥帝卡技术有限公司
03811353	C-芳基葡糖苷 SGLT2 抑制剂和方法	百时美施贵宝公司
03136427	从韩国当归中提取紫花前胡素和紫花前胡素肉桂酯的方法	佰内恩株式会社、李白天、姜在瑨
200410080081	化合物及其在制备治疗良性前列腺增生及相关症状的药物中的应用	拜奥克塞尔有限公司
02820034	胍盐衍生物及其药物制剂组成	拜奥斯菲恩斯股份公司
01821628	用于结合唾液、胃和大肠中乙醛的方法与制剂	拜奥希特公司
200480029900	喹诺酮-抗生素的新用途	拜尔动物保健有限责任公司
98804381	芳基磺酰胺及其类似物及其在治疗神经变性疾病中的用途	拜尔公司
03812343	杂环类农药	拜尔农科股份公司
02818676	茚满乙酸衍生物及其作为药物、中间体的用途以及制备方法	拜尔药品公司
200380104353	用于治疗糖尿病的苯胺基吡唑衍生物	拜尔药品公司
03824983	嘧啶酮衍生物作为治疗药物治疗急性和慢性炎性、缺血性和重建性病变	拜耳先灵制药股份公司
200510127113	取代的噁唑烷酮和其在血液凝固领域中的应用	拜耳医药保健股份公司
02828021	取代的 2-硫代-3,5-二氰基-4-苯基-6-氨基吡啶及其用途	拜耳医药保健股份公司
200480003927	通过局部施用氟喹诺酮类治疗呼吸器官的细菌疾病	拜耳医药保健股份公司
200380106289	新的 2,4-二氨基-1,3,5-三嗪衍生物	浜理药品工业株式会社
03808925	在含水表面活性剂组合物中包括含锌物质的个人护理组合物	宝洁公司
02825627	双膦酸盐在制造药物套盒中的用途以及用于增加骨质的套盒	宝洁公司
02808114	治疗剂	宝生物工程株式会社
03823628	新的查耳酮类化合物及其应用	宝生物工程株式会社
00818724	含有岩藻依聚糖的育发剂	宝生物工程株式会社
03808547	治疗剂	宝生物工程株式会社
200480032986	治疗囊性纤维化、粘液纤毛功能障碍和肺部疾病用的聚醚双鞭甲藻毒素衍生物	北卡罗来纳威尔明顿大学
200480008461	含有取代喹啉和取代二苯砜的组合物及其制药用途	贝勒医学院
200480032528	制备噻托铵盐类的方法,噻托铵盐类及含有该盐类的医药制剂	贝林格尔．英格海姆国际有限公司
200480032521	具有抗胆碱能作用的新颖无水晶体	贝林格尔·英格海姆国际有限公司
200580007587	包含匹莫苯的药物组合物	贝林格尔·英格海姆维特梅迪卡有限公司
02827182	含有替米沙坦和利尿剂的双层药片及其制备方法	贝林格尔英格海姆法玛两合公司
00815868	6-位取代的吲哚满酮,其制备及其作为药物组合物的用途	贝林格尔英格海姆法玛两合公司
200510097737	结晶单水合物、其制备方法及其在制备药物组合中的用途	贝林格尔英格海姆法玛两合公司
03826029	二氢蝶啶酮、其制法及作为药物制剂的用途	贝林格尔英格海姆法玛两合公司
03808025	含有噻托铵吸入用粉末的吸入用套盒	贝林格尔英格海姆法玛两合公司
03819760	8-[3-氨基-哌啶-1-基]-黄嘌呤,其制备方法及作为药物制剂的用途	贝林格尔英格海姆法玛两合公司
02821620	替米沙坦的晶体钠盐及其作为血管紧张素的拮抗药的用途	贝林格尔英格海姆法玛两合公司
03805473	3-[(2-{[4-(己氧羰基氨基-亚氨基-甲基)-苯基氨基]-甲基}-1-甲基-1H-苯并咪唑-5-羰基)-吡啶-2-基-氨基]-丙酸乙酯及其盐的口服施用的投药剂型	贝林格尔英格海姆法玛两合公司
200380104599	供吸入用的含噻托铵的粉状制剂	贝林格尔英格海姆法玛两合公司
03817829	特定环胺衍生物或其可药用盐制备治疗或预防心力衰竭的药物的用途	贝林格尔英格海姆法玛两合公司
00809415	用于治疗淀粉样变性的组合物和方法	贝卢斯健康(国际)有限公司
200380109952	治疗 β 淀粉样蛋白相关疾病的治疗性制品	贝卢斯健康(国际)有限公司
03824051	不会引起液体潴流、水肿或充血性心力衰竭的新 PPAR 配体	贝塞斯达药物股份有限公司
200380107730	预防和治疗疾病的方法及免疫调节核酸组合物	贝希尔治疗学股份有限公司、 利兰·斯坦福青年大学托管委员会
02805753	新的幽门螺杆菌受体及其用途	比奥蒂治疗公司
03812699	三取代的杂芳基以及制备方法和其用途	比奥根艾迪克 MA 公司
01820871	A_1 腺苷受体拮抗剂的缩合嘌呤衍生物	比奥根艾迪克 MA 公司
02810377	取代的磺酰胺化合物、其制备方法及其作为治疗 CNS 疾病、肥胖和Ⅱ型糖尿病的药物的应用	比奥维特罗姆股份公开公司

（续表）

专利号	发明专利名称	专利权人
03814131	新的吡嗪化合物及其在制备用于治疗与5-羟色胺相关的疾病的药物中的用途	比奥维特罗姆股份公开公司
200610091721	作为5-羟色胺5HT-2受体的激动剂或拮抗剂的哌嗪基嘧啶化合物	比奥维特罗姆股份公开公司
03819963	生物的皮肤修复和增强	彼得·K·罗
02815768	用作黄病毒感染抗病毒剂的噻吩衍生物	病毒化学医药公司
200480018309	用于治疗真菌双重感染和真菌复发的包含抗坏血酸的药物组合物	波利化学公司
01814477	一种荧光素和衍生物生产治疗活动物体的分泌性腹泻和抑制囊肿生长的药物的用途	布里斯托尔大学
200380111030	降钙素基因相关肽受体拮抗剂	布里斯托尔-迈尔斯·斯奎布公司
03818475	降钙素基因相关肽受体拮抗剂	布里斯托尔-迈尔斯斯奎布公司
01823853	快速熔融口服剂型	布里斯托尔-迈尔斯斯奎布公司
01813367	依赖细胞周期蛋白的激酶的N-[5-[[[5-烷基-2-噁唑基]甲基]硫代]-2-噻唑基]甲酰胺抑制剂	布里斯托尔-迈尔斯斯奎布公司
03817565	吲哚、氮杂吲哚以及相关杂环4-烯基哌啶酰胺	布里斯托尔-迈尔斯斯奎布公司
02809827	在疼痛治疗中成瘾的预防	布鲁克哈文科学协会
03809156	用于血管性疾病治疗的药物	财团法人乙卯研究所
200580007584	记忆固定促进剂	财团法人乙卯研究所、R&R株式会社
200610065136	用于口服给药的、含有伊曲康唑的组合物	参天堂制药株式会社
02825211	血管生成抑制剂	参天制药株式会社
01807467	释放物质和采用该物质的药物释放系统	参天制药株式会社
200610139206	含有2-苯基苯并噻唑啉衍生物的K-阿片样物质受体激动剂	参天制药株式会社
200380108273	利用结膜下储存库的药物释放系统	参天制药株式会社
200480015351	微粒的制造方法	参天制药株式会社
03802971	含布那唑嗪和前列腺素的青光眼治疗剂	参天制药株式会社
200380101065	用于治疗多发性骨髓瘤的埃坡霉素衍生物	达纳-法伯癌症研究公司
01823631	化疗栓塞用紫杉醇的混合组合物、该组合物的油包水型乳剂及它们的制造方法	大化制药株式会社
03817346	增溶紫杉醇的组合物及其制备方法	大化制药株式会社
03803169	2-呋喃甲酸酰肼化合物及含该化合物的药物组合物	大日本住友制药株式会社
200480026235	新型杂芳基衍生物	大日本住友制药株式会社
03825789	不含1,2-二氯乙烷的唑尼沙胺晶体的制备方法以及唑尼沙胺高纯晶体	大日本住友制药株式会社
02807395	结晶异噁唑衍生物及其药物制剂	大日本住友制药株式会社
01125452	血流改善剂和血栓预防剂或药物	大日精化工业株式会社
200480014638	喹唑啉衍生物及其制备药物的用途	大正制药株式会社、阿伦纳药品公司
200480014547	嘧啶衍生物	大正制药株式会社、阿伦纳药品公司
200480017447	二唾液酸十一糖链天冬酰胺-脂肪酸酰胺、含有该化合物的药物	大塚化学株式会社、梶原康宏
03808030	细胞增殖用组合物	大塚制药株式会社
200480032244	治疗结核病的2,3-二氢-6-硝基咪唑并[2,1-b]噁唑化合物	大塚制药株式会社
200510022828	5-HT1A受体亚型兴奋剂	大塚制药株式会社
200480029737	促进胶原蛋白生成的组合物	大塚制药株式会社
200580001651	用于促进血管生成的药物组合物	大塚制药株式会社
200580006550	羰基清除剂用于制备在异常细胞中诱导或加速细胞死亡的药物的用途	代表亚利桑那大学的亚利桑那校董会
00819021	氢氧根释放剂增强透皮渗透的用途	德马全兹股份有限公司
01815173	丙戊酸的磷脂衍生物及其混合物	迪-药品有限公司
03819173	含有雌性激素的贴剂	帝国制药株式会社、扶桑药品工业株式会社
200480013020	含有雌激素和(或)孕激素的外用贴剂	帝国制药株式会社、扶桑药品工业株式会社
200480011183	吡唑并[1,5-a]嘧啶衍生物	帝人制药株式会社
200480039833	维生素D3内酰胺衍生物	帝人制药株式会社
03814383	包含多不饱和脂肪酸的微生物油的制备	帝斯曼知识产权资产管理有限公司
200480027524	用于治疗和预防糖尿病的组合物	帝斯曼知识产权资产管理有限公司
200580022153	包含β-内酰胺抗生素的微粒	帝斯曼知识产权资产管理有限公司
200480013108	苯并呋喃酮衍生物用于治疗和预防糖尿病的用途	帝斯曼知识产权资产管理有限公司

（续表）

专利号	发明专利名称	专利权人
200480028719	稳定的维生素 B6 衍生物	第一精密化学株式会社
02827790	β-淀粉样蛋白产生和分泌的抑制剂	第一制药株式会社
02819652	二胺衍生物	第一制药株式会社
01821484	VLA-4 抑制剂	第一制药株式会社
01812717	用于治疗癌症的脂肪酸类似物	蒂亚梅迪卡有限公司
03808075	用包括四唑的仲胺取代的苯并吡喃衍生物、其制备方法以及含有它们的药物组合物	东部韩农化学株式会社
200480012599	增强剂	东丽株式会社
98800267	前列腺素 I 衍生物缓释制剂	东丽株式会社
200380100971	尿频或尿失禁的治疗或预防剂以及具有含氮环状取代基的吗啡烷衍生物	东丽株式会社
01804786	用于抑制由白介素 8 诱导的中性粒细胞趋化作用的酰胺	冬姆佩制药股份公司
200480005332	阻碍剂	独立行政法人科学技术振兴机构
96199708	熊去氧胆酸的硫酸酯结合物，及其在炎症和其它用途中的有益应用	儿童医院医疗中心
03810203	一种改善药片的表面性质的方法	法布雷-克雷默医药公司
200380105125	一种稳定 HIFα 的制剂在制备调节脂肪代谢的药物中的应用	法布罗根股份有限公司
200480037261	含过氧衍生物的双分子，其合成与治疗应用	法国国家科学研究中心、帕鲁梅德股份公司、赛诺菲-安万特
02806895	具有 MCH 调节活性的芳基和二芳基化合物	法马科皮亚公司
200510009162	用于治疗癌症的海鞘素 743 的组合物和用途	法马马有限公司
200480012896	盐酸 S-[2-[(1-亚氨基乙基)氨基]乙基]-2-甲基-L-半胱氨酸马来酸盐结晶盐	法马西亚公司
02827840	用于治疗病毒感染的 N_4-酰基胞嘧啶核苷	法玛塞特公司
01810999	用于治疗肝炎病毒感染的 3′-或 2′-羟甲基取代的核苷衍生物	法玛塞特有限公司
03808042	作为 P38MAP 激酶调节剂的取代吡啶酮类	法玛西雅公司
200480019593	作为激酶抑制剂的吡咯并[3,4-c]吡唑衍生物	法玛西雅意大利公司
200480019148	修饰的氟化核苷类似物	法莫赛特股份有限公司
03818556	新化合物、含该化合物的药物组合物以及该化合物的应用方法	法斯根公司、约翰斯霍普金斯大学
03818369	新化合物、包含该化合物的药物组合物及该化合物的应用方法	法斯根有限责任公司、约翰斯霍普金斯大学
01823709	用于治疗溃疡性结肠炎和克罗恩病的含有 5-氨基水杨酸的药物组合物的制备方法	凡林有限公司
200580002344	L-(－)-莫普洛尔 L-(＋)-酒石酸盐	方济各安吉利克化学联合股份有限公司
200580003086	异波帕胺马来酸盐、其制备方法以及含有它的药物组合物	方济各安吉利克化学联合股份有限公司
200480008935	改性阿拉伯树胶	菲利普斯水性胶体研究有限公司、三荣源有限公司
01805016	谷氨酸和(或)谷氨酸前体用于制备治疗或预防肠壁渗透性过高或不期望的渗透性的营养或药物制剂的用途	菲仕兰品牌公司
99809989	噻唑啉酸衍生物	佛罗里达大学研究基金会
01143610	C7 酯取代的紫杉烷	佛罗里达州立大学研究基金有限公司
01130352	C10 酯取代的紫杉烷	佛罗里达州立大学研究基金有限公司
200580004898	C10 环戊基酯取代的紫杉烷	佛罗里达州立大学研究基金有限公司
03806545	用于治疗神经紊乱的二氢苯并二氮杂䓬-2-酮衍生物	弗·哈夫曼·拉罗切有限公司
02822251	作为 NMDA 受体配体的吡啶衍生物	弗·哈夫曼·拉罗切有限公司
03812393	用作选择性单胺氧化酶 B 抑制剂的 N-酰基氨基苯衍生物	弗·哈夫曼-拉罗切有限公司
200480008121	作为逆转录酶抑制剂的苄基-哒嗪酮	弗·哈夫曼-拉罗切有限公司
200580025833	作为 MAOB 抑制剂的苄氧基衍生物	弗·哈夫曼-拉罗切有限公司
200480015869	作为谷氨酸受体拮抗剂的杂芳基取代的咪唑衍生物	弗·哈夫曼-拉罗切有限公司
01816682	新型氨基环己烷衍生物	弗·哈夫曼-拉罗切有限公司
02811848	4′-取代的核苷	弗·哈夫曼-拉罗切有限公司
200480006577	喹啉酮/苯并噁嗪酮衍生物及其用途	弗·哈夫曼-拉罗切有限公司
200480020068	咪唑衍生物Ⅲ	弗·哈夫曼-拉罗切有限公司
200580021032	新的 MAO-B 抑制剂	弗·哈夫曼-拉罗切有限公司
200480013562	用作腺苷受体的配体的苯并噻唑衍生物	弗·哈夫曼-拉罗切有限公司

（续表）

专利号	发明专利名称	专利权人
03821256	作为MAOB抑制剂的吡咯烷酮衍生物	弗·哈夫曼-拉罗切有限公司
200480036818	苯并噁嗪衍生物及其用途	弗·哈夫曼-拉罗切有限公司
200480030910	在治疗神经学和神经精神病学紊乱中用作GLYT-1抑制剂的三氮杂-螺哌啶衍生物	弗·哈夫曼-拉罗切有限公司
200480032874	作为甘氨酸摄取抑制剂、用于治疗精神病的1-苯甲酰基哌嗪衍生物	弗·哈夫曼-拉罗切有限公司
02822839	烟碱或异烟碱苯并噻唑衍生物	弗·哈夫曼-拉罗切有限公司
200580004518	趋化因子CCR5受体调控剂	弗·哈夫曼-拉罗切有限公司
200580014368	用于调节5-HT6受体、5-HT2A受体或两者的芳基磺酰基苯并二稽烷	弗·哈夫曼-拉罗切有限公司
200480034419	吡唑基与咪唑基嘧啶	弗·哈夫曼-拉罗切有限公司
200480035789	吡唑并和咪唑并-嘧啶衍生物	弗·哈夫曼-拉罗切有限公司
200580018794	吡唑并嘧啶衍生物	弗·哈夫曼-拉罗切有限公司
200480003306	2-(3,5-二-三氟甲基-苯基)-N-[6-(1,1-二氧代-1λ6-硫代吗啉-4-基)-4-(4-氟-2-甲基-苯基)-吡啶-3-基]-N-甲基-异丁酰胺的新晶体变体	弗·哈夫曼-拉罗切有限公司
03807565	用于治疗和预防骨质疏松症的二膦酸	弗·哈夫曼-拉罗切有限公司
03143847	防止局部缺血损伤的保护溶液	弗兰茨·科勒博士化学有限公司
200580015475	含双胍化合物的溶液在医用设备表面消毒和防腐中的应用及相应方法	弗雷森纽斯医疗护理德国有限责任公司
200480024701	嘧啶并噻吩化合物	弗奈利斯(剑桥)有限公司、癌症研究技术有限公司、癌症研究所
02812696	有生物学活性的亚甲蓝衍生物	弗托法米卡有限公司
02823273	双酯	弗托库尔公司
02820645	烷基醚衍生物或其盐	富山化学工业株式会社
200580022019	芳脒衍生物、其盐、及含有这些的抗真菌剂	富山化学工业株式会社
200410078984	维生素D类似物	盖尔德马研究及发展公司
200380105887	含有酚衍生物和类维生素A的含水醇脱色素凝胶	盖尔德马研究及发展公司
200580001937	用于医疗装置的洛克溶液及其用途	甘布罗伦迪亚股份公司
02826053	作为细胞增殖拮抗剂和细胞分化诱导剂的逆转录酶非核苷抑制剂	高等健康研究院
200380102228	新颖的化合物、它们的制备和用途	高点制药有限责任公司
200580014444	含17-AAG的药物溶液制剂	高山生物科学股份有限公司
02823654	治疗的方法	戈马实验室股份有限公司
200380107246	可用于治疗炎性和变应性病症的新的三环化合物:它们的制备方法以及包含它们的药物组合物	格兰马克药品有限公司
200610004917	取代的2-二烷基氨基烷基联苯衍生物	格吕伦塔尔有限公司
00819266	氨甲基-苯基-环己酮衍生物	格吕伦塔尔有限公司
200480032456	熔融配制而成的多颗粒口服剂型	格吕伦塔尔有限公司
200480019495	环胺衍生物、其制备方法以及包含该化合物的药物组合物	葛兰素集团有限公司
03817585	芳香砜类及其医疗用途	葛兰素集团有限公司
200480019196	新型14和15元环化合物	葛兰素集团有限公司、普里瓦研究所有限公司
01815396	对于治疗和预防衣原体感染有效的源于植物的与合成的酚类化合物和植物提取物	公牛控制公司
200380104030	L-肉碱与硫辛酸的基本盐	国际化学实验室股份公司
200410087794	双季铵盐前体及其作为抗寄生物前药的用途	国家科学研究中心
200480038221	葡糖苷酶抑制剂在粘液粘稠病治疗中的应用	国家科研中心、普瓦捷大学
99816315	用于治疗细胞增殖性紊乱的组合物及其用途	海洋聚合物技术公司
02829018	肉桂酸二聚体,它们的制剂及其在治疗神经变性病中的应用	韩国科学技术研究院、科基株式会社
99812380	含四氢异喹啉化合物的药物组合物	韩国科学技术研究院、尹-崔惠淑、张基哲、李德衡
02808392	形成自聚集体的抗癌药-脱乙酰壳多糖复合体以及其制备方法	韩国科学技术研究院、株式会社自光
200480013231	2-氧代-杂环化合物和包含所述化合物的药物组合物	韩国生命工学研究院
200480020193	新的2-氧代-杂环化合物和包含所述化合物的药物组合物的用途	韩国生命工学研究院
200580010132	用于口服二甲双胍的控释制剂	韩美药品株式会社
200580017017	用于口服的烟酸缓释组合物	韩美药品株式会社
200480025851	不受所摄入的食物影响的口服依曲康唑组合物及其制备方法	韩美药品株式会社
03818016	台勾霉素的制备	浩鼎生技公司

（续表）

专利号	发明专利名称	专利权人
03156433	5-羟甲基-2-糠醛及其衍生物、类似物的医药用途	和记黄埔医药企业有限公司
200410049697	马蔺子甲素及其衍生物、类似物在制备化疗增敏剂中的用途	和记黄埔医药企业有限公司
200410049698	马蔺子甲素及其衍生物、类似物在制备抗肿瘤药物中的用途	和记黄埔医药企业有限公司
200510054223	制备脂肪酸的方法	荷兰洛德斯克罗科兰有限公司、安庆中创生物工程有限公司
02108030	生物活性物质缓释型抗菌素制剂	贺利氏古萨两合有限公司
02820405	用于压片的可高度压缩的乙基纤维素	赫尔克里士公司
01812109	具有神经保护作用的7-羟基表雄酮	亨特-弗莱明有限公司
01816698	油/脂组合物	花王株式会社
200510073069	桉树提取物	花王株式会社
200410073910	磷酸甘油醚铝盐	花王株式会社
03822362	含有双胍和噻唑烷二酮衍生物的药物剂型	华生制药公司
03818286	治疗内耳疾病的药物配方和其应用方法	化法公司
200610162579	嘌呤化合物及其作为大麻素受体配体的用途	辉瑞产品公司
02822925	包含头孢菌素化合物的制剂	辉瑞产品公司
200480025275	具有5-HT4受体激动活性的苯并咪唑酮化合物	辉瑞大药厂
200380105677	在性功能障碍治疗中用作多巴胺激动剂的吗啉衍生物	辉瑞大药厂
03803053	用于男性性功能障碍的治疗的药物组合物	辉瑞大药厂
200580002938	用于治疗疾病的磺酰胺衍生物	辉瑞大药厂
200480028683	具有CCR5受体拮抗剂活性的用于治疗HIV和炎症的被咪唑并吡啶取代的托烷衍生物	辉瑞大药厂
200410095276	新颖化合物，其用途及制法	辉瑞健康公司
02827611	细胞溶质磷脂酶 A_2 抑制剂	惠氏公司
200480036493	四环素类的噁唑衍生物	惠氏公司
200580010830	作为黄体酮受体调节剂的硫代酰胺衍生物	惠氏公司
02820243	用于治疗疼痛的[[2-(氨基-3,4-二氧代-1-环丁烯-1-基)氨基]烷基]-酸衍生物	惠氏公司
00815608	阿达色林用于治疗神经变性疾病的用途	惠氏公司
200480031286	二氢苯并呋喃烷胺和含有它们的药物组合物	惠氏公司
02808112	新的O-去甲基-文拉法辛的琥珀酸盐	惠氏公司
200480009605	作为5-羟基色胺-6配体的杂环基-3-磺酰基氮杂吲哚或-氮杂吲唑衍生物	惠氏公司
03809719	作为β-内酰胺酶抑制剂的杂三环基-6-亚烷基-帕姆	惠氏公司
01813753	治疗雌激素受体阳性癌的方法	惠氏公司
02811048	抗肿瘤组合	惠氏公司
200480030200	作为抗癌剂的6-[(经取代的)苯基]三唑并嘧啶	惠氏控股公司
200480027312	作为抗癌剂的6-芳基-7-卤基-咪唑并[1,2-A]嘧啶	惠氏控股公司
200580010141	季铵化合物、其制备方法、脑血管障碍治疗剂及心脏疾病治疗剂	活效制药股份有限公司
02824987	取代的环己烷衍生物	霍夫曼-拉罗奇有限公司
02825540	顺式-2,4,5-三苯基-咪唑啉及其在肿瘤治疗中的应用	霍夫曼-拉罗奇有限公司
200480013690	GFAT抑制剂	霍夫曼-拉罗奇有限公司
200380105870	5-取代的-吡嗪或吡啶葡糖激酶激活剂	霍夫曼-拉罗奇有限公司
200480017035	顺式-2,4,5-三芳基-咪唑啉类化合物	霍夫曼-拉罗奇有限公司
02803977	二氨基噻唑	霍夫曼-拉罗奇有限公司
200480036326	新型噻唑衍生物	霍夫曼-拉罗奇有限公司
03820543	作为PPARα和PPARγ激动剂的新型2-芳基噻唑化合物	霍夫曼-拉罗奇有限公司
03818267	新苯并间二氧杂环戊烯类	霍夫曼-拉罗奇有限公司
200480032871	作为PPAR激活剂的杂芳基衍生物	霍夫曼-拉罗奇有限公司
200480009513	嘧啶并化合物	霍夫曼-拉罗奇有限公司
200480016900	作为MDM2抑制剂的顺式咪唑啉	霍夫曼-拉罗奇有限公司
200480033722	羟烷基取代的吡啶并-7-嘧啶-7-酮	霍夫曼-拉罗奇有限公司
200580003280	螺-苯并间二氧杂环戊烯及其作为CB1拮抗剂的应用	霍夫曼-拉罗奇有限公司

（续表）

专利号	发明专利名称	专利权人
03813318	具有糖原异生调节活性的酰胺取代的黄嘌呤衍生物	霍夫曼-拉罗奇有限公司
200580007531	作为PPAR活化剂的吡唑基吲哚基衍生物	霍夫曼-拉罗奇有限公司
200580034649	作为抗癌剂的新型吖吲哚噻唑啉酮	霍夫曼-拉罗奇有限公司
200480004381	[6,7-双(2-甲氧基-乙氧基)-喹唑啉-4-基]-(3-乙炔基-苯基)胺盐酸盐的多晶型	霍夫曼-拉罗奇有限公司
200580010809	三氧嘧啶治疗和预防支气管炎症疾病的应用	霍夫曼-拉罗奇有限公司、列日大学
200480034244	膏药	积水化学工业株式会社
01812736	肿瘤坏死α因子信号的调节因子	基酶有限公司
00800366	DHEA制剂及方法	基因实验室技术公司
200480010084	作为芳香剂的氨基甲酸酯	吉万奥丹股份有限公司
200380103639	磷酸二酯酶4抑制剂	记忆药物公司
03823009	吲唑、苯并噻唑和苯并异噻唑,以及它们的制备和用途	记忆药物公司
200480039183	源自交联的透明质酸和(或)HYLAN的粘性凝胶、其制备和用途	建新公司
200480035435	调节脂类代谢的药物	剑桥塞拉诺斯迪克斯有限公司
200380105507	海绵核苷(2-甲氧腺苷)在制备治疗疼痛的药物中的用途	剑桥生物工艺有限公司
00804422	丝氨酸蛋白酶抑制剂	杰南技术公司
03825265	抑制旋转异构酶的新化合物及其应用	捷瑞尼股份公司
200480023123	控释型盐酸坦索洛新片剂的制备方法及控释型盐酸坦索洛新片剂	京东制药株式会社
200480012063	苯氧基乙酸衍生物用于制备治疗机能亢进性膀胱的药物	橘生药品工业株式会社
02818983	新的具有降血脂、降血胆固醇活性的吡咯类化合物、其制备方法和含有其的药物组合物及其	卡地拉健康护理有限公司
200480032283	制造聚丙烯醛的方法	凯米克有限公司
200480041357	取代的哌嗪	凯莫森特里克斯股份有限公司
03813413	抗炎组合物及其制药用途	坎莫森特里克斯公司
200480013774	化合物在制备治疗胰腺癌的药物中的用途	抗癌公司
03818935	治疗分子及方法-1	科蒂科股份有限公司
200610073387	用于肝素或其衍生物口服给药的药物组合物	科斯默技术有限公司
200510083379	美沙拉秦控释口服药物组合物	科斯默技术有限公司
200380110474	具有雌激素活性的(3R,4R)-反-3,4-二芳基苯并二氢吡喃衍生物	科学和工业研究理事会
02829404	能作为抗白血病药物的草药分子	科学及工业研究委员会
02827624	5-硫烷基-4H-1,2,4-三唑衍生物及其作为药物的应用	科学研究和应用咨询公司
02803662	2-芳基亚氨基-2,3-二氢噻唑衍生物、它们的制备方法及治疗应用	科学研究和应用咨询公司
00815847	5-元杂环衍生物、其制备及其作为药物的用途	科学研究和应用咨询公司
200480008491	对黑皮质素受体具有亲和性的咪唑并吡啶衍生物	科学研究和应用咨询公司
200380110327	巯基-苯基-萘基-甲烷衍生物及其制备	科学与工业研究会
02802523	用作抗疟剂的新的取代的1,2,4-三噁烷及其制备方法	科学与工业研究会
03813500	10-氧-对羟基苯甲酰桃叶珊瑚苷的护肝活性	科学与工业研究会
200380104539	筛选方法	科学与工业研究委员会
00820049	行为化学疗法	可以有限公司
01811931	脂肪酸的治疗组合物	拉克斯戴尔有限公司
01809090	捕获和灭活病原性微生物和精子的组合物及其制药用途	拉什-长老会-圣路加医学中心
02807138	用于治疗炎性疾病的烟碱性受体激动剂	拉瓦尔大学
200510083688	新颖烯类共聚物、包含它们的组合物及处理方法	莱雅公司
200610059907	化妆品或皮肤病学组合物	莱雅公司
03821130	作为霉蝇碱受体拮抗剂的氮杂二环衍生物	兰贝克赛实验室有限公司
01814319	COX-2抑制剂预防免疫缺陷的用途	劳拉斯有限公司
00804661	顺铂胶束的制备以及使用方法	雷古隆公司
02815413	新的盐酸乐卡地平结晶多晶形物及其制备方法	雷康达蒂爱尔兰有限公司
200380101412	D-甘油酸或其盐用于制备增强酒精代谢的药物制剂的用途	雷梅朵有限公司
200580011391	用于治疗毛发脱落和良性前列腺增生的药物组合物	李垠周
200480029889	制备反式-或顺式-二铵二氯二羟合铂(Ⅳ)的方法及其用于制备药物有效物质的用途	里姆瑟药物股份公司

（续表）

专利号	发明专利名称	专利权人
02815266	用于食品或饮料及医用的能使体温升高的含氨基酸的试剂	理化学研究所、明治乳业株式会社、阿部岳
200380110679	透皮吸收型脑保护剂	立德化学株式会社
03807972	支链多胺甾体衍生物	利奥制药有限公司
03814077	氰基胍前药	利奥制药有限公司
02827318	多核苷酸	利兰·斯坦福青年大学托管委员会
200480020569	化合物和释放前列环素类似物的方法	联合治疗公司
200580014793	药剂的制造方法	琳得科株式会社
01804549	制备含有胆汁酸的澄清水溶液剂型	柳署弘
02813599	制备3-羟基-3-甲基丁酸钠固体制剂的方法	隆萨股份公司
03823945	抗菌组合物	隆萨股份有限公司
200480025960	用作神经营养的具有羟基化长链的生育酚衍生物	路易·巴斯德大学、国立科学研究中心、卢森堡大学
02817630	具有延长的活性成分释放的剂型	伦纳梅德股份公司
200410045953	脱乙酰基硝噻醋柳胺和硝噻醋柳胺的药用组合物	罗马克实验室有限公司
200610004667	用于水性体系的流变改性剂	罗门哈斯公司
01809739	应用与乙酰水杨酸联合的可可矢车菊苷配质作为抗血小板疗法	马尔斯公司
200480036795	作为药物增溶剂的生物可降解的三嵌段共聚物及其使用方法	马克罗梅德股份公司
03811566	涉及缺损性间隙连接联系的疾病的治疗	玛尔斯有限公司
01815179	用于头痛、偏头痛、恶心和呕吐的药物组合物	麦迪特制药有限公司
200380106415	用作11-β-羟基类固醇脱氢酶-1抑制剂的三唑衍生物	麦克公司
200480018702	作为雄激素受体调节剂的17-乙酰氨基-4-氮杂甾类衍生物	麦克公司
200480014009	代谢型谷氨酸受体的苯甲酰胺调节剂	麦克公司
02808713	N-取代的非芳基-杂环NMDA/NR2B拮抗剂	麦克公司
200480021173	酪氨酸激酶抑制剂	麦克公司
200480016114	CGRP受体拮抗剂	麦克公司
01822760	被取代的8-芳基喹啉磷酸二酯酶-4抑制剂	麦克公司、麦克弗罗斯特加拿大有限公司
200380109819	用于正常化睡眠/觉醒周期的化合物	麦克莱恩医院
02819160	新制剂及其用途	麦克尼尔有限责任公司
03812809	用于肺部施用的缓冲液体烟碱组合物	麦克尼尔有限责任公司
200480021323	α-(苯氧基)苯乙酸衍生物的拆分	麦它波莱克斯股份有限公司
200310124776	含有奥沙利铂的脂质体制剂	梅比欧法姆股份有限公司
02826275	用于治疗中枢神经系统功能紊乱的孕烷类固醇	梅克芳股份公司
03825307	抗寄生虫的球孢子酸衍生物点注制剂	梅瑞尔有限公司
200380101671	组蛋白脱乙酰酶抑制剂	梅特希尔基因公司
200480001769	组蛋白脱乙酰化酶抑制剂	梅特希尔基因公司
200610099722	用作逆转录病毒的逆转录酶及DNA聚合酶抑制剂的抗病毒药的核苷类似物	美迪维尔公司
200580004334	半胱氨酸蛋白酶抑制剂	美迪维尔公司
200580006875	用作免疫调节药和抗癌药的雷公藤内酯醇内酯环衍生物	美国泛华医药公司
200310121217	药剂的新制剂及其制备和应用方法	美国生物科学有限公司
200480015472	药学组合物及其制备方法和用途	美商·拜尔奇股份有限公司
03810492	利用δ阿片受体促效药来防止下泌尿系功能障碍的组合物	蒙特库克生物科学公司
200480018679	噁唑烷酮-喹啉杂化物抗生素用于制备治疗炭疽和其它感染的药物中的用途	莫弗凯姆联合化学股份公司
200380110928	长春西汀及其衍生物在癫痫及其并发症的治疗和预防中的应用	墨西哥国立自治大学
200480007073	杂芳基取代的丙酮衍生物作为磷脂酶A_2的抑制剂	默克尔有限责任公司
200480036642	组织蛋白酶半胱氨酸蛋白酶抑制剂	默克弗罗斯特加拿大有限公司
200380108952	4-氧代-1-(3-取代苯基)-1,4-二氢-1,8-萘啶-3-甲酰胺磷酸二酯酶-4抑制剂	默克弗罗斯特加拿大有限公司
03820691	具有抗糖尿病活性的吲哚化合物	默克公司
03812043	可用于治疗炭疽和抑制致死因子的化合物	默克公司
200480023220	有丝分裂驱动蛋白抑制剂	默克公司
200480023309	有丝分裂驱动蛋白抑制剂	默克公司

（续表）

专利号	发明专利名称	专利权人
200480038291	抗高胆固醇血症化合物	默克公司
200580002716	抗糖尿病的噁唑烷二酮类和噻唑烷二酮类	默克公司
200480038063	用于治疗阿尔茨海默病的苯基酰胺和吡啶基酰胺类 β-分泌酶抑制剂	默克公司
200480025043	一种二肽基肽酶 IV 抑制剂的磷酸盐新晶体	默克公司
200480021081	抗生素化合物	默克公司、默沙东西班牙股份有限公司
200480037177	2-(杂)芳基-取代的四氢喹啉衍生物	默克专利有限公司
200480022793	包含羟甲唑啉和(或)赛洛唑啉的水性药物溶液	默克专利有限公司
200480028670	作为抗纤维化剂的 αvβ3 和 αvβ6 整合素拮抗物	默克专利有限公司
200480022454	新型 γ-分泌酶抑制剂	默沙东有限公司
03822138	运动障碍的治疗	默塔克神经科学有限公司
01811607	包含取代的丙烯酰基偏端霉素衍生物、紫杉烷类(taxanes)和(或)抗代谢物的抗肿瘤的联合疗法	内尔维阿诺医学科学有限公司
02826843	铂衍生物药物制剂	内尔维阿诺医学科学有限公司
03804626	遗传元件的重组方法	纳幕尔杜邦公司
200480039805	前列腺素硝基氧衍生物	尼考斯股份公司
97197913	调节烟碱代谢的方法	尼柯根股份有限公司
200610136231	药用化合物	尼科克斯公司
200480022483	用于治疗心血管疾病的血管紧张素 II 受体阻断剂氯沙坦、缬沙坦、坎地沙坦、替米沙坦、依普罗沙坦和奥美沙坦的硝基氧基衍生物	尼科克斯公司
03814682	环氧酶 2-抑制剂的硝酰氧基衍生物	尼科克斯公司
97194338	改进释放的多单位剂量组合物	尼科梅德丹麦有限公司
200480012129	含有泮托拉唑作为活性成分的剂型	尼科梅德有限责任公司
01820221	包含酸不稳定活性成分的混悬液形式的药物制剂	尼科梅德有限责任公司
01820220	包含酸不稳定活性成分的糊剂形式的药物制剂	尼科梅德有限责任公司
02818241	NSAID 与 PDE-4 抑制剂的并用药物	尼科梅德有限责任公司
03812094	治疗眼部疾病的罗氟司特的眼科应用	尼科梅德有限责任公司
200480020260	质子泵抑制剂的碱性盐	尼科梅德有限责任公司
200380110112	局部稳定的前列腺素 E 化合物剂型	尼克斯梅德控股公司
03823464	脱氢苯基阿夕斯丁及其类似物以及脱氢苯基阿夕斯丁及其类似物的合成	尼瑞斯药品公司
01810265	微量营养素局部释放体系及其应用	尼亚戴恩公司、肯塔基大学研究基金会
03819314	治疗或预防哺乳动物遭受代谢作用压力时的分解代谢或刺激性合成代谢的方法及组合物	纽迪希亚公司
01816804	色胺衍生物和类似物以及含有它们的药物组合物	纽里姆药品(1991)有限公司
02815832	治疗原发性失眠的方法	纽里姆药物(1991)有限公司
200480034608	治疗和预防运动引起的心律失常的化合物及其制备方法	纽约市哥伦比亚大学理事会
200480009320	用于预防和(或)治疗脓毒症的肠内组合物	努特里奇亚有限公司
00805565	包含略微负电性的不易消化的多糖的营养组合物及其应用	努特里希亚公司
200480035596	用于干粉吸入剂的软类固醇组合物	诺顿·希尔思凯尔有限公司
01818425	糖元合成酶激酶 3 的抑制剂	诺华疫苗和诊断公司
03812193	取代的吲哚及其作为 Raf 激酶抑制剂的应用	诺华疫苗和诊断公司
03824565	苯并咪唑喹啉酮及其应用	诺华疫苗和诊断公司
01813429	β-L-2′-脱氧核苷在制备用于治疗丁型肝炎病毒感染的药物中的用途	诺瓦蒂斯有限公司
03804796	5-苯基噻唑衍生物及其制备药物的用途	诺瓦提斯公司
02819757	作为类固醇硫酸酯酶抑制剂的酰基磺酰胺化合物	诺瓦提斯公司
200380102011	1-(4-苄基-哌嗪-1-基)-3-苯基-丙烯酮衍生物	诺瓦提斯公司
200480026521	有机化合物	诺瓦提斯公司
03821578	氨基-丙醇衍生物	诺瓦提斯公司
200480023530	薰草菌素的药用组合物	诺瓦提斯公司
02807950	联哌啶衍生物及其作为趋化因子受体抑制剂的用途	诺瓦提斯公司
200480020347	新的二苯并[B,F]氧杂草-10-甲酰胺及其药物用途	诺瓦提斯公司
02821137	包含选择性环加氧酶-2 抑制剂的组合	诺瓦提斯公司

（续表）

专利号	发明专利名称	专利权人
200580012823	氨基-丙醇衍生物	诺瓦提斯公司
200480003810	用作 Nurr1 激活剂的杂环化合物	诺瓦提斯公司
02821430	邻氨基苯甲酰胺及其药学应用	诺瓦提斯公司
03823031	包含 HMG-CoA 还原酶抑制剂的组合物	诺瓦提斯公司
200510080626	药物组合物	诺瓦提斯公司
02804713	α-氨基-N-羟基-乙酰胺衍生物	诺瓦提斯公司
200480022722	包含星孢素的组合	诺瓦提斯公司
200480006071	2-氰基吡咯并嘧啶和其药学用途	诺瓦提斯公司
200480027063	伊马替尼和米哚妥林在制备治疗胃肠道基质肿瘤药物中的应用	诺瓦提斯公司
200510051050	药物组合物	诺瓦提斯公司
03803260	缬沙坦的盐	诺瓦提斯公司
200480009218	用于治疗神经病学病症的包含抗癫痫药的组合	诺瓦提斯公司
02821463	环氧酶-2 抑制剂/组蛋白脱乙酰酶抑制剂的组合	诺瓦提斯公司
02805395	促淋巴细胞归巢剂在制备用于治疗移植物功能恢复延迟的药物中的用途	诺瓦提斯公司
03802708	N-苯基-2-嘧啶-胺衍生物的 N-氧化物	诺瓦提斯公司
02825532	$5HT_4$ 部分激动剂药物组合物	诺瓦提斯公司
01815454	药物组合物	诺瓦提斯公司
200480011777	5-苯基噻唑衍生物和它们作为 PI3 激酶抑制剂的用途	诺瓦提斯公司
200480008094	大环内酯 T-细胞调节剂或免疫抑制剂与类视色素的协同组合	诺瓦提斯公司
02822444	用于制备治疗情感和注意障碍以及神经性疼痛的药物的单羟基卡马西平	诺瓦提斯公司
200480016821	星孢素衍生物制备药物的用途	诺瓦提斯公司
200580007386	抗炎内酯	诺瓦提斯公司
200580003217	4-[(4-甲基-1-哌嗪基)甲基]-*N*-[4-甲基-3-[[4-(3-吡啶基)-2-嘧啶基]氨基]苯基]-苯甲酰胺的盐形式	诺瓦提斯公司
03811705	治疗蛋白激酶依赖性疾病的 1H-咪唑并[4,5-c]喹啉衍生物	诺瓦提斯公司
02816441	环丙基和环丁基埃坡霉素类似物	诺瓦提斯公司、斯克里普斯研究所
02824936	达非那新及其盐的用途	诺瓦提斯国际药物有限公司
200480025963	包衣片剂	诺瓦提斯消费者保健股份有限公司
200710001595	具有 β-内酰胺酶抑制剂活性的杂环化合物	诺韦克塞尔公司
03802878	具有 β-内酰胺酶抑制剂活性的新的杂环化合物	诺韦克塞尔公司
02827501	作为 GK 活化剂的酰胺衍生物	诺沃挪第克公司
200580007120	作为大麻素 CB1 受体的激动剂的(吲哚-3-基)-杂环衍生物	欧加农股份有限公司
200480037747	作为大麻素 CB1 受体激动剂的三环的 1-[(3-吲哚-3-基)羰基]哌嗪衍生物	欧加农股份有限公司
98108595	具有避孕和抗骨质疏松活性的甾族化合物	欧加农股份有限公司
02821041	(11β,17β)-11-(1,3-苯并间二氧杂环戊烯-5-基)-17-羟基-17-(1-丙炔基)雌-4,9-二烯-3-酮在治疗重性抑郁症中的应用	欧加农股份有限公司
200480003357	用于抑制钠/钙交换体系的吡啶衍生物	欧里恩公司
01820265	控释氢可酮制剂	欧罗赛铁克股份有限公司
01806569	抗破坏口服阿片样激动剂	欧罗赛铁克股份有限公司
03820137	用于治疗疼痛的治疗剂	欧洲凯尔特公司
200380109900	具有 VR1 拮抗剂活性的苯并唑类哌嗪衍生物	欧洲凯尔特公司
03813555	防止所含活性剂被误用的经皮给药器的处置系统	欧洲凯尔特公司
200380103502	用于治疗疼痛的 4-四唑基-4-苯基哌啶衍生物	欧洲凯尔特公司
99814686	治疗灼伤的组合物	帕雷丁保健国际有限公司
03802996	化合物尤其是卤代乙酰胺苯甲酸的脲衍生物或酯衍生物及其于治疗寄生疾病的用途	帕特里斯·勒巴柏、艾瑟·苏茜·阿莱特·费鲁斯、若热·伊莱亚斯·卡利尔-费罗
200380107435	用于治疗癌症的包含雌四醇衍生物的药物组合物	潘塔希生物科学股份有限公司
200580003661	用于化妆品和医疗皮肤病学的结合了透明质酸钠片段和类维生素 A 的局部组合物	皮埃尔·法布尔皮肤化妆品公司

（续表）

专利号	发明专利名称	专利权人
200380102455	糖结合表面	普拉索技术有限公司
02816912	新的哌啶-2,6-二酮硫酸氢盐及其在治疗与紧张有关的情感障碍中的应用	普雷斯特维克药物公司
200480021117	作为糖原磷酸化酶抑制剂的吡咯并吡啶-2-甲酸酰胺	普罗西迪恩有限公司
200580012700	三(环)取代的酰胺类化合物	普罗西迪恩有限公司
200580006060	用于加压计量吸入器的稳定的药用溶液制剂	奇斯药制品公司
200580017388	生理学冷却组合物	千年特殊化学公司
200480031550	含有前列腺素的药物组合物	千寿制药株式会社
200480033504	包含氨基糖苷类抗生素和溴芬酸的水溶液制剂	千寿制药株式会社
200480025919	隐形眼镜用眼科用组合物	千寿制药株式会社
02816003	化合物在制备用于提高癌症治疗疗效的药物中的用途	前景治疗公司
02816091	化合物在制备用于治疗免疫性疾病的药物中的用途	前景治疗公司
200480011335	鲨肌醇在制备诊断试剂中的用途	乔安妮·麦克劳林
200480005591	吡咯并咪唑衍生物、其制备、包含它们的药物组合物及其作为向精神剂的应用	清算中的布莱恩探索有限责任公司
200580010215	杂环化合物和以其作为有效成分的抗恶性肿瘤药	全药工业株式会社
200380108285	3-苯基-噌啉类似物和使用该类似物的抗肿瘤剂	日本化药株式会社
200480039048	酰胺衍生物及医药品	日本新药株式会社
200580001734	血管内膜增厚抑制剂	日产化学工业株式会社、大正制药株式会社
200510089398	包含芬太尼的粘合剂制剂	日东电工株式会社
01800660	检测和杀伤上皮癌细胞的方法	日拉生物技术公司
200480021883	联芳基杂环化合物的制备和用途	瑞伯-X 医药品有限公司
01819503	水溶性内服液剂	润风美有限公司
02812170	唾液酸结合性免疫球蛋白样凝集素抑制剂	偌格·凯姆、瑞恩哈尔德·布诺斯默
200480036634	含加巴喷丁的药物制品	萨宝集团公司
200380102350	具有抗炎活性的9a-氮杂内酯类	萨宝集团公司
200480011341	贝特类片剂及其制备方法	萨尔格莱尼克斯创新公司
03808544	应用去甲司来吉兰制备预防和治疗周围神经病的药物	萨默塞特医药公司
01806470	取代的β-咔啉	萨诺费-阿文蒂斯德国有限公司
200380109813	莫达非尼旋光对映异构体的晶形及其制备方法	塞弗伦法国公司
03819085	莫达非尼多晶型	塞弗伦法国公司
02811141	用于光动力学治疗的水溶性卟啉衍生物、其用途和制备	塞拉莫普泰克工业公司
02804863	4-氟-*N*-(1,2-二氢化茚-2-基)苯甲酰胺的制药用途	塞诺菲-安万特德国有限公司
02808273	邻氨基苯甲酰胺类化合物、其制备方法、其作为抗心律不齐剂的应用及其药物制剂	塞诺菲-安万特德国有限公司
200480013937	作为因子 Xa 抑制剂的苯并咪唑衍生物	塞诺菲-安万特德国有限公司
200580011559	用作 TAFIA 抑制剂的咪唑衍生物	塞诺菲-安万特德国有限公司
02827887	取代的4-苯基四氢异喹啉、其制备方法、其用作药物的用途以及含有它们的药物	塞诺菲-安万特德国有限公司
200480005473	环烷基-取代的链烷酸衍生物、其制备方法及其作为药物的用途	塞诺菲-安万特德国有限公司
03814332	被酸性基团取代的二苯基氮杂环丁酮、其制备方法、含有它们的药物及其用途	塞诺菲-安万特德国有限公司
03811319	五氟硫基苯甲酰基胍、其制备方法、其作为药物或诊断剂的用途以及包含它们的药物	塞诺菲-安万特德国有限公司
200480032846	用于缺血性心脏病的细胞疗法的内皮氧化氮合酶转录增强剂	塞诺菲-安万特德国有限公司
01817127	莫达非尼化合物的药用溶液	赛福伦公司
01812069	作为 PARP、VEGFR2 和 MLK3 酶的抑制剂的多环化合物及用途	赛福伦公司
03821748	莫达非尼的新药物剂型	赛福伦公司
00811182	用于治疗注意力缺陷多动障碍及多发性硬化症疲劳的含有莫达非尼的组合物	赛福伦公司
03821749	莫达非尼药物剂型	赛福伦公司
200480002770	芳基烷基氨基甲酸酯衍生物的生产及其在治疗中的用途	赛诺菲安万特

（续表）

专利号	发明专利名称	专利权人
200480002781	酰基氨基噻唑衍生物，其制备方法及其作为β-淀粉样肽生产抑制剂的用途	赛诺菲安万特
200580005093	芳氧基烷基氨基甲酸酯类衍生物，它们的制备方法与治疗用途	赛诺菲-安万特
200480040912	1-哌嗪-和1-高哌嗪-羧酸酯衍生物、制备和其治疗用途	赛诺菲-安万特
200580005887	烷基哌嗪-和烷基高哌嗪-羧酸酯衍生物、其制备方法及其作为FAAH酶抑制剂的用途	赛诺菲-安万特
200580005888	芳基-和杂芳基-哌啶甲酸衍生物，它们的制备方法与作为FAAH酶抑制剂的应用	赛诺菲-安万特
03824105	二噁烷-2-烷基氨基甲酸酯衍生物，其制备及其在治疗学上的应用	赛诺菲-安万特
200480036784	用于口服吡唑-3-甲酰胺衍生物的药物组合物	赛诺菲-安万特
03818808	取代的1-哌嗪酰基哌啶衍生物，它们的制备方法和治疗用途	赛诺菲-安万特
200580016325	6-取代吡啶并吲哚酮衍生物，它们的制备方法与治疗用途	赛诺菲-安万特
03814006	*N*-[苯基(哌啶-2-基)甲基]苯甲酰胺衍生物，其制备方法及其在治疗中的应用	赛诺菲-安万特
200480010997	取代的8′-吡啶基-二氢螺-[环烷基]-嘧啶并[1,2-α]嘧啶-6-酮和8′-嘧啶基-二氢螺-[环烷基]-嘧啶并[1,2-α]嘧啶-6-酮衍生物	赛诺菲安万特、三菱制药株式会社
03816177	嘧啶酮类化合物、组合物及方法	赛特凯恩蒂克公司、史克比彻姆公司
200510071292	二氟苯并-1,3-间二氧杂环戊烯	赛拓有限责任公司
200580025186	具有脂肪酶抑制活性和(或)抗氧化活性的表没食子儿茶素二聚体及三聚体	三得利株式会社
02813435	含有含多不饱和脂肪酸的甘油三酯的油或脂肪的生产方法	三得利株式会社
200480024488	1-甲基碳青霉烯化合物的结晶	三共株式会社
01810943	含有钙阻滞剂的稳定药物组合物	三共株式会社、宇部兴产株式会社
200380109891	旋光性二氢吡啶衍生物	三共株式会社、宇部兴产株式会社
200380103475	血糖值上升抑制剂、体脂肪蓄积抑制剂以及食用材料	三井制糖株式会社
01822527	包含氨氧基的脂质	三菱化学株式会社
02806460	糖尿病引起的缺血性心脏病的治疗和(或)预防药	三菱制药株式会社
02818469	3-取代的-4-嘧啶酮衍生物	三菱制药株式会社、赛诺菲-安万特公司
200480041819	用于调节BCL-2的寡聚化合物	桑塔里斯制药公司
200410071128	新的杂环肟化合物、它们的制备方法和含有它们的药物组合物	瑟维尔实验室
200410031034	异喹啉化合物、它们的制备方法和含有它们的药物组合物	瑟维尔实验室
200610126398	苯基吡啶基哌嗪化合物、它们的制备方法以及包含它们的药物组合物	瑟维尔实验室
200610066963	茚满基-哌嗪化合物、它们的制备方法和含有它们的药物组合物	瑟维尔实验室
200610108395	阿戈美拉汀的新晶形Ⅴ、它的制备方法和包含它的药物组合物	瑟维尔实验室
200610108396	阿戈美拉汀的新晶形Ⅲ、它的制备方法和包含它的药物组合物	瑟维尔实验室
200610126397	苯基吡啶基哌嗪化合物、它们的制备方法以及包含它们的药物组合物	瑟维尔实验室
200480019749	经鼻给药的吡贝地尔药物组合物	瑟维尔实验室
200610108932	多取代1,1-吡啶基氧-环丙胺化合物、其制备方法以及含有这些化合物的药物组合物	瑟维尔实验室
200610108929	新的多取代1,1-吡啶氨基-环丙胺化合物、其制备方法以及含有这些化合物的药物组合物	瑟维尔实验室
200480028356	抗动脉粥样血栓形成剂与抗血小板凝集剂的新组合产品	瑟维尔实验室
200480019752	抗血栓形成的化合物的可在口中分散的药物组合物	瑟维尔实验室
200380101191	PPAR配体和抗氧剂间的联合及其用于治疗肥胖的用途	瑟维尔实验室、科学研究国家中心
200580010810	杂环化合物和抗氧剂之间的联合形式及其在制备用于治疗肥胖药物的应用	瑟维尔实验室、科学研究国家中心
200510009152	用作局部给药的抗血栓形成治疗剂的低分子量肝素三乙醇胺盐其制法和用途	森德克斯股份有限公司
02814886	CDK抑制性嘧啶化合物、其制备方法以及作为药物的应用	舍林股份公司
03809761	埃坡霉素用于制备治疗与增殖过程有关的脑病的药物的用途	舍林股份公司
01815570	避孕方法及用于其的给药形式	舍林股份公司
01810774	作为具选择活性的雌激素的8β-烃基取代的雌三烯	舍林股份公司
02827583	17α-烷基-17β-氧基-雌三烯及其中间产物、17α-烷基-17β-氧基-雌三烯在制备药物中的应用以及药物制剂	舍林股份公司

（续表）

专利号	发明专利名称	专利权人
200480021379	咪唑-嘧啶类及三唑-嘧啶类：苯并二氮平受体配体	神经能质公司
03810184	氮杂环乙炔基衍生物	神经研究公司
03820985	二芳基脲衍生物和它们作为氯通道阻滞剂的用途	神经研究公司
03819078	新的奎宁环衍生物及其用途	神经研究公司
200480002868	8-氮杂-双环[3.2.1]辛烷衍生物和它们作为单胺神经递质再摄取抑制剂的用途	神经研究公司
00817436	取代的哌嗪和哌啶钙通道封闭剂	神经医药技术股份有限公司
200480029600	包含贝特的固体剂型	生命周期药物公司
02807733	治疗和预防药物中毒的*N*-乙酰半胱氨酸组合物	生物先进技术药物股份有限公司
200580004863	麻醉用高浓度异丙酚微乳制剂	生物药效率有限公司
03818378	用于 D2 促进素给药的热熔-经皮治疗系统	施瓦茨制药有限公司
200480009224	3,3-二苯丙胺单酯的高纯度碱	施瓦茨制药有限公司
03818439	改良透皮递药系统	施瓦茨制药有限公司
02806913	肽类化合物在制备治疗异常性疼痛或其他不同类慢性痛或幻痛的药物中的新应用	施瓦茨制药有限公司
02801582	用于治疗帕金森氏病的改良经皮治疗系统	施瓦茨制药有限公司、LTS 洛曼医疗系统股份公司
200480027409	氨基取代的乙氨基 β_2-肾上腺素能受体激动剂	施万制药
200480034201	具有 β_2 肾上腺素能受体激动剂和毒蕈碱性受体拮抗剂活性的化合物	施万制药
03817929	结晶 β_2 肾上腺素能受体激动剂	施万制药
200580013391	作为 5-HT_4 受体激动剂的喹啉酮-甲酰胺化合物	施万制药
200480014438	结晶形式的 β_2 肾上腺素能受体激动剂	施万制药
200580005042	硫代酰胺类化合物或其盐、以及包含它们的细胞因子产生抑制剂	石原产业株式会社
200580004523	邻氨基苯甲酰胺类化合物、其制造方法及含有该类化合物的有害生物防除剂	石原产业株式会社
200480021348	口腔溶解薄膜	史密丝克莱恩比彻姆公司
01817819	新化合物	史密丝克莱恩比彻姆公司
03811370	3′-[(2Z)-[1-(3,4-二甲基苯基)-1,5-二氢-3-甲基-5-氧代-4H-吡唑-4-亚基]肼基]-2′-羟基-[1,1′-联苯基]-3-羧酸二-(单乙醇胺)	史密丝克莱恩比彻姆公司
01807686	1,5-二取代-3,4-二氢-1H-嘧啶并[4,5-d]嘧啶二酮化合物和其在治疗 CSBP/P38 激酶介导的疾病中的用途	史密丝克莱恩比彻姆公司
01800001	新药物	史密丝克莱恩比彻姆有限公司
01801078	新型医药	史密丝克莱恩比彻姆有限公司
02811986	N-芳酰基环胺	史密斯克莱·比奇曼公司
200510070299	3,3-二苯基丙胺衍生物	舒沃茨药物股份公司
200580015964	肽化合物用于治疗运动障碍的新用途	舒沃茨药物股份公司
03809506	包括黄原胶的再上皮化药物组合物	司斐股份有限公司
200380109736	稳定甲状腺素运载蛋白和抑制甲状腺素运载蛋白错折叠的组合物和方法	斯克里普斯研究学院
03813849	治疗癌症的化合物及其用途	斯隆-凯特林癌症研究院
200480005846	用于治疗糖尿病性肾病的吡啶基亚磺酰氨基嘧啶	斯皮德尔药品公司
02823157	作为芳香化酶抑制剂的含氨基磺酸酯基的 1,2,4-三唑衍生物	斯特里克斯有限公司
200480013915	17β-羟基类固醇脱氢酶抑制剂	斯特里克斯有限公司
01805870	用于饮食补充或用于制备治疗非胰岛素依赖性糖尿病、高血压和(或)代谢综合征的药物的物质	斯特维亚私人有限公司
200610121515	前列腺素样化合物及其用于治疗外分泌障碍的用途	苏坎波公司
01809339	用于治疗眼压过高和青光眼的组合物	苏坎波公司
98802447	门静脉高血压抑制剂	苏坎波公司
200480024112	作为大麻素受体调制剂的噻唑衍生物	索尔瓦药物有限公司
02826203	可控制结合型雌激素天然混合物的释放的基质-膜衣片剂	索尔瓦药物有限公司
03801566	神经降压素活性的 2,3-二芳基-吡唑烷衍生物	索尔瓦药物有限公司
200480028350	酰胺甲基-取代的 2-(4-磺酰氨基)-3-羟基-3,4-二氢-2H-苯并吡喃-6-基衍生物、其制备方法和中间体和含有该化合物的药物	索尔瓦药物有限公司

（续表）

专利号	发明专利名称	专利权人
200480028529	包含选择性Ⅰ1咪唑啉受体激动剂和血管紧张素Ⅱ受体阻断剂的药物组合物	索尔瓦药物有限公司
200480012636	作为17β-羟甾类脱氢酶抑制剂的噻吩嘧啶酮	索尔瓦药物有限公司
200480024349	作为大麻素受体调节剂的1H-咪唑衍生物	索尔瓦药物有限公司
200580003496	具有CB_1-拮抗活性的1,3,5-三取代的4,5-二氢-1H-吡唑衍生物	索尔瓦药物有限公司
200480033030	用于治疗尤其是在糖尿病患者中的肾的功能障碍、疾病或者病症的药物组合物	索尔瓦药物有限公司
01815087	9-取代的二甲胺四环素化合物	塔夫茨大学信托人、帕拉特克药品公司
200480006024	芳基乙烯基氮杂环烷化合物以及其制备方法和用途	塔加西普特公司
03815964	*N*-芳基二氮杂螺环化合物及其制备方法和制备药物的用途	塔加西普特公司
200610081326	非镇静巴比土酸盐化合物在制备神经保护剂中的用途	塔罗制药工业有限公司
200380104405	巴比土酸衍生物在制备用于治疗运动障碍的药物中的应用	塔罗制药工业有限公司
200480002331	含辅酶Q10的组合物	太阳化学株式会社
02828166	含杂环取代苯基的磺酰胺广谱HIV蛋白酶抑制剂	泰博特克药品有限公司
02809741	广谱2-氨基-苯并𫫇唑磺酰胺HIV蛋白酶抑制剂	泰博特克药品有限公司
200380108611	作为抗感染化合物的取代的吲哚吡啶𫫇	泰博特克药品有限公司
200480004316	抑制HIV复制的嘧啶和三嗪	泰博特克药品有限公司
02811480	广谱2-(取代的-氨基)-苯并𫫇唑磺酰胺HIV蛋白酶抑制剂	泰博特克药品有限公司
00814784	激素组合物	泰拉梅斯实验室
200480018500	治疗炎症、糖尿病以及相关疾病的化合物	特拉科斯公司
03826470	用作类固醇硫酸酯酶抑制剂的氨基磺酸苯并噻吩酯衍生物	特拉梅克斯实验室
02823600	共轭的精神抑制药及其用途	特拉维夫大学拉莫特有限公司、巴尔-伊兰大学
03805204	抑制配体与高级糖化终产物受体相互作用的单和双环吡咯衍生物	特兰斯泰克制药公司
03821403	用于治疗血栓形成的硼酸多价金属盐	特里根有限公司
01816210	晶体和纯莫达非尼及其制备方法	特瓦制药工业有限公司
200480017555	抑制猪流感(SIV)和可传播的肠胃炎冠状病毒(TGEV)的含有来自酿酒酵母IS2的可溶性葡聚糖	天然F&P公司
03812075	抗炎剂、变应性疾病预防剂或改善剂及功能性食品	天野酶株式会社、 株式会社横滨国际生物化学研究所
200480010911	包含亚烷基二氧苯衍生物的口服组合物	田边三菱制药株式会社
200480028031	酰胺型甲酰胺衍生物	田边三菱制药株式会社
02808370	高传导率钙-活化K通道开启剂	田边三菱制药株式会社
01814556	抗肿瘤作用增效剂	田边三菱制药株式会社
00818977	用于神经系统疾病的治疗和(或)预防药物	田边三菱制药株式会社
200580010398	四氢喹啉衍生物及其制备方法	田边三菱制药株式会社
03808229	包含喜树碱衍生物的液体制剂以及冻干该制剂制得的药物组合物	田边三菱制药株式会社
02814530	抑制钠/钙交换系统的药剂	田边三菱制药株式会社
200480004946	泰妥拉唑的对映体及其在治疗中的应用	田边三菱制药株式会社
02807185	多晶型的N-(2,3-二甲基-5,6,7,8-四氢呋喃并[2,3-b]喹啉-4-基)-2-(2-氧代吡咯烷-1-基)乙酰胺	田边三菱制药株式会社
03819545	*N*-桥连选择性雄激素受体调节剂及其使用方法	田纳西大学研究基金会
200580038889	具有改善生物利用度的口服制剂	同和药品(株)
00813304	瑞替加滨在治疗神经源性痛中的应用	瓦林特医药北美公司
200380109189	异吲哚啉衍生物	丸石制药株式会社
200480018789	治疗缺血相关疾病的化合物	万能药制药公司
200480013778	2-氨基喹啉衍生物	万有制药株式会社
200580005412	磺酰胺衍生物	万有制药株式会社
200610095672	新型的苯并咪唑衍生物	万有制药株式会社
200410083535	新的螺环化合物	万有制药株式会社
02828625	抗肿瘤吲哚并吡咯并咔唑衍生物和其它抗肿瘤药物联合用药	万有制药株式会社
03823339	*N*-取代的-2-氧代二氢吡啶衍生物	万有制药株式会社
200480021118	吲哚并吡咯并咔唑衍生物及抗肿瘤药	万有制药株式会社

（续表）

专利号	发明专利名称	专利权人
200480009620	2-亚丙基-19-去甲维生素D化合物	威斯康星校友研究基金会
03811968	碳2位修饰的19-去甲-维生素D类似物在制备诱导新骨生成药物中的应用	威斯康星校友研究基金会
200480026832	包含2-亚烷基-19-去甲-维生素D衍生物与雌激素激动剂/拮抗剂的组合的药物组合物和方法	威斯康星州男校友研究基金会
02808591	化合物在制备抗病毒剂中的用途	维奥恩药品公司、耶鲁大学
200480016003	用于肺吸入的包含阿扑吗啡的药物组合物	维克特拉有限公司
01822415	治疗与新血管生成相关疾病的组合物及方法	维克沃姆有限公司
200580006933	含有苄脒衍生物的组合物及苄脒衍生物的稳定化方法	卫材R&;D管理有限公司
01815880	呫嗪酮和三嗪酮化合物及其作为药物制剂的用途	卫材R&D管理有限公司
200610151528	新的稠合咪唑衍生物	卫材R&D管理有限公司
02820931	嘧啶化合物以及含有该化合物的药物组合物	卫材R&D管理有限公司
200480036184	4-(3-氯-4-(环丙基氨基羰基)氨基苯氧基)-7-甲氧基-6-喹啉羧酰胺的甲磺酸盐的结晶(C)及其制备方法	卫材R&D管理有限公司
02808498	羧酸衍生物及其盐	卫材R&D管理有限公司
03805508	脱氮嘌呤及其用途	卫材R&D管理株式会社
200480033660	苯丙氨酸衍生物的固体分散体或固体分散体医药制剂	味之素株式会社
01821218	含有那格列奈的亲水性药物制剂	味之素株式会社
200480013827	打鼾或睡眠时呼吸障碍的预防、治疗剂	味之素株式会社
99810287	半胱氨酸衍生物	味之素株式会社
03811269	对α2δ-蛋白质具有亲和性的氨基酸	沃纳-兰伯特公司
200310114126	酪氨酸激酶的不可逆抑制剂	沃尼尔·朗伯公司
200580004627	雄激素受体调节剂	沃尼尔·朗伯有限责任公司
200510104021	白细胞介素-1β转化酶抑制剂	沃泰克斯药物股份有限公司
98813233	作为天冬氨酰蛋白酶抑制剂前药的磺胺衍生物	沃泰克斯药物股份有限公司
02805766	ERK2的杂环抑制剂及其应用	沃泰克斯药物股份有限公司
00810439	天冬氨酰蛋白酶抑制剂	沃泰克斯药物股份有限公司
03818793	天冬氨酸特异性半胱氨酸蛋白酶抑制剂及其用途	沃泰克斯药物股份有限公司
03818888	制备作为蛋白激酶抑制剂的取代的嘧啶和嘧啶衍生物的方法	沃泰克斯药物股份有限公司
200380109129	可用作蛋白激酶抑制剂的三唑并哒嗪	沃泰克斯药物股份有限公司
200410083178	用于雌二醇与另一种类固醇物质共同给药的透皮释药基质	沃特森药物公司
02820486	含大量酸不稳定药物的颗粒	武田药品工业株式会社
01807644	制备胺衍生物的方法	武田药品工业株式会社
200510064072	咪唑衍生物、其制备方法及其用途	武田药品工业株式会社
200580013073	苯并咪唑衍生物及其作为AⅡ受体拮抗剂的用途	武田药品工业株式会社
200510131011	晶体的制备方法	武田药品工业株式会社
02807553	作为抗癌剂的细胞周期蛋白依赖性激酶抑制剂	西克拉塞尔有限公司
02818729	作为抗增殖化合物的*N*-(4-(4-甲基噻唑-5-基)嘧啶-2-基)-N-苯胺	西克拉塞尔有限公司
200380104016	作为化妆品和药物活性化合物的邻氨基苯甲酰胺及其衍生物	西姆莱斯有限责任两合公司
200580001563	选择性激酶抑制剂	西托匹亚研究有限公司
03811735	蛋白激酶抑制剂	西托匹亚有限公司
02812067	用作半胱天冬酶激活剂和细胞凋亡诱导剂的取代的4H-色烯和类似物及其应用	西托维亚公司
200480034445	组合物与方法	希尔氏宠物营养品公司
200480023251	用于治疗犬骨关节炎的ω-3脂肪酸	希尔氏宠物营养品公司
03802295	苯基(烷基)羧酸衍生物和二酸苯基烷基杂环衍生物及其用作具有血清葡萄糖和(或)血清脂降低活性的药物的应用	希格马托制药工业公司
03802289	用于治疗对PPARα活化有反应的疾病的α-苯硫基羧酸和α-苯氧基-羧酸的衍生物	希格马托制药工业公司
200480020758	氟考布他汀及其衍生物	希格马托制药工业公司
02814337	用作5-HT6和(或)5-HT75-羟色胺受体的配体的5-卤代-色胺衍生物	希格马托制药工业公司
01804094	具有抗血管生成活性且没有抗凝作用的部分脱硫酸化糖胺聚糖的衍生物	希格马托制药工业公司
200610005781	用于治疗对PPAR-γ受体的活化有响应的病变的组合物	希格马托制药工业公司

（续表）

专利号	发明专利名称	专利权人
200480019789	带有保护基的7-聚氨基烷基(氧)亚氨基甲基喜树碱	希格马托制药工业公司、研究和治疗肿瘤国家研究所
03814467	咪唑并[1,2-a]吡嗪-8-基胺,其制备方法及使用方法	细胞基因组公司
03810282	NK_1 拮抗剂	先灵公司
03814717	用作组胺 H_3 拮抗剂的吲哚衍生物	先灵公司
200410085848	用作 CCR5 拮抗剂的哌嗪衍生物	先灵公司
200410032204	粉末附聚物的制备方法	先灵公司
200480036793	丙型肝炎病毒 NS3/NS4A 丝氨酸蛋白酶的抑制剂	先灵公司
200480037562	药物组合物	先灵公司
02807208	过氧化物酶体增殖物激活受体(PPAR)活化剂和甾醇吸收抑制剂的组合药以及对于血管适应症的治疗	先灵公司
02822380	NK_1 拮抗剂	先灵公司
02807654	用於治疗爱滋病之 CCR5 拮抗剂	先灵公司
03813779	用作组胺 H_3 拮抗剂的(1-4-哌啶基)苯并咪唑衍生物	先灵公司
03825047	用作细胞周期蛋白依赖性激酶抑制剂的新颖咪唑并吡啶	先灵公司
02804102	取代的氮杂环丁烷酮化合物在制备治疗谷甾醇血症的药物中的应用	先灵公司
200480010753	2-炔基-及2-链烯基-吡唑并-[4,3-e]-1,2,4-三唑并[1,5-c]-嘧啶腺苷 A_{2a}受体拮抗剂	先灵公司
03822011	作为细胞周期蛋白依赖性激酶抑制剂的吡唑并吡啶	先灵公司
02821069	用于治疗肥胖的 MCH 拮抗剂	先灵公司
01821133	作为降血胆甾醇剂的糖取代的2-氮杂环丁烷酮	先灵公司
03804720	用作抗肿瘤剂的法呢基蛋白质转移酶抑制剂	先灵公司、法马科皮亚公司
00819154	硝基化的和亚硝基化的环加氧酶-2 抑制剂、组合物及其用途	硝化医药股份有限公司
03809191	二酮肼衍生物化合物以及含有该化合物作为有效成分的药物	小野药品工业株式会社
02827984	噻二唑啉衍生物	协和发酵工业株式会社、富士胶片株式会社
200480013807	Hsp90 家族蛋白质阻断剂	协和发酵麒麟株式会社
02150532	含有 L-谷氨酰胺和薁磺酸钠的速崩片剂或口腔内崩解片剂及其制造方法	协和发酵麒麟株式会社、寿制药株式会社
00805549	氨基磺酸酯衍生物用于治疗冲动控制障碍的用途	辛辛那提大学
200380104335	苯并吡喃酮化合物,其组合物,以及治疗或预防癌症的方法	信号药品公司
02813110	带有五元环基团的环状二胺化合物	兴和株式会社
02812818	非对称环二胺化合物	兴和株式会社
200580029861	肾小球病治疗剂	兴和株式会社
200580005356	高脂血症治疗药剂	兴和株式会社、日产化学工业株式会社
03820711	新型季铵化合物	旭化成制药株式会社
200610111432	抗炎症化合物	学校法人日本大学
02815944	吡咯烷噁二唑及噻二唑衍生物	雪兰诺实验室有限公司
03811560	用作前列腺素受体调节剂的噻唑烷甲酰胺衍生物	雪兰诺实验室有限公司
02827914	脂质体输送以维生素 E 为基础的化合物	研究发展基金会
01806940	具有血小板生成素受体激动作用的化合物	盐野义制药株式会社
200580020598	磺酰胺化合物	盐野义制药株式会社
01822847	对2型大麻素受体具有结合活性的吡啶酮衍生物	盐野义制药株式会社
200580009234	三萜衍生物的晶体	盐野义制药株式会社
200480032235	不愉快味道改善了的包覆制剂的制造方法	盐野义制药株式会社
200580005415	氧头孢烯晶体	盐野义制药株式会社
200580004908	唑尼沙胺在制备用于治疗或预防阻塞性睡眠呼吸暂停的药物中的应用	扬·赫德纳、卢德格尔·格罗特、卡伊·斯滕洛夫
02105358	2-丙基戊酰胺和2-丙基戊烯酰胺衍生物及作抗惊厥药用	耶路撒冷希伯来大学伊森姆研究发展公司
01817134	用于治疗疼痛的丙戊酸衍生物	耶路撒冷希伯来大学伊森姆研究发展公司
03812198	苯基-噻吩型维生素 D 受体调节剂	伊莱利利公司
02811510	用作抗肿瘤剂的苯甲酰基磺酰胺类化合物和磺酰基苄脒类化合物	伊莱利利公司
01821752	兴奋性氨基酸受体拮抗剂	伊莱利利公司
01818996	内酰胺化合物	伊莱利利公司
200580010142	激酶抑制剂	伊莱利利公司

（续表）

专利号	发明专利名称	专利权人
02824278	可吸收性聚合物组合物、植入剂和制备植入剂的方法	伊尼恩有限公司
200580022774	具有抗炎活性的α-氨基酸衍生物	意大利法尔马科有限公司
200580003821	N-脱乙酰基硫代秋水仙碱、它们的用途和含有它们的药物制剂	因德纳有限公司
200480017771	血管保护剂的组合以及含有它们的制剂	因德纳有限公司
03810529	用于治疗男性和女性性无能的制剂	因德纳有限公司
200480009111	从阿魏(FERULA)属植物中制备 ferutinine 的方法	因德纳有限公司
01814331	两性霉素 B 结构化乳剂	印度血清及疫苗有限公司
200380109416	用于肠胃外给药的异环磷酰胺组合物及其制备方法	印度血清及疫苗有限公司
200510116821	预防病毒性和衣原体起源的性传播疾病的个人卫生剂	印发米得股份公司
01816667	抑制血小板聚集的组合物和方法	印斯拜尔药品股份有限公司、北卡罗来纳州大学
02821325	取代的茚并[1,2-c]异喹啉衍生物及其使用方法	英诺特克药品公司
200580012782	胶囊皮膜用组合物、胶囊皮膜及使用其的胶囊剂	涌永制药株式会社
200380104864	2氧代-VORUSCHARIN 及其衍生物	优尼拜尔斯金股份有限公司
200480037536	具有抗迁移活性的糖基化类固醇衍生物	优尼拜尔斯金股份有限公司、布鲁塞尔私立大学
03810281	雄激素药物组合物及其制药用途	优尼麦德药物股份有限公司、法杏药厂国际
200380103155	用于治疗慢性淋巴细胞白血病的氮芥类似物和甲磺酸依马替尼的组合	犹太总医院、劳伦斯·卡尔·帕纳西、拉克尔·希尔维阿·阿洛奇
03822760	吡唑化合物	宇部兴产株式会社
03815485	芳基羰基哌嗪和杂芳基羰基哌嗪及其治疗良性和恶性肿瘤疾病的用途	赞塔里斯有限公司
02824148	作为G-蛋白偶联受体(GPCR)的配体的四氢咔唑衍生物	赞塔里斯有限公司
200480021867	哒嗪衍生物及其作为治疗剂的用途	泽农医药公司
200610101863	无菌医药组合物	曾尼卡有限公司
200610101862	无菌医药组合物	曾尼卡有限公司
02815920	抑制 HIV 的嘧啶衍生物	詹森药业有限公司
02815776	2,4,5-三取代噻唑衍生物和它们的抗炎活性	詹森药业有限公司
03824090	选择性结合整联蛋白的哌啶化合物	詹森药业有限公司
200380107008	取代的1-哌啶-3-基-4-哌啶-4-基-哌嗪衍生物及其作为神经激肽拮抗剂的用途	詹森药业有限公司
02815799	2-氨基-4,5-三取代噻唑基衍生物	詹森药业有限公司
200480023709	三环δ阿片样物质调节剂	詹森药业有限公司
200510113576	供治疗胃底松弛作用损伤的化合物	詹森药业有限公司
02821900	用作糖原合酶激酶3β抑制剂(GSK3 抑制剂)的杂芳胺化合物	詹森药业有限公司
03805884	作为组蛋白脱乙酰酶的新颖抑制剂的羰基氨基衍生物	詹森药业有限公司
03805675	组织蛋白去乙酰酶抑制剂	詹森药业有限公司
200480036261	作为载脂蛋白 B 抑制剂的 N-芳基哌啶取代的联苯基甲酰胺	詹森药业有限公司
03819462	稠合杂环异噁唑啉衍生物和它们作为抗抑郁剂的用途	詹森药业有限公司
200480037451	作为抗增殖药剂的吡啶并嘧啶和嘧啶并嘧啶衍生物	詹森药业有限公司
200480020418	作为糖原合酶激酶3抑制剂的三唑并嘧啶衍生物	詹森药业有限公司
02811701	新的取代四环咪唑衍生物,其制备方法,包含它们的药物组合物及它们作为药物的用途	詹森药业有限公司
03819276	制备4-[[4-[[4-(2-氰基乙烯基)-2,6-二甲基苯基]氨基]-2-嘧啶基]氨基]苄腈的方法	詹森药业有限公司
200480027840	抑制 HIV 复制的嘌呤衍生物	詹森药业有限公司
200480017134	作为5HT4-拮抗剂的4-(氨甲基)-哌啶苯甲酰胺	詹森药业有限公司
200380107052	哌嗪基和二氮杂环庚基苯甲酰胺和硫代苯甲酰胺	詹森药业有限公司
200580013074	用6-溴-4-(3-氯苯基)-2-甲氧基喹啉进行的非对映选择性合成方法	詹森药业有限公司
200480023117	取代的螺苯并氮杂草	詹森药业有限公司
200510116358	用作平滑肌细胞增殖抑制剂的(咪唑-5-基)甲基-2-喹啉酮衍生物	詹森药业有限公司
03807385	用于增强认知保养的抑制素产品	詹森药业有限公司
200480025331	单独包含去纤苷酸或与其它抗肿瘤剂联合的抗肿瘤制剂	真蒂奥姆有限公司
03810754	作为 MEK 抑制剂的 N3 烷基化苯并咪唑衍生物	阵列生物制药公司
200510098771	新的含磷前药	症变治疗公司

（续表）

专利号	发明专利名称	专利权人
02829960	预防和治疗微生物介导的上皮紊乱的物质和方法	芝加哥大学
02822567	回折模拟物及其相关的方法	中外药品株式会社
02803537	用作代谢调节剂的丙二酰基辅酶A脱羧酶抑制剂	中外制药株式会社
200480004095	抗病毒药	中外制药株式会社
01811125	维生素D衍生物	中外制药株式会社
200480013746	盂德拉明类抗癌药	钟鸿基、陈志英
01809347	含有作为活性成分的辅酶Q的皮肤组合物	钟渊化学工业株式会社
200480033657	促进胶原合成的组合物和包含它的皮肤外用制剂组合物	株式会社LG生活健康
200820131269	放射线敏化剂的输液给药系统	株式会社宝丽制药
200820131268	注射和(或)输液用放射线敏化剂封入体	株式会社宝丽制药
03809413	含双果糖酐的组合物及其用途	株式会社芳柯、日本甜菜制糖株式会社
200480025586	粉末状组合物和含有该组合物的皮肤外用剂	株式会社高丝、日本精化株式会社
200480008626	类脂化合物调节剂及其用途	株式会社林原生物化学研究所
200480026176	能掩盖苦味的粒状凝胶饮料	株式会社龙角散
200580003659	糖尿病黄斑症的预防或治疗剂	株式会社三和化学研究所
200480011465	两亲嵌段共聚物以及包含它的用于给药的聚合组合物	株式会社三养社
200380101209	包含乙哌立松、托哌酮或其盐的透皮制剂	株式会社太平洋
03808298	胺化合物及其用途	株式会社吴羽
200480017715	降低血糖的组合物	株式会社贤德B&T
03813557	神经变性疾病治疗药	株式会社医药分子设计研究所
03813313	NF-κB活化抑制剂	株式会社医药分子设计研究所
03813312	癌症治疗药	株式会社医药分子设计研究所
200480026154	稳定性优异的还原型辅酶Q10结晶及含有还原型辅酶Q10结晶的组合物	株式会社钟化
02803930	化妆品	株式会社资生堂
200510008504	具有促进脂质分解效果的皮肤外用剂以及纤维	株式会社资生堂
200480035125	2-酰基噻吩化合物的制备方法	住友精化株式会社
01811886	白三烯阻滞剂在制备药物中的应用	综合医院有限公司
二、含无机成分的药品发明专利		
1　专利权人为国内企业		
200610113895	一种活性炭口服混悬液、制备方法及其应用	北京宝泰宁堂生物技术有限公司
200510019481	一种岩盐死海漂浮溶液的制备方法	成都死海盐疗健康馆服务有限公司
200510019484	一种湖盐保健漂浮溶液的制备方法	成都死海盐疗健康馆服务有限公司
200820177755	可在大肠定位释放的炭球	光晟生物科技股份有限公司
200710026272	一种用于减肥和降血脂的海洋功能食品	广州蓝钥匙海洋生物工程有限公司
200310120821	胶体果胶铋分散片	湖南华纳大药厂有限公司
200410060949	含铁锌钙多种维生素的泡腾片及其环形制剂与制备方法	江西本草天工科技有限责任公司
200610023698	一种高乳钙颗粒冲剂	上海法太实业有限公司
200410048285	过氧化银的新用途	深圳市源兴生物医药科技有限公司
200710019570	护创液及其制备方法	苏州汇涵医用科技发展有限公司
200310112999	一种促进手术后肠蠕动和排尿的膏贴	无锡瑞宁科技有限公司
200610019909	纳米银妇女外用抗菌凝胶的制备方法	武汉正午阳光医药生物科技有限公司
200680028247	改性蒙脱石及其制备方法和其应用	浙江海力生制药有限公司
200410092028	接枝纳米炭混悬液及其制备方法	重庆莱美药业股份有限公司
2　专利权人为国内大学		
200710027721	钨酸锂在制药中的应用	暨南大学
200510036553	抗感染纳米蒙脱石及其制备方法	南方医科大学
200610067266	一种沸石型快速止血剂的制备工艺	青岛科技大学
200610053166	一种活性单质硒及制备方法	浙江大学
200610053174	以阴离子交换树脂为载体的补钒剂及制备方法和用途	浙江大学
200810120379	外用花蕊石复合物紧急救生止血剂的制备方法	浙江大学

（续表）

专利号	发明专利名称	专利权人
200710023256	硒代硫酸钠在制备临床补硒和治疗癌症药物中的应用及快速制备方法	中国科学技术大学
3 专利权人为国内研究所		
03131497	纳米级活性炭,其制备及其用途	中国人民解放军军事医学科学院毒物药物研究所
4 专利权人为国内医院		
200820056504	腹部皮硝外敷袋	复旦大学附属华东医院
5 专利权人为国内其他(略)		
6 专利权人为国内共有(略)		
7 专利权人为国内个人(略)		
8 专利权人为国外		
02807988	软垂疣的缓解	M·米勒
200480008061	表面改性二氧化钛微粒和其分散液及其制备方法	TOTO 株式会社
200480008704	次氯酸钙混合物片	阿奇化工公司
00811724	局部抗微生物组合物	宝洁公司、阿尔什化学公司
02816344	一氧化碳改善组织和器官移植结局并抑制细胞凋亡	贝思·伊斯雷尔·迪科尼斯医药中心、耶鲁大学、珍妮·戈斯
200480028609	碳酸钙颗粒	德拉沃有限责任公司
200380110541	抗冠状病毒剂	东亚合成株式会社
01143405	纳米银妇用抗菌膜及其制备方法和应用	骏安科技投资有限公司
03812662	一氧化碳产品及其对于肠梗阻的用途	联邦高等教育系统匹兹堡大学、耶鲁大学
00805223	微溶性 IIA 族络合物的酸性溶液	米奥尼克斯公司
99811733	预防或治疗癌症的方法和组合物	密执安州立大学董事会
200480023347	二氧化碳外用凝胶调制用组合物和二氧化碳外用凝胶	日商·新化学人股份有限公司
200480003125	预防性治疗单纯性疱疹的组合物	实验室 PM 股份有限公司
03815955	二氧化碳外用剂及二氧化碳外用剂调制用材料	新化学人股份有限公司
200380100439	口服用吸附剂	株式会社吴羽
三、含天然药物发明专利		
1 专利权人为国内企业		
200410013875	一种治疗慢性盆腔炎的中药及其制备工艺	安徽科创中药天然药物研究所有限责任公司
200610038155	蚕蛾公补胶囊及其制备方法、质量控制方法	安徽科创中药天然药物研究所有限责任公司
200510039052	一种复方石韦颗粒的质量检测方法	安徽科创中药天然药物研究所有限责任公司
200510038858	一种治疗眩晕症的中药的质量控制方法	安徽科创中药天然药物研究所有限责任公司
200610040403	复方金蒲胶囊及其制备方法、质量控制方法	安徽科创中药天然药物研究所有限责任公司
200610040407	仙蟾胶囊及其制备方法、质量控制方法	安徽科创中药天然药物研究所有限责任公司
200510039054	乳块消咀嚼片的有效成分测定方法	安徽科创中药天然药物研究所有限责任公司
200610038154	前列安通胶囊的检测方法	安徽科创中药天然药物研究所有限责任公司
200510037812	中药断血流总皂苷的提取方法	安徽科创中药天然药物研究所有限责任公司
200610038157	小儿鼻炎颗粒的检测方法	安徽科创中药天然药物研究所有限责任公司
200510097337	祛风止痛片的制剂药物及其制备方法、质量控制方法	安徽省雪枫制药厂
200820049285	透明薄膜包衣的中药片剂	安阳路德药业有限责任公司
200610104761	用于眼科保健、缓解视疲劳的中药制剂	宝鸡市瑞海药业有限责任公司
200410005571	一种从灵芝中制备灵芝三萜酸和灵芝多糖的方法	北京宝泰宁堂生物技术有限公司
200510123460	一种用红曲制成的滴丸及其制备方法	北京北大维信生物科技有限公司
200610065714	一种药物组合物及其制备方法和制药用途	北京采瑞医药科技有限公司
02159093	一种治疗和预防鼻窦炎的药物组合物及制备方法	北京东方绿原科技发展有限公司
200710099425	一种含有益生菌的营养蛋白粉	北京东方兴企食品工业技术有限公司
200610057186	一种参灵扶正中药制剂	北京国丹药物技术开发有限公司
200510083950	一种药物组合物及其制剂的制备方法、鉴别和(或)含量测定方法	北京汉方金典医药科技有限公司
200410155156	一种治疗急性缺血性中风的药物组合物及该组合物的制备方法	北京华夏医胜创新科技有限责任公司
200510115662	一种用于肝纤维化及门脉高压症的中药组合物及制备方法	北京华信万邦医药技术有限公司

（续表）

专利号	发明专利名称	专利权人
200410070103	一种治疗心血管疾病的药物的制备方法及其质量控制方法	北京华医神农医药科技有限公司
200610000500	一种治疗肝纤维化的药物及其制备方法	北京华医神农医药科技有限公司
200410070634	西洋参口腔崩解片及其制备工艺	北京科信必成医药科技发展有限公司
200610065050	一种药物颗粒剂及其制备方法	北京科信必成医药科技发展有限公司
200510072048	一种灯盏细辛滴丸及其制备方法	北京科信必成医药科技发展有限公司
200610162165	黄荆油滴丸及其制备方法	北京科信必成医药科技发展有限公司
200610103687	一种用作妇科止血药的分散片及其制备方法	北京科信必成医药科技发展有限公司
200610114632	用于治疗癣症及其并发症的药物组合物	北京利千秋科技发展有限公司
200510112608	一种灯盏细辛注射制剂的制备方法及其应用	北京联合伟华药业有限公司
200710122746	红豆越橘提取物及其制备方法和应用	北京绿色金可生物技术股份有限公司
03137470	一种具有提高智力、改善脑能量代谢、促进脑发育和增强多巴胺能神经功能作用的组合物及其制备工艺和用途	北京脑康生物科技有限责任公司
200510058987	治疗抑郁症的药物组合物及其制法	北京欧纳尔生物工程技术有限公司
200510085442	人参北芪分散片制剂及其制备工艺	北京普瑞博思投资有限公司
200510082788	人参北芪胶囊制剂及其制备工艺	北京普瑞博思投资有限公司
200710086633	用汽爆法从罗布麻中提取黄酮类化合物的方法	北京赛特瑞科技发展有限公司
200410000768	一种双歧杆菌及其应用	北京三元食品股份有限公司
200410000767	一种嗜酸乳杆菌及其应用	北京三元食品股份有限公司
200610081593	用于提高人体免疫力及抗疲劳的抵抗力胶囊及其制备方法	北京身心康生物科技有限公司
200710063850	斑蝥酸钠的制备工艺	北京世纪博康医药科技有限公司
200310115333	一种具有治疗骨性关节炎作用的药物组合物及其制备方法	北京双鹤药业股份有限公司
200310110019	治疗慢性肾功能不全病的药物的制备方法	北京四环科宝制药有限公司
200510098726	一种双黄连泡腾片	北京同仁堂健康药业股份有限公司
200610140569	一种治疗银屑病的中药制剂	北京万寿通医药科技有限公司
200610114543	一种治疗前列腺增生的中药制剂	北京万寿通医药科技有限公司
200610114551	一种治疗中风后遗症的中药制剂	北京万寿通医药科技有限公司
200610114545	一种治疗小儿多动症的中药制剂	北京万寿通医药科技有限公司
200610114544	一种治疗小儿遗尿的中药制剂	北京万寿通医药科技有限公司
200610114547	一种治疗中风后遗症的中药制剂	北京万寿通医药科技有限公司
200610114540	一种健胸丰乳的中药制剂	北京万寿通医药科技有限公司
200610114550	一种治疗中风后遗症的中药制剂	北京万寿通医药科技有限公司
200610140568	一种治疗白癜风的中药制剂	北京万寿通医药科技有限公司
200610150563	一种治疗白癜风的中药制剂	北京万寿通医药科技有限公司
200610150558	一种治疗银屑病的中药制剂	北京万寿通医药科技有限公司
200610011486	一种预防和治疗脑血栓及后遗症的中药制剂	北京万寿通医药科技有限公司
200610150556	一种治疗输卵管阻塞性不孕症的中药制剂	北京万寿通医药科技有限公司
200610150561	一种治疗银屑病的中药制剂	北京万寿通医药科技有限公司
200610011484	一种治疗老年期痴呆的中药制剂	北京万寿通医药科技有限公司
200610145837	一种红曲药材的质量检测方法	北京维信学知科技发展有限公司
200610169529	一种治疗癌症的中药肠溶胶囊剂的用途	北京亚东生物制药有限公司
200710063452	一种治疗感冒的中药组合物及其制备方法和检测方法	北京亚东生物制药有限公司
200610114397	治疗乳腺疾病的中药组合物及其制备方法	北京亚东生物制药有限公司
200510000429	治疗乳腺增生性疾病的药物组合物及其制备方法	北京亚东生物制药有限公司
200610113764	治疗心脑血管疾病的中药颗粒剂的制备方法及其产品	北京亚东生物制药有限公司
200510125635	一种治疗颈、腰椎病中药的微丸制剂及制备方法	北京雨林医药研究有限公司
200510002883	板蓝根滴丸及其制备方法	北京正大绿洲医药科技有限公司
200510008624	复方半边莲滴丸及其制备方法	北京正大绿洲医药科技有限公司
200710079598	龙血竭滴丸及其制备方法	北京正大绿洲医药科技有限公司
200510051495	一种治疗神经衰弱的安神宁滴丸及其制备方法	北京正大绿洲医药科技有限公司
200510002889	一种治疗癌症的艾迪滴丸及其制备方法	北京正大绿洲医药科技有限公司
200510051492	黄芪滴丸及其制备方法	北京正大绿洲医药科技有限公司
200510085274	复方草豆蔻滴丸及其制备方法	北京正大绿洲医药科技有限公司

（续表）

专利号	发明专利名称	专利权人
200510085277	以啤酒花浸膏为原料的肺毒清滴丸及其制备方法	北京正大绿洲医药科技有限公司
200510082760	山绿茶滴丸及其制备方法	北京正大绿洲医药科技有限公司
200510002878	远志滴丸及其制备方法	北京正大绿洲医药科技有限公司
200510008625	柴辛滴丸及其制备方法	北京正大绿洲医药科技有限公司
200610001690	一种治疗尖锐湿疣的中药制剂	北京中科派特生物技术有限公司
200710176897	一种治疗胃痛的药物组合物及其制备方法	北京中科雍和医药技术有限公司
200710177061	一种治疗气虚型便秘的中药制剂及其制备方法	北京中科雍和医药技术有限公司
200510069488	一种治疗慢性肾功能不全的药物及其制备方法	北京中医药大学药厂
200610032050	玉米叶提取物用于抗抑郁及改善性功能的应用	长沙世唯科技有限公司
200720092726	穴位贴	常州巴斯特医药科技研究中心有限公司
200610020610	一种三金滴丸的制备方法	成都拜特尔药业有限公司
200610020609	金刚藤滴丸及其制备方法	成都拜特尔药业有限公司
03117528	一种中药复方药物组合物及其制备方法和用途	成都地奥九泓制药厂
200510080853	一种治疗贫血的药物组合物及用途	成都地奥九泓制药厂
200510021520	一种红曲微丸及其制备方法	成都地奥九泓制药厂
200510022143	一种红曲制剂及其制备方法	成都地奥九泓制药厂
200610022544	治疗头痛症的鼻用液体药物及其制备方法	成都厚发科技开发有限公司
200510020691	一种用于降血糖的药物组合物及其制备方法和用途	成都华高药业有限公司
200610076054	一种治疗感冒后顽固性咳嗽的药物组合物及其制备方法	成都华森药物高新技术有限公司
200510108013	一种治疗子宫内膜异位的中药组合物及其制备方法	成都华神集团股份有限公司
200510073401	一种治疗过敏性鼻炎的中药组合物及其制备方法	成都华神集团股份有限公司制药厂
200510073190	一种中药洗液及其制备方法	成都华神集团股份有限公司制药厂
200410081341	一种治疗痛风的药物	成都华西天然药物有限公司
200410070710	藏药独一味注射制剂及其制备方法	成都优他制药有限责任公司
200610020479	一种活力源口服固体制剂及其制备方法	成都中汇制药有限公司
200410040865	一种治疗虚证的药物及其检测方法和用途	成都中汇制药有限公司
200510022231	一种制备泻肝安神口服制剂的方法及制成的制剂	成都中汇制药有限公司
200610020480	活力源制剂的检测方法	成都中汇制药有限公司
200610065498	治疗阳痿药物及其制备方法	承德颈复康药业集团有限公司
200610102013	一种治疗乳腺增生药物及其制备方法	承德颈复康药业集团有限公司
200610010950	复明合剂制备方法及其检验方法	大理白族自治州中药制药有限责任公司
200610010951	紫珠提取物的制备方法及其检验方法	大理白族自治州中药制药有限责任公司
200610047698	蓝莓醋酸发酵饮料的酿造方法	丹东科健食品有限公司
200610047697	树莓醋酸发酵饮料及其酿造方法	丹东田源食品有限公司
200610131968	一种具免疫调节功能的多菌组合物及其制备方法与用途	德阳创新生物工程有限公司
200610032836	补脾益肾制剂及其制备方法与检验方法	东莞广发制药有限公司
200610066023	丁香挥发油及其药物组合物生产方法	福州屏山制药有限公司
200510136795	鹿心粉胶囊及其制备方法	抚顺市九九鹿业有限责任公司
200510136796	鹿皮粉胶囊及其制备方法	抚顺市九九鹿业有限责任公司
200510136797	鹿血粉胶囊及其制备方法	抚顺市九九鹿业有限责任公司
02149743	预防和辅助治疗癌症的药物及其制备方法	广东东方神草药业有限公司
200610034862	一种治疗偏头痛的中药	广东宏远集团药业有限公司
200510032791	治疗口腔溃疡及牙周肿痛的药物及其制备方法	广东众生药业股份有限公司
200610079767	一种用于治疗失眠的药剂及其制备方法	广西北生药业股份有限公司
200610077587	一种用于治疗紧张性头痛的药剂及其制备方法	广西北生药业股份有限公司
200410098226	用于防治咽喉口腔疾病的组合物、其制剂及它们的制备方法	广西金嗓子有限责任公司
200610011291	一种养颜健身的胶冻及其制备方法	广西梧州制药（集团）股份有限公司
200710202089	金松止痒洗液	广西仙草堂制药有限责任公司
200610018777	三参芪药物及其制备方法	广西玉林方特药业有限责任公司
200610018776	芪血通络药物及其制备方法	广西玉林方特药业有限责任公司
200410039391	一种治疗尿路结石病的中药及其制备方法	广西玉林制药有限责任公司
200510130730	一种鉴别卷柏属植物及其制剂的方法	广州白云山制药股份有限公司

（续表）

专利号	发明专利名称	专利权人
200310100258	蜂蜡素毫微球的制备及在医学中的应用	广州白云山制药股份有限公司
200310100257	江南卷柏醇提干粉及其制备方法	广州白云山制药股份有限公司
200410051660	独一味的活性提取物和它的制备方法及用途	广州陈李济药厂
200510035064	一种植物提取物和它的制备方法及用途	广州陈李济药厂
200710028079	检测补脾益肠丸中芍药苷、补骨脂素和异补骨脂素含量的方法	广州陈李济药厂
200510033265	一种治疗偏头痛的中药片剂及其制备方法	广州固志医药科技开发有限公司
200610037498	一种治疗痛风的中药组合物及其制备方法	广州固志医药科技有限公司
200510034825	一种灵芝孢子油、灵芝孢子粉及其制剂的质量控制方法	广州汉方现代中药研究开发有限公司
200610033699	控制灵芝孢子、灵芝孢子油及其制剂质量的方法	广州汉方现代中药研究开发有限公司
200410027501	一种含多种维生素的护肝制剂的生物学药理学作用及其制备方法	广州和竺生物科技有限公司
200610036468	跌打万花油喷雾剂和制备方法	广州敬修堂(药业)股份有限公司
200610011864	一种治疗慢性肾炎的中药组合物及其制备方法	广州康臣药业有限公司
200610011865	一种治疗肾病综合征的中药组合物及其制备方法	广州康臣药业有限公司
200610011638	一种治疗脂肪肝的中药组合物及其制备方法	广州康臣药业有限公司
200610033698	猴耳环提取物的新用途	广州莱泰医药科技有限公司
200410077659	猴耳环提取物用于制备抗过敏药物、食品及化妆品的应用	广州莱泰医药科技有限公司
200710031029	一种中药组合物用于制备治疗子宫内膜异位症的药物	广州潘高寿药业股份有限公司
200810026915	一种治疗呼吸道疾病的中药及其制备方法	广州潘高寿药业股份有限公司
200610002678	一种治疗胃肠疾病的中药组合物分散片及其制备方法	广州王老吉药业股份有限公司
200610002679	一种解表、去湿、和中的中药分散片及其制备方法	广州王老吉药业股份有限公司
200610005382	一种抗流感病毒的中药有效部位及其制备方法	广州星群(药业)股份有限公司
200510121313	一种夏桑菊的超声提取新工艺	广州星群(药业)股份有限公司
200410093968	一种中药胃动力药的制备方法	广州中一药业有限公司
200610200323	治疗妇科炎症的药物及其制备方法	贵阳利多药物技术开发有限公司
200610051098	复方姜黄消痤凝胶剂及其制备方法	贵阳舒美达制药厂有限公司
200410022139	一枝蒿伤湿祛痛膏	贵阳卫生材料厂
200510200759	生脉注射剂的检测方法	贵阳云岩西创药物科技开发有限公司
200510200799	炎可宁药物制剂及其制备方法	贵阳云岩西创药物科技开发有限公司
200610200509	治疗小儿厌食症的药物制剂及其制备方法和检测方法	贵阳云岩西创药物科技开发有限公司
200610200409	百蕊药物制剂的检测方法	贵阳云岩西创药物科技开发有限公司
200510074478	治疗妇科疾病的中药制剂及其制备方法	贵阳云岩西创药物科技开发有限公司
200510200478	治疗妇科疾病的药物制剂及其制备方法	贵阳云岩西创药物科技开发有限公司
200510119753	复方甘草药物制剂及其制备方法	贵阳云岩西创药物科技开发有限公司
200510200469	治疗泌尿系统等疾病的三金药物制剂及其制备方法	贵阳云岩西创药物科技开发有限公司
200610200661	一种治疗冠心病、脑动脉硬化的中药丸剂的制备方法	贵州安泰药业有限公司
200610200662	一种治疗妇科炎症的中药丸剂的制备方法	贵州安泰药业有限公司
200610200002	鱼腥草冻干粉针剂的制备方法	贵州百花医药股份有限公司
200610200653	复方板蓝根泡腾片及其制备方法	贵州百花医药股份有限公司
200510003159	一种治疗肠道疾病的药物制剂的制备方法	贵州百灵企业集团制药股份有限公司
200510003172	治疗骨科疾病的药物制剂及其制备方法	贵州百灵企业集团制药有限公司
200510003156	一种治疗咳嗽的药物制剂的制备方法	贵州百灵企业集团制药有限公司
200610051005	复方板蓝根泡腾片及其制备方法	贵州百灵企业集团制药有限公司
200510200574	治疗癌症的药物制剂及其制备方法	贵州百祥制药有限责任公司
200510200463	一种治疗妇科疾病的中药制剂及其制备方法	贵州百祥制药有限责任公司
200610200451	小儿退热贴及其制备方法	贵州柏强制药有限公司
200510200045	治疗跌打损伤、风湿骨痛的涂膜剂及其制备方法	贵州本草堂药业有限公司
200510003237	一种治疗慢性乙肝的丸剂的制备方法	贵州德祥制药有限责任公司
200710077729	防治骨质疏松的复方中药	贵州富华药业有限责任公司
200510200119	魔芋清胶囊	贵州恒霸药业有限责任公司
200610051027	一种改善睡眠的中药保健品	贵州华泰药业有限公司
200610050915	护理清洗鼻腔的中药喷雾剂	贵州环宇药业有限公司
200510200115	银黄含化滴丸制剂及其制备方法	贵州金宇药业有限公司

（续表）

专利号	发明专利名称	专利权人
200610110235	中草药温泉沐浴片和沐浴粉及其制备方法	贵州神奇集团控股有限公司
200610051179	一种具有减肥功能的泡腾片及其制法	贵州神奇集团控股有限公司
200410081253	复方野菊花皮肤抑菌剂及其制备方法	贵州省都匀市剑江药业有限公司
200610051120	环草石斛加工方法	贵州省兴义市吉仁堂药业公司
200510003185	金乌骨通片及其制备方法	贵州盛世龙方制药股份有限公司
200710077673	小建中胶囊的防潮包衣方法	贵州太和制药有限公司
200610200321	治疗视疲劳的药物制剂的检测方法	贵州同济堂制药有限公司
200510200866	治疗抑郁症的药物制剂的质量控制方法	贵州同济堂制药有限公司
200610200057	生脉颗粒剂的检测方法	贵州同济堂制药有限公司
200610200056	治疗广泛性焦虑症的中药制剂的质量检测方法	贵州同济堂制药有限公司
200610200880	治疗胃痛的中药制剂	贵州万胜药业有限责任公司
200610200090	骨康药物在制备治疗骨性关节炎、骨质疏松症制剂中的应用	贵州维康药业有限公司
200710201913	一种治疗跌打伤痛的外用中药制剂及其制备方法	贵州心意药业有限责任公司
200610050956	一种益气复脉、活血化瘀的益心舒注射制剂及其制备方法	贵州信邦远东药业有限公司
200510200906	治疗骨科疾病的中药制剂及其制备方法	贵州益佰制药股份有限公司
200610200576	阿归养血液体制剂的检测方法	贵州益佰制药股份有限公司
200610050983	一种中药制剂的检测方法	贵州益佰制药股份有限公司
200510003345	一种骨筋丸制剂的检测方法	贵州益佰制药股份有限公司
200510200905	舒肝健脾的中药制剂及其制备方法	贵州益佰制药股份有限公司
200610200579	橘红痰咳制剂的检测方法	贵州益佰制药股份有限公司
200510200889	丹灯通脑口服制剂的检测方法	贵州益佰制药股份有限公司
200610200296	护肝宁制剂的检测方法	贵州益佰制药股份有限公司
200510200890	清热解表的口服制剂的质量控制方法	贵州益佰制药股份有限公司
200510200618	心脉通口服制剂的质量控制方法	贵州益佰制药股份有限公司
200510200879	小儿扶脾口服制剂的质量控制方法	贵州益佰制药股份有限公司
200610200029	治疗鼻炎的胶囊剂及其制备方法	贵州益佰制药股份有限公司
200510200881	治疗肿瘤的注射制剂的质量控制方法	贵州益佰制药股份有限公司
200410021682	中药微丸及其制备方法	贵州益佰制药股份有限公司
200510003180	一种小儿咳喘灵中药制剂及其制备方法	贵州益佰制药股份有限公司
200610200023	治疗冠心病心绞痛的中药制剂及其制备方法	贵州益佰制药股份有限公司
200510003342	一种银杏口腔崩解片的检测方法	贵州益佰制药股份有限公司
200610051009	一种治疗冠心病心绞痛的中药制剂及其制备方法	贵州益佰制药股份有限公司
200610050981	一种感冒清热制剂的检测方法	贵州益佰制药股份有限公司
200510003254	一种小儿感冒宁凝胶的制备方法	贵州中际药业有限公司
200510003258	一种止咳凝胶的制备方法	贵州中际药业有限公司
200510003251	一种小儿退热凝胶的制备方法	贵州中际药业有限公司
200710049737	罗汉果苷 V 含量≥40% 的罗汉果提取物及其制备方法	桂林惠通生物科技有限公司
200710106040	一种从银杏叶或银杏叶提取物中提取银杏内酯 B 的制备方法	桂林莱茵生物科技股份有限公司
200510055265	一种药物组合物及其制备方法和质量控制方法	桂林三金药业股份有限公司
200510132390	一种治疗感冒的中药组合物及其制备方法和质量控制法	桂林三金药业股份有限公司
200410038268	治疗结肠炎的中药组合物及其制备方法、质量控制方法	桂林三金药业股份有限公司
200610021829	一种治疗骨质增生的药物及其制备方法	桂林天和药业股份有限公司
200610020957	一种治疗风湿、骨质增生和骨质疏松的中药制剂及其制备方法	桂林天和药业股份有限公司
200510030616	一种促血管新生的中药复方制剂	国家中药制药工程技术研究中心、上海中药制药技术有限公司
200510111547	一种抗肿瘤的中药制剂	国家中药制药工程技术研究中心、上海中药制药技术有限公司
200410010507	珍珠水解液脂质体的制作方法	海南京润珍珠生物技术股份有限公司
200610104629	一种已知药物的新用途	海南龙圣堂制药有限公司
200710070443	一种保护胃粘膜的中药组合物及其制备方法	杭州创新中药标准化研究所有限公司
200610050632	一种用于烧、烫伤治疗及祛痘产品的中药组合物及其制备方法	杭州迪康生物技术有限公司
200610153526	一种治疗胃部及肠道疾病的中药制剂及其制备方法	杭州胡庆余堂药业有限公司

（续表）

专利号	发明专利名称	专利权人
200610050215	鱼腥草眼用即型凝胶制剂	杭州易舒特药业有限公司
200710102756	应用膜分离技术从肉苁蓉中生产含有苯乙醇苷的原料及其制备方法	和田帝辰医药生物科技有限公司
200610000657	一种治疗抑郁症的中药组合物及其制备方法	河北以岭医药研究院有限公司
200610106927	一种治疗乳痈的中药软胶囊及其制备方法	河南百年康鑫药业有限公司
200610018006	利用微粉技术生产补肾强身片的制备方法	河南康鑫药业有限公司
200710054034	金砂消食药物的制备工艺	河南省奥林特制药厂
200710053821	一种治疗妇科炎症的中药组合物及其制备方法	河南太龙药业股份有限公司
200310110209	用于生产浓缩型双黄连口服液的制备方法	河南竹林众生制药股份有限公司
200610066255	一种祛痹中药口服液	黑龙江省完达山制药厂
200610011589	一种辛凉解表、清热解毒的中药组合物及其制备方法和应用	黑龙江省珍宝岛制药有限公司
200610011590	一种镇静安神的中药组合物及其制备方法和应用	黑龙江省珍宝岛制药有限公司
200710117951	一种小牛血去蛋白提取物注射液的制备工艺	黑龙江省珍宝岛制药有限公司
200710098981	一种双黄连注射液的制备方法及其成分检测方法	黑龙江省珍宝岛制药有限公司
200510109173	一种治疗慢性便秘的中成药-苁蓉通便制剂	胡伯虎、甘肃省天水岐黄药业有限责任公司
200410067347	五味子在制备抗肿瘤药物及肿瘤多药耐药逆转剂中的应用	胡汛、宁波英诺药业科技有限公司
200410046627	一种天麻首乌药物的制备方法	湖南德海制药有限公司
200710035070	一种温阳益气、养心安神的中药组合物及其制备方法	湖南九典制药有限公司
200710035194	一种含有淫羊藿的复方中药制剂的制备方法	湖南九典制药有限公司
200610031845	紫锥菊提取物的制备方法	湖南九汇现代中药有限公司
200610032071	银杏叶提取物的制备方法	湖南九汇现代中药有限公司
200510031235	一种治疗风湿病、伤痛的中药制剂的质量控制方法	湖南天地恒一制药有限公司
200610031496	猴头健胃灵片及其制备工艺	湖南新汇制药有限公司
200510080293	一种药物金刚藤微丸及其制备方法	怀化正好制药有限公司
200410011360	一种可供注射给药的精制蒺藜皂苷,其制备方法及注射剂	吉林敖东洮南药业股份有限公司
200610017253	一种治疗尿毒症的软膏制剂	吉林敖东延边药业股份有限公司
200610017254	安神补脑液的膜生产工艺及其产品	吉林敖东延边药业股份有限公司
200510016670	含鹿胎冻干粉的制剂及其制备方法和用途	吉林吉尔吉药业有限公司
200510017049	柴芩软胶囊及其制备和用途	吉林吉尔吉药业有限公司
200510016671	含鲜鹿茸冻干粉的中药制剂和用途	吉林吉尔吉药业有限公司
200610045288	一种治疗结肠炎的中药栓剂及其制备方法	济南康众医药科技开发有限公司
200310105456	一种防治高脂血症、动脉粥样硬化及相关疾病的天然产物组合物	济南孟氏生物科技研究所有限公司
200610070563	肠溶性多层包被益生菌微胶囊及其制备方法	济南赛拜斯生物工程有限公司
200710014496	一种内服治疗慢性胃炎的中药组合物	济南新境界企业管理咨询有限公司
200610052820	一种治疗妇科疾病的复方苦参洗剂及其制备方法	嘉兴陆润制药有限公司
200510005438	一种降血脂的药物	江苏谙济而生物科技有限公司
200710022903	模拟移动床色谱法从芦蒿中分离纯化黄酮的方法	江苏汉邦科技有限公司
200710022901	模拟移动床色谱法从淮山药中分离纯化黄酮的方法	江苏汉邦科技有限公司
200710022902	四区模拟移动床色谱法分离纯化芦荟黄酮的方法	江苏汉邦科技有限公司
200610083707	一种复方太子参制剂及其生产方法	江苏济川制药有限公司
200610079038	一种中药组合物制剂及其制备方法和检测方法	江苏康缘药业股份有限公司
200610111342	桂枝茯苓组合物的制备工艺及其用途	江苏康缘药业股份有限公司
01823815	一种治疗鼻塞、头痛的中药组合物及其制备方法	江苏康缘药业股份有限公司
200610065853	一种治疗高热的中药组合物	江苏康缘药业股份有限公司
200610065856	一种治疗高热昏迷的中药组合物	江苏康缘药业股份有限公司
200610065854	一种治疗肺热咳嗽、高热的中药组合物	江苏康缘药业股份有限公司
200310112633	一种金银花提取物及其制剂与用途	江苏康缘药业股份有限公司
200610097690	一种水产饲料及其前熟化工艺	江苏天福莱饲料发展有限公司
200710108359	含有独一味提取物的软胶囊	江苏万高药业有限公司
200610037913	一种中药挥发油的医药用途	江苏正大天晴药业股份有限公司
200410041734	治疗呼吸系统疾病的组合中药材的提取物及提取方法	江苏中康药物科技有限公司
200410041757	一种治疗黄褐斑的组合植物药的提取方法	江苏中康药物科技有限公司
200410041756	治疗Ⅱ型糖尿病和胰岛素增敏的组合植物药及提取物及提取方法	江苏中康药物科技有限公司

（续表）

专利号	发明专利名称	专利权人
200510019521	银翘解毒泡腾片	江西本草天工科技有限责任公司
200510019524	桑菊感冒泡腾片	江西本草天工科技有限责任公司
200510019523	感冒清热泡腾片	江西本草天工科技有限责任公司
200410013187	感冒退热泡腾片及制备方法	江西本草天工科技有限责任公司
200410013186	板蓝根泡腾片及其制备方法	江西本草天工科技有限责任公司
200410013188	双黄连泡腾片及制备方法	江西本草天工科技有限责任公司
200510019522	银黄泡腾片	江西本草天工科技有限责任公司
200410013185	一种环形泡腾剂型及其制备方法	江西本草天工科技有限责任公司
200510018777	复方龙血竭制剂及其制备工艺与应用	江西本草天工科技有限责任公司
200510087255	一种藿香正气快速分散固体制剂及其制备方法	江西汇仁药业有限公司
200510087264	一种妇科养坤快速分散固体制剂及其制备方法	江西汇仁药业有限公司
200610065647	一种解郁安神制剂的检测方法	江西汇仁药业有限公司
200510087254	一种定坤快速分散固体制剂的制备方法	江西汇仁药业有限公司
200610065643	一种糖尿乐丸制剂的质量控制方法	江西汇仁药业有限公司
200510087266	一种和胃平肝快速分散固体制剂及其制备方法	江西汇仁药业有限公司
200510087262	一种调胃舒肝快速分散固体制剂及其制备方法	江西汇仁药业有限公司
200510087269	一种滋补肝肾快速分散固体制剂及其制备方法	江西汇仁药业有限公司
200510087256	一种金匮肾气快速分散固体制剂及其制备方法	江西汇仁药业有限公司
200510087259	一种艾附暖宫快速分散固体制剂及其制备方法	江西汇仁药业有限公司
200510087253	一种柏子仁快速分散固体制剂及其制备方法	江西汇仁药业有限公司
200510087280	一种羚羊清肺快速分散固体制剂	江西汇仁药业有限公司
200510087271	一种壮腰健肾快速分散固体制剂及其制备方法	江西汇仁药业有限公司
200510087277	一种首乌快速分散固体制剂	江西汇仁药业有限公司
200510087268	一种健脾资生快速分散固体制剂及其制备方法	江西汇仁药业有限公司
200510087261	一种保和快速分散固体制剂及其制备方法	江西汇仁药业有限公司
200510087270	一种资生快速分散固体制剂及其制备方法	江西汇仁药业有限公司
200510080057	一种六味地黄异形浓缩制剂的制备方法	江西汇仁药业有限公司
200610065648	一种跌打红药制剂的检测方法	江西汇仁药业有限公司
200610065646	一种药物制剂的检测方法	江西汇仁药业有限公司
200510087257	一种六味地黄快速分散固体制剂及其制备方法	江西汇仁药业有限公司
200510087263	一种妇科得生快速分散固体制剂及其制备方法	江西汇仁药业有限公司
200510132386	云草舒肺口服液制剂及检测方法	江西汇仁药业有限公司
200510087260	一种治疗白带的快速分散固体制剂及其制备方法	江西汇仁药业有限公司
200510087273	一种益母快速分散固体制剂及其制备方法	江西汇仁药业有限公司
200510132385	十全大补快速分散固体制剂及其制备方法	江西汇仁药业有限公司
200510132387	补中益气快速分散固体制剂及其制备方法	江西汇仁药业有限公司
200510087258	一种左金快速分散固体制剂及其制备方法	江西汇仁药业有限公司
200410080268	一种虫草制剂的制备方法	江西济民可信金水宝制药有限公司
200410080270	一种虫草制剂的制备方法	江西济民可信金水宝制药有限公司
200310111562	治疗小儿消化不良的中药片剂的质量控制方法	江西江中药业股份有限公司
200410060978	十全大补膏的检测方法	江西江中药业股份有限公司
200610018452	一种治疗外感风寒的中成药片剂及其制备工艺	江西聚仁堂药业有限公司
200410013057	洋参虫草益肾口服液	江西青春康源医药有限公司
200380110423	一种治疗肺癌的中药制剂及其制法	江西一村制药有限责任公司
200510018161	一种皮肤癣外用药膏及其制备方法	江西源生狼和生物科技有限公司
200410060977	杞菊地黄口服液的质量控制方法	江中药业股份有限公司
200710119155	注射用小牛血清去蛋白提取物及其制备方法	锦州奥鸿药业有限责任公司
200610157188	粪肠球菌 CMS-H001 及其应用	康哲医药研究（深圳）有限公司
200610157187	发酵乳杆菌 CMS-H002 及其应用	康哲医药研究（深圳）有限公司
03154193	治疗粘膜性溃疡的复方制剂	昆明滇虹药业有限公司
200610048679	灯盏细辛药用成分的提取方法	昆明振华制药厂有限公司
200310104027	伤口止血消炎用无菌干粉喷剂及生产方法	昆明紫健生物技术有限公司

（续表）

专利号	发明专利名称	专利权人
200610076684	党参黄芪组合物在治疗神经系统疾病中的应用	丽珠医药集团股份有限公司
200610117953	药物温敏水凝胶中空纤维的制备方法及其应用	利芳建医药科技咨询(上海)有限公司
200510045712	一种调节血糖、血压和血脂的药品或保健食品片剂及其制备方法	辽宁东宁药业有限公司
200510011961	一种治疗关节炎或痛风的中药组合物及其制备方法	辽宁好护士药业(集团)有限责任公司
200610046816	一种治疗骨质疏松症的中药及制备方法	辽宁好护士药业(集团)有限责任公司
200510136745	一种用于防治癌症的蜂蛇胶囊及其制备方法	辽宁好护士药业(集团)有限责任公司
200510135555	一种中药组合物及其制备方法和质量控制方法	辽宁新世纪制药有限公司
200410020680	一种用于防治视疲劳的植物提取物和制剂及制备方法	辽宁新中现代医药有限公司
200410074597	一种治疗慢性前列腺炎的中药组合物及其制备方法	鲁南制药集团股份有限公司
200410073958	一种具有通便排毒、减肥降脂功能的组合物及制备方法	鲁南制药集团股份有限公司
200510008614	含有银杏叶提取物与肾上腺素受体激动剂的药物组合物	鲁南制药集团股份有限公司
200510105531	一种治疗心脑血管疾病的注射液及其制备方法	鲁南制药集团股份有限公司
200610043424	一种具有滋补保健作用的中药组合物及其制备方法	鲁南制药集团股份有限公司
200610149132	大良姜提取物及其在医药中的应用	南昌弘益科技有限公司
200610103666	治疗牙齿敏感证的糊剂及其制备方法	南京白敬宇制药有限责任公司
200510095338	治疗便秘的番泻总苷提取物	南京海陵中药制药工艺技术研究有限公司
200610038181	一种用于治疗慢性前列腺炎的中药组合物及其制备方法和其用途	南京蓝本科技有限公司
200610085739	一种治疗心脑血管疾病的中药提取物和其制备方法及其用途	南京蓝本科技有限公司
200820036013	一种四级滤膜生产无菌血清的装置	南京苏邦生物技术有限公司
200610040523	一种治疗前列腺疾病的中药复方及其制备方法和应用	南京宇道科技开发有限公司
200610096417	一种中药组合物及其制备工艺和在制药中的应用	南京中山制药有限公司
200810106911	白芍总苷胶囊的制备方法	宁波立华制药有限公司
200710077693	白芍提取物的防潮及制剂工艺	宁波立华制药有限公司
03138030	枸杞益肾胶囊的制备工艺	宁夏启元药业有限公司
200510113091	山楂精降脂分散片及其制备工艺	宁夏启元药业有限公司
200510055369	射干抗病毒注射液、其制备方法及静脉给药射干抗病毒注射液	诺氏制药(吉林)有限公司
200510055370	肿节风注射液、其制备方法及其静脉给药肿节风针剂	诺氏制药(吉林)有限公司
200410001222	治疗经前期综合征的中药组合物	秦皇岛市山海关制药厂
200610167951	一种以红参为主原料的液态饮料及制备方法	青岛金参国际贸易有限公司
200510044208	紫甘薯胶囊剂及其制法和应用	青岛双龙天然生物科技有限公司
200710063828	一种含有蛇胆和中草药的洗发香波	清华大学、江苏隆力奇生物科技股份有限公司
200410040094	复方金荞麦制剂	曲靖开发区格力康生物科技发展有限公司
200510200384	一种中药组合物及其制备方法和质量控制方法	仁和(集团)发展有限公司
200510200383	一种中药组合物及其制备方法和分析方法	仁和(集团)发展有限公司
200510200382	一种中药组合物的有效成分检测方法	仁和(集团)发展有限公司
200510129201	一种皖贝母提取物及其制备方法和用途	三九医药股份有限公司
200610073039	蜜拉圣果果实萃取物的医疗用途	森郁农业科技股份有限公司
200610104582	一种治疗高脂血症的中药组合物及其制法和质量控制方法	山东步长制药有限公司
03139145	一种治疗妇女更年期综合征的中药组合物及制备方法	山东凤凰制药股份有限公司
200610068868	包衣阿胶及其制备方法	山东聊城阿华制药有限公司
200410075495	当归油在制备治疗更年期综合征和骨质疏松的药物中的应用	山东绿叶天然药物研究开发有限公司
200510001923	银黄组合物、含有银黄组合物的口服和注射制剂及其制备方法和用途	山东绿叶制药有限公司
200710013112	一种治疗痛经的中药制剂	山东泰坤中医药有限公司
200710016656	一种治疗艾滋病的中药制剂	山东泰坤中医药有限公司
200610152727	一种清热利湿，通淋消石的中药制剂及其制备	山东沃华医药科技股份有限公司
200610045492	治疗心脏病的药物及其制备方法	山东轩竹医药科技有限公司
200610069614	一种治疗慢性萎缩性胃炎的药物	山东轩竹医药科技有限公司
200610069616	一种治疗老年性关节炎的药物	山东轩竹医药科技有限公司
200610069613	一种用于前列腺疾病的药物	山东轩竹医药科技有限公司
200610069657	一种镇咳药	山东轩竹医药科技有限公司
200610069694	一种用于肝病的药物	山东轩竹医药科技有限公司
200610068856	用于妊娠反应的药物组合物及其制备方法	山东轩竹医药科技有限公司

（续表）

专利号	发明专利名称	专利权人
200610068726	用于肝硬化的药物组合物及其制备方法	山东轩竹医药科技有限公司
200610043263	一种由山楂叶与红景天制成的药物组合物及其制备方法	山东轩竹医药科技有限公司
200610069693	用于冠心病心绞痛的药物	山东轩竹医药科技有限公司
200610135842	一种头花蓼复方药物组合物及其制备方法和用途	山东轩竹医药科技有限公司
200610042439	由延胡索和独一味制成的药物组合物及其制备方法和用途	山东轩竹医药科技有限公司
200610068402	一种用于小儿腹泻的药物组合物	山东轩竹医药科技有限公司
200610125858	人参或红参、麦冬和灯盏花素的药物组合物	山东轩竹医药科技有限公司
200610142637	一种由肿节风和白花蛇舌草制成的药物组合物	山东轩竹医药科技有限公司
200610068437	用于慢性萎缩性胃炎的药物组合物及其制备方法	山东轩竹医药科技有限公司
200610045298	一种用于心脑血管疾病的药物	山东轩竹医药科技有限公司
200610135840	由板蓝根和射干制成的药物组合物及其制备方法和用途	山东轩竹医药科技有限公司
200610142635	一种由绞股蓝、西洋参和黄芪制成的药物组合物	山东轩竹医药科技有限公司
200610002650	蚂蚁有效成分的提取方法	山西亚宝药业集团股份有限公司
200510042788	一种胡芦巴本草降糖组合物	陕西爱波卓科技有限责任公司
200410073468	一种植物提取的高效抗氧化组合物	陕西爱波卓科技有限责任公司
200710018093	一种用于乙肝康复的外用保健品及其制备方法	陕西奥星制药有限公司
200610138563	参坤养血颗粒及其制备	陕西白鹿制药股份有限公司
200410022069	治疗感冒咳嗽的中药制剂及其制备方法	陕西海天制药有限公司
200610200297	沙棘制剂及其制备方法	陕西海天制药有限公司
200810094151	一种用于治疗心脑血管疾病的中药组合物及其制备方法	陕西汉王药业有限公司
200510042994	一种治疗脑神经及脑血管疾病的药物及其制备方法	陕西金岳生物工程有限责任公司
200510041957	治疗急性发作期支气管哮喘的中成药物	陕西天禄堂制药有限责任公司
200610041678	一种用于治疗银屑病、玫瑰糠疹、药疹的中药	陕西天宁制药有限责任公司
200610026792	一种药物组合物冻干粉针的制备方法	上海慈瑞医药科技有限公司
03113497	一种治疗痛经的药物固体制剂及其制备方法	上海海虹实业(集团)巢湖今辰药业有限公司
03113498	补肾壮阳固体制剂及其制备方法	上海海虹实业(集团)巢湖今辰药业有限公司
200410053810	一种五味子泡腾片及其制备方法	上海华拓医药科技发展有限公司
200610024770	一种抗肾衰的中药组合物、制备方法和用途	上海巨洲医药科技有限公司
200610024775	一种止血尿中药、制备方法和用途	上海巨洲医药科技有限公司
03129657	一种治疗老年性痴呆的药物及其制备方法	上海乐胜科技有限公司
200410025139	一种降血脂制剂及其制备方法和用途	上海双金生物科技股份有限公司
200710040136	扶正化瘀植物药中桃仁原料指纹图谱质量检测方法	上海现代中医药技术发展有限公司
200710040331	扶正化瘀植物药中五味子原料指纹图谱质量检测方法	上海现代中医药技术发展有限公司
200310122718	一种治疗呼吸道感染和病毒性感冒的中药制剂及制备方法	上海杏灵科技药业股份有限公司
200510031071	一种白芨包衣颗粒及其制备方法	上海医药(集团)有限公司
200410025162	一种从蝼蛄中提取的抗肿瘤有效部位及制备方法	上海医药科技发展有限公司
200610031007	治疗慢性阻塞性肺病的药物及其制备方法	上海玉安药业有限公司
200510030552	治疗脂肪肝的药物及其制备方法	上海玉安药业有限公司
200610066052	一种益气养阴、活血解毒的中药制剂的制备方法	上海玉丹药业有限公司
200510111305	一种治疗心功能不全的中药提取物制剂及其工艺	上海玉森新药开发有限公司
200310122922	一种中草药黄藁本的制备工艺及用途	上海玉森新药开发有限公司
200510075384	一种杏香兔耳风提取物及其制备方法	上海中创医药科技有限公司
200510075382	石刁柏提取物及其制备方法	上海中创医药科技有限公司
200510075386	草豆蔻提取物及其制备	上海中创医药科技有限公司
200510075383	陆英提取物及其制备方法	上海中创医药科技有限公司
200610026579	双黄连分散片及其制备方法	上海中药制药技术有限公司
200610089581	艾纳香总黄酮提取物的制备方法及艾纳香总黄酮提取物	深圳海创医药科技发展有限公司
200510033391	肿节风固体分散体及其制备方法	深圳海王药业有限公司
200610033007	人羊膜间充质干细胞的分离及培养方法及医用组合物	深圳市北科生物科技有限公司
200310112192	减肥美容祛斑混合物及胶囊	深圳市仁德堂实业有限公司
200510127742	具有协同作用的药物组合物	深圳市生物谷科技有限公司
200710076366	治疗帕金森病的中药制剂及其制备方法	深圳市思沃生命科学技术有限公司

（续表）

专利号	发明专利名称	专利权人
200710063999	一种治疗胃脘痛的中药复方制剂的检测方法	深圳市中联制药有限公司
03150713	一种消炎抑菌药物组合物及制备方法	深圳太太药业有限公司
03140458	一种健脑益智药物及制备方法	深圳万基药业有限公司
200710002520	一种降脂护肝的复方制剂、其制备方法及其用途	深圳微芯生物科技有限责任公司
200410155541	杷叶润肺止咳膏	神奇梵净山铜仁药业有限公司
03100078	一种治疗颈椎病的药物及其制剂	神威药业有限公司
200510012986	一种用于治疗便秘的药物组合物	神威药业有限公司
200510200215	一种治疗肾病的药物组合物及该组合物的制备方法	神威药业有限公司
200410092419	一种用于治疗慢性肾炎的药物的制备方法	神威药业有限公司
200710061639	一种用于治疗乳腺增生症的药物组合物及其提取制备方法	神威药业有限公司
03133784	红药薄膜衣片	沈阳红药制药有限公司
200510047791	治疗乳腺囊性增生及乳腺炎中药及其薄膜衣片的制备方法	沈阳红药制药有限公司
200510047701	一种参附冻干粉针剂及其制备方法	沈阳斯佳科技发展有限公司
200610102173	五味化痔胶囊及其制备方法	石家庄藏诺生物科技有限公司
200510012988	中药材炮制方法	石家庄乐仁堂制药有限责任公司
200610057551	无糖型脉络宁颗粒及其制备方法与质量控制方法	石药集团欧意药业有限公司
200510117482	一种注射用脉络宁及其制备方法和质量控制方法	石药集团欧意药业有限公司
200510012679	裸花紫珠阴道泡腾片及制备方法	石药集团中诺药业(石家庄)有限公司
200510136677	一种治疗脂肪肝的药物及其制备方法	石药集团中奇制药技术(石家庄)有限公司
01820422	治疗免疫疾病的草药药物组合物	顺天堂药厂股份有限公司
200510020223	一种清热化痰的药物组合物及其制备方法和用途	四川奥邦药业有限公司
200610140388	一种中药外用膏剂的基质及其制备工艺	四川贝力克生物技术有限责任公司
200410081551	一种治疗肝炎的药物组合物及其制备方法和用途	四川迪康科技药业股份有限公司
200610080534	一种治疗高热的冻干粉针剂及其制备方法	四川科伦药业股份有限公司
200610021927	治疗胆道感染的药物及其制备方法	四川美大康药业股份有限公司
200710048403	一种用于补气养阴、养血活血的中药制剂及其制备方法	四川美大康药业股份有限公司
200610022692	当飞利肝宁制剂的检测方法	四川美大康药业股份有限公司
200510022202	一种治疗和预防神经官能症的药物及其制备方法	四川诺迪康威光制药有限公司
200510022204	一种治疗高脂血症的药物及其制备方法	四川诺迪康威光制药有限公司
200410040711	人参四逆注射剂及制备方法	四川三民药业有限公司
200510022299	治疗非胃肠手术后所致腹胀的朴实颗粒的制备工艺	四川省振兴中医药科技服务有限责任公司
200610020508	治疗胃肠炎的中药制剂及其制备方法	四川泰华堂制药有限公司
200610021438	舒肝清热、健脾养血的妇科中成药及其制备方法	四川泰华堂制药有限公司
200610020401	一种三七止血药的制备方法	四川泰华堂制药有限公司
200310122426	一种治疗头风病风瘀证中药组合物制剂	四川亚宝光泰药业有限公司
200610022451	一种增智健脑制剂及其制备方法	四川央金藏药科技有限公司
200510111686	制备杨梅花青素提取物的方法,杨梅花青素提取物及其用途	苏州市思源医药科技有限公司
200410049952	一种中药胶囊剂的制备方法及其质量控制方法	太极集团有限公司
200710092432	一种浓缩六味地黄丸的制备方法	太极集团重庆中药二厂
200610152595	一种治疗乳腺增生的中药制剂及其制备方法	天津百若克医药生物技术有限责任公司
200510016462	血府逐瘀膏剂	天津宏仁堂药业有限公司
200710057204	一种从松潘乌头中提取查斯曼宁的方法	天津开发区川江生物科技有限公司
200410020382	大蒜局部外用止痒涂剂	天津青松医药技术有限公司
200610129305	用于治疗脑血管病的中药组合物及其制备方法	天津市石天药业有限责任公司
200310122036	一种药物组合物在制备抗阿司匹林抵抗药物中的应用	天津市天士力制药股份有限公司
200410020220	一种治疗糖尿病的药物组合物	天津天士力制药股份有限公司
200510013671	一种含有栀子的药物组合物在制备治疗慢性脑供血不足的药物中的应用	天津天士力制药股份有限公司
200310107284	一种藿香正气滴丸	天津天士力制药股份有限公司
200410071868	一种藿香正气滴丸的制备方法	天津天士力制药股份有限公司
03140844	一种药物组合物在制备治疗高血压病药物中的应用	天津天士力制药股份有限公司
200310107281	一种小柴胡汤滴丸	天津天士力制药股份有限公司

（续表）

专利号	发明专利名称	专利权人
200510013687	一种含有藁本的药物组合物在制备治疗慢性脑供血不足的药物中的应用	天津天士力制药股份有限公司
200510015373	一种治疗急、慢性充血性心力衰竭的药物组合物及制备方法和应用	天津天士力制药股份有限公司
200410048002	一种治疗糖尿病的中药组合物	天津天士力制药股份有限公司
200310107286	一种治疗糖尿病的药物	天津天士力制药股份有限公司
200310107308	一种治疗咳嗽的药物	天津天士力制药股份有限公司
200310107283	一种治疗失眠的药物	天津天士力制药股份有限公司
200310107285	一种治疗失眠的中药组合物	天津天士力制药股份有限公司
200310107278	治疗冠心病心绞痛的中药制剂及其制备方法	天津天士力制药股份有限公司
200310107311	一种治疗疼痛的药物	天津天士力制药股份有限公司
200310107293	一种治疗慢性鼻炎、鼻窦炎的药物	天津天士力制药股份有限公司
200310107294	一种治疗咳喘的药物	天津天士力制药股份有限公司
200310107303	一种治疗头痛的药物	天津天士力制药股份有限公司
03130861	一种丹参有效部位的提取方法	天津天士力制药股份有限公司
200310107307	一种治疗心脑血管疾病的药物	天津天士力制药股份有限公司
200310107296	一种治疗支气管炎的药物	天津天士力制药股份有限公司
200310107295	一种治疗支气管炎的药物	天津天士力制药股份有限公司
200310107309	一种治疗痛经的药物	天津天士力制药股份有限公司
200410019828	含有川芎的药物组合物在治疗慢性脑供血不足中的应用	天津天士力制药股份有限公司
200510122364	一种预防和治疗早期糖尿病肾病的中药	天津同仁堂股份有限公司
200510133696	银黄滴丸及其制备方法	天津中天制药有限公司
200410008773	一种莲子心生物碱提取物、其制备方法及其在制备心脑血管疾病药物中的应用	天津中新药业集团股份有限公司
200510016639	一种制备万通筋骨片的方法	通化万通药业股份有限公司
200610074430	一种松针氨基酸口服液	铜陵市九洲天然动植物产品有限公司
03112647	一种库拉索芦荟提取物在制备预防和治疗糖尿病方面的药物和保健品中的应用	无锡杰西医药科技有限公司
200610018949	治疗冠心病的复方缬草药物及其制备工艺	武汉惠尔生物科技有限公司
200610018824	一种治疗小儿外感发热的中药组合物及其制备方法	武汉健民中药工程有限责任公司
03128267	一种治疗心脏病的中药制剂	武汉健民中药工程有限责任公司
200610125157	一种能治疗骨质增生的颗粒及其制备方法	武汉康裕医药科技有限公司
200710045133	治疗鼻炎的中药复方制剂	武汉中联药业集团股份有限公司
200410038253	一种治疗咽喉慢喉喑症状的中药及其制备方法	西安碑林药业股份有限公司
200610043108	一种治疗声带小结、声带息肉症状的中药制备工艺及其用途	西安碑林药业股份有限公司
200510042885	一种藏青果提取的有效部位用于细菌和病毒感染性疾病的药物的制备方法和应用	西安惠大医药有限公司
200510043082	一种治疗术后胃肠疾病的药物	西安交大科技园博源生物医药有限责任公司
200610105262	一种新的微生物及其基因片段序列和应用	西北农林科技大学、四川华强渔牧药业有限公司
200610087224	一种治疗痛经的药物组合物及制备方法	厦门桂龙投资管理有限公司
200510084247	一种银杏叶提取物、含有该提取物的注射剂及其制备方法	厦门国宇知识产权研究有限公司
200610078132	一种制备鱼腥草金银花注射液的方法及其所获得的产品	厦门国宇知识产权研究有限公司
200610104276	一种治疗神经衰弱的中药组合物及其制备方法	厦门臻琪投资管理有限公司
200610099362	一种药物组合物及其制备方法	厦门臻琪投资管理有限公司
200510041654	一种治疗心脑血管疾病的中药制剂及其制备方法	咸阳步长医药科技发展有限公司
200410044413	用于治疗肿瘤放、化疗后白细胞减少症的中成药及其制备方法	咸阳步长医药科技发展有限公司
200510099220	关节炎用草药制剂	香港赛马会中药研究院有限公司
200510074259	一种防治更年期综合症的药物组合物及其制备方法	香港赛马会中药研究院有限公司
03118173	一种治疗伤痛的中药	湘潭钢铁集团有限公司
200310116013	丁香叶滴丸的制备方法	修正药业集团股份有限公司
03135694	一种治疗气虚阳脱的参附高浓度注射液及其制备方法	雅安三九药业有限公司
03135695	一种治疗气虚阳脱的参附注射用片剂及其制备方法	雅安三九药业有限公司
200610097981	一种具有补肾益气的复方药物颗粒及其制备方法	扬子江药业集团有限公司

（续表）

专利号	发明专利名称	专利权人
200510038872	治疗气滞型胃脘痛的中药复方制剂及其制备方法	扬子江药业集团有限公司
200810070723	醇溶性植物成份提取装置	永定采善堂生物质提炼有限公司
200820101580	醇溶性植物成份提取装置	永定采善堂生物质提炼有限公司
200510010760	大发表提取物在制药中的应用	云南白药集团股份有限公司
200610010643	一种治疗鼻炎疾病的药物组合、制备工艺和用途	云南金碧制药有限公司
200710087030	一种麻疯树种子胚乳蛋白质提取方法	云南神宇新能源有限公司
200510066419	一种治疗心脑血管病、缺血性中风的中药制剂及其制备方法	云南生物谷灯盏花药业有限公司
200510066420	一种治疗心脑血管病的中药制剂及其制备方法	云南生物谷灯盏花药业有限公司
200610065445	一种抗肿瘤的药物组合物及其制备方法	云南天秀植物科技开发有限公司
200610079156	一种复方中药的含量测定方法	漳州片仔癀药业股份有限公司
200510200576	治疗胆石症的药物制剂及其制备方法	浙江大德药业集团有限公司
200610200358	治疗急性支气管炎的急支泡腾片	浙江大德药业集团有限公司
200610200123	藿香正气口腔崩解片的检测方法	浙江大德药业集团有限公司
200610200124	脑心通分散片的检测方法	浙江大德药业集团有限公司
200510004941	鲜益母草粉的制备工艺	浙江大德药业集团有限公司
200610200125	治疗慢性咽喉炎的泡腾片及质量控制方法	浙江大德药业集团有限公司
200610200131	芙朴感冒泡腾片及检测方法	浙江大德药业集团有限公司
200610200120	桂枝茯苓泡腾片及检测方法	浙江大德药业集团有限公司
03118662	鲜益母草汁——口服液及制备方法	浙江大德药业集团有限公司
03118652	鲜益母草片及制备方法	浙江大德药业集团有限公司
200610200359	治疗头痛的天舒分散片及检测方法	浙江大德药业集团有限公司
200480035291	用于防御人体免疫缺陷病毒感染的嵌合的5型/11型或5型/35型腺病毒载体	浙江海正药业股份有限公司
200610052502	一种治疗糖尿病的口服药物及其用途	浙江杭州鑫富药业股份有限公司
200710067415	一种治疗支气管哮喘的纯中药制剂	浙江康德药业集团有限公司
200510060631	治疗良性前列腺增生症的药物及其制备方法	浙江康恩贝制药股份有限公司
200610150255	一种治疗损伤的中药复方制剂	浙江普洛康裕天然药物有限公司
200510049710	一种含有珍珠和维生素的组合物及其应用	浙江山下湖珍珠集团股份有限公司
200610053279	用于治疗妇女月经不调中药制剂的制备方法	浙江省中药研究所有限公司
200710087212	一种芙朴感冒颗粒及其制备方法	浙江天一堂集团有限公司
200610052509	虫草头孢菌粉抗心律失常有效部位的制备及其药物制剂	浙江现代中药与天然药物研究院有限公司
200610200116	治疗妇女更年期综合症的药物制剂及其制备方法	浙江佐力药业股份有限公司
200610165779	丹参丹酚酸A的制备方法	正大青春宝药业有限公司
200510049292	丹参和川芎中药有效部位的提取方法	正大青春宝药业有限公司
200510020648	用于治疗高尿酸血症的药物组合物	中山市恒生药业有限公司
200610054129	一种治疗软组织损伤及痛经的药物组合物及其制备方法	重庆大易科技投资有限公司
200610002153	一种治疗肾阳虚及性功能减退的药物组合物及其制备方法	重庆大易科技投资有限公司
200610002154	一种治疗骨质增生的药物组合物及其制备方法	重庆大易科技投资有限公司
200610054387	治疗肠易激综合征的中成药及其制备方法	重庆华森制药有限公司
200610000918	一种野马追的药物新用途	重庆佳易医疗器械有限公司
200510057058	一种治疗妇科月经不调和痛经的药物及制备方法	重庆科瑞南海制药有限责任公司
200510021773	一种阿胶口服制剂及其制备方法	重庆莱美药业股份有限公司
200610072704	一种治疗妇女盆腔炎的制剂及其制备方法	重庆希尔安药业有限公司
200810135061	人参党参组合物及其制备方法	重庆希尔安药业有限公司
200610078948	巴戟胶囊在制备增强免疫药物中的应用	重庆希尔安药业有限公司
200610089187	一种健脾胃、养肝肾的中药组合物及其制备方法	株洲千金药业股份有限公司
200610011863	一种补益气血的中药组合物	株洲千金药业股份有限公司
200610034578	一种增强免疫功能的药物或保健品及其制备方法	珠海博康药业有限公司
2　专利权人为国内大学		
200510097338	鬼针草总黄酮在制备防治病毒性肝炎药物中的应用	安徽医科大学
200710025576	野菊花乙醇提取物在制备防治酒精性肝病的药物中的应用	安徽医科大学
200710024786	鬼针草总黄酮在制备防治血吸虫性肝纤维化药物中的应用	安徽医科大学

（续表）

专利号	发明专利名称	专利权人
200510097342	鬼针草总黄酮在制备防治肝纤维化药物中的应用	安徽医科大学
200510097344	鬼针草醇提取物在制备防治非酒精性脂肪肝药物中的应用	安徽医科大学
200510097345	鬼针草醇提取物在制备防治酒精性脂肪肝药物中的应用	安徽医科大学
03136653	一种改善糖耐量和治疗糖尿病及肥胖症的药物及其制备方法	北京大学
200610089125	一种治疗女性更年期综合症的药物及制备方法	北京化工大学
200510055344	一种治疗心血管疾病的中药组合物及其制备方法	北京师范大学
200610065630	一种治疗糖尿病肾病的药物组合及其制备方法	北京市金药源药物研究院、北京中医药大学
200510071044	一种治疗风湿类关节病的外用药物及其制备方法	北京中医药大学
200610021333	一种治疗腹泻的药物组合物及其制备方法和用途	成都中医药大学
200510021948	蜜远志及其制备方法	成都中医药大学
200610021226	头花蓼药材的检测方法	成都中医药大学
200510021704	草乌叶提取物及其制备方法	成都中医药大学
200510021019	乳香在制备治疗痛风的药物中的用途	成都中医药大学
200710011030	原儿茶酸在促进神经干细胞体外增殖及诱导分化方面的用途	大连理工大学
200610069442	一种桃叶扁桃酸提取物的制备方法	福州大学
200710008760	一种从枇杷核中分离纯化苦杏仁苷的方法	福州大学
200710008798	栀子苷的分离纯化方法	福州大学
200610029660	一种复方鸡血藤胶囊及其制备方法	复旦大学
200610119295	长梗南五味子提取物，其制备方法及用途	复旦大学
200410089317	姬松茸水溶性小分子提取物及其制备工艺和用途	复旦大学
200510030495	一种牛初乳和香菇提取物组合物及其制备方法和用途	复旦大学
200610023189	中药陆英颗粒有效成分及含量的测定方法	复旦大学
200510102358	一种复方双参中成药制剂及其制备方法	广东药学院
200410015566	一种用于治疗骨关节炎中药复方的聚乳酸微球	广东药学院
200510091255	淫羊藿制备减肥保健食品及药物制剂的应用	广东医学院
200410051716	复合植物药生物发酵工艺及治疗肾炎的植物发酵药物	广东医学院
200710049551	治疗恶性肿瘤的药物组合物及其制备方法	广西医科大学
200610019693	一种杨梅素的制备方法	广西中医学院
200710029218	一种延缓皮肤衰老的中药组合物	广州中医药大学
200310117545	一种从丹栀逍遥散中提取的组合物及其应用	广州中医药大学
200510100674	一种治疗腹泻型肠易激综合征的药物组合物及其制备方法	广州中医药大学
200710026843	一种溪黄草提取物及其制备方法和应用	广州中医药大学
200610200918	半夏提取物及其制备方法、药物组合物和用途	贵州师范大学
200710106208	草珊瑚总黄酮的微波浸提方法	桂林工学院
200710053966	治疗艾滋病口腔溃疡及复发性口腔溃疡的中药合剂	河南中医学院
200510017396	从大豆渣中提取的一种降糖物质	河南中医学院
200410010113	五味子中提取的抗脑老化的药用物质	河南中医学院
200510031608	包载马卡或卡瓦或姜根油或人参油的聚乙二醇纳米制剂	湖南大学
200710035400	液膜分离提取博落回中生物碱的方法	湖南师范大学
200710037097	栀子果实中环烯醚萜苷和藏红花素的分离富集方法	华东理工大学
200710039486	提取-吸附耦合富集丹酚酸 B 的制备方法及其装置	华东理工大学
200510032643	一种抑制酪氨酸酶活性的中药组合物及其应用	华南理工大学
200510032666	抗肿瘤复方虎杖根、藤梨根、水杨梅根制剂及其制备方法和应用	华南理工大学
200510032665	水杨梅根抗肿瘤提取物及其制备方法和用途	华南理工大学
200510032668	藤梨根抗肿瘤提取物及其制备方法和用途	华南理工大学
200610033933	中草药水提取液的冷浓缩方法	华南理工大学
200610011341	一种抗流感和禽流感病毒的药物	华南农业大学
200710051513	一种制备蒺藜有效部位群的方法	华中科技大学
200510119047	刺五加原料中有效成分常温超高压提取方法	吉林大学
200510016530	林蛙镇痛水提物及其制备方法	吉林大学
200610166296	一种富含生物活性组分的花生超细粉及其加工方法	济南大学
200610035739	使君子或其提取物在制备促进排铅作用中药制剂中的应用	暨南大学

（续表）

专利号	发明专利名称	专利权人
200510120705	一种中药组合物在制备缓解视力疲劳的药物中的用途	暨南大学
200510120704	一种改善记忆的中药制剂及其制备方法	暨南大学
200610034204	车前草在制备促进排铅作用药品或保健品中的应用	暨南大学
200610036858	一种白芷药材水提液指纹图谱的建立方法及其应用	暨南大学
200610040198	治疗痤疮的中药复方制剂及其制备方法	江苏大学
200610041565	一种匙羹藤总皂甙包合物及其制备方法	江苏大学
200710021415	一种从猪胆汁中制备高纯度猪去氧胆酸的方法	江苏大学
200510041362	药用真菌双向性固体发酵工程技术在雷公藤解毒持效中的应用	江西中医学院
200710017349	一种治疗胃食管反流病的中药组合物	兰州大学
200610167659	一种治疗溃疡性结肠炎的药物及其制备方法	辽宁医学院
200510047616	软伤片及其制备方法	辽宁中医学院
200710011241	一种牡荆素衍生物分离方法	辽宁中医药大学
200510056142	一种止咳祛痰蒙药的制备方法	内蒙古医学院
200610036515	一种治疗糖尿病肾病的药物及其制备方法	南方医科大学
200710028412	一种防治消化性溃疡的药物组合物	南方医科大学
200610037185	西藏胡黄连在制备治疗动脉粥样硬化药物中的应用	南方医科大学
200610037184	西藏胡黄连在制备治疗肾脏疾病药物中的应用	南方医科大学
200610035753	一种治疗肝纤维化的药物及其制备方法	南方医科大学
200610040333	一种鸢尾的医药用途	南京大学
200610041432	肉桂水提取物制备预防和治疗肌肉萎缩性疾病药物的应用	南京大学
200510022659	栀子提取物通过特异性抑制 UCP2 提高胰岛素分泌的方法	南京大学
200710019427	索式提取器循环萃取法提取生物质中茄尼醇的方法	南京师范大学
200610166312	从何首乌中分离制备四羟基二苯乙烯苷方法	南京师范大学
200510123195	一种治疗呼吸系统病毒感染性疾病的中药制剂及制备方法	南京中医药大学
200610041369	一种血压平中药复方制剂及其制备方法	南京中医药大学
200710024578	一种降血糖、降血脂的中药组合物及制法和应用	南京中医药大学
200610097493	一种左金胃漂浮胶囊及其制备方法	南京中医药大学
200610085740	一种治疗银屑病的煤焦油外用凝胶剂及其制备方法	南京中医药大学
200710056755	吸附树脂法从苦荞植物全株提取高纯度黄酮化合物的工艺	南开大学
200610016136	高效表达 rhBMP2 的 CHO 细胞株及其建立方法	南开大学
200710057753	弱疏水骨架酰胺树脂合成及在银杏总内酯纯化中的应用	南开大学
200710056757	吸附树脂法分离汉防己总生物碱中的单体生物碱	南开大学
200610013704	鲍鱼菇提取物和提取方法及其应用	南开大学
200610043810	海参活性物质作为药物或保健品的应用	山东大学
200710014170	超临界二氧化碳萃取桔梗皂甙方法	山东理工大学
200710061866	白癜风皮肤着色剂及其辅剂	山西大学
200610102147	一种高纯度苦荞黄酮的提取方法	山西医科大学
200710062520	党参多糖的提取方法	山西医科大学
200610105273	云芝菌丝体在制备抗疲劳药剂中的应用	陕西师范大学
200710100468	从荞麦皮中提取荞麦黄酮的方法	陕西师范大学
200610025244	中药龙血竭黄酮类提取物的制备工艺方法	上海大学
200710037891	从萝芙木中提取利血平的方法	上海交通大学
200610026427	麻黄总生物碱与地龙酸性部位组合物及其制备方法	上海交通大学
200610024272	治疗咳喘病的地龙酸性部位药及其制备方法	上海交通大学
200610116630	从青蒿植物中提取分离纯化青蒿素的方法	上海交通大学
200710037958	苏木脂质体及其制备方法和应用	上海师范大学
200310108965	一种治疗痹证型颈椎病的中药复方制剂及制备方法	上海中医药大学
200610030394	降低中药提取物粉体吸湿性的包覆粒子的制备方法和该法制得的中药提取物粉体包覆粒子	上海中医药大学
200510030089	一种治疗变应性鼻炎的中药外用制剂及其制备方法	上海中医药大学
200610026474	一种改善中药复方苦味的方法	上海中医药大学
200510027906	野鸭椿在制备退热药物中的应用	上海中医药大学

（续表）

专利号	发明专利名称	专利权人
200410021121	治疗骨质疏松症的中药小复方及其制备方法	沈阳药科大学
03133575	银杏叶提取物自乳化软胶囊及其制备方法	沈阳药科大学
200410021434	治疗宫颈糜烂等炎症的中药糜康凝胶剂和制备方法	沈阳药科大学
01114070	林蛙卵油注射液及其制备工艺	沈阳药科大学
200510068054	元宝枫叶提取物的应用	首都医科大学
200810045194	一种综合提取纯化川芎中川芎嗪、阿魏酸和挥发油的方法	四川大学
200710020561	珍珠菜提取物缓释微丸制剂及其制备方法	苏州大学
200610015628	一种治疗心血管疾病的药物及其制备方法	天津大学
200510015620	综合提取鲜鹿茸中活性成分的方法	天津大学
200610130404	一种快速从天然产物中筛选酪氨酸激酶抑制剂的方法	天津商学院
200610015592	超临界 CO_2 提取雷公藤有效成分萜类化合物的方法及组成	天津医科大学
200610015629	一种治疗糖尿病及糖耐量低减的药物组合物及制备方法	天津中医药大学
200810034886	具有磁热效应的温敏性载药胶束、制备方法及其使用方法	同济大学
200610156027	一种以中药为基质的灰树花发酵制备工艺	温州大学
200510020064	一种苦瓜果实抗病毒原料药的制备方法	武汉大学
200610019071	鲟鱼软骨口服液的制备方法	武汉工程大学
200610018506	一种用于治疗白血病的药物组合物及其制备方法	武汉理工大学
200710051450	治疗心血管疾病的复方中药及其制备方法	武汉理工大学
200710017859	一种促进伤口愈合、减少瘢痕形成的外用中药及制备方法	西安交通大学
200610042631	镇静催眠的复方酸枣仁油与柏子油组合物	西安交通大学
200610200377	护肝降脂软胶囊及其用葡萄皮和葡萄籽制备葡萄护肝降脂软胶囊生产方法	新疆医科大学
200610155375	杨梅核中总黄酮的提取方法	浙江大学
200610051752	黄酒干物质在制备抗骨质疏松物质中的应用	浙江大学
200710070731	一种分步获得总丹参酮和总酚酸的制备方法	浙江大学
200610052223	一种重楼总皂苷的制备方法	浙江大学
200610053216	一种多孔疏松的中药浸膏干燥物的生产方法及设备	浙江大学
200710069983	一种从丹皮中获得丹皮酚和芍药苷的制备方法	浙江大学
200710068491	一种从中药三七中提取纯化总皂苷的制备方法	浙江大学
200610049689	一种抗艾滋病病毒的中药提取物	浙江大学
200610052877	一种防治蜜蜂幼虫腐烂病病原的中草药制剂	浙江大学
200610154946	一种灯盏细辛浸膏干燥物的制备方法	浙江大学
200610029063	一种抗肿瘤的中药组合物及其制备方法	中国人民解放军第二军医大学
200610025317	人早胚来源的表皮或毛囊干细胞的制备及应用	中国人民解放军第二军医大学
200610023375	中药复方薏苡附子败酱散抗肿瘤活性组分的制备工艺	中国人民解放军第二军医大学
200410017549	蔓荆子提取物及其制备方法和用途	中国人民解放军第二军医大学
200510024391	一种可提高免疫功能的厚壳贻贝提取物	中国人民解放军第二军医大学
200810236412	治疗慢性肺源性心脏病的药物及其制备方法	中国人民解放军第四军医大学
200510095620	一种用于治疗感冒的中药复方制剂及其制备工艺	中国药科大学
200510080137	草豆蔻或其代用品提取物或其内含化合物在制药中的应用	中国药科大学
200510031908	一种用于治疗乙型肝炎的药物组合物	中南大学
200810026701	一种利用荆芥抑制金黄色葡萄球菌的洗浴剂	中山大学
200410077784	柿叶提取物软胶囊及自乳化软胶囊	中山大学
200710027064	海龙固体分散体及其制备方法与应用	中山大学
200610122921	一种田基黄提取物的制备方法	中山大学
3　专利权人为国内研究所		
200610042609	复方柴芍和胃中药制剂及其制备方法	北京大学安康药物研究院
200510088718	一种治疗子宫肌瘤的药物组合物及其制备方法	北京荔博园医药研究所
200710098571	东亚钳蝎提取物及其制备预防和(或)治疗口腔上皮癌药物的应用	北京联合大学生物化学工程学院
200510056634	一种治疗心脑血管疾病的中药制剂及其制备方法	北京奇源益德药物研究所
200510070379	治疗心脑血管疾病的中药制剂及其制备方法	北京奇源益德药物研究所
200510115714	治疗骨科疾病的抗骨增生制剂及其制法和检测方法	北京奇源益德药物研究所

（续表）

专利号	发明专利名称	专利权人
200610002121	治疗妇科疾病的妇瘤平药物组合物及其应用	北京奇源益德药物研究所
200710065471	一种治疗阳痿的中药制剂	北京艺信堂医药研究所
200710065474	一种治疗阳痿的中药制剂	北京艺信堂医药研究所
200710065476	一种治疗阳痿的中成药	北京艺信堂医药研究所
200710065478	一种治疗坐骨神经痛的中药制剂	北京艺信堂医药研究所
200710065484	一种治疗鱼鳞病的中药制剂	北京艺信堂医药研究所
200710065489	一种治疗习惯性流产的中药制剂	北京艺信堂医药研究所
200710065491	一种治疗带状疱疹的中药汤剂	北京艺信堂医药研究所
200710065492	一种治疗带状疱疹的中药汤剂	北京艺信堂医药研究所
200710065494	一种治疗带状疱疹的中药汤剂	北京艺信堂医药研究所
200710065496	一种治疗痛经的中药汤剂	北京艺信堂医药研究所
200710065499	一种治疗痛经的中药汤剂	北京艺信堂医药研究所
200710065501	一种治疗荨麻疹的中药汤剂	北京艺信堂医药研究所
200710065504	一种治疗荨麻疹的中药汤剂	北京艺信堂医药研究所
200710065505	一种治疗荨麻疹的中药汤剂	北京艺信堂医药研究所
200710065506	一种治疗荨麻疹的中药汤剂	北京艺信堂医药研究所
200710065507	一种治疗荨麻疹的中药汤剂	北京艺信堂医药研究所
200610000787	一种用于斑秃脱发的生发凝胶及其制备方法	北京因科瑞斯生物制品研究所
200610066917	一种用于心脑血管疾病的脑心安片及其制备方法	北京因科瑞斯生物制品研究所
200610066920	一种用于妇科的调经祛斑片及其制备方法	北京因科瑞斯生物制品研究所
200610066921	一种具有清热利湿，活血通络的中药制剂及其制备方法	北京因科瑞斯生物制品研究所
200610080715	一种治疗脱发的药物及其制备方法	北京因科瑞斯生物制品研究所
200710003412	一种灭乙肝病毒口服液及其制备方法	北京中康华夏中药防治乙肝研究所
200310102943	一种可缓和与治疗过敏性气喘的医药组合物及制备方法	财团法人工业技术研究院
200310123409	肝病治疗用药用植物溶剂提取物	财团法人工业技术研究院
200510020985	一种治疗眼部疾病的药物组合物及其用途	成都迪康药物研究所
200310111196	一种药物组合物及用途	成都三明药物研究所
200310111197	一种药物组合物及其制备方法和用途	成都三明药物研究所
200410079312	一种治疗冠心病的药物组合物及其制备方法和用途	成都三明药物研究所
200410094508	一种治疗妇科盆腔炎的药物组合物及其制备方法和用途	成都三明药物研究所
200410094514	一种治疗上呼吸道感染的药物组合物及其制备方法	成都三明药物研究所
200610065496	黄芩茎叶在制造防治病毒或(和)细菌感染药品中的应用	承德医学院中药研究所
200610135227	富硒秀珍菇菌粉的制备方法	福建省农业科学院农业工程技术研究所
200720187114	一种中药多糖提取、浓缩的膜分离装置	甘肃省膜科学技术研究院
200610104933	一种中药有效成分的提取生产方法	甘肃省农业科学院
200610041983	祛毒祖师麻及其外用透皮吸收制剂和制备工艺	甘肃省药物研究所
200410050814	一种包含鸦胆子油微乳剂的药物组合物及制备工艺	广州暨南大学医药生物技术研究开发中心
200510035584	多联活性双歧杆菌产品的制备方法	广州市微生物研究所
200410012138	一种治疗甲状腺机能亢进的药物组合物	河北省民生医药研究所
200610048558	超声提取花生根中白黎芦醇的方法	河南省农科院农副产品加工研究所
200610086561	一种治疗肿瘤的中药组合物及其制备方法	黑龙江省中医研究院
200610088366	苦豆子生物总碱的高效提取方法	淮安市农业科学研究院
200610016685	一种用于治疗乳腺增生的药物及其制备方法	吉林省中医中药研究院
200610041165	乌蕨茋草苷和牡荆素提取纯化方法	江苏省中国科学院植物研究所
200710022829	鉴别黄独性别的引物、片段与方法	江苏省中国科学院植物研究所
200410097759	一种治疗脉管炎的毛冬青提取物及其制剂	江西省药物研究所
200510072465	杏香兔耳风阴道泡腾片及其制备方法	江西省药物研究所
200610069559	中药桔梗作为体外杀精子药物的应用及其制备药物的方法	山东省计划生育科学技术研究所
200610070929	一种用于治疗肺表面系统紊乱的药物及其制备方法	山东省科学院生物研究所
200610045291	一种乳酸菌口服液的制备方法	山东省农业科学院高新技术研究中心
200510043967	一种金胆软胶囊及其制备方法	山东省医学科学院药物研究所
200510044301	具抗癌活性的霞草提取物和制备方法及其在制药中的用途	山东省医学科学院药物研究所

（续表）

专利号	发明专利名称	专利权人
200510044365	一种金莲花软胶囊及其制备方法	山东省医学科学院药物研究所
200510044366	一种乌骨藤软胶囊及其制备方法	山东省医学科学院药物研究所
200610043832	具雌激素活性的红车轴草提取物的制备方法	山东省医学科学院药物研究所
200710013301	治疗肾功能不全的中药组合物及其制备方法	山东省中医药研究院
200410089044	治疗肾炎及肾病综合症的中药制剂	上海方心科技研究所
200610026984	一种治疗小儿咳嗽的药物及其制备方法	上海方心科技研究所
200610119132	一种治疗小儿胃脘痛的药物及其制备方法	上海方心科技研究所
200610023578	一种连续提取北冬虫夏草子实体有效成分的方法	上海市农业科学院
200510110096	厚壳贻贝的提取物、制造方法及其用途	上海新药研究开发中心
200510024336	刺蒺藜提取物及其制备方法和用途	上海医药工业研究院
200510025056	预防和治疗脓毒症的蛇毒提取物	上海医药工业研究院
200510029447	莪术油纳米乳剂及其制备方法	上海医药工业研究院
200510030639	蟾酥纳米脂质体及其制备方法	上海医药工业研究院
200510030640	蟾酥固体脂质纳米粒及其制备方法	上海医药工业研究院
200510030957	金刚藤溶液型固体分散物及其应用	上海医药工业研究院
200610027926	凤尾草总黄酮的新应用	上海医药工业研究院
200510047833	中药消腹水外用制剂	沈阳市华星药物研究所
200410065623	一种灵芝提取物及其制备方法和用途	苏州中药研究所
200410072235	一种含有丹栀提取物的软胶囊及其制备方法	天津药物研究院
200510013268	一种含丹参和三七有效部位的分散片及其制备方法	天津药物研究院
200510013295	一种复方中药有效部位的滴丸及其制备方法	天津药物研究院
200710019035	一种利用蒺藜全草提取蒺藜总皂苷的工艺	西安天健医药科学研究所
200610010844	胆清片在制备治疗高血脂、脂肪肝药物中的应用	云南省药物研究所
200710065886	一种具有镇痛和抗炎作用的外用药物组合物	云南省药物研究所
200710069187	肾茶抗泌尿系结石的提取物及其制备方法	浙江省亚热带作物研究所
200510060702	一种治疗胃病的复方蜂胶组合物及其制备方法	浙江省中医药研究院
200610053746	一种中药降糖组合物	浙江省中医药研究院
200510107435	一种治疗慢性萎缩性胃炎的中药组合物的制备方法	中国科学院长春应用化学研究所
200610016620	注射用刺五加叶总黄酮提取物冻干粉针的质量检测方法	中国科学院长春应用化学研究所
200610016926	一种刺五加的检测方法	中国科学院长春应用化学研究所
200610016927	通过毛细管电泳-电化学分析技术测定中草药中马兜铃酸Ⅰ和马兜铃酸Ⅱ含量的方法	中国科学院长春应用化学研究所
200610017094	一种中药附子的炮制方法	中国科学院长春应用化学研究所
200610130879	一种山茱萸环烯醚萜苷类提取物同时提取及检测方法	中国科学院长春应用化学研究所
200510126431	壁虎粉在制备治疗结肠腺癌药物方面的用途	中国科学院化学研究所
200610066993	一种用于治疗肝癌的壁虎藤梨根水提取物	中国科学院化学研究所
200610124326	一种治疗高血压的海洋药物及其制备方法和分散片	中国科学院南海海洋研究所
200510110763	一种治疗糖尿病的药物组合物及其制备方法	中国科学院上海药物研究所
200510111011	粘质沙雷氏菌菌苗在制备治疗肺纤维化药物中的应用	中国人民解放军海军医学研究所
200410058600	六味地黄汤提取物，其药物组合物及其医药用途	中国人民解放军军事医学科学院毒物药物研究所
200610113177	培养的水母雪莲细胞及其提取物在制备治疗Ⅱ型糖尿病及预防其并发症的药物中的用途	中国人民解放军军事医学科学院生物工程研究所
200510087112	一种表达TRAIL蛋白质的大肠杆菌在制备肿瘤治疗药物中的用途	中国人民解放军军事医学科学院生物医学分析中心
200710176778	一种 α-*N*-乙酰半乳糖胺酶及其编码基因与应用	中国人民解放军军事医学科学院野战输血研究所
200410021929	生产用于预防婴幼儿腹泻的转基因植物材料的方法	中国人民解放军免疫学研究所
200410021931	表达人源轮状病毒外壳蛋白的转基因植物产品及其预防婴幼儿腹泻的用途	中国人民解放军免疫学研究所
200610089055	肖菝葜属植物提取物及其制备方法和应用	中国药品生物制品标准化研究中心
200510073048	菌根真菌诱导子提高液体培养铁皮石斛原球茎质量的方法	中国医学科学院药用植物研究所
200510073049	一种铁皮石斛原球茎固体培养的菌根真菌诱导剂	中国医学科学院药用植物研究所
200510077722	一种真菌提取物的制备及在抗人类免疫缺陷病毒中的应用	中国医学科学院药用植物研究所
200510099738	一种中药复方胆结石直接溶解剂及其制备方法	中国中医科学院中药研究所

（续表）

专利号	发明专利名称	专利权人
200510083951	一种大蒜挥发油的提取方法	中国中医科学院中医基础理论研究所
200710092602	一种治疗脂肪肝的中成药及其制备方法	重庆市中药研究院
200510020638	一种治疗儿童多动症的益智宁神颗粒及其制备方法	重庆思科药物研究所
4　专利权人为国内医院		
200710000165	一种活血通痹的外用膏药	北京市门头沟区中医医院
200710055684	一种治疗冠心病的药物及其制备方法	长春中医药大学第一附属医院
200710055685	一种治疗中风的药物及其制备方法	长春中医药大学第一附属医院
200410017673	一种治疗糖尿病并发症的中药制剂及其制法	复旦大学附属中山医院
200610011556	一种治疗冠心病的中药组合物及其制备方法	广州中医药大学第二附属医院
200610034480	中药复方通脉口服液有效部位的药物组合物及其制备方法	广州中医药大学第二临床医学院
200710010751	通栓活络制剂	海城市中医院
200710010752	通络复瘫制剂	海城市中医院
200510060824	一种鲜鱼腥草药物制剂及其制备方法	杭州市萧山区中医院
200410025143	一种能改善睡眠、润肠通便的药物及其制备方法	金华市人民医院
200610163849	一种血脉康药物组合物丸剂及其制备方法	昆明明珠医院
200610163848	一种养阴安神药物组合物丸剂及其制备方法	昆明明珠医院
200710065650	降脂保肝药物及其加工方法	昆明市强制戒毒所
200510048748	一种治疗糖尿病周围神经病变的药物	昆明市中医医院
200410040337	治疗胃肠功能衰竭的胃动力药及其制备方法	昆明市中医医院
200610105078	苦豆子总碱在制备治疗带状疱疹药物中的用途	兰州大学第一医院
200610047132	清肺利咽止咳糖浆	辽宁中医药大学附属医院
200710062162	治疗搔痒性皮肤病的外用药及其制备方法	临汾市尧都区中医皮肤病医院
200610128310	治疗乳腺炎的药物	灵宝市商业医院
200610128309	治疗乳痛症的药物	灵宝市商业医院
200610128308	治疗乳腺增生的药物	灵宝市商业医院
200610035952	一种丹参微乳的制备方法	南方医科大学珠江医院
200710014101	一种治疗输卵管炎症阻塞的药物及其制备方法	平阴县中医医院
200710165281	一种用于治疗小儿腹泻的药物组合物	齐齐哈尔医学院附属第三医院
200610102081	一种治疗糖尿病足的外用中药组合物	青岛市市立医院
200610126297	一种用于调理气机的养身中药	青岛市市立医院
200710016153	一种具有抗生素功效的中药外用乳浊液制剂及其制备方法	山东省立医院
200710013118	治疗心衰的中药胶囊	山东省千佛山医院
200710013183	一种降血压脑细胞功能恢复的纯中药制剂	山东省千佛山医院
200410036428	治疗心律失常的药物及其制备方法	山东中医药大学附属医院
200710139259	一种治疗闭经的药物及其制备方法	山西医科大学第二医院
200710139262	一种治疗前列腺炎的药物及其制备方法	山西医科大学第二医院
200710139255	一种治疗鼻炎的药物及其制备方法	山西医科大学第二医院
200710139260	一种治疗痤疮的药物及其制备方法	山西医科大学第二医院
200710139254	一种治疗银屑病的药物及其制备方法	山西医科大学第二医院
200710139258	一种治疗心脑血管疾病的药物及其制备方法	山西医科大学第二医院
200710139261	一种治疗青光眼的药物及其制备方法	山西医科大学第二医院
03160025	一种治疗慢性咽炎的中药组合物及其制备方法	山西医科大学第一医院
200610026278	一种治疗肝癌的药物及其制备方法	上海交通大学医学院附属第九人民医院
200610026281	治疗肝癌的药物胶囊、水丸、蜜丸及其制备方法	上海交通大学医学院附属第九人民医院
200510111347	一种包覆辛夷挥发油纳米脂质体滴鼻剂	上海交通大学医学院附属新华医院
200510111346	一种制备包覆辛夷挥发油纳米脂质体滴鼻剂的方法	上海交通大学医学院附属新华医院
200610028598	河蚌葡聚糖及其制备方法和应用	上海中药标准化研究中心、上海中医药大学附属曙光医院
200510028634	治疗脂肪肝的药物及其制备方法	上海中医药大学附属龙华医院
200610025682	治疗腰椎间盘突出症的中药组合物及其制备方法和中药制剂	上海中医药大学附属龙华医院
200510026468	一种治疗高尿酸血症及尿酸性肾病的药物复合物	上海中医药大学附属曙光医院
200610144062	一种治疗外阴白色病变的药物组合物、制剂及其制备方法	首都医科大学附属北京妇产医院

（续表）

专利号	发明专利名称	专利权人
200410018823	具有抗炎活性的皮肤细胞及其制备方法和该细胞在皮肤感染创面中的应用	天津市天津医院
200610043118	治疗鼻黏膜糜烂及鼻衄的外用中药制剂及其制备方法	西安交通大学医学院第二附属医院
200310104099	一种治疗消化性溃疡的药物组合物及其制备方法	乡城县藏医院
200310104168	一种治疗肝炎的药物组合物及其制备方法和用途	乡城县藏医院
200710063578	排氚药物	中国人民解放军第二炮兵总医院
200510056632	一种治疗心脑血管疾病的药物及其制作方法	中国人民解放军兰州军区乌鲁木齐总医院
200610200756	治疗冠心病、心绞痛的中药缓释制剂的制备方法	中国人民解放军南京军区福州总医院
200610008279	一种治疗带状疱疹或细菌感染所致皮肤病的外用中药组合物	中国人民解放军总医院
200510109554	一种治疗心力衰竭的药物组合物	中国人民解放军总医院
200510109555	一种治疗便秘的药物组合物及其制剂	中国人民解放军总医院
200610172274	甲鱼油中ω-3多不饱和脂肪酸的提取方法	中国人民解放军总医院
200610078866	一种治疗地中海贫血的药物及其制备方法	中国中医研究院广安门医院
200410027760	一种羊膜提取液的制备方法及用途	中山大学中山眼科中心
200610051159	一种治疗硬萎型外阴营养不良的中草药膏剂	遵义医学院附属医院
5　专利权人为国内其他		
200410065205	一种太子参成品药材的加工方法	宣城市金泉生态科技示范园
200710000494	茶树油妇女医用卫生栓及其制备方法	中国生化制药工业协会
200410080428	一种纯化海狗油及其制备方法	中国药品生物制品检定所
200610140803	无细胞卡介菌粘膜免疫调理剂及其应用	中国药品生物制品检定所
200710063724	一种治疗咳嗽哮喘的中药组合物	中国药品生物制品检定所
6　专利权人为国内共有		
200510122627	一种治疗急性分泌性中耳炎的药物及其制备方法	安徽省药物研究所、杨士友
200410155089	一种药物组合物及该组合物的制备方法	北京华夏医胜创新科技有限责任公司、甘肃省中医药研究院
200710063859	一种降脂药物组合物	北京神舟祥瑞医药科技发展有限公司、首都师范大学
200410098660	一种治疗溃疡性结肠炎的凝结芽孢杆菌活菌制剂的制造方法和应用	北京天施康医药科技发展有限公司、青岛东海药业有限公司
200510074841	注射用复方苦参制剂的制备方法及其医疗用途	北京振东光明药物研究院、山西振东金晶制药有限公司
200610085158	治疗鼻炎的中药喷雾剂组合物及其制备方法	常州巴斯特医药科技研究中心有限公司、张家铭、张肇宇
200610020789	一种远志提取物及其制备方法和用途	成都中医药大学、四川绿色药物研究所
200510026266	由桑寄生和槲寄生组成的中药复方及其用途	大理市阿佳咪白族医药研究所、复旦大学
200510132129	治疗慢性胃炎、慢性萎缩性胃炎的中药组合物及制备方法	佛山德众药业有限公司、广州中医药大学
200510032213	一治疗痛经的片剂及其制备工艺	福寿堂制药有限公司、胡起玮
200510032508	一种脑心清分散片及其制备工艺	福寿堂制药有限公司、胡起玮
200510075043	一种用于消肿止痛的巴布剂的制备方法	广西花红药业有限责任公司、上海复星医药（集团）股份有限公司
01132049	一种用于治疗糖尿病的中药制剂及制备方法	国家中药制药工程技术研究中心、上海中药制药技术有限公司、上海信谊嘉华药业有限公司
200510067854	一种含有黄芩苷和柴胡的药物组合物及其制备方法	海南万州绿色制药有限公司、梁泽太
200510050813	一种组合物及其应用	杭州赐富生物技术有限公司、杭州泰士生物科技有限公司
200610111307	一种改进的护肝制剂生产工艺	黑龙江葵花药业股份有限公司、于树春
200510090733	一种注射用血塞通冻干粉针制剂（包括专用溶剂）及其工艺和适应症	黑龙江省珍宝岛制药有限公司、方同华、周雪峰
200510090732	一种舒血宁注射液制剂及其工艺	黑龙江省珍宝岛制药有限公司、方同华、周雪峰
200610171333	一种具有增强免疫功效的组合物及其制备方法和其用途	湖南补天药业有限公司、戴甲木
200410004358	一种治疗慢性肾功能衰竭的肾可舒胶囊及其制备工艺	江西济民可信金水宝制药有限公司、中国中医研究院中药研究所
200610086075	一种富含萜类的灵芝孢子油类制剂加工方法	南京中科集团股份有限公司、南京中科药业有限公司

（续表）

专利号	发明专利名称	专利权人
200610040558	灵芝孢子粉片及其制备工艺	南京中科集团股份有限公司、南京中科药业有限公司
200710065245	从中药等天然产物混合物备选库中筛选 HCVNS5B 蛋白的抑制剂的新方法	南开大学、清华大学、中国科学院生物物理研究所
200510020677	一种开口箭提取物、含有开口箭提取物的药物组合物及其制备方法和用途	三峡大学、邹坤
200610042229	丹参多糖提取物在制备抗血栓药物组合物中的用途	山东省医学科学院药物研究所、山东省新技术制药研究所
200610071352	治疗结肠炎、胃炎、胃癌的富硒猴头菌提取物制剂及其制备方法	山西康欣药业有限公司、广东信东医药有限责任公司
200310122469	注射用冠心宁及其制备方法	山西亚宝药业集团股份有限公司、中国科学院上海药物研究所
200610119578	一种减少肝内脂肪沉积和减轻肝细胞脂肪变性的复方制剂	上海莱博生物科技有限公司、徐列明
200510028741	一种丹参药材指纹图谱检测方法	上海绿谷制药有限公司、上海绿谷生命园医药有限公司
200510028740	高含量丹参多酚酸盐粉针剂及其制备方法	上海绿谷制药有限公司、上海绿谷生命园医药有限公司
200510030073	一种治疗冠心病的中药组合物及其制备方法	上海中药制药技术有限公司、国家中药制药工程技术研究中心
200510110120	一种治疗皮肤癌的中药外用透皮制剂	上海中药制药技术有限公司、国家中药制药工程技术研究中心
200510111694	一种中药组合物在制备防治中风的药物中的应用	上海中药制药技术有限公司、中国药科大学
200610009140	一种用于治疗脂肪肝的中药复方制剂及其制备方法	上海中医药大学、上海中医药大学附属曙光医院
200510028971	改善肝硬化腹水的中药外用制剂及制备方法	上海中医药大学附属曙光医院、上海中医药大学
02828642	一种抗风湿药物及其制备方法	四川省中药研究所、广州陈李济药厂
200920110979	利用太阳能对三七进行干燥的装置	文山县苗乡三七实业有限公司、云南师范大学科技教学服务中心、昆明云湖太阳能科技有限公司
200510021662	蜘蛛香及其提取物在制备治疗焦虑症的药物中的用途	闫智勇、绵阳高新区瑞康生物医药有限公司
200610111306	一种治疗乙肝的药物组合物	于树春、黑龙江葵花药业股份有限公司、李钊
200610048406	一种制禹白附的炮制方法	禹州市金地中药饮片有限公司、河南中医学院
200410022196	一种火麻仁油脂及其制备方法和应用	云南工业用大麻实业有限公司、袁华、胡光
200410073514	油菜蜂花粉有效部位药物及制备方法和用途	浙江康恩贝制药股份有限公司、浙江康恩贝药品研究开发有限公司
200610123806	一种海洋生物临床肠内营养剂	中国科学院南海海洋研究所、烟台海岸带可持续发展研究所
200710302091	油溶蜂胶软胶囊及其制备方法	中国农业科学院蜜蜂研究所、北京中蜜科技发展有限公司
200510019121	一种灵丹草含片的洋艾素测定方法	中南民族大学、云南省玉溪望子隆生物制药有限公司
200510057310	当归南枣软胶囊及其制备方法	重庆医药工业研究院有限责任公司、上海复星医药(集团)股份有限公司

7 专利权人为国内个人(略)

8 专利权人为国外

专利号	发明专利名称	专利权人
00812957	包含桉油和橙油的药物组合物	G. 波尔-博斯坎普有限及两合公司
03800811	加工人参的方法和加工过的人参提取物的用途	LOTTE 制果株式会社、朴明焕
02810134	用于软骨保护的草药组合物	SK 化学株式会社
03823488	治疗缺血性心脏病及充血性心衰竭的人类 G 蛋白偶联受体及其调节物	阿瑞那制药公司
200610075553	新的乳酸细菌菌株和包含此菌株的可食用组合物、药物以及兽医产品	艾蒂尔药物有限公司
99814148	用于癌症治疗的天然植物精油组合物及方法	艾科斯迈特技术公司
00804089	用于治疗炎性疾病的双歧杆菌	爱尔兰企业(贸易上称作爱尔兰生物学研究公司)、爱尔兰国立科克大学科克学院
01800567	用于基因转移的病毒包膜载体	安增子摩祺株式会社、金田安史
96192391	通过遗传修饰的细菌定居于黏膜而防止病毒感染的方法	奥塞尔股份有限公司

（续表）

专利号	发明专利名称	专利权人
03823621	治疗药	宝生物工程株式会社
02816064	抗原特异性细胞毒性T细胞的扩大培养方法	宝生物工程株式会社
01808642	含有植物提取物的乳液;用于制备这种乳液以及获取植物提取物的工艺	比肯有限公司
200580033942	神经生长因子产生抑制剂、以及配合有该神经生长因子产生抑制剂的皮肤外用剂、化妆品、医药部外品、瘙痒预防和治疗剂、以及特异性皮炎治疗剂	碧雅诗株式会社、株式会社日冷生物科学
03103726	含有肠内细菌的片剂	表飞鸣制药株式会社
03821574	单核细胞起源的移植物接纳诱导性细胞及其制备和用途	布拉斯蒂康生物科技研究有限责任公司
03807542	免疫激活剂药剂及保健饮食品	城田安幸
03809252	花粉病、过敏性鼻炎、特应性皮炎、哮喘或荨麻疹的预防或治疗用组合物	创新免疫调节材料株式会社
200480005758	丙型肝炎治疗用组合物	创新免疫调节材料株式会社
200480023999	能够刺激黏膜免疫性的乳酸菌	大塚制药株式会社
01819275	具有抗过敏症效果的方法和制剂	德努瓦斯特拉股份公司
03818068	胶冻状中草药组合物	帝国汉方制药株式会社
01812043	生产海鞘素化合物的合成方法	法马马有限公司
200380108928	来自药用植物的抗肥胖组分及其组合物	韩国韩医学研究院、SK化学株式会社
200480023610	修饰的重组痘苗病毒及其它微生物,及其应用	吉恩勒克斯公司
200610001228	使用鲨鱼软骨制造鲨鱼软骨液的方法	姜敏子
200580011386	通过机械手段提取人参的活性成分的方法	久安产业株式会社
02813074	葫芦科油用于抑制5α-还原酶活性的应用	科学发展实验室
200380110617	用于治疗胃溃疡的新的草药组合物	科学工业研究理事会、阿亚韦德亚萨拉
200510114047	得自牛尿馏出物（‘Go-mutra’）的生物活性级分作为抗感染药、抗癌剂和营养物的生物增强剂的应用	科学和工业研究委员会
01823681	用于妇女/孕妇的草药营养药制剂及其制备方法	科学与工业研究委员会
02830178	一种从麻绞叶中制备抗氧化防腐剂的方法	科学与工业研究委员会
02815675	一种用于治疗和改善支气管呼吸困难的草药组合物	科学与工业研究委员会
01821702	人脐带血衍生的非限制性体干细胞（USSC）	库里安医疗股份公司
200580032485	代谢活性微生物及其生产方法	马蒂吉姆英国企业有限公司
200510119950	用于口腔和咽腔炎症的基于粘液药的含片	玛丽亚·克莱门蒂妮·马丁·克洛斯特弗劳销售有限责任公司
03802264	由偶蹄哺乳动物获得抗肿瘤物质的方法	梅德韦里塔斯知识产权控股有限公司
200480039799	α-葡萄糖苷酶活性抑制剂	明治乳业株式会社
03815599	人体原始干细胞自体同源培养基及其应用	纳瓦拉省科技研究所
200510064849	用于预防和治疗痴呆的组合物	纽罗梅迪克斯株式会社、郑章铉
03824172	一氧化氮及其生物医学重要作用	纽约州立大学研究基金会
03804892	皮肤外用组合物	日本克非尔株式会社、德丸千之助
02819031	基质金属蛋白酶抑制剂	日本美伊娜多化妆品株式会社
200510112809	干燥物及其制造法	日本脏器制药株式会社
200580017286	具有免疫调节作用的组合物	三得利控股株式会社
200480016806	包含至少两种能定居在胃肠道中以及具有肠存活特性,肠结合特性,感染保护特性和纤维发	生物合成公司
200380109770	用于防止动脉粥样硬化和高脂血症的多草药制剂	生物技术部、印度贝拿勒斯大学
200480043583	一种从野山参中制备有抗癌活性的纯化提取物的方法及含有其的组合物	石山医疗有限公司
97190218	网地藻目提取物、其制备方法和含有这类提取物的组合物	特克辛芬尼有限公司、拉法尔实验室
01811943	苦参或山豆根提取物的治疗用途	威廉施瓦布博士有限公司
02812475	干细胞及其分离方法	味之素株式会社
03813429	预防动脉硬化的组合物	味之素株式会社
03107003	含有三七、杜仲和西洋参的组合物	谢心范
200480028449	医药组合物	兴和株式会社
200480013198	活体组织处理设备	学校法人早稻田大学、塞里牧吧有限公司

（续表）

专利号	发明专利名称	专利权人
200480026757	用于治疗蜂窝组织疾病的口服组合物	因德纳有限公司
02830202	抗溃疡草药组合物	印度科学工业研究所
200380111005	用于治疗高脂血症的协同组合物	印度科学工业研究所
200380111016	作为健脑药物的含有积雪草和芝麻的草药配方	印度科学工业研究所
03826375	一种防护和(或)修复 DNA 氧化损伤的组合物(RCUD)及其方法	印度科学工业研究所
03809944	细菌聚集表面的处理	英国国防部
200380103117	具有抗肿瘤和抗毒活性的提取物	优尼拜尔斯金股份有限公司
200410059026	使脂肪基质细胞分化为成骨细胞的方法	泽恩比奥公司
01820494	用于预防或改善多危因素综合征的组合物	钟渊化学工业株式会社
01816330	止痒性组合物和促进创伤治愈的组合物	株式会社凤凰堂
03816505	含有中药提取物的片剂组合物及其制造方法	株式会社津村
01817206	骨代谢改善剂	株式会社养乐多本社
200480001584	含有对于炎症和血液循环疾病显示治疗和预防活性的竹提取物以及由其分离出来的化合物的组合物	株式会社优力竟
01813585	含有血凝素活性膜蛋白质的假型逆转录病毒载体	株式会社载体研究所
四、含肽或抗原或抗体的药品发明专利		
1 专利权人为国内企业		
200510109319	p53 四聚化结构域介导的四价单链抗体	北京安波特基因工程技术有限公司
200410030648	一种多酶组合胶囊	北京奥路特生物医药研发有限公司
01136939	赤魟肿瘤抑制基因的克隆、表达及生物活性	北京博奥环宇生物技术有限公司
200610144882	一种降钙素微球的制备方法	北京博恩特药业有限公司
200610012237	人干扰素 α2b 泡腾片及其制备方法	北京凯因科技股份有限公司
200610111684	伤寒、副伤寒外膜蛋白疫苗	北京绿竹生物制药有限公司
200510011149	抑制人体转录因子 AP-1 的基因及其编码多肽和用途	北京诺赛基因组研究中心有限公司
200510103293	胸腺素 β4 衍生物及其应用	北京诺思兰德生物技术股份有限公司
200510102992	一种天门冬酰胺酶注射液、其制备方法及应用	北京双鹭药业股份有限公司
200610152502	复方消化酶制剂及其制备方法	常州千红生化制药股份有限公司
200510022492	一种低热原葡激酶及其制备方法	成都地奥九泓制药厂
200810160842	VEGF 受体融合蛋白及其在制备治疗眼睛疾病的药物中的应用	成都康弘生物科技有限公司
200610066257	VEGF 受体融合蛋白在治疗眼睛疾病中的应用	成都康弘生物科技有限公司
200510085496	一种重组人角质细胞生长因子的生产方法	成都芝田生物工程有限公司
200510120644	一种重组胸腺五肽结构类似物及其制备方法与应用	东莞市博康健医药科技有限公司
200610000601	高纯度乌司他丁及其制备方法和含有乌司他丁的药物组合物	广东天普生化医药股份有限公司
200710144634	静脉注射人乙型肝炎免疫球蛋白制备方法	哈尔滨世亨生物工程药业股份有限公司
200610043442	以白喉毒素突变体 CRM197 为载体的免疫原及其制备方法与应用	海南天源康泽医药科技有限公司
200610052365	含有重组人血清白蛋白-干扰素 α 融合蛋白的注射用水剂	杭州九源基因工程有限公司
200510012840	重组人粒细胞巨噬细胞集落刺激因子外用液体制剂	华北制药金坦生物技术股份有限公司
200510023103	白介素-22 的医药用途	健能隆医药技术(上海)有限公司
02103482	治疗过敏症的活疫苗	景岳生物科技股份有限公司
200610150566	血凝酶	康辰医药股份有限公司
200510085173	一种尖吻蝮蛇血凝酶的制备方法与用途	康辰医药股份有限公司
200610011247	一种治疗肿瘤的药物及其应用	清华大学、北京普罗吉生物科技发展有限公司
200710064944	一种胰岛素微胶囊的制备方法	清华大学、福仕生物工程有限公司
200610012791	一种呼肠孤病毒疫苗及制备方法	瑞普(保定)生物药业有限公司
200380110604	一种具有抑癌作用的重组蛋白及其编码基因与应用	沙东生物药业(天津)有限公司
200610146206	一种重组人促红细胞生成素的药物注射剂	山东科兴生物制品有限公司
200410017933	抗真菌药物组合物	上海安普生物科技有限公司
200510112382	乙型肝炎病毒前 S1 区多表位抗原的基因克隆及其编码序列	上海复星长征医学科学有限公司
03103476	一种溶葡萄球菌酶复配制剂及其制备方法	上海高科生物工程有限公司
200410053612	一种制备缓释微球的方法	上海华谊生物技术有限公司
200410054300	Exendin 4 的类似物	上海华谊生物技术有限公司
200410054299	GLP-1 类似物	上海华谊生物技术有限公司

（续表）

专利号	发明专利名称	专利权人
200410037948	乙型脑炎病毒疫苗及其制备方法	上海荣盛生物药业有限公司
200410054290	磷酸激酶及其应用	上海睿星基因技术有限公司
200410054259	磷酸激酶及其应用	上海睿星基因技术有限公司
02136400	具有抑癌功能的新的人蛋白及其编码序列	上海新世界基因技术开发有限公司
03151058	凝血酶原复合物或凝血因子IX制剂的干热处理稳定剂	上海新兴医药股份有限公司
02829774	成骨生长肽对红系造血祖细胞的促增殖作用及应用	上海益众生物技术有限公司
03811866	神经调节蛋白用于心血管疾病治疗的方法和组合物	上海泽生科技开发有限公司
200610004603	免疫调节剂及其应用	上海张江生物技术有限公司
03115396	免疫调节剂及其应用	上海张江生物技术有限公司
200510024872	重组人sCTLA4-Ig融合蛋白基因及其药物组合物	上海中信国健药业有限公司
200610061296	人肿瘤M2型丙酮酸激酶抗原决定簇多肽、抗体及其在诊断试剂盒上的应用	深圳市安群生物工程有限公司
200410051553	干扰素眼膏	深圳市海王英特龙生物技术股份有限公司
200810065860	美洲商陆抗菌肽、其前体肽及多核苷酸与应用	深圳市圣西马生物技术有限公司
200610047690	一种复方的止血药物	沈阳守正生物技术有限公司
200410064182	抑制子宫颈癌的融合蛋白	生宝生物科技股份有限公司
03809985	采用表皮生长因子治疗皮肤伤口的方法和组合物	生物键有限公司
200510021720	一种重组人内皮抑素腺病毒及其制备方法和用途	四川大学、成都恩多施生物工程技术有限公司
200710022527	一种胡蜂抗菌肽及其制备方法和应用	苏州康肽生物制药有限公司
200680000411	修饰的Exendins及其应用	无锡宏创医药科技有限公司
200920083297	免疫抗原乳化器	武汉博士德生物工程有限公司
200710051965	一种东亚钳蝎抗菌肽基因及制备方法和应用	武汉摩尔生物科技有限公司
02104482	一种针对靶的空间变构现象筛选可抑制和（或）激活所述靶生物活性的物质的方法	厦门大学、北京万泰生物药业股份有限公司
03808408	用于防治口腔疾病的IgY制备方法以及基于该IgY的牙膏	雅臣药业集团（远东）有限公司
200610048874	一种混合床凝胶过滤层析技术用于病毒性疫苗纯化的方法	云南沃森生物技术有限公司
200410017667	胰高血糖素样肽类似物、其组合物及其使用方法	浙江贝达药业有限公司
200610023159	尘螨合剂	浙江我武生物科技有限公司
200510110142	用于治疗过敏性疾病的药物组合物及其制备方法	浙江我武生物科技有限公司
200610160713	功能人源化抗人CD20抗体及其应用	中国抗体制药有限公司
200610054045	一种含IgY及钾盐、锶盐添加组合物的免疫抗过敏口腔用品及其制备方法	重庆登康口腔护理用品股份有限公司
200610095094	口服重组幽门螺杆菌疫苗及其制备方法	重庆康卫生物科技有限公司
200710078166	一种重组人甲状旁腺激素（1-84）药物组合物及其制备方法	重庆科润生物医药研发有限公司
200710007045	脑膜炎球菌多价联合疫苗	重庆智仁生物技术有限公司
2　专利权人为国内大学		
200510108340	与有丝分裂原激活蛋白激酶p38相互作用的蛋白及其编码基因与应用	北京大学
200410098627	具有多种功能的多肽	北京大学
200610089136	一种抑制p38激酶活性的多肽及其应用	北京大学
200610076276	SIP45基因及其编码的蛋白和应用	北京大学
200610090587	具有抗氧化作用的棉籽多肽干粉生产方法	北京大学
200710064817	一种布鲁氏杆菌核酸疫苗	北京大学
200410044211	一种白色念珠菌热休克蛋白90表位与噬菌体外壳蛋白的杂合蛋白及其用途	东北师范大学
200510119143	p53蛋白的表位与丝状噬菌体基因8蛋白的杂合蛋白及其应用	东北师范大学
200510122604	乙型肝炎-戊型肝炎联合疫苗及其制备方法	东南大学
200610147664	一种口蹄疫基因工程多肽疫苗佐剂及其制备方法和应用	复旦大学
200610023668	BIM凋亡效应的最小核心序列及其制备和应用	复旦大学
200710038640	抗人端粒酶逆转录酶单链抗体	复旦大学
200610024756	一种乙型肝炎病毒疫苗增效蛋白及其基因	复旦大学
200610118923	一种单修饰的聚乙二醇化胰岛素及其制备方法	复旦大学
200510027966	重组Ag85B卡介苗	复旦大学

（续表）

专利号	发明专利名称	专利权人
200610116053	Ag85B，ESAT-6 的嵌合疫苗	复旦大学
200510023105	一种人亲和素蛋白的晶体及其制备方法	复旦大学
200510033942	利用虾类蛋白制备降血压肽的方法	广东海洋大学
200610012607	棕点湍蛙抗菌多肽及其在制药中的应用	河北师范大学
200710062257	提取蜈蚣酸性蛋白的方法及其用该方法提取的蜈蚣酸性蛋白在制备治疗心脏病药物中的应用	河北医科大学
200610025766	含有肝癌靶向肽的聚氧乙烯配体及其合成方法	华东师范大学
200610163285	重组白喉毒素及其制备方法和应用	吉林农业大学
200610096899	一种苦荞麦抗肿瘤蛋白的制备方法	江南大学
200510038532	利用酶-膜耦合技术制备紫菜降血压肽的方法及其用途	江苏大学
200510120732	一种用于治疗股骨头坏死的复合制剂	南方医科大学
200710132100	右旋糖苷 40/多肽冻干粉针剂成型的方法	南京大学
200510095001	磁热疗用纳米磁粉-抗 CEA 抗体靶向药物	南京工业大学
200610040269	人谷胱甘肽-S-转移酶 Pi 的纯化方法及其该酶的应用	南京师范大学
200410014665	具有细胞保护作用的 10 肽	南京医科大学
200510015237	与肿瘤转移细胞特异性结合的多肽及其应用	南开大学
200710115010	一种编码双齿围沙蚕蛋白酶的 cDNA 序列及其氨基酸序列	青岛大学
200610108297	中国毛虾蛋白降压肽及其制备方法与应用	山东大学
200810015455	一种铁氧体/卡介苗/温敏凝胶集成材料及其制备方法	山东大学
200410012544	一种人工合成的蝎氯离子通道神经毒素基因-rBmKCTa	山西大学
200610029129	载有活性疫苗或抗体的多糖玻璃体微粒的制备方法	上海交通大学
200710000018	旋毛虫副肌球蛋白基因及其应用	首都医科大学
200510038734	可溶性人 CD28 分子检测试剂盒及其应用	苏州大学
200710057357	一种蛋白或多肽类药物缓释微球的制备方法	天津大学
200510110989	壳寡糖或壳寡糖铁配合物作为抗 HIV-1 多肽药物载体的应用	同济大学
200610124582	一种蝎抗神经胶质瘤肽及其制备方法和应用	武汉大学
200610124967	一种杂交免疫缺陷病毒株及应用	武汉大学
200610018400	重组 1 型单纯疱疹病毒及制备方法和应用	武汉大学
200610019273	角质细胞生长因子-2 在治疗慢性宫颈炎药物中的应用	武汉大学
02141715	含有牡蛎低分子活性肽的提取组合物与制备方法和应用	厦门大学
200480007683	引起严重急性呼吸道综合征（SARS）的新型人病毒及其应用	香港大学
03141007	制备和检定具有可检验的口服吸收性云芝的免疫调节的肽联葡聚糖	香港中文大学
200710156142	生物可降解聚合物-固体脂质缓释储库系统及其制备方法	浙江大学
200710067406	重组金黄色葡萄球菌肠毒素 O 的制备及应用	浙江大学
200610053301	一种包裹大分子药物的纳米型脂质体的制备方法	浙江大学
200610146918	一种乙型肝炎病毒多聚酶蛋白 YMDD 功能区的抑制肽及应用	浙江大学
200610052400	ω-芋螺毒素 MVIIA 突变体及制备和应用	浙江大学
200610146919	乙肝病毒多聚酶蛋白 YMDD 功能区的抑制肽及应用	浙江大学
200710067526	一种整合酶抑制肽及其在艾滋病药物制备中的应用	浙江大学
200510060433	木鳖子含三萜皂甙提取物的用途	浙江大学
200610043371	一种血栓溶解酶的制备方法及其应用	中国海洋大学
200710064769	一种预防和（或）治疗自身免疫疾病的疫苗	中国农业大学
200510027811	重组恶性疟原虫次黄嘌呤-鸟嘌呤-黄嘌呤磷酸核糖转移酶及其制法和用途	中国人民解放军第二军医大学
200510027233	重组恶性疟原虫 175kD 红细胞结合抗原功能区蛋白及其制法和用途	中国人民解放军第二军医大学
200610118183	VEGF 缓释注射微球支架及其制备方法和用途	中国人民解放军第二军医大学
200410052624	新型人免疫细胞抑制性受体 KLRL1 的功能及用途	中国人民解放军第二军医大学
200610029287	重组结核杆菌抗原多表位肽及其构建方法与用途	中国人民解放军第二军医大学
200410066774	一种干扰素长效注射微球制剂的制备方法	中国人民解放军第二军医大学
200610054469	基于尿素酶 B 亚单位活性片段的幽门螺杆菌疫苗及其制备方法	中国人民解放军第三军医大学
200710078172	幽门螺杆菌尿素酶 B 亚单位 B 细胞抗原表位多肽与应用	中国人民解放军第三军医大学
200710078173	一种肠出血性大肠杆菌 O157: H7基因工程疫苗及其制备方法	中国人民解放军第三军医大学

（续表）

专利号	发明专利名称	专利权人
200610105039	重组人 His-TT-B7-H1IgV 肿瘤疫苗及其制备方法	中国人民解放军第四军医大学
200310120873	神经生长因子外用药剂及其制备方法	中国医科大学
200510023999	华支睾吸虫钙调磷酸酶,其编码核酸及其应用	中山大学
200610035328	一种新的线纹芋螺毒素序列、制备方法及其应用	中山大学
200610035329	文昌鱼半乳糖凝集素 AmphiGAL13 基因及其应用	中山大学
200510036959	人源性胰腺分泌型胰蛋白酶抑制剂的基因工程生产方法	中山大学
200610122919	鱼类传染性脾肾坏死病毒基因工程疫苗及其制备方法	中山大学
3　**专利权人为国内研究所**		
200610083049	新的水痘病毒毒株、水痘减毒活疫苗及其制备方法	北京生物制品研究所
02155769	肽-间隔基-脂质缀合物的固相合成方法、由其合成的缀合物及含有该缀合物的靶向脂质体	财团法人生物技术开发中心
200510073927	重组肠道病毒 71 型中和抗体及其用途	财团法人生物技术开发中心
200510016592	重组人血管抑素 K1-3 的制备工艺及其制品在肿瘤治疗药物中的应用	东北师范大学遗传与细胞研究所
200610071383	环孢菌素 C 和 D 的衍生物及其药物组合物	福建省微生物研究所
200510110118	人 SCARA5 基因、其编码蛋白及应用	上海人类基因组研究中心
200610118396	人 C100RF58 基因、其编码蛋白及应用	上海人类基因组研究中心
03128843	一种口服多肽类药物自乳化附聚物及其制备方法	上海医药工业研究院
03129567	树突状细胞来源的免疫抑制性受体,其编码序列及用途	浙江大学免疫学研究所
200710193590	包裹纳米胰岛素的生物可降解聚酯微球制备方法	中国科学院长春应用化学研究所
200610020721	一种无指盘臭蛙抗菌肽及其用途	中国科学院成都生物研究所
200510114930	一种聚乙二醇-干扰素偶联物及其制备方法	中国科学院过程工程研究所
200510044889	栉孔扇贝 H2A 基因克隆与 N 末端表达技术	中国科学院海洋研究所
200610036501	一种谷胱甘肽螯合钙及其制备方法,用途和组合物	中国科学院南海海洋研究所
01126900	制备重组人类胰高血糖素肽-1 氨基酸 7-37 肽段的方法	中国科学院上海生命科学研究院
200310108604	SARS 冠状病毒结构蛋白 ORF3 及其应用	中国科学院上海生命科学研究院
200310108709	人胆固醇酯合成酶-2c 及其编码序列	中国科学院上海生命科学研究院
200410018102	附睾特异的抗菌肽 Bin1b 在精子成熟方面的用途	中国科学院上海生命科学研究院
200480013151	肿瘤靶向双基因-病毒、其构建方法及应用	中国科学院上海生命科学研究院
200510028637	SARS 中和性抗体及应用	中国科学院上海生命科学研究院
200510112490	一种广谱抑制癌细胞生长的蚯蚓蛋白及其编码序列	中国科学院上海生命科学研究院
200610078401	鼠抗人巨噬细胞迁移抑制因子单克隆抗体及其应用	中国科学院生物物理研究所
200410069192	一类免疫佐剂及其在抗病毒疫苗或药物制备中的应用	中国科学院微生物研究所
200710120248	猪 γ 干扰素及其编码基因与应用	中国科学院微生物研究所
200710176867	一种改良重组猪 α 干扰素蛋白及其编码基因与应用	中国科学院微生物研究所
200610089373	xCT 蛋白及其编码基因的新用途	中国科学院遗传与发育生物学研究所
200510077272	重组禽流感病毒毒株、其制备方法及由其制得的疫苗	中国农业科学院哈尔滨兽医研究所
200610075781	表达禽流感病毒 H5 亚型 HA 蛋白的重组新城疫 LaSota 弱毒疫苗株	中国农业科学院哈尔滨兽医研究所
200610114408	禽流感病毒标记疫苗及其制备方法和应用	中国农业科学院哈尔滨兽医研究所
200710078440	抗人巨细胞病毒包膜糖蛋白 B 的人源化单链抗体	中国人民解放军第三军医大学野战外科研究所
200410012069	含干扰素或其类似物的注射用缓释微球及其制备方法	中国人民解放军军事医学科学院毒物药物研究所
200410082694	含干扰素 α-1b 的注射用缓释微球及其制备方法	中国人民解放军军事医学科学院毒物药物研究所
200410090159	含有肽载体和表皮生长因子的融合蛋白和核酸及其用途	中国人民解放军军事医学科学院毒物药物研究所
200510009119	用于预防、诊断和治疗呼吸道合胞病毒感染的嵌合抗原及其抗体	中国人民解放军军事医学科学院毒物药物研究所
200510109451	2 位含脯氨酸或环状氨基酸的肽类内皮素受体拮抗剂	中国人民解放军军事医学科学院毒物药物研究所
200310117354	一个蛋白质家族的抗菌用途	中国人民解放军军事医学科学院放射与辐射医学研究所
200510076909	人富含甘氨酸蛋白的活性片段及其应用	中国人民解放军军事医学科学院放射与辐射医学研究所
200610089096	抗肿瘤血管内皮生长因子受体 VEGF-R2 抗原及其编码基因与应用	中国人民解放军军事医学科学院基础医学研究所
200710063597	P11 与 SAK 的融合蛋白及其制备方法和用途	中国人民解放军军事医学科学院基础医学研究所
200410062732	一种抗肿瘤融合蛋白及其编码基因与应用	中国人民解放军军事医学科学院生物工程研究所
200410090823	一种预防和(或)治疗消化系统肿瘤的疫苗	中国人民解放军军事医学科学院生物工程研究所

（续表）

专利号	发明专利名称	专利权人
200710089588	A 型肉毒毒素受体结合区 Hc 基因及其编码蛋白与应用	中国人民解放军军事医学科学院生物工程研究所
200710064229	人源抗 A 型肉毒神经毒素基因工程抗体及其制备方法与用途	中国人民解放军军事医学科学院微生物流行病研究所
200410049703	一种嵌合型病毒样颗粒疫苗载体蛋白及其制备方法与应用	中国人民解放军军事医学科学院野战输血研究所
200510127973	间充质干细胞亲和肽的筛选与用途	中国人民解放军军事医学科学院野战输血研究所
03127002	HIV 多表位 DNA 疫苗及 HIV 复合多表位 DNA 疫苗	中国人民解放军军需大学军事兽医研究所
01110255	恶性疟原虫蛋白基因	中国医学科学院基础医学研究所
01110256	恶性疟原虫新的抗原候选基因 PfMAg	中国医学科学院基础医学研究所
03123942	重组靶向融合蛋白 GnRH-TNFαm 及其抗肿瘤用途	中国医学科学院基础医学研究所
200310124211	一种生产人造血增效因子的制备方法及所用的核苷酸序列	中国医学科学院基础医学研究所
200610089106	肌肉生长抑制素在制备抗肿瘤药物中的应用	中国医学科学院基础医学研究所
200610015650	用于治疗 B 淋巴细胞白血病、淋巴瘤的 B7. 1-CD19scFv 融合基因工程蛋白及其用途	中国医学科学院血液学研究所
200310101618	胞壁酰-丙氨酰-D-异谷氨酰胺衍生物、制法和其药物组合物与用途	中国医学科学院药物研究所
200610010924	Ⅰ型糖尿病疫苗及其构建方法	中国医学科学院医学生物学研究所
4　专利权人为国内医院		
200410010808	乙型肝炎和丙型肝炎嵌合抗原基因及其核酸疫苗	吉林大学第一医院
03109890	重组幽门螺杆菌过氧化氢酶	南方医院
03109891	重组幽门螺杆菌热休克蛋白 60	南方医院
03109892	重组幽门螺杆菌粘附素保守区的制备及用途	南方医院
03109887	重组幽门螺杆菌外膜蛋白 15	南方医院
200610118037	一种制备唾液链球菌尿素酶基因的方法	上海交通大学医学院附属第九人民医院
200710005047	一种十一肽及其用途	首都医科大学宣武医院
200510021661	小型化抗耐药金黄色葡萄球菌多肽及其应用与制备方法	四川大学华西医院
03120911	人源抗戊肝病毒基因工程抗体	中国疾病预防控制中心病毒病预防控制所
03121807	高产的重组乙型流感病毒株及其用途	中国疾病预防控制中心病毒病预防控制所
200410028280	携带 SV40 增强子元件的 DNA 疫苗载体	中国疾病预防控制中心性病艾滋病预防控制中心
03158538	跨膜型和分泌型 HIVGag 抗原编码基因及包含其的艾滋病疫苗	中国疾病预防控制中心性病艾滋病预防控制中心
200610095075	一种用于肿瘤超声治疗的治疗型超声微泡及其制备方法	中国人民解放军第三军医大学第二附属医院
200510057196	酰胺化鲎抗内毒素因子线性模拟肽分子、其合成方法和用途	中国人民解放军第三军医大学第一附属医院
200510057195	酰胺化鲎抗内毒素因子环状模拟肽分子、其合成方法和用途	中国人民解放军第三军医大学第一附属医院
200410103986	混合热休克蛋白/肽肉瘤疫苗及其制备方法	中国人民解放军总医院
5　专利权人为国内其他		
200510097985	睫状神经营养因子（CNTF）突变体及其生产方法和其用途	中国药品生物制品检定所
200610126875	一种利用基因重组技术获得粗糙型布氏杆菌及其疫苗的生产方法	中国兽医药品监察所
200710149395	一种未甲基化 CpG 二核苷酸的含量的检测方法	中国药品生物制品检定所
6　专利权人为国内共有		
200610074938	犬干扰素 α、制备方法和用途	北京江中泽生科技有限责任公司、北京铁草科技有限公司
200610002074	一种 T4 合成产物及其用途	北京中天康泰生物科技有限公司、北京元森康泰医药研究有限公司
03802276	包括表达丙氨酸脱氢酶、丝氨酸脱水酶和（或）谷氨酰胺合成酶的重组卡介苗菌株的结核病疫苗	成都永安制药有限公司、刘军
200610040622	免疫刺激复合物在制备鱼类免疫制剂中的应用	福建省农业科学院生物技术研究所、龚晖、林天龙、许斌福
200610041199	口服复方骨肽药物组合物及其制备方法	南京师范大学、南京健利达科技开发有限公司
200610011247	一种治疗肿瘤的药物及其应用	清华大学、北京普罗吉生物科技发展有限公司
200710064944	一种胰岛素微胶囊的制备方法	清华大学、福仕生物工程有限公司
02108531	具有肿瘤细胞特异性感染和转基因表达能力的新型腺病毒	上海三维生物技术有限公司、艾维亚医药/生物技术有限公司
200510021720	一种重组人内皮抑素腺病毒及其制备方法和用途	四川大学、成都恩多施生物工程技术有限公司

（续表）

专利号	发明专利名称	专利权人
02104482	一种针对靶的空间变构现象筛选可抑制和(或)激活所述靶生物活性的物质的方法	厦门大学、北京万泰生物药业股份有限公司
200310106182	基因的人工合成方法及SARS病毒保护性抗原氨基酸序列	张益民、成都瑞盛高科技有限责任公司
200510030684	日本血吸虫疫苗抗原基因的克隆、表达和应用	中国疾病预防控制中心寄生虫病预防控制所、上海人类基因组研究中心
200410039459	一种抗SARS病毒的基因疫苗及其构建和应用	中国科学院动物研究所、北京华大基因研究中心
200510024644	一种环孢素眼用微乳制剂及其制备方法	中国科学院上海药物研究所、上海医药(集团)有限公司
200510068763	肝细胞生长因子在预防或治疗组织粘连中的应用	中国人民解放军军事医学科学院放射医学研究所、北京丰原联合医药科技发展有限公司
200310115504	用于治疗和预防Ⅰ型糖尿病的重组腺相关病毒及其用途	中国人民解放军军事医学科学院基础医学研究所、本元正阳基因技术股份有限公司
200610075638	TRAP蛋白在制备治疗金黄色葡萄球菌感染的药品中的应用	中国人民解放军军事医学科学院基础医学研究所、海南通用同盟药业有限公司
200610087074	抑制HIV病毒融合的多肽及其用途	中国人民解放军军事医学科学院生物工程研究所、四川科创制药有限公司
200710098928	百日咳疫苗保护性抗原的重组表达及其应用	中国药品生物制品检定所、张庶民、雷殿良
02154703	用于治疗和预防阿尔茨海默病的重组腺相关病毒基因疫苗及其用途	中国医学科学院基础医学研究所、本元正阳基因技术股份有限公司、中国医学科学院实验动物研究所
200610003011	一种重组痘苗-SARS疫苗及其制备方法	中国医学科学院实验动物研究所、艾伦·戴蒙德艾滋病研究中心
7　专利权人为国内个人(略)		
8　专利权人为国外		
96194702	来源于MP-52蛋白质的新型蛋白质及其制备方法和用途	BIOPHARM生物技术药物开发股份有限公司
00809164	结合框运输蛋白ABC1的调节作用	CV治疗公司
01809333	免疫调节性人MHCⅡ类抗原结合性多肽	GPC生物技术股份公司、莫弗西斯股份公司
200480019624	DPIV和APN抑制剂在治疗成纤维细胞超增殖和改变的分化状态相关的皮肤病中的用途	IMTM股份有限公司
200480020917	编码人表皮生长因子2/NEU抗原的合成基因及其用途	P. 安杰莱蒂分子生物学研究所
03800414	免疫调节肽	POSCO公司、学校法人浦项工科大学校
01819001	更高效的利普安聚合物释放制剂	QLT美国公司
03821447	在低氧气浓度下用骨诱导蛋白包被的金属植入物	SCIL技术股份有限公司
94192960	重组角质层胰凝乳蛋白酶(SCCE)	T·艾格鲁、L·汉森
01812038	对于肿瘤坏死因子相关细胞凋亡诱导配体受体选择性的抗体及其应用	UAB研究基金会
02826558	肿瘤坏死因子相关细胞凋亡诱导配体受体的选择性抗体及其制备药物的用途	UAB研究基金会
200610125626	血管新生诱导剂	Y·K·M株式会社
03816385	乳铁蛋白在治疗恶性肿瘤疾病中的用途	阿根尼克斯有限公司
03816391	通过瘤内施用乳铁蛋白治疗恶性肿瘤疾病的用途	阿根尼克斯有限公司
200380110075	使用造血生长因子治疗神经系统疾病的方法	阿克萨隆生物科学股份公司
200480016322	大分子的摄取	阿克塞斯有限公司
03816647	截短tau蛋白	阿克松神经科学研究和发展股份有限公司
02805313	tau蛋白	阿克松神经科学研究和发展股份有限公司
01815957	基于亮氨酸的基序和梭菌神经毒素	阿勒根公司
03816398	经皮肉毒杆菌毒素组合物	阿勒根公司
01813759	神经毒素植入物	阿勒根公司
200580012183	液体生长激素制剂	阿雷斯贸易股份有限公司
02809803	白细胞介素-18突变体、其制品及应用	阿雷斯贸易股份有限公司
200480014504	FSH和LH以及非离子表面活性剂的液体药物制剂	阿雷斯贸易股份有限公司
200480010308	肿瘤坏死因子结合蛋白的液体制剂	阿雷斯贸易股份有限公司
03803077	来源于髓鞘碱性蛋白的耐受原性肽	阿皮托普技术(布里斯托尔)有限公司

（续表）

专利号	发明专利名称	专利权人
01812063	含有人甲状旁腺激素的药物成分及含有该成分的用于鼻内给药的药物组合物	阿斯比奥制药株式会社
00809690	美拉加川的实质性结晶形式	阿斯特拉曾尼卡有限公司
200380102928	T细胞受体展示	阿维德克斯有限公司
03826014	修饰的可溶性T细胞受体	阿维德克斯有限公司
03824203	包含支架,佐剂和抗原的异源多聚体化合物及其用途	阿维迪斯公司
200410038403	人脂酶样基因编码的多肽及利用它的组合物和方法	阿温蒂斯药物公司
02824781	生长激素融合蛋白	埃斯特瑞恩有限公司
200480026430	使用免疫刺激性寡核苷酸和(或)免疫子化合物结合细胞因子和(或)化疗剂或放射治疗对免疫系统的协同刺激作用	艾德拉药物股份有限公司
03811997	治疗和预防坏死的组合物的制备用途	艾莱娜·内森
01820170	识别β淀粉样肽的人源化抗体	艾兰制药国际有限公司、惠氏公司
95195201	编码与白介素-1β转换酶相关的人Tx和Ty蛋白的DNA序列	艾文蒂斯药品公司
200480032276	用于与其它药物一起联合治疗结核的免疫治疗剂	爱琴韦尔制药公司
02814009	与TALL-1结合的肽和相关分子	安姆根有限公司
03824846	治疗性人抗-IL-1R1单克隆抗体	安姆根有限公司、米德列斯公司
99810312	CD2-结合剂调节记忆效应T-细胞的制药用途和组合物	安斯泰来美国有限责任公司
03802212	改善口服吸收用药物组合物	安斯泰来制药有限公司
03802721	将活细胞输入生物体液中的方法及装置	奥古斯丁纳斯·巴德
02807317	抗癌抗体	奥斯汀研究院
97196829	含有与N-末端共价结合的单个水溶性聚合物的多肽类	奥索·麦克尼尔药品公司
01815458	用凝血酶派生的肽的治疗方法	奥索洛吉艾斯有限公司
02818572	使用凝血酶衍生的缩氨酸治疗慢性真皮溃疡	奥索洛吉艾斯有限公司
01819410	改良安卡拉痘苗病毒变体	巴法里安诺迪克有限公司
03808786	用于接种新生儿的改良的安卡拉痘苗病毒	巴法里安诺迪克有限公司
02827827	制备纯化的甲型肝炎病毒体和疫苗制剂的方法	巴克斯特健康护理股份有限公司
01817002	高活性低副作用重组促红细胞生成素的用途	巴克斯特健康护理股份有限公司
200480009743	消旋酶的鉴别和鉴定、蛋白质特征的确定、及用于检测D-氨基酸和筛选能抑制消旋酶尤其是脯氨酸消旋酶活性的分子的测试	巴斯德研究院、国立科学研究中心
02805702	免疫调节抗体在治疗肿瘤性疾病中的用途	拜奥根IDEC公司
200510062686	包括施用抗-CD20抗体的B-细胞淋巴瘤联合疗法	拜奥根IDEC公司
00812442	用于在放射免疫疗法之前测定血液学毒性的新临床参数	拜奥根IDEC公司
200380109042	多价淋巴毒素β受体激动剂及其治疗用途	拜奥根IDEC马萨诸塞公司
200610103152	抗$\alpha_v\beta_6$抗体	拜奥根IDEC马萨诸塞公司、加利福尼亚大学董事会
200380109179	修饰的钠尿化合物、缀合物及其应用	拜奥康有限公司
02815302	包含聚亚烷基二醇的降钙素药物-低聚物缀合物的混合物、其应用和制备方法	拜奥康有限公司
200480023790	细胞毒酯肽	拜奥马研究所有限公司
03814092	HCV病毒体外培养方法	拜奥默里克斯公司、国家健康医学研究所
200480039313	制备贮存-稳定的多重乳液的方法	拜尔技术服务有限责任公司
01804864	凝血因子VⅡ或VⅡa样分子	拜耳医药保健有限公司
01813090	作为可口服给予的药物的载体的蛋白质复合物	拜欧特康生化科技开发与咨询有限公司
02805927	鉴定利用促肾上腺皮质激素释放因子受体来调节肌肉质量或功能的化合物的方法	宝洁公司
03802352	促肾上腺皮质激素释放因子2受体激动剂	宝洁公司
200610006623	促肾上腺皮质激素释放因子2受体激动剂	宝洁公司
200380101165	调节caspase活化的肽	鲍里斯·爱德华多维奇·塔图洛夫
02803556	干扰素拮抗剂和Flt3L拮抗剂的用途	贝勒研究院
200480016758	含有佐剂的功能性重建病毒膜	贝斯特韦尔控股有限公司
200480004259	病毒颗粒样粒子	贝斯特维勒控股公司
200480024576	疏水-相互作用-层析或铰链区修饰对于均质抗体溶液的制备的用途	比奥根艾迪克MA公司
03808934	包含与过敏原共价连接的糖类珠粒的微粒	比奥梅产品及贸易股份公司

（续表）

专利号	发明专利名称	专利权人
200480021141	不加人血清白蛋白(HSA)的蛋白质药物制剂	比奥泰康医疗有限责任公司
02807666	用于细胞靶向和诱导细胞凋亡的融合蛋白及其使用方法	宾西法尼亚大学托管人
200580016677	用于药物释放的过载脂质体	波利门科学生物免疫研究有限公司
02800162	恶性疟原虫抗原多肽SE36、其纯化方法、以及使用通过纯化得到的抗原的疫苗和诊断试剂	财团法人阪大微生物病研究会、堀井俊宏
200480004889	含有LK8蛋白作为活性成分的抗癌剂	财团法人牧岩生命工学研究所
200580000829	促进细胞粘附和扩散的肽、其片段和衍生物	财团法人首尔大学产学协力财团
200480027055	抗血小板膜糖蛋白VI单克隆抗体	持田制药株式会社
01819642	抗血管增生的多肽	大卫·M·崴斯曼、吉萨·卡萨姆、M·翁
02827663	诱导人或动物免疫应答的药物组合物	丹德里特生物科技公司
03816751	与阴离子磷脂和氨基磷脂结合的选定抗体和耐久霉素肽以及它们在治疗病毒感染和癌症中的用途	得克萨斯大学体系董事会
03816004	递送治疗或诊断试剂的导向蛋白质	得克萨斯州大学系统董事会
200480009298	突变型Bik的抗肿瘤效果	得克萨斯州大学系统董事会
200380104893	修饰蛋白质化合物毒性作用的组合物和方法	得克萨斯州大学系统董事会
03821809	甲状旁腺素样多肽	迪尔奥斯汀公司
200480031301	干扰素-β复合物	东丽株式会社、谷口雄绍
200480021315	用于动员血液干细胞的G-CSF和PLGF药物组合	冬姆佩制药股份公司
200480011618	人抗人白介素-18抗体及其片断和它们的利用方法	独立行政法人科学技术振兴机构、财团法人化学及血清疗法研究所
200480041135	用于控制释放优选为GnRH的活性剂的优选含有PEG和PLG的混合物的聚合植入物	杜雷科特公司
98809121	包含HPV抗原和应激蛋白或者其表达载体的组合物激发的抗HPV抗原免疫应答	恩温塔生物制药学公司
00812774	类胰蛋白酶抑制剂	发展技术有限公司
01807245	结合CD40的APC激活分子	泛遗传学公司
99810706	GBS毒素受体	范德比尔特大学
03805705	应用抗体分子对肿瘤血管进行选择性定向	菲洛根股份公司、拜耳先灵医药股份有限公司
01809654	调节肺炎球菌荚膜多糖的生产	费城儿童医院
200480021195	新的黑皮质素受体模板、肽及其用途	佛罗里达大学研究基金公司
200380103877	促红细胞生成素在心脏病中的新用途	弗·哈夫曼-拉罗切有限公司
01815055	模拟肽蛋白酶抑制剂	弗特克斯药品有限公司
03805153	含有PLGF-1的药物和化妆品组合物	盖莫纳股份公司
02810045	包含作为佐剂的I型IFN的疫苗和涉及它们的方法	高等健康研究院、爱德华·詹纳疫苗研究协会
03818477	抗髓鞘相关糖蛋白(MAG)抗体	葛兰素集团有限公司
03806347	人乳头瘤病毒的病毒样颗粒	葛兰素史密丝克莱恩生物有限公司
200480031559	疫苗	葛兰素史密丝克莱恩生物有限公司
01820661	疫苗	葛兰素史密丝克莱恩生物有限公司
02820778	白介素15(IL-15)特异性人抗体	根马布股份公司
02815939	表皮生长因子受体(EGFR)的人单克隆抗体	根马布股份公司
03825790	轮状病毒蛋白、衍生的蛋白和肽在调节组织通透性中的应用	国家工业学院高级研究中心
01815422	尘螨属2组的变应原性蛋白质的变体	国家研究委员会
00810440	新的肽	寒川贤治
01808776	抗干扰素(IFN)反应的肺炎病毒非结构蛋白	惠氏
200380109438	作为标志疫苗的新城疫病毒逃逸突变株	惠氏公司
01812150	口服接种的方法和组合物	惠氏公司
03815260	加利车霉素衍生物-载体缀合物	惠氏控股公司
02812471	包括逆病毒表面糖蛋白的可溶复合物	霍夫曼-拉罗奇有限公司
01820609	红细胞生成素共轭物	霍夫曼-拉罗奇有限公司
200480019796	针对胰岛素样生长因子I受体的抗体及其应用	霍夫曼-拉罗奇有限公司
200410058713	诊断和治疗癌症的方法和用于其中的组合物	霍夫曼-拉罗奇有限公司
01815028	选择性环肽	霍夫曼-拉罗奇有限公司

（续表）

专利号	发明专利名称	专利权人
01814421	抗 TRK-C 拮抗剂的单克隆抗体	基因技术股份有限公司
98805914	抗-血管内皮生长因子的抗体	基因技术股份有限公司
00811782	抗 ErbB 抗体-类美坦素偶联物在制备药物中的应用	基因技术股份有限公司
200480009197	长效的可注射胰岛素组合物及其制备方法和使用方法	技术发展有限公司
200310114966	基因转移介导的血管形成疗法	加利福尼亚大学董事会
200480022598	调节 HGFβ 链和 C-MET 的相互作用	健泰科生物技术公司
200380109682	免疫球蛋白变体及其用途	健泰科生物技术公司
00811958	利用二价金属离子制备 Apo-2 配体的方法	杰南技术公司
200480032267	ECSOD 和细胞转导性 ECSOD 及它们的用途	金泰润、生物线索及溶液有限公司
03806171	新的细胞因子 ZCYTOR17 配体	津莫吉尼蒂克斯公司
00806874	作为 zalpha 受体之配体的人细胞因子及其用途	津莫吉尼蒂克斯公司
02801970	细胞因子蛋白质家族	津莫吉尼蒂克斯公司
00812837	杂交肽调制免役反应	抗原表达公司
03823517	制备具有抗高血压特性的肽的方法	科·汉森有限公司
200480009291	具有心率降低特性的混合物	科·汉森有限公司
99813349	用于 WT1 特异性免疫治疗的组合物和方法	科里克萨有限公司、亚历山大·盖杰
01819114	用于 WT1 特异性免疫疗法的组合物和方法	科里克萨有限公司、亚历山大·盖杰
200610100671	神经毒素疗法在泌尿系及相关疾病治疗中的应用	科罗拉多大学董事会
200480009297	用于防止线粒体通透性改变的方法	科内尔研究基金会、蒙特利尔临床研究学院
01802209	一种治疗结核病和其他细胞内感染疾病的疫苗及其制备方法	科学与工业研究会
200480012751	不溶球蛋白的可注射植入体	克赫里昂恩克斯公司
02824363	病毒、病毒分离物和疫苗的生产	克鲁塞尔荷兰公司
03817077	抗体混合物的重组生产	克鲁塞尔荷兰公司
98806992	来自 EBV 的 CTL 表位	昆士兰医学研究所理事会、联邦科学技术研究组织、墨尔本大学、沃尔特和伊丽莎豪医学研究所、CSI 有限公司
01821777	重组体 BMP-2 的生产	赖纳·鲁道夫、伊丽莎白·施沃茨
03136682	氯胺酮和其代谢物的半抗原、免疫原、抗体和偶联物	兰多克斯实验室有限公司
00811544	具有改善的药物动力学特性的修饰嵌合多肽	里珍纳龙药品有限公司
02816326	β-淀粉样蛋白-类似物-T-细胞表位疫苗	灵北联合股份限公司
02820847	端粒酶抑制肽及其用途	刘俊平、李鹤
200480020216	包含粘膜粘附制备的肽或蛋白质活性物质的多颗粒药物剂型以及制备所述药物剂型的方法	罗姆两合公司
01814854	用作神经变性疾病诊断的铁调节蛋白-2	洛马林达大学医学中心、由卫生与公众服务部代表的美利坚合众国政府
200480025890	新型抗肿瘤化合物	马尔药品公司
02819350	病毒外壳蛋白/受体嵌合体及使用方法	马里兰大学生物技术研究所
03804744	FGFR 激动剂	马普科技促进协会
200610051522	免疫系统的激活和抑制	玛蒂尔达和特伦斯·肯尼迪风湿病学信托学会
01809982	蛋白质沉积在微溶的生物相容性颗粒上用于控制蛋白质从聚合物基质中释放入生物环境中	麦克罗梅德公司
200480014513	用于治疗 B 细胞相关疾病的包含双特异性抗 CD3、抗 CD19 抗体构建体的药物组合物	麦克罗梅特股份公司
200480030150	多特异性的去免疫化 CD3 结合物	麦克罗梅特股份公司
01811758	含有一种蜱粘合蛋白的疫苗	梅瑞尔有限公司
200410069444	α-1 蛋白质抑制剂的制剂	美国拜尔公司
03813727	检测混合物中配体和靶标的方法	美国国家红十字会
200380108771	可用来抵御并治疗 HIV 感染的去免疫化单克隆抗体	美国联合生物医学公司
00810118	通过缺失或消除非必需基因而减毒的重组副流感病毒疫苗	美国政府健康及人类服务部
00806217	从克隆的核苷酸序列制备减毒嵌合呼吸道合胞病毒疫苗	美国政府健康及人类服务部
02824013	采用环糊精、脂质体和生物降解性聚合物和(或)其混合物及其制品制备肽血管紧张素-(1-7)和类似物、激动剂和拮抗剂制剂的方法	米纳斯吉拉斯联合大学

（续表）

专利号	发明专利名称	专利权人
00811732	来自感染因子的疫苗	免疫生物学有限公司
03808357	抗CD20抗体及其融合蛋白和使用方法	免疫医疗公司
02830006	用Ⅲ类抗CEA单克隆抗体和治疗剂进行联合治疗	免疫医疗公司
03825135	核酸包被的颗粒	磨粉机械研究有限公司
03815203	细胞因子与肿瘤靶向蛋白的融合物	莫尔梅德股份有限公司
00815686	与G蛋白激酶信号途径修饰剂形成的N-甲酰基肽受体复合物	莫维克借贷有限责任公司
03805162	对核苷类似物具有改变的敏感性的病毒变体及其应用	墨尔本保健公司、奥斯丁保健公司、南方保健公司
03819823	来自梯牧草的主要过敏原Phlp1的变异体	默克专利股份公司
02825694	包含抗EGF受体抗体的冻干制剂	默克专利有限公司
200480038907	IL-7融合蛋白	默克专利有限公司
02805156	免疫原性降低的经修饰抗EGFR抗体	默克专利有限公司
02805158	具有降低的免疫原性的人工蛋白质	默克专利有限公司
02807505	降低融合蛋白的免疫原性	默克专利有限公司
02809297	重组肿瘤特异性抗体及其应用	默克专利有限公司
200480016839	用于防止肺炎球菌感染的疫苗	穆科西斯有限公司
03148180	恢复造血功能的治疗剂和组合物及其用途	南加州大学
02816490	有效治疗肿瘤和其它需要除去或破坏细胞的疾病的肽	尼莫克斯股份有限公司
02822801	有效治疗肿瘤和其它需要除去或破坏细胞的疾病的肽	尼莫克斯股份有限公司
02823678	用于生物学组分的传递系统	纽特休迪克斯公司
200480004812	CLK-肽和SLK-肽	纽约大学
200480015918	糖PEG化方法及由该方法生产的蛋白质/肽	诺和诺德公司
01819983	蛋白质纯化及回收方法	诺华疫苗和诊断公司
03812001	具有改善的水中稳定性的修饰的糖类	诺华疫苗和诊断有限公司
01812065	人MCP-1的抗体	诺瓦提斯公司
02804785	治疗性结合分子	诺瓦提斯公司
200580019057	含有分子量小于600道尔顿的聚乙二醇的药物组合物	诺瓦提斯公司
02809524	含有环孢菌素的药物组合物	诺瓦提斯公司
03823134	内皮抑制素用于生产治疗视网膜疾病药物的用途	诺瓦提斯公司
200380108726	用植物表达的重组蛋白免疫鱼类	诺瓦提斯公司、普罗地基因公司
00809596	链阳性菌素衍生物、其制备方法及其组合物	诺维赛尔公司
200480019661	抗微生物多肽	诺维信公司
200480019203	抗微生物多肽	诺维信公司
03823208	在芽孢杆菌细胞的色素缺陷突变体中产生生物物质的方法	诺维信股份有限公司
200480024090	含有外消旋化的氨基酸的多肽之分离	诺沃挪第克公司
200510107588	GLP-1衍生物	诺沃挪第克公司
200480024089	胰高血糖素样肽的纯化	诺沃挪第克公司
01815604	人凝血因子VII变体	诺沃挪第克健康护理股份公司
01811861	肽组合物	派普辛有限公司
01815531	GnRH-I和GnRH-II之间的区分	佩普斯甘系统公司
02824575	缓释可生物降解微球体及其制备方法	皮埃尔法布雷医药公司
97181608	用于缓释给药的药物制剂	普雷西斯药品公司
200480029461	具有脑定位活性的多肽及其用途	普洛图斯科学株式会社
02814175	抗TRAIL-R抗体	麒麟麦酒株式会社
03804857	抗成纤维细胞生长因子23的抗体	麒麟医药株式会社
00818712	包含脑膜炎奈瑟球菌血清群B和C抗原和其它抗原的组合物	启龙股份公司
02812444	溶解和结合荚膜多糖的疫苗	启龙有限公司
02827967	抗沙眼衣原体的免疫	启龙有限公司
99813505	系统性病毒/配体基因输送系统和基因治疗	乔治敦大学、西耐尔基因治疗学公司
02804318	双岐杆菌的丝氨酸蛋白酶抑制剂	雀巢制品公司
02807287	双岐杆菌的基因组	雀巢制品公司
02105155	抗HIV药物	日本化学研究株式会社
200610100665	介导细胞吸附和信号传递的细胞表面分子	日本烟草产业株式会社

（续表）

专利号	发明专利名称	专利权人
01802049	抗协同刺激信号转导分子 AILIM 的人单克隆抗体及其药物用途	日本烟草产业株式会社
200580034389	卵磷脂化超氧化物歧化酶组合物及其制备方法	日本株式会社 LTT 生物医药、北京泰德制药有限公司
200380106796	改进的药用肉毒杆菌毒素组合物	肉毒素研究同仁股份有限公司
03802433	作为Ⅱ型糖尿病靶标的 PIM-3 激酶	塞诺菲-安万特德国有限公司
200610057471	来自脂肪细胞的磷脂酰肌醇多糖（PIG）结合蛋白	塞诺菲-安万特德国有限公司
200480015056	PAM 的用途	塞诺菲-安万特德国有限公司
02821872	胸腺素 α1 肽/聚合物结合物	赛克隆制药公司
03816748	半抗原-载体偶联物及其用途	赛托斯生物技术公司
02821838	用于治疗骨病的抗原阵列	赛托斯生物技术公司
200480007906	MELAN-A 肽类似物-病毒样颗粒偶联物	赛托斯生物技术公司
00811115	HGF 冻干制剂	三菱化学株式会社
200380109208	丙型肝炎病毒密码子优化的非结构 NS3/4A 融合基因	三肽公司
03816149	含甘氨酸的高浓度人生长激素液体制剂	桑多斯股份公司
200480036942	合成（2S，3AS，7AS）-1［（S）-1-丙氨酰基］-八氢-1H-吲哚-2-羧酸衍生物的方法及其用于合成培	瑟维尔实验室
200480010101	用于口服接种的冻干形式的具有改良的生物安全性特征的霍乱弧菌（Vibriocholerae）减毒株	森特拉·耐科奥诺·德·因威斯迪盖什斯·西恩蒂菲科斯（CNIC）
200480021493	用抗组织因子抗体抑制肿瘤生长的方法	森托科尔公司
01807750	用于制备非免疫原性聚合物性缀合物的无聚集体尿酸氧化酶	山景药品公司、杜克大学
03815703	作为抗凝剂的新的靶向组织因子的抗体	舍林股份公司
200380101373	抗 HPV 疫苗的载体以及该载体转化的微生物	生物领先公司、韩国生命工学研究院
01822353	P2Y 嘌呤受体的表达在鉴定肿瘤前期和肿瘤状态中的应用	生物权威控股有限公司
01810173	用于产生感染性流感病毒的 DNA 转染系统	圣朱德儿童研究医院
01811350	糖肽膦酸盐衍生物	施万制药
99814341	佐剂系统及疫苗	史密丝克莱恩比彻姆生物有限公司
200510074658	源自粘膜炎莫拉氏菌的化合物	史密丝克莱恩比彻姆生物有限公司
200510109698	包含肿瘤抗原和佐剂组合物的疫苗组合物	史密丝克莱恩比彻姆生物有限公司
01815746	疫苗	史密斯克莱·比奇曼生物公司
02805420	用于调节血管发生的色氨酰-tRNA 合成酶衍生的多肽	斯克里普斯研究学院
02825631	抗体靶向化合物	斯克里普斯研究学院
02824258	抑制血液凝固的抗体及其使用方法	苏诺尔分子公司
200480027747	酰胺甲基取代的 1-（羧烷基）-环戊基羰基氨基-苯并氮杂䓬-N-乙酸衍生物、它们的制备方法和中间产物以及含这些化合物的药物	索尔瓦药物有限公司
200480009996	重复序列蛋白质聚合物在个人护理组合物中的用途	陶氏康宁公司、金克克国际有限公司
03818027	使用磷脂酰胆碱的局部给药	特兰斯德梅尔生物工艺股份有限公司
200480022219	包含 HCV 的多蛋白 NS3/NS4 和多肽 NS5b 的组合物，包括相应核酸序列的表达载体及它们的治疗应用	特兰斯吉恩股份有限公司、国家健康与医学研究院
200480005238	单克隆抗体及编码其的基因、药物组合物和诊断试剂	田边三菱制药株式会社、学校法人庆应义塾
03817720	糖尿病的治疗	瓦拉塔药品公司、艾伯塔大学
99806777	治疗糖尿病的药物组合物	瓦拉塔药品公司、综合医院公司
02821091	新型表皮生长因子蛋白和基因及其使用方法	瓦拉塔药品有限公司
200710106320	干细胞增殖抑制因子及其应用	威尔斯塔特医疗公司
97199840	牛泌乳相关的亲免疫性蛋白（CD14），编码基因以及在 B 细胞激活中的应用	韦尔斯利医院基金会
02816622	含有蛋白酶激活序列的气单胞菌溶素原及其应用	维多利亚大学创新和发展公司、约翰斯霍普金斯大学
200480014047	丝氨酸蛋白酶、特别是 HCVNS3-NS4A 蛋白酶的抑制剂	沃泰克斯药物股份有限公司
02108206	制备大量微胶囊的方法	武田药品工业株式会社
200610099723	制备大量微胶囊的方法	武田药品工业株式会社
200380104091	肽间隙连接调节剂	西兰制药公司
200510054158	抗原的有序分子呈递，制备及使用的方法	希托斯生物技术股份公司

（续表）

专利号	发明专利名称	专利权人
200380108296	伴侣蛋白10的免疫抑制作用	悉生物有限公司
02828442	固化的组织免疫佐剂	细胞医药股份有限公司
00815400	哺乳动物细胞因子、相关试剂和方法	先灵公司
03811387	孢子纲物种体外培养的方法及其用途	先灵-普劳有限公司、病原体研究公司
01806680	促进内皮细胞粘附的涂层	祥丰医疗有限公司
01805990	基因重组抗体及其抗体片段	协和发酵工业株式会社
02827267	将多潜能干细胞从组织中流通到外周血的药物	协和发酵工业株式会社
02827570	与CD20特异结合的抗体组合物	协和发酵工业株式会社
200480027187	抗体的稳定化方法和被稳定的溶液状抗体制剂	协和发酵麒麟株式会社
01805364	纯化的黄体生成激素	雪兰诺实验室有限公司
02820151	IL-18抑制剂在过敏反应疾病中的应用	雪兰诺实验室有限公司
03826414	皮肤胶原产生促进剂	雪印乳业株式会社
03813167	变态反应疫苗组合物及其制备方法及在变态反应治疗中的用途	血清疫苗研究生产中心芬雷学院、国家生物医学中心
99814187	胰高血糖素样肽-1的类似物	研究及应用科学协会股份有限公司
200510088691	TNF/NGF受体家族和其它蛋白质的受体的功能的调节剂	耶达研究发展有限公司
02828422	IFNAR2突变体，其制造和应用	耶达研究发展有限公司
02814060	IL-18抑制剂在治疗或预防脓毒症中的应用	耶达研究发展有限公司
98803122	共聚物-1在制备治疗多发性硬化症的口服固体药物中的用途	耶达研究及发展有限公司
02815921	拮抗性抗-hTNFSF13b人抗体	伊莱利利公司
200480030122	用于疾病免疫干预的合成多糖抗原	伊莱利利公司
01811213	胰高血糖素样肽-1类似物	伊莱利利公司
03813511	兴奋性氨基酸前药	伊莱利利公司
02809226	用血管内皮生长因子受体拮抗剂抑制肿瘤生长的联合疗法	伊姆克罗尼系统公司
200480013775	同种排斥反应的特异性抑制	伊索格尼斯股份有限公司
98805736	胞内发炎、细胞死亡和细胞存活通道的调节剂	依达研究发展有限公司
200480035879	NMB0928蛋白及其在药物制剂中的用途	遗传工程与生物技术中心
200380101132	含有白细胞介素-15(IL-15)的疫苗组合物	遗传工程与生物技术中心
02806148	血小板糖蛋白Ibα融合多肽和其利用的方法	遗传学院有限责任公司
01809925	用于亲水性化合物非肠道给药的缓释药物组合物	意大利法尔马科有限公司
200480029315	编码p185neu的DNA及其治疗用途	因德纳有限公司
200580016492	用于治疗局部细菌感染和细菌性相关疾病的集落刺激因子组合物	因诺文图斯设计有限公司
02805078	针对非功能性$P2X_7$受体的抗体及其在癌症和其它病情的诊断和治疗中的用途	因特里特控股有限公司
02821433	非功能性$P2X_7$受体的抗体及其应用	因特里特有限公司
200410090568	增强的病毒介导的DNA转移	印第安纳大学研究及科技有限公司、西北大学
03811651	IL-18抑制剂制备药物的用途	应用研究系统ARS股份公司、国家健康及医学研究院
03809696	分离丙型肝炎病毒肽的方法	英特塞尔股份公司
200480002372	肽经口输递的改进	尤尼金实验室股份有限公司
200610081782	新型LHRH拮抗剂，其制备方法和药物用途	赞塔里斯有限公司
03823000	持续释放的药物活性肽施用形式及其制备方法	赞塔里斯有限公司
02807784	小儿慢性关节炎相关疾病治疗剂	中外制药株式会社
03824891	多肽及其用途	肿瘤疗法科学股份有限公司
200380101870	树突细胞前体的血中水平上升剂	株式会社ECI、松岛纲治
200510099511	基于癌抑制基因WT1的产物的癌抗原	株式会社国际癌症免疫研究所
02811086	抗骨桥蛋白抗体及其用途	株式会社免疫生物研究所、安斯泰来制药有限公司
03824676	可形成颗粒的乙型肝炎病毒前核心蛋白	株式会社先端生命科学研究所
02825642	除草剂代谢蛋白质，其基因及其应用	住友化学工业株式会社

五、药品制剂和药用辅料的发明专利

1　专利权人为国内企业

03815438	用于免疫治疗的腺病毒载体	艾维亚医药/生物技术有限公司
200610088064	崩解剂羧甲淀粉钠的制备方法	安徽山河药用辅料有限公司

（续表）

专利号	发明专利名称	专利权人
200710079652	纳豆激酶纯化工艺及微囊制剂工艺	北京北大维信生物科技有限公司
200610113725	一种控释给药的药芯组合物和控释制剂及其制备方法	北京红林制药有限公司
200410048016	多叉分支的聚乙二醇-氨基酸寡肽及其活性衍生物和药物结合物	北京键凯科技有限公司
200310121359	择时释放渗透泵控释片	北京科信必成医药科技发展有限公司
200610149145	药用辅料辛酸钠的制备方法	北京市师化精细化工科技开发有限责任公司
200820079922	一种痔疮栓	北京望升伟业科技发展有限公司
200820202163	蜡丸自动制壳装封机	佛山冯了性药业有限公司
200610002342	眼用凝胶及其制备方法	广东国医堂制药有限公司
200410091260	一种表面处理的棉条、栓剂及其制备工艺	哈尔滨欧替药业股份有限公司
200820104717	药布制造包装机	建志机械有限公司
200820104716	药布制造机的结构	建志机械有限公司
200710021834	带一氧化氮供体的非甾体抗炎药及其制备方法	江苏吴中苏药医药开发有限责任公司
200480042553	甲壳素包埋或包胶胶囊	利统股份有限公司
200580013010	口腔崩解制剂及其制备方法	量子高科(北京)研究院有限公司
03107184	有效部位药物沉积得到改善的干粉组合物	南昌弘益科技有限公司
03146733	口腔内快速崩解片剂及其制备方法	南昌弘益科技有限公司
200410084323	含生物活性成份的气雾剂制备方法	山东京卫制药有限公司
200820126834	一种水性贴片	上海艾可杰生物高分子材料有限公司
200710039956	用作药物肠溶包衣材料的水溶性丙烯酸系树脂乳液的制备方法	上海大学、山东瑞泰化工有限公司
200410016000	重组腺病毒冻干制剂及制备方法	上海三维生物技术有限公司
200510125688	可吸收牙周再生片的制备方法	上海天清生物材料有限公司
02129460	口腔用固体速崩、速溶药物组合物及其片剂的制备方法	天津市隆佰生物工程科技有限公司
200410052816	一种适用于难溶性药物的药用乳剂及其制备方法	无锡杰西医药科技有限公司
200820221833	咳喘消贴片	西安亨泰中药保健品有限公司
200710017684	一种静脉注射用高稳定长循环脂肪乳载药制剂	西安力邦制药有限公司
200710201724	一种抗癌前药及其制备方法和用途	重庆莱美药业股份有限公司
2　专利权人为国内大学		
200610114438	一种载药缓释微胶囊及其制备方法	北京化工大学
200710038964	温度和 pH 值敏感性纳米级的微凝胶的制备方法	东华大学
200710042823	一种具自抗菌性的软性角膜接触镜及其制备方法和应用	东华大学
200610098381	一种制备纳米载药生物微胶囊的方法	东南大学
200710019336	聚乙二醇-磷脂酰乙醇胺聚合物或它的药用酸加成盐及在制药中的应用	东南大学
200610096365	抑制肿瘤多药耐药性的聚合物复合纳米材料的制备方法	东南大学
200710040028	一种稳定的具有核-壳结构的纳米凝胶及其制备方法和应用	复旦大学
200710040494	一种两亲性壳聚糖衍生物及其制备方法和在药剂学中的应用	复旦大学
200510033324	一种采用葡聚糖微型凝胶柱测定辣椒素柔性脂质体包封率的方法	广东药学院
200710072293	药物植入缓释载体材料及其制备方法	哈尔滨工程大学
200610071293	无毒离子液体、制备方法及其应用	河北师范大学
200410064583	一种无毒离子液体、制备方法及其应用	河北师范大学
200510030514	双功能磁流体及其制备方法	华东师范大学
200610123743	含硫脲基树枝状大分子及其制备方法和应用	华南理工大学
200610124203	多孔碳酸钙微球为壳层的海藻酸钙凝胶珠及其制备方法	华南理工大学
200610036456	变性淀粉口服结肠靶向控释薄膜包衣材料及其制备方法和制备包衣材料的应用	华南理工大学
200820049853	适于超声触发控制的化学反应气压式肠胃道药物释放装置	华南理工大学
200610037094	淀粉基口服结肠靶向水凝胶及其制备方法和应用	华南理工大学
200610035110	介孔磷酸钙纳米颗粒及其制备方法和应用	华南理工大学
200810019478	一种水溶液聚合自乳化法制备聚合物纳米胶束的方法	江南大学
200610098098	集胞藻胞外多糖的制备及其作为增稠剂和乳化剂的应用	南京大学
200610015923	生物可降解星型结构聚乙丙交酯载药微球及其制备方法	南开大学
200710104387	一种 β-环糊精接枝丙交酯共聚物的合成方法	宁波工程学院
200510076883	一种反向温敏型注射式可植入药物载体材料	清华大学
200610118382	阳离子聚电解质包覆磁性纳米复合颗粒的分散液的制备方法	上海交通大学

（续表）

专利号	发明专利名称	专利权人
200610117058	制备壳聚糖-接枝-聚乳酸纳米粒子的方法	上海交通大学
200710041717	季胺盐改性的壳聚糖亲核NO供体的合成方法	上海交通大学
200610029127	低温水相-水相乳液制备蛋白质-多糖玻璃体缓释微球的方法	上海交通大学
200710044082	包裹水溶性活性成分的纳米粒子及其制备方法	上海应用技术学院
200610021511	含磷脂酰胆碱基团的可生物降解聚酯及其制备方法	四川大学
200810044887	骨髓炎治疗修复长效缓释药物载体材料及其制备方法	四川大学
200710048565	壳聚糖/聚对二氧环己酮接枝共聚物及其制备方法	四川大学
200810045175	可用于负载药物的水溶性壳聚糖微球及其制备方法	四川大学
200710056879	可控生物降解的聚酯超细纤维膜材料	天津大学
200610013020	实验室用小型巴布剂成型设备及其成型工艺	天津大学
200610015710	改善了水溶性的药物微粉及其口服制剂的制备方法	天津大学
200710171261	有序多孔羟基磷灰石材料的制备方法	同济大学
200610125198	一种温度敏感型的壳聚糖/聚乙烯醇凝胶及其制备方法	武汉大学
200510019796	荧光两亲性聚合物及制法和用途	武汉大学
200710052430	一种壳聚糖季铵盐/累托石纳米复合材料的用途	武汉大学
200510018526	改性天然高分子药用辅料及其制备方法和用途	武汉大学
200610124484	壳聚糖季铵盐/累托石纳米复合材料及其制备方法	武汉大学
200710052449	一种可注射型温敏性壳聚糖/甲基纤维素凝胶及其制备方法	武汉大学
200610125136	一种核/壳型聚氨酯磁性复合微球及其制备方法和用途	武汉理工大学
200710066049	三种聚羧基苯氧基膦腈/明胶复合水凝胶及其应用	云南师范大学
200710069117	亚细胞器靶向壳寡糖-脂肪酸嫁接物的合成方法	浙江大学
200710069115	细胞核靶向壳寡糖-脂肪酸嫁接物载药胶团的应用	浙江大学
200710069288	结冷胶在缓释制剂中的应用	浙江大学
200610048453	复溶性聚氰基丙烯酸酯纳米粒，其制备方法及制药用途	郑州大学
200610024745	一种c-FLIP反义寡核苷酸纳米粒的制备方法	中国人民解放军第二军医大学
200610024660	磁性聚乳酸-羟基乙酸氧化酚砷纳米微球及其制药用途	中国人民解放军第二军医大学
200610037810	一种药物增溶载体及其制备方法和应用	中国药科大学
200610054516	一种以改性聚乳酸材料为囊材的微球制备方法	重庆大学
200610095308	缓释型遥控电子胶囊	重庆大学
200610095354	释药微电子胶囊	重庆大学
200610095355	可部分降解的遥控释药电子胶囊	重庆大学
200610054178	胶囊式消化道定时药物释放装置	重庆大学
3　专利权人为国内研究所		
200410053140	有机硅组成物以及用该组成物制造的药物控释胶管	上海橡胶制品研究所
200510027225	饱和脂肪多元醇或醇酸在成膜凝胶组合物中作为交联剂的应用	上海医药工业研究院
200510027226	成膜凝胶组合物及其用途	上海医药工业研究院
200610008465	从蝉拟青霉培养物中提取N6-(2-羟乙基)腺苷的方法	浙江省农业科学院
200510046818	一种漂浮-生物粘附协同型微粒的制备方法	中国科学院大连化学物理研究所
200510114678	一种可注射型pH及葡萄糖敏感水凝胶的制备方法	中国科学院过程工程研究所
200510055381	一种具有生物活性药物的壳聚糖微球的制备方法	中国科学院过程工程研究所
200510055380	一种壳聚糖微球/微囊及其制备方法	中国科学院过程工程研究所
200510046358	一种药用胶囊专用κ-卡拉胶的制备方法	中国科学院海洋研究所
200610086239	带有可控开孔的空心聚合物微球的化学制备方法	中国科学院合肥物质科学研究院
200510026876	一种微乳型人工泪液	中国科学院上海药物研究所
200610076653	双头基脂质前药	中国人民解放军军事医学科学院放射与辐射医学研究所
200310115629	一个系列的非病毒载体及包含其的药物组合物	中国医学科学院基础医学研究所
200710057173	生物素化普鲁兰多糖纳米微粒及其制备方法	中国医学科学院生物医学工程研究所
4　专利权人为国内医院		
200310108097	一种磁性高分子纳米微球载药系统及其制备方法	复旦大学附属中山医院
5　专利权人为国内其他(无)		
6　专利权人为国内共有的		
200820185241	用于贴敷疗法的易层贴敷片	南京中医药大学、江苏省中医院
200610084110	气雾剂组合物	上海家化联合股份有限公司、日进化学株式会社

（续表）

专利号	发明专利名称	专利权人
200610026570	一种经皮给药系统中控释膜的制备方法	上海金色医药科技发展有限公司、上海交通大学
200510086950	头孢哌酮钠新晶型及其制备方法	上海新先锋药业有限公司、中国药品生物制品检定所
200410045430	新型前体脂质体制剂及其生产方法和使用方法	新疆维吾尔自治区包虫病临床研究所、新疆医科大学第一附属医院、新疆医科大学药学院
200410099093	带气囊的膀胱内缓释药囊	浙江大学医学院附属第一医院、谢立平
02814249	可生物降解和(或)可生物吸收纤维制品及其在医学领域的应用	中国科学院化学研究所、美国石溪技术与应用研究股份有限公司
7　专利权人为国内个人(略)		
8　专利权人为国外		
200580014573	含有丙烯酰基的全氟聚醚	3M 创新有限公司
200480034178	含有全氟聚醚磷酸酯的组合物	BIO. LO. GA. 有限公司
200480041993	用于形成小颗粒的装置、方法和应用	CENS 传输股份有限公司
01820516	角叉菜聚糖的制造和角叉菜聚糖产品	FMC 有限公司
200480013907	含 k-2 角叉胶的均质热可逆的凝胶膜及由其制备的软胶囊	FMC 有限公司
200480019785	用于经皮肤供给活性物质的膏药	LTS 勒曼治疗系统股份公司
02824354	具有改良的长期附着舒适性的透皮治疗体系	LTS 勒曼治疗系统股份公司
200380103042	多层经粘膜治疗系统	LTS 罗曼治疗方法有限公司
200480010281	具有减小皮肤上视觉显著性的药物活性物质贴片	LTS 罗曼治疗方法有限公司
200480015548	含有药物的缓释性微粒、其制备方法、以及含有该微粒的制剂	LTT 生物医药株式会社、独立行政法人物质·材料研究机构、格兰尼探索研究所
200480022946	增加的神经胚素分泌	Ns 基因公司、比奥根艾迪克 MA 公司
200480031072	包括浸渍了有机物质的多孔半导体的复合材料	PSI 医疗有限公司
200410097480	软明胶胶囊的制备方法	R. P. 舍勒有限公司、诺瓦蒂斯有限公司
03155093	喷雾干燥造粒方法及装置	TDK 株式会社、大川原化工机株式会社
03814727	用于穿粘膜的药物输送和冷冻保护的组合物	UMD 公司
03165005	用于抗炎化合物局部释放的载体	阿尔法里克斯公司
02808496	对生产过程中的湿度进行控制以生产较大的多孔微粒	阿尔克姆斯有限公司、佩恩国家研究基金会
200410092937	递增剂量的剂型	阿尔萨公司
97197439	药物剂量逐渐增加的剂型	阿尔萨公司
00807901	用于脂质体中的有可裂解键的缀合物	阿尔萨公司、哈达斯特医疗研究服务和开发有限公司
02812374	微突出物阵列免疫贴剂和方法	阿尔扎公司
03820487	具有被涂覆的微突物的经皮药物传输装置	阿尔扎公司
03811386	用于制备三元组合物的共研磨方法	阿克蒂迈克斯有限公司
200380106437	使用喷雾干燥器和内连气流粉碎机制备粒子的方法和设备	阿库斯菲尔公司
200480013934	眼用防腐组合物	阿勒根公司
03813200	新薄膜包衣	阿斯特拉曾尼卡有限公司
200480021514	硫代钨酸盐类似物及其用途	阿特努奥恩公司
00818479	改良药物配方	艾博特公司
02811407	用于吸入递送的气溶胶的形成方法	艾利斯达医药品公司
200710002060	用于吸入疗法的气溶胶的形成设备	艾利斯达医药品公司
200480015964	包含两种聚合物的协同组合的眼用组合物	爱尔康公司
200380107382	含有类胡萝卜素的均质固体颗粒	安迪苏法国联合股份有限公司
200480021498	结晶肿瘤坏死因子受体 2 多肽	安美基公司
02805398	多价脑膜炎球菌多糖-蛋白质缀合疫苗	安万特巴斯德公司
200380110065	创伤敷料	奥苏尔公司
00806304	新的无白蛋白的因子Ⅷ制剂	巴克斯特国际有限公司、康涅狄格州大学
200580010628	包含活性剂的聚合物颗粒	巴斯福股份公司
200480018070	包含恩氟沙星和矫味剂和(或)香料的片剂	拜耳医药保健股份公司
200380103910	可咀嚼的固体单位剂型和可用于将活性剂递送到牙齿咬合面的方法	宝洁公司
200480032026	粉末药物吸入器	贝林格尔·英格海姆国际有限公司
03806246	包含 iota 型卡拉胶以及 kappa 型卡拉胶的非明胶胶囊壳配方	贝纳制药公司
02809036	作为抗感染药的表面两亲聚合物	宾夕法尼亚州大学理事会

（续表）

专利号	发明专利名称	专利权人
200380104701	醛糖酸酯、制备醛糖酸酯的方法和制备在游离氨基上与多糖或多糖衍生物偶联的药学活性成分的方法	超分子非肠道胶体有限公司
200580008195	用于递送催眠药穿过口腔粘膜的组合物及其用法	创塞伯特制药公司
200480028859	制备颗粒的装置及方法	德比欧药物研究有限公司
200380102420	药用和化妆用配制品	德古萨股份公司
98809985	延迟的总释放胃肠道给药系统	德克塞尔药物技术有限公司
200610065902	一种通过包含琼脂增强了眼用药物渗透性的滴眼液	东丽株式会社、参天制药株式会社
200580040833	复合微粒的制造方法	独立行政法人科学技术振兴机构
200510104020	高粘度液体受控输送体系	杜雷克特公司
01822202	酸性气体吸收片和使用方法	多种吸附技术公司、唐纳森有限公司
01809589	用于肠胃外给药的稳定水性混悬液	法玛西雅意大利公司、法玛西雅厄普约翰美国公司
200480037875	包括非甾体抗炎药，并且具有良好可口性的药物口服剂型	方济各安吉利克化学联合股份有限公司
03813182	由α-生育酚官能化的聚氨基酸及其用途，尤其是药物用途	弗拉梅技术公司
03810528	活性成分微囊的口服混悬液	弗拉梅技术公司
02808639	以两亲共聚物为基础的纳米粒子的胶体悬液	弗拉梅技术公司
03825037	羟烷基淀粉衍生物	弗雷泽纽斯卡比德国有限公司
02804516	封装的调味和（或）香味组合物	弗门尼舍有限公司
200480012157	具有改善的香气持久力的可喷洒香料	弗门尼舍有限公司
03821214	涂指甲及甲周的溶液及其在制备治疗真菌病药品中的用途	盖尔德马公司
03820049	多组成部分的药物剂型	葛兰素集团有限公司
200680002579	用脂质膜被覆粒子的方法	国立大学法人北海道大学、塩野义制药株式会社
200380108333	用于不溶于水的抗感冒药物口服给药的微乳浓缩液及其制备方法	韩美药品株式会社
200580019698	生长晶体的方法	荷兰联合利华有限公司
200310113179	受调节释放的生物活性剂的制备方法	惠普开发有限公司
03808228	密封的微胶囊凝聚体及其制备方法	加拿大海洋营养保健品有限公司
200380108129	具有多重壳的微胶囊及其制备方法	加拿大海洋营养保健品有限公司
02807382	药用气溶胶制剂	洁垢技术有限公司
200580013266	用于为身体的部位提供治疗的具有彼此可拆卸地固定在一起的两个贴片的皮肤系统	金伯利-克拉克环球有限公司
200480008583	设置有内部压力释放部件的渗透泵	精达制药公司
200510125321	利用可植入系统持续释放活性物质	精达制药公司
03818515	用于渗透性药物传递系统的最低顺应性和高容积效率的活塞	精达制药公司
03823559	骨生长诱导材料的携带和输送用组合物以及生产和应用该组合物的方法	精密技术公司、根茨美公司
200480043093	改善药物适口性的药用组合物及其制备方法	科学与工业研究委员会
98810375	持续释放药物传递装置	控制递送系统有限公司
01805699	产生人单克隆抗体的方法及组合物	雷文生物技术公司
200310104769	癌症的检测和治疗	里卡尔多·J·莫罗
01819283	通过干燥多重乳液获得的颗粒	罗狄亚化学公司
00816735	双相释放药理活性物质或其它物质的薄膜形制剂	罗曼治疗系统股份公司
200410056580	制造聚合物的方法	罗姆和哈斯公司
200480022040	用作给药生物活性剂的辅助剂的非α位上的氨基酸二酰胺	罗维药品实验室股份有限公司
03803877	药物剂型及其制造方法	迈克尔 K·韦伯尔
03818174	用于药物递送的生物可降解嵌段共聚组合物	麦克罗米德公司
01145483	含有活性成分的质地遮蔽颗粒	麦克内尔-PPC 股份有限公司
03147225	包衣芯	麦克尼尔-PPC 公司
200480017777	乙醇作为增塑剂来制备含分散于 PLGA 基质中的不耐热有效成分的皮下植入物的用途	梅迪奥拉努姆制药有限公司
99813123	生物活性玻璃组合物在抗炎症和抗微生物中的应用	美国生物材料公司
98808225	药剂的新制剂及其制备和应用方法	美国生物科学有限公司
200480031411	药物靶向的局部脂解	莫茨制药有限及两合公司
03802978	多层颜料在食品和药物领域中的用途	默克专利股份有限公司

（续表）

专利号	发明专利名称	专利权人
03813735	纳米尺寸自组装结构的液体	纳特拉利斯有限公司
200480036828	用于雾化的环索奈德水悬液	尼科梅德有限责任公司
03810913	带有内部分布的沉积物的聚合物复合物	诺丁汉大学
200380103905	高效融合小泡，其制备方法和含有该小泡的药物组合物	派维翁生物技术有限公司
03816439	降低油或脂肪中环境污染物的方法、降低挥发性环境污染物的处理流体、健康增补剂以及动	普罗诺瓦生物制药挪威公司
200480017324	用于合成性表面活性剂的新颖的脂质混合物	奇斯药制品公司
02826879	通过微波处理制备非甾体抗炎药与β-环糊精包含物的方法	奇斯药制品公司
02804481	水溶性粉剂和片剂	雀巢制品公司
200580017396	用于人皮肤的通信单元	让·德格斯特、维姆·德格斯特
02819285	含有包含极性和非极性部分的类脂的药物组合物	三菱化学株式会社
02827035	可溶的药物缓释系统	山之内制药技术股份有限公司、安斯泰来制药有限公司
200480004846	UV 稳定的透皮硬膏剂	舍林股份公司
200480026067	多糖假海绵	生化学工业株式会社
99805884	用于组织膨胀和治疗的可植入颗粒	生物领域医疗公司
00816223	微团簇液体以及制备和使用它们的方法	生物-水合研究室公司
02812741	超吸收剂、其制备方法及其用途	施托克豪森有限公司
02816324	外用组合物、外用组合物前体及其制造和使用方法	斯格维斯宝医药有限公司
01818039	磨制颗粒	斯凯伊药品加拿大公司
03808957	用于局部皮肤使用和医治的制剂	陶氏康宁公司、金克克国际有限公司
02819660	类脂化糖胺聚糖颗粒及其在诊断和治疗用药物和基因传递中的应用	特拉维夫大学未来技术研发有限公司
200380100791	用于鉴定前哨淋巴结的方法、化合物和制剂	通用电气医疗集团股份有限公司
200580027811	用于控制释放或者暴露储库内容物的多盖储库装置	微芯片公司
01811888	用于药物组合物的颗粒的制备方法	维克多瑞有限公司
200580005247	软胶囊剂	卫材 R&D 管理有限公司
03818995	用于片剂和囊片的膜包衣	沃纳-兰伯特公司
200410100395	含有作为味道掩蔽剂的离子交换树脂的快速口溶食用膜	沃尼尔·朗伯有限责任公司
01816398	稳定固体药物制剂	西格玛制药公司
00803049	制备附聚颗粒的方法	先灵公司
02810486	可活化的药物前体中的加长的多间隔基	辛塔佳有限公司
01814152	对镍和铜的亲和力下降了的改良血清白蛋白	新世纪药品有限公司
200410043230	含难溶药物的药用固体制剂的生产方法	信越化学工业株式会社
200480015027	纤维素粉末	旭化成化学株式会社
03809485	控制活性成分释放的治疗系统	亚戈特克股份公司
200480022396	双液泡沫、其稳定分散液及相应的制造方法	药品配送方案有限公司
200480021919	用于接种的 sphingoid 聚烷基胺缀合物	耶路撒冷希伯来语大学依苏姆研究开发公司、生物试验室有限公司
03145758	用于缓释的聚合物包衣的微粒	伊西康公司
200480040295	非对称胶凝剂	应用超微系统股份有限公司
02824779	制造以淀粉凝胶为基料的模塑体	英诺格尔股份公司
200410007646	稳定的结晶有机化合物的成形颗粒及其制备方法	约翰·克劳斯·萨沃伊尔
03103857	无菌医药组合物	曾尼卡有限公司
200480023378	对温度敏感的状态改变型水凝胶组合物及其生产方法	詹尼克公司
200480036255	二氨基环己烷合铂（Ⅱ）与含聚羧酸链段的嵌段共聚物的配位络合物、其抗肿瘤剂	株式会社东京大学 TLO
200380108980	抑制组合物中的水份变动的方法及其用途	株式会社林原生物化学研究所
200480002708	缓释制剂及其制备方法	株式会社太平洋
02814852	皮肤外用剂	株式会社资生堂
200410086936	皮肤外用制剂	株式会社资生堂

（张伟波）

科研机构简介

中国中医科学院中药研究所 中国中医科学院(原先称“中医研究院”,后改称“中国中医研究院”,2005年改现名)中药研究所于1955年12月19日随中医研究院成立而设立,1962年所址从广安门北线阁迁到东直门现址,是新中国最早成立的国家级中药科研机构。1983年,该所被确认为世界卫生组织传统医学合作中心。该所是“中国中西医结合学会中药专业委员会”、“中华中医药学会中药鉴定分会”、“中华中医药学会中药临床药理分会”、“中华中医药学会中药炮制分会”、“中国药学会老年药学专业委员会”和“中国生态学会中药资源生态专业委员会”的挂靠单位。2007年6月28日成立了“中国中医科学院中药研究所澳门中心”

该所现有在职职工190余人,其中,高级科技人员77人。所内设有5个研究室和7个研究中心:中药药性理论及复杂性科学研究室、中药本草文献研究室、中药鉴定与分子生药研究室、中药药理研究室、中药药代动力学研究室和中药质量标准研究中心、中药制剂研究中心、中药资源研究中心、中药安全评价中心、青蒿素研究中心、中药炮制研究中心、中药新药研发中心。2000年以来,该所与美国唐氏中医药研究基金会合作建立了唐氏中药研究中心。此外该所还负责编辑出版《中国中药杂志》、《中国实验方剂学杂志》和《家庭中医药》。该所作为博士后工作站和博士生、硕士生培养单位,已培养硕士186名,博士54名,博士后14名。该所还是中药研究领域的第一个国家基础性研究——攀登计划“中药现代化关键问题的基础研究”的组织单位。

该所装备有现代化仪器设备约1 900多件,价值4 200余万元,包括HPLC-MS、HPLC-CoulArray、全自动遗传分析仪、原子力显微镜、细胞流变培养系统等。阅览室现有中文期刊1万册,约900种,图书9 000余本。该所还可充分利用中医科学院中医药信息研究所图书馆的丰富馆藏和信息资源。

建所以来,该所主要围绕“继承整理研究中药生产和应用中关键性和综合性的科学技术问题,为中医临床和中药生产服务;研究中药基本理论,使中药疗效得到科学的证明,为把祖国医药学提高到现代科学水平,为发展我国独创性的医药学派做出贡献”等课题,开展了大量的研究工作,取得了丰硕成果。

五十多年来,中药所先后开发了青蒿素、正柴胡饮冲剂、猪苓多糖注射液等29个新药,获得国家级科技成果奖18项,部局级奖49项,院级奖161项。主要成果如下:①“抗疟新药青蒿素”,1979年获国家发明奖二等奖,被认为是抗疟药研究史上继喹啉类药物之后又一突破;抗疟新药——“双氢青蒿素研究”,1992年获国家十大科学技术成就奖,其抗疟疗效高于青蒿素10倍,复染率明显降低,为新一代抗疟治疗药;②“栝楼属(*Trichosanthes* L.)植物的系统演化及其药材的分子鉴定研究”,获2003年国家科技进步奖二等奖,该项研究是对世界范围的栝楼属植物进行全面系统的整理和修订,取得了创造性成果,达到国际先进水平;③“珍稀濒危常用中药资源五种保护模式研究”,获2008年国家科技进步奖二等奖,该项研究为中药资源的可持续性利用提供了一套科学而系统的从理论到实践的保护研究模式,同时在推广利用方面获得很好的经济效益和社会效益;④“熟大黄炮制新工艺及临床应用的开发研究”,获1989年国家科技进步奖三等奖;⑤“六味地黄丸预防食管癌的实验和临床研究”,获1990年国家科技进步奖三等奖。该所主持、组织出版的专著有《全国中草药汇编》、《中药炮制经验集成》和《全国中药成药处方集》等中医药著作144本,发表科技论文2 998篇。该所先后申请中药专利31项,其中17项专利获得了专利权。

近年来,该所承担着国家和省部级重点科研项目,并与美、日、法、意、澳大利亚、新西兰、马来西亚等国家及港、澳地区的教育、科研、医药机构和企业开展合作交流,为获得进一步发展,提升创新能力,争取将该所建设成为队伍精干、设备先进、水平一流、中医药特色突出、代表国家先进水平的现代化、公益性的中药研究机构。

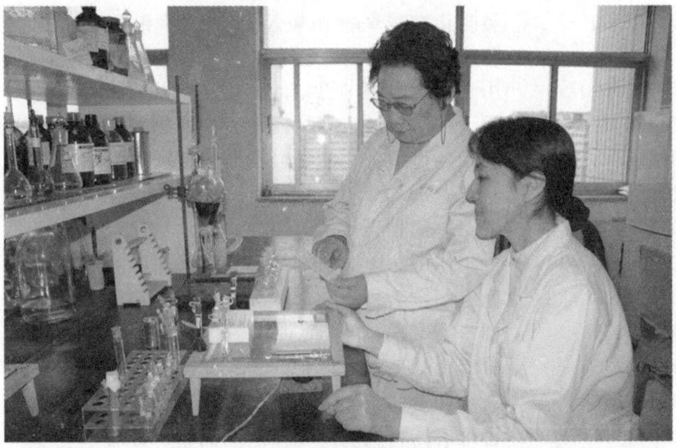

青蒿素发明研究人员

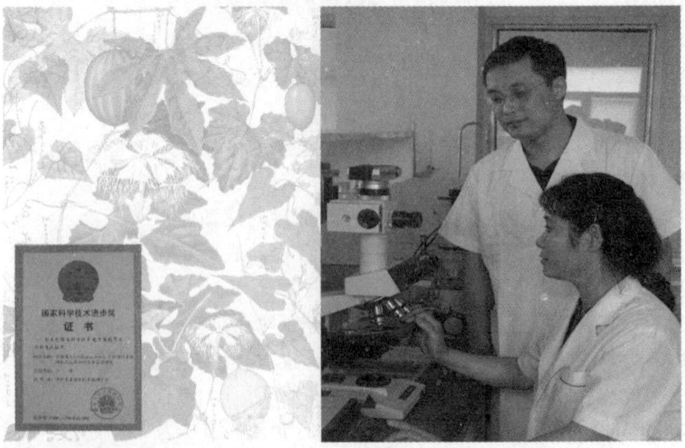

栝楼属植物的系统演化及其药材的分子鉴定研究

地址:北京市东直门内南小街16号
邮编:100700 电话/传真:010-64013996
E-mail:zhongyaosuo@163.com

(袁亚男 金莉)

中国中医科学院中医药信息研究所 1981年5月3日，卫生部批准中医研究院（现中国中医科学院）将图书馆、情报室合并，成立“中医研究院图书情报中心”。1983年，中医古籍出版社并入“中医研究院图书情报中心”，1985年10月易名为“中国中医研究院图书情报中心”。1986年该中心易名为“中国中医研究院图书情报研究所”，1993年5月易名为“中国中医研究院中医药信息研究所”，2006年4月更为现名“中国中医科学院中医药信息研究所”，隶属中国中医科学院。该所是国内唯一从事中医药信息研究与教学的研究所，是世界卫生组织（WHO）传统医学临床与情报合作中心之一。

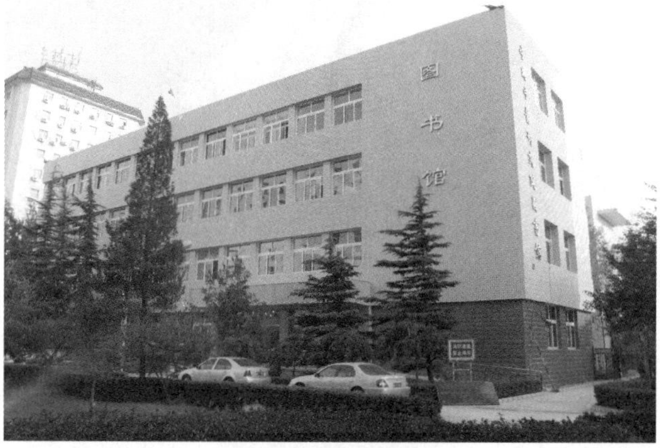

信息所图书馆

该所现有职工78人，其中正高级职称8人，副高级职称17人。下设文献资源研究室、电子资源研究室、古籍资源研究室、信息技术研究室、科学数据研究室、情报研究室及杂志出版中心。

该所配备有服务器35台，总存储空间约30T；虚拟服务器集群一套，Oracle数据库双机热备系统两套；中国科技网网络出口带宽63M，路由器、防火墙、核心交换机各两台及接入交换机20多台；每秒1万亿次的计算能力的中医药领域第一套高性能计算机集群系统，计50个计算节点。现有图书30余万册，7万余种；其中古籍有10万余册，12 000余种，医药期刊600余种，中医药科学数据中心目前已建成专业数据库60余种，总数据量86G，建立了中医药数据远程共建共享平台。

该所以“中医药文献资源、中医药信息标准、中医药信息数字化和中医药情报分析”为重点研究方向；加强“一个学科、一个中心、两个重点”建设，一个学科——中医药信息学，一个中心—的科研方向为：文化部授予中医药行业的“全国中医行业古籍保护中心”，两个重点——“国家中医药管理局中医药信息应用方法学重点研究室”及“国家中医药管理局的中医药信息数字化三级实验室”。

近年来，该所共获得省、部级以上成果奖14项，中国中医科学院科技进步奖16项，其中“中医药国际情报分析研究”获1986年全国科学技术情报成果奖三等奖；“中国医学文摘——中医”获1986年全国科学技术情报成果奖二等奖；“针灸针麻文献分析和检索系统（中英文版）”获1991年国家中医药管理局成果奖三等奖、1992年国家科委全国科技情报优秀成果奖三等奖；“国家‘七五’中医攻关课题情报分析与预测研究”获1994年国家中医药管理局中医药科学技术进步奖三等奖；“促进中医药出口创汇战略与政策研究（合作）”获1995年科技部科技成果奖一等奖、1996年全国科技信息成果奖一等奖、以及1998年国家科学技术进步奖三等奖；“建立中国中医药文献分析与检索系统的研究”获1996年全国科技信息系统优秀成果奖二等奖；《全国中医图书联合目录》、“全国中医古籍资源普查与研究”获1996年全国科技信息系统优秀成果奖二等奖；《癌的沿袭与转移——基础研究与临床》（合著）获1998年卫生部医药卫生科学技术进步奖三等奖；“中药现代化发展战略研究”（合作）获1998年科技部科技成果奖二等奖、1999年国家科技进步奖二等奖；“中国中医医疗的需求与服务利用调查研究”获2003年中华中医药学会科学技术进步奖一等奖；“中国中医药学主题词表”获2004年中华中医药学会科学技术奖学术著作一等奖；“基于本体论体系的中医药一体化语言系统”获2006年中华医学科技奖三等奖；“面向INTERNET的中医药异地、远程、同步数据库共建平台”获2006年度北京市科学技术进步奖三等奖，为中医药数据共享利用提供基础平台；“二类新药（中药）大株红景天注射液的研究与开发”获2007年度中华中医药学会科学技术奖三等奖及2007年度北京市科学技术奖三等奖，研制出临床用于治疗冠心病心绞痛大株红景天注射液。此外该所还主办了《中国中医药信息杂志》、《中国医学文摘——中医》以及《国际中医中药杂志》三种中医药信息研究核心期刊。

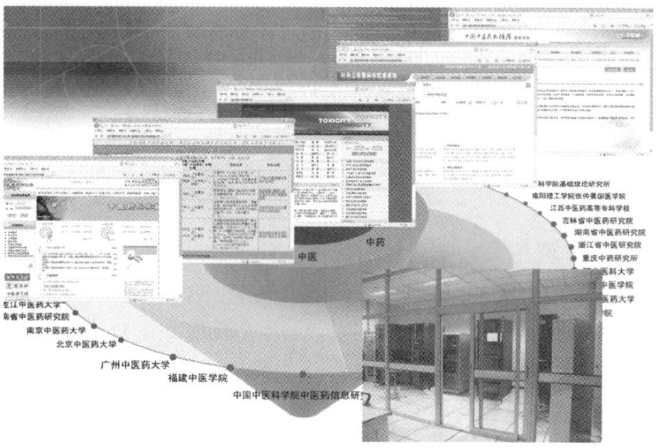

信息所数据中心

地址：北京市东直门内南小街16号

邮编：100700　电话/传真：010-64013995

E-mail：xxssb@ mail. cintcm. ac. cn

网址：www. cintcm. ac. cn/opencms/export/cintcm/index. html

（崔　蒙）

中国藏学研究中心藏医药研究所 中国藏学研究中心藏医药研究所成立于2004年，隶属于中国藏学研究中心。

该所现有科研人员7人，其中高级职称2人、中级职称1人和初级职称4人，均为硕士研究生。该所设藏医研究室、藏药研究室、文献研究室。

该所的科研方向为进行藏医基础理论、藏医古文献和藏医医疗技术研究，推动藏医医疗技术的标准化、规范化和医疗体系的现代化；负责研究和开发藏药秘方、配方；改革医药传统剂型；加强藏医临床疗效的实验和研究；研究推动藏医药和西药，藏西药与我国其他民族医药的有机结合；组织协调全国藏医药研究力量，积极开展我国藏医药研究工作对外交流事宜。

该中心图书馆藏书约10万册，期刊4 400余册，馆藏一批藏文古籍，其中尤以藏文《大藏经》版本最多、种类最全为特色；馆藏一批珍贵的档案文献和影视、图片资料，还专辟了藏学家书库。

藏医药研究所成立以来，承担多项重点课题的研究工作，在科学研究及科研为现实服务等方面都取得了可喜的成绩和很好的名誉。目前藏医药研究所已完成专项《中国藏药方剂大全》的编写任务，该书收录了近12 000种处方，对藏药研究方面有很高的参考价值；中心的重点课题《中国藏药材大全》基本完成编写工作，预计2010年出版，该书收集整个青藏高原药材分布状况及生长情况，包括藏药材资源调查，为制定藏药材标准、建立各类药材的数据提供最准确的信息。此外该所在开发和建设林芝藏药材基地的同时对西藏及其他藏区的2 500种动、植、矿物药材及濒临灭绝的稀有藏药材进行比较全面的调查、系统归类并酝酿保护办法，还跟设在西双版纳的中科院热带植物研究院和昆明亚热带植物研究院的专家进行药材种植技术和鉴别方面的交流，并积累了宝贵的经验。

地址：北京市北四环东路131号
邮编：100101 电话：010-64972883 传真：010-64895523
E-mail：limaotso@ yahoo. com. cn

（力毛措）

哈尔滨商业大学药物研究所 哈尔滨商业大学（原黑龙江商学院）药物研究所始建于1982年，是哈尔滨商业大学校直属科研机构，经过近30年发展，已成为集基础性研究与医药保健品研制开发和人才培养为一体的综合性科研机构。

研究所现有科研人员26人，其中教授、副教授15人，博士生导师11人，硕士生导师15人。研究所建有1个部级工程研究中心，即“国家教育部抗肿瘤天然药物工程研究中心”；2个省级工程研究中心，即“黑龙江省生命科学与环境科学研究中心”和“黑龙江省天然药物与仿生药物工程研究中心”；1个省级重点学科，即“黑龙江省中药学重点学科”；3个省级重点实验室，即“黑龙江省肿瘤预防与抗肿瘤药物研究重点实验室”、“黑龙江省天然药物与仿生药物高校重点实验室”、国家财政部与黑龙江省共建“抗肿瘤药物研究重点实验室”；2个省级科研基地，即“黑龙江省博士后科研基地”和“黑龙江省研究生培养创新示范基地”和1个博士后科研工作站，并拥有6个博士、硕士学科点。2009年，经黑龙江省教育厅批准成为“黑龙江省抗肿瘤天然药物研究科研创新团队”。

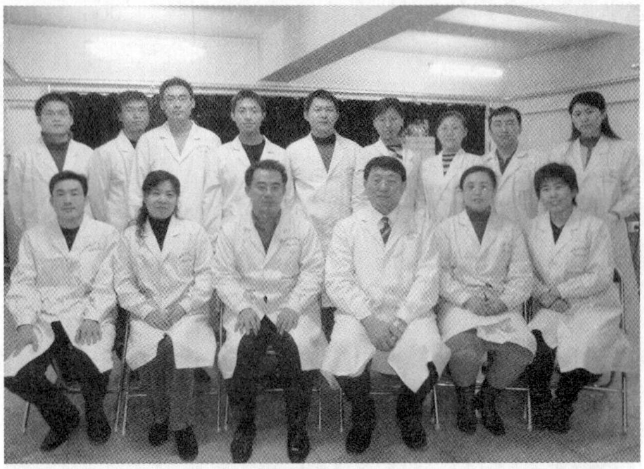

科研队伍

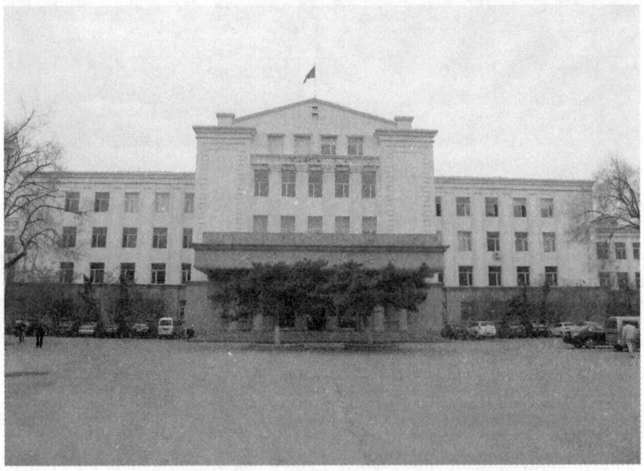

哈尔滨商业大学药物研究所大楼

目前研究所拥有18个实验室，总面积3 000m^2，拥有美国Agilent1100液-质联用仪和Agilent6890/5973气-质联用仪、德国Leica激光共聚焦显微镜、Beckman流式细胞仪和高效毛细管电泳仪等价值2 300万元的仪器设备；图书资料方面由学校提供，共有各类文献218.6万册，其中印刷型文献178万册，电子图书40.6万册，中外文期刊1 917种，其中中文现刊1 789种，外文现刊128种。

研究所主要科研方向为从事中药抗肿瘤药物、神经系统药物、免疫调节药物的基础性研究与开发研究，以各类中药新药及其制剂的开发研究为主，兼顾具有高附加值、高技术含量的保健品的研发，同时对医药保健品的生物安全性进行系统科学评价。目前承担国家、省部级及其它科研项目共108项。

该所近年来取得了丰硕的科研成果，共获得各类科研成果132项，其中获得国家及省部级科研成果57项。如“中药血清药物化学方法的建立与实施”及“益气升陷法在病毒性心肌炎中的应用与研究”，获国家科技进步奖二等奖，“中药胆利舒胶囊的开发研制与生产”，获全国商业科技进步奖一等奖；其他如“海嘧啶对荷瘤小鼠红细胞功能及肿瘤细胞内DNA含量影响的研究”、“海嘧啶对肿瘤细胞细胞膜功能及细胞内[Ca^{2+}]含量影响的研究”、“古方地黄饮子防治老年性痴呆的实验研究”、“羊栖菜多糖对P388小鼠红细胞免疫促进作用的机制研究”、“红景天苷对运动性疲劳大鼠红细胞膜功能恢复作用影响的研究”等，获省级科技进步奖。此外，2006年“海嘧啶诱导肿瘤细胞凋亡的实验研究”获得国际尤里卡世界发明博览会金奖。另外该所还发表学术论文420篇，其中SCI、EI等134篇，出版学术专著22部，其中《天然药物有效成分药理与应用》(科学出版社)、《中药复方药理与临床》(中国医药科技出版社)和《中药多糖的化学与药理》(人民卫生出版社)较好的体现了该所的研究方向，此外该所还申请发明专利9项，获得专利7项。

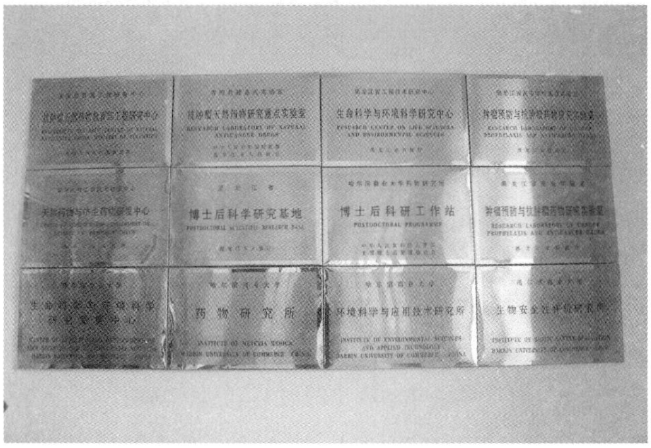

研究所平台建设

地址：哈尔滨市道里区通达街138号
邮编：150076　电话：0451-84866922　传真：0451-84844417
E-mail：jyb@hrbcu.edu.cn

(邹　翔)

河北省中医药研究院　河北省中医药研究院的前身为始建于1956年6月的河北省中医研究院，1965年撤销，1981年河北省人民政府批准恢复设立河北省中医药研究所，研究所与河北省中医院建在一起，1991年2月，河北省中医药研究所新址科研、门诊、大楼落成使用，1995年隶属于河北医科大学，1999年5月，更名为河北省中医药研究院。

该研究院现有员工76人，其中高级职称26名，中级职称18名，医学博士、硕士9名；下设耳鼻喉研究所、类风湿血管病研究所、高血压糖尿病研究所、皮肤疣病研究所、胆道盆腔疾病研究所和肝病研究所等。该院兼用河北医科大学图书馆丰富馆藏(现有馆藏50万册，中文期刊2 103种，外文期刊1 318种，有丰富的中外文电子数据库)，可查询检索国内外生物医学和药学期刊题录与全文资料，自存图书有26 000余册。

该院确立了以肠胃病、心脑血管病、男性病不育症、皮肤病、肝胆病、耳鼻喉疾病等专科专病为主体的科研方向，其中肠胃病专科炎症性肠病被列为国家中医药管理局中医重点专科。

近年来该院已完成并取得省级以上52项科研成果，其中获部省级科技进步奖2项，三等奖1项，四等奖1项；厅级一等奖8项，二等奖17项，获布鲁塞尔国际发明奖1项，北京国际博览会金奖1项。如“中药甲宁治疗自身免疫性甲状腺炎的临床及实验研究”，获2006年河北省中医药学会科学技术奖一等奖；“痹康饮合剂治疗类风湿性关节炎实验与临床研究”，获2006年河北省省级科技进步奖三等奖；“顺势祛脂降压方药的药理作用研究”，获2007年河北省中医药学会科学技术奖二等奖；“益肾安合剂延缓慢性肾功能衰竭进程的临床研究”，获2007年河北省中医药学会科学技术奖三等奖；“解毒化浊益气法抗免疫性肝纤维化的实验研究”，与河北医科大学中医院同获2008年河北省中医药学会科学技术奖一等奖；“克银Ⅰ号方治疗进行期寻常型银屑病的临床研究”，获2008年河北省中医药学会科学技术奖二等奖；“纯中药克银汤治疗银屑病临床疗效观察”，获省卫生厅科技进步奖一等奖。该院编写出版医学著作46部，在国内外学术刊物发表学术论文275篇。

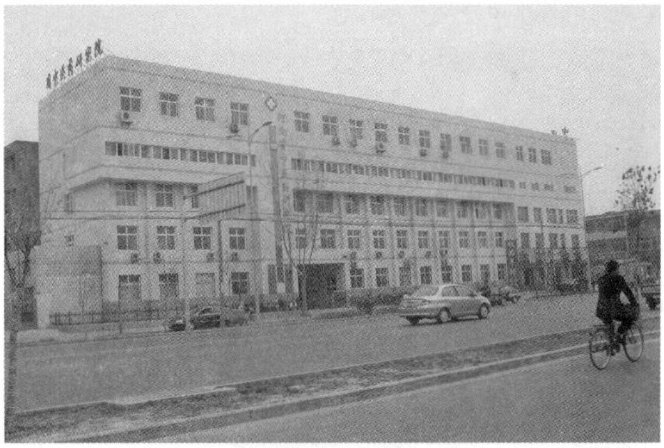

河北省中医药研究院大楼

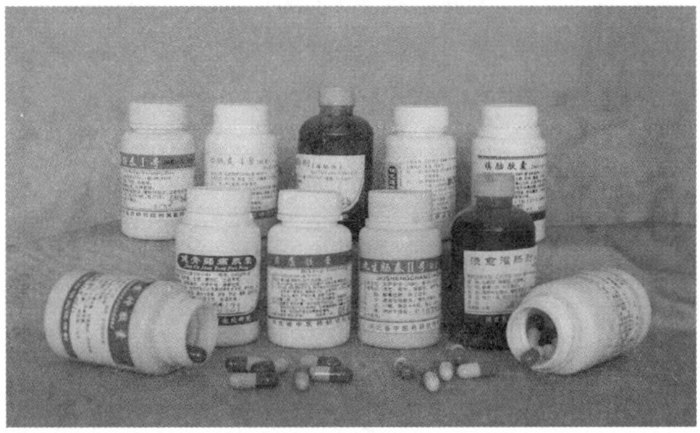

研制的药品

地址:河北省石家庄市建华南大街209号
邮编:050031 电话:0311-85111504 传真:0311-85052547
E-mail:sgq71@126.com

(孙国强)

山西大学中医药现代研究中心 山西大学中医药现代研究中心成立于2007年,是集中医药科研、教学与社会服务为一体的校级科研机构,隶属于山西大学。

该中心现有研究人员9名,其中获得博士学位者5人,在读博士生1人、研究生20名。

该中心配备有现代化药理实验装置,核磁共振仪、智能溶出试验仪、高效液相色谱仪、傅立叶变换红外分光光度仪、X-射线单晶衍射仪、DNA合成仪、DNA扩增仪、多功能电泳系统、以及智能崩解试验仪和糖衣机、炒药机等设备。该中心图书资料依靠山西大学图书馆,其馆藏文献190.1万册(件),其中印刷版文献158.5万册,电子图书6.08万册,非书资料10 040件,中外文文献数据库17个。研究中心有电子期刊16种,中外文期刊19种。

该中心的科研方向为:基于代谢组学的中药质量控制技术研究,及用于精神神经系统疾病的中药新药研发。近年来该中心承担了国家级及省级科研项目30项,已鉴定成果3项,转让新药成果2项,申报专利3项,批准发明专利2项,发表国内外学术论文90余篇。

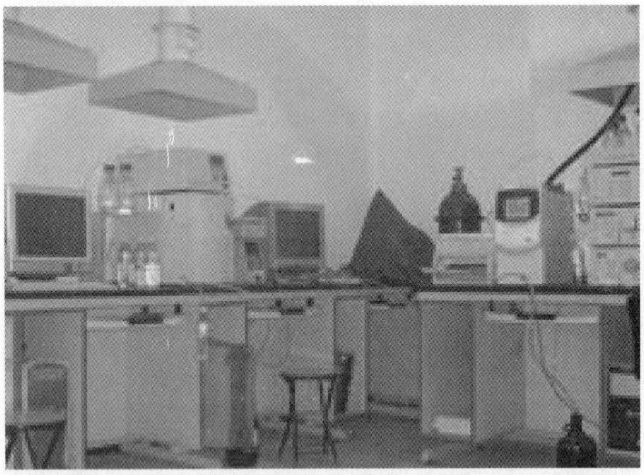

实验室一景

地址:太原市坞城路92号
邮编:030006 电话:0351-7018379 传真:0351-7011202
E-maol:qinxm@sxu.edu.cn

(秦雪梅 张丽增)

南京同仁堂洪泽中药材科技有限公司 南京同仁堂洪泽中药材科技有限公司于2008年5月正式成立,并于2009年8月建成淮安市中药材种植与加工工程技术研究中心,同时与南京中医药大学、南京农业大学等科研院所建立了产学研合作关系。该公司由南京医药股份有限公司、南京同仁堂药业有限责任公司和南京庞德投资管理有限公司三大股东投资共建,南京医药股份有限公司控股。

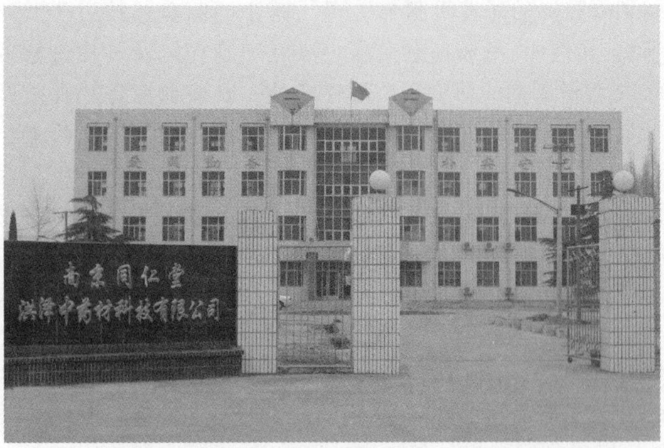

南京同仁堂洪泽中药材科技有限公司

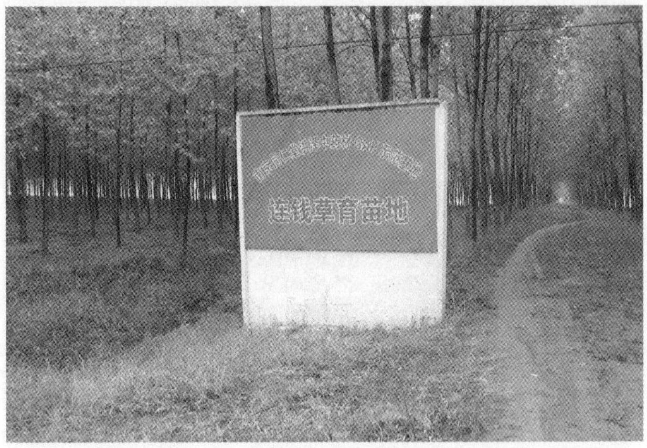

南京同仁堂洪泽中药材GAP示范基地

该公司现有职工70余人,其中技术人员20余人,具有专科以上学历占80%以上。公司注重高层次人才引进,研发中心拥有博士后1人,博士3人,硕士10人,外聘中药行业知名专家学者11人。公司实行“混合式”组织架构,内设5个职能部门,其中质量技术研发中心下设质量保障部、质量控制部和研发中心,以创建公司科研试验平台。

该公司拥有高效液相色谱仪、紫外可见分光光度计、生物显微镜、超净工作台、精密PH计、离心机、电热真空干燥箱、水分测定仪、精密电子天平、光合仪等试验仪器设备,并建成小型全自动气象站,便捷的灌溉设施,满足中药农业生产技术研究的需求。公司订有行业杂志30余册,订阅中药行业数据库,跟进最新科技快讯,拥有专业书籍800余册。

该公司的科研方向主要为自营中药材品种:①中药材生产技术研究,包括中药材种植或养殖关键技术、种质资源、育种、生物工程技术、生产技术推广研究;②中药材质量研究,包括中药材质量检测、质量监控等;③中药材产品加工技术以及产品开发研究;④中药材GAP基地建设,规范中药材生产,集中药材种植、经营、科研为一体。

该公司的中药材规范化种植基地建在江苏省淮安市洪

泽县，并将以洪泽基地建设与辐射基地建设并举。目前洪泽基地，一期规模中药材5 000多亩，二期将达到25 000亩，目前种植的品种有连钱草、板蓝根、栝楼、丹参等。公司建有南江金银花基地、松潘-黑水羌活种植基地、雅江-九龙重楼种植基地，同时公司还在河南略阳建立了天麻GAP基地、杜仲GAP基地，公司正与甘肃、陕西、新疆、内蒙等地洽谈合作，进一步扩大种、养殖业规模及品种，包括黄芪、甘草、马鹿、水蛭、柴胡、防风、厚朴、徐长卿等。

地址：江苏省淮安市洪泽县三河镇

邮编：223125　电话：0517-87426111　传真：0517-87426111

E-mail：nj_tongrentang@163.com

（张贤秀）

宁波市微循环与莨菪类药研究所、宁波戒毒研究中心 宁波市微循环与莨菪类药研究所、宁波戒毒研究中心分别成立于1976年和1992年，并建立了浙江省戒毒研究重点实验室、宁波市神经分子生物学重点实验室（宁波市神经生物学医学重点学科）是国内成立时间最早的戒毒科研机构之一，直属宁波市卫生局全民制事业单位。该研究所与宁波大学联合成立宁波大学行为神经科学研究中心，并和宁波大学医学院联合招收硕士研究生。

该所现有从事基础和临床研究人员31人，其中正高职称3人，副高职称6人，中级职称6人，初级职称3人。该所下设行为神经科学、分子神经生物学、药物化学、临床科研实验室。

该所拥有激光共聚焦显微镜、荧光显微镜图象分析系统、大鼠活体脑微透析系统、基因序列分析仪、大鼠静脉自身给药实验系统等基础科研实验装置和清洁级实验动物中心；临床方面具有先进的动态脑电、心电及呼吸监护设备和一整套供病人康复的娱乐设施；药物检测方面拥有气相质谱联用仪、毛细管电泳、高效液相色谱仪、旋转蒸发仪、真空冷冻干燥仪、薄层层析装置等仪器。

该所自成立以来，坚持基础研究与临床应用相结合，以莨菪类药作为突破口，开拓和扩大以"莨菪化"为核心的莨菪类药研究和应用领域。主要研究方向为：中西医结合防治药物依赖的临床研究及复吸预防、健康促进；药物依赖的分子生物学、神经生物学、神经药理学研究，阐述药物成瘾、复吸及防治的机制；麻醉性药物及精神药物的定性、定量分析；非成瘾性戒毒药物的研究；药物精神依赖的神经生物学机制探索、成瘾相关的基因、戒毒中药的筛选和开发。

该所在临床药物成瘾治疗中首创采用以祖国传统中药莨菪药为主的"杨氏1+1戒毒疗法"，具有不成瘾，无痛苦，疗程短，安全性高，病人容易接受，控制戒断症状迅速，促进毒物排泄，可迅速转入纳曲酮维持治疗等优点。近年来承担了国家重大课题项目5项，已在药物成瘾的关键问题和新型毒品成瘾治疗问题上开展了一系列科学研究。

该所研究成功的成果有："吗啡类药物成瘾者的戒除方法及疗效研究"、"东莨菪碱戒毒的临床与实验研究"、"东莨菪碱伍用纳曲酮和纳洛酮快速脱毒疗法的研究"，已分别于1993、1998、2000年获得宁波市科技进步奖一等奖。该所科研人员在国际著名学术杂志发表论文10篇，在国内杂志发表论文30多篇，学科整体水平在国内外享有较高的知名度。

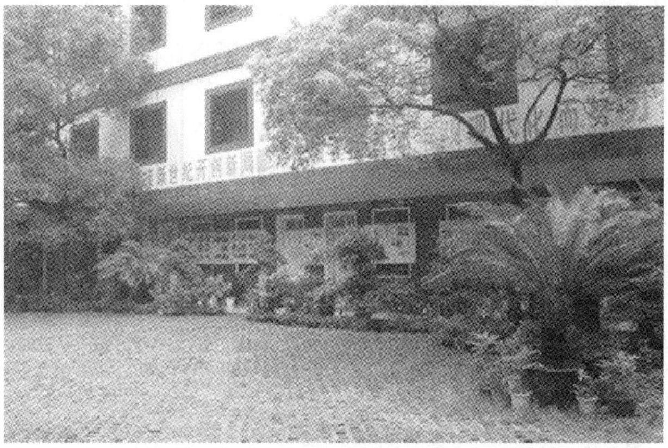

宁波市微循环与莨菪类药研究所外景

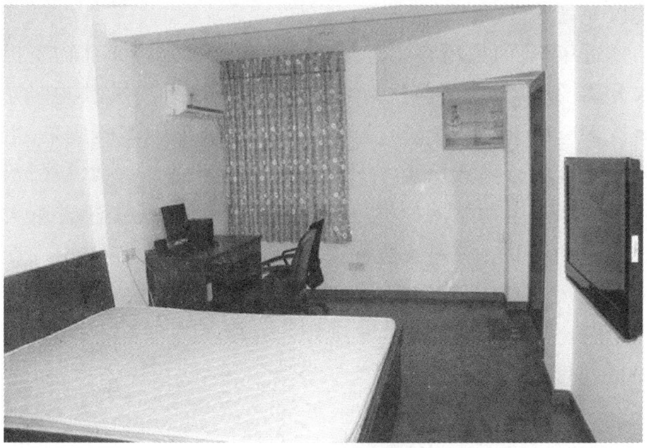

戒毒中心新病房

地址：宁波市西北街42号

邮编：315010　电话：0574-87273530　传真：0574-87345976

E-mail：fqzhang@nbip.net　网址：www.nbartc.cn

（张富强）

福建省医学科学研究所 福建省医学科学研究所成立于1980年7月，其前身是福建省医药研究所，为福建省公益型科研机构，隶属福建省卫生厅。

研究所共有在职职工63人，其中高级职称12人，硕士以上学历占46%。该所下设药物研究室、中心测试室、免疫研究室、基因工程研究室、实验动物室、医学情报研究室、《福建医药杂志》编辑部、门诊部等业务科室。

研究所拥有建筑面积为8 400m^{2}的科研大楼和完善的科研设施。现有固定资产近2 500万元，其中仪器设备800多台套，总值1 000多万元，包括：P/ACE MDQ高效毛细管电泳仪、ABI3130全自动遗传分析仪、Thermo Solaar M6原子吸收光谱仪、LC-20A 半制备高效液相色谱仪、FC-500 全自动流式细胞仪等仪器设备。近年来该所相继建立了福建省医学测试重点实验室、国家中医药管理局中药制剂和中药药理科研二级实验室、福建省新药药理研究基地、福建省中药资源开发与利用重点研究室、福建省中药学研究生教育创新基地、卫生部临床检验中心认证 PCR 实验室、生物安全二级实验室、SPF 级动物实验室等一批科研平台。研究所还拥有 Medline 数据库、中国生物医学文献数据库、中文生物医学期刊文献数据库、中国生物医学期刊引文数据库、万方全文数据库、清华同方全文数据库、维普全文数据库等多种医药学文献数据库，截止 2009 年底，馆藏杂志近千种，其中外文 100 多种，各类图书杂志共计 10 万余册，其中外文 15 000 余册，是福建省唯一的卫生部医药卫生科技项目查新咨询定点单位。

研究所主要从事新药和生物医学工程研发、医学基础和应用研究、医药卫生查新咨询和《福建医药杂志》编辑出版工作。至 2009 年底，全所共承担科研项目 138 项，获政府部门科技成果奖 44 项，其中福建省科技进步奖二等奖 2 项、三等奖 10 项，共发表各类学术论文 576 篇，申请专利 10 多件，获授权专利 3 件。

近年来，研究所在中药与天然药有效成分与标准物质提取分离及应用、地道药材指纹图谱及品质评价、核磁共振光谱技术应用于医药学研究等领域的研究取得了丰硕成果，雷公藤活性成分提取分离工艺处全国领先水平。一类新药雷公藤内酯醇生物贴治疗类风湿性关节炎研究获福建省重大科技专项资助。"光谱数据库系统的研制和推广应用"获 2007 年度福建省科技进步奖三等奖；"核磁共振光谱技术应用于医药学研究"获 2008 年度福建省科技进步奖三等奖，和 2008 年度福建省医学科技奖二等奖。

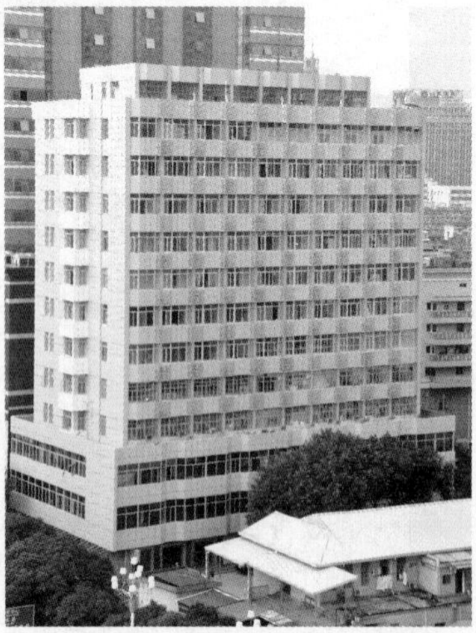

福建省医学科学研究所外景

地址：福建省福州市五四路 7 号
邮编：350001　电话：0591-87550501　传真：0591-87517981
E-mail：jxp257@ sianv. com　网址：http：//www. fjsyks. com

（徐榕青　金小平）

漳州片仔癀药业股份有限公司技术中心　漳州片仔癀药业股份有限公司是 1999 年 12 月由漳州片仔癀集团公司发起设立，为国有控股企业，除中成药、中药饮片生产经营外，还投资化妆品、食品、药品流通等行业，为福建省第一批认定的国家级高新技术企业中唯一一家中成药生产企业，设有省级企业技术中心和博士后工作站。1999 年 5 月成立技术中心。

该中心现有技术人员 161 人，中级职称以上 96 人，专业涉及药学、药理、毒理、生物、化工和临床等。技术中心设技术委员会，下设药妆研发部、日化研发部、产品研发部、以及质量检测中心、信息中心和中试车间，成为一委三部两中心一车间。

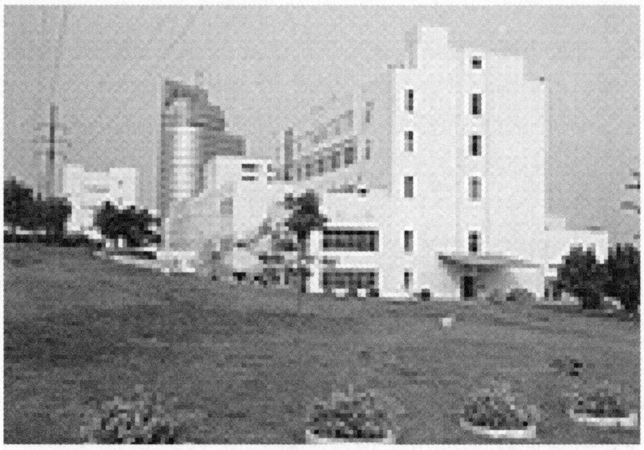

综合大楼

技术中心拥有较为先进的工艺研发、检测设备及中试生产设备，先后引进了多能提取罐、电脑控制的真空浓缩设备、冷冻干燥机、喷雾干燥设备、高速搅拌制粒机、一步造粒机、干压制粒机、高圆度全自动中药制丸机、胶囊分装机等国内外制药行业先进设备，同时还拥有较先进的检测设备和研究设备，如：高效液相色谱仪、高效气相色谱仪、气质联用仪、原子吸收分光光度计、薄层扫描仪、紫外分光光度计、细胞电泳仪等。

该中心的科研方向为：逐步建成装备先进、技术完善、功能配套的中药新药研发基地；通过与高水平科研院所和临床试验单位长期稳定的产学研结合，吸纳药物创新的研究成果，推进成果转化和创新药物产业化，更好的促进中医药的发展，最终实现中药现代化。

该中心的主要成果：公司主要产品片仔癀，曾两度荣获国家质量金质奖，并被列入国家中药一级保护品种，以其独特消炎、解毒、镇痛、保肝等显著疗效及保护健康的功能而深受国内外患者的赞誉，大量出口东南亚、日本、韩国、加拿大等国家和地区，年出口创汇超千万美元，居中国中成药单项出口创汇首位。技术中心对其进行二次开发，并由香港中文大学等单位合作进行片仔癀保肝作用及其他药效、药代、毒理、临床等作用研究。公司另一个产品"金糖宁胶囊"是技术中心与中国医学科学院药物研究所共同研制的新中药制剂，属国家中药6类新药，是目前国内降糖中成药市场上唯一作用机制明确（α-葡萄糖苷酶抑制剂）疗效显著的Ⅱ型糖尿病用药，已获得新药证书及生产批件，并于2009年获漳州市科技进步奖二等奖。其他开发的中药新品种还有感冒止咳系列、丸剂系列、保肝护肝类、心血管类及其它多个品种。

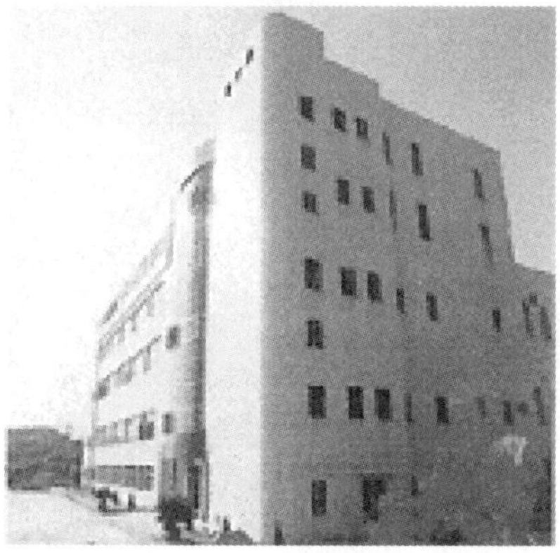

中药提取车间

地址：福建省漳州市上街

邮编：363000　电话：0596-2307558　传真：0596-2304261

E-mail：pzh@ zzpzh. com

（罗志毅）

第三军医大学药学院新药研究中心　第三军医大学药学院新药研究中心与药剂教研室成立于2007年5月，其前身是新药研究室，隶属于第三军医大学。

该中心共有工作人员14名，包括教授2名，副教授2名，其中博士8人，硕士5人，本科1人；博士后、在读博士及硕士研究生20余名。中心现有以信号传导和炎症免疫、心血管为特色的药效学与分子药理研究平台，以分子设计和活性跟踪为核心的天然药物和治疗性多肽创新药物筛选与发现研究平台，以及以新型生物材料合成和表征为基础的新产品研制和新型药物传输系统研究平台。

该中心拥有高效液相色谱、蛋白分析系统、微量核酸定量系统、酶标仪、喷雾干燥机、智能压片机、流化床等科研仪器。该中心图书资料利用大学图书馆的馆藏，共藏书52万余册，其中中文图书28万册，外文图书12万册，期刊合订本12万册；有印刷版中文期刊1 500余种，外文原版期刊500余种；有Web of Science、ProQuest Digital Dissertations、ScienceDirect、Springer等各类数据库30余个，电子期刊2万种，电子图书10万册。

该中心主要从事抗炎免疫与心血管药物创制研发、成年疾病生命早期机制的研究与防治和新型药物传输系统等领域的研究工作，先后承担国家、军队和省级重大研究计划30余项。几年来该中心获得多项科研成果，其中国家级、重庆市各1项及全军科技进步奖2项以及省部级科技进步奖三等奖4项，注册国家、国际发明专利3项，获国家新药证书和生产批文3项；中心在国内外重要期刊发表论文200余篇，部分被SCI期刊引用。其中如“严重烧伤救治新技术的基础与临床研究”，2006年获国家科技进步奖二等奖；“严重烧伤早期心肌损害的细胞分子机制与防治策略”，2008年获重庆市科技进步奖一等奖；“吸入伤致肺继发性损害的分子机制与防治究”，2005年获军队科技进步奖二等奖；“肺表面活性物质和（或）全肺灌洗防治吸入伤及其机制研究”，1998年获军队科技进步奖二等奖；“新型壳聚糖对创伤手术后腹膜粘连的防治作用与机制研究”，2007年获全军科技进步奖三等奖等。新药“芪芎通络胶囊”已获得国家新药证书，自主研发的具有自主知识产权的国家Ⅰ类新药“GCIP”已成功转化，其它创新药物如“康白利汇”、“瑞诺欣”、“科帝”、“瑞克”有望在心脑疾病及肿瘤的治疗等方面取得更大突破。

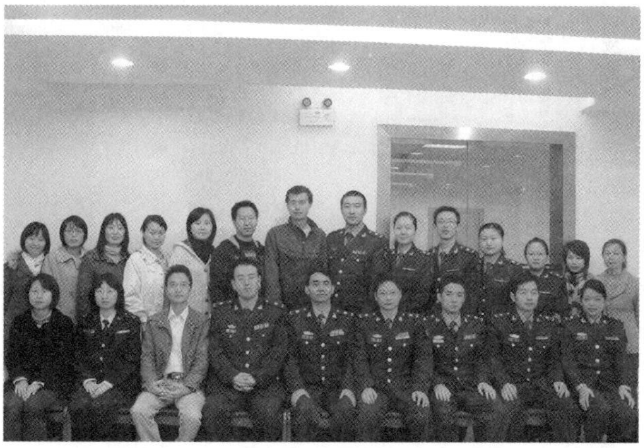

第三军医大学药学院新药研究中心全体工作人员

地址：重庆市沙坪坝高滩岩正街30号

邮编：400038　电话：023-68752318　传真：023-68753397

E-mail：tangyuanty99@ sina. com. cn

（唐　渊）

甘肃省医学科学研究院　甘肃省医学科学研究院、甘肃省肿瘤医院始建于1972年，为两院一体的领导体制，是集医疗、科研、教学、肿瘤防治、卫生信息化建设为一体的医学科研及肿瘤防治机构，为全省第一批省属重点科研院所，是兰州大学附属肿瘤研究中心、兰州大学生物学联合培养研究生示范基地、甘肃省重离子束治疗肿瘤临床研究基地，隶属于甘肃省卫生厅、甘肃省科技厅双重领导。

该院全院在职员工461人，高级职称98人，中级职称143人，初级职220人，享受国务院特贴专家4人，省优秀专家3人，省领军人才6人，博士、硕士40余人。该院下设省肿瘤研究所、省医学信息研究所、《甘肃医药》编辑部、省肿瘤防办、省抗癌协会、省肿瘤登记中心、省健康相关产品检验所、省放射治疗研究中心、省止痛中心、省乳腺病诊治中心以及医学分子生物学研究中心、医学生物技术研究中心、分析实验中心、药理毒理实验中心、实验动物研究中心等科研、医疗机构，其中分子生物学实验室、中药分析实验室及中药药理实验室为国家中医药管理局三级实验室，并有 SPF 级动物实验室。

该院拥有各种国际先进的大中型科研医疗设备，如德国西门子直线加速器，头、颈、体部 X 刀及全身立体定向放射治疗系统，高精度模拟定位机，后装治疗机，微波热疗机，高频热疗机，激光疼痛治疗机，德国超声刀、氩气刀，德国西门子螺旋 CT 等，在实验室有完善的分子生物学实验设备，如细胞培养体系，实时荧光定量 PCR 仪，流式细胞仪，高效液相色谱仪，原子荧光分光光度仪，气相色谱仪，各种电泳系统，凝胶成像分析系统、酶标仪、荧光显微镜等。该院图书馆共计图书 30 722 册；情报所图书、期刊共计 4 495 册；情报所查新数据库文献量：CHKD，全文 3 869 386 篇；MEDLINE，900 000；维普，22 911 205；CMCC，800 000。

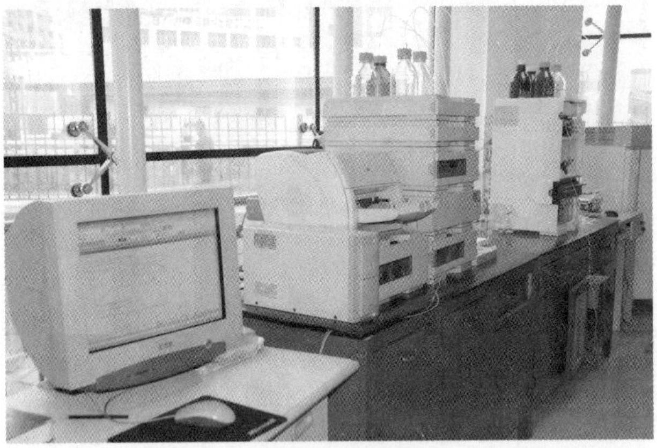

高效液相色谱仪

该院科研方面形成了以医学生物工程在肿瘤治疗中的研究利用与开发、特色地产中草药研究与开发、健康相关产品检测、流行病学研究等优势。

近五年来，该院共承担各级科研项目 74 项，取得科技成果 34 项，其中省（部）级科技进步奖 4 项，在国内外核心期刊及 SCI 发表论文 700 余篇，其中有关药物研究的成果如：“扶正抑瘤散对中晚期原发性肝癌化疗解毒增效作用的临床观察研究”获 2005 年省皇甫谧中医药科技奖三等奖；“SARS 冠状病毒抗体金标快速诊断试剂盒开发研究”获 2005 年兰州市科技进步奖二等奖；“痛风安方剂治疗痛风的实验研究”及“裴氏心炎康散治疗病毒性心肌炎的临床观察研究”均获 2006 年省皇甫谧中医药科技奖三等奖；“生长抑素抑制胃肠道癌血管形成的临床研究”获 2006 年甘肃医学科技奖三等奖；“胰岛素对非小细胞肺癌化疗增效作用的临床研究”及“β-粒子近距离辐照联合复方沙棘油治疗皮肤斑痕的应用基础和临床研究”分别获 2007 年兰州市科技奖二等及三等奖；“外敷复方紫草油配合局部解毒剂封闭治疗长春瑞宾渗漏损伤的实验研究”获 2008 年皇甫谧中医药科技奖二等奖及中华护理学会科技奖三等奖；“潜血金标测试条的中试及新药申报”获 2009 年甘肃医学科技奖三等奖；“裴氏消风散合硫酸镁冰敷对化疗药物所致静脉炎及外渗影响的护理研究”及“奥沙利铂对人宫颈癌 Hela 细胞的体外作用研究”获 2009 年甘肃医学科技奖三等奖等。

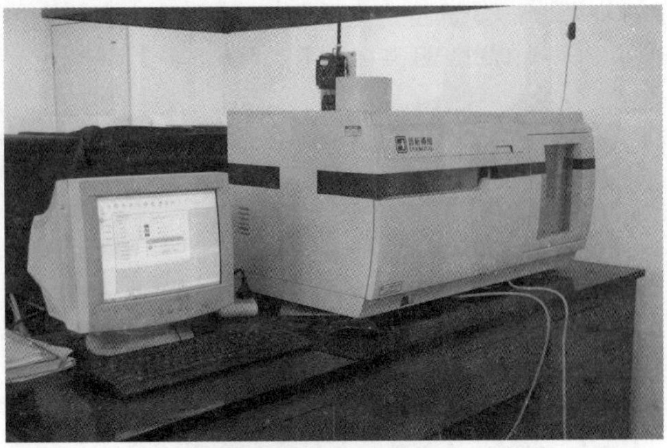

非色散原子荧光光度计

地址：甘肃省兰州市小西湖东街 2 号
邮编：730050　电话：0931-2614521-2131　传真：0931-2614551
E-mail：gims@ 163. com

（许惠敏）

西藏自治区藏医药研究院　西藏自治区藏医药研究院前身为西藏自治区藏医院研究所和天文历算研究所，始建于 1974 年，于 2006 年正式挂牌更名为“西藏自治区藏医药研究院”，隶属于西藏自治区卫生厅、西藏自治区藏医院。

该研究院拥有一支具有一定科研能力的科研队伍，其中高级人员 9 名、中级 7 名、初级 14 名。该院下设藏药植化研究所、藏药药理毒理研究所、图书情报研究所、藏药生药研究所、藏医药文献研究所和天文历算研究所等六个所。

研究院综合大楼建筑面积达 2 794 m^2，科研用仪器设备配备齐全，如高效液相色谱仪、气相色谱仪、薄层扫描仪、红外及紫外分光光度计、生物成像显微镜、自动组织脱水机、生物组织包埋机、喷雾干燥机、水分测定仪、旋转蒸发仪、CO_2 培养箱、综合药品稳定性试验箱、血流量计、脑微循环测定仪、PCR 仪、多功能提取浓缩系统等。

该院的研究方向为负责搜集、整理、挽救、挖掘和保护丰富的藏医药古籍文献，藏医药的基础研究工作，并从事藏医药临床研究及新药开发研究和从事天文历算研究等。

该研究院自成立以来共获得国家及省级科研项目 83 项，并有 29 项获得了国家和自治区科技成果奖，其中著作类《新编藏药配方》、《新编藏医学》、《胃溃疡的藏医疗法》、《藏医辞典》、《中国医学百科全书·藏医卷》、《十一种藏药研究》、《藏成药介绍》、《甘露本草明镜》、《中华本草·藏药卷》汉文版、《四部医典系列挂图》等获得区科委各级成果奖；另“藏药治疗慢性萎缩性胃炎临床随访研究论文”获卫生部科技进步奖三等奖；“传统藏药现代化生产与开发项目”获区科委科学技术进步奖一等奖。近年来，该院获得新药证书5项、新药临床研究批件2项，发表论文170多篇。

该院在藏医药行业出版了《中国百科全书藏医分卷》、《中华本草藏药分卷》藏、汉两版、《西藏天文历算大全》、《藏汉英古今藏医药文献目录》、《四部医典系列挂图全集详释蓝琉璃之光》、《甘露本草明镜》等具有较高学术价值的著作和工具书36本，挽救和收集了大批手抄本、孤本、珍藏本，目前藏医院文献书库内保存了1 300卷古籍经书，其中8项获得了国家级科研奖项，8项获得了自治区级科技奖。2002年该院创办了《雪域藏医药杂志》，为藏医药工作者提供一个很好的交流、切磋的学术舞台。

在基础研究方面，该院先后完成了藏药材"茅膏菜"抗衰老的药效成分的研究；"喜玛拉雅紫茉莉"化学成分的研究；"藏锦鸡儿"的化学成分研究等；还承担了藏药材、藏成药的质量标准研究和提高工作；组织区内相关的七家科研机构实施"藏药材质量标准化研究"项目，在"十一五"期间完成200种藏药材的标准化研究工作，目前已完成150种藏药材的标准化研究；同时该院也积极开展提高藏成药标准化的研究，2002年完成的"七十味珍珠丸"、"仁青常觉"等的标准提高研究成果已收载于2005版《中华人民共和国药典》；其他9个品种的药效、毒理的研究成果通过国家中药保护品种专家审批。

该院还针对性地开展濒危藏药材"桃儿七"人工种植栽培研究工作，并在原产地建立标准化人工种植栽培与原产地保护基地。该院成功建立了国家中医药管理局"藏药处方筛选与应用评价重点研究室"，建立了SPF动物房和药理毒理实验室，进行"五种藏成药"的安全性评价。

在藏药新药研发方面，该院获得新药证书5项，新药临床研究批件2项，其中治疗气管炎的"十味龙胆花颗粒"、治疗胆囊炎的"十味蒂达胶囊"、治疗便秘的"六味能消胶囊"等四种藏药新药，1999年被评为西藏自治区科委科技进步奖一等奖。此外治疗皮肤病的"藏皮康霜"正在申请新药批件；正在研究的治疗糖尿病药物"糖康福"和治疗妇科疾病的"母难鼓炯"已完成全部临床前研究。

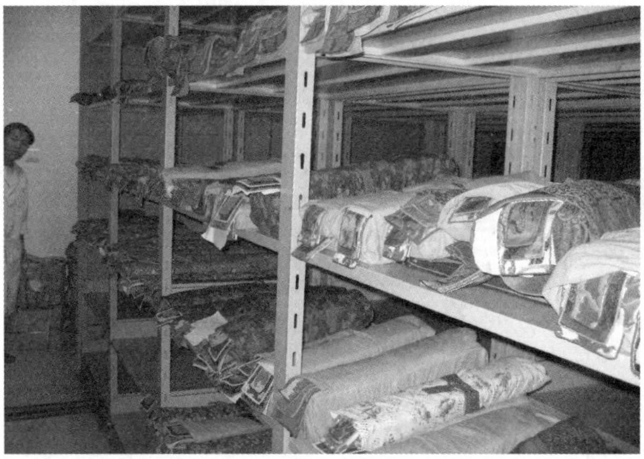

研究院藏医药经书库

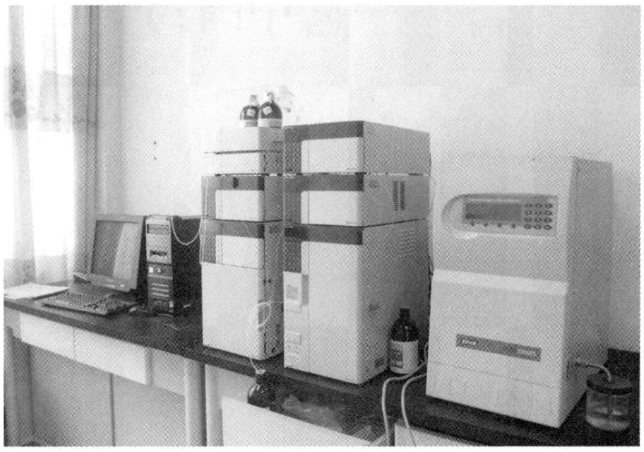

研究院仪器设备

地址：西藏拉萨市娘热路26号

邮编：850000　电话：0891-6323830　传真：0891-6341800

E-mail：dejilamu@126.com

（索南玉珍）

药学教育

Pharmaceutical Education

2010 中国药学年鉴

CHINESE PHARMACEUTICAL YEARBOOK

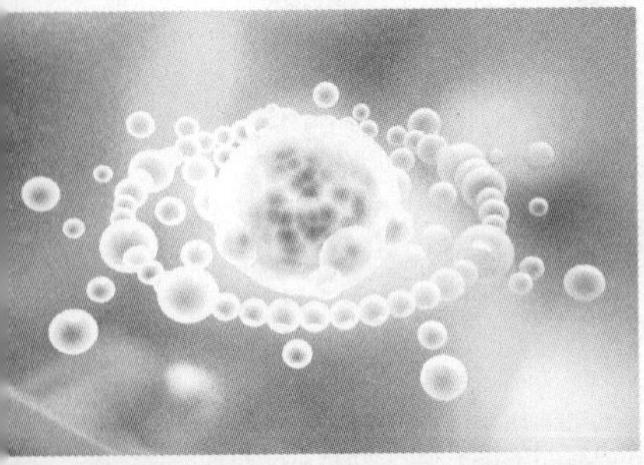

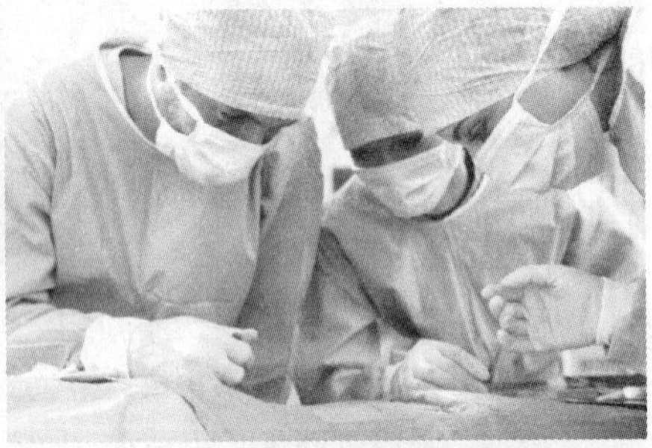

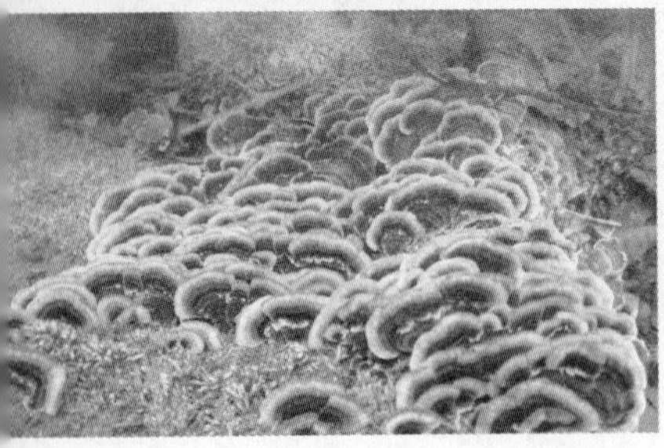

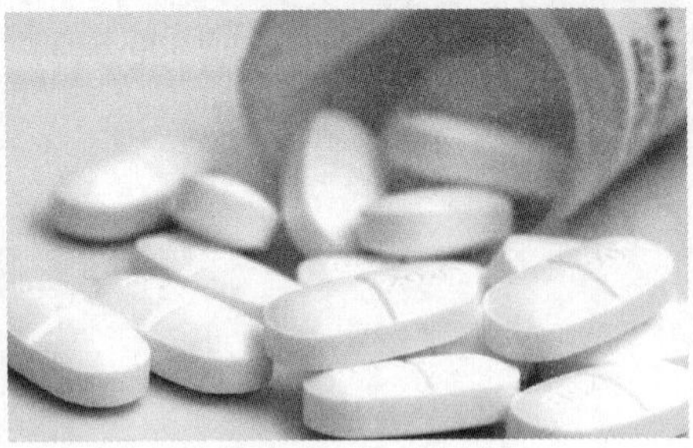

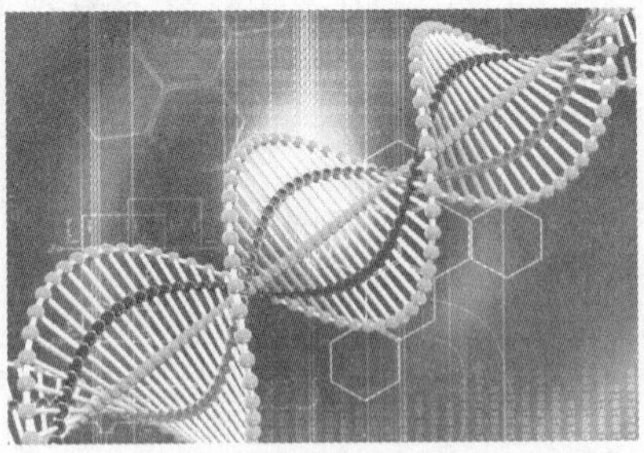

概 述

2009 年药学教育的发展 2009 年教育部提出继续深入实施高等学校教育质量与教学改革工程。全国各高等医药院校紧紧围绕质量工程药学类项目建设又取得新成绩。全国药学本科专业认证试点工作继 2008 年对海南医学院、内蒙古医学院、广东药学院专业认证试点现场考查后,2009 年又对中国药科大学、沈阳药科大学药学专业认证试点进行现场考查。2009 年 12 月 23 日,教育部中药学专业认证专家组对江西中医学院中药学专业进行现场考察认证。中国高等医学教育专业委员会药学教育研究会召开研讨会,深入研讨我国高等药学教育发展战略,修改完善《药学学科(专业)发展战略研究报告》。

根据 2009 年底全国 46 所高等药学院校(中国药科大学、沈阳药科大学、广东药学院、天津医科大学、河北医科大学、华北煤炭医学院、山西医科大学、内蒙古医学院、第二军医大学、徐州医学院、新乡医学院、桂林医学院、海南医学院、重庆医科大学、贵阳医学院、山西中医学院、辽宁中医药大学、长春中医药大学、黑龙江中医药大学、南京中医药大学、安徽中医学院、江西中医学院、广西中医学院、北京大学、延边大学、吉林化工学院、哈尔滨商业大学、佳木斯大学、复旦大学、上海交通大学、徐州师范大学、南京农业大学、浙江大学、绍兴文理学院、南昌大学、山东大学、山东轻工业学院、武汉工程大学、中南民族大学、中南大学、中山大学、四川大学、西南交通大学、西安交通大学、青海大学、长春医学高等专科学校)和 2 所药物研究机构(中国医学科学院药物研究所、中科院上海药物研究所)(下同)调查表的统计,2009 年共招收药学类本、专科生 16 879 名,在校本、专科生 68 126 名,毕业本、专科生 17 302 名。招收药学类函授生 10 378 名,在读函授生 34 288 名,毕业函授生 13 667 名。招收攻读药学、中药学等学科博士、硕士学位研究生 4 390 名,在校在读博士、硕士研究生 12 179 名,毕业博士、硕士研究生 3 265 名,各类药学生情况详见表 1。

表 1 2009 年 46 所高等药学院校(系)和 2 所药物研究机构学生基本情况

类 别	毕业生数	招生数	在校生数
研究生	3 265	4 390	12 179
本专科生	17 302	16 879	68 126
函授生	13 667	10 378	34 288

注:药学生包括药学类、化工与制药类及其他有关类别;研究生包括药物研究机构培养的药学博士、硕士研究生人数。

国务院关于扶持和促进中医药事业发展的若干意见 2009 年 4 月 21 日,国务院印发《关于扶持和促进中医药事业发展的若干意见》(国发〔2009〕22 号)。主要内容包括充分认识扶持和促进中医药事业发展的重要性和紧迫性、发展中医药事业的指导思想和基本原则、积极发展中医医疗和预防保健服务、推进中医药继承与创新、加强中医药人才队伍建设、提升中药产业发展水平、加快民族医药发展、繁荣发展中医药文化、推动中医药走向世界、完善中医药事业发展保障措施 10 个部分。

在加强中医药人才队伍建设方面,意见提出要改革中医药院校教育。根据经济社会发展和中医药事业需要,规划发展中医药院校教育;调整中医药高等教育结构和规模,坚持以中医药专业为主体,按照中医药人才成长规律施教,强化中医药基础理论教学和基本实践技能培养;选择部分高等中医药院校进行中医临床类本科生招生与培养改革试点;加强中医药职业教育,加快技能型人才培养;国家支持建设一批中医药重点学科、专业和课程,重点建设一批中医临床教学基地。另外还提出,要完善中医药师承和继续教育制度,加快中医药基层人才和技术骨干的培养,完善中医药人才考核评价制度。

第五届高等学校教学名师奖 教育部、财政部 2009 年 9 月 4 日以(教高〔2009〕11 号)文下发《关于表彰第五届高等学校教学名师奖获奖教师的决定》,决定对北京大学段连运等 100 名高等学校教师予以表彰。医药院校中受表彰的有:首都医科大学徐群渊、长治医学院魏武、辽宁医学院席焕久、哈尔滨医科大学姜洪池、黑龙江中医药大学匡海学、广州医学院钟南山。

第六届高等教育国家级教学成果奖 2009 年 9 月 1 日,教育部印发《关于批准第六届高等教育国家级教学成果奖获奖项目的决定》(教高[2009]12 号),651 项教改项目获得国家级教学成果奖,其中特等奖 2 项,一等奖 64 项,二等奖 585 项。中国药科大学姚文兵等完成的"校企互动合作,培养生物医药创新创业人才的研究与实践"教改项目获国家级教学成果一等奖;沈阳药科大学吴春福等完成的"高水平药学类精品课程群建设与实践",黑龙江中医药大学匡海学等完成的"内部保证与外部监控相统一的中医药高等教育质量保障体系构建的研究与实践",上海中医药大学严世芸等完成的"始终坚持'以学生为中心、继承与创新并重'的高等中医药教育教学改革",上海医药高等专科学校巫向前等完成的"国家示范性医药高职院校人才培养模式的创新与实践",南京工业大学韦萍等完成的"基于生物化学产品工程真实情境下的创新型生物工程人才培养模式的探索与实践",中国药科大学、沈阳药科大学、北京大学医学部尤启冬、孙铁民、徐萍等共同完成的"《药物化学》国家精品课程建设和新药研发创新人才培养",安徽中医学院彭代银等完成的"地方中医药院校高素质应用型药学类人才培养体系构建与实践",江西中医学院刘红宁等完成的"产学研结合培养中药创新人才教育模式研究与实践",成都中医药大学范昕建等完成的"地方高等中医药院校人才培养目标、模式和方法的研究与实践”，西藏藏医学院尼玛次仁等完成的“21世纪藏药本科教育规划教材”，青海大学艾措千等完成的“藏医药学本科教育规划系列教材(37种)”获国家级教学成果二等奖。

2009年度国家精品课程建设项目 2009年10月17日，教育部、财政部印发《关于批准2009年度国家精品课程建设项目的通知》(教高函[2009]21号)。批准2009年度国家精品课程普通高校650门(其中普通高等学校本科课程400门，高职高专课程200门、网络教育课程50门)，军队院校(含武警)课程19门。药学类本科国家精品课程有：北京大学李学军的《药理学》，复旦大学朱依谆的《药理学》，中国药科大学孔令义的《天然药物化学》，南京中医药大学蔡宝昌的《中药炮制学》，合肥工业大学姚日生的《制药工程原理与设备》，华中科技大学陈建国的《药理学》，四川大学张志荣的《药剂学》，成都中医药大学邓中甲的《方剂学》；药学类高职高专国家精品课程有：天津医学高等专科学校罗跃娥的《实用药物学基础》、刘斌的《药物检测分析技术》、刘蕊的《临床生物化学检验技术》，山西生物应用职业技术学院李榆梅的《生物制药综合应用技术》，长春职业技术学院张春玉的《中药生产》，上海医药高等专科学校徐志毅的《微生物检验》，浙江医药高等专科学校张佳佳的《药物质量检测技术》，山东中医药高等专科学校刘波的《中药炮制技术》，广东食品药品职业学院王金香的《药物检验技术》；网络教育国家精品课程有：北京中医药大学鲧赣生的《中药学》，华东理工大学齐鸣斋的《化工原理》。

2009年度双语教学示范课程建设项目 2009年8月18日，教育部、财政部联合下发《关于批准2009年度双语教学示范课程建设项目的通知》(教高函[2009]19号)，批准中国人民大学《国际商务伦理》等152门课程为2009年度双语教学示范课程。药学类的有：河北医科大学张翼教授主讲的《生理学》、中国医科大学关一夫教授主讲的《生物化学》、沈阳药科大学程卯生教授主讲的《药物化学》、南方医科大学马文丽教授主讲的《生物化学》、西安交通大学臧伟进教授主讲的《药理学》。双语教学示范课程建设项目每门课程资助经费10万元。

2009年度人才培养模式创新实验区 2009年10月19日，教育部高等教育司发布《关于对2009年度人才培养模式创新实验区进行网上公示的通知》(教高司函[2009]161号)，对“领导型数字媒体创意人才培养创新实验区”等100个项目进行网上公示。其中药学类院校公示的有天津中医药大学张艳军主持的“研究型中药产业拔尖人才培养模式创新实验区”、长春中医药大学张大方主持的“中药学“两段双向型”人才培养模式创新实验区”。

教育部财政部共建国家级教学团队 2009年8月26日，教育部、财政部联合下发《关于立项建设2009年国家级教学团队的通知》(教高函[2009]18号)。确定北京大学“普通化学本科主干基础课教学团队”等305个教学团队为2009年国家级教学团队。医药学类院校有：天津大学元英进主持的制药工艺学教学团队、山西生物应用职业技术学院梁延寿主持的现代中药技术专业核心课程教学团队、沈阳药科大学毕开顺主持的药物分析教学团队、黑龙江中医药大学李冀主持的方剂学教学团队、安徽医科大学李俊主持的临床药理学教学团队、江西中医学院龚千锋主持的中药炮制学教学团队、铜仁职业技术学院郁建生主持的植物药生产技术教学团队、第二军医大学焦炳华主持的现代生物工程课程教学团队。

教育部、财政部批准第四批高等学校特色专业建设点 2009年9月4日，教育部、财政部联合印发《关于批准第四批高等学校特色专业建设点的通知》(教高函[2009]16号)。批准北京大学“理论与应用力学”等671个专业点为第四批高等学校特色专业建设点。其中大连医科大学、安徽中医学院、江西中医学院、中国海洋大学、烟台大学、华中科技大学、海南医学院、重庆医科大学药学专业；浙江中医药大学中药学专业；内蒙古民族大学、沈阳药科大学、贵阳中医学院药物制剂专业；河北科技大学、石家庄学院、佳木斯大学、浙江工业大学、合肥工业大学制药工程专业；南京中医药大学中药资源与开发专业入选。除佳木斯大学制药工程专业和南京中医药大学中药资源与开发专业项目经费自筹外，每个建设点资助经费20万元。

教育部、财政部批准第五批高等学校特色专业建设点 2009年11月28日，教育部财政部联合印发《关于批准第五批高等学校特色专业建设点的通知》(教高函[2009]26号)。批准中国人民大学“历史学(国学方向)”等83个专业点为第五批高等学校特色专业建设点。其中内蒙古医学院的蒙药学专业，江南大学、四川大学的制药工程专业，广西医科大学的药学专业，西藏藏医学院藏药学专业入选。项目资助经费每个建设点80万元。

2009年度国家级实验教学示范中心 2009年11月28日，教育部财政部联合下发《关于批准2009年度国家级实验教学示范中心建设单位的通知》(教高函[2009]28号)，批准北京工业大学土木工程实验教学中心等142个实验教学中心为2009年度国家级实验教学示范中心建设单位。其中青海大学藏医药学实验教学中心、山东中医药大学中医药综合教学实验中心为国家级实验教学示范中心建设单位。

教育部直属高校咨询委员会举行高校内部管理体制改革专题研讨会 2009年7月9日，教育部直属高校咨询委员会在武汉大学召开高校内部管理体制改革专题研讨会，40多所高校的咨询委员和部分特邀学校的书记、校长参加研讨。教育部党组副书记、副部长陈希，党组成员、部长助理林蕙青出席研讨会。与会代表围绕总结改革经验，梳理体制机制，解决难点问题，如何推动新一轮高教改革进行研讨。

陈希在听取了各位咨询委员的讨论发言后发表讲话，他强调推进新一轮改革要处理好几个关系，一是政府积极引导与学校自主创新的关系；二是普遍性与多样性的关系，改革不搞“一刀切”；三是内部改革与外部改革的关系，争取在宏观管理方面进行相应的改革，为校内改革创造有利的外部环境；四是试点与全面推进的关系，要坚持在试点取得经验的基础上全面推进；第五是改革、发展、稳定的关系。

↗ 2009年国家中医药管理局公布中医药重点学科建设单位 2009年10月30日，国家中医药管理局以国中医药发〔2009〕30号文印发《关于公布中医药重点学科建设单位的通知》，确定323个学科为国家中医药管理局新一轮中医药重点学科建设点。其中方剂学学科建设点有：黑龙江中医药大学、南京中医药大学、河南中医学院、天津中医药大学、辽宁中医药大学、成都中医药大学、福建中医学院、湖南中医药大学、山西中医学院、上海中医药大学附属岳阳中西医结合医院、广西中医学院第一附属医院；药用植物学学科建设点有：上海中医药大学、贵阳中医学院、吉林农业大学、北京协和医院（药用植物研究所）、南京中医药大学、湖南中医药大学、安徽中医学院；药用动物学学科建设点有：长春中医药大学；中药鉴定学学科建设点有：辽宁中医药大学、中国中医科学院中药研究所、甘肃中医学院、北京中医药大学、重庆中药研究院、黑龙江中医药大学、山东中医药高等专科学校；中药炮制学学科建设点有：南京中医药大学、辽宁中医药大学、中国中医科学院中药研究所、江西中医学院；中药药剂学学科建设点有：江西中医学院、广州中医药大学、南方医科大学、湖南中医药大学、山东中医药大学、浙江中医药大学、黑龙江省中医研究院、武汉市中医医院；中药化学学科建设点有：黑龙江中医药大学、北京中医药大学、河南中医学院、福建中医学院、吉林省中医药科学院；中药分析学学科建设点有：北京中医药大学、北京大学；中药药理学学科建设点有：中国中医科学院中药研究所、中国中医科学院西苑医院、陕西中医学院、北京中医药大学、吉林省中医药科学院、广西中医学院、天津中医药大学、南京中医药大学、南方医科大学、安徽医科大学、长春中医药大学、广州中医药大学；临床中药学学科建设点有：北京中医药大学、成都中医药大学、陕西中医学院、云南中医学院、广西中医学院、河南中医学院第一附属医院、辽宁中医药大学附属第二医院；民族药学学科建设点有：西藏藏医学院（藏药学、藏药药理学）、青海省藏医院（藏药制药学）、内蒙古民族大学（蒙药学[生药]）、中南民族大学（民族药学）；中医药信息学*学科建设点有：中国中医科学院中医药信息研究所、湖北中医学院；中医药工程学*学科建设点有：天津中医药大学、上海中医药大学。[注：加“*”为培育学科]

↗ 国家中医药管理局第一批重点研究室建设项目 2009年5月17日，国家中医药管理局以关于下达第一批重点研究室建设项目计划的通知（国中医药函[2009]95号），确定第一批103个重点研究室建设单位。其中天津中医药大学高秀梅“方剂组分配伍”，辽宁中医药大学贾天柱的“中药炮制工艺原理”，沈阳药科大学吴春福的“情志病中医实验模型”，长春中医药大学张辉“药用动物可持续利用”，中国科学院长春应用化学研究所刘志强的“中药质谱分析方法”，黑龙江中医药大学王喜军的“中药血清药物化学方法”、李冀的“方剂配伍法则”，上海中医药大学王峥涛的“中药新资源与品质评价”、宋晓亭的“传统医药法律保护”，南京中医药大学蔡宝昌的“中药炮制标准”，江苏省中医院熊宁宁的“中药临床评价”，江苏省中医药研究院王小宁的“中药口服制剂释药系统”，中国药科大学王广基的“中药复方药代动力学方法”，山东省中医药研究院孙立立的“中药蜜制和制炭炮制技术与原理”，河南省中医药研究院张留记的“四大怀药的道地性与质量评价方法”，湖南中医药大学第一附属医院张水寒的“中药粉体技术”，广东省中医研究所涂瑶生“中药配方颗粒生产关键技术”，广东药学院郭姣的“高脂血症调肝降脂”，成都中医药大学彭成的“中药药性与效用”，四川省中医药科学院赵军宁的“中药质量生物评价”，贵阳中医学院第一附属医院朱广旗的“苗医苗药治疗慢性疼痛”，西藏自治区藏医院次仁巴珠的“藏药方药临床应用评价”，第四军医大学梅其炳的“中药胃肠药理”，甘肃省中医院李盛华的“西北地区中医骨伤药物疗法”，中国中医科学院中药研究所王智民的“中药过程控制技术”，中国中医科学院中药研究所黄璐琦的“道地药材生态遗传”，中国中医科学院中医药信息研究所崔蒙的“中医药信息应用方法学”，中国中医科学院西苑医院刘建勋的“中药药效评价方法学”，北京中医药大学乔延江的“中药信息工程”、李澎涛的“方剂配伍效应评价”、石任兵的“中药经典名方有效物质发现”，中国医学科学院药用植物研究所陈士林的“中药资源可持续利用”，北京大学张宝旭的“中药配伍减毒”，中国中医药科技开发交流中心莫用元的“民间特色技术方药优选与应用”入选国家中医药管理局重点研究室建设单位。

↗ 药物与药理学“十二五”学科发展战略研讨会 2009年5月2~5日，由国家自然科学基金委组织的“NSFC药物学与药理学“十二五”学科发展战略与优先资助领域研讨会”在四川大学华西药学院召开。国家自然科学基金委生命科学部药物学与药理学学科吴镭主任、孙承航项目主任，中国科学院上海药物所沈竞康研究员、中国药科大学王广基教授等药物学与药理学领域的20余位专家参加会议。与会专家从宏观角度就整个药物学与药理学学科发展前沿、发展动态、重要领域与研究方向，面临的形势与定位，“十二五”优先资助领域，各类资助项目存在的问题等方面进行交流和研讨。中国科学院上海药物所沈竞康研究员、中国医学科学院医药生物技术所蒋建东研究员、中国药科大学黄文龙教授、南京大学华子春教授等作了主题报告。

（徐晓媛　高如忠　樊陈琳）

高等药学教育

2009年高等药学院校(系)及专业

2009年全国高等药学院校概况 截至2009年底,全国设置有药学类及其与药学相关专业的普通高等学校共567所,其中,本科院校327所(药学院校3所,医学院校49所,中医药院校23所,综合性院校102所,理工、化工、工业、科技院校74所,农业、林业、海洋院校28所,师范院校28所,商业院校3所,邮电大学1所,计量学院1所,外事学院1所,民族院校10所,部队医药院校4所);医学高等专科学校43所;独立设置的高等(含高专)职业技术学院197所。

567所高校的分布:华北地区75所,其中北京11所,天津14所,河北省25所,山西省12所,内蒙古自治区13所;东北地区69所,其中辽宁省16所,吉林省19所,黑龙江省34所;华东地区168所,其中上海市9所,江苏省42所,浙江省22所,安徽省26所,福建省15所,江西省15所,山东省39所;华中地区85所,其中河南省23所,湖北省35所,湖南省27所。华南地区48所,其中广东省28所,广西壮族自治区15所,海南省5所。西南地区70所,其中重庆市11所,四川省19所,贵州省18所,云南省20所,西藏自治区2所。西北地区48所,其中陕西省24所,甘肃省9所,青海省4所,宁夏回族自治区5所,新疆维吾尔自治区6所。部队院校4所。

567所高校的管理体制:教育部主管的35所,工业和信息化部主管的2所,国家民委主管的5所,国务院侨办主管的2所,新疆生产建设兵团主管的1所,解放军总后勤部及武警总队主管的4所,省、直辖市、自治区主管的518所。

2009年新增设药学、制药工程类等专业的高校 2009年经教育部批准增设药学类、制药工程类本科专业的普通高等学校(含教育部批准和确认的独立学院)共38所。其中:

药学专业(代码100801):清华大学、沈阳医学院、沈阳医学院何氏视觉科学学院※、嘉兴学院、安徽理工大学、河南科技大学、陕西国际商贸学院。

中药学专业(代码100802):赣南医学院、南阳理工学院、广东医学院、陕西国际商贸学院。

药物制剂专业(代码100803):哈尔滨医科大学、山东万杰医学院、黄河科技学院、郑州华信学院、新乡医学院三全学院※、咸宁学院、重庆医科大学。

制药工程专业(代码081102):天津中医药大学、辽宁科技学院、哈尔滨师范大学、牡丹江师范学院、南京师范大学泰州学院※、菏泽学院、新乡学院、湖南科技学院、商洛学院、陕西国际商贸学院。

生物技术专业(代码070402):长沙医学院、广西医科大学、陕西中医学院。

环境科学专业(代码071401):海南医学院。

化工与制药专业(代码081103W):北京化工大学北方学院※、广西师范大学漓江学院※、云南民族大学。

中药资源与开发(代码100806W):天津中医药大学、福建农林大学

临床药学专业(代码100808S):四川大学、中国医科大学、徐州医学院、昆明医学院。

注:※者为经教育部批准和确认的独立学院

2009年高等院校设置药学类、制药工程类等本科专业点情况 据2009年年底统计,高等院校本科药学专业点为179个,中药学专业点92个,药物制剂专业点97个,制药工程专业点208个,化工与制药专业点10个,动物药学专业点11个,中草药栽培与鉴定专业点10个,藏药学专业点2个,中药资源与开发专业点23个,应用药学专业点1个,临床药学专业点11个,海洋药学专业点1个,药事管理专业点3个,蒙药学专业点2个,维药学专业点(3年制)1个。详见表1。另有一些医药院校设置了非药学类专业,详见表2。

表1 2009年设置有药学类、化工与制药类等专业的高等院校

专业名称(代码)	专业点数	设置有该专业的高校
药学专业(100801)	179	北京大学**、清华大学、首都医科大学、南开大学、天津大学、天津理工大学、天津中医药大学、天津医科大学、河北大学、河北科技大学、华北煤炭医学院*、河北北方学院、河北医科大学、山西大学、山西医科大学、长治医学院、内蒙古科技大学、内蒙古医学院、中国医科大学*、辽宁医学院*、大连医科大学、辽宁中医药大学、沈阳药科大学、辽宁师范大学、沈阳医学院、吉林大学、延边大学、长春中医药大学、北华大学、吉林医药学院、佳木斯大学、哈尔滨医科大学、黑龙江中医药大学、牡丹江医学院、哈尔滨商业大学、齐齐哈尔医学院、复旦大学*、上海交通大学、华东理工大学、上海中医药大学、苏州大学、南京工业大学、江苏大学、南通大学、南京医科大学*、徐州医学院、南京中医药大学、中国药科大学、扬州大学、浙江大学、浙江工业大学、浙江海洋学院、温州医学院*、浙江中医药大学、杭州师范大学、绍兴文理学院、中国计量学院、嘉兴学院、安徽医科大学*、蚌埠医学院、皖南医学院、安徽中医学院、安徽新华学院、安徽理工大学、厦门大学、福建医科大学、福建中医学院、莆田学院、江西中医学院、赣南医学院、宜春学院、井冈山学院、江西科技师范学院、九江学院、南昌大学、山东大学、中国海洋大学、山东轻工业学院、青岛农业大学、潍坊医学院、泰山医学院、滨州医学院、山东中医药大学、济宁医学院、烟台大学、青岛大学、济南大学、山东万杰医学院、郑州大学、河南中医学院、新乡医学院、河南大学、黄河科技学院、河南科

（续表）

专业名称（代码）	专业点数	设置有该专业的高校
		技大学、武汉大学、华中科技大学、湖北中医学院、中南民族大学、黄石理工学院、咸宁学院*、郧阳医学院、武汉科技大学、湘潭大学、中南大学、湖南中医药大学、湖南师范大学、湘南学院、南华大学、长沙医学院、中山大学、暨南大学、广州医学院、广东医学院、广州中医药大学、广东药学院、嘉应学院、佛山科学技术学院、南方医科大学、广西医科大学、广西中医学院、桂林医学院、右江民族医学院、海南医学院、重庆大学、重庆医科大学、西南大学、四川农业大学、泸州医学院、成都中医药大学、成都学院、四川大学、成都医学院、贵阳医学院、贵州民族学院、昆明医学院、大理学院、云南中医学院、西藏大学、西安交通大学、西安培华学院、西安医学院、陕西国际商贸学院、兰州大学、青海大学、青海民族学院、宁夏医科大学、新疆农业大学、石河子大学、新疆医科大学、天津医科大学临床学院※、河北科技大学理工学院※、华北煤炭医学院冀唐学院※、山西医科大学晋祠学院※、中国医科大学临床医药学院※、辽宁医学院医疗学院※、沈阳医学院何氏视觉科学学院※、南京医科大学康达学院※、南京中医药大学翰林学院※、浙江大学城市学院※、绍兴文理学院元培学院※、温州医学院仁济学院※、浙江海洋学院东海科学技术学院※、浙江中医药大学滨江学院※、安徽医科大学临床医学院※、江西中医学院科技学院※、河南大学民生学院※、新乡医学院三全学院※、郧阳医学院药护学院※、湘潭大学兴湘学院※、湖南师范大学树达学院※、南华大学船山学院※、湖南中医药大学湘杏学院※、中山大学新华学院※、广西中医学院赛恩斯新医药学院※、贵阳医学院神奇民族医药学院※、昆明医学院海源学院※、新疆农业大学科学技术学院※、石河子大学科技学院※、新疆医科大学厚博学院※
中药学（100802）	92	首都医科大学、北京中医药大学、北京城市学院、天津中医药大学、河北大学、华北煤炭医学院、承德医学院、河北医科大学、河北农业大学、山西医科大学、山西中医学院、内蒙古医学院、辽宁中医药大学、沈阳药科大学、大连大学、吉林农业大学、长春中医药大学、通化师范学院、吉林农业科技学院、哈尔滨医科大学、黑龙江中医药大学、齐齐哈尔医学院、哈尔滨商业大学、上海中医药大学、苏州大学、南京农业大学、南京中医药大学、中国药科大学、浙江大学、浙江工业大学、浙江林学院、温州医学院、浙江中医药大学、安徽医科大学、皖南医学院、安徽中医学院、安徽科技学院、福建中医学院、江西中医学院、赣南医学院、泰山医学院、山东中医药大学、河南农业大学、河南中医学院、河南大学、南阳理工学院、华中科技大学、湖北中医学院、湖北民族学院、武汉生物工程学院、湖南中医药大学、暨南大学、广州中医药大学、广东药学院、南方医科大学、广东医学院、广西中医学院、海南医学院、重庆邮电大学、重庆医科大学、西南交通大学、泸州医学院、成都中医药大学、西南民族大学、贵阳中医学院、云南中医学院、西北大学、陕西中医学院、西安医学院、陕西国际商贸学院、兰州大学、甘肃中医学院、天水师范学院、青海大学、宁夏医科大学、石河子大学、新疆医科大学、北京中医药大学东方学院※、华北煤炭医学院冀唐学院※、山西医科大学晋祠学院※、辽宁中医药大学杏林学院※、吉林大学珠海学院※、吉林农业大学发展学院※、南京中医药大学翰林学院※、温州医学院仁济学院※、浙江林学院天目学院※、浙江中医药大学滨江学院※、江西中医学院科技学院※、湖北民族学院科技学院※、湖南中医药大学湘杏学院※、广西中医学院赛恩斯新医药学院※、贵阳中医学院时珍学院※
药物制剂（100803）	97	天津中医药大学、天津医科大学、河北科技大学、华北煤炭医学院、石家庄学院、河北医科大学、山西医科大学、内蒙古医学院、内蒙古民族大学、辽宁中医药大学、沈阳药科大学、吉林大学、延边大学、吉林化工学院、长春中医药大学、通化师范学院、吉林医药学院、吉林农业科技学院、黑龙江中医药大学、牡丹江医学院、齐齐哈尔医学院、哈尔滨医科大学、华东理工大学、上海理工大学、南京工业大学、江苏大学、南京中医药大学、中国药科大学、浙江大学、浙江工业大学、浙江中医药大学、皖南医学院、安徽中医学院、安徽科技学院、安徽新华学院、福建医科大学、福建中医学院、江西中医学院、青岛科技大学、山东轻工业学院、济宁医学院、山东万杰医学院、郑州大学、河南农业大学、河南中医学院、新乡医学院、河南大学、郑州华信学院、黄河科技学院、武汉工程大学、湖北中医学院、中南民族大学、武汉工业学院、咸宁学院、湖南中医药大学、长沙医学院、广州中医药大学、广东药学院、南方医科大学、广西中医学院、桂林医学院、重庆医科大学、四川农业大学、成都中医药大学、西南民族大学、成都医学院、贵阳医学院、遵义医学院、贵阳中医学院、贵州大学、大理学院、云南中医学院、昆明医学院、陕西科技大学、陕西中医学院、陕西国际商贸学院、兰州大学、甘肃中医学院、青海大学、青海民族学院、河北科技大学理工学院※、华北煤炭医学院冀唐学院※、山西医科大学晋祠学院※、吉林大学珠海学院※、南京工业大学浦江学院※、南京中医药大学翰林学院※、江苏大学京江学院※、浙江中医药大学滨江学院※、江西中医学院科技学院※、河南大学民生学院※、武汉工程大学邮电与信息工程学院※、湖南中医药大学湘杏学院※、广西中医学院赛恩斯新医药学院※、遵义医学院医学与科技学院※、贵阳中医学院时珍学院※、陕西科技大学镐京学院※、新乡医学院三全学院※
制药工程（081102）	208	北京理工大学、北京化工大学、北京石油化工学院、北京中医药大学、中央民族大学、北京联合大学、天津大学、天津科技大学、天津工业大学、天津理工大学、天津商业大学、天津中医药大学、河北工业大学、河北科技大学、石家庄学院、河北农业大学、中北大学、太原理工大学、山西农业大学、太原工业学院、内蒙古工业大学、内蒙古农业大学、内蒙古医学院、辽宁大学、大连理工大学、沈阳化工学院、辽宁中医药大学、沈阳药科大学、辽宁科技学院、吉林大学、延边大学、长春工业大学、吉林化工学院、吉林农业大学、长春中医药大学、吉林农业科技学院、黑龙江大学、齐齐哈尔大学、佳木斯大学、黑龙江八一农垦大学、东北农业大学、黑龙江中医药大学、牡丹江医学院、绥化学院、哈尔滨商业大学、齐齐哈尔医学院、哈尔滨理工大学、哈尔滨师范大学、牡丹江师范学院、华东理工大学、上海应用技术学院、上海工程技术大学、东南大学、南京理工大学、南京工业大学、江苏工业学院、江南大学、江苏大学、盐城工学院、南京中医药大学、中国药科大学、徐州师范大学、盐城师范学院、淮阴工学院、扬州大学、淮海工学院、浙江大学、浙江工业大学、温州医学院、浙江中医药大学、杭州师范大学、湖州师范学院、台州学院、浙江科

（续表）

专业名称（代码）	专业点数	设置有该专业的高校
		技学院、合肥工业大学*、安徽理工大学、皖南医学院、安徽中医学院*、黄山学院、皖西学院、安徽新华学院、安徽工业大学、华侨大学、福州大学、福建农林大学、福建中医学院、江西中医学院、宜春学院、江西科技师范学院、南昌大学、江西农业大学、山东大学、青岛科技大学、济南大学、山东轻工业学院、山东农业大学、菏泽学院、青岛农业大学、泰山医学院、山东中医药大学、山东师范大学、临沂师范学院、郑州大学、河南科技大学、河南农业大学、河南科技学院、河南中医学院、南阳师范学院、新乡学院、武汉工程大学、武汉工业学院、武汉理工大学、湖北工业大学、湖北中医学院、黄冈师范学院、武汉生物工程学院、湘潭大学、中南大学、湖南中医药大学、湖南师范大学、湖南理工学院、怀化学院、南华大学、湖南科技大学、湖南科技学院、南方医科大学、华南理工大学、华南农业大学、广东海洋大学、广州中医药大学、广东药学院、湛江师范学院、肇庆学院、广东工业大学、广西大学、广西工学院、广西中医学院、玉林师范学院、广西民族大学、海南大学、海南师范大学、重庆大学、重庆邮电大学、西南大学、重庆工学院、西南交通大学、西南科技大学、四川理工学院、西华大学、成都中医药大学、西南民族大学、成都学院、四川大学、宜宾学院、贵州大学*、贵阳中医学院、云南大学、昆明理工大学、云南中医学院、西北大学、西安交通大学、西安理工大学、陕西科技大学、西北农林科技大学、陕西中医学院、宝鸡文理学院、兰州理工大学、西北师范大学、西北民族大学、陕西国际商贸学院、商洛学院、青海大学、宁夏大学、北方民族大学、北京化工大学北方学院※、河北科技大学理工学院※、河北工业大学城市学院※、河北农业大学现代科技学院※、辽宁中医药大学杏林学院※、沈阳化工学院科亚学院※、吉林大学珠海学院※、长春工业大学人文信息学院※、东南大学成贤学院※、南京理工大学泰州科技学院※、南京工业大学浦江学院※、南京中医药大学翰林学院※、江苏大学京江学院※、扬州大学广陵学院※、徐州师范大学科文学院※、江苏工业学院怀德学院※、南京师范大学泰州学院※、浙江大学宁波理工学院※、湖州师范学院求真学院※、浙江中医药大学滨江学院※、南昌大学科学技术学院※、江西中医学院科技学院※、武汉理工大学华夏学院※、武汉工业学院工商学院※、武汉工程大学邮电与信息工程学院※、武汉科技大学中南分校※、湖南师范大学树达学院※、湘潭大学兴湘学院※、南华大学船山学院※、湖南中医药大学湘杏学院※、湖南理工学院南湖学院※、贵州大学明德学院※、西北大学现代学院※、延安大学西安创新学院※
生物技术(070402)	35	华北煤炭医学院、华北煤炭医学院冀唐学院※、内蒙古医学院、大连医科大学、沈阳药科大学、长春中医药大学、哈尔滨医科大学、黑龙江中医药大学、南京医科大学、中国药科大学、温州医学院、温州医学院仁济学院※、浙江中医药大学、浙江中医药大学滨江学院※、安徽医科大学、赣南医学院、潍坊医学院、泰山医学院、滨州医学院、济宁医学院、新乡医学院、新乡医学院三全学院※、湖北中医学院、长沙医学院、广州医学院、广东药学院、南方医科大学、广西医科大学、桂林医学院、海南医学院、成都医学院、重庆医科大学、陕西中医学院、宁夏医科大学、新疆医科大学厚博学院※
生物工程(081801)	13	沈阳药科大学、中国药科大学、浙江中医药大学、浙江中医药大学滨江学院※、江西中医学院、江西中医学院科技学院※、泰山医学院、新乡医学院、新乡医学院三全学院※、湖南中医药大学、湖南中医药大学湘杏学院※、遵义医学院、遵义医学院医学与科技学院※
化工与制药(081103W)	10	北京化工大学北方学院※、沈阳化工学院、安阳师范学院、湖北民族学院、湖北民族学院科技学院※、广西师范大学、广西师范大学漓江学院※、西南大学、成都理工大学、云南民族大学
动物药学(090602S)	11	河北农业大学、吉林农业大学、黑龙江八一农垦大学、东北农业大学、南京农业大学*、江西农业大学、河南科技大学、湖南农业大学、湖南农业大学东方科技学院※、华南农业大学*、青海大学
中草药栽培与鉴定(100804W)	10	沈阳农业大学、吉林农业科技学院、山东中医药大学、广东药学院、四川农业大学、贵州大学、云南农业大学、云南中医学院、甘肃农业大学、甘肃中医学院
藏药学(100805W)	2	成都中医药大学、西藏藏医学院*
中药资源与开发(100806W)	23	天津中医药大学、山西农业大学、沈阳药科大学、东北师范大学人文学院※、吉林农业大学、吉林农业科技学院、黑龙江中医药大学、南京中医药大学、中国药科大学、安徽农业大学、安徽中医学院、福建农林大学、江西农业大学、江西中医学院、江西中医学院科技学院※、山东农业大学、湖北中医学院、湖南农业大学、湖南中医药大学、广州中医药大学、广东药学院、广西中医学院、云南中医学院
应用药学(100807W)	1	北京大学
临床药学(100808S)	11	首都医科大学*、沈阳药科大学*、哈尔滨医科大学*、中国医科大学*、中国药科大学*、南京医科大学*、徐州医学院*、广东药学院*、重庆医科大学*、四川大学*、昆明医学院*
海洋药学(100809S)	1	中国药科大学
药事管理(100810S)	3	中国药科大学、沈阳药科大学、天津商业大学
蒙药学(100811W)	2	内蒙古医学院、内蒙古民族大学
维药学(100852W)	1	新疆维吾尔医学专科学校

**者为6年制、*者为5年制；※者为经教育部批准和确认的独立学院四川农业大学2009年经教育部批准撤销制药工程专业

表 2　2009 年经教育部批准设置或备案新增的非药学类专业高等医药院校

专业名称(代码)	设置专业的高校
经济学(020101)	中国药科大学、南方医科大学
国际经济与贸易(020102)	沈阳药科大学、中国药科大学、南京中医药大学、安徽中医学院、广州中医药大学、广东药学院、甘肃中医学院
保险(020107W)	江西中医学院、江西中医学院科技学院※、广东药学院
法学(030101)	北京中医药大学、首都医科大学、天津医科大学、天津医科大学临床学院※、华北煤炭医学院、华北煤炭医学院冀唐学院※、大连医科大学、哈尔滨医科大学、温州医学院、温州医学院仁济学院※、安徽医科大学、皖南医学院、赣南医学院、山东中医药大学、滨州医学院、潍坊医学院、南方医科大学、广州医学院、泸州医学院*、贵阳医学院、贵阳医学院神奇民族医药学院※、贵阳中医学院时珍学院※、昆明医学院
社会工作(030302)	山西医科大学、山西医科大学晋祠学院※、齐齐哈尔医学院、福建医科大学、泰山医学院、黑龙江中医药大学、广西医科大学、桂林医学院
体育教育(040201)	广州中医药大学、成都中医药大学
社会体育(040203)	泸州医学院、遵义医学院、山东中医药大学、成都中医药大学、贵阳医学院
运动人体科学(040204)	长治医学院
汉语言文学(050101)	陕西中医学院
汉语言(050102)	天津中医药大学、上海中医药大学、新疆医科大学、新疆医科大学厚博学院※
对外汉语(050103)	天津中医药大学、成都中医药大学、安徽中医学院
古典文献(050105)	天津中医药大学、黑龙江中医药大学
英语(050201)	北京中医药大学*、天津医科大学、华北煤炭医学院*、华北煤炭医学院冀唐学院※、山西医科大学、山西医科大学晋祠学院※、内蒙古医学院、辽宁中医药大学、长春中医药大学、南京医科大学、南京中医药大学、中国药科大学、温州医学院、温州医学院仁济学院※、浙江中医药大学、浙江中医药大学滨江学院※、江西中医学院、江西中医学院科技学院※、赣南医学院、山东中医药大学、潍坊医学院、泰山医学院、滨州医学院、河南中医学院、新乡医学院、新乡医学院三全学院※、湖北中医学院、湖南中医药大学、长沙医学院、广州中医药大学、广东医学院、南方医科大学、重庆医科大学、成都中医药大学、泸州医学院、川北医学院、贵阳医学院、贵阳医学院神奇民族医药学院※、遵义医学院、遵义医学院医学与科技学院※、陕西中医学院、新疆医科大学、福建医科大学、广西医科大学、右江民族医学院、济宁医学院、桂林医学院、昆明医学院海源学院※、西安医学院
俄语(050202)	泰山医学院
日语(050207)	长春中医药大学、温州医学院、温州医学院仁济学院※
音乐学(050401)	长治医学院、江西中医学院、江西中医学院科技学院※
艺术设计(050408)	大连医科大学、大连医科大学中山学院※、沈阳医学院何氏视觉科学学院※
信息与计算科学(070102)	遵义医学院、遵义医学院医学与科技学院※
应用物理学(070202)	泰山医学院
应用化学(070302)	沈阳药科大学、江西中医学院、江西中医学院科技学院※、泰山医学院、广东药学院
生物科学(070401)	长春中医药大学、温州医学院、温州医学院仁济学院※、浙江中医药大学、浙江中医药大学滨江学院※、蚌埠医学院、广东药学院、成都中医药大学、海南医学院
生物信息学(070403W)	南方医科大学、哈尔滨医科大学*
生物科学与生物技术(070405W)	中国医科大学、中国医科大学临床医药学院※
海洋科学(071001)	温州医学院
电子信息科学与技术(071201)	泰山医学院、宁夏医科大学
环境科学(071401)	沈阳药科大学、温州医学院、温州医学院仁济学院※、江西中医学院、江西中医学院科技学院※、中国药科大学、昆明医学院海源学院※
心理学(071501)	天津中医药大学
应用心理学(071502)	天津中医药大学、华北煤炭医学院、华北煤炭医学院冀唐学院※、承德医学院、长治医学院、内蒙古医学院*、大连医科大学、吉林医药学院、黑龙江中医药大学、齐齐哈尔医学院、牡丹江医学院、南京中医药大学、温州医学院、温州医学院仁济学院※、安徽医科大学*、皖南医学院、安徽中医学院*、福建医科大学、福建中医学院、江西中医学院、江西中医学院科技学院※、赣南医学院、滨州医学院、潍坊医学院、山东中医药大学、济宁医学院、新乡医学院、湖北中医学院、湖南中医药大学、广州医学院、广东医学院、广州中医药大学、南方医科大学、广西中医学院、海南医学院、重庆医科大学、泸州医学院*、成都中医药大学、成都医学院、贵阳中医学院、贵阳中医学院时珍学院※、云南中医学院、陕西中医学院
统计学(071601)	潍坊医学院、泰山医学院、滨州医学院、南方医科大学、海南医学院
高分子材料与工程(080204)	泰山医学院
电子信息工程(080603)	南方医科大学、广东药学院
通信工程(080604)	泰山医学院
计算机科学与技术(080605)	南京中医药大学、温州医学院、安徽中医学院、江西中医学院、江西中医学院科技学院※、山东中医药大学、泰山医学院、济宁医学院、河南中医学院、湖南中医药大学、长沙医学院、广州中医药大学、广东药学院、南方医科大学、桂林医学院、云南中医学院、大连医科大学中山学院※、温州医学院仁济学院※

（续表）

专业名称(代码)	设置专业的高校
生物医学工程(080607)	首都医科大学、天津医科大学*、长治医学院、中国医科大学*、中国医科大学临床医药学院※、吉林医药学院、哈尔滨医科大学、南京医科大学、南京医科大学康达学院※、徐州医学院、温州医学院、温州医学院仁济学院※、皖南医学院、福建医科大学、福建中医学院、江西中医学院、江西中医学院科技学院※、山东中医药大学、泰山医学院、新乡医学院、新乡医学院三全学院※、广州医学院、广东医学院、广东药学院、南方医科大学、广西中医学院、桂林医学院、重庆医科大学*、泸州医学院、川北医学院、贵阳医学院、贵阳医学院神奇民族医药学院※、安徽医科大学、广西医科大学
建筑环境与设备工程(080704)	山东万杰医学院
环境工程(081001)	泰山医学院
化学工程与工艺(081101)	泰山医学院、广东药学院
食品科学与工程(081401)	沈阳药科大学、辽宁中医药大学、辽宁医学院、辽宁医学院医疗学院※、黑龙江中医药大学、浙江中医药大学、浙江中医药大学滨江学院※、福建中医学院、山东万杰医学院、广西中医学院、云南中医学院、湖南中医药大学
食品质量与安全(081407W)	中国药科大学、安徽医科大学、广东药学院、成都中医药大学、沈阳医学院、潍坊医学院、济宁医学院
植物保护(190103)	成都中医药大学
预防医学(100201)	广东药学院
卫生检验(100202S)	南京医科大学、安徽医科大学、泰山医学院、湖北中医学院、广东药学院、重庆医科大学、成都中医药大学、昆明医学院
营养学(100204S)	沈阳医学院、上海中医药大学、徐州医学院、蚌埠医学院、重庆医科大学
临床医学(100301)	广东药学院*
护理学(100701)	广东药学院
信息管理与信息系统(110102)	华北煤炭医学院、华北煤炭医学院冀唐学院※、山西医科大学、山西医科大学晋祠学院※、长治医学院、内蒙古医学院、辽宁中医药大学、中国医科大学、中国医科大学临床医药学院※、哈尔滨医科大学、牡丹江医学院、齐齐哈尔医学院、南京中医药大学、中国药科大学、温州医学院、温州医学院仁济学院※、皖南医学院、安徽中医学院、蚌埠医学院、福建中医学院、山东中医药大学、泰山医学院、滨州医学院、济宁医学院、山东万杰医学院、河南中医学院、湖北中医学院、郧阳医学院、广东医学院、广东药学院、广西医科大学、广西中医学院、海南医学院、重庆医科大学、泸州医学院、成都医学院、昆明医学院海源学院※新疆医科大学、宁夏医科大学
工商管理(110201)	北京中医药大学、北京中医药大学东方学院※、沈阳药科大学、中国药科大学、长沙医学院、成都中医药大学
市场营销(110202)	天津中医药大学、天津医科大学临床医学院※、内蒙古医学院、辽宁中医药大学、沈阳医学院何氏视觉科学学院※、长春中医药大学、吉林医药学院、黑龙江中医药大学、牡丹江医学院、中国药科大学、南京中医药大学、浙江中医药大学、浙江中医药大学滨江学院※、温州医学院、温州医学院仁济学院※、福建中医学院、江西中医学院、潍坊医学院、泰山医学院、山东中医药大学、济宁医学院、河南中医学院、湖北中医学院、湖南中医药大学、长沙医学院、广东药学院、南方医科大学、广西中医学院、桂林医学院、海南医学院、成都中医药大学、泸州医学院、云南中医学院、昆明医学院、宁夏医科大学
人力资源管理(110205)	泰山医学院、济宁医学院、广东药学院、安徽中医学院
旅游管理(110206)	泰山医学院
电子商务(110209W)	南京中医药大学、广东药学院
物流管理(110210W)	广东药学院、辽宁中医药大学
公共事业管理(110302)	北京中医药大学、首都医科大学*、北京中医药大学*、北京中医药大学东方学院※、天津中医药大学、天津医科大学、天津医科大学临床医学院※、华北煤炭医学院、华北煤炭医学院冀唐学院※、山西医科大学、山西医科大学晋祠学院※、内蒙古医学院、辽宁医学院、辽宁医学院医疗学院※、大连医科大学、大连医科大学中山学院※、辽宁中医药大学、沈阳医学院、沈阳医学院何氏视觉科学学院※、长春中医药大学、吉林医药学院、哈尔滨医科大学、黑龙江中医药大学、牡丹江医学院、齐齐哈尔医学院、上海中医药大学、南京医科大学、南京中医药大学、徐州医学院、温州医学院、温州医学院仁济学院※、浙江中医药大学、浙江中医药大学滨江学院※、安徽医科大学、安徽医科大学临床医学院※、安徽中医学院、皖南医学院、福建医科大学、福建中医学院、江西中医学院、江西中医学院科技学院※、赣南医学院、潍坊医学院、滨州医学院、济宁医学院、泰山医学院、河南中医学院、新乡医学院、新乡医学院三全学院※、湖北中医学院、郧阳医学院药护学院※、湖南中医药大学、广州医学院、广东医学院、广州中医药大学、广东药学院、南方医科大学、广西中医学院、广西医科大学、桂林医学院、海南医学院、重庆医科大学、泸州医学院、成都中医药大学、川北医学院、成都医学院、遵义医学院、遵义医学院医学与科技学院※、昆明医学院、昆明医学院海源学院※、云南中医学院、陕西中医学院、西安医学院、宁夏医科大学、新疆医科大学、新疆医科大学厚博学院※
劳动与社会保障(110303)	天津中医药大学、华北煤炭医学院、沈阳医学院、温州医学院、安徽医科大学、泰山医学院、潍坊医学院、济宁医学院、广东医学院、海南医学院、泸州医学院、贵阳中医学院、贵阳中医学院时珍学院※、昆明医学院、昆明医学院海源学院※、滨州医学院
图书馆学(110501)	齐齐哈尔医学院

备注：*者其专业为5年制；※者为教育部批准或认可的独立院校

2009年高等药学院校(系)、药物研究机构基本情况 根据46所高等药学院校(系)及2所药物研究机构调查表的统计,2009年共有教师4 008名,技术人员800名,在读博士生2 344名、硕士生9 835名,在校本科生60 798名、专科生7 328名,在读函授生3 3886名,进修生等117名。详见表3。

表3 2009年高等药学类院校(系)、药物研究机构基本情况

统计项目	药科大学独立药学院	医科大学、医学院药学院系	中医药大学及学院中药院系	其他高校药学院系、研究所	医药高等专科学校	合计
院校(系)数	3	12	8	24	1	48
教师数	1 444	709	729	1 096	30	4 008
实验技术员数	217	178	136	260	9	800
在校博士生数	967	111	130	1 136		2 344
在校硕士生数	3 935	864	1 944	3 092		9 835
在校本科生数	25 790	7 902	15 158	11 948		60 798
在校专科生数	4 153	860	1528	134	653	7 328
在校函授生数	23 545	2 229	3 402	4 710		33 886
进修生	6	3		108		117

2009年高等药学院校(系)本、专科学生基本情况 据2009年46所高等药学院校(系)统计,招收本科生14 459名,在校本科生60 798名,本科毕业生15 100名,详见表4。招收药学类专科生2 370名,在校专科生7 347名,毕业专科生2 202名,详见表5。招收药学函授生10 378名,在校在读函授生33 886名,毕业函授生13 667名,详见表6。

表4 2009年高等药学院校(系)本科生情况

专业名称	专业点	毕业生人数	招生人数	在校生人数
药学	37	5 427	4 687	20 006
中药学	20	2 892	1 932	10 140
药物制剂	25	1 597	2 059	7 587
制药工程	21	1 970	1 812	7 809
药学(基础药学理科基地班)	2	89	93	374
药学(国家生命科学与技术人才培养基地)	2	94	91	379
药事管理	2	31	92	363
海洋药学	1	60	62	255
临床药学	6	70	377	1 033
应用药学	1	61		106
中药资源与开发	8	238	334	1 506
中草药栽培与鉴定	1		66	192
生物工程	4	346	385	1 527
生物技术	6	457	529	2 013
国际经济与贸易	2	153	160	716
市场营销	6	663	623	2 320
工商管理	2	177	184	669
食品科学与工程	5	99	134	797
食品质量与安全	2	125	193	712
英语	1	85	118	430
经济学	1	28	59	231
环境科学	3	60	89	219
应用化学	3	84	129	403
信息管理与信息系统	1	63	127	478
化学生物学	1		52	103
化学工程与工艺	1	231	72	430
合计	164	15 100	14 459	60 798

表5　2009 年高等药学院校(系)专科生情况

专业名称	专业点	毕业生人数	招生人数	在校生人数
药学	7	654	734	2 231
中药	4	252	351	926
生物制药技术	1	37	36	136
化学制药技术、	1	46	57	167
药物制剂技术	4	280	245	953
药物分析技术	1	114	67	281
中药制药技术	3	126	112	323
生物技术及应用	1	25		35
药品经营与管理	2	76	138	344
国际经济与贸易	1	99	70	291
医药营销	6	316	391	1 032
医用电子仪器维护	1	68	56	198
医疗器械制造维护	1	50	56	189
化工设备维修技术	1	59	57	241
合计	34	2 202	2 370	7 347

表6　2009 年高等药学院校(系)函授生情况

专业名称	专业点	毕业生人数	招生人数	在校生人数
药学	19	12 404	9 367	30 058
中药学	4	829	797	3 039
药物制剂	1	8		
制药工程	2	189	101	604
医药营销	3	145	104	154
国际经济与贸易	2	92	9	31
合计	31	13 667	10 378	33 886

2009 年高等药学院校(系)本、专科毕业生就业情况　据2009 年底46 所高等药学院校(系)统计,本科毕业生共13 959人,继续深造的2 890 人,占毕业生总人数的20.70%,去医药企业的7 195 人,占51.54%,未落实单位的449 人,占3.22%,专科毕业生(含高职)2 115 人,继续升学的199 人,占9.41%,去医药企业的1 467 人,占69.36%,未落实单位的80 人,占3.78%,2009 年高等药学院校(系)本、专科毕业生就业情况详见表7、表8。

表7　2009 年部分高等药学院校(系)本科毕业生就业情况

专业名称	统计人数	分布在各行业的毕业生人数									
		升学	出国	高校	科研院所	医疗	医药企业	机关	部队	其他	未落实单位
药学	4 118	997	102	32	84	437	1 942	78	70	213	163
药学(基础药学理科基地班)	89	74	4			1	8				2
药学(国家生命科学与技术人才培养基地班)	94	67	3				22			1	1
药学(英语)	57	10	12		2	2	28				3
药学(日语)	57	19	11	1		1	19	1		3	2
中药学	2 000	445	26	22	61	137	1 124	48	8	70	59
中药学(日语)	55	6					21			28	
药物制剂	1 558	338	28	10	30	117	870	30	6	77	52
制药工程	1 922	335	27	18	57	87	1 169	41	4	131	53
生物技术	460	152	18	14	31	26	168	10		26	15
生物工程	346	118	2	2	7	1	168	8	1	30	9
化工与制药	122	3			7	10	46	12	1	38	5
中草药栽培与鉴定	156	9		1	4	23	81	5		28	5
中药资源开发	276	70	2	1	14	23	136	9		17	4
临床药学	201	17	3	9	3	78	70	4	1	10	6
海洋药学	60	29	6	1	1		21	1		1	

（续表）

专业名称	统计人数	分布在各行业的毕业生人数									
		升学	出国	高校	科研院所	医疗	医药企业	机关	部队	其他	未落实单位
药事管理	375	15	2	0	1	51	131	40	1	118	16
工商管理	177	32	7	2	2	4	112	5		8	5
国际经济与贸易	536	27	7	2	1	10	284	26	1	167	11
环境科学	60	10					41	1		8	
经济学	28	7	2				19				
食品科学与工程	59	6					47	1			5
食品质量与安全	59	21	4		1		29	1		3	
市场营销	739	18	21	3	2	33	478	39	1	120	24
信息管理与信息系统	186	17	5	2	3	16	80	13	1	44	5
应用化学	84	31					35			14	4
英语	85	17	9	6	1		46	3		3	
合计	13 959	2 890	301	126	312	1 057	7 195	376	95	1 158	449

表 8　2009 年高等药学院校专科（含高职）毕业生就业情况

专业名称	统计人数	分布在各行业毕业生人数									
		升学	出国	高校	科研院所	医疗	医药企业	机关	部队	其他	未落实单位
生物制药技术	37						35			2	
化学制药技术	46						42	1		1	2
中药制药技术	126	3				1	114			3	5
药物制药技术	280	13				4	249		1	4	9
药物分析技术	114	4				3	104	1			2
药学	584	69	1	1	2	89	355	5		37	25
中药	253	53				8	153	3		26	10
国际经济与贸易	99	1		1		1	83			4	9
药品经营与管理	76	17				1	56			1	1
医药营销	299	36				3	195	3	1	50	11
生物技术及应用	25						24			1	
化工设备维修技术	58						57				1
医疗器械制造与维护	50	2				47					1
医用电子仪器与维护	68	1				63					4
合计	2 115	199	1	2	2	220	1 467	13	2	129	80

（高如忠　樊陈琳　徐晓媛）

专业介绍与教学计划

药学专业（国家生命科学与技术人才培养基地）（中国药科大学）专业代码：100801

一、专业介绍

业务培养目标：培养德、智、体全面发展，从事生物医药领域中药物研究、开发和生产的技术工作，具有创新意识、创业胆识、建业本领的高级生物医药技术人才。

业务培养要求：本专业学生应系统掌握现代生物技术理论和技能，具有扎实的化学、生物学、医药学基础。学生毕业后工作的领域是从事生物医药领域中药品研发、生产、技术创新、质量监控及生物医药所涉及的保健品、医药相关产品的生产与应用工作。该基地班是全国 36 个“国家生命科学与技术人才培养基地”建设点之一，采用竞争机制，实行滚动分流的培养方式。

毕业生应获得以下知识和能力：1）扎实的化学、生物学、医药学理论基础；2）现代生物技术的理论、工艺及操作技能；3）生物药物生产工艺设计、质量监控、技术改造和管理；4）运用现代生物工程技术研究和开发药物新品种、新工艺的能力；5）药物研发、生产、质量控制、营销和管理。

主干学科：化学、生物学、药学

主要课程：基础化学、普通生物学、微生物学、生物化学、分子生物学、药理学、药物化学、药剂学、生物制药工艺学、现代药学。

修业年限：4 年，品学兼优者可推荐免试攻读硕士研究生。

授予学位：理学学士

二、课程设置与教学计划

公共课：9 门/654 学时/33 学分。中国近代史纲要 34/2（学时/学分，下同），思想品德修养与法律基础 34/2，马克思主义基本原理概论 34/2，毛泽东思想、邓小平理论和“三个代表”

重要思想概论 50/3,大学英语 204/12,药学英语 34/2,计算机程序设计 68/3,计算机软件开发与应用 68/3,体育 128/4。

基础课:13 门/864 学时/42.2 学分。药学信息检索 32 学时/1.5 学分,高等数学 118/7,数理统计 34/2,物理学 84/5,物理学实验 34/1,物理化学 68/4,物理化学实验 50/1.5,仪器分析 50/3,仪器分析实验 42/1.2,基础化学 100/6,基础化学实验 68/2,有机化学 84/5,有机化学实验 100/3。

专业基础课和专业课:26 门/1216 学时/57 学分。普通生物学 34/2,分子生物学 50/3,分子生物学实验 16/0.5,微生物学 50/3,微生物学实验 50/1.5,人体解剖生理学 50/3,人体解剖生理学实验 50/1.5,药理学 50/3,药理学实验 50/1.5,生物化学 50/3,生物化学实验 50/1.5,化工原理 76/4.5,化工原理实验 32/1,生物制药工艺学 84/5,生物制药工艺学实验 118/3.5,工程制图 50/2.5,天然药物化学 34/2,天然药物化学实验 34/1,药物化学 50/3,药物化学实验 34/1,药事法规 34/2,药剂学 34/2,药剂学实验 34/1,现代药学(现代生化药学)34/2,现代药学(药物质量控制)34/2,药物分析实验 34/1。

其他必修课:23 个学分。形势与政策、药学概论、军训、就业指导、社会实践各 1 个学分,教学见习 2 个学分,企业创业实习(13 周)、毕业论文各 8 个学分,

指导性选修课:8 门/310 学时/17.7 学分。计算机应用基础 40/1.7,药品质量管理与监督(GXP)34/2,管理学 34/2,企业发展战略 34/2,细胞生物学 34/2,生物技术 50/3,生物信息学 34/2,生化药物分析 50/3。另公共选修课 4 个学分,指导性选修课 9 个学分。

药学专业(中山大学)专业代码:10080

业务培养目标:本专业培养适应我国医药事业发展需要,德、智、体全面发展,掌握现代药学基本理论、基本方法和基本技能,基础扎实、知识面广、综合素质高、创新能力强,具有从事药学相关工作和科学研究的能力,能在药物研究与开发、生产、检验、使用和管理等领域从事药物设计、合成、分析、评价、制剂以及临床合理用药等方面工作的专门人才。

业务培养要求:1)热爱社会主义,拥护中国共产党,坚持四项基本原则,树立辩证唯物主义和历史唯物主义世界观;遵纪守法,爱岗敬业,严谨求实,锐意创新;努力掌握现代科学文化知识和提高综合能力;具有良好的职业道德和敬业精神。2)在掌握数学、物理、生物、化学、基础医学、外语、计算机等基础知识上,掌握各种药学专业知识和技能,包括合成药物和天然药物的化学结构、性质及其与生物活性的关系;药物的化学合成及分离方法与技能;药物制剂的设计、制备原理及制备技术;药理学基本理论及评价方法;药物的鉴别、检测及含量测定原理、方法及技能;体内药物评价的基本方法;药政管理和药事法规的基本知识。3)具有文献检索与论文写作的能力,具有一定的专业英语阅读和写作能力。4)具有一定的科学研究和实际工作能力。学生除参加实验课程学习外,还必须开展本科毕业论文工作和参加药房实习或生产实习等实践环节。5)积极参加体育锻炼和文化活动,身心健康。

主干学科:药理学、药物化学、生药学、药物分析、药剂学、天然药物化学、微生物与生化药学等

主要课程:药用植物学、药学导论、有机化学、物理化学、分析化学、仪器分析、生物化学、细胞生物学、分子生物学、病原微生物与免疫学、药理学及实验、药剂学及实验、药物化学及实验、生药学及实验、药物分析及实验、天然药物化学及实验、生物技术制药、临床药理学、药事管理学等。

主要实践性教学环节:现代制药综合大实验、现代药学生物技术综合大实验、计算机在药物研究中的综合实验、药学野外实习、药学生产实习。

修业年限:4 年

授予学位:理学学士

药物制剂专业(重庆医科大学)专业代码:100803

业务培养目标:培养德智体全面发展,适应我国社会主义经济建设和现代化药物制剂发展需要,熟悉国家药政法规,掌握基础化学、药物化学、药物分析和药剂学基本理论与技术,可熟练运用一门外语查阅专业外文资料,具备从事药物制剂生产技术、质量检验、技术质量管理等工作的能力,并初步具备药物剂型改革与创新能力的高层次药物制剂专门人才。

业务培养要求:1)拥护中国共产党的领导,热爱社会主义祖国;热爱医药卫生事业,愿为国家富强、民族昌盛而奋斗;遵纪守法,勤奋务实;具有健康的体魄,良好的思想品质、心理素质和职业道德。2)掌握药物制剂的基本理论知识,掌握药品生产技术和质量管理的基本原理与技能,熟悉新制剂开发研制方法;熟练掌握一门外语;具备较高层次的综合文化素质和社会适应能力,具有独立学习和分析解决问题的能力。3)掌握一定的体育和军事基本知识,养成良好的体育锻炼和卫生习惯,达到国家规定的大学生体育和军事训练合格标准,身心健康,能履行保卫祖国的神圣义务。

主干学科:药学、化学

主要课程:高等数学、物理化学、有机化学、分析化学、药物合成、工业药剂学、药物分析、药事管理学。

主要实践性教学环节:毕业实习 25 周,在制药企业、药物科研院所及相关行业做课题,完成毕业论文。

修业年限:4 年

授予学位:理学学士

临床药学专业(四川大学)专业代码:100808S

业务培养目标:本专业培养适应我国医药事业发展需要,德、智、体全面发展,具有扎实的药学、医学专业理论和技能,能在药品临床应用、药品管理、药物研究与开发、药品流通领域从事合理用药等方面工作的医药高级专门人才。

业务培养要求：本专业学生主要学习药学和医学基础知识及实践的相关专业知识和技能，掌握临床药学的基本知识、基本理论，接受临床药学实践、临床药学研究方法和技能的基本训练，具备药物评价、实施合理用药、提供药物信息咨询服务的基本能力，具有良好的职业道德、人文素养和创新精神，初步具有临床药学专业工作能力和从事临床药学科研的能力。

主干学科：化学、药学、临床医学

主要课程：生物化学、药物化学、药剂学、药理学、药物分析、体内药物分析、药事管理学、药学文献检索与管理、医院药事管理、生物药剂学与药物动力学、临床药理学、临床药物动力学、病理生理学、诊断学基础、内科学、外科学、临床药物治疗学

主要实践性教学环节：综合素质实践训练、临床医学实习、临床药学实习、毕业论文（设计）。

修业年限：5 年

授予学位：理学学士

临床药学专业（广东药学院）专业代码：100808S

业务培养目标：本专业培养具有扎实的药学、医学专业知识及相关自然科学知识，具有较强的药学、医学基本理论、基本技能、实践和人际交流能力，具有良好的职业道德和创新精神，能参与临床药物合理使用、药物不良反应监控、药物评价（新药评价及药品再评价）、药学信息与咨询服务等各项工作，保证药物调配和药物使用的科学、资源优化和安全性，从事临床药学工作和研究、临床药学教育、药品流通和药物新药开发研究等方面的工作，实现培养融药学与医学为一体的通用型医药学人才。

业务培养要求：毕业生应具有较宽厚的药学、医学基础理论、基本理论和基本技能，掌握药物质量控制、药效学和药物安全评价、代表性药物制备、临床基本诊疗等基本方法和技术，具备从事临床药学研究、新药评价和用药监测的初步能力。知识结构要求如下：1）基本素质—通识教育课平台：思想政治理论课、职业道德教育、英语、体育、计算机应用基础、大学生就业指导课、大学生心理健康教育、形势与政策教育。2）基础知识—基础课平台：高等数学、医药数理统计、无机化学、有机化学、分析化学、物理化学、人体解剖学、组织胚胎学、生理学、病理学、病理生理学、微生物学与免疫学、生物化学与分子生物学、医用生物学、医学遗传学。3）专业知识—专业课平台：诊断学、药理学、临床药理学、药物分析、药剂学、药物化学、天然药物化学、药物经济学、治疗药物监测导论、内科学、外科学、药物治疗学、生物药剂学与药物动力学、药事管理学、儿科学、妇产科学、专业英语、药物不良反应与药物毒理学、临床检验、临床药学案例分析、医学心理学与伦理学、药学信息服务、药物流行病学。4）实践能力—实践教学平台：军训、思想政治理论课实践教学课、医院见习、毕业专题实习。

主干学科：药学、生物学、基础医学、临床医学

主要课程：有机化学、分析化学、人体解剖学、生物化学与分子生物学、生理学、微生物学与免疫学、诊断学、药理学、临床药理学、药物分析、药事管理学、药剂学、治疗药物监测导论、内科学、外科学（含眼、耳、鼻、喉、皮肤性病学）、药物治疗学、生物药剂学与药物动力学、临床检验、临床药学案例分析、医用生物学、药物化学、病理生理学、药物毒理学。

主要实践性教学环节：入学教育与军训、思想政治理论课实践教学课、毕业实习、毕业论文（设计）。

修业年限：5 年

授予学位：理学学士

环境科学专业（中国药科大学）专业代码：071401

一、专业介绍

业务培养目标：培养德智体全面发展，具备环境科学的基本理论、基本知识、基本技能与药学知识基础，能在科研机构、学校、企事业单位及行政部门等从事环境科学研究和教学工作的高级专门人才，以及到厂矿企业（含制药企业）、事业、技术和行政管理部门从事环境保护应用研究、科技开发、生产技术、环境检测、污染分析与治理等工作，也可继续攻读环境科学和相关学科的硕士学位。

业务培养要求：掌握本专业所必须的数学、物理、化学、计算机和外语的基础课程知识，接受环境化学、环境监测、环境微生物学、环境工程学等专业课程的学习与训练，通过实验、环境科考、生产实习等教学实践环节训练，并结合相关药学课程的学习，针对制药企业排放污染物的特殊性，培养既懂药学知识又熟悉环境治理与保护的专门人才。教学过程注重学科交叉和综合能力的培养，注重专业实验技能和社会实践能力的培养；强调学生具备系统的环境科学、药学知识及其相关学科（数学、化学、生物等）的理论知识和实验技能，了解环境科学的前沿研究领域和发展前景，具有从事环境保护应用研究、科技开发和分析解决实际环境问题的初步能力。

毕业生应获得以下几个方面的知识和能力：1）掌握环境科学的基本理论、基本知识和基本技能：掌握制药工业三废处理所需的基础知识和基本技能。2）掌握本专业研究工作所必须的数学、物理、化学、生物学、计算机、信息系统等相关学科的基本理论、知识和技能以及一门外国语。得到良好的科学思维、调查研究和综合分析问题、解决问题能力的训练，受到创新能力的培养。3）熟悉国家环境保护、自然资源合理利用、可持续发展、知识产权等有关政策和法规。4）了解环境科学的应用前景和最新发展动态、环境保护产业的发展状况。5）掌握资料查询、文献检索及运用现代信息技术获取信息的基本方法；具有一定的实验设计能力，具有创造实验条件，归纳、整理、分析实验结果、撰写论文及参与学术交流的能力。6）毕业生能很快适应与所学专业有关的各项工作或

继续攻读硕士学位。

主干学科:环境科学、化学、生物学

主要课程:高等数学、概率论与数理统计、物理学、环境科学导论、无机化学、分析化学、仪器分析、有机化学、物理化学、环境化学、环境监测、生态学、生物化学与分子生物学、环境微生物学、环境毒理学、环境工程学、环境影响评价、环境管理与规划、环境法学、科技论文检索、专业英语、制药工程、制药工艺学、工业药剂学和生物制药。

修业年限:4 年

授予学位:理学学士

二、课程设置与教学计划

公共课:8 门/752 学时/39 学分。中国近代史纲要 42/2.5(学时/学分,下同),思想品德修养与法律基础 58/3.5,马克思主义基本原理概论 58/3.5,毛泽东思想、邓小平理论和"三个代表"重要思想概论 76/4.5,计算机应用基础 50/3,程序设计语言 84/3,大学英语 256/15,体育 128/4。

基础课:14 门/792 学时/38.5 学分。高等数学 100/6,数理统计 34/2,物理学 68/4,物理学实验 34/1,无机化学 68/4,无机化学实验 34/1,分析化学 34/2,分析化学实验 34/1,仪器分析 50/3,仪器分析实验 50/1.5,有机化学 84/5,有机化学实验 84/2.5,物理化学 68/4,物理化学实验 50/1.5。

专业基础课和专业课:25 门/1076 学时/55.5 学分。生物化学与分子生物学 68/4,生物化学与分子生物学实验 50/1.5,环境科学导论 34/2,生态学 34/2,工程制图 58/3,化工原理 50/3,化工原理实验 16/0.5,环境化学 50/3,环境化学实验 50/1.5,制药工艺学 34/2,环境规划与管理 34/2,环境监测 50/3,环境监测实验 34/1,环境微生物学 50/3,环境微生物学实验 50/1.5,药厂三废处理 34/2,环境影响评价 50/3,环境毒理学 34/2,制药工程学 42/2.5,环境工程基础 68/4,环境工程基础实验 50/1.5,生物制药 34/2,工业药剂学实验 34/2,科技信息检索 34/1.5,环境法学 34/2。

必修课:15 个学分。形势与政策、药学概论、军训、就业指导、社会实践各 1 个学分,教学见习 2 个学分,毕业论文 8 个学分。

指导性选修课:7 门/288 学时/16.5 学分。专业英语 34/2,药厂环境控制与管理 34/2,绿色化学 34/2,环境样品前处理技术 34/2,药物分析与实验 50/2.5,生理药理 68/4,药物色谱分析 34/2。公共选修课 7 个学分,指导性选修课 8 个学分。

(高如忠　樊陈琳　徐晓媛)

教材建设

全国高等医药院校药学类第三轮规划教材编写会议 2009 年 1 月 20 日,全国高等医药院校药学类第三轮规划教材编写会议在沈阳药科大学召开。来自全国 42 所高校的百余位专家教授参加会议。会议主要研究讨论由沈阳药科大学主编的 18 部教材(12 部理论教材,6 部配套学习指导)。各编委会编委对教材的编写原则、编写大纲、编写进程和编写分工进行讨论并提出具体要求。

2009 年 4 月 27 ~ 30 日,全国高等医药院校药学类第三轮规划教材编写会议在桂林举行。中国医药科技出版社、北京大学、河北医科大学、复旦大学、中国药科大学、沈阳药科大学、广东药学院、桂林医学院、西安交通大学等 17 所本科院校及出版单位的 30 余位专家参加会议。中国医药科技出版社浩云涛主任就编写教材应注意的问题作了详细说明。参会专家围绕《药物分析》、《物理学》、《高等数学》3 门教材编写相关事宜讨论。

浙江省 2009 年度省高校药学类重点教材建设项目 2009 年 11 月 30 日,浙江省教育厅以浙教高教[2009]196 号公布 2009 年度省高校重点教材建设项目,药学类被列为 2009 年度浙江省高校重点教材建设项目有:浙江大学城市学院李向荣主编的"药剂学",浙江工业大学马凤森主编的"药事管理与法规",浙江中医药大学李范珠主编的"中药药剂学"、丁志山主编的"植物组织培养"、李大鹏主编的"中医药教学研究",温州医学院李校堃主编的"生物制药工艺学"、杜友爱主编的"生理学",温州医学院仁济学院叶发青主编的"药物化学"、周红宇主编的"临床药理学与治疗学",湖州师范学院求真学院李敬芬主编的"药物合成反应",浙江医药高等专科学校高莉莉主编的"实用中药与方剂"、胡英主编的"生物药物制剂技术"、崔山风主编的"保健食品制剂技术"、金辉主编的"医药统计技术及应用"、白锦表等主编的"医药电子商务实务"、王自勇主编的"中医药概论"、周海鸥主编的"药物微生物及技术"、邓茂芳主编的"实用细贵药材鉴定",台州职业技术学院刘学峰主编的"制药单元操作",杭州职业技术学院陈郁等主编的"医药商品购销实训"。

2009 年江苏省高等学校精品教材建设遴选结果 2009 年 7 月 8 日,江苏省教育厅以苏教高[2009]29 号文公布 2009 年江苏省高等学校精品教材建设遴选结果,确定省高等学校评优精品教材 199 部,立项精品教材 199 部。其中医药院校精品教材有中国药科大学马爱霞主编的《国际医药贸易理论与实务》、王志祥主编的《制药工程学》(第二版)、吴梧桐主编的《生物化学》(第六版)、尤启冬主编的《药物化学》(第二版)、高祖新、韩可勤主编的《医药应用概率统计》、南京中医药大学方泰惠主编的《中药药理学》(第二版)、盐城卫生职业技术学院王宁主编的《有机化学》;被评选为立项精品教材教材建设项目的有:中国药科大学王旻主编的《生物工程》、姚文兵主编的《生物技术制药概论》、邵蓉主编的《中国药事法学理论与实务》

2009 年出版的药学类教材 据 2009 年底统计 46 所高等药学院校(系)编写出版的药学类教材和教学参考书 133 部,详见表 9。

表9　2009年高等药学院校(系)药学类教材出版情况

序号	教材名称	主　编	出版社	备　注
1	药剂学	龙小英	科学出版社	
2	分析化学	房志仲 贺浪冲	高等教育出版社	
3	药物分离纯化技术	冯淑华 林　强	化学工业出版社	
4	无机化学	刘德育	科学出版社	
5	药物经济学	胡善联	高等教育出版社	
6	药事管理学	孟　锐	科学出版社	
7	药用植物学	谈献和	上海科技出版社	
8	中药文献学(第二版)	丁安伟	科学出版社	
9	中药栽培实验技术与方法学	巢建国	人民军医出版社	
10	制药工程制图习题集	戴小斌	化学工业出版社	
11	中药化学	李　祥	上海科技出版社,	全国普通高等教育中医药类精编教材
12	中药鉴定学	刘训红	高等教育出版社,	全国高等医药院校规划教材
13	中药鉴定学专论	吴德康	人民卫生出版社	卫生部“十一五”研究生规划教材
14	有机化学、实验、解题指导	吴玉兰	科学出版社	
15	药用植物学	张　瑜	上海科技出版社	
16	医药商品学	周　婧	中国医药科技出版社	
17	有机化学(第二版)	周灵君	科学出版社	
18	有机化学习题及参考答案(第二版)	周灵君	科学出版社,	
19	有机化学实验(第二版)	周灵君	科学出版社,	
20	物理化学实验(第一版)	周灵君	中国中医药出版社,	
21	制药工程制图(教材)	戴小斌	化学工业出版社	
22	中药化学成分提取分离与制备	房　方	人民卫生出版社	
23	制药工程制图习题集	顾　薇	化学工业出版社、	
24	中药现代生物技术(第一版)	潘　扬	人民卫生出版社,	卫生部“十一五”规划教材 全国高等中医药院校研究生规划教材
25	生物药剂学与药物动力学	印晓星	科学出版社	
26	药学概论	杨世民 余　蓉	科学出版社	
27	医学伦理学	杨世民	人民卫生出版社	
28	药学专业知识(一)执业药师习题集	傅　强	中国医药科技出版社	
29	药物合成新方法	张三奇	化学工业出版社	
30	有机合成指南	孟　歌	化学工业出版社	
31	药学专业知识(一)辅导用书	陈有亮	中国医药科技出版社	
32	药用植物学鉴别与开发利用	郭增军	人民军医出版社	
33	药学专业知识(一)执业药师	傅　强	中国医药科技出版社	
34	药剂学学习指导	孙广利	知识出版社	
35	医用化学	郭瑞华	高等教育出版社	
36	药理学导学与应试指南	胡长平	科学技术文献出版社	
37	医药数理统计学习辅导	汪旭升	科学出版社	
38	分析化学配套光盘	秦雪莲	人民卫生电子音像出版社	全国高等学校高职高专药品类专业卫生部“十一五”规划教材
39	实用物理化学	沈雪松	人民卫生出版社	全国高等学校高职高专药品类专业卫生部“十一五”规划教材
40	物理化学	沈雪松	中国医药科技出版社	全国普通高等专科教育药学类规划教材
41	药用植物学	杜泽乡	人民卫生出版社	
42	药事管理学	刘红宁	高等教育出版社	
43	分析化学实验与指导(双语教材)	严拯宇	中国医药科技出版社	
44	物理化学	莫凤奎	中国医药科技出版社	全国高等医药院校规划教材
45	药剂学应试指南	曹德英	北京大学医学出版社	
46	药用植物栽培学	郭巧生	高等教育出版社	

（续表）

序号	教材名称	主　编	出版社	备　注
47	医用化学	张欣荣	中国医药科技出版社	
48	生物无机化学	仲维清	第二军医大学出版社	
49	生物物理化学	周长江	第二军医大学出版社	
50	药物警戒与安全性评价	刘兆平	山东科技出版社	
51	基础神经药理学	张庆柱	人民卫生出版社	
52	中医药基础化学实验	韩修林	中国协和医科大学出版社	
53	有机化学	徐春祥	高等教育出版社	
54	医药用化学实验	赵国丁 陈朝军 张振涛	北京大学医学出版社	
55	化工热力学	宣爱国	化学工业出版社	
56	化工原理辅导与习题研究	孙　炜	华中科技大学出版社	
57	制药工程专业导论	刘小平 张　珩	湖北科技出版社	
58	药物制剂工程	朱盛山 张　珩 刘永琼	化学工业出版社	
59	金针菇生产全书	朱兰宝 胡国元	中国农业出版社	
60	药剂学应试指南	武凤兰	北京大学医学出版社	
61	西药药师资格考试训练习题集	马广慈	北京科学技术出版社	
62	药物化学	李绍顺	科学出版社	
63	醌类化学	陆　阳	科学出版社	
64	药用高分子材料	郭圣荣	人民卫生出版社	
65	中药方剂学基础（第二版）	段国峰	科学出版社	
66	物理化学实验与指导（双语）	徐开俊	中国医药科技出版社	
67	生物工程（第二版）	王　旻	中国医药科技出版社	
68	人体解剖生理学	郭青龙	中国医药科技出版社	
69	医药信息检索技术与资源应用	余致力	南京大学出版社	
70	大学计算机信息技术基础	胡建华	南京大学出版社	
71	有机光谱分析	张正行	人民卫生出版社	
72	制药工程制图	于　颖	化学工业出版社	
73	制药工程制图习题集	于　颖	化学工业出版社	
74	药理学（第三版）	钱之玉	中国医药科技出版社	
75	医药商品学（第二版）	胡天佑	中国医药科技出版社	
76	大学计算机基础	董鸿晔	中国医药科技出版社	
77	大学计算机基础上机指导与习题解答	董鸿晔	中国医药科技出版社	
78	化工原理	何志成	中国医药科技出版社	全国高等医药院校药学类规划教材
79	现代大学体育选项教程	张桂梅	人民体育出版社	
80	药理学	邹莉波	中国医药科技出版社	
81	药学文献检索与利用	于占洋	中国医药科技出版社	
82	药用高分子材料学	郑俊民	中国医药科技出版社	
83	药用植物学	孙启时	中国医药科技出版社	
84	发酵工艺学	何建勇	中国医药科技出版社	
85	新编经济法	袁红梅	东北大学出版社	
86	药学文献检索	毕玉侠 于占洋	东北大学出版社	
87	有机化合物波谱解析	吴立军	中国医药科技出版社	
88	制药过程自动化技术	金　杰	中国医药科技出版社	
89	中医药学基础	李　梅	中国医药科技出版社	
90	高等数学学习指导	刘艳杰	中国医药科技出版社	
91	药品生产与运作管理	杨舒杰	沈阳药科大学	（自编教材）

（续表）

序号	教材名称	主　编	出版社	备　注
92	英汉药剂学词汇	王思玲 姜同英	沈阳药科大学	（自编教材）
93	专业英语（药剂部分）	蔡翠芳 姜同英	沈阳药科大学	（自编教材）
94	医药商品学	田丽娟	沈阳药科大学	（自编教材）
95	药剂学应试指南	杨　丽	北京大学医学出版社	
96	药事管理与法规	杨　悦	人民军医出版社	
97	药事管理与法规全真模拟试卷	杨　悦	人民军医出版社	
98	药学专业知识（二）	贾　娴 丁平田	人民军医出版社	
99	药学专业知识（二）	贾　娴 王东凯	人民卫生出版社	
100	药学专业知识（二）全真模拟试卷	贾　娴	人民军医出版社	
101	药学专业知识（二）习题精选	贾　娴 王东凯	人民卫生出版社	
102	药学专业知识（一）	付守廷	人民军医出版社	
103	中药学专业知识（二）	袁久志	人民军医出版社	
104	中药学专业知识（二）全真模拟试卷	袁久志	人民军医出版社	
105	中药学专业知识（一）	范晓文 周　蓓	人民军医出版社	
106	环境监测实验	梁　宁	沈阳药科大学	（自编教材）
107	生物药剂学与药物动力学	蒋新国	高等教育出版社	
108	药剂学实验（日语版）	方　亮	沈阳药科大学	（自编教材）
109	药剂学实验（英文版）	毛世瑞	沈阳药科大学	（自编教材）
110	药理学实验（日文）	邹莉波	沈阳药科大学	（自编教材）
111	中药学专业知识（一）全真模拟试卷	范晓文 周　蓓	人民军医出版社	
112	中药学综合知识与技能	周　蓓	人民军医出版社	
113	中药学综合知识与技能全真模拟试卷	周 蓓	人民军医出版社	
114	药物制剂工程	朱盛山	化学工业出版社	
115	中医营养治疗学	郭　姣	人民卫生出版社	
116	基础化学（高专）	陆家政	人民卫生出版社	
117	文献检索与信息素养（高专	胡家荣	人民卫生出版社	
118	药品市场营销学（高专）	董国俊	人民卫生出版社	
119	医学信息决策与支持系统	周　怡	人民卫生出版社	
120	药事管理学（案例版）	翁开源	科学出版社	
121	药剂学（案例版）	龙晓英	科学出版社	
122	人力资源管理（案例版）	朱家勇	科学出版社	
123	人力资源管理模拟实训教程	单国旗 饶慧霞	中山大学出版社	
124	SASS 软件实用教程	张　瑛	科学出版社	
125	实用诊断学基本技能训练	陈　垦	科学出版社	
126	基础有机化学实验	陈　琳	中国医药科技出版社	
127	医药信息检索与利用	符　雄	中国医药科技出版社	
128	现代卫生化学	毋福海	人民卫生出版社	
129	性健康与性疾病学	王玺坤	中山大学出版社	
130	物理学实验	丘翠环	科学出版社	
131	医学微生物与免疫学实验教程	刘琥琥	科学出版社	
132	Inorganic Chemistry 无机化学	陆家政	化学工业出版社	
133	医药大学生就业与创业指导	项　中 梁志雄	新华出版社	

（高如忠　樊陈琳　徐晓媛）

学位与研究生教育

研究生培养基本情况 据2009年46所高等药学院校和2所药物研究机构统计，招收攻读博士学位研究生716名，其中高等药学院校583名，药物研究机构133名；在校博士生2 344名，毕业博士生641名，获博士学位的495名。招收攻读硕士学位研究生3 674名，其中高等药学院校3 524名，药物研究机构150名，在校硕士研究生9 835名，毕业硕士研究生2 624名，获硕士学位的2 326名。2009年药学类各学科研究生培养基本情况见表10。

表10 2009年全国高等药学院校（系）、药物研究机构在校研究生情况

专业名称	硕士研究生				博士研究生			
	专业点数	毕业人数	招生人数	在校生人数	专业点数	毕业人数	招生人数	在校生人数
药学	1		60	107				
药物化学	28	414	590	1583	13	140	161	514
天然药物化学	4	83	107	301	4	23	28	84
药剂学	29	452	577	1622	10	76	77	260
药物分析学	25	271	351	974	10	45	55	208
生药学	25	249	317	819	11	50	52	156
药理学	26	326	430	1179	17	138	157	486
微生物与生化药学	13	148	182	509	6	35	42	140
临床药学	5	34	48	122	4	1	5	16
社会与管理药学	2	37	52	133	2	15	12	47
药事管理学	2	21	25	59	2	7	9	32
药物代谢动力学	2	25	37	94	1	12	13	40
药物经济学	1		14	27				
药物设计学	1		12	23	1	9	8	21
药物生物信息学	1	3	7	16	1			2
药学信息学	2	6	8	19	1	1	1	3
制药工程学	5	11	60	112	1	2	3	11
中药学	14	238	365	950	8	44	50	164
中药分析学	2	12	17	41	1	2	2	8
中药化学	2	17	17	47	1	1	1	2
中药鉴定学	1	3	2	4	1		1	1
中药炮制学	1	2	2	7	1	2	1	4
中药生物技术学	2	7	3	15				
中药药理学	2	14	21	54	1	1	1	2
中药制剂学	2	14	23	61	1		1	3
中药资源学	2	12	5	17	1	2		2
中西医结合基础	3	13	22	55	1	8	8	25
动物药	1	2	2	6				
分析化学	2	1	16	38				
工程硕士	1		22	22				
工业催化	1		1	7				
海洋药物学	1	19	4	21	1	4		8
化学工程	1	8	40	99				
化学工艺	1	37	48	118				
化学生物学	1	27	7	47	1	10	12	50
环境工程	1		6	13				
企业管理	2	6	14	42	1	6	11	35
生物化工	4	34	25	96				
生物化学与分子生物学	5	37	77	223	1	1	2	4
生物制药与生物医用材料	1	12		3	1	1	1	2
思想政治教育	1		2	12				
无机化学	1		24	43				
应用化学	2	21	15	44				
有机化学	2	8	17	51	1	5	2	14
合计	231	2 624	3 674	9 835	106	641	716	2 344

研究生就业去向 2009 年，46 所高等药学院校和 2 所药物研究机构就业博士研究生 495 名，硕士研究生 2 197 名，合计 2 692 名，就业去向情况见表 11、表 12。

表 11 2009 年高等药学院校（系）、药物研究机构硕士毕业研究生就业去向

专业名称	统计人数	分布在各行业毕业生人数									
		升学	出国	高校	科研院所	医疗	医药企业	机关	部队	其他	未落实单位
药物化学	333	37	18	25	35	18	168	7	5	7	13
药剂学	442	37	14	40	49	44	208	9		26	15
药物分析学	261	12	6	18	24	24	139	14		12	12
药理学	289	24	10	35	13	40	112	6	3	21	25
生药学	229	16	10	25	26	21	93	9	1	9	19
微生物与生化药学	146	22	5	5	14	4	72	5		6	13
中药学	238	31	3	27	39	13	96	10		4	15
天然药物化学	83	12		4	4	4	44	3		2	10
临床药学	34	5		3	1	12	9			1	3
海洋药物学	19	1	1				14			3	
中药资源学	12	2		1	2		2				5
中药制剂学	14	2					11				1
中药药理学	14		1	1		1	10			1	
中药生物技术学	7	1		1		1	3				1
中药炮制学	2			1							1
中药鉴定学	3			1							2
中药化学	17	3		3	1		8				2
中药分析学	12			1	2	1	5				3
中西医结合基础	11	1	2			1	5	1		1	
制药工程学	11	1					8			2	
有机化学	8	4					3			1	
应用化学	21	3		1			6			10	1
药用信息学	6				1	1	4				
药物生物信息学	3	1	1				1				
药物代谢动力学	25	1		4	3	3	10	1		3	
药事管理学	21			1	2		15				3
生物化学与分子生物学	37	5	2	3	3	1	12	3		8	
生物化工	34	2		2	1	1	7			20	1
社会与管理药学	36			2	1	2	26	3	1	1	
动物学	2										2
化学工程	8	1					2			5	
化学工艺	37	2								35	
化学生物学	27	2			1	13	5	2		3	1
企业管理	6						5			1	
合计	2 448	228	73	204	222	205	1 103	73	10	182	148

表 12 2009 年高等药学院校（系）、药物研究机构博士毕业研究生就业去向

专业名称	统计人数	分布在各行业毕业生人数									
		博士后	出国	高校	科研院所	医疗	医药企业	机关	部队	其他	未落实单位
药物化学	132	7	13	29	18	3	48	2		8	4
药剂学	73	4	3	20	6	5	13			9	13
生药学	50	7	6	12	4	1	7	3		7	3
药物分析学	42	2	4	9	8	3	2	1		6	7
药理学	133	6	25	35	22	15	12	2	2	9	5
微生物与生化药学	35	3	1	7	2	2	5	1		12	2
天然药物化学	23	2	2	8	2	1	4			1	3
药事管理学	7			1	3	1	2				
制药工程学	2			1						1	

（续表）

专业名称	统计人数	分布在各行业毕业生人数									
		博士后	出国	高校	科研院所	医疗	医药企业	机关	部队	其他	未落实单位
临床药学	1									1	
中药学	44	2	2	16	6	7	5	1	1	2	2
中药化学	1				1						
中药药理学	1			1							
中药分析学	2			2							
中药炮制学	2			1						1	
中药资源学	2			1			1				
海洋药物学	4			1			1			2	
化学生物学	11		3	1	1		5				1
企业管理	6						6				
社会与管理药学	14									14	
生物化学与分子生物学	1				1						
生物医学工程	5		2	2			1				
药物代谢动力学	12	1	1	2		1	4	1		2	
药物设计学	9	1	5		2		1				
药学信息学	1						1				
有机化学	5			2			3				
中西医结合基础	8	1		3	1		2			1	
合计	626	36	67	154	77	39	123	11	3	76	40

973 计划和重大科学研究计划项目首席科学家 2009 年 10 月 19 日，科技部在北京召开“国家重点基础研究发展计划(973 计划)和重大科学研究计划 2009 年项目实施会”。根据我国经济、社会及科技发展的需求和专家评审结果，2009 年度科技部批准了 84 个 973 计划项目和 39 个重大科学研究计划项目立项，同时聘任 123 位项目首席科学家。其中药学类的有：北京大学药学院周德敏教授牵头申报的“基于基因密码子扩展的蛋白质标记新方法”、复旦大学药学院朱依谆教授牵头申报的“内源性代谢产物硫化氢与介导心脏生理与病理机制的蛋白质靶分子的相互作用及其机制”重大科学研究计划项目获得科技部批准立项，周德敏、朱依谆教授被科技部聘为项目首席科学家。分别获得 999 万元、947 万元专项经费。

2009 年学科评估结果 2009 年 1 月 19 日，教育部学位与研究生教育发展中心网上公布学科评估高校排名结果，其中药学一级学科在全国高校中具有“博士一级”授权的单位共 11 个，参评 7 个；具有“博士点”授权的单位共 29 个，参评 11 个；还有 2 个具有“硕士一级”授权和 6 个具有“硕士点”授权的单位也参加评估。参评高校共 26 所。中药学一级学科在全国高校中具有“博士一级”授权的单位共 16 个，参评 7 个；还有 6 个具有“硕士一级”授权的单位也参加评估。参评高校共 13 所。药学一级学科评估结果：中国药科大学第 1 名，北京大学、沈阳药科大学第 2 名，复旦大学、浙江大学第 4 名，四川大学第 6 名，上海交通大学、中南大学第 7 名，中国海洋大学第 9 名，华东理工大学、山东大学、暨南大学第 10 名，吉林大学第 13 名，南开大学、河北医科大学、武汉大学第 14 名，北京化工大学、苏州大学、郑州大学、西安交通大学第 17 名，武汉理工大学第 21 名，中国医科大学、延边大学、贵州大学、兰州大学第 22 名，辽宁大学第 26 名。中药学一级学科评估结果：上海中医药大学第 1 名，成都中医药大学第 2 名，北京中医药大学、中国药科大学第 3 名，广州中医药大学第 5 名，哈尔滨商业大学、武汉大学第 6 名，吉林农业大学第 8 名，长春中医药大学第 9 名，河南中医学院第 10 名，湖北中医学院第 11 名，河南大学第 12 名，陕西中医学院第 13 名。

中国研究生院院长联席会首届国际论坛 2009 年 10 月 31 日，中国研究生院院长联席会首届国际论坛 —ACGS International Forum(2009)在西安举行。论坛的主题：“研究生教育的国际合作——探索与创新”。美国研究生院委员会(the Council of Graduate Schools of the United States)主席 Debra W. Stewart 、英国研究生教育协会(UK Council for Graduate Education)主席 Malcom McCrae 、欧洲大学联盟博士教育委员会(European University Association-Council for Doctoral Education)主席 Jean Chambaz 、澳大利亚研究生教育院长和主任委员会(Council of Deans and Directors of Graduate Studies in Australia)召集人 Maxwell King 以及来自法国、德国、加拿大、澳大利亚、新加坡和中国香港的十余位从事研究生教育专家、研究生院院长及分管研究生工作的大学校长，中国国务院学位办、教育部学位管理与研究生教育司、国家留学基金委、陕西省教育厅及学位办有关领导出席本次论坛。

美国研究生院委员会主席 Debra W. Stewart 的《全球研究生教育的未来——竞争、合作和卓越》报告，以美国的研究生教育现状为例，从竞争、合作和追求卓越三方面阐述目前全球研究生教育所面临的问题以及未来的趋势。围绕“全球研究生教育国际合作的实践和发展趋势"、"国际学生、学者的流动和学术研究的国际合作"、"研究生教育与全球化背景下的人力资源需求"、"各国的学位制度和标准、质量保障机制以及发展战略"四个分议题进行阐述，欧洲大学联盟博士教育委员会主席 Jean Chambaz 的《从欧洲的视角看博士教育的全球性挑战》，浙江大学校长杨卫院士的《国际化的四种方式——以浙大为例》，英国研究生教育协会主席 Malcom McCrae 的《英国博士教育的发展趋势》，澳大利亚研究生教育院长和主任委员会召集人 Maxwell King 的《印度理工学院孟买分校和莫纳什大学的新型联合博士学位》，柏林自由大学副校长 Christine Keitel-Kreidt 的《柏林自由大学达勒姆研究学院的 MINT 教员项目和研究生教育》，普林斯顿大学研究生院院长 William B. Russel 的《从普林斯顿的视角看美国的研究生教育》，墨尔本大学副校长 Richard Strugnell 的《在博士教育中增加技能训练》，新加坡国立大学副教务长 Tan Thiam Soon 的《全球化背景下的研究生教育》，中国人民大学研究生院常务副院长吴晓求的《中国经济与人才培养》，卡尔加里大学研究生院院长 Fred L. Hall 的《加拿大研究生教育的质量保障体系》，香港大学研究生院前院长叶嘉安的《香港大学研究生教育的质量保障体系》，西安交通大学副校长程光旭的《提高研究生教育质量的探索与实践》，国家留学基金委秘书长刘京辉《研究生教育的国际合作——学生流动和紧密合作》的报告，受到与会者的好评。

中国研究生院院长联席会秘书长、北京大学校长周其凤院士题为《中国研究生教育的国际化——探索与思考》的报告，从中国的学位制度、研究生培养质量保障体系、学术道德和学术规范、国际合作与交流四个方面介绍了中国研究生教育的发展现状。

↗ 设置中药学硕士专业学位研讨会 2009 年 10 月 10 日，有关设置中药学硕士专业学位研讨会在北京中医药大学召开。北京中医药大学，南京中医药大学，黑龙江中医药大学，山东中医药大学，广州中医药大学，湖南中医药大学，天津中医药大学，辽宁中医药大学，中国中医科学院等 10 个单位 14 位专家教授出席会议。与会专家对中药学硕士专业学位设置的必要性、国外相关人才培养情况、设置方案、指导性培养方案、与职业资格证书制度的衔接等方面进行讨论，并对中药学硕士专业学位设置与建设提出了建设性意见。

↗ 设置药学硕士专业学位专家论证会 2009 年 10 月 16 日，受国务院学位委员会办公室委托，有关设置药学硕士专业学位专家论证会在中国药科大学召开。国家食品药品监督管理局、国家药典委员会、中国药学会有关领导及全国 11 所重点高校和科研机构的 16 名药学专家参加会议。与会专家分别就我国设置药学硕士专业学位的必要性与可行性、设置方案、指导性培养方案及与职业资格认证制度相衔接等问题进行研讨。一致建议国务院学位委员会在我国设置药学硕士专业学位，适当时候增加设置药学博士专业学位。与会专家还认为药学硕士专业学位应当与执业药师等职业资格认证制度相衔接，会议讨论并通过了《设置药学硕士专业学位的论证报告》、《药学硕士专业学位设置方案(草案)》、《药学硕士专业学位研究生指导性培养方案(草案)》。

↗ 首届全国中医药博士后论坛 2009 年 11 月 2～3 日，首届全国中医药博士后论坛暨全国中医药博士后工作座谈会在北京召开。全国 16 个省市 23 所高等院校和有关科研、医疗机构的 170 余名博士后人员代表参加论坛。共收到学术论文 180 余篇，36 名博士后作大会发言。大会评选出优秀论文一等奖 4 名，二等奖 6 名，三等奖 10 名，优秀论文 20 名，并为获得优秀论文奖代表颁发中国中医科学院《"中健行"中医药传承创新奖》证书及奖金。在"全国中医药博士后工作座谈会"上，就博士后流动站的评估、管理职能、博士后流动站建设、制度完善以及机制创新、招聘培养及存在问题、发展建议以及相关政策进行座谈交流。

↗ 第四十五批博士后科学基金面上资助获得者名单 2009 年 7 月 23 日，中国博士后科学基金会公布《关于公布第四十五批博士后科学基金面上资助获得者名单的通知》，批准北京大学林姚宇等 1 587 人获得第四十五批中国博士后科学基金面上资助。其中 217 人获得一等资助，资助金额为 5 万元人民币；1 370 人获得二等资助，资助金额为 3 万元人民币。药学学科获得一等资助金(5 万元人民币)的有：复旦大学钱广，河南大学谢松强，郑州大学武杰，中山大学孙凤。中药学学科有：清华大学王珏，吉林大学李宁。药学学科获得二等资助金(3 万元人民币)的有：北京工业大学的张娜，北京协和医学院陈彩霞、何春娥、孙炳达、余华，第二军医大学贾鑫明，第四军医大学吕军，哈尔滨医科大学唐景玲、张荣，暨南大学唐金山，军事医学科学院苏丽红，南京大学袁卫华，南京医科大学陈立娜，山东大学李霞、刘玉红，上海交通大学聂惠贞，郑州大学于岚岚、赵永星，中科院生物物理所汪贻广，中山大学孙环环，重庆大学谭君。中药学学科有：北京工业大学王建华，黑龙江中医药大学宋高臣，华东理工大学卢艳花，南京中医药大学付廷明，清华大学图雅、张艳玲，上海中医药大学王芸、辛海量，天津中医药大学苏艳芳，新疆医科大学阿布拉江·克依木，浙江大学陈艳、刘欣，中国药科大学刘昌辉，中国中医研究院刘晓霓，中国中医研究院袁媛、袁庆军。

↗ 第四十六批博士后科学基金面上资助获得者名单 2009 年 12 月 10 日，中国博士后科学基金会《关于公布第四十六批博士后科学基金面上资助获得者名单的通知》(中博基字[2009]15 号)，批准北京大学张巍等 1 498 人获得第四十六批中国博士后科学基金面上资助。其中 122 人获得一等资助，资助金额为 5 万元人民币；1 376 人获得二等资助，资助金额为 3 万元人民币。药学学科获得一等资助金（5 万元人民币）的有：浙江大学董晓武、罗沛华，第三军医大学项昭保。药学学科获得二等资助金（3 万元人民币）的有：北京大学医学部郑姣，上海交通大学李雅乾，华东理工大学郑静，兰州大学郑丽芳，暨南大学王国才，中南大学李桂银、许林勇，南京大学庄红芹，南京理工大学梁广，山东大学刘现伟、相峰，浙江大学曹君、胡瑜兰、李新、楼燕、夏宏军、朱虹，军事医学科学院华威、谭莉，武警医学院附属医院李覃。中药学学科有：北京师范大学辛文锋，上海中医药大学窦薇，天津中医药大学刘志东，广州中医药大学易智彪，中国药科大学郝琨、张翠玲，大连经济技术开发区刘基巍，第二军医大学汤建。

2009 年博士点基金资助课题项目 2009 年 12 月 11 日，2009 年度高等学校博士学科点专项科研基金课题评审工作结束，博士导师课题资助经费为 6 万元；博士点新教师获得资助的经费为 3.6 万元。药学类获得基金资助的课题项目详见表 13、表 14。

表 13 2009 年博士点博士导师基金资助课题项目

课题名称	课题负责人	单位	资助金额（万元）
用于乳腺癌治疗和检测的靶向药物和探针分子的构筑	王静媛	吉林大学	6
Vif 为靶点的抗 HIV-1 药物的设计和筛选	于湘晖	吉林大学	6
绞股蓝属分子系统地理与多倍体起源研究	赵桂仿	西北大学	6
DJ-1 对帕金森病动物模型脑神经干细胞及神经再生的影响	蒲小平	北京大学	6
Angiopep-2 介导聚合物泡囊递药系统的肿瘤靶向研究	蒋新国	复旦大学	6
生物可吸收的肿瘤靶向性纳米胶束载体制备与应用	郭圣荣	上海交通大学	6
COX/5-LOX 双重抑制剂对动脉粥样硬化早期细胞粘附的抑制作用机制研究	季晖	中国药科大学	6
新型逆转肿瘤多药耐药脂质体的研究	周建平	中国药科大学	6
针对细胞有丝分裂过程的 Aurora-A 和 Eg5 双重抑制剂的设计、合成与抗肿瘤活性研究	尤启冬	中国药科大学	6
电荷反转材料用于阳离子纳米载体的表面修饰	张灿	中国药科大学	6
遗传密码扩充技术在肿瘤新生血管抑制剂分子重构中的应用	姚文兵	中国药科大学	6
基于 RANKL/RANK/OPG 系统探索乌药活性成分去甲异波尔定抑制类风湿关节炎骨侵蚀的机制	戴岳	中国药科大学	6
脱-γ-羧基凝血酶原（DCP）促进肝癌恶性增殖与转移机制研究	曲显俊	山东大学	6
基于一种南海柳珊瑚内生微生物化学防御物质 的抗肿瘤活性化合物研究	王长云	中国海洋大学	6
PAs 所致胎儿发育毒性的胎肾上腺原位代谢损伤机制	汪晖	武汉大学	6
新型抗耐药性病原菌感染先导化合物 KLT02 的作用机制研究	古练权	中山大学	6
酶敏感肝癌细胞靶向高效传输系统的构建及在肝癌治疗中的应用	何勤	四川大学	6
组蛋白去乙酰化酶对动脉粥样硬化中脂肪细胞的表观遗传学调控研究	林蓉	西安交通大学	6
药用真菌猪苓菌株生物学特性的系统研究	郭顺星	北京协和医学院	6
具有三靶标（PTP1B、PPAR-α/γ）作用的抗糖尿病先导物的设计、合成及活性研究	王润玲	天津医科大学	6
ARMET 在佐剂性关节炎大鼠滑膜细胞中的表达及对腹腔巨噬细胞功能的影响	李俊	安徽医科大学	6
化瘀解毒益气法对大鼠萎缩性胃炎伴胃黏膜异型增生抑癌基因表达干预的实验研究	杨晋翔	北京中医药大学	6
基于"通关开窍，醒脑复神"理论研究芳香开窍剂最佳给药途径	杜守颖	北京中医药大学	6
中药对宫颈 HR-HPV 感染 SiHa-Treg-CTL 体系免疫微环境的调控	金哲	北京中医药大学	6
基于皂苷的重楼等三近缘属药用植物的系统生物学研究	高文远	天津大学	6
基于计算和系统毒理学的中药肝毒性预测方法研究	程翼宇	浙江大学	6
柴芩承气汤对急性坏死性胰腺炎大鼠胰腺腺泡细胞胆囊收缩素 1 受体基因及蛋白表达的影响	夏庆	四川大学	6
栀子提取物京尼平交联的肝组织工程生物材料的抗炎保肝药理作用研究	崔元璐	天津中医药大学	6
基于心肌梗死治疗的有效性探讨冰片佐使的趋向性和起效时间窗	张军平	天津中医药大学	6
旋覆花倍半萜内酯抗肿瘤效应及其机制	温进坤	河北医科大学	6
皂苷类中药注射剂不良反应预警控制方法学研究	窦德强	辽宁中医药大学	6
基于中药组合药代动力学的活血化瘀中药复方的药效物质基础与作用机制研究	于治国	沈阳药科大学	6
补肾中药介导 Wnt/Beta-Catenin 信号转导促进成骨的生物学特性研究	王拥军	上海中医药大学	6
双黄升白颗粒双重调控细胞周期 CyclinD-CDK4/6 信号途径的进一步研究	徐振晔	上海中医药大学	6
基于成纤维细胞表型转换研究慢性肾衰瘀血阻络的理论基础及活血中药的干预作用	何立群	上海中医药大学	6
MEF2 转基因大鼠肝纤维化模型的建立及在扶正化瘀复方药理研究中的应用	徐列明	上海中医药大学	6
益气滋阴活血化痰法对冠心病血管内皮功能障碍及其相关信号干预的研究	李七一	南京中医药大学	6
补肾中药对软骨保护作用的分子机制研究	张前德	南京中医药大学	6
β-内啡肽在电针抗抑郁快速起效中的作用机制	王玲玲	南京中医药大学	6

（续表）

课　题　名　称	课题负责人	单　位	资助金额（万元）
利用药动学与药效学联合数学模型研究附子、甘草活性物质配伍减毒、强心的机制	万海同	浙江中医药大学	6
巴戟天多糖促进骨髓基质细胞转化的实验研究	王和鸣	福建中医学院	6
寿胎丸对反复自然流产小鼠蜕膜蛋白质组研究	雷　磊	湖南中医药大学	6
乙烯利刺激檀香结香及其分子机制研究	林　励	广州中医药大学	6
搜风通络中药治疗类风湿关节炎有效成分的筛选及基因治疗体系的建立	李　娟	南方医科大学	6
藏药三果汤散防治高原红细胞增多症药效物质基础的代谢组学研究	张　艺	成都中医药大学	6
参芪复方保护自发性2型糖尿病GK大鼠肾损害及其抗炎机制的实验研究	谢春光	成都中医药大学	6

表14　2009年博士点新教师基金资助课题项目

课　题　名　称	课题负责人	单　位	资助金额（万元）
毛钩藤碱及其衍生物的合成与心血管药理研究	古险峰	复旦大学	3.6
黄芪甲苷、蒲黄总黄酮对改善抗胰岛素抵抗新靶点β-arrestin-2的作用机制研究	刘　毅	复旦大学	3.6
益母草碱对缺血性脑卒中的神经保护作用及机制研究	辛　宏	复旦大学	3.6
Angiopep修饰纳米基因递释系统的脑靶向机制及其抗帕金森病的研究	黄容琴	复旦大学	3.6
喜树碱类化合物的合成新方法	罗　宇	华东师范大学	3.6
用于药物载体的pH、温度敏感性壳聚糖接枝聚合物的可控合成及性能研究	华道本	苏州大学	3.6
药用昆虫蜣螂中9,10-环甲基十七烷酸干预灵芝三萜生物合成的机制	刘高强	中南林业科技大学	3.6
雌激素及植物雌激素对糖尿病动物内皮祖细胞的保护作用及其机制研究	铁　璐	北京大学	3.6
海洋红树林桐花树内生菌生物碱类代谢规律和药学功能研究	徐岷涓	北京大学	3.6
雌激素受体ERα-36选择性调节剂的设计、合成以及生物活性研究	金宏威	北京大学	3.6
局部缓释细胞因子（IL-12和GM-CSF）治疗肿瘤的药效学和作用机制	袁伟恩	上海交通大学	3.6
靶向肽脱甲酰基酶的新型抗菌药物发现	黄　瑾	华东理工大学	3.6
纳米结合物作为抗肿瘤药物传递系统的构建和性质研究	丁　娅	中国药科大学	3.6
新型靶向肠膜PepT1转运器的齐墩果酸口服前药研究	操　锋	中国药科大学	3.6
丹参效应物质的代谢组学研究	宋　敏	中国药科大学	3.6
新型糖原磷酸化酶抑制剂的合理设计、合成与生物活性研究	温小安	中国药科大学	3.6
中药有效性与真伪性关联分析方法-活性整合指纹图谱研究	戚　进	中国药科大学	3.6
Rac调节哮喘性肺损伤的效应及机制	吴希美	浙江大学	3.6
联合包载神经酰胺/阿霉素的抗耐药肿瘤多功能树状聚合物纳米载体的研究	韩　旻	浙江大学	3.6
橙皮素和柚皮素对ER和PPAR的双激活作用及其对子宫内膜的潜在影响	刘　雳	浙江大学	3.6
重组人肿瘤坏死因子β（rhTNF-β）在大肠杆菌中的糖基化修饰及其抗肿瘤作用	师以康	山东大学	3.6
海胆黄多糖SEP与T淋巴细胞结合的靶点及信号转导途径研究	刘纯慧	山东大学	3.6
SecA ATPase抑制剂的抗菌活性研究	李敏勇	山东大学	3.6
ABCG2甲基化分析及对瑞舒伐他汀代谢和药效影响的机制的探讨	王　果	中南大学	3.6
ClC-3在多发性骨髓瘤细胞增殖和细胞周期中的作用及相关信号通路的研究	汤勇波	中山大学	3.6
新型糖尿病药物（PDE9抑制剂）先导化合物的设计、合成和活性测试	罗海彬	中山大学	3.6
新型穿膜肽引导DNA靶脑转运	付爱玲	西南大学	3.6
虫草素激活过氧化物酶体增殖物激活受体alpha的作用机制研究	郭　鹏	北京协和医学院	3.6
黄精属药用植物DNA条形码鉴定研究	姚　辉	北京协和医学院	3.6
新型治疗脑卒中药物匹诺塞林的"神经血管单元"保护作用机制研究	高　梅	北京协和医学院	3.6
少药八角中具有钾离子通道活性的新颖结构植物醌类成分的研究	马双刚	北京协和医学院	3.6
机械伤害诱导白木香结香的分子机制	张　争	北京协和医学院	3.6
新药细胞色素P450代谢途径筛选模型的建立	李　芹	天津医科大学	3.6
蛋白激酶C（PKC）对内向整流钾通道Kir2.3作用分子机制的研究	赵志英	河北医科大学	3.6
暗消藤中活性化合物抗人肺腺癌A549细胞增殖作用机制研究	夏明钰	沈阳药科大学	3.6
固态自乳化微球的制备及其提高水溶性-难吸收性药物的口服吸收性的研究	朴洪宇	沈阳药科大学	3.6
药代性质早期预测应用于糖尿病创新药物的研究	刘有平	沈阳药科大学	3.6
基于离子通道的蝎毒抗癌镇痛单体成分镇痛作用机制研究	李春莉	沈阳药科大学	3.6
心衰时miR-24/miR-214调控肌浆网钙泵（SERCA2a）重构的机制与治疗新靶点	潘振伟	哈尔滨医科大学	3.6
以Quorum Sensing为探针的3种中国药用植物抗菌及抗耐药性研究	贾爱群	南京理工大学	3.6

（续表）

课 题 名 称	课题负责人	单 位	资助金额（万元）
应用亚细胞药代动力学研究 DOX 与内源性靶分子的细胞毒性作用机制	陈 芸	南京医科大学	3.6
糖尿病肾病发病机制及药物筛选模型研究：PKC alpha 和 PKC beta 的不同角色	李汉兵	浙江工业大学	3.6
新型长效半渗透性脂质纳米粒介导尿酸酶/过氧化氢酶给药系统的研究	张景勍	重庆医科大学	3.6
搜剔肺络法干预博来霉素致肺纤维化大鼠 Smad3，Smad7 蛋白表达机制的研究	吴华阳	北京中医药大学	3.6
基于花生四烯酸代谢途径的清热解毒中药有效成分信息辨识研究	张燕玲	北京中医药大学	3.6
何首乌有效成分对 APP 转基因小鼠脑内 β 淀粉样蛋白清除的干预机制研究	李小黎	北京中医药大学	3.6
新清开灵干预脑出血后 ERK1/2 和 TIMP-1 调控 MMP-9 的研究	刘 敏	北京中医药大学	3.6
三草降压汤有效组分降低血压、调节血管舒缩的分子机制研究	王雪茜	北京中医药大学	3.6
槲皮素调控 JAK-STAT 通路改善果糖代谢综合征大鼠 β 细胞瘦素抵抗的分子机制研究	李建梅	南京大学	3.6
基于 Keap1-Nrf2/ARE 信号通路探讨补阳还五汤拮抗神经干细胞氧化应激损伤机制的研究	赵舒武	天津中医药大学	3.6
以骨特异性基因 Cbfa1 启动子为分子靶点的筛选抗骨质疏松补肾中药方法的建立与应用	郑 纺	天津中医药大学	3.6
丹参酮 IIA 雌激素样活性心血管保护作用的组织特异性研究	樊官伟	天津中医药大学	3.6
加味桃核承气汤治疗阿尔茨海默病的实验研究	王 淳	辽宁中医药大学	3.6
《参附汤》治疗"厥脱证"的药效物质基础及配伍规律的研究	李丽静	长春中医药大学	3.6
膜荚黄芪根部内生菌分离与黄芪皂苷类成分相关性的研究	马 伟	黑龙江中医药大学	3.6
野西瓜多糖的凹形结构与抗肿瘤活性关系的研究	于 蕾	哈尔滨商业大学	3.6
黄芪当归药对不同配伍比例对 Th1/Th2 细胞漂移的影响及其机制研究	袁 颖	上海中医药大学	3.6
基于中医药理论筛选可预防创伤后应激障碍（PTSD）的中药	赵玉男	南京中医药大学	3.6
新型基质金属蛋白酶抑制剂的设计、合成、抗肿瘤活性和构效关系研究	李念光	南京中医药大学	3.6
牛黄与蟾酥配伍减毒的物质基础和机制研究	马宏跃	南京中医药大学	3.6
高通量平行分离和活性筛选应用于板蓝根抗病毒多靶点药效物质基础的研究	何立巍	南京中医药大学	3.6
基于第三代脂质体技术构建中药以毒攻毒类抗肿瘤有效成份新型载体的研究	陈志鹏	南京中医药大学	3.6
半枝莲活性成分下调磷脂转运蛋白抗动脉粥样硬化功能及分子机制研究	郑新梅	扬州大学	3.6
从 caspase 途径探讨阳和化岩汤对乳腺癌癌前病变 MCF-10AT 细胞株细胞凋亡的干预机制研究	刘晓菲	山东中医药大学	3.6
左归降糖益肾方调控胰岛素和 Wnt 信号的对话改善 MKR 鼠 DN 肾系膜细胞增殖的分子机制	成细华	湖南中医药大学	3.6
金刚健骨片对骨质疏松症大鼠模型整合素受体水平调节作用的实验研究	杨少锋	湖南中医药大学	3.6
基于胃肠转运和生理药动学模型探索中药复方组分配伍相互作用规律及机制	张 蕾	广州中医药大学	3.6
运用蛋白质组学研究鹤蟾片治疗非小细胞肺癌的整体分子效应	熊绍权	广州中医药大学	3.6
地震后川芎生长地土壤与药材质量变化特征的相关性分析	王光志	成都中医药大学	3.6
基于 C27 甾体皂苷分子进化的"蚤休"类药材化学分类学研究	尹鸿翔	成都中医药大学	3.6
当归补血汤选择性调控不同组织内皮细胞 PI3K/Akt 信号转导通路的实验研究	张三印	成都中医药大学	3.6
基于 PEPD 模型的"肝虚则恐"理论脑神经生物学表征及中药干预的分子机制	徐世军	成都中医药大学	3.6
麻花秦艽和大叶秦艽化学成分比较及药效差异评价	陈千良	西北大学	3.6

2009 年度国家杰出青年科学基金资助名单 2009 年 8 月 5 日，国家自然科学基金委员会网上公示 2009 年度国家杰出青年科学基金候选人名单，中国科学院上海药物研究所胡立宏的“天然药物化学”、李亚平的“药物释放系统与分子药剂学”、李川的“中药药代动力学”、叶阳的“常用传统中药的主要化学物质基础与功效关系规律研究”，中国科学院新疆理化技术研究所阿吉艾克拜尔·艾萨的“民族药学”，复旦大学陈道峰的“中药化学”研究项目获资助。

全国优秀博士学位论文 2009 年 9 月 17 日，教育部、国务院学位委员会联合印发《关于批准 2009 年全国优秀博士学位论文的决定》（教研〔2009〕4 号），批准 98 篇学位论文为 2009 年全国优秀博士学位论文，363 篇学位论文为全国优秀博士学位论文提名论文。药学类的有：天津中医药大学范祥的“冰片对血脑屏障 P-糖蛋白功能及其信号通路的影响——“开窍中药”作用模式初探”、中国科学院上海药物研究所张健的“计算生物学方法发展及其在分子生物学和药物研究中的应用”。

2009 年度高等学校科学研究优秀成果奖 2009 年 11 月 30 日，教育部科技发展中心发布 2009 年度高等学校科学研究优秀成果奖（科学技术）授奖项目公告。高等学校科学研究优秀成果奖（科学技术）分设自然科学奖、技术发明奖、科技进步奖、科技进步奖（推广类）和专利奖。全部授奖项目 301 项，一等 119 项，二等 182 项。其中自然科学奖 114 项，一等 49 项，二等 65 项；技术发明奖 38 项，一等 16 项，二等

22 项;科技进步奖 137 项,一等 52 项,二等 85 项;推广类 10 项,一等 1 项,二等 9 项;专利奖 2 项,一等 1 项,二等 1 项。药学类的有:北京大学吕万良等完成的“抗肿瘤与肿瘤干细胞多药耐药性长循环载药脂质体给药系统的研究”,中国药科大学孔令义、沈阳药科大学李铣等共同完成“中药前胡物质基础的系统研究”获自然科学一等奖;浙江大学胡富强等完成的“脂质纳米载体给药系统的基础理论研究”、王利宏等完成的“离子通道调节蛋白在冠心病高血压发病中的作用机制及药物干预研究”获自然科学二等奖;北京中医药大学、北京市心肺血管疾病研究所、首都医科大学王伟等共同完成的“葛根总黄酮及葛根素对再狭窄血管的作用及机制研究”获科技进步二等奖。

第十二届中国药学会-施维雅青年药物化学奖 2009 年 6 月 1 日,第十二届中国药学会-施维雅青年药物化学奖评选揭晓,中科院上海有机化学研究所王任小、西北农林科技大学理学院徐晖、中国药科大学新药研究中心温小安、沈阳药科大学孟大利、军事医学科学院毒物药物研究所钟武获奖。

2009 年药明康德生命化学研究奖 2009 年 12 月 20 日,第三届“药明康德生命化学研究奖”颁奖典礼在北京举行。北京大学尚永丰、厦门大学韩家淮、哈尔滨医科大学杨宝峰获一等奖。武汉大学舒红兵、中科院上海生命科学院孔祥银、丁建平、徐天乐获二等奖。中国科学技术大学胡兵、第二军医大学姜远英、北京生命科学研究所柴继杰、南京大学医学院高翔、中科院上海药物所缪泽鸿、北京生命科学研究所高绍荣、中科院上海药物研究所镇学初、华中科技大学陈建国、中国科学院生物物理研究所唐捷获三等奖。

全国人大常委会副委员长、中国科学技术协会主席、中国科学院韩启德院士,十届全国政协副主席张怀西等领导为获奖者颁奖。

2009 年中国药学会-赛诺菲安万特青年生物药物奖 2009 年 10 月 23 日,2009 年中国药学会-赛诺菲安万特青年生物药物奖评选结果揭晓,中国药品生物制品检定所李长贵、第三军医大学药学院毛旭虎、中国药科大学生命科学与技术学院刘煜、天津中医药大学中医药研究院崔元璐、山东大学药学院张娜、中国医学科学院医药生物技术研究所王真、石药集团中奇制药技术石家庄有限公司李春雷、合肥工业大学化工学院张洪斌获奖。

2009 年中国药学会-石药集团青年药剂学奖 2009 年 10 月 23 日,2009 年中国药学会-石药集团青年药剂学奖评选结果揭晓,北京大学药学院王坚成、中国药科大学尹莉芳、复旦大学药学院蒋晨、浙江大学邱利焱、四川大学华西药学院黄园、开滦集团有限责任公司医院白秋江获奖。

2009 全国博士生学术会议(药学) 2009 年 10 月 16 ~ 18 日,由教育部学位管理与研究生教育司以及国务院学位委员会办公室主办、中国药科大学承办的 2009 年全国博士生学术会议(药学)在南京召开。全国 45 所科研院所、高校的近百名博士生和从事研究生教育的有关领导及专家参加会议。大会分 4 场特邀报告和 36 个专题报告,中国药科大学尤启东教授、郝海平教授,上海药物研究所缪泽鸿教授,南京农业大学李飞教授作大会报告。与会代表围绕“创新药物研究中的科学问题和关键技术”的主题进行学术交流,探讨在创新药物研究中取得的新成果、新进展、新技术和新经验,参会的近百名博士生代表分“生物药物”、“化学药物及药物设计”、“天然药物与中药”三个专场。大会学术委员会评出一等奖 3 名、二等奖 6 名、三等奖 15 名。

全国首届中医药博士生创新发展论坛 2009 年 7 月 11 ~12 日,由国务院学位办、教育部学位管理与教育司主办,北京中医药大学承办的“全国中医药博士生创新发展论坛”在北京召开。会议收到论文 85 篇,其中 50 篇优秀论文的作者应邀出席会议进行学术交流。论坛主题为中医药创新与发展,与会代表围绕中医药发展之路、中医药与现代医学技术的结合、中医药教育管理等方面进行学术探讨。特邀刘少君教授作报告,他的报告立足于当今世界最前沿的分子生物学、计算生物学理论与技术向大家展现了现代微观医学的魅力;高思华教授从《内经》理论阐述了对“阴阳”、“五行”的认识;王庆国教授将中医药与现代实验技术相结合,说明名优中药二次开发的必要性和基本步骤。

2009 年度江苏省研究生培养创新工程项目 2009 年 8 月 31 日,江苏省学位委员会、江苏省教育厅印发《关于公布江苏省研究生培养创新工程 2009 年度项目评选结果的通知》(苏教研〔2009〕10 号)。其中博士生自然科学类科研创新项目药学类的有:东南大学王晓来的“银杏叶治疗糖尿病血管钙化的细胞及分子机制”,江苏大学赵江丽的“夏枯草中镇静、催眠活性成分及其作用机制研究”,南京医科大学谢利平的“糖尿病和心血管系统疾病发病机制及药物防治作用研究;内皮型一氧化氮合酶(eNOS)的调控机制研究”,南京医科大学陆小伟的“白藜卢醇载药纳米微球对缺血再灌注脑损伤保护作用的研究”,南京中医药大学桑峰的“苓桂术甘汤对老年性痴呆的作用及其相关机制研究”、陈超的“从“肺与大肠相表里”探究金欣口服液治疗小儿 RSV 肺炎作用机制”、洪兵的“中药复方糖脂清对 2 型糖尿病大鼠胰岛 β 细胞功能的影响及机制”、徐飞的“泽泻醇类化合物降脂作用分子机制研究”、周灵君的“炉甘石炮制机制及敛口生肌作用机制研究”、宋珅的“采收、加工过程对莪术油的影响研究”、刘圣金的“矿物药(青礞石)及其制剂质量控制技术研究”,中国药科大学徐丹的“新型双靶点受体型酪氨酸激酶抑制剂设计与合成研究”、林丽萍的“毛冬青中抗血栓五环三萜及其结构修饰和生物活性评价”胡正芳的“麦冬皂苷抗心血管疾病活性及其构效关系研究”、宋凯的“基于小分子-硫酸乙酰肝素糖链相互作用的天然药物筛选”、刘静娴的“酪氨酰 tRNA 合成酶文库的设计、建立及优化”、薛建鹏的“STAT5b 基因表达特异性的荧光分子信标的构建”、吴旭日的“独特的双羰基还原酶催化特性研究”、曹进的“肿瘤坏死因子受体Ⅰ(TNFRⅠ)PLAD 结构域的构建表达与 PEG 定点修饰”、岑娟的“PⅠ-3K/Akt 与 NO/cGMP 的关联性在炎症诱发血栓形成中的作用及药物干预”、李秀敏的“基于氧化型 DA-α-syn 抑制 CMA 降解通路之真武汤抗帕金森作用”,扬州大学祝娉婷的“半枝莲活性成分下调磷脂转运蛋白抗动脉粥样硬化功能及分子机制研究”、钱亚云的“南蛇藤活性成分抑制肝癌血管形成及调节免疫功能机制”。硕士生自然科学类科研创新项目药学类的有:徐州医学院郎娅淞的“木犀草素抗早期动脉粥样硬化作用及机制研究”,南京中医药大学 陈海彬的“消癌解毒方对肝癌组织微环境树突状细胞的影响”、张华俊的“养精胶囊对 DAZ 基因缺失所致无精子症干预的价值”、董宇的“血压平喷雾剂鼻腔给药脑部递药及影响因素研究”,中国药科大学岳蕾的“薯蓣皂苷元调节单核细胞组织因子表达信号转导通路研究”、沈晔的“植物多糖 DIP 结构、抗病毒谱及抗 VZV 作用机制研究”,扬州大学祁鸣的“纳米三唑酮分散包腾片的研究”入选江苏省 2009 年度普通高校研究生科研创新计划。

辽宁省科技进步奖 2009 年 9 月 4 日,辽宁省科学技术奖励委员会办公室在网上发布《2009 年度辽宁省科学技术奖公告》,其中药学类的有沈阳药科大学的环糊精包合物技术获一等奖;辽宁中医药大学的“冠心康对同型半胱氨酸致动脉硬化的实验研究”、沈阳药科大学的“微粒型系列口服缓释制剂研制”、中国医科大学药学院的“探索肺动脉高压药物治疗作用靶点,建立肺动脉高压药理学理论体系”获二等奖。大连医科大学的“中药免疫组学研究平台的构建”,辽宁中医药大学的“制约人参产业化的关键技术研究”、“不同活血化瘀中药对糖尿病周围神经病变作用机制研究”、“鹿力壮骨中药对骨质疏松症骨钙-肠钙-肾脏钙转运的调节机制研究”、“中草药抗皮肤光老化筛选的实验研究”、“定心方治疗心律失常疗效及作用机制研究”、“鼻力宝胶囊治疗慢性鼻炎临床与实验研究”,沈阳药科大学的“溃疡性结肠炎治疗药巴柳氮钠原料及片剂的开发研究”、“新药阿司匹林双嘧达莫缓释胶囊的研究与开发”获三等奖。

2009 年 46 所高等药学院校(系)、2 所药物研究机构硕士生、博士生导师基本情况 据 2009 年底统计,2009 年硕士生导师 2 004 人,博士生导师 637 人,详见表 15。

表 15 2009 年高等药学院校(系)硕士生、博士生导师基本情况

专业名称	硕士生导师数	博士生导师数
药物化学	275	127
天然药物化学	66	33
生药学	126	36
药物分析学	185	52
药剂学	260	62
药理学	258	125
微生物与生化药学	84	35
中药学	291	61
中药分析学	16	2
中药化学	7	2
中药鉴定学	4	2
中药炮制学	3	1
中药生物技术学	2	1
中药药理学	8	3
中药制剂学	11	3
中药资源学	4	1
中西医结合基础	14	6
制药工程学	21	15
靶向药物设计学		1
临床药学	31	5
企业管理	23	
社会与管理药学	13	5
生物化工	39	
生物化学与分子生物学	53	2
药事管理学	35	16
药物代谢动力学	9	7
药物设计学	4	6
药学信息学	4	2
有机化学	29	10
分析化学	18	
工业催化	8	
海洋药物药学	4	2
化学工程	20	
化学工艺	18	
化学生物学	9	11
环境工程	7	
思想政治教育	2	
无机化学	9	
药物经济学	3	1
药物生物信息学	3	2
应用化学	28	
合计	2 004	637

2009 年部分药物研究机构博士生毕业论文题录(22)

(1)北京协和医学院药物研究所

序号	毕业论文题目	导 师	研究生
1	硝克柳胺防治糖尿病并发症作用机制研究	陈晓光	李洪燕
2	4(3*H*)喹唑啉酮、1,4-苯并二氮杂䓬-2,5(1*H*)-二酮衍生物的合成新方法及其生物活性研究	刘 刚	吴 浩
3	1. 取代多样性导向的吲哚衍生物的合成;2. 拮抗 CKLF1 与 CCR4 相互作用的新型小分子的发现、构效关系及结构优化	刘 刚	王冬梅

(表1)

序号	毕业论文题目	导师	研究生
4	Tlr4mut 小鼠自发性肺气肿的发病机制和治疗干预	胡卓伟	王青青
5	性腺切除对小鼠脑衰老和脑热休克蛋白表达的作用,及 FLZ 抗 Abeta 生成的作用	刘耕陶	侯艳
6	上皮来源肿瘤中 TGF-beta 与 EGFR 信号转导通路相互作用关系研究;新型紫杉烷类化合物逆转 MDR 活性机制研究	陈晓光	张翼
7	MEKK1 与胰腺癌发生发展关系研究;Icogenin 体外抗胰腺癌作用及其机制研究	陈晓光	苏富琴
8	1. 亚胺吩嗪类抗结核药物研究;2. 一种 2,3-无取代含硝基吲哚合成方法的研究	尹大力	刘凯
9	双环醇对小鼠急性酒精性肝损伤和肝细胞凋亡的保护作用及机制研究	李燕	赵菁
10	双环醇对大鼠肝脏缺血再灌注损伤和肝再生的作用及机制研究	李燕	姚晓敏
11	中药五味子成分的药代动力学及代谢研究	李燕	王宝莲
12	基于神经血管单元防治神经退行性疾病药物筛选和评价研究	杜冠华	刘睿
13	候选药物靶点 ADAMTS1 的研究	杜冠华	彭健豪
14	慢性脑缺血大鼠脑线粒体损伤及中药小续命汤保护机制研究	杜冠华	贺晓丽
15	化合物 DL0705 对帕金森氏病动物模型的治疗作用及机制研究	杜冠华	穆鑫
16	丹酚酸 A 防治心血管疾病机制研究	杜冠华	王守宝
17	DL0407 对神经退行性疾病突触可塑性及学习记忆功能的作用与机制研究	杜冠华	徐蓓
18	毒根斑鸠菊茎皮化学成分研究和内生真菌化学成分研究	庾石山	刘静
19	三七有效部位药效物质基础研究和红花中抗脑缺血活性成分质谱裂解行为及分布研究	庾石山	刘元艳
20	黄药大头茶和铁篱巴果的活性成分研究	石建功	于磊
21	黑龙骨中细胞毒活性化学成分研究;微量强心甾类成分在线结构分析;抗肿瘤活性强心甾的半合成和构效关系研究	庾石山	李勇
22	小花异裂菊的化学成分研究	石建功	樊晓娜
23	新型化合物 FLZ 抗神经退行性变疾病(AD 和 PD)的作用及机制研究	刘耕陶	李宁
24	天麻活性成分 NHBA 及其类似物 B2 的镇静催眠作用及机制研究	刘耕陶	李敏
25	白树化学成分及生物活性研究	于德泉	晏仁义
26	长穗桑化学成分及生物活性研究	于德泉	谭永霞
27	优势结构化合物的理化性质与药代动力学性质研究	刘刚	韩春艳
28	海洋天然产物(-)-Renieramycin G 和(-)-Jorumycin 的全合成研究	刘站柱	廖祥伟
29	药物结构及晶型分析与药物结构功能研究	吕扬	常颖
30	信宜润楠的化学成分研究	石建功	程伟
31	(+)-13a-(*S*)-去氧娃儿藤宁的合成及构效关系研究	庾石山	吕海宁
32	仪花根、叶以及野八角果实化学成分的研究	庾石山	吴先富
33	氟相化学辅助合成寡糖、糖缀合物及糖肽	刘刚	张法
34	甘青大戟的化学成分与生物活性研究	石建功	许文东

(表1)

序号	毕业论文题目	导师	研究生
35	钾离子通道在帕金森氏病细胞和动物模型中作用和机制的研究	王晓良	石桥桥
36	快速老化模型小鼠增龄过程中脑蛋白质组学及差异点——泛素 C 末端水解酶的研究	王晓良	朱蕾
37	天然产物来源的胰岛素增敏剂药理作用及其作用机制研究	刘耕陶	陶荣亚
38	人谷氨酰胺:6-磷酸果糖酰胺转移酶抑制剂的筛选及 Rhein 改善胰岛素抵抗和脂代谢紊乱作用的实验研究	陈晓光	刘倩
39	糖性白内障相关方法学、病理机制及药物作用研究	申竹芳	冀立霞
40	延迟整流钾通道 kv2.1 在氧糖剥夺介导细胞损伤中的作用及相关药理学研究	王晓良	袁辉
41	肝癌干细胞生物学特性及其分子机制研究	胡卓伟	王永胜
42	调节炎症和纤维化防治小鼠肿瘤转移	胡卓伟	严君
43	调节心脏组织免疫微环境抑制阿霉素所致心脏异常重构及心功能障碍	胡卓伟	张晓伟
44	靶向攻击 TLR2 或 CD19 防治小鼠腹主动脉瘤	胡卓伟	闫慧敏
45	DEDD 与 Smad3 相互作用负性调节 TGF-β 介导的生物学活性	胡卓伟	薛箭飞
46	掌叶苹婆的化学成分及药理活性研究	张培成	夏鹏飞
47	1. 高尚芦荟中具有 BACE1 抑制活性的色原酮苷类成分研;2. 醌式查尔酮及其类似物的合成。	张培成	吕亮
48	基于 RRLC-MS/MS 方法的乳腺癌及宫颈癌的代谢组学研究	再帕尔	陈艳华
49	左旋正丁基苯酞的不对称合成研究及新型氨基醇配体的设计合成和应用二四氢异喹啉铂配合物的合成及活性研究	刘站住	徐更
50	新型金属酞菁类光敏剂体内外抗肿瘤活性和光毒性的研究	申竹芳	李超
51	五环三萜多样性化合物库和紫杉烷二萜 D-seco 衍生物的设计与合成	方唯硕	王少戎
52	苯乙醇苷类化合物及其混合物组分群的质谱分析方法以及 LC-MS/NMR 相关谱分析方法研究	再帕尔	刘影
53	中药材有效化学成份的晶型研究	吕扬	安会梅
54	活性天然产物 Goodyeroside A 与 Kinsenoside 的全合成研究及结构修饰	尹大力	张锋
55	远志皂苷单体抗痴呆作用及机制研究	陈乃宏	薛薇
56	趋化素样因子 1 在大脑皮层发育过程中的作用及其作用机制的研究	陈乃宏	王真真
57	1. 通过平行动力学拆分法半合成紫杉醇及其类似物 2. 对耐药肿瘤有效的紫杉醇类似物的设计与合成	尹大力	陈安平

(2)中科院上海药物研究所

序号	毕业论文题目	导师	研究生
1	PSD-95 对多巴胺 D1 受体的相互作用及功能调控的研究	镇学初	孙佩华
2	GSK-3β 与多巴胺 D1 受体的相互作用及功能调控	镇学初	王晶茹

（续表）

序号	毕业论文题目	导 师	研究生
3	1. 四种药用植物化学成分及生物活性的研究；2. B 环 4′-单取代黄酮和 rocaglaol 类似物的合成及生物活性研究	赵维民	冯加权
4	TAT-LPC 蛋白对肝癌细胞生长的抑制作用及其生物学机制研究	赵慕钧	陈光明
5	补骨脂酚、油菜素内酯及其衍生物的活性和合成研究	李援朝	陈红莉
6	Bcr-Abl 抑制剂 HH-GV-678 的抗肿瘤作用和机制研究	楼丽广	罗海山
7	多功能脂质纳米粒作为基因非病毒载体的研究	李亚平	徐郑虹
8	胰高血糖素样肽-1 受体与神经调节肽 U 受体非肽类调节剂的筛选及药理学研究	王明伟	苏昊然
9	选择性糖皮质激素受体调节剂的发现与药理学研究	王明伟	李群益
10	GLP-1R 激动剂抗肥胖作用和 FPRL1 激动剂抗肺纤维化作用的药理学研究	王明伟	何 敏
11	1. 五种药用植物化学成分和生物活性的研究；2. 一类抗真菌天然产物全合成研究的探索	叶 阳	徐勇将
12	植物来源活性化合物的提取、鉴定和结构修饰	叶 阳	葛 凡
13	基于多靶点策略的抗 2 型糖尿病先导结构发现	沈 旭	张 余
14	以核受体为靶标的抗代谢性疾病先导结构发现	沈 旭	林忠辉
15	2 型糖尿病相关新信号通路发现及分子机制探讨	沈 旭	沈 鸿
16	新型 CBR1 拮抗剂的发现及其抗代谢性疾病研究	蒋华良	王 旭
17	阿朴菲(Aporphine)衍生物的设计、合成及其生物活性研究	张 翱	刘志礼
18	1. 绞股蓝皂苷 PTP1B 抑制剂的构效关系研究；2. 两种橐吾的化学成分研究	胡立宏	徐吉庆
19	天然活性成份构效关系研究：1. 小檗碱类似物的合成及其治疗糖尿病的构效关系研究；2. 抗肿瘤药长春碱酰胺类似物的设计、合成及构效关系研究	胡立宏	章涵堃
20	天然活性成分全合成及构效关系研究	胡立宏	甘贤文
21	小分子诱导蛋白质构象变化的动力学研究	蒋华良	陈 志
22	优势结构药物分子的设计、合成和药理活性研究	蒋华良	叶德举
23	*Hp*FabZ 抑制剂和 GRP40 拮抗剂的药物设计、合成和药理活性研究	蒋华良	贺凌燕
24	石杉碱甲对大鼠脑缺血损伤的保护作用及其炎症相关机制	唐希灿	王 娟
25	若干重要蛋白质及多肽的核磁共振研究	林东海	洪 晶
26	抗糖尿病和抗肿瘤药物的设计、合成及药理活性研究	沈建华	叶阳亮
27	11α-羟甾脱氢酶 1 抑制剂的设计、合成和药理活性测试	沈建华	张 旭
28	天然化合物对骨骼肌中糖脂代谢及相关信号通路的调控研究	冷 颖	周 舟
29	脂蛋白相关磷脂酶 A_2 表达调控机制及其在动脉粥样硬化中的作用研究	王逸平	王文义
30	丹酚酸 B 镁及其同系物改善血液循环的机制研究	王逸平	陈 莉
31	GB-A 对脂代谢紊乱及早期动脉粥样硬化的防治作用及其机制研究	王逸平	胡苗苗
32	七种植物化学成分及生物活性研究	岳建民	陈华东
33	三种药用植物的化学成分研究	岳建民	袁 涛
34	基于酶的小分子调节剂的发现及其作用机制研究	李 佳	杜俊卿
35	选择性雌激素受体配体的设计与合成	谢毓元	陈冬冬
36	高效 PI3K 抑制剂的设计、合成及活性研究	谢毓元	王 嘉
37	六种海绵和一种红树的化学成分和生物活性研究	郭跃伟	薛多清
38	五种中国南海无脊椎动物的化学成分与生物活性研究	郭跃伟	陈思汉
39	AMPK 激活剂的设计合成和天然产物 Lathyranoic Acid A 全合成研究	南发俊	于丽芳
40	天然产物 Chlorohdolides A 的全合成研究及 CDC25B 抑制剂的构效关系研究	南发俊	刘 勇
41	基于色酮的多样性合成及天然石杉碱乙的全合成	胡有洪	程 刚
42	新型蛋白酪氨酸激酶抑制剂的筛选及作用机制研究	丁 健	马金贵
43	新型水溶性雷帕霉素衍生物 Y31 抗肿瘤作用及分子机制研究	丁 健	杨 娜
44	新型有丝分裂抑制剂 MT 系列化合物抗肿瘤作用及分子机制研究	丁 健	张志翔
45	青蒿素类化合物抗肿瘤及耐药机制研究	丁 健	陆金建
46	化合物抗乙肝病毒活性的筛选及其机制研究	左建平	石丽萍
47	青蒿素衍生物 SM934 治疗系统性红斑狼疮药效及机制研究	左建平	侯立飞
48	两种含硫药物代谢物的结构鉴定和蝙蝠葛碱活性代谢中间体的捕获	钟大放	王玉亚
49	昂丹司琼、亚叶酸钙和多沙唑嗪立体选择性药代动力学研究	陈笑艳	刘 可
50	SM6-DG 对 COX-2 表达的抑制及其作用机制的研究	冯林音	蔡 欣
51	基于钯催化偶联策略的香豆素类化合物的合成研究	徐明华	陈 磊
52	1. 新型非核苷类抗乙肝病毒抑制剂及其构效关系研究；2. 两种乌头中二萜生物碱成分研究	段文虎	曲世津
53	干扰素-gamma/STAT1 信号通路在肿瘤细胞中的调控及其小分子激动剂机制研究	俞 强	陈志敏
54	磺酰胺类化合物 AH-487 及其类似物的抗肿瘤机制研究	俞 强	刘祖龙
55	天然环氧化合物 HJB 及 TPL 的抗肿瘤分子机制研究	俞 强	王 颖
56	构象约束的多肽 HIV-1 整合酶抑制剂的设计、合成和构效关系研究	龙亚秋	黄少胥

（续表）

序号	毕业论文题目	导　师	研究生
57	靶向 EGFR 信号传导通路的肿瘤抑制剂的设计、合成以及构效关系研究	龙亚秋	周足宇
58	Neuregulin1 及 ErbB 受体在精神分裂症动物模型中的研究	冯林音	方磊平
59	1. 靶向线粒体功能的小分子调节剂的发现与作用机制研究；2. JSP-1 抑制剂的发现与作用机制研究	李　佳	邱蓓颖

2009 年部分药学院校（系）博士生毕业论文题录（24）

（1）中国药科大学

序号	毕业论文题目	导　师	研究生
1	银杏内酯注射液的制备工艺、质量控制、药代动力学及其对脑缺血再灌注大鼠脑脊液的影响	安登魁 盛龙生	章晨峰
2	东莨菪素对类风湿关节炎滑膜新生血管生成的抑制作用及机制研究	戴　岳	潘　蓉
3	毛细管电泳新型多糖手性选择剂和混合手性拆分系统的研究	杜迎翔	朱粉霞
4	当归资源化学研究与生物活性评价	段金廒	吕洁丽
5	苦丁茶冬青皂苷降血脂及抗动脉粥样硬化的实验研究	顾月清	郑　姣
6	藤黄酸抑制肿瘤血管生成作用及其机制研究	郭青龙	卢　娜
7	藤黄酸抗肿瘤细胞侵袭作用及机制研究	郭青龙	齐　琦
8	千层纸素诱导肿瘤细胞凋亡作用及其机制研究	郭青龙	刘　娓
9	蜂胶质量控制与体内代谢研究	果德安 李　萍	沙　娜
10	新型荧光探针在近红外荧光分子成像中的应用研究	胡育筑	陈海燕
11	量子点荧光探针的制备及其在药物分析中的应用研究	胡育筑	王运庆
12	氮杂靛玉红、氮杂异靛蓝类衍生物的设计、合成和细胞周期蛋白依赖性激酶抑制活性研究	华维一 姚其正	王朝晖
13	新型（*S*）-2-氰基吡咯烷类二肽基肽酶-Ⅳ抑制剂的设计、合成和生物活性研究	黄文龙 张惠斌	沙向阳
14	一氧化氮供体型联苯双酯衍生物 ZK14 体内与体外的抗肝纤维化作用及机制研究	季　晖	戴　丽
15	1. 糖皮质激素在 COPD 急性加重期近、远期疗效及安全性研究；2. 医院药物不良反应发生率、严重性及造成的经济损失	季　晖	苏长海
16	新型抗炎药物-COX 和 5-LOX 双重抑制剂 ZLJ-6 药效学研究及在动脉粥样硬化早期的应用	季　晖	李立文
17	激活的内皮素 1-NADPH 氧化酶通路介导大鼠心肌病、糖尿病肾病和性功能障碍及药物治疗	季　晖 戴德哉	徐　明
18	脐带动脉血血清蛋白质组学分析研究	季　晖	宋红娟
19	Endostar 对 NSCLC 转移的影响及 OPN 相关机制	季　晖 刘国卿	倪庆桂
20	降纤酶的质量分析及糖基化研究	金少鸿	罗晓清

（续表）

序号	毕业论文题目	导　师	研究生
21	药品质量与安全相关性研究——鱼腥草注射液致严重不良反应的研究	金少鸿 林瑞超	吴　毅
22	兴安石竹及清明花的化学成分研究	孔令义	马　丽
23	大叶石头花三萜皂苷成分研究与齐墩果酸衍生物的合成	孔令义	聂　鳌
24	水茄和牛茄子两种茄属植物甾体皂苷成分研究	孔令义	陆园园
25	金银花活性成分的体内代谢和药代动力学研究	李 萍	罗永东
26	基于毛细管电泳在线预浓缩技术的建立及其在中药质量评价中的应用	李　萍	曹　君
27	基于单味药材分析的药对研究——甘草、黄芪，甘草、附子配伍研究	李　萍	赵　静
28	山银花质量评价及代谢研究	李 萍	陈春云
29	基于生物辅集——化学在线分析的中药药效物质研究新方法的建立及应用	李　萍	齐炼文
30	复方丹参方质量评价研究	李　萍	夏　黎
31	姜中姜酚类成分的分离与代谢研究	李　萍	王　伟
32	酸枣仁的代谢与质量标准研究	李　萍	鲍康德
33	银杏内酯抗血管性痴呆作用及其机制研究	李运曼 刘国卿	龚晓健
34	三白草和（干燥、新鲜）鱼腥草的化学成分研究	梁敬钰	曲　玮
35	泽漆和小花八角的化学成分研究	梁敬钰 闵知大	耿　禑
36	绿衣枳实和银杏根的化学成分研究	梁敬钰	余　平
37	小檗碱体内外代谢处置及药效物质研究	刘昌孝 王广基	刘乙潼
38	重组人甲状旁腺素 1-34 肽类似物的研究	刘景晶	凤　姣
39	1. 抗 GRP DNA 疫苗的研制及其抗肿瘤作用研究；2. 速效前体人胰岛素的研制及其性质研究	刘景晶	鲁　勇
40	分枝杆菌热休克蛋白 65（HSP65）相关表位在抗动脉粥样硬化斑块形成中作用	刘景晶	孙云霄
41	具有治疗Ⅰ型糖尿病作用的疫苗研制和免疫学机制探讨	刘景晶	王华倩
42	以热休克蛋白 65/60 为基础的抗动脉粥样硬化疫苗研究以及人源热休克蛋白 60P277 片段对动脉粥样硬化的诱发作用研究	刘景晶	熊祺琰
43	龙葵中甾体类生物碱化学成分及药理研究	刘景晶	李明慧
44	构建基于信息资源的医疗机构内安全用药系统的研究	刘乃丰	徐厚明
45	细胞色素 *P*450 2*C*9、2*C*19 基因多态性对中国汉族健康志愿者格列齐特药代动力学和药效学的影响	刘乃丰	邵华
46	关木通等含马兜铃酸中药的质量及其肾毒性代谢组学研究	刘文英 王广基	樊夏雷
47	菝葜和悬铃木化学成分的研究	刘文英 刘静涵	杨春华
48	丹酚酸类物质对内源性物质代谢调节及其心血管保护新机制	刘晓东	曹彦光

（续表）

序号	毕业论文题目	导师	研究生
49	糖尿病导致大鼠脑内 amyloid beta-peptide (1-40)水平升高	刘晓东	刘耀武
50	两种配比的当归芍药散及其活性成分抗 AD 的实验研究	马世平	钟树志
51	三种天然药物中萜类成分及其活性研究	马世平 刘静涵 胡立宏	王吓长
52	奥曲肽介导的肿瘤细胞靶向脂质体研究	平其能	王　宇
53	环孢素 A 眼用生物黏附脂质纳米载体的研究	平其能	沈　洁
54	基于中药舒胸片组分配伍的微乳及其吸收机制	平其能	戚建平
55	格列吡嗪三种缓释剂型的制备及三种制剂犬体内药动学研究	平其能	范文源
56	西红花酸对失血性休克大鼠心肾损伤的改善作用及其作用机制探讨	钱之玉 季　晖	闫俊岭
57	1. 西红花酸对缺血缺氧性脑损伤的保护作用及机制;2. 茯蓉总苷的促智作用及其机制	钱之玉	皋　聪
58	天然五环三萜化合物的结构修饰与靶标蛋白研究	孙宏斌	张丽颖
59	齐墩果酸衍生物的设计、合成及生物活性研究	孙宏斌	程克光
60	三七、桔梗质量控制及梅叶冬青叶的化学成分研究	屠鹏飞 李　萍	白长财
61	微生物催化潜手性芳香酮的不对称还原及关键酶基因的克隆	王　旻	张　芳
62	血管内皮生长因子受体 2 胞外 3 区(KDR3)的制备及其单链抗体的筛选	王　旻	张　娟
63	人 IL-21、可溶性 IL-21 受体表达与抗 IL-21 单链抗体筛选	王　旻	张　弢
64	盐胁通下木榄蛋白质量组的变化及其生理效应	王　旻	刘　睿
65	重楼与云南白药的活性成分和质量评价研究	王　强	刘潇潇
66	广西、云南民间抗糖尿病用药的活性成分及质量评价研究	王　强	杨　杰
67	东莨菪素和东莨菪苷的体内分析研究	王　强	夏玉凤
68	肠道微生物群落与小檗碱降血脂关系的研究	王广基	顾胜华
69	基于体内外物质组策略的脉络宁注射液复杂成分代谢与药效物质研究	王广基	崔　楠
70	23-羟基白桦酸协同增敏抗肿瘤药的药效及药代动力学机制研究	王广基	郑媛婷
71	人参皂苷 Rg1 脑部转运及血脑屏障保护作用机制的研究	王广基	王　睿
72	基于药物代谢酶的生脉方配伍机制研究	王广基	赖　力
73	基于代谢组学的心肌缺血中医病证表征及方证对应研究	王广基	严　蓓
74	基于药效物质组的参麦注射液整合药代动力学及其临床合理用药研究	王广基	夏春华
75	甘草酸对基于肝脏转运蛋白的药物处置的影响	王广基	杨　劲

（续表）

序号	毕业论文题目	导师	研究生
76	人参总皂苷双向调节血压药效学作用及其代谢组学研究	王广基	陆益红
77	人参皂苷 Rg3t Rh2 在大鼠体内的脱糖基动力学研究	王广基	任红灿
78	新型 AT_1 受体拮抗剂 Ib 的降压作用及其机制研究	王秋娟 季　晖	王　玉
79	Rep 蛋白介导的 hFIX 在转 AAVS1 基因小鼠体内的定点整合和长期表达研究	王秋娟 薛京伦	许正新
80	当归芍药散治疗痛经作用机制及物质基础研究	王秋娟 段金廒	华永庆
81	晶帽石斛的活性成分研究及黄酮类成分在石斛属植物中的分布	王峥涛	王　磊
82	郁金化学成分与质量评价研究	王峥涛	王丽瑶
83	川楝子的化学成分及安全标准研究	王峥涛 张　勉 余伯阳	谢　帆
84	款冬花的活性成分与质量评价	王峥涛 张　勉	吴　笛
85	果糖类似物的设计、合成及抗肿瘤活性研究	吴晓明 孙宏斌	牛　犇
86	天然活性产物 3-甲基-7,8-二羟基异色满酮-4 及其衍生物的合成、生物活性及构效关系研究	吴晓明 徐进宜	刘　洁
87	SMYD3 靶向调控原癌基因 c-Met 表达及 Hsp90 抑制剂对 SMYD3 作用机制研究	奚　涛	邹佳宁
88	重组抗肿瘤融合肽 NuBCP-9/(Gly4Ser)3/Tumstatin(74-98)原核表达、纯化与活性研究	奚　涛	杨家森
89	胆碱能抗炎通路在高血压器官损伤中的作用及机制研究	奚　涛	李冬洁
90	DNA 单链制备技术及其在焦磷酸测序中应用研究	奚　涛	杨会勇
91	1. 海洋放线菌 AFN1007 和 AFN2001 的研究;2. 极地海洋低温石油降解菌的研究	奚　涛	杨广水
92	药物动态信息库的开发与应用	相秉仁	张旭松
93	光谱学方法在呫吨酮类化合物与人血清白蛋白相互作用研究中的应用	相秉仁	王　腾
94	CHYG 中药活性部位复方制剂研究	杨中林	张伟东
95	BHSC 组方机制及制剂研究	杨中林	许　蕾
96	新型乙二胺类抗结核药物的设计与合成	姚其正 杨玉社	孟庆义
97	黄嘌呤氧化酶抑制剂的设计、合成及生物活性研究	姚其正	冯明声
98	五指毛桃和钩吻的化学成分研究	叶文才 张晓琦 王　英	轧　霁
99	杠柳和石蒜的活性成分研究	叶文才 殷志琦 张晓琦	王　磊
100	1. 兴安白头翁化学成分研究;2. 救必应化学成分研究	叶文才 赵守训	孙　辉
101	天然产物藤黄酸衍生物的设计合成及抗肿瘤活性研究	尤启冬	张　磊

（续表）

序号	毕业论文题目	导 师	研究生
102	四氢咔啉类纺锤体驱动蛋白(KSP)抑制剂的设计、合成和抗肿瘤活性研究	尤启冬	阮秀琴
103	计算机辅助组蛋白去乙酰化酶抑制剂的设计、合成与生物活性研究	尤启冬	陈亚东
104	苯并六元杂环类逆转录酶抑制剂的设计、合成与生物活性研究	尤启冬	黎文海
105	天然产物藤黄酸化学合成研究:4-氢代-三环[4、3、1、$0^{3,7}$]葵烯-2-酮桥环化合物的设计、合成及其抗肿瘤生物活性研究	尤启冬	刘晓蓉
106	组织因子天然抑制剂的发现及其作用机制研究	余伯阳 寇俊萍	蒋文雯
107	当归芍药散配伍的体内过程研究	余伯阳 朱丹妮	陈林霖
108	FKB等黄酮类化合物的肝毒性机制研究	余伯阳	李 娜
109	基于微生物转化的五环三萜结构修饰及活性研究	余伯阳 张 吉 刘吉华	钱利武
110	中药中农药多残留测定方法的探索研究	余伯阳	郭 青
111	基于抗氧化活性的生物活性和化学相关指纹的构建及其在中药质量评价研究中的应用	余伯阳	丁晓萍
112	罗通定在大鼠体内代谢与Streptomyces griseus转化相关性及其主代谢产物活性研究	余伯阳	牟昀雅
113	南北五味子安神功效的物质基础研究	余伯阳	徐丽华
114	鲁斯可皂苷元体内特异性结合蛋白的发现与功能研究	余伯阳 寇俊平	黄娅琳
115	中国保健食品及其产业发展策略研究	余伯阳	周丽娟
116	中药产业现代化发展	余伯阳	马爱霞
117	新型四氢异喹啉化合物的设计、合成与生物活性研究	张 灿 孙宏斌	薛玲静
118	复方丹参方配伍规律及活性整合指纹图谱研究	张伯礼 余伯阳 朱丹妮	常艳旭
119	甘草次酸对非酒精性脂肪肝病的保护作用及机制研究	张陆勇 周慧萍	吴旭东
120	靶向性NO供体型齐墩果酸衍生物设计、合成和抗肝癌活性	张奕华	黄张建
121	蝶啶类一氧化氮合酶调控剂的设计、合成及生物活性研究	张奕华	马 飞
122	天然产物exophilin A和相关化合物的全合成及初步活性研究	张奕华 伍贻康	吴建忠
123	手性1,2-环已二胺衍生物为配体的铂(Ⅱ)配合物及其抗肿瘤活性研究	张奕华	佟太锋
124	银杏叶提取物防治糖尿病肾病的物质基础及及作用机制研究	张尊建	汤道权
125	SNP和基因表达量的检测新技术研究及其在疾病诊断中的应用	周国华	黄 欢
126	注射用羟喜树碱脂质体制剂的研究	周建平	谢 俊
127	基于新型穿膜肽的生物大分子口服给药系统研究	周建平	张振海
128	新型壳聚糖衍生物尿刊酸修饰的壳聚糖作为肿瘤基因治疗载体的研究	周建平	王 伟
129	透明质酸修饰的新型非病毒基因载体研究	周建平	卢 韵

（续表）

序号	毕业论文题目	导 师	研究生
130	桂枝茯苓丸药效物质基础与配伍规律研究	朱丹妮 余伯阳	陈 露
131	叶酸介导肿瘤靶向伊立替康脂质体的研究	朱家壁	张自强
132	地塞米松眼用纳米立方液晶的研究	朱家壁	甘 莉
133	肺表面活性物质作为干粉吸入剂吸收促进剂的研究	朱家壁	张 勇
134	花彩片的设计与研制	朱家壁	杨 燕

(2)沈阳药科大学

序号	毕业论文题目	导 师	研究生
1	冬凌草甲素及肿瘤坏死因子TNF-α诱导小鼠成纤维肉瘤L929细胞死亡的机制研究	邱 峰	程 岩
2	人血管内皮生长因子克隆、表达、纯化及单克隆抗体制备的研究	吴春福	邹检平
3	应激与"上火"-广东凉茶作用机制与物质基础研究	姚新生	何蓉蓉
4	菲并吲哚里西定衍生物的合成及其抗癌活性研究	程卯生	付 晔
5	抗癌新靶点PAKs和GSTπ的分子模拟及其酶抑制剂的分子设计	程卯生	王 健
6	以CYP26A1为靶点的维甲酸代谢阻断剂的设计、合成和生物活性	程卯生	任金红
7	胆固醇转运蛋白抑制剂的设计、合成及活性研究	程卯生	熊绪琼
8	抗癌活性天然产物甲基原薯蓣皂苷的合成和fesogenin皂苷的合成研究	程卯生	徐庆春
9	黄酮类化合物的合成及抗炎活性研究	胡 春	刘晓平
10	噻唑并三嗪类化合物的设计合成及生物活性研究	胡 春	刘斯婕
11	基于新型细胞因子CKLF1-CCR4小分子抑制剂的设计、合成与筛选	李 松	赵 芳
12	天然黄酮、黄烷、二氢高异黄酮及其相关化合物的合成与抗肿瘤活性研究	宋宏锐	张 良
13	青蒿素衍生物的设计、合成及其抗肿瘤活性研究	赵临襄	杨学林
14	夏天无总碱提取物自微乳化给药系统的研究	陈大为	马宏达
15	新型乳剂提高难溶性药物溶解度及生物利用度的研究	崔福德	尹永梅
16	蜂毒肽口服纳米粒的研究	崔福德	杨琳琳
17	胰岛素无水反胶束形成机制及蛋白结构和生物学活性的研究	邓英杰	张 勇
18	吲达帕胺经皮给药系统的设计与评价	方 亮	任常顺
19	新型薄荷醇酯类衍生物经皮促透作用评价及其促透机制的初步研究	方 亮	赵利刚
20	基于结构预测药物口服吸收/肝清除及生物利用度	何仲贵	李海燕
21	生物分配胶束色谱及其用于评价药物膜转运	何仲贵	陆 榕
22	以PEPT为靶点的阿糖胞苷拟肽类药物的设计、合成与评价	何仲贵	孙勇兵

（续表）

序号	毕业论文题目	导　师	研究生
23	高通量筛选预测体内药物分布行为	何仲贵	隋晓璠
24	β-环糊精修饰的 PH 及温度响应水凝胶药物传递系统的设计与评价	李三鸣	王齐放
25	新型潜在药物载体离子交换纤维载药系统的研究	李三鸣	姚慧敏
26	基于改善布洛芬溶出行为的固体分散体制备方法与性质评价的研究	李三鸣	徐　璐
27	苹果酸共聚物的合成及其在药剂学中的应用	莫凤奎	田大丰
28	壳聚糖维生素 C 复合物作为药物载体的应用	莫凤奎	田晓琳
29	裸花紫珠化学成份的药效学及其制剂学研究	莫凤奎	梁纪军
30	基于提高药物角膜透过性的布洛芬眼部传递系统的设计与评价	潘卫三	李　想
31	长春西汀自微乳化给药系统及其固体化制剂的研究与评价	潘卫三	崔淑霞
32	基于神经网络理论的难溶性药物渗透泵制剂处方设计专家系统的研究	潘卫三	张志宏
33	安宫牛黄鼻用脑靶向制剂的研究	唐　星	黄惠锋
34	胸腺五肽干粉吸入剂的研究	唐　星	王　蕾
35	资源植物朝鲜槐的化学成分、生物活性及其质量控制研究	崔　征	黎　雄
36	毛瓣无患子果皮、怀菊和石榴花生物活性成分的研究	袁　丹	谢媛媛
37	桂枝茯苓胶囊的代谢组学与药代动力学研究	毕开顺	高晓霞
38	盐酸阿比朵尔药代动力学研究	毕开顺	刘　晓
39	液质联用技术对抗癌药物 PAC-1 的代谢研究	陈晓辉	任　磊
40	防风药效物质基础研究与活性成分体内药代动力学研究	陈晓辉	戴锦娜
41	白花蛇舌草抗肿瘤活性成分的研究	郭兴杰	于　莉
42	无梗五加果化学成分分析和 chisanogenin 的药动学研究	李发美	杨春娟
43	莫沙必利的代谢和药物动力学研究	李发美	孙晓红
44	重组 AcNPV 载体系统在家蚕基因功能定量研究中的应用	夏焕章	张　翌
45	组氨酸激酶在马尔尼菲青霉菌中的功能研究	游　松	王　峰
46	山奈酚抑制人结肠癌 AT116 细胞生长的机制研究	张景海	李　暐
47	中国肥胖人群中的 CETP 多态性及其与 HDL 水平的关联	张景海	阮晓洋
48	杨梅素的抗炎免疫调节作用及机制研究	曹颖林	佟　岩
49	κ-受体激动剂在阿片依赖中的作用	曹颖林	王瑜珺
50	红参酸性多糖和匹多莫德的免疫调节协同作用研究	吴春福	杜晓菲
51	葡萄籽提取物 F2 抗胶质瘤活性及作用机制研究	吴春福	张凤娇
52	胆碱酯酶抑制剂类农药的神经毒性及机制研究	吴英良	檀德宏

（续表）

序号	毕业论文题目	导　师	研究生
53	冬凌草甲素及 Fas 激动型抗体 CH11 诱导人肿瘤细胞自噬和凋亡调节机制的研究	吴英良	张亚宏
54	内分泌干扰物 TCDD 与 PCBs 联合暴露复合效应代谢组学研究	邹莉波	卢春凤
55	山豆根化学成分及其黄酮类化合物在电喷雾质谱中的裂解规律研究	华会明	李行诺
56	沙生蜡菊和蓝刺头地上部分的化学成分及生物活性研究	李　铣	张玉伟
57	昆明杯冠藤和 Pfaffia glomerate 的化学成分研究	裴月湖	陈　刚
58	楹树的活性成分研究及仪花中真菌 053 的代谢产物研究	裴月湖	刘　锐
59	茵陈蒿和桑叶的成分以及固相色谱法对茵陈蒿汤效应物质的研究	裴月湖	马宏宇
60	温郁金化学成分及莪术醇大鼠体内代谢研究	邱　峰	楼　燕
61	苦丁茶的化学成分研究	王金辉	左文健
62	多叶姜黄的化学成分研究	吴立军	曲扬
63	人参叶中抗癌活性成分和沙生蜡菊花中降脂活性成分研究	吴立军	王立波
64	两种南海海绵 *Xestospongia testudinaria* 和 *Spheciospongia* sp. 的化学成分研究	吴立军	刘　东
65	关东丁香叶的活性成分及指纹图谱研究	吴立军	冯雪松
66	药乌檀和苦木的化学成分及抗炎活性研究	吴立军	刘军锋
67	小花鬼针草抗前列腺增生活性成分的研究	姚新生	李玉兰
68	田基黄抗缺氧活性成分的研究	姚新生	王晓炜
69	我国医院药学服务定位与组织模式研究	黄泰康	史国兵
70	我国药学技术人员继续教育的理论与实证研究	黄泰康	孟凡莉
71	我国医药企业处方药服务营销模式发展问题	黄泰康	李九翔
72	新药研发项目管理知识体系构建	李　野	邢　花
73	我国药品费用的影响因素与控制机制研究	李　野	厉　李
74	花锚的化学成分与生物活性研究	孙启时	张　进
75	锦灯笼的活性成分及质量评价研究	孙启时	张初航
76	β,β-二甲基丙烯酰紫草素的临床前药代动力学研究	袁　丹	田慧芳
77	黑老虎根化学成分及其生物活性研究	华会明	王　楠
78	茵陈质量控制方法与相关成分药动学研究	毕开顺	谭晓杰
79	醋制芫花的化学成分及其炮制机制研究	王金辉	曾毅梅
80	梭梭的遗传变异性研究	孙启时	王戌梅
81	栓皮栎茎叶化学成分及其生物活性的研究	孙启时	辛　艳
82	马莲鞍属植物抗肺癌活性研究	殷　军	韩　娜
83	虎杖质量控制方法与相关成分药物代谢动力学研究	毕开顺	张文婷
84	rHuEPO 的特异性寡核苷酸适配体的筛选、评价及其应用	李发美	张朝阳
85	新型 β2-肾上腺素受体激动剂的设计、合成及活性研究	程卯生	邢瑞娟
86	6H-[1]苯并噻喃并[4,3-b]喹啉类化合物的合成与抗乙型肝炎病毒活性研究	宫　平	贾　薇

（续表）

序号	毕业论文题目	导　师	研究生
87	双芳基脲类化合物的设计、合成与体外抗肿瘤活性研究	宫　平	姚　鹏
88	嘧啶-2-脲类化合物、Psorospermin类似物抗肿瘤活性研究及环碳环核苷的合成研究	宫　平	杨尊华
89	LHRH拮抗剂的设计合成、活性评价及透膜性研究	刘克良	高永清
90	Asperphenamate衍生物的设计、合成及抗肿瘤活性研究	孙铁民	袁　雷
91	二芳基喹啉类化合物的设计、合成与抗结核活性的研究	孙铁民	蔡志强
92	二种具有结肠定位释药特征中药三黄新剂型研究	陈大为	刘翠哲
93	N-十六烷基乳糖酰胺介导葫芦素B肝靶向SLN的研究	陈大为	王文宇
94	聚L-乳酸电纺纤维和中空微球中药物的酶降解释放	邓英杰	王　浩
95	吲哚美辛5-氟尿嘧啶甲酯的合成及其吸干乳剂的研究	莫凤奎	王　晶
96	乌檀化学成分分离分析与相关成分活性、药动学研究	毕开顺	胡　欣
97	丹参、人参标准提取物复方配伍在大鼠体内的药动学研究	毕开顺	王　莉
98	四乙酰化木犀草素药动学及抗心肌缺血作用研究	毕开顺	陈秀杰
99	陆英的化学成分和质量控制方法研究	毕开顺	张天虹
100	川丁物罗的动物体内代谢和动力学研究	李发美	王艳娟
101	附子主要成分对大鼠毒性的代谢组学研究	李发美	孙　博
102	糖尿病大鼠模型和抗糖尿病药物作用机制的代谢组学研究	李发美	蔡　爽
103	水飞蓟宾诱导人乳腺癌MCF-7细胞凋亡及活性氧生成的机制研究	池岛乔	王红军
104	水飞蓟宾对Aβ25-35诱导的小鼠学习记忆障碍的保护作用	池岛乔	路　平
105	雷公藤内酯醇及其新衍生物的抗肿瘤作用和机制研究	丁　健	周兆丽
106	白念珠菌*CaMCA1*基因的功能研究	姜远英	戴宝娣
107	甘草次酸合成衍生物诱导白血病细胞凋亡及作用机制的研究	景永奎	宋丹丹
108	CM抗糖尿病及其作用机制研究	李建春	刘　铮
109	β-Arrestin2调节突触可塑性和学习记忆功能的机制研究	吴春福	李玉婷
110	苯环己哌啶暴露和异种系母鼠喂养对仔鼠神经行为的长期影响	邹莉波	陆玲玲
111	雌激素β受体选择性调节剂甘草素抗阿尔茨海默病作用的实验研究	邹莉波	刘睿婷

（3）北京大学药学院

序号	毕业论文题目	导　师	研究生
1	L-支链异核苷及其修饰的反义寡核苷酸和小感染RNA的合成、性质研究	张礼和	张　俊
2	紫杉醇pH敏感纳米粒口服给药系统的研究	张　强	吴翠栓

（续表）

序号	毕业论文题目	导　师	研究生
3	中药百部和龙血竭的品种鉴定和质量评价	蔡少青	樊兰兰
4	光活棉酚衍生物的合成、抗肿瘤活性及分子模拟研究	崔育新	张　龙
5	以HIV-1衣壳蛋白为靶的小分子抑制剂的设计、合成及生物活性评价	杨　铭	田保河
6	HIV-1功能酶抑制剂的活性评价及构效关系研究	杨　铭	何梅孜
7	苄胺类氨基二硫代甲酸酯类化合物的抗肿瘤活性及构效关系研究	李润涛	王仲清
8	新型抗肿瘤化合物990207的结构优化及其代谢产物研究	李润涛	韩方斌
9	Ⅰ氮杂糖的合成方法学及生物活性研究；ⅡⅠ化学合成glmS核开关激动剂的研究	叶新山	王冠男
10	稀土化合物对小鼠胚胎成纤维细胞NIH3T3增殖和存活力的影响及有关信号转导机制研究	王　夔	付丽娟
11	有机小分子催化不对称Michael加成及相关反应研究	李润涛	王俊峰
12	熊胆粉和鹅胆化学成分研究及养殖畜禽胆汁成分分析	屠鹏飞	毕　丹
13	两种海洋极端微生物次生代谢产物的化学研究	林文翰	任晋玮
14	显脉羊蹄甲化学成分和抗糖尿病活性研究	杨秀伟 梁　鸿	吴增宝
15	芙蓉菊主要化学成分肠吸收和药代动力学及其α-葡萄糖苷酶抑制活性研究	杨秀伟	吴　琦
16	基于DJ-1为靶点的抗帕金森病新药筛选模型的建立及作用机制研究	蒲小平	曲　伟
17	吗啡对小鼠不同脑区泛素-蛋白酶体途径的调节作用	蒲小平	杨海玉
18	石杉碱甲大鼠鼻腔给药脑组织分布和药物动力学模型化的研究	卢　炜	张彦青
19	以APN/CD13为靶点的多烯紫杉醇PEG-*b*-PLA聚合物胶束的研究	张　强	王　珣
20	红树植物红茄苳和拉贡木的化学成分及其活性研究	林文翰	石　翠
21	1. 白木香叶化学成分及其含量测定和IP2R药代动力学研;2. 长松萝化学成分研究	杨秀伟	冯　洁
22	La^{3+}与钙调蛋白及La^{3+}与钙调蛋白、靶蛋白/靶肽之间的分子识别及作用机制	王　夔	徐　崑
23	P6A衍生物环肽/环拟肽的设计、合成,以及溶血栓活性的评价	赵　明	王　婷
24	卡那霉素A衍生物的设计、合成及活性研究	李中军	樊玉平
25	天然皂苷TTS-12的快速组装策略研究	李中军	姚　潆
26	天然药物成分的神经保护作用暨构效关系研究	蒲小平	张宏宁
27	两类卡那霉素类似物的设计与合成研究	叶新山	严日柏
28	非线性混合效应模型法在中药复方药物动力学和药效学研究中的应用	卢　炜	陈文倩
29	RGD修饰的阿霉素隐形脂质体抑制脉络膜新生血管的基础研究	张　强	许珺辉

（续表）

序号	毕业论文题目	导师	研究生
30	南海海绵 *Xestospongia testudinaria* 和 *Niphates* sp. 化学成分研究	林文翰	姜　薇
31	1. 半乳糖转移酶抑制剂的设计、合成及活性评价；2. 新的氮杂糖型免疫抑制剂的设计、合成及活性评价	叶新山	张国良
32	细辛属来源的药材的性状和显微鉴定研究	蔡少青	李耀利
33	腺癌相关抗原 KH-1 的一釜合成研究	叶新山	张鲸惊
34	红树植物浒树 *Clerodendron inerme*（L.）Gaertn 及其附生微生物的化学成分和生物活性研究	林文翰	刘　薇
35	γ-糖氨基酸的设计与合成	李中军	李妍萍
36	坚龙胆和紫红獐牙菜化学成分研究	果德安	杜新刚
37	肽共价缀合 siRNA 的固相逐步合成以及生物学性质研究	张礼和 杨振军	刘　洋
38	中国南海软珊瑚 *Sarcophyton* sp. 和海绵 *Haliclona cymaeformis* 的化学成分研究	林文翰	奚志芳
39	以 Integrins 为靶标的 PHSCNK 寡肽修饰的阿霉素长循环脂质体	张　强	代文兵
40	RGD 环肽修饰的具有双重靶向功能的紫杉醇 PEG-PLGA 纳米胶束	张　强	尹　婕
41	5′-修饰的腺苷类似物的合成	张礼和 张亮仁	岳　玥
42	五种云南野生食用真菌多糖化学成分及免疫调节活性研究	屠鹏飞	韩晓强

（4）复旦大学药学院

序号	毕业论文题目	导师	研究生
1	乳铁蛋白修饰生物可降解纳米粒脑内递药研究	蒋新国	胡凯莉
2	基于金纳米微粒的化学发光免疫分析和特定序列 DNA 分析	卢建忠	樊爱萍
3	非激素活性甾体的研究：1. 罗库溴铵的合成路线和方法的研究；2. 具有潜在抗 HIV 活性甾体化合物的设计和合成研究	夏　鹏	严　昕
4	DCK 类抗 HIV 化合物的扩展研究	夏　鹏	许世卿
5	丹参酚酸磷脂复合物及其自乳化给药系统研究	方晓玲	高东雁
6	蛙凝素修饰脂质液晶纳米粒介导蛋白多肽药物经鼻入脑的递药特性研究	蒋新国	吴红兵
7	基于核酸适配体化学发光检测新技术的研究	卢建忠	严喜鸾
8	波罗蜜属两种药用植物及紫藤瘤生物活性成分研究	潘胜利 侯爱君	赵　婷
9	益母草碱的合成及其对心血管保护作用的研究	朱依谆	刘新华
10	聚乙二醇化羟基喜树碱转铁蛋白修饰隐形纳米载药系统的肿瘤靶向研究	裴元英	洪鸣凰
11	自组装环肽纳米管介导的药物跨膜转运及其抗肿瘤活性研究	吴　伟	陈　键
12	载脂蛋白 A-I 抑制 THP-1 细胞趋化、粘附、激活及对 HDL 炎症指数的改善作用	吴满平	王　黎
13	新型美普他酚类治疗 AD 的多靶向配体的设计、合成和生物活性	仇缀百	郑　伟

（续表）

序号	毕业论文题目	导师	研究生
14	鞘磷脂合成酶蛋白结构设计、小分子抑制剂发现和活性评价	叶德泳	张　亚
15	metK 对那西肽生物合成的影响和链霉菌高效转座系统的构建	周　珮	张欣城
16	局部给药抗淋巴转移肿瘤的脂质体给药系统构建及其机制研究	陆伟跃	俸灵林
17	Pluronic 修饰的阳离子树状高分子用于非病毒基因给药载体的研究	方晓玲	郝俊国
18	转铁蛋白修饰的 CPT-PAMAM-PEG 复合物的肿瘤靶向研究	裴元英	唐国涛
19	胡椒科植物大叶蒟镇痛、抗抑郁、抗焦虑和毒性研究	潘胜利	幺春燕
20	内部胶凝化脂质体作为药物递送载体的研究	吴　伟	张　蓓

（5）四川大学华西药学院

序号	毕业论文题目	导师	研究生
1	新型糖皮质激素利美索龙的合成路线探索	翁玲玲	杨　炯
2	异黄酮衍生物的合成研究及药理活性初探	翁玲玲	戴德明
3	口服丙泊酚衍生物的设计、合成和生物利用度研究	郑　虎	杨　俊
4	新型氟喹诺酮类抗菌药的设计、合成及抗菌活性初探	翁玲玲	潘　佳
5	1. 紫杉醇 D 环结构修饰研究；2. 铂-三乙胺催化氢化醛及六元环酮的研究	王锋鹏	高　峰
6	1. 叔丁基磺酰基多烯紫杉醇类似物的合成和生物活性研究；2. 吲哚咔唑类生物碱 CEP-701 的合成研究	秦　勇	柯博文
7	吲哚生物碱（±）-Vincorine 的全合成	秦　勇	张　敏
8	高速逆流色谱在天然产物开发中的应用	陈俐娟	彭爱华
9	DPP-IV 抑制剂的设计、合成及药效学评价	吴　勇	王六堂
10	壳聚糖介导的卡托普利肾靶向载体前药的研究	张志荣	符华林
11	以己糖转运系统为基础的脑靶向药物设计	张志荣	陈　茜
12	mPEG-PLGA-mPEG 三嵌段共聚物材料及其纳米粒的生物	张志荣	何黎黎
13	基于代谢组学的六味地黄丸药效物质基础及其作用机制研究	张志荣	谢宝刚
14	泻心汤药效成分药动学相互作用研究	蒋学华	王战国
15	鸢尾黄素与鸢尾苷的药动学研究	蒋学华	刘太明
16	HD 生物药剂学基础及其缓释制剂研究	蒋学华	陈　卓
17	用平行反应模型计算易氧化药物贮存期的理论研究	詹先成	封家福
18	压力液体提取技术用于中药有效成分的提取和指纹图谱研究	李章万	付春梅
19	血红蛋白类携氧载体的心脏保护作用及其机制研究	刘　进	李　涛
20	藁本内酯体内神经保护作用的实验研究	杜俊蓉	旷　喜
21	葡萄引起临床治疗药物的药动学改变及机制研究	刘昌孝	邱　雯
22	中药商业秘密保护研究	蒋学华	邱雪兰
23	五种毛莨科植物中生物碱成分的研究	王锋鹏	陈封政
24	（－）-Phenserine 的全合成	秦　勇	宋　颢
25	（－）-Ardeemin 的全合成	秦　勇	何　彬

(6)第二军医大学药学院

序号	毕业论文题目	导　师	研究生
1	斑蝥素和异黄酮类衍生物、组合物的合成及其抗肿瘤、抗HBV病毒活性研究	刘超美	董环文
2	鸡屎藤(*Paederia scandens*)活性物质和镇痛药理活性研究	郑汉臣	陈宇峰
3	仿刺参和一种肉芝软珊瑚化学成分及生物活性研究	易杨华	王增蕾
4	三种西沙海绵化学成分和生物活性研究	易杨华	张红军
5	两种苔藓植物和药用植物刺齿枝子花的化学成分研究	张卫东	傅　获
6	白背三七降血糖物质基础研究	秦路平	陈　磊
7	遗传改造的酿酒酵母分析技术平台的建立及其在萜类生物合成途径上各代谢物分析中的应用	柴逸峰	黄蓓蓓
8	药物分析技术在药品安全和中药非法添加检测中的应用	柴逸峰	刘　敏
9	芦笋质量控制的现代分析方法研究	吴玉田	姜云云
10	黄芩素抗白念珠菌的作用机制研究	姜远英	黄　杉
11	白念珠菌耐药性产生的"线粒体氧化呼吸抑制"机制	姜远英	阎　澜
12	Visfatin-Nampt作为新的血管活性物质以及作为脑卒中防治新靶标的研究	缪朝玉	王　培
13	晕敏感小鼠模型的建立和晕反应机制的研究	苏定冯	韩　娉
14	胆碱能通路在热量限制防治脑卒中中的作用研究	苏定冯	钱　皎
15	军队特需药品注册与民品遴选的卫勤评估研究	陈盛新	蒯丽萍

(7)浙江大学药学院

序号	毕业论文题目	导　师	研究生
1	四种药用植物化学成分及生物活性研究	赵　昱	赵　军
2	卟啉及其类似物的设计、合成及抗肿瘤活性研究	胡永洲	陈　静
3	一些苯乙烯代谢物的检测和它们的毒性作用研究	曾　苏	沈水杰
4	花旗松素和落新妇苷体外转运和大鼠体内药物代谢动力学研究	曾　苏	王晓丹
5	类黄酮衍生物的设计、合成及心血管保护作用研究	胡永洲	董晓武
6	新型非病毒基因给药载体聚阳离子脂质体的研究	梁文权	陈金亮
7	二氮杂芳基马来酰亚胺类化合物的设计、合成和生物活性研究	胡永洲	叶　青
8	PKB抑制剂的设计合成、生物活性筛选及紫杉醇的合成研究	俞永平	胡　章
9	吲哚啉-2-酮和小檗胺衍生物的设计、合成及其生物活性研究	俞永平	谢进文
10	金葡液有效成分鉴定及重组金葡菌肠毒素生物学活性研究	陈枢青	丁　丁
11	基于RARa靶点的维甲酸诱导细胞分化和凋亡作用机制研究	程翼宇	罗沛华
12	两种疏水改性乙二醇壳聚糖自聚集纳米粒在药物传递系统中的应用研究	金　一	余敬谋

(续表)

序号	毕业论文题目	导　师	研究生
13	水包油包纳米粒亚微乳剂的研究	梁文权	王　硕
14	伞花木和白头翁中的醌还原酶诱导剂的快速发现	瞿海斌	程　林
15	肺形草、菊三七的物质基础及分析方法研究	瞿海斌	戚雪勇
16	银杏酸(15:1)的代谢及毒性研究	曾　苏	刘振华
17	红景天苷诱导骨髓间充质肝细胞分化为肝细胞以及治疗免疫性肝纤维化的体外、体内实验研究	李连达	欧阳竞锋
18	活性氮介导的EA.hy926内皮细胞株损伤及人参皂苷Rg1对损伤保护的机制研究	楼宜嘉	刘启兵

(8)中山大学药学院

序号	毕业论文题目	导　师	研究生
1	有机小分子催化的不对称共轭加成反应及过渡金属催化的重氮化合物相关反应研究	陈新滋 鄢　明	张学景
2	有机催化的不对称共轭加成反应及不对称硝基环丙烷的合成研究	鄢　明	宣宜宁
3	手性伯胺催化剂在不对称共轭加成反应中的应用及不对称环氧开环反应的研究	鄢　明	董立亭
4	乙醛酸亚胺酯与亲核试剂的加成反应	黎兴术	陈学明
5	不对称催化及在抗哮喘药物(*R*)-沙美特罗合成中的应用	黎兴术	刘军涛
6	α-取代的乙酰哌嗪基噁唑烷酮的合成及其抗菌活性	古练权 鄢　明	王晓军
7	G-四链体小分子配体小檗碱衍生物设计合成及活性研究	黄志纾	马　彦
8	紫杉醇/叶酸-聚乙二醇-聚谷氨酸苄酯共聚物胶束的自组装及药学研究	潘仕荣	杜　卓
9	南药巴戟天活性多糖及小分子成分的研究	杨得坡	张华林
10	岭南特色药材广陈皮化学成分及其质量评价研究	杨得坡	郑国栋
11	丁酸钠在鼻咽癌治疗中的应用价值及其机制研究	杜　军	何玉文
12	丹参酮ⅡA对心肌肥厚的防治作用及其机制探讨	黄　民	陈和平
13	ECE-1在AngⅡ诱导的心肌细胞肥大中的作用和以ECE-1c为靶点的药物筛选体系构建	刘培庆	王朝禾
14	Egr-1在移植静脉再狭窄中的作用和内皮脂肪酶在动脉粥样硬化中的表达研究	刘培庆	吴晓倩
15	隐丹参酮对阿尔茨海默病治疗的实验研究	刘培庆	梅峥嵘
16	多肽类肿瘤坏死因子alpha抑制剂的设计、合成及抗炎活性研究	刘培庆	曹颖男

(9)河北医科大学药学院

序号	毕业论文题目	导　师	研究生
1	多沙唑嗪光学异构体对大鼠主动脉平滑肌细胞增殖的选择性抑制作用	任雷鸣	王荣英
2	消旋多沙唑嗪及其两种光学异构体长期给药对老龄小鼠血脂水平的影响	任雷鸣	曹雪滨
3	HPLC法同时测定马鞭草中马鞭苷和戟叶马鞭草苷	史清文	袁志芳

（续表）

序号	毕业论文题目	导 师	研究生
4	间歇性低压低氧预处理对缺血/再灌注豚鼠心肌的保护作用及对 Na^+,K^+-ATPase 的影响	王永利	郭会彩
5	银杏叶总黄酮抗肿瘤药效物质基础与药代动力学研究	张兰桐	冯小龙
6	受体及药物引起的 M/KCNQ 钾通道、钙激活氯通道及内向整流钾通道的调控作用及其生理学意义	张海林	刘伯一
7	间尼索地平对野百合碱诱导的肺动脉高压的防治作用及机制研究	张建新	陈雪彦
8	神经元 M 通道、Na 通道、TRPV1 通道功能调节及神经元兴奋性调节的研究	张海林	贾占峰

(10)西安交通大学医学院药学系

序号	毕业论文题目	导 师	研究生
1	白术内酯Ⅰ对慢性炎症血管生成的抑制作用及其药动学研究	贺浪冲	王嫦鹤

(11)山东大学药学院

序号	毕业论文题目	导 师	研究生
1	苔类植物中双联苄化合物的质谱和核磁共振规律研究及其在高通量筛选中的应用	娄红祥	郭怀芳
2	三种苔类植物化学成分分离、联苄衍生物制备及生物活性	娄红祥	谢春峰
3	三种没药中次生代谢产物的分离鉴定、活性评价及微生物转化	娄红祥	沈 涛
4	天然抗氧化剂抗氧化损伤作用及机制	娄红祥	杜 玉
5	1,3,4-噻二唑类氨肽酶 N 抑制剂的设计、合成及活性研究	徐文方	涂国刚
6	3-苯丙基-1,2 乙二胺类氨肽酶 N 抑制剂的设计、合成及活性研究	徐文方	尚鲁庆
7	胸腺融合肽 Tα1-TP5 的表达、纯化与活性研究	王凤山	高德民
8	组织靶向肝素-SOD 及甲基季铵化壳聚糖-SOD 的构效关系及其对 ROS 损伤作用与机制研究	王凤山	刘金锋
9	新生血管生成抑制剂内皮抑素的化学修饰及其修饰物的生物活性和药代动力学研究	王凤山	谭海宁
10	透明质酸合成途径在乳酸乳球菌中的建立及微生物合成透明质酸分子量调控机制的初步研究	王凤山	生举正
11	8-羟基喹啉及其类似物诱导 H460 肺癌细胞凋亡的机制研究	闫 兵	祁铭华
12	噻唑烷酮类及纳米材料化合物库的合成、表征及生物活性筛选	闫 兵	周宏钰
13	以氨肽酶 N 为靶点的小分子化合物的计算机辅助药物设计、合成与初步活性研究	徐文方	王 强
14	新型精氨酸衍生物类氨肽酶 N/CD13 抑制剂的设计、合成和初步活性研究	徐文方	牟佳佳
15	新型肉桂酸衍生物类氨肽酶 N/CD13 抑制剂的设计、合成和初步活性研究	徐文方	刘英姿
16	以组蛋白去乙酰化酶为靶点的小分子异羟肟酸的设计、合成及生物活性研究	徐文方	焦 杰

(12)上海交通大学药学院

序号	毕业论文题目	导 师	研究生
1	基于色谱质谱联用技术的出生缺陷代谢组学和金属组学的研究	贾 伟	李 昕
2	SurKex 诱导 survivin 沉默的分子机制研究	周向军	马爱妞
3	anti-CXCL4 多克隆抗体及人重组 rhDSL 蛋白在再生医学中应用的研究	韩 伟	赵 梅
4	土木香药效物质基础及活性成分含量测定	李晓波	霍 炎
5	“肾阳虚”模型及证候的代谢组学研究	贾 伟	陶秀梅
6	重组人中期因子促进软骨细胞增殖和修复关节软骨损伤的实验研究	韩 伟	张忠辉
7	血清微量元素组学及其在痛风性关节炎病理研究中的应用	贾 伟	赵 铁
8	四种药用植物的化学成分及活性研究	张卫东	扈晓佳
9	新型制备型电色谱装置及其在极性小分子物质分离中的应用	赵凤生	冯 蕾
10	抗肿瘤活性化合物 Cryptophycin 衍生物及其结构类似物的设计与合成	傅 磊	刘文陆
11	新型抗叶酸类抗肿瘤化合物的合成及其生物活性研究	毛振民	徐 溙

(13)南京中医药大学药学院

序号	毕业论文题目	导 师	研究生
1	山茱萸活性部位、成分对衰老及相关模型影响的研究	蔡宝昌	王明艳
2	中药水提液无机陶瓷膜污染基础数据库的建立及数据的关联分析	黄耀洲 郭立玮	潘永兰
3	天南星科有毒中药刺激性毒性成分几矾制解毒共性机制研究	吴 皓	葛秀允
4	祖师麻主要活性成分的口服吸收及代谢研究	吴 皓	单进军
5	基于膜集成技术的中药挥发性小分子物质的富集研究	郭立玮	徐 萍
6	脉络宁注射液化学成份及质量控制研究	李 祥	张 蕙
7	基于增加药效物质稳定性的贯叶连翘制剂配伍及制备工艺研究	郭立玮	罗艳萍
8	四物汤类方治疗妇科血瘀证的物质基础及配伍规律研究—芩连四物汤的基础研究	吴德康	刘春美
9	桂枝茯苓胶囊治疗原发性痛经的物质基础及作用机制研究	段金廒	王振中
10	基于模拟体系定量构效(QSAR)与传质模型和动力学分析的黄连解毒汤超滤机制研究	郭立玮	董 洁
11	桃红四物汤脂溶性成分的物质基础研究	李 祥	居一春

(14)辽宁中医药大学药学院

序号	毕业论文题目	导 师	研究生
1	长形肉豆蔻药用相关研究	贾天柱	王远志
2	桑螵蛸炮制原理的研究	贾天柱	姜 丽
3	黄连、吴茱萸药对配伍机制及药代动力学研究	张振秋	王 静
4	吴茱萸-当归药对配伍及谱效关系研究	张振秋	訾 慧
5	蒙药甘露益肝胶囊药学研究	康廷国	包桂花
6	二妙丸质量控制方法、药代动力学及抗痛风作用机制研究	康廷国	孙兆姝
7	牛蒡子质量控制方法及其水提物药代动力学和药效动力学	康廷国	袁 媛

(15)南京农业大学园艺学院中药材系

序号	毕业论文题目	导　师	研究生
1	夏枯草种质资源与药材质量评价研究	郭巧生	廖　丽
2	广藿香种质资源分子标记、栽培生理及其品质评价	郭巧生	吴友根
3	明党参种质资源评价及质量与产量栽培调控的研究	郭巧生	王长林

(16)长春中医药大学药学院

序号	毕业论文题目	导　师	研究生
1	树舌多糖分离纯化、结构鉴定及其生物活性研究	刘大有	焦连庆
2	人参蛋白活性研究	赵大庆	李红艳
3	梅花鹿鹿茸胶原酶解物的制备及活性研究	曲晓波	李银清
4	十八反"半蒌贝蔹芨攻乌"物质基础及毒性研究	张大方	张　琦

(17)黑龙江中医药大学药学院

序号	毕业论文题目	导　师	研究生
1	胡黄连苦苷Ⅰ、Ⅱ药物动力学及代谢研究	匡海学	高宏伟
2	线叶菊抗感染作用及药效物质基础研究	匡海学	刘玉婕
3	四逆散改善睡眠作用的机制研究	李廷利	黄莉莉
4	以果蝇为模式生物的四逆散改善睡眠作用及作用机制研究	李廷利	李玉萍
5	四逆散改善睡眠作用药效物质基础研究	李廷利	李越峰
6	菟丝子等十三味中药最佳炒制工艺研究	李廷利	李秋红
7	黄药子致肝毒性/配伍当归后减毒的亚细胞机制及毒性成分体外代谢研究	刘树民	王加志
8	基于生物标志物及其变化规律的黄连之苦寒性效关系研究	刘树民	卢　芳
9	痛风性关节炎诊断标记物及穿山龙有效部位抗痛风作用机制的研究	刘树民	姚　丽
10	黄药子毒性物质基础及其在 Caco-2 细胞中吸收和体内吸收动态研究	刘树民	赵　艳
11	黑龙江产红果槲寄生抗肿瘤有效部位的化学成分及作用机制研究	马英丽	孙永慧
12	丁香提取物经皮给药制剂研究	王建明	许贵军
13	复方灵芝降糖胶囊降糖作用及机制研究	王建明	董培良
14	基于代谢组学技术的六味地黄丸补肾作用机制及配伍规律研究	王喜军	吕海涛

(18)中南大学药学院

序号	毕业论文题目	导　师	研究生
1	重组克胰素的基因工程表达及药效学研究	方云祥	王婉灵
2	SNAP29 在人类成熟中性粒细胞的表达、亚细胞定位与功能研究	方云祥	谢立新
3	3T3-L1 脂肪细胞胰岛素抵抗相关 miRNAs 的筛选及功能研究	廖端芳	凌宏艳
4	WNT5A 在鼻咽癌转移中的作用及 BMI-1 对鼻咽癌细胞药敏性的影响	廖端芳	覃　丽
5	非对称二甲基精氨酸(ADMA)对糖尿病红细胞变形能力及胰岛素抵抗的影响	李元建	杨芝春
6	降钙素基因相关肽抗高血压内皮祖细胞衰老作用和机制的研究	李元建	周　知
7	CGRP 介导人体内硝酸酯类药物的药理作用及与相关药物代谢酶的关系	李元建	郭　韧
8	内脏脂肪素在动脉粥样硬化中的作用及机制研究	李元建	肖　坚
9	替米沙坦中国人群的遗传药理学研究	李元建	郭　歆
10	他汀类药物血浆浓度的 LC-MS/MS 检测和利福平对他汀类药物药代动力学的影响	李元建	邓　晟
11	病理性心肌肥大向心衰转变的相关分子机制研究	李元建	张懿玮
12	AKR1B10 在结肠癌和肺癌细胞生长中的作用及机制	廖端芳	王　春
13	I 类新药艾普拉唑的临床药物代谢动力学研究	邓汉武	周　淦

(19)重庆医科大学药学院

序号	毕业论文题目	导　师	研究生
1	高度肺靶向新型脂质体载体给药系统研究	余　瑜	赵　领
2	创新抗癌药德氮吡咯作用 PPARs 靶点研究	余　瑜	李　伟
3	5-HT 敲出小鼠 HPA 轴特征性变化研究	周岐新	蒋　雪

(20)天津医科大学药学院

序号	毕业论文题目	导　师	研究生
1	无创性延迟肢体缺血欲适应对糖尿病大鼠心肌缺血再灌注损伤保护作用的研究	娄建石	朱学慧
2	蒿鳖养阴软坚方抗四氯化碳复合因素致大鼠肝纤维化作用的研究	娄建石	杨凤蕊
3	委陵菜黄酮降血糖作用及其机制研究	段宏泉	乔　卫

(高如忠　樊陈琳　徐晓媛)

师资队伍建设

概　况　2009 年各高等药学院校围绕优化师资队伍结构,提升师资队伍整体素质进行师资队伍建设。北京大学药学院为了提高教师英语授课的能力,每年派送 3－5 名青年教师出国学习,选派教师、教学辅助人员及管理人员参加教育部及兄弟院校举办的各类培训班。河北医科大学药学院坚持青年教师"导师制"。采用教学观摩、授课竞赛、集体备课及领导听课等形式,提高青年教师授课水平。支持青年教师参与新药研发、课题申报、项目攻关等科研工作,提高青年教师的科研能力。内蒙古医学院药学院 2009 年度有 2 名教师赴日本学习。沈阳药科大学为引进人才提供科研发展基金及硬件设备。坚持"刚性引进"与"柔性引进"并重;坚持内部培养和外部引进并重,优化教师队伍年龄结构、学历结构、学缘结构和知识结构。2009 年"分析化学"、"生物制药"、"有机化学"本科教学团队和"医用电子仪器与维护"高职教学团队被评为校级教学团队;"天然药物化学"和"分析化学"本科教学团队被评为省级教学团队,"药物分析"本科教学团队被评为 2009 年国家级教学团队。2009 年李发美、邹莉波教授被评为省级教学名师。国家自然科学基金委基础人才培养"药剂学师资培训"项目获得批准。长春中医药大学药学院实行青年骨干教师导师制。采取集体备课、示范教学、教学观摩等形式，开展中青年教师以说课为基础的教学基本功竞赛、双语教学竞赛、多媒体教学课件竞赛等活动，提高青年教师教学水平。黑龙江中医药大学药学院2009年从日本福山大学、澳大利亚墨尔本大学、东北林业大学等学校共引进研究生以上学历教师13人。对新教师进行岗前培训，学院有17名教师参加青年教师PETS-5英语培训，20余名教师参加多媒体技术培训。2009年选派1人赴华西医科大学进修两年。第二军医大学药学院开展"名师与课堂"系列活动，提高教员运用信息技术进行课程整合的能力和课堂教学质量。山东大学药学院2009年新引进"杰出青年教师"1名，培养"杰出青年教师"1名，引进关键岗位青年骨干教师1人；引进优秀人才4名。青年教师出国访问交流8人，回国3人。武汉工程大学化工与制药学院建立青年教师培养体系，主要措施：1）建立新教师集中培训制度，要求新教师在进校两年内取得国家教师资格证书。2）实施导师制。3）实行授课资格认证。4）过好科研关。鼓励青年教师加入科研团队或创新团队工作，争取两年之内独立取得一项科研基金项目。5）从事博士后研究。6）参加社会实践。鼓励青年教师深入企业、学校等生产、管理、教学一线；兼任班主任、辅导员、学业导师、实习导师等进行社会实践活动和管理服务性实践工作。7）出国研修。通过国家公派、单位公派等措施，选派教师到国外高校或科研机构进行合作研究。中南民族大学药学院从日本大阪大学和熊本大学各引进博士一名，联系民族医药领域的知名专家，通过讲学、调研采访、聘为兼职教授等方式进行合作和交流。中山大学药学院通过"外引内培"，在专业教师中增加有企业工作经历的教师比例。加强现有师资的培训，安排专业教师到企业顶岗实践，提高实践教学能力。引进医药科研单位的专业技术人才任兼职教师，以提高学生实践技能。广西中医学院药学院制定人才引进、培训和科研奖励政策，计划每年引进硕士以上教师3~5人，其中博士每年引进1~2人。自己培养或委托培养8~10硕士及博士研究生，举办"课堂授课艺术"培训班，请有教学经验的老师讲课，以提高一线教师的授课水平。开展教学示范课活动，提高教师教学水平。桂林医学院药学院2009年新增在职读博教师2名。海南医学院药学系2009年引进博士1名，硕士2名，2名在职硕士获得学位。送出培养博士2名。徐州医学院药学院、重庆医科大学药学院、贵阳医学院药学院、山西中医学院中药系、青海大学医学院药学系等院校坚持自主培养和引进人才相结合的原则，有计划外派教师进修、研修，访问学者，参加学术交流，实施老教师"传帮带"，积极引进药学高级专门人才。

2009年高等药学院校（系）师资队伍情况 据2009年底，46所高等药学院校（系）统计，共有教师4 008名，其中教授774名，占教师总数的19.31%；副教授1 216名，占30.34%；讲师1 498名，占37.38%；助教520名，占12.97%；教授、副教授占教师总数的49.65%。具有硕士、博士学位教师占教师总数的79.12%，教师与学生之比为1∶15.17。详见表16。教师中专业课教师数为2 726名，占教师总数的68.01%。详见表17。有实验技术人员800名，其中高级实验师197名，占实验技术人员总数的24.63%，实验师342名，占42.75%，助理实验师195名，占24.38%，实验员66名，占8.25%，高级实验师、实验师、助理实验师、实验员之比为1∶1.74∶0.99∶0.34。教师与实验技术人员之比为1∶0.20。详见表18。

表16 2009年46所高等药学院校（系）师资队伍基本情况

统计项目	独立药学院校	医科大、医学院药学院（系）	中医药大学、中医学院药学院系	其他高校药学院系	高等专科学校药学系（专业）	合 计
院校（系）数	3	12	8	22	1	46
教师总数	1 444	709	729	1 096	30	4 008
教授	193	131	144	301	5	774
副教授	423	209	198	374	12	1 216
讲师	582	264	272	373	7	1 498
助教	246	105	115	48	6	520
博士学位数	494	199	157	612		1 462
硕士学位数	596	340	388	370	15	1 709

表17 2009年46高等药学院校（系）专业课教师情况

统计项目	教授	副教授	讲师	助教	合计	百分比（%）	统计项目	教授	副教授	讲师	助教	合计	百分比（%）
方剂学	7	4	12		23	0.84	药物分析学	52	79	93	5	229	8.40
海洋药学			2		2	0.07	药物化学	85	100	101	16	302	11.08
化学生物学	9	14	13		36	1.32	药物经济学	1	5	9		15	0.55
环境科学	3	4	4	1	12	0.44	药物设计学	5	3	2		10	0.37

（续表）

统计项目	教授	副教授	讲师	助教	合计	百分比（%）	统计项目	教授	副教授	讲师	助教	合计	百分比（%）
临床药物治疗学	2	9	9		20	0.73	药学信息学	4	6	2		12	0.44
临床药学	10	13	25		48	1.76	药用植物学	16	29	27	4	76	2.79
社会与管理药学		1	2	1	4	0.15	药用植物栽培学	3	5	4	1	13	0.48
生物化工	6	9	7	1	23	0.84	应用化学	4	9	6	1	20	0.73
生物化学与分子生物学	6	22	30		58	2.13	制药工程学	19	30	20	8	77	2.82
生物技术	12	22	23	6	63	2.31	中成药分析学	1	1			2	0.07
生物制药工艺学	2	4	6		12	0.44	中西医结合基础	3	2	2	1	8	0.29
生物制药与生物材料	1	2	6	1	10	0.37	中药分析学	10	8	17	2	37	1.36
生物药剂学与药物动力学	17	20	30	3	70	2.57	中药化学	11	24	14	3	52	1.91
生药学	43	54	58	8	163	5.98	中药鉴定学	14	18	21	3	56	2.05
食品科学与工程	1		7	1	9	0.33	中药炮制学	8	18	21	2	49	1.80
天然药物化学	50	62	54	5	171	6.27	中药商品学	6	14	7	1	28	1.03
微生物与分子生物学	5	14	15		34	1.25	中药学	22	27	25	26	100	3.67
微生物与生化药学	15	17	23		55	2.02	中药药理学	12	13	11		36	1.32
药剂学	70	117	96	18	301	11.04	中药制剂学	6	21	13	1	41	1.50
药理学	89	105	112	18	324	11.89	中药资源学	7	7	9	2	25	0.92
药品营销学		1		1	2	0.07	中医学基础			1		1	0.04
药事管理学	16	25	37	5	83	3.05							
药物代谢动力学	4	5	5		14	0.51	合计	657	943	981	145	2 726	100

表 18　2009 年 46 高等药学院校（系）实验技术人员情况

统计项目	独立药学院校	医科大、医学院药学院（系）	中医药大学、中医学院药学院系	其他高校药学院系	高等专科学校药学系（专业）	合　计
院校（系）数	3	12	8	22	1	46
实验技术人员总数	217	178	136	260	9	800
高级实验师	48	50	28	70	1	197
实验师	95	74	54	113	6	342
助理实验师	63	50	32	49	1	195
实验员	11	4	22	28	1	66

↗ 2009 年全国药物化学青年骨干教师培训班　2009 年 7 月，由国家自然科学基金委资助，中国药科大学和中国药学会药物化学专业委员会在南京联合举办“2009 年全国药物化学青年骨干教师培训班”。

中国科学院院士、北京大学张礼和教授，中国科学院院士、上海中医药大学陈凯先教授，中国医学科学院北京协和医科大学药物研究所郭宗儒教授，中国科学院上海药物研究所蒋华良教授，北京大学张亮仁、徐萍教授，沈阳药科大学程卯生、孙铁民教授，中国药科大学姚文兵、尤启冬、黄文龙、徐云根教授应邀作专题授课。授课专家围绕药物化学学科发展、课程建设、实验课程改革和实验中心建设的主题，分析国际药物化学领域的技术发展趋势及前沿动向。

（高如忠　樊陈琳　徐晓媛）

国际交流与合作

↗ 2009 年出国留学、参加会议与合作科研情况　2009 年出国攻读学位、讲学、合作科研、访问、进修、参加国际会议的教师、技术人员情况详见表 19、表 20、表 21、表 22。

表 19　2009 年高等药学院校（系）出国和回国教师情况

统计项目	攻读学位		访问和参加会议	进修与合作科研	其他	合计
	博士	硕士				
出国教师	64	5	161	75	6	311
回国教师	56	1	161	49	2	269

表 20　2009 年高等药学院校(系)出国和回国人员留学国别情况

出国人员国别统计	美国	日本	韩国	德国	英国	瑞典	法国	丹麦	印度	挪威	越南	巴西	加拿大	新加坡	西班牙	比利时	俄罗斯	奥地利	卢森堡	阿联酋	土耳其	澳大利亚	克罗地亚	马来西亚	其他	合计
出国人数	91	95	20	8	8	1	15	3	1	1	2	1	18	9	3	3	1	1	1	1	2	16	1	3	6	311
回国人数	86	85	15	6	6	1	12	2	1	1	2	1	12	6	3	2	1	1	1	1	2	16	1	3	2	269

表 21　2009 年高等药学院校(系)出国和回国人员专业情况

统计项目	药物化学	药物分析	天然药化	药剂学	药理学	生药学	中药学	基础化学	临床药学	制药工程	分析化学	微生物与生化药学	生物化学	药代动力学	化工	英语	食品科学	有机化学	药事管理	合计
出国人员	55	25	15	80	67	22	3	9	2	1	1	6	7	1	10	2	3	1	1	311
回国人员	48	18	17	64	55	21	3	8	2	1	1	6	7	1	10	2	3	1	1	269

2009 年出国回国返校人员职称情况　2009 年高等药学院校(系)出国和回国人员专业和职称情况详见表 22。

表 22　2009 年高等药学院校(系)出国和回国人员职称情况

统计项目	教授	副教授	讲师	助教	合计
出国人数	152	109	44	6	311
回国人数	140	95	32	2	269

国际工业药学与临床药学研讨会　2009 年 10 月 10 ~ 11 日,由中山大学、广东省药学会、华南新药创制中心与加拿大麦基尔大学联合主办的首届“国际工业药学与临床药学研讨会”在广州召开。来自美国,加拿大,澳大利亚,日本,中国香港,澳门以及内地 200 名代表参加会议。中国科学院陈新滋院士和美国德克萨斯大学药学院教授 James W. McGinity 担任大会主席,中国工程院周宏灏院士担任主任委员。周宏灏院士做了题为《药物安全性的遗传基础》的大会报告。他在报告中列举案例说明个体用药差异的遗传机制,阐明了个体化给药的重要意义。会议分工业药学与临床药学两大主题,分两个会场,共举行 42 场学术报告。工业药学方面报告内容涉及药剂学的新进展,主要包括各类纳米载体,液体制剂固体化,吸入剂等方面。临床药学方面报告内容涉及药物机制的探讨,新的分析筛选技术的应用,群体药动学等多方面的内容。本次会议为工业药学和临床药学学科的发展提供了前沿信息,为学科内和学科间的交流创造了平台。

2009 传统医药国际科技大会暨博览会　2009 年 11 月 9 日,由科技部、卫生部等部委和广东省人民政府、世界卫生组织(WHO)共同主办,广东省人民政府承办的“2009 传统医药国际科技大会暨博览会”在广州召开。来自 18 个国家和地区 2 800多名代表参加大会。科技部、卫生部等部委及广东省、广州市有关领导,意大利劳动卫生和社会政策部高级医政官帕里西、上海中医药大学校长兼大会学术委员会主席陈凯先院士、奥地利、日本、意大利、法国等国家的嘉宾出席开幕式。

全国政协副主席、科技部部长万钢在讲话中阐述了传统医药的特色、发展及面临的挑战,并提出了应对挑战的思路。他强调,现代自然科学与人文科学间相互交叉、渗透、融合,新学科和新技术不断产生,为证实和阐明传统医药理论的科学内涵及关键问题的解决提供了新的方法和可能。面对经济全球化背景下人们不断增长的医疗保健需求,应该开展多学科、跨领域和国内外的合作,应用不同的思维方式、通过知识创新和技术创新突破制约传统医药发展的科学问题,使传统医药走向快速、有效的发展道路。万钢部长还介绍了由中国科技部牵头、国务院十六个部门共同发布的《中医药创新发展规划纲要(2006 ~ 2020 年)》和中国政府鼓励传统医药发展的具体措施,提出建立国际多边合作共同研究传统医药的倡议。大会报告和学术分会交流中医药领域研究成果,探讨面临的困惑和问题,商讨传统医药发展的大计。同期举行的博览会以“大健康产业”为主题,集中展示了传统医药的研究成果和与传统医药相关的健康产品。

第六届名古屋-南京-沈阳药学学术研讨会　2009 年 9 月 13 ~ 18 日,由日本名城大学、中国药科大学与沈阳药科大学三校联合主办的“第六届名古屋-南京-沈阳药学学术研讨会”在日本名城大学举行。日本名城大学小嶋仲夫教授、中国药科大学姚和权教授以及沈阳药科大学游松教授分别作大会报告;会上杨静玉、许永男、池岛乔等教授分别作报告;邹莉波教授、关津博士等分别作论文交流。日本名城大学、中国药科大学、沈阳药科大学三校举行会谈,就今后交流合作等问题交换意见。

中日中药现代研究论坛　2009 年 12 月 18 日,“沈阳药科大学—北海道药科大学中日中成药分析研究室十周年庆典暨中日中药现代研究论坛”在沈阳召开。北京大学药学院车庆明教授、日本クラシエ華秦漢方研究所分析中心部长小此木明博士、顺天堂制药股份有限公司必安研究所副所长荘武璋博士、沈阳药科大学唐星教授、中日中成药分析共同研究室袁丹教授、日本名古屋市立大学生药学研究室牧野利明准教授分别做了“生药与新药”、“生药微生物学的品质保证”、“中药安全与 GAP 管控”、“中药现代制剂技术”、“加工附子的温里去寒作用”、“传统药物化学特性与生物活性的阐明”等有关中药现代研究的学术报告。

2009年亚太药学论坛 2009年11月6日，由百华协会(BayHeliex)、复旦大学药学院、美国贝克曼库尔特公司(BECKMAN COULTER)共同主办的2009年亚太药学论坛——“Strategies and Solution for Drug Research and Development in China”在上海复旦大学举行，上海地区的医药企业及科研院所的200余名代表参加会议。复旦大学药学院院长朱依谆博士、辉瑞公司全球研发副总裁兼亚洲研发总裁杨青博士、美国普度大学V. Jo. Davisson博士、美国Process Research and Development Genetech Inc.的细胞培养专家Louis Cheng博士、贝克曼公司Wolfgang Mann博士及张鹏博士与参会者共同探讨药物研发的多种技术路线和方法。

第四届国际药物制剂论坛 2009年9月24～26日，“第四届国际药物制剂论坛”在上海召开，国内外有关药学院校和企业代表500余人参加会议。国际药物控释协会主席、美国康涅狄格大学药学院教授Diane J. Burgess、中国药学会副理事长陈凯先院士等参会并致辞。本次论坛主题为：“新型递药系统的研究与应用”，共有8场大会报告和24场分会场报告。美国密歇根大学药学院教授Victor Chi-Min Yang、美国北卡罗来纳大学分子药剂学系教授Leaf Huang、美国犹他大学药学院教授Jindrich Kopecek、中剂专业委员会主任张强、复旦大学教授丁建东、沈阳药科大学李三鸣教授分别就“智能大分子给药”、“靶向肿瘤细胞的siRNA和多肽自组装核-壳纳米粒”、“脑肿瘤的磁靶向治疗”、“对肿瘤组织具有程序杀伤作用的新型聚合物胶束系统”和“作为药物缓释载体的热敏高分子水凝胶”、“用物理化学视角观察分析和研究药物传递系统”等进行大会报告。近100位中青年学者就“新型递药系统的研究和应用”在分会场进行报告、交流或墙报展示。北京大学和复旦大学的“重大科学研究计划”首席科学家张强教授和丁建东教授分别作了“对肿瘤组织具有程序杀伤作用的新型聚合物胶束系统”和“作为药物缓释载体的热敏高分子水凝胶”的大会报告。

药物代谢和药代动力学国际规范化研讨会 2009年9月27日，药物代谢和药代动力学国际规范化研讨会暨中国药科大学药物代谢动力学重点实验室——Xenobiotic Laboratories, inc.联合实验室揭牌仪式在中国药科大学举行，来自国内外高等院校、制药企业及医院近200名代表参加会议。会议邀请了国际药物代谢动力学学会(ISSX)主席Russell Prough教授、美国Rutgers大学卢业竑教授、XBL总裁吴晋博士等专家及10多家大型制药企业及新药临床研究机构的代表参会，围绕药物代谢酶表达调控、药代动力学与新药研发、中药药代动力学新思路与新技术、同位素示踪代谢研究技术等前沿问题作学术报告。中国药科大学药物代谢动力学重点实验室与美国Xenobiotic Laboratories公司联合实验室，双方通过强强联合及优势互补，搭建符合国际标准的药代动力学研究平台，共同推动中国药物代谢动力学研究的国际化，促进药代动力学研究在中国新药研发中的推广和应用。

第五届外用制剂国际年会 2009年11月26～28日，由上海中医药大学与世界中医药学会联合会、中国医药生物技术协会共同主办的第五届外用制剂(国际)年会在上海召开，国内外代表280余人参加会议。

会议期间，美国Alcon Research公司、Dow Corning公司、3M公司、Infinity公司、德国翰辉公司、浙江大学药学院、上海医药工业研究院、浙江省医学科学研究院、第二军医大学、云南白药无锡药业有限公司、国家中药制药工程技术研究中心、上海交通大学、中国药科大学、沈阳药科大学、复旦大学、中科院上海药物所、江西中医学院、大连理工大学、河南羚锐制药股份有限公司、长春中医药大学、西北大学等的30余位专家学者作学术报告。大会还就外用制剂研发和产业化的热点问题进行讨论。大会学术委员会共评选出青年学者优秀论文10余篇，上海中医药大学博士研究生于燕燕的“中药有效成分醇质体的制备及其经皮吸收研究”论文荣获一等奖，青年教师张永太的“吴茱萸经穴透皮给药特性的初步研究”论文获三等奖。

2009上海中医药国际论坛 2009年11月26～27日，以“现代生活·生命健康·中医现代化”为主题的“2009上海中医药国际论坛”在上海举办。来自英国、澳大利亚、希腊、韩国、奥地利、中国香港、中国台湾及内地的200多名学者参会。本次论坛分“中医药‘治未病’·自然医学与生命信息技术发展”、“中药的化学成分、生物效应与质量控制”、“中医药膳与健康产业发展”3个专题。陈凯先院士和日本国立千叶DNA研究所理事长大石道夫教授、以色列药学专家Youdim教授，中国中医科学院副院长刘保延教授，德国Essen大学整合医学系主任Dobos教授等分别发表演讲。会上，上海市中医药学会与浦东新区卫生局共同签署中医药发展战略合作协议，双方将围绕“创建国家中医药发展综合配套改革试验区”，在临床、教育、科研和国际合作等方面全面推进中医药事业发展。

第二届上海药物代谢及相互作用国际研讨会 2009年10月22日，第二届上海药物代谢及相互作用国际研讨会在上海召开。来自美国、日本和中国近300名代表参加会议。会议邀请美国MERK制药前药物代谢部高级总监Anthony Y. Hu教授、中科院药物所李川研究员、辉瑞全球研发资深研究员赖玉熔博士、施贵宝资深研究员朱以明博士和辉瑞亚洲研发总监郑以博士等13位专家做专题报告。与会专家还就在药物代谢及毒性和药效学研究中，如何根据学术研究、企业研发和药政评审三方面，优化设计和优化研究方法，发现问题和解决问题展开讨论。此外，组委会还就生物膜转运体的关键技术和试验方法安排了专门技术培训和咨询。

首届中英药物化学研讨会 2009年9月15日，由英国皇家化学会和中国药学会药化专业委员会联合举办的"第一届中英药物化学研讨会"在上海召开。130多位代表参加会议。会议主要展示从复杂天然产物到小分子碎片研究开发创新药物的药物化学前瞻性、综合性的研究方法，推动中英双方在药物化学研究领域的合作。会议由英国皇家化学会总裁David Alker博士、张礼和院士和陈凯先院士担任主席。英国剑桥大学著名化学家Steve Ley教授和上海药物所蒋华良研究员、叶阳研究员等作专题学术报告。英国皇家化学会出资设立了学生优秀墙报奖，中国、英国、马来西亚各有10位学生获得该奖。

广东药学院-意大利卡拉布里亚大学"4+2"本硕连读班 2009年12月11日，广东药学院-意大利卡拉布里亚大学"4+2"本硕连读班开学。共16名学生进入"4+2"本硕连读班进行为期三个月的意大利语学习，准备参加明年3月意大利使馆组织的意大利语A2等级考试。凡通过等级考试的学生，于明年8月底赴意大利卡拉布里亚大学，开始硕士课程的学习，主攻药学和药剂化学等专业。

本项目经教育部国家留学基金管理委员会授权，由广东药学院每年向意大利卡拉布里亚大学派出20名本科毕业生，在意大利进行药学类专业的硕士课程学习。

德国马尔堡大学药学院-华中科技大学同济药学院院际合作协议 2009年6月13日，德国马尔堡大学药学院院长Michael Keusgen与华中科技大学同济药学院李高院长签署院际交流合作协议，根据协议，两院将在未来五年内在人员(包括本科生、硕士、博士和青年教师等)交流、学术交流、科学研究与项目合作等方面进行合作。

广州中医药大学与马来西亚国际医药大学合作协议 2009年10月12日，马来西亚国际医药大学主席Tan Sri Abu Bakar Suleiman博士与广州中医药大学徐志伟校长签署合作框架协议书。双方约定在开展本科、硕士及博士学历教育课程、中医药学领域开展学术交流，在交换学术出版物、学术信息等方面进行合作。

山东中医药大学与马来西亚国际医药大学合作办学 2009年10月16日，山东中医药大学校长王新陆与马来西亚国际医科大学主席苏雷曼在合作办学备忘录上签字，双方将在教学、学生实习等方面进行合作。

2009年传统中医药实用技术国际培训班 2009年9月9日，由科技部国际合作司主办的2009年"传统中医药实用技术国际培训班"在山东中医药大学开班。来自阿根廷、厄瓜多尔、乌拉圭、马里、斯里兰卡、肯尼亚、印度、哈萨克斯坦、蒙古9个国家的22名学员参加开班典礼。学员们将重点学习中医药基础理论，常用抗病毒中草药栽培采集技术、功效和应用及中成药功用主治，中医药对疟疾、痢疾、艾滋病、流行性感冒、病毒性肝炎等常见病、多发病的辨证论治及中医药抗SARS，抗病毒中药有效成分的提取分离技术等传统中医药实用技术。本次培训班是科技部、卫生部、"中医药国际科技合作计划"重要内容之一。

（高如忠　樊陈琳　徐晓媛）

教学改革与研究

概　况 2009年各高等药学院校继续贯彻落实教育部提出的"深入实施高等学校本科教学质量与教学改革工程"要求，在加大教学经费投入、强化教学管理、专业建设与结构调整、教育教学改革、课程建设、实践教学、教学质量监控、教学方法改革等方面进行工作。

加大教学经费投入 中国药科大学投入教学经费1 648万元，教学设备经费2 673.74万元。2009年获国家级精品课程、江苏省高等教育教改研究课题重中之重项目、重点项目等资助经费221万元。沈阳药科大学2009年新增800元以上教学仪器科研设备704台，总价值909万元，其中教学仪器346台，价值586.82万元；科研仪器358台，价值322.18万元。学校对院级重点课程建设和校级、省级、国家级精品课程建设分层次进行，采用项目负责制，年投入0.3～2万元的软件建设费用。北京大学药学院投入约215万元。河北医科大学药学院实验中心建设投入140万元。药学教学团队被评为2009年度校级优秀教学团队，物理化学被评为校级重点建设课程，投入经费共5万元。内蒙古医学院药学院利用世行贷款、自治区科技重大专项等资金，在教学设备及实验室建设等方面仪器设备总值为843.37万元。第二军医大学药学院投入60万元。山东大学药学院投入240万元。南京农业大学投入20万元。徐州师范大学投入50万元。徐州医学院药学院投入300万元。浙江大学药学院投入近50万元。中南民族大学药学院投入100余万元。中山大学药学院投入500万元。广西中医学院药学院投入186万元。海南医学院投入80万元。重庆医科大学投入100万元左右。西南交通大学生命科学与工程学院药学系2009年按生均投入约1 000～1 500元。

强化教学管理 北京大学药学院建立系室教学主任例会制，定期督查教学档案、理论教学、实验教学及二级学科培养情况，讨论、探索本科教育过程中所遇到的问题和解决措施。通过校、院两级督学组了解教师的教学效果、学生反馈等信息，并将教学督查和评估信息反馈给各系室。河北医科大学药学院坚持院级领导听课制度及考试巡视制度，青年教师试讲制度。定期召开学生座谈会，广泛听取学生的意见。组织校级、院级教学检查，加强过程管理。长春中医药大学药学院建立和完善评价指标体系，制定《本科教学环节基本要求》《本科教学管理工作基本要求》等文件，对教学方案、集体备课、教材选用等方面进行规范，明确理论教学的质量标准。坚持院长和专业主任及教学秘书听课制度。定期召开学生座谈会，听取学生对教学的意见并对教学质量进行书面调查。严格考风考纪，按标准评卷。中山大学药学院建立教师教学工作质量与水平评价体系，该评价体系由网络评教平台、教师听课评课、学生评教三部分组成。定期召开教师教学工作研讨会，交流教育理念与方法、讨论教学改革内容、传授教学经验等。建立本科任课老师竞聘上岗制度。通过激励政策，鼓励教师开展课程内容与体系、双语教学、教材建设、精品课程等方面的教学研究与改革，提高教学水平。实行博士研究生和奖助类硕士研究生（高年级）助教工作制度，保证本科教学顺利进行。严格进人试讲制度，加大引进人才教学水平的评价力度。理顺教学管理过程各个环节，加强过程管理，在实行"三个一"工程（一堂课、一份试卷、一本毕业论文）基础上，每学期院领导必须召开一次本科生座谈会，听取学生对教学工作的意见和建议。沈阳药科大学全面修订教学管理制度，进一步规范教学及管理环节。严格教学秩序，加强考风考纪教育，对考试违纪行为严肃处理。完善网络教务管理系统。保证学校各项教学管理的顺利进行。内蒙古医学院药学院补充、完善、细化有关药学类专业的管理制度。每二年修订一次各专业培养方案。由院长、副院长、教科研（教学、科研、研究生）办公室主任和各教研室主任组成教学管理队伍，加强教学管理。山东大学药学院加强教学环节管理，制定教师教学质量评价指标，将教学质量与岗位津贴挂钩。加强课堂教学过程管理，对开课、教案、集体备课、学生选课指导、教师试讲等制订制度。开课中有教学检查、上课点名制度；教学督导委员会委员听课暂行规定、课堂教学质量评估等。课程结束后，有试卷质量评估、课程教学小结等。加强实验教学过程管理，建立实验教师、实验技术人员岗位责任制、学生实验守则，实验前，实验教师和实验技术人员做预实验报告和填写准备实验记录，学生写预习报告。实验中，实验教师监督和指导学生正确使用仪器，做好运行记录。实验后，实验教师和实验技术人员填好实验室工作日志。加强毕业论文实习过程管理，有实习大纲、毕业生专题实习工作暂行规定，开题报告、中期检查进程、任务书、论文答辩、成绩评定等贯穿实习全过程。第二军医大学药学院坚持主讲教师制、落实高职授课比例、不允许助教上讲台。以教学制度落实和教学工作检查为抓手，有效保证教学质量，巩固教学评价成果，成为学校放心单位。黑龙江中医药大学药学院推进校院二级教学管理体制改革，逐步理顺二级教学管理中的衔接与协调问题，被评为2007～2008年度校级教学管理优秀单位。中国药科大学加强学生学籍管理电子化和信息化，实行学籍预警制度，变"事后处理"为"事前预防"。完成2009届毕业生成绩审核工作，确保毕业资格审核的准确性。2009年度开设500余门必修课、80余门指导性选修课、100余门公共选修课，教务处与各院部协同合作，教学工作有序运行。南京农业大学以中药学实验教学中心为平台，加强实验课程和开放实验（毕业论文与SRT项目研究）的日常教学与管理。同时将教学改革项目与学生的实验相结合，提高了教学实验中心的利用率和学生的实践能力。桂林医学院药学院坚持领导、教学管理人员、教学督导员听课、定期检查制度，对实验报告批改情况进行检（抽）查，教研室活动情况检查，期末考试试卷抽查专项教学检查。严肃教学纪律，未经同意，教师不得随意调、停、代课。广西中医学院药学院成立教学检查小组，对专业教学进行检查，规范教师教学、教研室建设、课程建设、教学管理、学生管理等各环节的质量标准。建立教学工作责任制，对课程讲授、课堂讨论、实验教学、见习、辅导和答疑、成绩考核与评定、毕业实习等教学环节严格执行学院教学管理规定。开设新课要提交课程申请报告和教学大纲，并进行试讲。实行主讲教师制，主讲教师必须由具有讲师或硕士学位以上资格的教师担任。要求所有教师都按期上交教案、授课计划、教学进度表、教学任务分配表、讲稿、学生考试成绩册等。山西中医学院中药系、青海大学、吉林化工学院坚持期初、期中、期末教学检查制度，领导、同行评教制度，学生评教制度，严格执行新教师试讲制度。西南交通大学生命科学与工程学院建立院系二级管理体系。

专业建设和结构调整 北京大学药学院用"特色专业建设点"经费，对"药事管理与临床药学系模拟药房与药物信息中心"进行初步建设和精品课程建设，对实验教学中心的仪器设备进行更新。同时在国家自然科学基金委"国家基础科学人才培养基金项目"资助下，将师资优势、学科优势转化为人才培养优势，依靠优秀的生源，通过综合性和创新性实验、科研讲座，课余科研活动、专题科研小组活动、实验技能竞赛等提高学生自主学习能力、动手能力、科学研究和创新思维的能力。内蒙古医学院药学院依托学校医学生物学科、重点实验室，加强药学专业建设，培养医药领域本科层次应用型人才。其培养目标始终紧扣市场对药学专业人才的要求，注重德智体全面发展，人文精神和科学素质并重，不断提高实践能力，使所培养的毕业生适应经济发展和医药行业的需求。沈阳药科大学药物制剂专业成为2009年国家级特色专业；药物制剂专业负责人潘卫三被评为省级专业带头人。工商管理（医药）专业为2009年省级示范性专业。黑龙江中医药大学药学院以国家级重点学科中药学学科为基础，推动二级学科的全面发展。在研究方向上，突出重点，强化特色。2009年药剂学、药物分析学、中药化学、中药药理学、中药鉴定学、中药资源学等6个学科被评为校重点学科。中国药科大学对环境科学、信息管理与信息系统、临床药学3个新专业人才培养方案和教学计划进行论证；申报药品质量安全专业；完成药学专业试点认证工作。徐州医学院药学院2009年临床药学专业获批。山东大学药学院保持药物化学重点学科的专业优势与特色，促进其从专业内涵等方面的创新和发展。制作"第一类特色专业建设点"网站。中山大学药学院将无机化学和分析化学实验整合成基础化学实验；波谱分析和仪器分析增加实验内容，整合成现代分析技术与应用；药理学和中药药理学整合成药理学；生理实验、病理实验和药理实验整合成药学机能实验Ⅰ和药学机能实验Ⅱ。将植物学和动物学内容增加进细胞生物学内容，整合成新的生物学基础及细胞生物学；药用植物学实验并入生药学实验；物理化学实验并入药剂学实验；生物药剂学和药代动力学内容整合至现代制药综合大实验。增加病理生理学、中医药学概论、药物分子设计概论、药学前沿、药学与社会五门选修课程。广西中医学院药学院2009年将中药学、药学、制药工程学、中药资源与开发、食品科学与工程、药物制剂学、市场营销（医药方向）7个本科专业的招生调整为4个专业（中药学、药学、药物制剂学、市场营销）。根据市场需求，加大对中药学、市场营销专业的建设。桂林医学院药学院2009年申报临床药学专业，对市场营销专业进行定向评估，并对其进行整改。修订培养方案、完善教学大纲。海南医学院2009年药学专业批准为第四批高等学校特色专业建设点。重庆医科大学2009年五年制临床药学专业正式招生，将办学方向调整为以新药创制人才为培养目标。贵阳医学院药学院对新设立的药物制剂专业，在院内进行教师调配并引进新教师，新建立2个专业教研室。西南交通大学生命科学与工程学院以制药为主（生物制药、化学制药、中药制药），辅之以生物能源与生态修复，"一主两辅"的学科发展思路，进一步加强和优化专业设置，设置生物工程、制药工程、中药学和生物信息四个本科专业；中药学、生药学、微生物与生化药学、生物化工和生物化学与分子生物学五个硕士点。

↗ 教育教学改革 北京大学药学院继续完善六年制本一硕连读人才培养模式，在实验课教学中不断完善动手能力培养方案，在理论课教学中注重自主学习能力的培养，改革考核方式，强化能力的考查；在课程设置上，压缩每周学时数，减少必修课，增加选修课，引导学生进行深层次学习，提高学生自主学习能力及创新能力；为学生安排人文素质教育课程，鼓励学生选修双学位，完善知识结构，提高学生适应社会的能力。《药学研究型人才培养模式的创新研究与实践》获得2009年北京市教学成果二等奖。河北医科大学药学院开展以教学与科研结合、课内与课外结合、校内与校外结合，对人才培养质量有明显提高，并取得以下成效：①荣获第十一届"挑战杯"全国大学生课外学术科技作品竞赛 三等奖一项；河北省一等奖三等奖各二项，校级一等奖2项，二等奖5项。②在国家级实验教学示范中心药学组举办的有18所医药院校在校本科学生参加的"药学（中药学）专业大学生实验技能竞赛"中，该校学生代表崔诚获得金奖、任艳萍获得银奖和创意奖。沈阳药科大学广泛征求意见，进一步优化专业培养方案，对培养目标、业务要求、修业指南、课程概览等做了修改；建立适应新的课程体系的选修课学习管理办法、课程平台与课程模块协调的运行机制。继续开展国家级研究型药学拔尖人才培养模式，创新实验区，以启发式教学和研究性学习为核心、教学与研究相结合的综合改革。完善了两个基地的课程体系，探索优秀人才特殊培养的管理机制，力争在学生的科研素质培养方面有新的突破。长春中医药大学药学院在"厚基础、宽口径、精技能、重个性"人才培养模式的指导下，注重因材施教，组织教师探索运用案例式教学、以问题为中心教学、研讨式教学、情景教学等多种方法，提高学生学习兴趣与学习效果。鼓励教师运用多媒体授课，开展多媒体技术培训和教学课件比赛，提高教学效果，促进教学质量提高。在教学质量考评中，将教学方法作为重要指标，调动广大教师积极性，形成了应用案例式、研讨式、启发式等多样化教学方法的氛围。黑龙江中医药大学药学院2009年确立教改工作的重点为实践教学改革。并制订《药学院学生实验技能考核指南》。给2009级新生制订了《药学院学生修业指南》，并集中培训。邀请教育教学专家开展教育教学研究项目专题讲座，使广大教师课题申报过程中能有的放矢。中国药科大学"校企互动合作，培养生物医药创新创业人才的研究与实践"被评为2009年国家级教学成果一等奖和江苏省教学成果一等奖。"药学基础化学实验双语教学立体化建设"、"生物制药工艺学课程分层次立体化教学模式改革与实践"、"具有药学特色的经管类人才培养改革与实践"获江苏省教学成果二等奖。2009年推荐江苏省高等教育教改研究课题6个项目全部获得立项资助。其中"全国药学类专业认证体系研究与实践"获得重中之重项目，"国家级药学实验教学示范中心创新性开放式药学实验教学平台研究"获得重点项目。2009年完成校级教学改革研究课题69个项目申报工作，其中11项评选为重点立项课题，39项为一般立项课题。与威尔曼集团、天津中美史克、天津中新药业、北京科信必成、上海药明康德洽谈合作办学，已与北京科信必成、天津中新药业、威尔曼集团签订合作办学协议。试点本科生导师制，聘请28名中青年教师作为本科生导师。改革"药学概论"课程教学模式，变零散的讲座为系统的讲授，使"药学概论"课程对新生了解药学科学的发展沿革和前沿动态，提高了学习兴趣。以多种形式推进研究性教学，围绕师生共同感兴趣的某一专题，通过师生间互动交流，展开学习和讨论，以培养学生探究式学习方式和团队精神。从2009级新生开始,在部分专业中试行英语和计算机分级教学。第二军医大学药学院对临床药学治疗学课程见习教学增加临床问诊培训和病例讨论,加强临床教学特色。开设“军事药学”选修课,增加演练内容。以竞赛活动为抓手,提高教员运用信息技术进行课程整合的能力和课堂教学质量。浙江大学药学院开展双语教学课程共三门:生物药剂学与药物动力学、现代中药工程学、生物化学与分子生物学。中山大学药学院优化人才培养方案,调整课程群(包括化学、生物、医学和药学四大课程群)学分比例、理论与实践教学比例等,构建适应经济社会发展需要的课程体系。构建一体化、多层次、综合性、创新性的实验教学课程体系,课程教学与实习、见习、社会实践有机结合,搭建高水平实践教学平台。该校利用有多家附属医院的优势,突出临床药学教学,集课程教学和社会实践于一体,加强学生临床药学知识运用和实际工作能力。利用通识教育教学平台和学院与企业所建立产学研平台优势,开展通识教育和专业拓展讲座,拓宽学生视野。广西中医学院药学院根据学科特点进行课程的重组或合并,优化课程结构,通过压缩总课时、压缩课堂教学时数、增加实践时数和选修课比例、增加学科发展的新知识与新理论等措施进行教学内容的改革。强化学生基础知识、基础理论与基本技能,把培养学生创新意识、创新精神与实践教学衔接起来,并按专业方向和个人志向进行指导,按专业方向特点和办学特色突出加强实践能力培养。开展“课型”与教学法的研究和改革,根据不同的课程,采取学导式、启发式、问题式、讨论式、研究式、案例式等教学方法,调动学生学习的主动性、积极性和创造性。推行研究性教学,构建以学生为中心,学生自主学习为基础的教学模式。建立现代教育技术平台,推行以多媒体为重点的现代教育技术手段,提高多媒体授课的比例、应用水平和教学效果。桂林医学院药学院尝试三年级学生参与教师科研课题,培养实践动手能力、独立思考能力及创新能力。西南交通大学生命科学与工程学院药学系加强教师与学生的互动性与自主性,强调知识结构的综合性和适应性,突出能力训练上的创新性和实践性,体现体制上的全局性和灵活性。贵阳医学院药学院实行青年教师导师制,给每位新教师指定一名副教授或教授作导师指导教学。青海大学医学院药学系采取老师作报告、方法介绍、同学交流,引导学生掌握灵活的学习方法,组织知识竞赛等创造学习氛围。

精品课程建设及改革 北京大学药学院完善课程“模块化”设计。2/3 为必修课程,用以达到在知识、技能、态度和行为方面基本的培养目标;1/3 为选修课程,用以拓宽、加深和兴趣的学习。作为精品课程建设的天然药物化学及生物药剂学与药物动力学为核心课程。2009 年两门课程均获得“北京大学医学部精品课程”。河北医科大学药学院现有“药物分析”、“天然药物化学”和“生药学”为省级精品课程,5 门校级重点建设课程;2009 年新增一门校级重点建设课程。2009 年对“天然药物化学”和“生药学”课程进行网站建设。2009 年申报“分析化学”和“有机化学”为学校重点建设课程。山西中医学院中药系现有院级精品课程 3 门,申报有关课程建设的院级教改课题 4 项,省级教改课题 1 项。内蒙古医学院药学院 2009 年“药物分析”被评为自治区级精品课程。沈阳药科大学“生物药剂学”、“思想道德修养与法律基础”、“药物经济学”3 门本科课程,“中药炮制技术”、“有机化学”2 门高职课程评为 2009 年度校级精品课程;“生物药剂学”、“药物合成反应”、“人体解剖生理学”被评为省级精品课程。更新精品课程的网上信息,进一步完善精品课程和双语教学示范课的教学录像制作和网上发布,完成 3 门精品课程的题库建设。通过开展双语课程教学改革立项研究、聘请国外专家为本科生授课、举办双语教学讲课比赛和经验交流、编写出版双语实验教材,推进双语教学课程建设。“药物化学”课程被教育部、财政部评为 2009 年度国家级双语教学示范课程。吉林化工学院“药物化学”课程为省级优秀课程;“天然药物化学”、“药物合成反应”课程为院级优秀课程。黑龙江中医药大学药学院贯彻落实教育部和黑龙江省普通高等学校精品课程建设的文件精神,推进精品课程建设,完善精品课程网络资源建设。2009 年该院有国家级精品课程 3 门,省级精品课程 4 门,校级精品课程 12 门。第二军医大学药学院“药剂学”和“化学实验”课程通过校级第四批优秀课程验收。“有机化学”、“军队药材供应管理学”、“临床药物治疗学”获校级第五批优秀课程立项,各获 1.5 万元经费支持。中国药科大学“药物化学国家精品课程建设和新药研发创新人才培养”2009 年被评为国家教学成果二等奖,“生物制药工艺学”、“分层次立体化教学模式改革与实践”、“高校民族传统体育课程群教学改革研究与实践”获 2009 年江苏省教学成果二等奖。“天然药物化学”荣获 2009 年国家精品课程称号。山东大学药学院进行课程体系的调整、合并、重组,更新课程的教学内容,对药学、制药工程和临床药学专业的培养方案进行重新修订。2009 年获校级精品课程 1 门、“药理学”被评为山东省双语教学示范课程。制定临床药学专业 7 门课程教学大纲;制定临床药学技能考核办法并在 03 级临床药学专业试行。武汉工程大学化工与制药学院以课程体系和教学内容改革为核心实施精品课程建设工程。创建国家级精品课程“制药工艺设计”和“药物制剂设备与车间工艺设计”。中南民族大学药学院“药理学”和“天然药物化学”为校级精品课程,“药剂学”为院级精品课程。中山大学药学院有校级精品课程 1 门,校级精品课程建设项目 2 门,国家级精品课程 1 门。海南医学院 2009 年“药理学”、“天然药物化学”被评为校级精品课程。重庆医科大学“药理学”为重庆市双语教学示范课程。贵阳医学院药学院“分析化学”为省级精品课程。中药标本馆及数字化建设在药学创新教育中的应用获省级教学成果二等奖。西南交通大学生命科学与工程学院药学系“中药学”、“中药鉴定学”为校级精品课程。

加强实践教学 北京大学药学院2009年“药学实验中心开放实验平台的建设”、“药用植物学实验技能网络考核系统”、“药物化学实验教学改革”和“PBL实验教学的初步探索”教学改革研究项目取得阶段性的成果，60%以上的学生参加此项活动。新组建“药物化学综合实验室”、“药事管理与临床药学系模拟药房与药物信息中心”和“定量药理实验室”。河北医科大学药学院根据国家实验教学示范中心建设单位要求，增加综合设计实验内容，实验室开放，开展学生实验技能大赛等活动。2009年10月通过国家级实验教学示范中心专家组2009年度考核。山西中医学院中药系开设综合性、设计性实验，提高学生综合应用知识的能力。内蒙古医学院药学院根据五个不同专业实习的特点和要求，与北京大学药学院、内蒙古自治区食品药品检验所、内蒙古伊泰药业等单位联合建立多个校外实习基地。在联合申报国家课题和人才培养等方面取得双赢。沈阳药科大学组织实验中心人员参加国家级实验教学示范中心建设相关会议，并作经验交流；组织学生参加国家级实验教学示范中心药学组举办的首届药学（中药学）专业大学生实验技能竞赛，并获得金奖和银奖。中药学实验教学中心2009年度被评为省级实验教学示范中心。启动校级大学生创新实验计划，有243名本科生参加的60项课题列入首届校级大学生创新实验计划。在中央与地方共建高校特色优势学科专业实验室专项建设中，2009年药理学实验室和天然药化实验室获得共建专项经费支持。长春中医药大学药学院中药药物分析实验课探索出“立体开放式循环排列教学法”；高等数学开展数学实验；制图学创实体模型制作实验项目；制药设备与厂房设计实验把课堂搬到医药企业车间，学生通过现场操作，掌握基础原理和方法。黑龙江中医药大学药学院2009年与多家企业签订意向性合作协议，将实习与学生就业相结合，让有意向接收学生的单位共同对学生实习进行管理和实践技能培训。第二军医大学药学院实验教学中心顺利通过总参专家验收。“军队药材供应管理学”课程中增设“药材保障野外作训”模拟战时药材保障场景，训练学员的战时药材保障基本技能。在全国基础医学创新论坛及实验设计大赛中获得一金一银两个奖项。中国药科大学“生物制药实验教学中心”、“制药工程实验教学中心”获得省级实验教学示范中心建设点资格；“天然药物化学实验中心、药学生物基础实验中心”参加2009年省级实验中心验收。全年共开放219个实验项目，参与学生人数1 565人次。从52个校级资助和33个院部资助立项项目中遴选出22个项目申报江苏省大学生创新训练项目；完成了2007年的25个国家级项目、2008年的48个校级项目的结题工作。申请结题的25个2007年国家级项目有24个通过验收，其中8个项目被评为优秀项目；申请结题的48个2008年校级项目全部通过验收，其中14个项目被评为优秀项目。制定毕业实习管理规范，加强对毕业实习管理和过程监控，不定期组织对各实习点的抽查，保证了毕业实习的质量。为长期支持学生人才培养的医药企业挂牌，江苏省恒瑞医药股份有限公司等15个企业成为首批“中国药科大学大学生校外实践基地”，先声药业集团等7个企业成为首批“国家生命科学与技术人才培养基地中国药科大学教学基地”。山东大学药学院对实验教学课程体系进行改革，精选按教学体系和学科特点，使关系密切学科的实验互相渗透，融合一体，进行整体的构想和设计，建立以能力培养为主线，分层次、多模块、相互衔接的实践教学体系。对实验教学内容进行改革，实用性强、重复性好、科学意义较大的实验项目。对专业主干课减少验证性实验，增加机能性、综合性、设计性与研究性实验的内容。在实践教学方法和手段上加强多媒体技术在药学实践教学中的运用，建立实验课的多媒体模拟操作系统和考试系统，并通过教学录像、多媒体技术等，引导学生独立地完成实验设计，提高实验技能。改革考试方法，建立多元实验成绩评定方法并建立教师与学生互动的教学效果评价体系。2009年新建实践教学基地3个，为学生野外实习、认知实习、生产实习、临床实习和专题实习提供条件。聘请山东省医药设计院、大型制药企业及医院的药学专家任兼职教师讲授生产、技术及药学管理类的课程。择优选送学生到国家和省内外重点科研单位、院校去做毕业实习，强化了本科生的科研能力训练和创新能力的培养。通过教学与科研相结合、课内课外相结合、校内校外相结合，融知识传授、能力培养、素质教育于一体，在实践教学中培养了学生的实践能力和创新能力。2009年获得国家级大学生创新基金5项、校级大学生创新基金25项；院级8项。学院被评为2009年山东大学创新教育优秀组织奖。武汉工程大学化工与制药学院对重点实验室实行“开放、流动、联合、竞争”的运行机制。根据研究方向设置基金开放课题，吸引国内外优秀科技人才，开展国际国内合作与学术交流，扩大开放研究与流动人员比例。重点实验室是武汉工程大学化学工程与技术一级重点学科的研究基地，已培养硕士生、博士生近200人。中南民族大学药学院2009年获得国家中医药管理局民族药学三级实验室的认证，被评为国家中医药管理局民族药学重点学科。中山大学药学院构建以基础、专业、综合、创新四层次的新实践教学体系，逐步形成实验教学“一体化，多层次”教学新模式。重点建设“现代制药综合大实验”、“现代生物技术综合大实验”和“计算机在药物研究中的综合实践”。按新实践教学体系编写相关教材2部，并制定对应的实验教学大纲，编写具有综合性及创新性的药学实验教材。拓展与制药企业、医院的合作，建立产学研联盟和实践教学基地，通过建立学校、用人单位和行业部门共同参与的学生考核评价机制，推进人才培养与生产劳动和社会实践相结合的实践教学改革。制定一系列本科生从事实践活动的运行机制，让学生早期接触科研，更好地与理论学习相结合，培养思维能力。通过本科毕业论文、业余科研、暑期科研等，提升本科学生的科研创新能力。广西中医学院药学院有16个实验室，其中15个是开放性实验室，中药药效研究重点实验室是省级重点实验室，中药学实验教学中心是省级实验教学示范中心，药学中心实验室、中药药理学实验室是广西高校重点实验室。实验教学采取集中教学和开放式教学相结合。对基础性、验证性实验，采取集中教学，教师讲授和学生动手实验相结合；对研究性、设计性、综合性实验，采取开放式教学，建立学生自我训练为主的教学模式。充分利用多媒体现代化教学手段开展互动式教学，中药鉴定学和药用植物学的实验课，学生可以在电脑显示屏上直接观察植物和药材的显微构造。该院拥有35个教学实习基地和单位接纳中药学专业的学生进行毕业实习。校办产业——广西中医学院制药厂是中药学专业学生的毕业实习基地。西南交通大学生命科学与工程学院药学系建有四个实验中心和一个分析测试中心，四个研究所。学院通过学科整合，制定新的实验室建设规划，并把教学示范中心的建设纳入今后5年重点建设的目标。除实验教学和短期实习外，还通过学校大学生科研训练计划（SRTP）项目和"个性化实验"项目，培养学生动手能力、综合分析和创新思维能力。2009年一项由本科生主持的"国家大学生创新性实验计划"获四川省"挑战杯"大学生课外科技竞赛一等奖，全国"挑战杯"大学生课外科技竞赛三等奖。贵阳医学院药学院的"贵州省药物制剂重点实验室"2009年列为省级重点实验室。"民族药与中药开发应用教育部工程研究中心"获准为教育部建设工程中心。青海大学医学院药学系以中藏药实验教学科研为中心，以四大药学专业（药物化学、药剂学、药理学、中药学）为依托的"融合"式实验教学链，以四大研究方向（中藏药种植、药效学研究、药物成分研究、新药研发）为重点的"特色"式实验教学模块，以培养全省中藏药学人才为目标，构建全新的药学专业实验教学体系。

教学质量监控 北京大学药学院利用教学质量实时监控系统，学生对教师的教学质量随时进行评估；成立新一届督学组，对教学档案、理论教学、实验教学及二级学科培养情况进行督导；院、系领导定期听课，教学办公室及时反馈。河北医科大学药学院制订教学质量监控与评估标准，定期进行检查，药学院实施院领导听课制度、考试巡视制度及教师集体备课制度、年青教师试讲制度等。山西中医学院中药系建立中药学专业的教学质量监控，由教学管理人员、教师及学生共同完成。内蒙古医学院药学院通过教学督导、师生评教，对教学质量、学生学习状况、教学管理水平进行评价分析，对主要教学环节和教学基本建设实施动态监控。通过定期教学检查、不定期召开师生座谈会和问卷调查形式，对教学进行评价。教学督导委员会到教学一线听课、检查毕业论文完成情况、巡视考场、筹办青年教师教学课堂大赛等，收集信息，提出整改建议。院领导、教研室主任、教学管理人员到教学一线听课，对教学运行状况进行检查。以网上评教与纸质评教相结合的方式，听取学生的意见和建议。沈阳药科大学坚持学期初、期中、期末三时段教学检查和平时随机抽查相结合，进行教学检查。聘请185名本科学生担任教学信息员，随时向教务处反馈学生对学校教学工作的意见，并提出合理化建议，参与学校教学改革研究等；注重发挥教学督导、一线教授、学生教学信息员和校、院、系各级领导收集教学信息的作用，提高信息反馈与整改的实效。吉林化工学院化学与制药工程学院建立教师教学质量网络评估系统，学生评教以及教师互评体系。将评估结果作为教学质量系数评价依据，直接与教师课酬挂钩。第二军医大学药学院实行三级教学督导制度，设教学督导组，负责检查院、教研室的教学考评工作。设置教学专家委员会，实行专家治院，定期开展党委议教，教学专家负责教学工作的咨询、议事和审定。山东大学药学院开展实验课教学质量网上评价，学生通过校园网评价实验教学质量。武汉工程大学化工与制药学院建立校、院两级教学质量监控管理制度，学校由党委书记挂帅，成立评估与考核领导小组，对研究生、本科生教学质量、教育质量进行监控与评估。制定学院教学水平评估指标，确定应届毕业生深造率及就业率、教授上课率、使用先进教材比例、专业建设效果、日常教学工作等六项作为本科教学工作评估指标。"拉动式"教学质量监控体系把教学质量的提升作为监控的基本目标，构建以综合评优、选优或单项评优为主的管理模式。将"拉动式"质量监控体系拓展、提升为"交流互动式"教学质量监控与评估体系。教学质量督导组对课堂教学各环节把关，制定了"本科教学工作评估实施细则"、"武汉工程大学教师教学效果评价办法"、"教学督导监控的改革思路"等。桂林医学院药学院实行青年教师试讲制度、教研室集体备课制度和领导及同行专家听课制度。广西中医学院药学院开展让学生对教学进行评估，填写"课堂教学质量评价表"、"实验教学质量评价表"，对教师的教学质量和效果进行书面评价，并将学生评价结果作为教师晋升的依据。西南交通大学生命科学与工程学院根据学校提出本科教学"216质量工程"，即"两个体系"（创新人才培养体系和质量保证体系）、"一个平台"（教学信息化平台）和"六项建设工程"（专业建设、课程建设、实践教学环节建设、教学队伍建设、教材建设、校园文化建设），建立院级督导组，系级检查小组、课程教学小组三级教学质量保障体系对教学质量加以监控。

教育部高等学校药学类教学指导委员会2009年全体委员会议 2009年5月15日，教育部高等学校药学类教学指导委员会全体委员会议在沈阳药科大学召开。42所药学类院校的51位委员及辽宁省教育厅有关领导出席会议。教育部高等学校药学类教学指导委员会主任委员吴晓明对2009年工作提出要求。中国药科大学、黑龙江中医药大学药学院、沈阳药科大学、黑龙江中医药大学有关人员分别向全体委员报告有关"药学本科专业认证方案及试点认证情况"、

"中药学本科专业认证标准起草及调研情况"、"全国药学学科(专业)发展战略研究报告"、"全国中药学专业发展战略研究报告"等文件的起草情况。委员们结合当前高等药学教育发展的新形势,就药学教育的国内外发展现状、药学类专业人才社会需求状况、学科专业改革发展中存在问题、改革与发展思路及政策建议、如何进一步完善专业规范、优化专业认证方案等进行了研讨,并对"药学学科(专业)发展战略研究报告"及"中药学专业发展战略研究报告"和专业规范与专业认证方案提出了修改意见。

中国高等教育学会药学教育研究会2009年常务理事会议暨中国高等药学教育发展战略研讨会 2009年10月10~13日,中国高等教育学会医学教育专业委员会药学教育研究会常务理事会议暨中国高等药学教育发展战略研讨会在广西桂林召开。19个常务理事单位的36位代表参加会议。中国药科大学吴晓明校长代表常务理事会做2009年工作报告。回顾过去一年药学教育研究会常务理事会的工作及全国药学类本科专业认证试点、"质量工程"药学类项目建设以及高等学校药学和中药学专业规范、药学和中药学专业发展战略研究报告等文件的起草工作。会议听取了徐晓媛"关于全国药学本科专业认证试点情况的报告"、罗向红关于"药学专业发展战略研究报告(讨论稿)"。

会议着重讨论由中国药科大学、沈阳药科大学、北京大学药学院、复旦大学药学院、四川大学华西药学院、浙江大学药学院和广东药学院共同起草的《药学学科(专业)发展战略研究报告》,并提出修改意见和建议。

国家级实验教学示范中心药学组工作研讨会 2009年11月25~28日,国家级实验教学示范中心药学组工作研讨会暨首届药学(中药学)专业学生实验技能大赛在上海中医药大学举行,18所高校的80多名专家和35名本科生参加会议。教育部高教司、上海市教委、中国药科大学及上海中医药大学有关领导出席开幕式。上海中医药大学校长、中国科学院院士陈凯先,中国药科大学尤启冬教授分别作了"中医药发展战略与创新人才培养"和"药学实验示范中心建设"的报告。26日下午举行实验技能大赛,会议评出金奖12名,银奖20名,实验设计单项奖2名。与会代表还围绕"如何更好地培养学生的创新能力和实验操作技能"、"开放性实验教学的管理和规范"两个专题进行了讨论。

全国中医药高等教育学会五届三次理事会议暨第六届校长论坛 2009年11月9~11日,全国中医药高等教育学会五届三次理事会议暨第六届校长论坛在广州举行。国家中医药管理局、教育部高等教育司、广东省教育厅及中医药局以及全国(包括港澳地区)32所中医药高等院校有关领导,全国中医药高等教育学会的顾问、理事共60余人出席论坛。论坛主题为"中国改革开放30年与中国中医药高等教育"。总结改革开放30年以来我国中医药高等教育发展经验,研究中医药院校教育改革的指导思想和战略目标,规划中医药院校教育改革与发展战略,明确中医药院校教育改革的主要方向、任务、保障措施,建立适应社会发展需求的可持续发展的中医药教育体系,建立健全符合中医药高等教育自身发展规律的人才培养评价体系。全国高等教育学会会长周远清、上海中医药大学原校长严世芸分别作了"当前中国高等教育形势"和"多元化与服务性——高等中医药人才培养质量控制分析系统的建设"的专题报告。全国中医药高等教育学会正副理事长、正副秘书长会议和五届三次理事会议同时召开。

全国中药高等教育研究会2009年年会 2009年8月4日,全国中药高等教育研究会2009年年会在山东济南举行。80余名代表参会。国家中医药管理局、山东省中医药管理局、山东中医药大学有关领导出席会议。北京中医药大学、南京中医药大学、广州中医药大学及山东中医药大学的专家就中药分析、中药资源学等学科进行了介绍,并对二级学科分化问题进行讨论。就中医药数理工程研究、构建中医药院校药学创新人才培养、中药学重点学科建设、中药科研及教学科研团队建设等议题进行研讨。

全国高职高专校长联席会议第九次全体会议 2009年3月18日,全国高职高专校长联席会议第九次全体会议在北京召开。全国182所高职高专校长联席会议成员单位代表300余人参加会议。教育部高职高专处处长范唯出席会议并讲话。她在讲话中指出,高职院校要重视校企合作管理平台的构建,要在人员、资金和运作方面校企融为一体;在人才培养模式改革方面,要以专业为平台,注重基础课程的改革和实践性环节,使学生既有岗位适应能力,又有起码3~5年甚至更长时间的可持续适应和发展潜力;在高职教育评价方面,应该是开放的、多元的;在社会服务方面,高职院校要学历教育和社会培训两条腿走路。

全国高职高专校长联席会议主席李进教授在总结报告中希望校长联席会议要进一步密切配合政府实施的国家示范性高职院校建设等各项教育改革重大工程,为校企合作、工学结合的高等职业教育类型搭建交流平台,更好发挥校长联席会议在高等职业教育内涵建设中的作用。

199次中国科协青年科学家论坛 2009年9月,由中国科协主办的"中国科协第199次青年科学家论坛"在中国药科大学举行。本次论坛以"重大新药创制"国家重大科技专项的实施为契机,将科学前沿与国家战略需求相结合,就新药发现的战略性、基础性研究的关键技术、前沿发展、研究瓶颈、交叉合作等相关议题进行研讨。江苏省科协常务副主席张铁恒、上海市科协副主席陈凯先院士、湖南省科协副主席周宏灏院士出席论坛并作报告。题目是："新药发现与重大新药创制"、"全基因组关联性研究与药物靶点发现"、"药物发现相关技术平台产品进展"。与会代表一致认为应建立相关研究机构的学术交流长效机制，加强合作、资源共享，加强源头创新，重视筛选仪器试剂国产化，为青年学者创建良好的环境与条件等。

2009'中国生物药物创新研究论坛 2009年8月22日，2009'中国生物药物创新研究论坛在南京举行。国内外百余名代表参加会议。中国科学院张友尚院士的"由蛋白内含子介导表达蛋白质和多肽"、王友同教授的"我国生物制药产业的过去、现在和将来"、第二军医大学焦炳华教授的"海洋药物的现状及发展趋势"、常州千红生化制药有限公司董事长王耀方的"坚持走科技创新之路，开创千红科学发展新局面"、上海美迪西生物医药有限公司陈春麟博士的"中国新药研发外包（CRO）的现状和未来"、邵颖博士的"生化药物研发与技术审评的几个问题"从生物技术及生物药物、海洋药物的研究现状及发展趋势等方面进行了阐述，对新药的研发、技术审评及产业化发展等各领域提出具体思路。

中国药理学会第十次全国学术会议 2009年10月29日～11月1日，中国药理学会第十次全国学术会议在天津召开，会议主题为"药物创新 科学用药"。600余名药理学工作者参加会议，大会共收到论文摘要500余篇，内容涉及神经药理、心血管药理、数学药理、睡眠药理、分子药理、抗炎免疫药理、肿瘤药理及中药药理等方面。中国、美国、比利时、日本和中国香港的12位专家作了报告，90余名代表做了大会报告和专题报告。会议期间还进行了青年英文学术报告奖和优秀论文展示奖评选，共评出了10名青年英文学术报告奖和35名优秀论文展示奖。

第二届全国大学生"药苑论坛" 2009年11月14～15日，第二届全国大学生"药苑论坛"在中国药科大学举行，来自全国20所院校的62名代表与药明康德新药开发有限公司等医药企业代表就创新药物研发和技术创新等课题进行了交流。"药苑论坛"分为专家报告、学生交流、师生交流、学术沙龙四部分，展示了各学校在"国家大学生创新性实验计划"中的多项优秀项目以及国家生命科学与技术人才培养基地在校企合作培养创业型人才方面的成果。

2009年中国药学会药事管理专业委员会年会暨"国家药物政策与《药品管理法》修订研究"论坛 2009年8月6～8日，中国药学会药事管理专业委员会年会暨"国家药物政策与《药品管理法》修订研究"论坛在辽宁省本溪市召开，中国药学会药事管理专业委员会、医药高等院校、食品药品监管部门以及药品生产、经营企业、医疗机构的代表180余人参加本次论坛。全国人大常委会副委员长、中国工程院桑国卫院士出席会议并在开幕式讲话，年会围绕"完善国家药物政策，促进医药发展"主题，研讨药品研制开发、药品生产、药品经营和药品使用、药品安全、药品监督管理几大领域的政策与法规，重点研讨《中华人民共和国药品管理法》修订。国务院研究室社会发展司司长朱幼棣、中国医药企业管理协会常务副会长于明德、国家食品药品监督管理局注册司司长张伟、国家食品药品监督管理局认证中心主任张爱萍等为大会作了专题报告。

第五届泛珠三角区域（9+2）高等中医药院校合作发展联席会 2009年11月16～18日，第五届泛珠三角区域（9+2）高等中医药院校合作发展联席会在成都中医药大学召开。本届联席会以"高水平师资队伍建设"为主题，直面当前高校师资队伍建设中的问题。讨论如何更好地在"9+2"平台上加强交流和沟通，推动中医药高等院校的师资队伍建设。成都中医药大学校长范昕建提出四点建议：即坚持科学发展，做好师资队伍规划；突出人才重点，抓住队伍建设关键；采取多种措施，提升师资队伍素质；搭建交流平台，实现优质师资共享。成都中医药大学副校长余小平作了"抓住机遇，科学发展，大力推进高等中医药院校师资队伍建设"大会发言。

2009年长三角药物化学研讨会 2009年11月13日，长三角药物化学研讨会在浙江大学召开，上海、江苏、安徽、浙江等省的院校和企业代表200余人参加会议。会议收到论文80余篇。中国医学科学院药物研究所郭宗儒教授、中国药科大学徐云根教授、复旦大学药学院李英霞教授及浙江大学药学院戚建华研究员分别作了题为"成药性与配体效率"、"肿瘤血管生成抑制剂研究进展"、"糖类药物的研究进展"、"病原微生物繁殖荷尔蒙的化学及化学生物学研究"专题报告。与会代表作了"国内外药物化学领域研究与开发新进展和发展趋势"、"基于新靶标的新药研究与开发"、"药物分子设计新理论新方法"、"先导化合物的发现与优化"、"药物合成新方法新工艺"的发言。

2009年江苏省级实验教学示范中心和高职实训基地建设点 2009年7月8日，江苏省教育厅印发《关于公布2009年省级实验教学示范中心和高职实训基地建设点遴选结果的通知》（苏教高〔2009〕28号）。在102个省级实验教学示范中心建设点中，药学方面的有中国药科大学的生物制药实验教学中心、制药工程实验教学中心，徐州医学院药学实验中心，南京医科大学药学综合实验教学示范中心；在35个省级高职实训基地建设点中，药学方面的有连云港师范高等专科学校生化制药实训基地，常州工程职业技术学院生物制药生产性实训基地，盐城卫生职业技术学院医药与食品检验检测技术实训基地。

浙江省教育厅公布第六届高等教育省级教学成果奖获奖项目 2009年9月19日 浙江省教育厅印发《关于公布第六届高等教育省级教学成果奖获奖项目的通知》(浙教高教[2009]153号)。药学方面的有温州医学院李校堃等完成的"以教学实验区为载体的产学研循环互动的药学教学模式研究"获省教学成果一等奖,浙江中医药大学肖鲁伟等完成的"信息化条件下中医药人才培养知识管理系统集成构架的研究与实践",浙江医药高等专科学校等单位完成的"高职医药专业毕业实践教学三元主体模式的研究与实践",浙江医药高等专科学校丁勇等完成的"以培养'综合职业能力'为目标:《药事法规》课程教学体系的建设创新"获省教学成果二等奖。

浙江省高等学校创新团队 2009年9月27日,浙江省教育厅网上公示浙江省高等学校创新团队评审结果。其中浙江中医药大学的"中医药防治脑血管病"、温州医学院的"生物医学工程"、浙江工业大学的"浙江省制药工程技术"、浙江中医药大学的"中药制剂现代化研究"、温州医学院的"生物制药"创新团队入选。

山东省高等学校品牌专业、特色专业 2009年8月31日,山东省教育厅网上公示高等学校品牌专业建设点、特色专业建设点评审结果,药学方面的有泰山医学院、山东医学高等专科学校的药学专业、滨州医学院的生物技术专业、山东中医药大学的制药工程专业入选特色专业建设点。

江苏省2009年高等学校大学生实践创新训练计划立项项目 2009年7月22日,江苏省教育厅印发《关于公布2009年高等学校大学生实践创新训练计划立项项目的通知》(苏教高[2009]30号)。药学方面的创新项目南京大学有1项,中国药科大学有22项,南京医科大学3项,南京中医药大学17项,江苏大学3项,南通大学1项,徐州医学院2项,盐城师范学院3项。

(高如忠　樊陈琳　徐晓媛)

药学教育研究与教学方法改革文献摘录

药学教育研究

▲ 复旦大学药学院在"实施CHIPS教学探索培养创新药学人才新途径"一文中,介绍了CHIPS教学模式是为实现创新人才培养目标所建立的新教学体系和教学方法。CHIPS教学的目的是通过新的教学理念和方法,培养具有创新精神(Creativity)、有强的动手能力(Hands-on)和主动性(Initiative)的、富有潜力(Potential)的、服务于社会(Service)的药学人才。经四年多的探索与实践,该院在药学专业的培养目标、教学计划、教学内容、教学方法、教学手段和课外教育等环节进行改革,取得了初步成效。 [药学教育,2009,25(6):9]

▲ 中山大学药学院在"药剂学进展研究性教学体系的构建"一文中,作者介绍了在研究生课程教学内容上,选择体现学术前沿的最新英文研究论文作为教材。在教学方法上,采用Seminar教学法和PBL教学,即通过类似科学研究方式组织教学,具有探究性、自主性、灵活性、开放性、实践性等特征,引导学生主动学习、培养学生创新精神、提高独立研究能力。通过两年的研究性教学实践活动,成功构建药剂学进展研究性教学体系。在考核方式上注重研究生综合科研能力和课题设计创新能力的考核。通过学生参与评分、开放性讨论、提出课题研究前沿中重要科学问题及撰写国家自然科学基金标书等方式培养研究生综合科研能力,特别是对创新意识的形成起到积极的作用。 [药学教育,2009,25(1):25]

▲ 中国药科大学在"校企合作办学,培养创新创业型高级人才"一文中,介绍了中国药科大学以国家生命科学与技术人才培养基地为依托,创造性地将"校企合作办学"、"订单式培养"、"双导师制"、"六年制本硕连读"等方式引入高层次创新创业型药学人才的培养方案中,探索出一套"校企联合,本硕连读"的新型人才培养模式,实现学校、企业、学生三赢。 [药学教育,2009,25(1):5]

▲ 浙江大学药学院在"大学生科研训练计划在药学创新型人才培养中的实施与展望"一文中,介绍了浙江大学药学院药理毒理与生化药学研究所心脑血管与肝脏药理研究团队近五年来组织、管理、实施大学生科研训练计划SRTP(Student Research Training Program,简称SRTP)所开展的工作和取得的成绩,并对进一步完善SRTP提出思考与建议。 [药学教育,2009,25(3):12]

▲ 山东大学药学院在"药学专业在推进特色专业点项目建设中的举措"一文中,介绍山东大学药学专业在推进特色专业点项目建设中的经验与举措,在专业建设中注重体现学科优势与专业特色,构建经济社会发展需要的课程体系,改革课程教学内容,加强精品课程和新教材建设;以能力为主线展开教学,构建实验教学平台,突出对学生创新思维和创新能力的培养,达到办学效益、办学水平、办学实力的全面提升。 [药学教育,2009,25(3):24]

▲ 中国药科大学药学院在"国家级药学实验教学示范中心创新性实验教学平台研究"一文中,介绍了以国家级药学实验教学示范中心建设为契机,创建开放性、创新性药学实验教学平台,建立有利于培养学生实践能力和创新能力的实验教学新体系;建立开放式网络化智能信息共享平台;建立高效、开放的运行体系。 [药学教育,2009,25(5):5]

▲ 天津理工大学化学化工学院在"药物化学课程教学中批判性思维的培养"一文中,作者针对药物化学课程教学的具体特点,就批判性思维在药物化学教学中的应用进行探讨,提出授课教师要营造批判性思维的学习氛围,增加案例教学强化学生的批判性思维意识,改变教学评价方式激励学生发展批判性思维,让批判性思维的培养贯穿整个教学过

程。［药学教育,2009,25(5):19］

▲ 温州医学院药学院在“以教学实验区为载体的产学研一体化药学教学模式研究”一文中,介绍了以教学实验区为载体的产学研循环互动的药学教学模式是以创新和改革的教育思想为指导,以培养应用型药学研究和创新药物研制的后备人才和师资队伍为目标,进行人才培养方案的实施,实行理论教学与实践教学相结合、教学与科研相结合、科研与产业相结合,强化学生学习能力、科研能力、实践创新能力的培养,全面提高学生的综合素质。

［药学教育,2009,25(6):15］

▲ 南华大学药学与生命科学学院药学系“药学专业人才培养模式的研究与探索”一文的作者系统地提出了药学专业人才培养思路和措施——以素质教育、创新教育、实践能力培养为主线,从教育教学理念、教学模式、课程设置与建设、实验室建设与管理、创新性能力评价体系和专业师资队伍建设等方面进行教学改革,构建融化学—生物学—医学为一体的新型药学教学模式。

［中国高等医学教育,2009,(10):81］

教学方法改革

▲ 浙江中医药大学药学院在“‘三早’教学模式在中药鉴定学课程教学中的应用”一文中,介绍了中药鉴定学教学小组将“三早”(即早期接触中药标本、早期接触科研活动、早期投入社会实践)教学模式运用于中药鉴定学教学中,实践证明,“三早”教学模式是传统教学方式的极好补充,使课堂教学在时间和空间向外延伸,开拓学生视野,培养学生创新能力。［药学教育,2009,25(3):31］

▲ 北京中医药大学中药学院在“认知-发现学习在中药化学教学中的作用及其应用”一文中,介绍了认知-发现学习是有助于教学中学生掌握学科认知结构,注重培养学生分析问题解决问题能力及创造性的教学方法,作者在中药化学的教学过程中,尝试运用认知-发现学习的方法,有助于专业课程教学目标的实现,有助于培养学生严谨思维和创新能力,有助于增强课程教学过程中师生互动。

［药学教育,2009,25(1):38］

▲ 苏州大学药学院“探究性教学模式在中药制剂分析教学中的实践”一文的作者立足于中药制剂分析教学实际,结合现行版药典和最新中药制剂分析研究进展,对探究性教学模式在“中药制剂质量标准的制定”一章中的实践进行较为系统深入的探讨。通过创设问题情景,明确问题;分析问题,自主探究;分组合作探究,探索解决方案;共享解决方案;归纳总结,点评升华等步骤完成教学,取得良好的教学效果。

［药学教育,2009,25(2):31］

▲ 中国药科大学药学院“临床药学专业临床见习模式探讨”一文的作者根据临床药学专业培养目标和方向,结合专业课程设置具体情况,就临床见习内容、形式、带教方式、考核方式等几个方面进行探索,提出适合临床药学专业本科生特点的临床见习模式。［药学教育,2009,25(2):40］

▲ 中国药科大学高等职业技术学院“中药药剂学实验在药剂学实验教学中的应用”一文的作者介绍了在中药制药技术专业实训教学中,以SSL情境模拟教学法(Scene simulated learning)、PBL以问题为基础的教学法(Problem based learning)代替传统以教师为中心的教学法。通过SSL-PBL的实训设计方案、实训的实施过程,提高了学生学习的主观能动性,培养了学生独立思考,动手技能和创新能力。

［药学教育,2009,25(4):44］

(高如忠 樊陈琳 徐晓媛)

职业与继续教育

2009年认定的国家级重点中等职业学校 2010年2月23日,教育部以教职成厅［2010］1号文下发了“教育部办公厅关于公布2009年认定的国家级重点中等职业学校名单的通知”,公布评审认定达到国家级重点中等职业学校标准的101所学校,其中医药卫生类学校有6所:海宁卫生学校、新乡卫生学校、十堰市医药卫生学校、贵州省人民医院护士学校、临沧卫生学校和甘南州卫生学校。教育部要求被认定的国家级重点中等职业学校要坚持以服务为宗旨、以就业为导向的办学方针,深化改革,锐意创新,将学校建设成为适应社会和经济发展需要,办学条件好,教育质量与办学效益高,社会声誉好,能够在办学和改革各个方面起骨干和示范作用的高水平的中等职业学校。(方 宇)

2009年度全国执业药师远程继续教育计划 中国执业药师协会于2009年4月1日制订并发布了《2009年度全国执业药师远程继续教育计划》。该计划依据《执业药师继续教育管理暂行办法》,以《2006~2010年全国执业药师继续教育指导大纲》为指导确定课程内容,着重介绍药学发展的新理论、新知识、新技术、新方法,突出实用性、针对性。计划内容分为必修课程、选修课程和自修课程。本计划提供的课程同时适用于本年度从业药师的继续教育。《2009年度全国执业药师远程继续教育计划》继续采用函授、网授相结合的方式进行。按《执业药师继续教育管理暂行办法》的有关规定,参加本年度继续教育的执业药师,经考核合格后,即授予全国有效的执业药师继续教育学分,并出具学分证明。

(方 宇)

2009年国家级中医药继续教育项目 2009年4月17日,国家中医药管理局中医药继续教育委员会以国中医药继教委发〔2009〕1号文下发了“关于公布2009年度国家级中医药继续教育项目的通知”,公布审定通过的639项国家级中医药继续教育项目。通知要求各项目主办单位于2009年12月31日前将项目执行完毕。为进一步提高中医药继续教育项目质量,加强继续教育学分管理,将对国家级中医药继续教育学分证书进行统一印制、编号及发放,要求各项目主办单位按照通知精神和《国家中医药管理局关于进一步加强中医药继续教育学分管理的通知》(国中医药发〔2009〕10号)要求,认真做好学分证书管理工作。各省级中医药继续教育主管部门和局直报单位要对项目执行情况进行指导督查,并于2009年12月1日前将本省、本单位国家级中医药继续教育项目执行情况的工作总结报送国家中医药管理局中医药继续教育委员会办公室。 (方 宇)

2009年全国高职高专院校药品(药学)类专业精品课程建设工作研讨会 2009年4月29日,由教育部高等学校高职高专药品类专业教学指导委员会主办、山西生物应用职业技术学院承办的2009年全国高职高专院校药品(药学)类专业精品课程建设工作研讨会在太原召开,全国13所医药类院校和有关出版社共50余人参加了会议。会议邀请有关专家对国家精品课程建设专题做了辅导报告,并重点解析了2009年国家级精品课程(高职)评审指标体系。2008年国家级精品课程负责人介绍建设经验,与会人员就相关问题进行研讨。 (方 宇)

2009年度职业教育与成人教育工作会议 2009年度职业教育与成人教育工作会议暨全国职业教育集团化办学经验交流会于2009年2月26日在海南召开。教育部部长周济出席会议并讲话,他强调要以科学发展观为指导,把职业教育的战略重点放到提高质量上,同时进一步扩大规模,实现又好又快发展。海南、河南、四川、山东的代表做了大会发言。会议总结交流了各地加快职业教育改革发展的经验,深入探讨职教集团化办学模式,进一步推动职业学校做强做大,研究部署了2009年的职成教工作。各省、自治区、直辖市和各计划单列市、新疆生产建设兵团教育局分管职成教工作的有关负责人,以及各省、自治区、直辖市职业教育集团化办学学校代表约300人参加了会议。会议期间,与会代表参观了海南省部分职业学校和有关企业。 (方 宇)

2009年全国高职高专药学专业骨干教师师资培训班 2009年12月3~6日,全国高职高专"药学专业行动导向课程培训"骨干教师师资培训班在上海医药高等专科学校举办,来自北京、山东、福建、武汉等13个省市的30余名教师参加了此次培训。本次培训班旨在贯彻教育部关于"国家示范校立项建设单位开展高职高专师资培训工作通知和师资队伍建设"的有关文件精神,本着"共享优势职教资源,促进职教共同发展"的培训宗旨,通过集中培训、交流经验,提高高职院校药学类专业教师的教学水平和实践技能,加快"双师"师资队伍的建设。 (方 宇)

全国高职高专药品类专业教育教学改革与课程建设经验交流会议 2009年4月10~12日,由卫生部教材办公室、全国高职高专药品类专业教育教材建设指导委员会和人民卫生出版社共同主办的"全国高职高专药品类专业教育教学改革与课程建设经验交流会议"在杭州市召开。教育部高职高专药品类专业教育教学指导委员会有关领导、教育部教指委专家、来自全国25个省、自治区、直辖市近90所高职高专院校的260余位代表出席会议。人民卫生出版社有关领导和相关编辑、发行人员参加了会议。会议围绕高职高专药品类专业教育教学改革和课程建设及六个专业教学计划、教学大纲与教材建设主题进行交流。 (方 宇)

中国职业技术教育学会医药专业委员会科研课题培训会 2009年5月8~12日中国职业技术教育学会医药专业委员会科研课题培训会在成都召开。本次会议由成都中医药大学峨眉学院承办。会议总结了2008年医药专委会科研课题开展情况,部署了2009年科研课题申报与评审工作,开展了科研课题申报专题培训和课题研究经验交流。苏怀德主任解读了国家政策规定的中高职教育的培养目标、技能要求、职业种类、技术等级标准等内容,并结合澳大利亚职教理念,进一步阐述了职业核心技能和职业道德内涵的要求;介绍了专业教学标准的开发程序与方法。与会代表对委员会科研管理、教学标准、职业技能等问题进行了研讨,并提出了建设性意见。 (方 宇)

致谢《中国药年鉴》药学教育栏目通讯员:

北京大学 郭敏杰、天津医科大学 李薇、河北医科大学 王伟、华北煤炭医学院 黄丽艳、山西医科大学 侯晓峰、山西中医学院 段秀俊、内蒙古医学院 吕晓洁、沈阳药科大学 侯雪莲、辽宁中医药大学 黄金宇、长春中医药大学 张天柱、延边大学 秦玉娜、吉林化工学院 王亚红、哈尔滨商业大学 贯绍华、佳木斯大学 于德成、黑龙江中医药大学 谢海龙、复旦大学 李继扬、上海交通大学 钱秀萍、第二军医大学 沈晓兰、南京中医药大学 黄海燕、徐州医学院 徐红岩、中国药科大学 樊陈琳、徐州师范大学 吴罼、南京农业大学 唐晓清、浙江大学 朱卡林、绍兴文理学院 杨波、安徽中医学院 章登飞、江西中医学院 万決、南昌大学 范杰平、山东大学 帅翔、山东轻工业学院 马毅、新乡医学院 申彪、武汉工程大学 梅水燕、中南民族大学 邓旭坤、中南大学 杨静、广东药学院 陈金明、中山大学 袁月梅、广西中医学院 李斌、桂林医学院 彭慧、海南医学院 关薇薇、重庆医科大学 蒋君好、四川大学 李成容、西南交通大学喻凯、贵阳医学院 赵平、西安交通大学 宋杰、青海大学 范雪汝、长春医学高等专科学校 章春宇、上海药物研究所 胡仲良、中国医科院药物研究所 钟萍老师。

合肥工业大学控释药物研究室

——植入剂专业研究机构

1994年,由合肥工业大学一些教学科研人员自发组成缓控释药物研究组，开展抗癌药物缓、控释制剂的研发工作；1996年成立合肥工业大学控释药物研究室，开展植入剂新释药系统研究。

研究室现有高分子、化工、生物、药学、医学、分析、电子与自动化等专业科研人员78人，其中高级职称25人。有专用实验室2100平方米，配备有先进的仪器设备。设有辅料合成、制剂工艺、药物分析、药理毒理、临床应用、制药装备、给药器械研究组和资料与后勤服务组8个部门，1个中试车间，1个产业化基地。

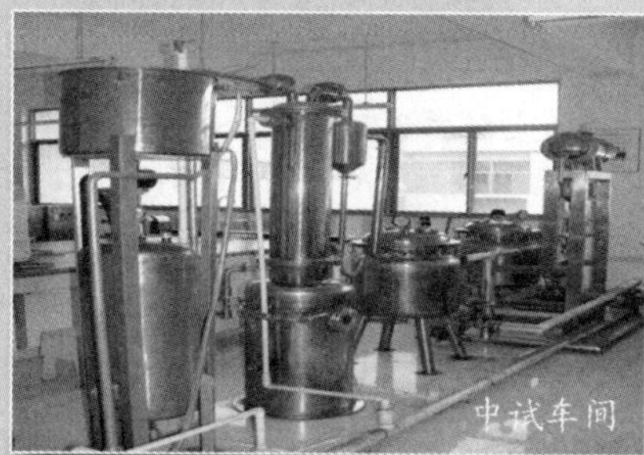

中试车间

自1994年以来，该室对抗肿瘤、镇痛、抗菌等药物的植入剂进行了深入的研究；承担国家科研项目6项、安徽省“十五”、“十一五”科技攻关项目23项；起草的植入剂通则收载于2005年版《中国药典》。发表科研论文300余篇，其中SCI/EI论文50余篇；获省、市级科技进步20余项。

2001年第一种抗癌植入剂——氟尿嘧啶植入剂获得新药证书和生产许可证，2003年实现产业化，获高新技术成果1个、国家新证产品证书1个、国家重点新产品证书1个，高新技术企业证书1个；年产值亿元以上、年利税千万元以上。

地 址：合肥市屯溪路139号
合肥工业大学350号
邮 编：230009
电 话：0551-2905374

- 获得世界发明专利1项、中国发明专利32项
- 获得抗癌植入剂新药临床批件6个
- 获得植入剂药用辅料临床批件1个

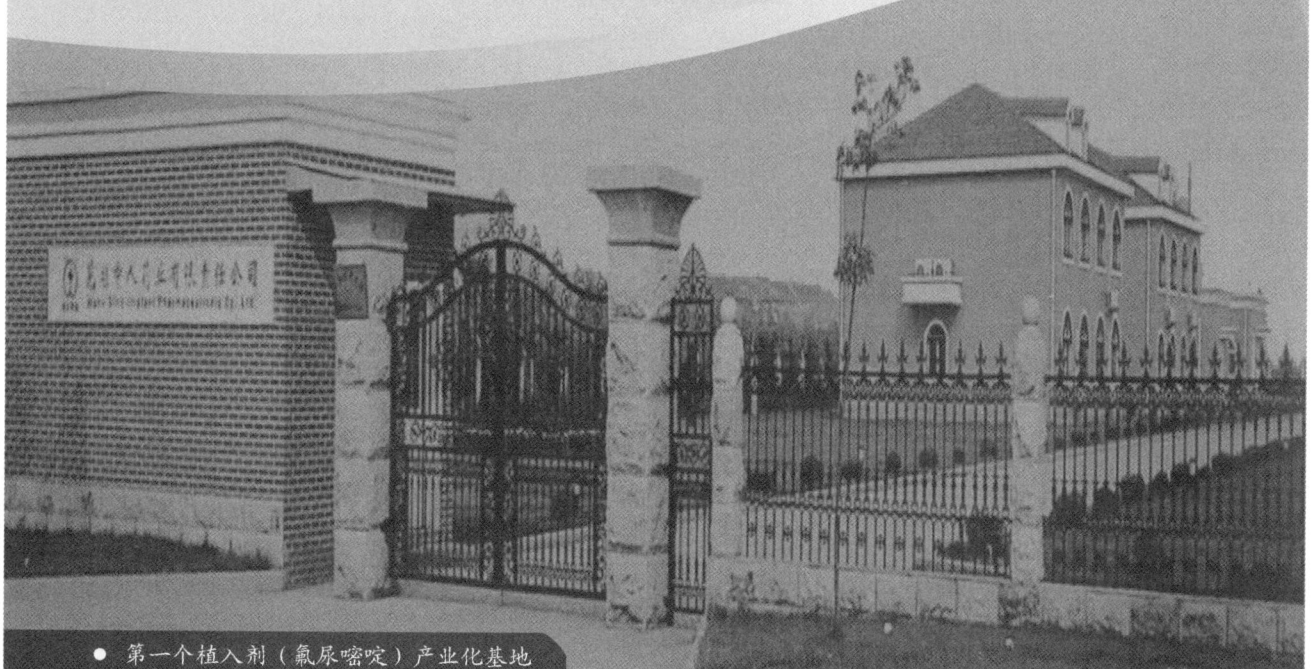

● 第一个植入剂（氟尿嘧啶）产业化基地

地址：福建省福州市闽侯县上街镇学园路1号
邮编：350108
电话及传真：0591-22862016
E-mail：pharmacy@mail.fjmu.edu.cn

福建医科大学药学院

福建医科大学药学院于2000年4月开创药学本科教育，是一个具有全日制与成人教育等多种办学形式，学士、硕士、博士等多种人才培养层次，已形成具有一定规模和影响，集教学、科研、开发与社会服务为一体的高等药学教育机构。设有药理学系、药物分析学系、药物化学系、药剂学系、天然药物学系和基础化学系6个学系，以及1个省级药学实验教学示范中心，拥有新药研究所、临床药理研究所和蛇毒研究所3个校级新药研究机构。

师资力量 药学院现有教职员工88人，其中教授10人，副教授及副高级职称18人，博士生导师4人，硕士生导师17人，教师中具有博士学位者20名。目前师资队伍中有4名教授为留学归国学者，引进高级人才5人，享受国务院特殊津贴专家2人，入选福建省"百千万人才工程"4人，全国高校优秀骨干教师1人，福建省高校教学名师2人。药学院教授担任了中国药理学会理事、中国药理学会肿瘤药理专业委员会副主任委员、中国药理学会神经精神药理专业委员会委员等重要学术职务。

专业特色 现设有药学和药物制剂2个本科专业，其中药学本科专业为福建省特色专业和国家级特色专业建设点，拥有药理学博士学位授权点和药学一级学科硕士学位授权点，以及福建省高校药理学重点学科。目前在校全日制本科生数达1 000余人和博硕士研究生1 000余人，为医药行业培养输送了本科学生1 262人和博硕士研究生155人的药学专业人才。学院具有《药理学》、《药物分析》、《分析化学》和《卫生化学》等4门省级精品课程，《药理学》1门省级优质硕士课程，1个省级药理学教学团队，以及省级应用型药学人才培养模式创新实验区和省级药理学研究生教育创新基地。药学院根据专业科学发展和人才市场的需要，设有科学的实习内容和规范的实习单位，注重培养学生动手能力及实践操作能力，全面提高学生综合素质和择业就业的抗风险能力，近年来，药学院本科生就业率达96.5%以上。

实验室建设 近年来，学院以福建省重点高校建设为契机，加强对实验室建设的投入，购置了较为先进的教学科研仪器设备，较好地改善了教学科研条件，现学院实验室面积近5 000平方米，配备有高效液相-质谱联用仪、红外光谱等大型贵重仪器设备，5万元以上仪器设备22台，仪器设备总价值达1 500万元，形成了一个集药物化学、药理学、临床前评价为一体的开放式、综合性、现代化的新药研究创新平台。

药学院获批建立的部、省重点实验室

机构名称	成立时间	批准机关
中央与地方共建药理学毒理学基础实验室	2005年	国家财政部
福建省高校天然药物药理学重点实验室	2006年	福建省教育厅
福建省生物医药工程研究中心	2003年	福建省发改委
福建省中药药理重点研究室	2008年	福建省中医药管理局
国家中医药中药药理科研三级实验室	2009年	国家中医药管理局
福建省药物非临床安全性评价中心	2009年	福建省政府

科学研究与成果

近年来，药学院在新药研发方面已形成了明显的特色和优势，重点构建了抗肿瘤药物研究、神经精神药物研究、生物肽生化药理研究、纳米生物传感器研究等稳定的研究方向，其中姜黄素抗癌作用的分子机理，褪黑素镇痛和抗吗啡依赖作用及其中枢机制，生物传感器在药物分析和疾病诊断的基础与应用研究等研究领域取得突破性进展，得到国内外同行的好评。目前正在开展国家1类抗癌新药临床前研究2个；获得具有开发成1类新药苗头的药用活性物质20多个。近年来，获得省科技进步二等奖3项，三等奖3项，国家专利授权2项；累计发表科研论文300余篇，SCI源期刊收录论文50余篇；获得包括国家863计划项目、国家自然科学基金在内的62项国家、省（部）级科研课题。药学院还成功承办了"第七届全国肿瘤药理与化疗学术会议"、"第十一届全国神经药理学术会议"和"第十一届全国生物毒素学术会议"大型全国性学术会议，以及2009医学前沿论坛暨第十一届全国肿瘤药理与化疗学术会议审稿会，扩大学院的影响，增强了与国内外同仁的交流合作。

药物生产与流通

Drug Production, Supply and Distribution

中国药学年鉴 2010

CHINESE PHARMACEUTICAL YEARBOOK

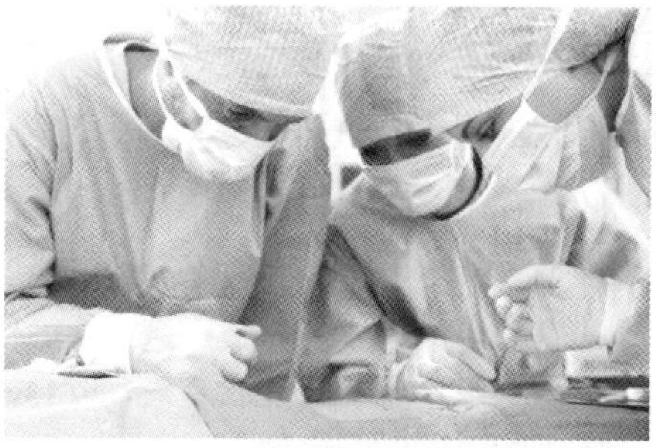

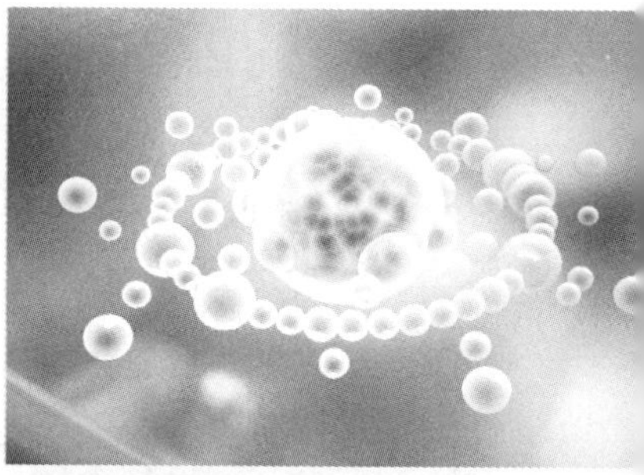

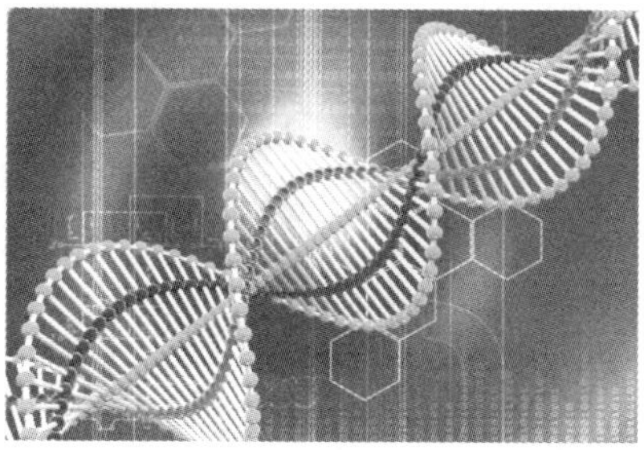

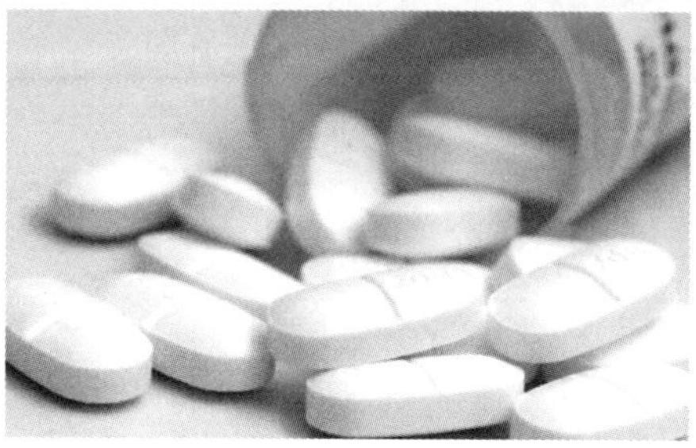

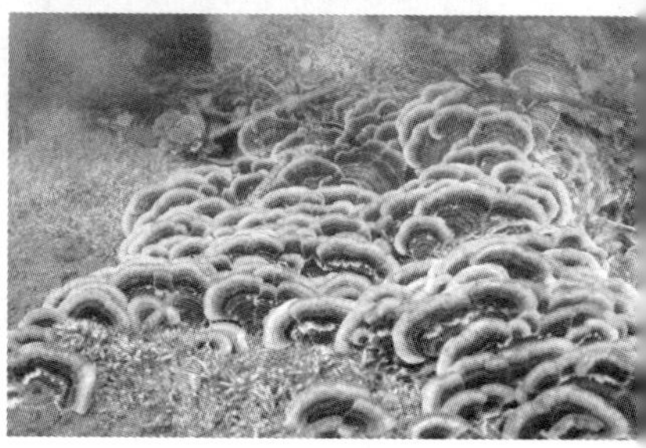

医药工业

概　况　2009年,伴随世界经济复苏,我国宏观经济形势好转,由于医药产品的刚性需求特性以及新医改带来市场扩容机遇,医药经济保持了平稳增长的势头。

医药工业总产值及增长情况　2009年医药工业累计实现总产值(现价,七大子行业,下同)9 946.45亿元,同比增长18.68%,比2007年同期增幅下降了6.08个百分点。其中,化学原料药工业累计实现总产值1 969.37亿元,同比增长10.52%;化学药品制剂工业2 876.65亿元,同比增长19.55%;中成药工业2 504.44亿元,同比增长46.88%;生物制剂工业1 084.45亿元,同比增长80.43%;医疗器械工业966.50亿元,同比增长58.34%;卫生材料和中药饮片工业分别实现525.79亿元和469.26亿元,同比分别增长70.94%和56.62%。化学原料药的增长率低于全国平均增长率(见图1)。

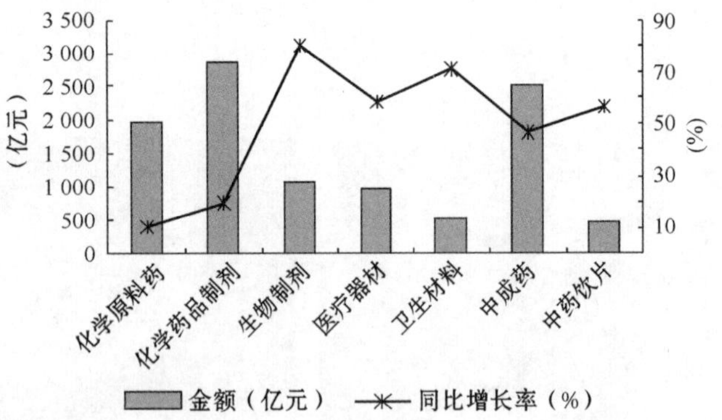

图1　2009年我国医药工业总产值及增长情况

2009年的医药工业产销率从2008年的95.29%上升到95.67%,除卫生材料和中成药工业以外,各子行业的产销率均有小幅提升,详见表1。

表1　2009年我国医药工业产销率(%)

行业名称	2008年	2009年
化学原料药	94.78	95.36
化学药品制剂	94.38	95.43
生物制剂	95.46	95.83
医疗器械	97.32	97.46
卫生材料	97.80	97.59
中成药	95.22	94.70
中药饮片	96.32	96.56
总体	95.29	95.67

2009年医药工业总产值排名前10位的省市占全国医药工业总产值的68.45%。在排名前10位的省市中,山东省、江苏省、广东省、上海市、江西省的同比增长速度高于全国平均水平;山东省和江苏省占全国工业总产值的比重均超过10%(见表2)。

表2　2009年全国医药工业总产值(现价)排名前10位

位次	地区	工业总产值(万元)	同比增长(%)	占比(%)
1	山东省	13 858 967	22.58	13.93
2	江苏省	12 618 797	26.14	12.69
3	广东省	7 507 308	21.50	7.55
4	浙江省	6 920 508	8.39	6.96
5	河南省	5 605 257	18.03	5.64
6	四川省	5 091244	17.01	5.12
7	吉林省	4 603 041	14.85	4.63
8	上海市	4 328 109	22.39	4.35
9	北京市	3 899 088	16.77	3.92
10	江西省	3 653 186	20.38	3.67

医药工业销售收入及增长情况　2009年我国医药工业累计完成产品销售收入9 568.47亿元,比2008年同期增长21.68%,增幅与2008年同期相比上升了0.26个百分点。除化学原料药和中成药工业外,其余五子行业的增长幅度均不及2007年同期增幅水平;2009年化学原料和医疗器械的增长速度低于全国平均增长速度。其中,化学原料药工业累计完成销售收入1 955.72亿元,同比增长14.57%,同期增幅增加1.46个百分点;化学药品制剂工业2 769.99亿元,同比增长23.10%,同期增幅下滑了6.02个百分点;中成药工业1 935.89亿元,同比增长23.57%,同期增幅增加了7.57个百分点;生物制剂和医疗器械工业分别完成1 024.01亿元和931.93亿元,同比增长28.81%和18.01%,同期增幅下降13.77和16.27个百分点(见图2)。

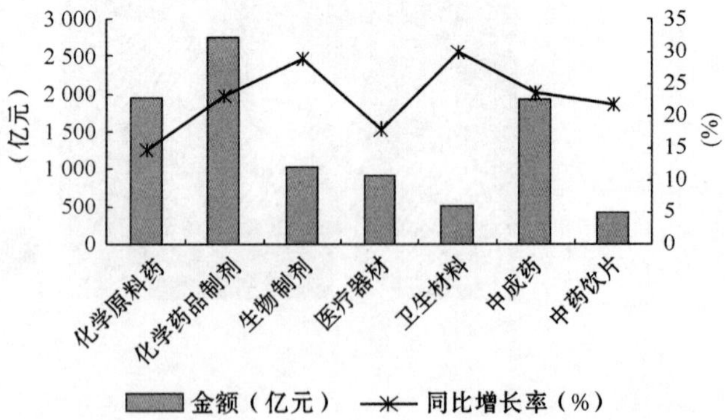

图2　2009年我国医药工业产品销售收入及增长情况

销售收入排名前10位的省市占全国医药工业销售收入67.86%。在排名前10位的省市中,山东省、江苏省、广东省、河南省、上海市和吉林省的同比增长速度高于全国平均水平;山东省和江苏省占全国产品销售收入的比重均超过10%(见表3)。

表 3　2009 年全国医药工业产品销售收入排名前 10 位

位次	地区	产品销售收入（万元）	同比增长（%）	占比（%）
1	山东省	13 366 536	25.52	13.97
2	江苏省	12 607 211	28.79	13.18
3	广东省	6 987 005	22.30	7.30
4	浙江省	6 549 368	9.38	6.84
5	河南省	5 145 151	24.60	5.38
6	四川省	4 512 026	19.06	4.72
7	上海市	4 388 717	22.64	4.59
8	北京市	3 861 287	19.88	4.04
9	吉林省	3 831 254	24.33	4.00
10	河北省	3 684 616	7.15	3.85

医药工业利润总额及增长情况　2009 年，我国医药工业累计完成利润总额 1 055.55 亿元，同比增长 25.56%。其中生物制剂、医疗器械和卫生材料行业的利润增长速度高于全国平均增长水平。化学原料药工业累计完成利润总额 174.12 亿元，同比增长 15.99%；化学药品制剂工业 328.34 亿元，同比增长 20.59%；中成药工业 221.93 亿元，同比增长 24.92%；生物制剂工业 140.43 亿元，同比增长 41.56%；医疗器械工业 111.82 亿元，同比增长 37.56%；卫生材料工业 46.57 亿元，同比增长 39.57%（见图 3）。

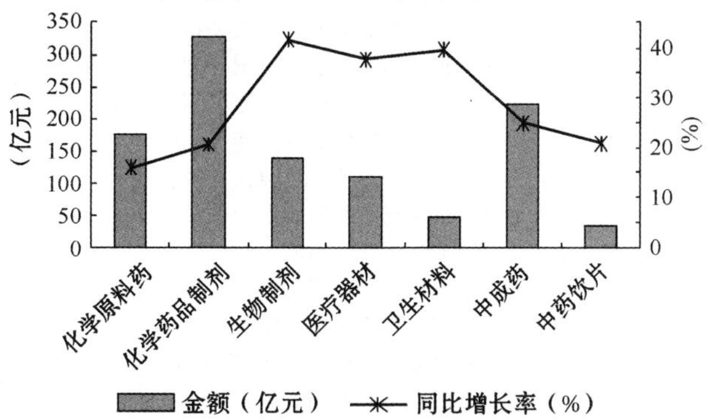

图 3　2009 年我国医药工业产品利润总额及增长情况

利润排名前 10 位的省市占全国医药工业利润总额的 71.86%。在排名前 10 位的省市中，广东省、北京市、河南省、上海市、四川省和吉林省同比增长速度高于全国平均水平；山东和江苏两省占全国工业总产值的比重均超过 10%（见表 4）。

2009 年，全国医药工业七子行业亏损面为 15.54%，比 2008 年下降了 3.32 个百分点，各子行业的亏损面均有所减小。从销售利润率看，制药行业的销售利润率逐步回升，化学药品制剂、中成药、生物制剂和医疗器械工业的销售利润率高于全行业平均水平。2009 年，七子行业整体的销售利润率较 2008 年同期提升 0.34 个百分点，达到 11.03%（见表 5）。

表 4　2009 年全国利润总额排名前 10 位

位次	地区	利润总额（万元）	同比增长（%）	占比（%）
1	山东省	1 327 474	24.33	12.58
2	江苏省	1 274 030	3.19	12.07
3	广东省	976 365	48.47	9.25
4	浙江省	859 992	23.20	8.15
5	北京市	662 197	49.65	6.27
6	河南省	617 626	35.86	5.85
7	上海市	543 030	50.53	5.14
8	河北省	462 090	4.81	4.38
9	四川省	444 254	28.99	4.21
10	吉林省	417 730	43.37	3.96

表 5　2009 年全国医药工业销售利润率和亏损面情况

	销售利润率（%）		亏损面（%）	
	2008 年	2009 年	2008 年	2009 年
化学原料药	8.90	8.79	15.46	18.07
化学药品制剂	11.85	12.10	19.65	24.96
生物制剂	13.71	12.48	13.36	16.40
医疗器械	12.00	10.29	13.57	16.06
卫生材料	9.14	8.51	9.16	10.77
中成药	11.46	11.34	21.58	23.44
中药饮片	7.33	7.38	9.28	13.38

2009 年制药工业百强情况　2009 年，制药工业百强的销售总收入 3 392.66 万元，同比增长 25.10%，但增速比 2008 年（25.99%）减少 0.89 个百分点。2009 年进入百强的企业规模底线为 8.91 亿元，与 2008 年第 100 位企业规模基本持平。在制药工业领域（化学原料药工业、化学药品制剂工业、生物制剂工业、中成药工业和中药饮片工业）的百强企业中，企业规模在 80 亿元以上的有 6 家，其中有 4 家企业跨越百亿元大关，规模在 70 亿 ~80（不含，下同）亿元的企业 2 家，50 亿 ~70 亿元的企业 3 家，20 亿 ~50 亿元的企业 42 家，规模 20 亿元以上的企业已超过半数，共计 53 家，比 2008 年多 15 家，比 2007 年多 24 家。企业规模在 20 亿元以下的有 47 家，2009 百强企业的销售收入多数集中在10 ~ 20 亿元之间，在百强中对应约为第 54 ~95 位，中等规模企业的快速崛起将给百强注入更多的新生力量，显示了百强的发展潜力，详见表 6。2009 年度中国制药工业百强榜，详见表 7。

表 6　2009 年百强企业集中度分析

百强比重	在五大子行业中占比（%）		在百强中占比（%）	
	2008	2009	2008	2009
前 3 强	8.08	19.22	5.19	12.79
前 5 强	11.66	27.76	8.16	20.10
前 10 强	17.76	42.27	13.57	33.43
前 20 强	24.63	58.61	19.66	48.44
前 30 强	28.82	68.59	24.54	60.46
前 50 强	34.36	81.77	31.05	76.50

表7　2009年度中国制药工业100强

位次	企业名称	位次	企业名称
1	哈药集团有限公司	51	神威药业有限公司
2	石药集团有限公司	52	河南省宛西制药股份有限公司
3	上海医药集团股份有限公司	53	成都地奥制药集团有限公司
4	吉林修正药业集团股份有限公司	54	利君制药
5	扬子江药业集团有限公司	55	浙江海正药业股份有限公司
6	广州医药集团有限公司	56	康恩贝集团有限公司
7	天津医药集团有限公司	57	金陵药业股份有限公司
8	华北制药集团有限责任公司	58	山东鲁抗医药股份有限公司
9	步长集团	59	上海复星医药(集团)股份有限公司
10	拜耳医药保健有限公司	60	悦康药业集团有限公司
11	天津金耀集团有限公司	61	江苏济川制药有限公司
12	中国北京同仁堂(集团)有限责任公司	62	四川蜀中制药有限公司
13	天津天士力集团有限公司	63	山东罗欣药业股份有限公司
14	西安杨森制药有限公司	64	江苏正大天晴药业股份有限公司
15	中国生物技术集团公司	65	安徽丰原集团有限公司
16	辉瑞制药有限公司	66	山东绿叶制药集团有限公司
17	北京医药集团有限责任公司	67	中美天津史克制药有限公司
18	杭州华东医药集团有限公司	68	武汉人福高科技产业股份有限公司
19	浙江医药股份有限公司	69	马应龙药业集团股份有限公司
20	华润三九医药股份有限公司	70	华瑞制药有限公司
21	齐鲁制药有限公司	71	宁夏启元药业有限公司
22	联邦制药国际控股公司	72	普洛股份有限公司
23	江西济民可信集团有限公司	73	诺维信(中国)生物技术有限公司
24	太极集团有限公司	74	山东鲁抗辰欣药业有限公司
25	诺和诺德(中国)制药有限公司	75	贵州益佰制药股份有限公司
26	瑞阳制药有限公司	76	浙江仙琚制药股份有限公司
27	东北制药集团有限责任公司	77	江中药业股份有限公司
28	四川科伦药业股份有限公司	78	江苏苏中药业集团股份有限公司
29	上海罗氏制药有限公司	79	华兰生物工程股份有限公司
30	江苏恒瑞医药股份有限公司	80	深圳致君制药有限公司
31	辅仁药业集团有限公司	81	上海现代制药股份有限公司
32	鲁南制药集团股份有限公司	82	张家口制药集团有限责任公司
33	浙江新和成股份有限公司	83	葛兰素史克(苏州)有限公司
34	深圳市东阳光实业发展有限公司	84	山西威奇达制药有限公司
35	杭州赛诺菲安万特民生制药有限公司	85	桂林三金药业股份有限公司
36	阿斯利康制药有限公司	86	九芝堂股份有限公司
37	丽珠医药集团股份有限公司	87	吉林敖东药业集团股份有限公司
38	云南白药集团股份有限公司	88	东瑞制药(控股)有限公司
39	山东新华医药集团有限责任公司	89	黑龙江省葵花药业有限公司
40	河南天方药业股份有限公司	90	辽宁诺康生物制药有限责任公司
41	先声药业有限公司	91	菏泽睿鹰制药集团有限公司
42	黑龙江省珍宝岛制药有限公司	92	太阳石(唐山)药业有限公司
43	北京诺华制药有限公司	93	北京费森尤斯卡比医药有限公司
44	广东康美药业股份有限公司	94	李时珍医药集团有限公司
45	江苏豪森药业股份有限公司	95	江苏亚邦药业集团股份有限公司
46	江苏康缘集团有限责任公司	96	江苏联环药业集团有限公司
47	华润东阿阿胶有限公司	97	昆明制药集团股份有限公司
48	石家庄以岭药业股份有限公司	98	浙江华海药业股份有限公司
49	中美上海施贵宝制药有限公司	99	福建省福抗药业股份有限公司
50	寿光富康制药有限公司	100	南京长澳制药有限公司

医药商业

概　况

医药商业购销两旺　据统计，2009 年全国七大类医药商品购进总值为 5 109 亿元，比上年同期增长 20.55%；销售总值为 5 684 亿元，比上年同期增长 20.96%，纯销售为3 207 亿元，比同期增长 11.24%。其中，药品类总销售为 4 206 亿元，同比增长 21.11% 纯销售为 2 349 亿元，同比增长 9.05%；中成药类总销售为 928 亿元，同比增长 21.46%，纯销售为 543 亿元，同比增长 18.56%；中药材类总销售为 303 亿元，纯销售为 182 亿元，分别比上年同期增长 18.82% 和 17.42%。

据中国医药商业协会 2009 年全国医药商业企业基本情况调查资料显示，进入百强企业的销售额底线由 2008 年的 7.4 亿元提升到 8.6 亿元。百强企业中销售额超过百亿元的有 8 家，比 2008 年增加 2 家；超过 50 亿元的有 18 家，比上年增加 8 家；过 30 亿元的企业 33 家，比上年增加 12 家；过 20 亿元的企业 38 家，比上年增加 5 家；有 87 家企业销售额超过 10 亿元，比上年增加 10 家。

龙头企业主导医药流通市场　2009 年医药流通百强企业销售总额达 3 964 亿，占全国销售总额的 69.74%，比 2008 年提升 2.45 个百分点。

2009 年中国最大的三家医药商业企业销售总额达到 1 190 亿元，占医药商业市场销售总额的 20.94%，比 2008 年提高 0.85 个百分点。见图 1。

2009 年百强企业中，前 10 强企业销售总额达 2 021 亿元，占市场总额的 36%；前 20 强企业销售总额达到 2 597 亿元，占市场总额的 46%。

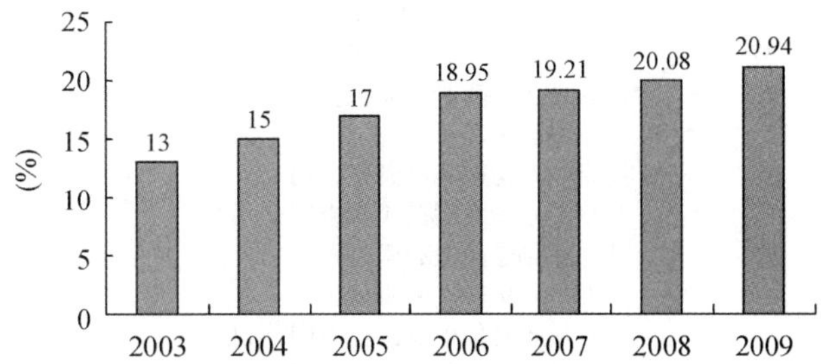

图 1　2009 年医药商业前三强企业占医药市场销售比重

医药商业效益水平总体趋稳　2009 年全国医药商业平均利润率为 1.29%，毛利率为 7.09%，费用率为 5.16%。医药商业销售稳步增长，重点企业盈利能力有所增强，拉动了行业效益水平的稳步回升。2009 年度医药商业企业销售 100 强见表 1。

表 1　2009 年度全国医药商业企业销售 100 强

位次	企业名称	位次	企业名称
1	中国医药集团总公司	51	北京双鹤药业经营有限责任公司
2	上海市医药股份有限公司	52	深圳中联广深医药(集团)股份有限公司
3	九州通医药集团股份有限公司	53	江苏省医药公司
4	南京医药股份有限公司	54	河北德泽龙医药有限公司
5	广州医药有限公司	55	浙江震元股份有限公司
6	安徽华源医药股份有限公司	56	河南省爱生医药物流有限公司
7	北京医药股份有限公司	57	台州医药有限公司
8	重庆医药股份有限公司	58	安徽阜阳医药采供站有限责任公司
9	四川科伦医药贸易有限公司	59	河南省医药有限公司
10	重庆桐君阁股份有限公司	60	北京普仁鸿医药销售有限公司
11	天津市医药集团有限公司	61	海南泰凌生物制品有限公司
12	华东医药股份有限公司	62	天津天时力医药有限公司
13	哈药集团医药有限公司	63	佛山市南海医药集团有限公司
14	浙江英特药业有限责任公司	64	北京金象复星医药股份有限公司
15	新龙药业集团	65	福建省厦门医药采购供应站
16	云南省医药有限公司	66	浙江嘉信医药股份有限公司
17	乐仁堂医药集团股份有限公司	67	湖南博瑞新特药有限公司
18	中信医药实业有限公司	68	宁波海尔施医药股份有限公司
19	中国医药保健品股份有限公司	69	湖南双舟医药有限责任公司
20	天津天士力医药营销集团有限公司	70	辽宁省医药实业有限公司
21	健康元药业集团股份有限公司	71	无锡山禾集团医药物流股份有限公司
22	山东海王银河医药有限公司	72	上海新先锋华康医药有限公司
23	新疆新特药民族药业有限责任公司	73	重庆长龙(集团)有限公司
24	中国北京同仁堂(集团)有限责任公司	74	北京京卫国康医药有限公司
25	常州亚泰五洲医药有限公司	75	山东罗欣医药集团有限公司
26	山西省医药集团有限责任公司	76	上海虹桥药业有限公司
27	上海市药材有限公司	77	嘉事堂药业股份有限公司

（续表）

位次	企业名称	位次	企业名称
28	四川省医药集团有限责任公司	78	安徽省医药（集团）股份有限公司
29	河北东盛英华集团	79	浙江温岭医药药材有限公司
30	东北制药集团公司供销公司	80	北京美康永正医药有限公司
31	济南中信医药有限公司	81	山东康诺盛世医药有限公司
32	苏州礼安医药有限公司	82	河南省康信医药有限公司
33	浙江省医药工业有限公司	83	重庆长圣医药有限公司
34	江西汇仁集团医药科研营销有限公司	84	上海康健进出口有限公司
35	长沙双鹤医药有限责任公司	85	回音必集团有限公司
36	鹭燕（福建）药业股份有限公司	86	中国永裕新兴医药有限公司
37	江苏先声药业有限公司	87	福建省医药（集团）有限责任公司
38	山东瑞康医药股份有限公司	88	浙江医药股份有限公司商业公司
39	山东康惠医药有限公司	89	杭州凯仑医药股份有限公司
40	南京华东医药有限责任公司	90	山东新华医药贸易有限公司
41	北京市京新龙医药销售有限公司	91	沈阳维康医药集团有限公司
42	汕头市创美药业有限公司	92	广东广弘医药有限公司
43	广西柳州医药有限责任公司	93	重庆科渝药品经营有限责任公司
44	北京天星普信生物医药有限公司	94	上海申威医药有限公司
45	大连美罗药业股份有限公司	95	宁波市鄞州医药药材有限公司
46	全洲药业集团有限公司	96	浙江省衢州医药有限公司
47	陕西华远医药商业集团有限责任公司	97	天津合作领先医药集团有限公司
48	江苏常州药业股份有限公司	98	上海复星药业有限公司
49	温州市生物药械供应有限公司	99	云南医药工业股份有限公司
50	广州中山医药有限公司	100	云南东骏药业有限公司

药品终端格局不断演变 2009年全国22个城市样本医院的用药金额为723.6亿元，同比增长21.98%。2009年药品零售市场销售额1 012亿元，增幅为20%左右。2009年全国七大类医药商品销售中，对农村销售额为862亿元，比上年同期增长25.47%。

据中国医药商业协会连锁药店分会统计，2009年药品零售连锁企业百强销售总额为581亿元，比2008年增加60亿元，同比增长11.5%。2009年十强企业销售总额235亿元，比2008年增加34亿元，同比增长17.12%，增幅提高1.44个百分点。百强企业门店总数为46 843家，同比增长16.96%。十强企业的门店总数21 783家，同比增长10.66%。十强企业门店总数占百强企业比重2006年为41%，2007年为47%，2008年为50%，2009年为46.50%。十强企业在销售额增幅提升的同时门店数增幅趋缓，龙头企业开始摆脱低效扩张的简单覆盖模式，竞争实力进一步加强。2009年药品零售连锁企业销售额100强见表2。

表2　2009年药品零售连锁企业销售额100强

位次	企业名称	位次	企业名称
1	中国海王星辰连锁药店有限公司	51	昆山市百佳惠大药房有限公司
2	老百姓大药房连锁有限公司	52	江苏先声连锁药店有限公司
3	广东大参林连锁药店有限公司	53	重庆华博健康药房连锁有限公司
4	湖北同济堂药房有限公司	54	赤峰荣济堂大药房连锁有限公司
4	重庆桐君阁大药房连锁有限责任公司	55	北京京卫元华医药科技有限公司
6	国药控股国大药房有限公司	56	杭州九州大药房连锁有限公司
7	云南鸿翔一心堂药业（集团）股份有限公司	57	张家口市华佗药房连锁有限公司
8	辽宁成大方圆医药连锁有限公司	58	辽宁奇运生大药房连锁有限公司
9	重庆和平药房连锁有限责任公司	59	北京德威治医药连锁有限责任公司
10	上海华氏大药房有限公司	60	吉林省永新大药房连锁有限公司
11	哈尔滨人民同泰医药连锁店	61	青海省新绿洲医药连锁有限公司
12	深圳市中联大药房有限公司	62	北京好得快医药有限公司
13	湖南益丰大药房医药连锁有限公司	63	苏州礼安医药连锁总店有限公司
14	安徽百姓缘大药房连锁有限公司	64	上海汇丰大药房有限公司
15	云南东骏药业（集团）有限公司	65	石家庄新兴药房连锁有限公司
16	成都百信药业连锁有限责任公司	66	重庆市万和药房连锁有限公司
17	吉林大药房药业股份有限公司	67	江苏大众医药连锁有限公司
18	沈阳维康医药连锁有限公司	68	石家庄乐仁堂医药连锁有限责任公司
19	浙江天天好大药房连锁有限公司	69	辽宁天士力大药房连锁有限公司

（续表）

位次	企业名称	位次	企业名称
20	吉林省益和大药房有限公司	70	常州市恒泰医药连锁有限公司
21	云南健之佳健康连锁店股份有限公司	71	北京同仁堂股份有限公司同仁堂药店
22	四川太极大药房连锁有限公司	72	嘉事堂药业股份有限公司
23	山西万民药房连锁有限公司	73	襄樊天济大药房连锁有限责任公司
24	西安怡康医药连锁有限责任公司	74	兰州惠仁堂药业连锁有限责任公司
25	四川德仁堂药业连锁有限公司	75	山东省燕喜堂医药连锁有限公司
26	北京金象大药房医药连锁有限责任公司	76	山西长城药品零售连锁有限公司
27	深圳市南北药行连锁有限公司	77	江西省萍乡市昌盛大药房连锁有限公司
28	湖北九州通大药房连锁有限公司	78	广西康全药业连锁有限公司
29	武汉马应龙大药房连锁有限公司	79	西安藻露堂药业集团藻露堂药业连锁有限公司
30	南京国药医药有限公司	80	浙江震元医药连锁有限公司
31	北京医保全新大药房有限责任公司	81	河北神威大药房连锁有限公司
32	江西黄庆仁栈华氏大药房有限公司	82	南京医药合肥大药房连锁有限公司
33	甘肃众友医药连锁有限公司	83	新疆新特药业连锁有限责任公司
34	四川康贝大药房连锁有限公司	84	山东立健医药城连锁有限公司
35	临沂市仁和堂医药(连锁)有限公司	85	吉林省中东医药有限公司
36	河南张仲景大药房股份有限公司	86	上海市第一医药商店连锁经营有限公司
37	深圳市万泽医药连锁有限公司	87	广西柳州桂中大药房连锁有限公司
38	济南漱玉平民大药房有限公司	88	广西一心医药有限责任公司
39	湖南民生堂医药有限公司	89	新乡市佐今明大药房连锁有限责任公司
40	上海童涵春堂药业连锁经营有限公司	90	宜兴市天健医药连锁有限公司
41	上海复美益星大药房连锁有限公司	91	苏州市粤海大药房有限公司
42	湖南千金金沙大药房零售连锁有限公司	92	无锡山禾集团健康参药连锁有限公司
43	安徽丰原大药房连锁有限公司	93	昆山双鹤同德堂连锁大药房有限责任公司
44	黑龙江泰华医药连锁销售有限公司	94	绍兴华通医药连锁有限公司
45	深圳市友和医药有限公司	95	苏州雷允上国药连锁总店有限公司
46	上海第一医药股份有限公司上海市第一医药商店	96	山西益源大药房连锁有限责任公司
47	广州采芝林药业连锁店	97	连云港康济大药房连锁有限公司
48	山东北药鲁抗有限公司	98	宜昌市同德医药零售连锁有限公司
49	贵州芝林大药房零售连锁有限公司	99	湖南康尔佳宝庆大药房连锁有限公司
50	四川天诚大药房连锁有限责任公司	100	北京永安堂医药连锁有限责任公司

2009 年医药商品进出口情况　2009 年,我国医药保健品进出口总额为531.5 亿美元,同比增长 9.8%。其中出口金额 329.1 亿美元,同比增长 3.7%;进口金额 202.36 亿美元,同比增长 21.5%。医药外贸顺差 126.7 亿元,同比下降 16.6%。

1. 西药类进出口情况

2009 年西药类商品进出口总额 327.93 亿美元,同比增长 8.03%。其中,出口额为 192.03 亿美元,同比下降 0.8%;进口额为 135.9 亿美元,同比增长 23.6%。顺差额为 56.13 亿美元,比 2008 年下降了 34.22%。

2009 年,我国西药类商品出口结构进一步优化,西成药和生化药出口额比重为 13.77%,同比上升了 3.37%,西药原料药出口比重由 2008 年的 89.6%下降到 2009 年的 86.23%。

2009 年,我国西药原料药出口额为 165.59 亿美元,同比下降 4.53%;出口数量为 436.8 万吨,同比增长 6.9%;出口平均单价同比下降 10.69%。2009 年出口数量与 2008 年同期相比略有增长。

2009 年西成药出口额为 11.98 亿美元,同比增长 7.76%;出口数量为 54.24 万吨,同比增长 9.71%;出口平均单价同比下降 1.77%。生化药出口额为 14.46 亿美元,同比增长 60.22%;出口数量为 50.77 万吨,同比增长 200.97%。

江苏省以 41.57 亿美元排西药类商品出口金额之首,同比增长 38.76%;浙江省 38.39 亿美元排第二,同比增长 37.19%;山东省 22.63 亿美元位列第三,同比增长 30.86%;上海市和河北省分别以 18.09 亿美元和 14.09 亿美元列第四、五位。五省市的出口金额之和占我国西药类商品出口总额的 68.77%。

2009 年,我国西药类商品出口市场集中在亚洲、欧洲和北美洲,出口额分别是 81.9 亿美元、54.7 亿美元和 29.84 亿美元,占总出口额的 86.67%。其中,亚洲市场同比增长 2.95%,欧洲和北美洲市场同比分别下降 2.65% 和 7.21%。对非洲的出口额为 7.6 亿美元,同比增长 6.97%。出口额排名靠前的大多是发达国家和地区,十大贸易伙伴依次是美国、印度、德国、日本、韩国、荷兰、巴西、意大利、比利时和西班牙,占比为 59.29%。对美国、德国和日本的出口降幅明显。2009 年出口额增幅较大的市场有法国、越南、巴基斯坦、墨西哥和新加坡等,其中对法国出口额同比增长 58.95%,出口商品主要是肝素钠、雌(甾)激素和孕激素等。

2009 年,我国西药类商品进口额为 135.9 亿美元,同比增长 23.59%;进口数量为 440.33 万吨,同比增长 70.28%;进口平均单价同比下降 27.42%。月均进口额为 11.32 亿美元,进口额单月最高记录的12月份为14.06亿美元。

2009年,我国西药原料药进口额为77.13亿美元,同比增长23.46%。西成药和生化药的进口金额分别为48.58亿美元和10.19亿美元,同比分别增长了22.19%和31.84%。

2. 中药类进出口情况

2009年,我国中药产品进出口总额超20亿美元,同比增长14.36%。其中出口额14.6亿美元,同比增长11.72%,比2008年高出3个百分点;进口额5.4亿美元,同比增长22.14%,比2008年高1.6个百分点。

2009年中药类商品对外贸易顺差额为9.2亿美元,出口增幅低于进口增幅10个百分点。提取物和中药材贸易均为顺差,提取物出口占中药类产品出口总额的44.8%;中药材饮片出口占中药类产品出口总额的37.92%,位居第二;中成药和保健品贸易出现逆差,保健品贸易2009年逆差额为2 314.5万美元。

2009年,我国中药材进出口额为6.5亿美元,同比增长7.2%。其中,出口额5.5亿美元,同比增长6.4%;进口额0.9亿美元,同比增长12.2%。我国中药材主要的出口市场是亚洲。其中以中国香港地区、日本及越南为主,这三个地区占出口总额的一半以上。

2009年我国植物提取物的进出口额为8.2亿美元,同比增长36.1%。其中,出口额6.6亿美元,同比增长23.7%;进口额1.6亿美元,同比增长129.2%。出口额占中药商品出口总额的44.8%。植物提取物主要出口市场是日本和美国,出口美国的提取物价格平均提高49.5%。其他出口市场是印度和马来西亚,同比增幅超过100%。出口印度的商品多集中于天然色素、香精香料等植物提取物;出口马来西亚的商品90%以上是甜菊提取物,这些商品广泛应用于食品领域。

2009年,我国中成药累计进出口额为3.39亿美元,同比下降4%。其中,出口额1.6亿美元,同比下降4.23%;进口额1.76亿美元,同比下降了3.88%。2009年中成药贸易的逆差为1 242万美元。2009年中国中成药出口到95个国家和地区,其中,出口增幅较大的国家为韩国、贝宁和越南;出口降幅较大的国家为印度尼西亚、加纳、阿拉伯联合酋长国、加拿大和英国。

3. 医械商品进出口情况

据海关统计,2009年我国医疗器械进出口总额为183.49亿美元,同比增长12.69%。其中,出口额为122.45亿美元,同比增长了10.64%;进口额为61.05亿美元,同比增长17.03%。医疗器械对外贸易顺差额为61.40亿美元,与2008年同期的40.9亿美元相比,增长50.13%。

2009年,我国向214个国家或地区出口医疗器械产品。对美国、日本、德国、中国香港和英国前五大市场的出口额占医疗器械出口总额的55.44%,与2008年相比,提高了1.89个百分点。我国医疗器械出口的主要产品是医用敷料、按摩器具、导管等高分子制品、医用仪器、医用家具等。前10种产品的市场份额占60.03%。

2009年,我国从99个国家或地区进口医疗器械产品。在进口目标市场中,美国、德国、日本、瑞士和荷兰排在前五位,市场比重为71.47%,与2008年同期相比,提高了0.67个百分点。我国进口的主要产品为"X射线应用设备"、"彩色超声波诊断仪"、"弥补生理缺陷残疾穿戴或植入人体的器具"、"导管、插管"、"X射线断层检查仪"、"核磁共振成像装置"等。进口设备增长幅度最大为CT,达到36.76%。其他影像类产品进口也有较高的增长。2009年我国医药商品进出口情况详见表3。

表3 2009年我国医药进出口情况表(单位:亿美元)

分类	进出口			进口			出口		
	进出口额	同比增长(%)	占比(%)	进口额	同比增长(%)	占比(%)	出口额	同比增长(%)	占比(%)
西药类	**327.93**	**8.03**	**61.7**	**135.9**	**23.6**	**67.16**	**192.03**	**-0.8**	**58.35**
西药原料	242.71	2.89	45.67	77.13	23.46	38.11	165.59	-4.53	50.32
西成药	60.56	19.04	11.4	48.58	22.19	24.01	11.98	7.76	3.64
生化药	24.65	47.12	4.64	10.19	31.84	5.04	14.46	60.22	4.39
中药类	**20.04**	**14.4**	**3.77**	**5.42**	**22.14**	**2.68**	**14.62**	**11.72**	**4.44**
中药材及饮片	6.46	7.15	1.22	0.91	12.16	0.45	5.54	6.37	1.68
中成药	3.39	-4.05	0.64	1.76	-3.88	0.87	1.63	-4.23	0.5
提取物	8.17	36.1	1.54	1.62	129.19	0.8	6.55	23.69	1.99
保健品	2.02	3.12	0.38	1.12	3.85	0.56	0.89	2.21	0.27
医疗器械类	**183.49**	**12.69**	**34.53**	**61.05**	**17**	**30.17**	**122.45**	**10.6**	**37.21**
医用敷料	42.99	31.27	8.09	1.63	0.82	0.81	41.36	32.85	12.57
一次性耗材	26.4	7.58	4.97	7.2	19.98	3.56	19.2	3.57	5.84
医院诊断与治疗	87.85	11.32	16.53	50.14	17.29	24.78	37.71	4.28	11.46
保健康复用品	22.51	-4.74	4.24	0.82	1.48	0.4	21.69	-4.96	6.59
口腔设备与材料	3.74	24.86	0.7	1.26	27.39	0.62	2.48	23.62	0.75
合计	**531.46**	**9.83**	**100**	**202.4**	**21.5**	**100**	**329.1**	**3.71**	**100**

统计数据来源中国医药保健品进出口商会

(南方医药经济研究所 陶剑虹)

统计资料

表1　2009年医药工业主要经济指标排序(万元)

位次	地　区	工业总产值（现价）	地　区	主营业务收入	地　区	利润总额	地　区	利税总额
1	山东省	13 891 965	山东省	13 398 514	山东省	1 329 606	江苏省	2 029 948
2	江苏省	12 700 580	江苏省	12 684 649	江苏省	1 277 726	山东省	1 932 577
3	广东省	7 523 453	广东省	7 002 187	广东省	976 720	广东省	1 323 712
4	浙江省	7 040 760	浙江省	6 661 746	浙江省	868 690	浙江省	1 265 373
5	河南省	5 605 257	河南省	5 145 151	北京市	666 193	北京市	976 372
6	四川省	5 100 378	四川省	4 517 219	河南省	617 626	河南省	814 379
7	吉林省	4 603 041	上海市	4 446 956	上海市	544 867	上海市	795 424
8	上海市	4 388 193	北京市	3 900 668	河北省	462 327	四川省	726 061
9	北京市	3 942 149	吉林省	3 831 254	四川省	444 358	河北省	624 082
10	江西省	3 655 146	河北省	3 685 683	吉林省	417 730	吉林省	564 479
11	河北省	3 604 471	江西省	3 616 968	湖北省	337 333	天津市	520 114
12	辽宁省	3 358 263	辽宁省	3 611 121	天津市	331 482	湖北省	500 380
13	湖北省	3 170 234	湖北省	3 101 814	黑龙江省	306 887	黑龙江省	477 519
14	湖南省	2 907 164	天津市	2 917 084	辽宁省	276 825	辽宁省	451 277
15	天津市	2 615 374	湖南省	2 731 049	湖南省	237 443	江西省	434 987
16	陕西省	2 009 515	黑龙江省	2 359 026	江西省	229 880	湖南省	404 922
17	黑龙江省	1 868 695	安徽省	1 816 278	陕西省	156 336	陕西省	314 372
18	安徽省	1 757 191	陕西省	1 693 408	福建省	151 076	重庆市	221 493
19	重庆市	1 636 284	重庆市	1 540 060	云南省	134 561	云南省	218 659
20	贵州省	1 507 668	福建省	1 244 347	安徽省	131 616	福建省	218 448
21	广西壮族自治区	1 354 861	贵州省	1 223 599	广西壮族自治区	122 761	安徽省	207 680
22	福建省	1 339 018	广西壮族自治区	1 160 473	贵州省	120 952	贵州省	206 648
23	内蒙古自治区	1 202 986	内蒙古自治区	1 148 213	重庆市	113 266	广西壮族自治区	204 319
24	云南省	1 041 814	云南省	917 856	海南省	113 235	海南省	162 505
25	山西省	805 218	山西省	666 582	山西省	59 953	山西省	110 611
26	海南省	589 778	海南省	538 443	甘肃省	59 295	内蒙古自治区	106 581
27	甘肃省	318 184	甘肃省	263 849	内蒙古自治区	52 650	甘肃省	78 044
28	宁夏回族自治区	212 561	宁夏回族自治区	177 894	宁夏回族自治区	22 793	宁夏回族自治区	27 797
29	青海省	168 446	青海省	132 230	西藏自治区	17 926	西藏自治区	24 843
30	新疆维吾尔族自治区	97 752	新疆维吾尔族自治区	78 386	新疆维吾尔族自治区	9 414	新疆维吾尔族自治区	16 296
31	西藏自治区	59 887	西藏自治区	45 805	青海省	5 359	青海省	11 948

表2　2009年医药工业总产值(万元)

地区	企业数（个）	工业总产值构成								
		合计	化学药品原药	化学药品制剂	生物生化制品	医疗仪器设备及器械	卫生材料及医药用品	制药专用设备	中成药	中药饮片
北京市	340	3 942 149	75 589	1 839 969	476 998	848 194	28 989	43 061	417 135	212 214
天津市	167	2 615 374	610 112	987 960	186 865	150 134	34 493	15 213	624 081	6 516
河北省	187	3 604 471	1 503 020	986 074	87 202	89 333	46 699	1 147	832 649	58 347
山西省	98	805 218	279 032	311 948	68 092	1 512	22 611	–	109 246	12 777
内蒙古自治区	73	1 202 986	657 884	239 342	105 743	4 876	3 594	–	98 407	93 140
辽宁省	323	3 358 263	770 959	825 615	570 910	467 692	43 687	44 060	378 107	257 233
吉林省	205	4 603 041	141 256	354 039	1 341 041	126 570	26 418	–	2 542 775	70 942
黑龙江省	90	1 868 695	6 520	1 110 987	79 325	268	6 403	1893	663 299	–
上海市	390	4 388 193	618 785	1 681 557	573 828	879 623	125 104	60 084	321 040	128 172
江苏省	918	12 700 580	2 456 903	5 319 788	1 156 973	1 910 520	772 672	81 783	835 964	165 977
浙江省	683	7 040 760	3 356 537	1 519 965	598 486	519 838	286 055	120 252	540 546	99 081
安徽省	261	1 757 191	294 886	380 923	164 571	122 911	68 240	–	195 352	530 308
福建省	129	1 339 018	265 513	351 208	158 477	189 828	23 386	10 573	331 365	47 668

（续表）

地区	企业数（个）	工业总产值构成								
		合计	化学药品原药	化学药品制剂	生物生化制品	医疗仪器设备及器械	卫生材料及医药用品	制药专用设备	中成药	中药饮片
江西省	240	3 655 146	368 486	996 714	65 061	418 795	216 835	1 960	1 471 357	115 938
山东省	712	13 891 965	3 295 229	3 366 209	2 015 802	1 023 896	1 938 783	32 998	1 453 612	765 436
河南省	354	5 605 257	1 064 265	1 487 007	1 039 664	319 865	407 188	–	841 593	445 675
湖北省	339	3 170 234	1 058 158	695 352	285 567	74 434	358 650	2 350	600 433	95 290
湖南省	244	2 907 164	547 422	500 626	351 153	143 530	185 317	152 070	813 310	213 736
广东省	532	7 523 453	563 799	2 540 795	732 646	1 621 715	425 800	16 145	1 306 562	315 991
广西壮族自治区	165	1 354 861	33 772	207 557	45 982	118 525	28 824	1 080	821 068	98 053
海南省	56	589 778	52 298	418 243	6 168	–	–	–	112 663	406
重庆市	116	1 636 284	382 367	313 700	49 966	79 955	4 053	14 157	740 445	51 641
四川省	384	5 100 378	824 906	1 081 207	348 247	508 817	167 736	9 134	1 367 151	793 180
贵州省	96	1 507 668	–	130 618	40 403	–	1 520	–	1 313 688	21 439
云南省	64	1 041 814	31 576	224 114	52 061	–	–	–	734 063	–
西藏自治区	10	59 887	–	–	–	–	–	–	59 887	–
陕西省	185	2 009 515	215 436	788 584	121 260	41 525	25 937	–	754 698	62 075
甘肃省	44	318 184	41 578	17 245	112 421	1 991	1 576	3 782	131 189	8 402
青海省	25	168 446	23 356	43 279	712	–	7284	–	93 815	–
宁夏回族自治区	11	212 561	190 562	7 288	–	–	–	–	10 605	4 106
新疆维吾尔族自治区	23	97 752	2 495	38 564	8 848	645	–	–	20 295	18 905
全国合计	**7 464**	**100 076 286**	**19 693 701**	**28 766 477**	**10 844 472**	**9 664 992**	**5 257 854**	**611 742**	**20 544 400**	**4 692 648**

表 3　2009 年医药工业销售产值(万元)

地区	企业数（个）	销售产值构成								
		合计	化学药品原药	化学药品制剂	生物生化制品	医疗仪器设备及器械	卫生材料及医药用品	制药专用设备	中成药	中药饮片
北京市	340	3 699 131	70 807	1 719 392	439 266	832 901	27 283	39 529	376 249	193 704
天津市	167	2 553 308	599 993	943 820	190 837	143 862	35 923	15 103	617 057	6 713
河北省	187	3 522 522	1 500 784	974 583	75 476	86 244	46 402	1 067	780 285	57 681
山西省	98	690 611	223 828	264 030	59 627	1 810	22 271	–	106 127	12 918
内蒙古自治区	73	1 022 824	516 813	230 782	90 558	4 788	2 870	–	89 772	87 241
辽宁省	323	3 254 502	757 380	804 536	545 915	462 580	39 904	39 521	369 246	235 420
吉林省	205	4 228 866	111 272	315 700	1 180 542	116 417	23 645	–	2 412 617	68 673
黑龙江省	90	1 834 714	6 928	1 083 212	7 2807	274	6 635	2 531	662 327	–
上海市	390	4 214 282	572 120	1 612 430	556 227	858 079	123 774	58 727	304 279	128 646
江苏省	918	12 418 480	2 401 084	5 181 270	1 145 119	1 884 603	763 627	79 124	802 031	161 622
浙江省	683	6 720 563	3 184 319	1 463 207	555 259	504 450	275 613	112 905	528 205	96 605
安徽省	261	1 656 759	288 226	365 371	159 094	116 397	61 675	–	181 895	484 101
福建省	129	1 257 776	182 699	334 918	155 540	186 220	22 290	10 573	318 695	46 841
江西省	240	3 591 200	359 169	991 157	63 166	410 494	208 932	1 620	1 440 879	115 783
山东省	712	13 546 744	3 211 653	3 250 662	1 981 856	999 362	1 908 247	34 869	1 402 835	757 260
河南省	354	5 477 332	1 038 172	1 415 031	1 057 853	314 890	394 438	–	812 756	444 192
湖北省	339	3 031 065	1 003 830	665 732	270 835	69 870	345 251	2 256	578 691	94 600
湖南省	244	2 846 393	530 793	485 788	350 963	143 913	180 181	148 112	794 814	211 829
广东省	532	7 002 143	530 902	2 229 830	714 309	1 549 776	417 073	15 208	1 237 714	307 331
广西壮族自治区	165	1 197 014	23 655	176 863	37 915	90 913	25 020	1 118	753 078	88 452
海南省	56	545 463	47 438	384 126	5 830	–	–	–	108 032	37
重庆市	116	1 550 519	333 912	289 295	50 647	80 424	3 981	12 329	729 135	50 796
四川省	384	4 994 073	814 148	1 069 285	329 751	516 905	163 552	8 763	1 317 792	773 877
贵州省	96	1 285 522	–	122 852	36 612	–	1264	–	1 104 879	19 915
云南省	64	945 037	28 886	204 983	45 445	–	–	–	665 723	–
西藏自治区	10	55 843	–	–	–	–	–	–	55 843	–
陕西省	185	1 880 826	192 085	770 445	111 716	41 606	23 128	–	680 100	61 746
甘肃省	44	284 861	42 402	15 527	101 806	1 798	1 422	3 209	111 720	6 977
青海省	25	157 899	22 531	47 731	707	–	6698	–	80 232	–
宁夏回族自治区	11	199 703	182 199	6 422	–	–	–	–	7 585	3 497
新疆维吾尔族自治区	23	82 360	2 356	33 408	6 501	602	–	–	24 690	14 803
全国合计	**7 464**	**95 748 335**	**18 780 384**	**27 452 388**	**10 392 179**	**9 419 178**	**5 131 099**	**586 564**	**19 455 283**	**4 531 260**

表 4　2009 年部分医药企业集团按资产总额、主营业务收入及利润总额排序

位次	企业名称		
	资产总额排序	主营业务收入排序	利润总额排序
1	上海医药(集团)有限公司	上海医药(集团)有限公司	哈药集团有限公司
2	天津金耀集团有限公司	广州医药集团有限公司	中国医药集团总公司
3	华北制药集团有限责任公司	扬子江药业集团有限公司	浙江医药股份有限公司
4	哈药集团有限公司	哈药集团有限公司	扬子江药业集团有限公司
5	石药集团有限公司	修正药业集团	上海复星医药(集团)股份有限公司
6	上海复星医药(集团)股份有限公司	四川科伦实业集团有限公司	石药集团有限公司
7	中国医药集团总公司	石药集团有限公司	威高集团有限公司
8	东北制药集团有限责任公司	杭州华东医药集团公司	华北制药集团有限责任公司
9	太极集团有限公司	威高集团有限公司	华润三九医药股份有限公司
10	扬子江药业集团有限公司	东北制药集团有限责任公司	上海医药(集团)有限公司
11	广州医药集团有限公司	华北制药集团有限责任公司	云南白药集团股份有限公司
12	威高集团有限公司	云南白药集团股份有限公司	杭州华东医药集团公司
13	联邦制药国际控股有限公司	中国医药集团总公司	广州医药集团有限公司
14	浙江海正集团有限公司	太极集团有限公司	联邦制药国际控股有限公司
15	云南白药集团股份有限公司	天津金耀集团有限公司	正大天晴药业集团
16	修正药业集团	北京双鹤药业股份有限公司	丽珠医药集团股份有限公司
17	华润三九医药股份有限公司	华润三九医药股份有限公司	修正药业集团
18	杭州华东医药集团公司	浙江海正集团有限公司	北京双鹤药业股份有限公司
19	鲁南制药集团股份有限公司	西安杨森制药有限公司	四川科伦实业集团有限公司
20	四川科伦实业集团有限公司	汇仁集团有限公司	西安杨森制药有限公司
21	北京双鹤药业股份有限公司	浙江医药股份有限公司	鲁南制药集团股份有限公司
22	辅仁药业集团有限公司	联邦制药国际控股有限公司	天津金耀集团有限公司
23	先声药业有限公司	上海复星医药(集团)股份有限公司	辅仁药业集团有限公司
24	浙江医药股份有限公司	辅仁药业集团有限公司	东北制药集团有限责任公司
25	河南省天方药业集团公司	仁和(集团)发展有限公司	浙江海正集团有限公司
26	武汉人福医药集团股份有限公司	鲁南制药集团股份有限公司	桂林三金集团股份有限公司
27	百特中国	利君集团有限责任公司	成都地奥集团
28	成都地奥集团	丽珠医药集团股份有限公司	利君集团有限责任公司
29	丽珠医药集团股份有限公司	山东新华医药集团有限责任公司	武汉人福医药集团股份有限公司
30	利君集团有限责任公司	河南省天方药业集团公司	仁和(集团)发展有限公司

表 5　2009 年化学药品工业主要经济指标排序(万元)

位次	地　区	工业总产值	地　区	主营业务收入	地　区	利润总额	地　区	利税总额
1	江苏省	7 776 691	江苏省	7 659 845	江苏省	820 706	江苏省	1 342 768
2	山东省	6 661 438	山东省	6 312 462	浙江省	638 863	山东省	937 768
3	浙江省	4 876 502	浙江省	4 604 240	山东省	605 896	浙江省	925 413
4	广东省	3 104 594	广东省	2 806 891	广东省	379 707	广东省	531 497
5	河南省	2 551 272	河北省	2 684 113	河北省	281 466	北京市	425 353
6	河北省	2 489 094	河南省	2 419 666	上海市	258 778	上海市	401 126
7	上海市	2 300 342	上海市	2 215 025	河南省	258 549	河北省	369 489
8	北京市	1 915 558	辽宁省	1 932 717	北京市	248 196	河南省	346 917
9	四川省	1 906 113	北京市	1 884 154	湖北省	196 500	湖北省	287 487
10	湖北省	1 753 510	四川省	1 692 072	天津市	181 130	黑龙江省	284 073
11	天津市	1 598 072	天津市	1 665 638	黑龙江省	171 852	天津市	275 534
12	辽宁省	1 596 574	湖北省	1 653 684	四川省	159 978	四川省	263 388
13	江西省	1 365 200	黑龙江省	1 596 420	辽宁省	111 686	辽宁省	209 439
14	黑龙江省	1 117 507	江西省	1 350 107	海南省	94 026	陕西省	184 923
15	湖南省	1 048 048	湖南省	960 364	陕西省	87 571	江西省	162 812
16	陕西省	1 004 020	陕西省	887 416	江西省	86 258	湖南省	139 603
17	内蒙古自治区	897 226	安徽省	879 093	湖南省	79 333	海南省	128 251

（续表）

位次	地　区	工业总产值	地　区	主营业务收入	地　区	利润总额	地　区	利税总额
18	重庆市	696 067	内蒙古自治区	867 051	重庆市	60 888	重庆市	105 470
19	安徽省	675 809	重庆市	623 626	安徽省	52 657	安徽省	89 686
20	山西省	590 980	福建省	514 227	内蒙古自治区	48 695	内蒙古自治区	86 942
21	福建省	577 721	山西省	471 725	福建省	48 681	山西省	77 923
22	吉林省	495 295	海南省	422 293	山西省	46 914	福建省	71 107
23	海南省	470 541	吉林省	316 669	吉林省	33 796	吉林省	63 598
24	云南省	255 690	云南省	214 755	云南省	27 375	云南省	48 271
25	广西壮族自治区	241 329	广西壮族自治区	195 457	宁夏回族自治区	21 972	宁夏回族自治区	26 652
26	宁夏回族自治区	197 850	宁夏回族自治区	163 799	广西壮族自治区	9 309	广西壮族自治区	19 493
27	贵州省	130 618	贵州省	118 821	贵州省	7 090	贵州省	12529
28	青海省	66 635	青海省	64 275	青海省	3 054	青海省	6705
29	甘肃省	58 823	甘肃省	48 498	甘肃省	1 763	新疆维吾尔族自治区	4941
30	新疆维吾尔族自治区	41 059	新疆维吾尔族自治区	31 911	新疆维吾尔族自治区	1 748	甘肃省	3 376
31	西藏自治区	–	西藏自治区	–	西藏自治区	–	西藏自治区	–

表6　2009 年化学药品原药工业主要经济指标排序（万元）

位次	地　区	工业总产值	地　区	主营业务收入	地　区	利润总额	地　区	利税总额
1	浙江省	3 356 537	山东省	3 183 511	浙江省	458 903	浙江省	646 643
2	山东省	3 295 229	浙江省	3 155 904	江苏省	199 412	江苏省	335 966
3	江苏省	2 456 903	江苏省	2 449 442	山东省	193 286	山东省	322 530
4	河北省	1 503 020	河北省	1 714 628	河北省	167 433	河北省	213 341
5	河南省	1 064 265	辽宁省	1 129 850	广东省	95 147	湖北省	133 870
6	湖北省	1 058 158	湖北省	1 020 689	湖北省	93 294	河南省	129 332
7	四川省	824 906	河南省	977 295	河南省	84 224	广东省	125 622
8	辽宁省	770 959	四川省	768 762	天津市	60 906	四川省	108 143
9	内蒙古自治区	657 884	天津市	735 454	四川省	59 264	天津市	87 105
10	上海市	618 785	内蒙古自治区	649 892	上海市	52 844	辽宁省	81 890
11	天津市	610 112	上海市	601 075	湖南省	42 413	湖南省	70 665
12	广东省	563 799	广东省	538 924	辽宁省	41 794	上海市	67 922
13	湖南省	547 422	湖南省	512 406	重庆市	33 876	内蒙古自治区	58 069
14	重庆市	382 367	安徽省	432 853	内蒙古自治区	29 838	江西省	52 981
15	江西省	368 486	江西省	361 223	江西省	24 538	重庆市	51 712
16	安徽省	294 886	重庆市	325 202	宁夏回族自治区	21 664	安徽省	30 113
17	山西省	279 032	山西省	215 258	安徽省	18 501	宁夏回族自治区	25 781
18	福建省	226 513	福建省	182 311	陕西省	14 916	山西省	23 475
19	陕西省	215 436	宁夏回族自治区	157 380	福建省	12 386	陕西省	19 525
20	宁夏回族自治区	190 562	陕西省	154 520	山西省	11 603	福建省	17 316
21	吉林省	141 256	北京市	73 415	北京市	9 526	北京市	12 850
22	北京市	75 589	吉林省	59 767	海南省	6 058	吉林省	11 707
23	海南省	52 298	海南省	35 561	吉林省	5 538	海南省	7 970
24	甘肃省	41 578	甘肃省	33 985	广西壮族自治区	4 126	广西壮族自治区	5 563
25	广西壮族自治区	33 772	云南省	28 765	云南省	2 432	云南省	4 912
26	云南省	31 576	广西壮族自治区	25 113	青海省	1 240	青海省	2 811
27	青海省	23 356	青海省	22 295	新疆维吾尔族自治区	–31	甘肃省	347
28	黑龙江省	6 520	黑龙江省	9 595	甘肃省	–226	新疆维吾尔族自治区	8
29	新疆维吾尔族自治区	2 495	新疆维吾尔族自治区	2 084	黑龙江省	–3 701	黑龙江省	–2 607
30	贵州省	–	贵州省	–	贵州省	–	贵州省	–
31	西藏自治区	–	西藏自治区	–	西藏自治区	–	西藏自治区	–

表7　2009年化学药品制剂工业主要经济指标排序(万元)

位次	地　区	工业总产值	地　区	主营业务收入	地　区	利润总额	地　区	利税总额
1	江苏省	5 319 788	江苏省	5 210 403	江苏省	621 294	江苏省	1 006 802
2	山东省	3 366 209	山东省	3 128 951	山东省	412 610	山东省	615 238
3	广东省	2 540 795	广东省	2 267 967	广东省	284 560	北京市	412 503
4	北京市	1 839 969	北京市	1 810 739	北京市	238 670	广东省	405 875
5	上海市	1 681 557	上海市	1 613 950	上海市	205 934	上海市	333 204
6	浙江省	1 519 965	黑龙江省	1 586 825	浙江省	179 960	黑龙江省	286 680
7	河南省	1 487 007	浙江省	1 448 336	黑龙江省	175 553	浙江省	278 770
8	黑龙江省	1 110 987	河南省	1 442 371	河南省	174 325	河南省	217 585
9	四川省	1 081 207	江西省	988 884	天津市	120 224	天津市	188 429
10	江西省	996 714	河北省	969 485	河北省	114 033	陕西省	165 398
11	天津市	987 960	天津市	930 184	湖北省	103 206	河北省	156 148
12	河北省	986 074	四川省	923 310	四川省	100 714	四川省	155 245
13	辽宁省	825 615	辽宁省	802 867	海南省	87 968	湖北省	153 617
14	陕西省	788 584	陕西省	732 896	陕西省	72 655	辽宁省	127 549
15	湖北省	695 352	湖北省	632 995	辽宁省	70 074	海南省	120 281
16	湖南省	500 626	湖南省	447 958	江西省	61 720	江西省	109 831
17	海南省	418 243	安徽省	446 240	湖南省	36 920	湖南省	68 938
18	安徽省	380 923	海南省	386 732	福建省	36 295	安徽省	59 573
19	吉林省	354 039	福建省	331 916	山西省	35 311	山西省	54 448
20	福建省	351 208	重庆市	298 424	安徽省	34 156	福建省	53 791
21	重庆市	313 700	吉林省	256 902	吉林省	28 258	重庆市	53 758
22	山西省	311 948	山西省	256 467	重庆市	27 012	吉林省	51 891
23	内蒙古自治区	239 342	内蒙古自治区	217 159	云南省	24 943	云南省	43 359
24	云南省	224 114	云南省	185 990	内蒙古自治区	18 857	内蒙古自治区	28 873
25	广西壮族自治区	207 557	广西壮族自治区	170 344	贵州省	7 079	广西壮族自区	13 930
26	贵州省	130 618	贵州省	118 821	广西壮族自治区	5 183	贵州省	12 529
27	青海省	43 279	青海省	41 980	甘肃省	1 989	新疆维吾尔族自治区	4 933
28	新疆维吾尔族自治区	38 564	新疆维吾尔族自治区	29 827	青海省	1 814	青海省	3 894
29	甘肃省	17 245	甘肃省	14 513	新疆维吾尔族自治区	1 779	甘肃省	3 029
30	宁夏回族自治区	7 288	宁夏回族自治区	6 419	宁夏回族自治区	308	宁夏回族自治区	871
31	西藏自治区	–	西藏自治区	–	西藏自治区	–	西藏自治区	–

表8　2009年中成药工业主要经济指标排序(万元)

位次	地　区	工业总产值	地　区	主营业务收入	地　区	利润总额	地　区	利税总额
1	吉林省	2 542 775	吉林省	2 043 707	吉林省	280 987	吉林省	372 895
2	江西省	1 471 357	江西省	1 460 718	山东省	179 206	广东省	272 337
3	山东省	1 453 612	山东省	1 393 424	广东省	174 619	山东省	249 574
4	四川省	1 367 151	四川省	1 278 079	河北省	159 815	河北省	225 504
5	贵州省	1 313 688	广东省	1 218 874	四川省	126 735	四川省	211 736
6	广东省	1 306 562	贵州省	1 049 086	天津市	122 759	天津市	205 769
7	河南省	841 593	江苏省	967 739	黑龙江省	105 799	江西省	179 658
8	江苏省	835 964	天津市	855 147	广西壮族自治区	98 989	贵州省	173 358
9	河北省	832 649	湖南省	760 765	贵州省	96 917	广西壮族自治区	162 663
10	广西壮族自治区	821 068	河北省	736 275	江苏省	96 420	江苏省	160 581
11	湖南省	813 310	广西壮族自治区	733 358	云南省	85 150	黑龙江省	157 382
12	陕西省	754 698	河南省	729 720	江西省	84 187	云南省	145 554
13	重庆市	740 445	重庆市	720 640	湖南省	79 626	湖南省	134 864
14	云南省	734 063	黑龙江省	692 039	浙江省	77 746	浙江省	124 323
15	黑龙江省	663 299	湖北省	679 896	河南省	64 030	陕西省	111 670
16	天津市	624 081	云南省	656 080	陕西省	61 893	北京市	100 159

（续表）

位次	地区	工业总产值	地区	主营业务收入	地区	利润总额	地区	利税总额
17	湖北省	600 433	陕西省	601 247	北京市	59 559	河南省	99 467
18	浙江省	540 546	浙江省	536 015	湖北省	56 591	湖北省	96 589
19	北京市	417 135	上海市	447 485	福建省	45 492	重庆市	89 552
20	辽宁省	378 107	北京市	404 051	重庆市	34 377	福建省	74 911
21	福建省	331 365	辽宁省	369 086	辽宁省	32 622	辽宁省	54 459
22	上海市	321 040	福建省	312 491	上海市	20 847	上海市	50 557
23	安徽省	195 352	安徽省	172 095	海南省	18 597	海南省	32 895
24	甘肃省	131 189	海南省	108 139	西藏自治区	17 926	甘肃省	24 868
25	海南省	112 663	山西省	103 222	甘肃省	15 233	西藏自治区	24 843
26	山西省	109 246	甘肃省	97 681	安徽省	9 984	安徽省	21 165
27	内蒙古自治区	98 407	内蒙古自治区	89 816	新疆维吾尔族自治区	5 647	山西省	14 589
28	青海省	93 815	青海省	61 022	内蒙古自治区	2 913	内蒙古自治区	8 222
29	西藏自治区	59 887	西藏自治区	45 805	山西省	2 618	新疆维吾尔族自治区	7 429
30	新疆维吾尔族自治区	28 295	新疆维吾尔族自治区	24 286	青海省	1 449	青海省	3 945
31	宁夏回族自治区	10 605	宁夏回族自治区	10 936	宁夏回族自治区	532	宁夏回族自治区	806

表9　2009年中药饮片工业主要经济指标排序(万元)

位次	地区	工业总产值	地区	主营业务收入	地区	利润总额	地区	利税总额
1	四川省	793 180	山东省	756 922	四川省	54 144	四川省	90 544
2	山东省	765 436	四川省	693 238	山东省	50 389	山东省	79 110
3	安徽省	530 308	安徽省	470 115	河南省	46 226	河南省	66 583
4	河南省	445 675	河南省	422 768	安徽省	42 343	安徽省	54 401
5	广东省	315 991	广东省	300 280	北京市	23 364	北京市	32 714
6	辽宁省	257 233	辽宁省	233 039	辽宁省	16 662	辽宁省	26 037
7	湖南省	213 736	湖南省	210 815	江苏省	13 424	广东省	24 434
8	北京市	212 214	北京市	194 091	广东省	11 966	江苏省	22 450
9	江苏省	165 977	江苏省	169 045	内蒙古自治区	10 128	湖南省	22 332
10	上海市	128 172	上海市	156 661	江西省	8 661	江西省	17 828
11	江西省	115 938	江西省	115 435	湖南省	7 637	内蒙古自治区	15 951
12	浙江省	99 081	湖北省	101 193	浙江省	6 889	浙江省	9 464
13	广西壮族自治区	98 053	浙江省	91 471	湖北省	5 627	湖北省	8 279
14	湖北省	95 290	内蒙古自治区	86 289	广西壮族自治区	4 628	广西壮族自治区	7 433
15	内蒙古自治区	93 140	广西壮族自治区	75 545	陕西省	3 812	陕西省	6 546
16	吉林省	70 942	陕西省	61 692	上海市	3 598	吉林省	5 897
17	陕西省	62 075	吉林省	56 285	天津市	3 240	上海市	5 385
18	河北省	58 347	河北省	56 128	吉林省	2 589	重庆市	3 989
19	重庆市	51 641	重庆市	50 902	重庆市	2 452	福建省	3 771
20	福建省	47 668	福建省	46 647	福建省	2 300	河北省	3 679
21	贵州省	21 439	贵州省	17 675	河北省	2 113	天津市	3 513
22	新疆维吾尔族自治区	18 905	新疆维吾尔族自治区	15 014	新疆维吾尔族自治区	1 064	新疆维吾尔族自治区	2 122
23	山西省	12 777	山西省	12 680	甘肃省	896	甘肃省	1 078
24	甘肃省	8 402	甘肃省	9 610	宁夏回族自治区	289	山西省	463
25	天津市	6 516	天津市	6 722	山西省	258	宁夏回族自治区	339
26	宁夏回族自治区	4 106	宁夏回族自治区	3 159	海南省	-44	贵州省	-23
27	海南省	406	海南省	368	贵州省	-1 301	海南省	-32
28	黑龙江省	-	黑龙江省	-	黑龙江省	-	黑龙江省	-
29	云南省	-	云南省	-	云南省	-	云南省	-
30	西藏自治区	-	西藏自治区	-	西藏自治区	-	西藏自治区	-
31	青海省	-	青海省	-	青海省	-	青海省	-

表 10　2009 年生物生化制品工业主要经济指标排序（万元）

位次	地　区	工业总产值	地　区	主营业务收入	地　区	利润总额	地　区	利税总额
1	山东省	2 015 802	山东省	1 977 995	山东省	220 382	山东省	278 404
2	吉林省	1 341 041	吉林省	1 302 738	河南省	172 006	河南省	199 537
3	江苏省	1 156 973	江苏省	1 149 773	上海市	149 120	上海市	187 656
4	河南省	1 039 664	河南省	874 504	北京市	134 932	北京市	169 345
5	广东省	732 646	广东省	686 205	江苏省	119 097	江苏省	168 825
6	浙江省	598 486	上海市	568 913	吉林省	92 494	吉林省	111 590
7	上海市	573 828	浙江省	555 277	辽宁省	77 288	辽宁省	108 873
8	辽宁省	570 910	辽宁省	533 020	广东省	73 475	广东省	105 759
9	北京市	476 998	北京市	487 606	浙江省	67 249	浙江省	92 647
10	湖南省	351 153	湖南省	330 467	四川省	45 752	四川省	66 533
11	四川省	348 247	四川省	300 201	甘肃省	40 731	甘肃省	47 431
12	湖北省	285 567	湖北省	269 528	福建省	32 864	湖南省	46 810
13	天津市	186 865	天津市	193 522	湖北省	32 289	湖北省	45 393
14	安徽省	164 571	福建省	157 417	湖南省	29 677	福建省	41 352
15	福建省	158 477	安徽省	121 553	黑龙江省	28 402	黑龙江省	34 366
16	陕西省	121 260	甘肃省	101 748	云 南省	22 036	云南省	24 834
17	甘肃省	112 421	内蒙古自治区	97 747	贵州省	18 291	安徽省	23 439
18	内蒙古自治区	105 743	陕西省	83 083	安徽省	15 939	贵州省	20 776
19	河北省	87 202	河北省	74 361	山西省	9 604	山西省	15 663
20	黑龙江省	79 325	江西省	68 070	河北省	9 421	天津市	13 855
21	山西省	68 092	黑龙江省	61 774	天津市	8 152	河北省	12 811
22	江西省	65 061	山西省	56 419	江西省	6 766	江西省	8 509
23	云南省	52 061	重庆市	51 220	重庆市	4 266	重庆市	6 630
24	重庆市	49 966	云南省	47 021	广西壮族自治区	1 553	陕西省	5 506
25	广西壮族自治区	45 982	广西壮族自治区	38 426	新疆维吾尔族自治区	935	广西壮族自治区	3 055
26	贵州省	40 403	贵州省	36 611	海南省	656	新疆维吾尔族自治区	1 757
27	新疆维吾尔族自治区	8 848	海南省	7 643	青海省	103	海南省	1 391
28	海南省	6 168	新疆维吾尔族自治区	6 573	陕西省	-362	青海省	189
29	青海省	712	青海省	707	内蒙古自治区	-8 822	内蒙古自治区	-4 847
30	西藏自治区	-	西藏自治区	-	西藏自治区	-	西藏自治区	-
31	宁夏回族自治区	-	宁夏回族自治区	-	宁夏回族自治区	-	宁夏回族自治区	-

表 11　2009 年医疗仪器设备及器械工业主要经济指标排序（万元）

位次	地　区	工业总产值	地　区	主营业务收入	地　区	利润总额	地　区	利税总额
1	江苏省	1 910 520	江苏省	1 884 742	广东省	281 776	广东省	317 722
2	广东省	1 621 715	广东省	1 571 435	北京市	193 629	江苏省	259 027
3	山东省	1 023 896	山东省	1 015 317	江苏省	182 412	北京市	238 645
4	上海市	879 623	上海市	877 790	上海市	96 372	上海市	125 515
5	北京市	848 194	北京市	861 035	山东省	79 408	山东省	121 648
6	浙江省	519 838	浙江省	488 985	浙江省	57 752	浙江省	76 592
7	四川省	508 817	辽宁省	459 621	四川省	47 853	四川省	75 263
8	辽宁省	467 692	江西省	411 986	辽宁省	34 599	辽宁省	45 989
9	江西省	418 795	四川省	389 276	河南省	33 431	河南省	45 296
10	河南省	319 865	河南省	302 259	江西省	25 336	江西省	40 617
11	福建省	189 828	福建省	180 169	福建省	21 347	福建省	26 059
12	天津市	150 134	天津市	145 381	天津市	12 796	天津市	17 250
13	湖南省	143 530	湖南省	144 173	重庆市	10 931	重庆市	15 366
14	吉林省	126 570	安徽省	115 552	吉林省	8 291	湖南省	13 575
15	安徽省	122 911	吉林省	93 657	湖南省	8 031	安徽省	12 346
16	广西壮族自治区	118 525	广西壮族自治区	93 027	安徽省	6 348	吉林省	10 849

（续表）

位次	地　区	工业总产值	地　区	主营业务收入	地　区	利润总额	地　区	利税总额
17	河北省	89 333	河北省	87 338	广西壮族自治区	5 853	广西壮族自治区	8 409
18	重庆市	79 955	重庆市	78 185	河北省	5 406	河北省	7 767
19	湖北省	74 434	湖北省	72 590	湖北省	3 485	湖北省	6 095
20	陕西省	41 525	陕西省	37 775	陕西省	3 072	陕西省	4 951
21	内蒙古自治区	4 876	内蒙古自治区	4 609	甘肃省	295	内蒙古自治区	832
22	甘肃省	1 991	山西省	1 810	内蒙古自治区	269	甘肃省	486
23	山西省	1 512	甘肃省	1 675	新疆维吾尔族自治区	20	黑龙江省	56
24	新疆维吾尔族自治区	645	新疆维吾尔族自治区	602	黑龙江省	-13	新疆维吾尔族自治区	47
25	黑龙江省	268	黑龙江省	273	山西省	-505	山西省	-426
26	海南省	-	海南省	-	海南省	-	海南省	-
27	贵州省	-	贵州省	-	贵州省	-	贵州省	-
28	云南省	-	云南省	-	云南省	-	云南省	-
29	西藏自治区	-	西藏自治区	-	西藏自治区	-	西藏自治区	-
30	青海省	-	青海省	-	青海省	-	青海省	-
31	宁夏自治区	-	宁夏自治区	-	宁夏自治区	-	宁夏自治区	-

表 12　2009 年卫生材料及医药用品工业主要经济指标排序（万元）

位次	地　区	工业总产值	地　区	主营业务收入	地　区	利润总额	地　区	利税总额
1	山东省	1 938 783	山东省	1 910 416	山东省	192 193	山东省	263 401
2	江苏省	772 672	江苏省	776 067	广东省	54 822	广东省	71 310
3	广东省	425 800	广东省	403 320	河南省	43 384	江苏省	69 668
4	河南省	407 188	河南省	396 234	湖北省	42 729	河南省	56 579
5	湖北省	358 650	湖北省	322 690	江苏省	41 971	湖北省	56 400
6	浙江省	286 055	浙江省	273 380	江西省	18 517	江西省	25 248
7	江西省	216 835	江西省	208 668	湖南省	16 193	浙江省	23 092
8	湖南省	185 317	湖南省	180 159	上海市	14 315	湖南省	23 005
9	四川省	167 736	四川省	159 160	浙江省	11 493	上海市	20 556
10	上海市	125 104	上海市	122 843	四川省	9 792	四川省	18 213
11	安徽省	68 240	安徽省	57 870	安徽省	4 345	安徽省	6 643
12	河北省	46 699	河北省	46 401	河北省	3 869	河北省	4 479
13	辽宁省	43 687	辽宁省	43 140	天津市	3 342	北京市	4 141
14	天津市	34 493	天津市	35 612	北京市	2 517	天津市	3 932
15	北京市	28 989	北京市	30 350	广西壮族自治区	2 430	广西壮族自治区	3 246
16	广西壮族自治区	28 824	广西壮族自治区	23 542	辽宁省	1 706	辽宁省	2 568
17	吉林省	26 418	福建省	22 823	山西省	1 064	山西省	2 399
18	陕西省	25 937	陕西省	22 195	黑龙江省	759	黑龙江省	1 261
19	福建省	23 386	山西省	20 726	青海省	753	青海省	1 109
20	山西省	22 611	吉林省	18 198	陕西省	350	陕西省	776
21	青海省	7 284	青海省	6 226	福建省	157	福建省	674
22	黑龙江省	6 403	黑龙江省	5 979	重庆市	25	甘肃省	164
23	重庆市	4 053	重庆市	4 064	甘肃省	18	重庆市	81
24	内蒙古自治区	3 594	内蒙古自治区	2701	贵州省	-45	贵州省	8
25	甘肃省	1 576	甘肃省	1 443	吉林省	-427	吉林省	-350
26	贵州省	1 520	贵州省	1 406	内蒙古自治区	-533	内蒙古自治区	-519
27	海南省	-	海南省	-	海南省	-	海南省	-
28	宁夏回族自治区	-	云南省	-	云南省	-	云南省	-
28	西藏自治区	-	西藏自治区	-	西藏自治区	-	西藏自治区	-
30	新疆维吾尔族自治区	-	宁夏回族自治区	-	宁夏回族自治区	-	宁夏回族自治区	-
31	云南省	-	新疆维吾尔族自治区	-	新疆维吾尔族自治区	-	新疆维吾尔族自治区	-

表 13　2009 年制药专用设备工业主要经济指标排序(万元)

位次	地　区	工业总产值	地　区	主营业务收入	地　区	利润总额	地　区	利税总额
1	湖南省	152 070	湖南省	144 306	湖南省	16 946	湖南省	24 733
2	浙江省	120 252	浙江省	112 378	浙江省	8 698	浙江省	13 842
3	江苏省	81 783	江苏省	77 438	北京市	3 996	江苏省	6 629
4	上海市	60 084	上海市	58 239	江苏省	3 696	北京市	6 015
5	辽宁省	44 060	辽宁省	40 498	山东省	2 132	上海市	4 629
6	北京市	43 061	北京市	39 381	辽宁省	2 080	辽宁省	3 912
7	山东省	32 998	山东省	31 978	上海市	1 837	山东省	2 672
8	广东省	16 145	广东省	15 182	甘肃省	359	广东省	653
9	天津市	15 213	天津市	15 062	广东省	355	甘肃省	641
10	重庆市	14 157	重庆市	11 423	重庆市	327	福建省	574
11	福建省	10 573	福建省	10 573	河北省	237	重庆市	405
12	四川省	9 134	四川省	5 193	福建省	235	四川省	384
13	甘肃省	3 782	甘肃省	3 194	江西省	155	黑龙江省	381
14	湖北省	2 350	黑龙江省	2 541	湖北省	112	河北省	353
15	江西省	1 960	湖北省	2 233	四川省	104	江西省	315
16	黑龙江省	1 893	江西省	1 984	黑龙江省	88	天津市	261
17	河北省	1 147	广西自治区	1 118	天津市	63	湖北省	137
18	广西壮族自治区	1 080	河北省	1 067	广西壮族自治区	-1	广西壮族自治区	20
19	山西省	–	山西省	–	山西省	–	山西省	–
20	内蒙古自治区	–	内蒙古自治区	–	内蒙古自治区	–	内蒙古自治区	–
21	吉林省	–	吉林省	–	吉林省	–	吉林省	–
22	安徽省	–	安徽省	–	安徽省	–	安徽省	–
23	河南省	–	河南省	–	河南省	–	河南省	–
24	海南省	–	海南省	–	海南省	–	海南省	–
25	贵州省	–	贵州省	–	贵州省	–	贵州省	–
26	云南省	–	云南省	–	南省	–	云南省	–
27	西藏自治区	–	西藏自治区	–	西藏自治区	–	西藏自治区	–
28	陕西省	–	陕西省	–	陕西省	–	陕西省	–
29	青海省	–	青海省	–	青海省	–	青海省	–
30	宁夏回族自治区	–	宁夏回族自治区	–	宁夏回族自治区	–	宁夏回族自治区	–
31	新疆维吾尔族自治区	–	新疆维吾尔族自治区	–	新疆维吾尔族自治区	–	新疆维吾尔族自治区	–

表 14　2009 年医药商业主要经济指标排序(万元)

位次	地　区	工业总产值	地　区	主营业务收入	地　区	利润总额	地　区	利税总额
1	上海市	6 038 741	北京市	2 950 590	北京市	140 891	上海市	273 495
2	广东省	5 910 892	上海市	2 492 246	上海市	134 879	北京市	193 445
3	北京市	5 086 298	浙江省	1 951 161	浙江省	88 024	浙江省	142 649
4	浙江省	4 392 315	江苏省	1 618 823	海南省	53 422	苏省	104 965
5	江苏省	4 144 502	广东省	1 103 488	江苏省	49 065	新疆区	86 472
6	安徽省	3 497 330	湖北省	1 084 580	南省	34 757	海南省	82 398
7	湖北省	1 966 538	辽宁省	851 199	广东省	22 867	云南省	64 327
8	河南省	1 807 663	云南省	651 084	天津市	19 805	广东省	46 018
9	河北省	1 672 279	海南省	636 729	黑龙江省	16 234	天津市	37 194
10	山东省	1 577 370	山东省	604 007	四川省	14 467	辽宁省	33 350
11	云南省	1 522 396	安徽省	600 789	辽宁省	14 464	黑龙江省	26 789
12	辽宁省	1 515 425	重庆市	562 939	河北省	13 932	重庆市	25 952
13	福建省	1 403 462	天津市	556 388	新疆区	13 217	四川省	21 317
14	重庆市	1 239 798	福建省	537 193	山东省	11 062	河北省	20 130
15	湖南省	1 203 278	湖南省	523 020	福建省	10 548	福建省	19 805
16	天津市	1 143 300	四川省	467 478	重庆市	9 371	湖南省	19 239
17	四川省	1 074 911	河北省	339 355	吉林省	7 477	山东省	12 651
18	海南省	812 415	吉林省	318 778	湖南省	6 903	吉林省	11 658
19	陕西省	683 916	河南省	251 724	安徽省	5 555	安徽省	11 161
20	广西壮族自治区	524 483	贵州省	237 020	江西省	1 433	江西省	7 868
21	黑龙江省	482 017	江西省	228 709	宁夏回族自治区	474	贵州省	4 633
22	江西省	460 435	黑龙江省	225 011	山西省	47	湖北省	2 848
23	吉林省	424 586	新疆维吾尔族自治区	193 300	贵州省	-28	宁夏回族自治区	1 953
24	新疆维吾尔族自治区	311 542	广西壮族自治区	190 400	青海省	-242	山西省	1925
25	贵州省	288 306	陕西省	172 023	甘肃省	-852	河南省	1 537
26	甘肃省	194 358	山西省	111 946	内蒙古	-2 561	青海省	376
27	山西省	181 052	甘肃省	88792	河南省	-3 409	甘肃省	337
28	内蒙古自治区	104 650	内蒙古自治区	77 727	陕西省	-3 677	内蒙古自治区	-348
29	宁夏回族自治区	73 418	宁夏回族自治区	44 252	广西壮族自治区	-4 070	广西壮族自治区	-729
30	青海省	50 846	青海省	36 589	湖北省	-9 934	陕西省	-3 436

表 15　2009 年全部工业企业法人单位资产总额 100 强

位次	企业名称	位次	企业名称
1	天津金耀集团有限公司	51	西安杨森制药有限公司
2	华北制药集团有限责任公司	52	浙江升华拜克生物股份有限公司
3	哈药集团有限公司	53	江苏江山制药有限公司
4	石药集团有限公司	54	华兰生物工程股份有限公司
5	上海复星医药(集团)股份有限公司	55	浙江尖峰药业有限公司
6	中国医药集团总公司	56	浙江康恩贝制药股份有限公司
7	东北制药集团有限责任公司	57	山东西王药业有限公司
8	太极集团有限公司	58	浙江仙琚制药股份有限公司
9	扬子江药业集团有限公司	59	乐普(北京)医疗器械股份有限公司
10	威高集团有限公司	60	汇仁集团有限公司
11	齐鲁制药有限公司	61	亚宝药业集团股份有限公司
12	修正药业集团	62	北京同仁堂科技发展股份有限公司
13	华润三九医药股份有限公司	63	山东淄博山川医用器材有限公司
14	杭州华东医药集团公司	64	辉瑞制药有限公司
15	浙江海正药业股份有限公司	65	利君制药
16	鲁南制药集团股份有限公司	66	江苏康缘集团有限责任公司
17	北京双鹤药业股份有限公司	67	正大天晴药业集团
18	云南白药集团股份有限公司	68	山东绿叶制药有限公司
19	浙江新和成股份有限公司	69	江中药业股份有限公司
20	四川科伦药业股份有限公司	70	联邦制药(内蒙古)有限公司
21	辅仁药业集团有限公司	71	杭州民生医药控股集团有限公司
22	天津中新药业集团股份有限公司	72	西安万隆制药有限公司
23	宜都东阳光生化制药有限公司	73	赛诺菲安万特(杭州)制药有限公司
24	先声药业有限公司	74	九芝堂股份有限公司
25	浙江医药股份有限公司	75	福建省福抗药业股份有限公司
26	广州白云山制药股份有限公司	76	贵州益佰制药股份有限公司
27	珠海联邦制药股份有限公司	77	浙江华海药业股份有限公司
28	华润东阿阿胶有限公司	78	金花企业(集团)股份有限公司
29	武汉人福医药集团股份有限公司	79	马应龙药业集团股份有限公司
30	江苏恒瑞医药股份有限公司	80	上海雷允上药业有限公司
31	百特中国	81	成都恩威投资集团公司
32	成都地奥集团	82	寿光富康制药有限公司
33	河南天方药业股份有限公司	83	横店集团康裕药业有限公司
34	丽珠医药集团股份有限公司	84	山西威奇达药业有限公司
35	菏泽睿鹰制药集团有限公司	85	黑龙江省珍宝岛制药有限公司
36	瑞阳制药有限公司	86	武汉健民药业集团股份有限公司
37	北京同仁堂股份有限公司	87	山东新华医械集团
38	山东步长制药有限公司	88	上海信谊药厂有限公司
39	山东新华医药集团有限责任公司	89	株洲千金药业股份有限公司
40	江苏豪森药业股份有限公司	90	昆明制药集团股份有限公司
41	神威药业有限公司	91	安徽丰原药业股份有限公司
42	阿斯利康制药有限公司	92	联邦制药成都有限公司
43	美罗药业股份有限公司	93	安丘市鲁安药业有限责任公司
44	山东鲁抗医药股份有限公司	94	苏州东瑞制药有限公司
45	山东药用玻璃股份有限公司	95	重庆华邦制药股份有限公司
46	通化东宝药业股份有限公司	96	贵州同济堂制药有限公司
47	桂林三金集团股份有限公司	97	漳州片仔癀药业股份有限公司
48	上海罗氏制药有限公司	98	成都康弘药业集团
49	河南省宛西制药股份有限公司	99	悦康药业集团有限公司
50	仁和(集团)发展有限公司	100	山东福田药业有限公司

表16　2009年全部工业企业法人单位主营业务收入100强

位次	企业名称	位次	企业名称
1	扬子江药业集团有限公司	51	山东鲁抗医药股份有限公司
2	哈药集团有限公司	52	利君制药
3	修正药业集团	53	江中药业股份有限公司
4	石药集团有限公司	54	上海雷允上药业有限公司
5	杭州华东医药集团公司	55	江苏济川制药有限公司
6	威高集团有限公司	56	山东罗欣药业股份有限公司
7	东北制药集团有限责任公司	57	秦皇岛骊骅淀粉股份有限公司
8	华北制药集团有限责任公司	58	江苏康缘集团有限责任公司
9	太极集团有限公司	59	山东淄博山川医用器材有限公司
10	天津金耀集团有限公司	60	石家庄以岭药业股份有限公司
11	北京双鹤药业股份有限公司	61	安徽丰原药业股份有限公司
12	华润三九医药股份有限公司	62	西安万隆制药有限公司
13	中国医药集团总公司	63	武汉健民药业集团股份有限公司
14	天津中新药业集团股份有限公司	64	浙江尖峰药业有限公司
15	西安杨森制药有限公司	65	江苏江山制药有限公司
16	广州白云山制药股份有限公司	66	美罗药业股份有限公司
17	汇仁集团有限公司	67	山东绿叶制药有限公司
18	齐鲁制药有限公司	68	广州王老吉药业股份有限公司
19	浙江医药股份有限公司	69	山东鲁抗辰欣药业有限公司
20	珠海联邦制药股份有限公司	70	百特中国
21	四川科伦药业股份有限公司	71	深圳一致药业股份有限公司
22	浙江海正药业股份有限公司	72	北京同仁堂股份有限公司
23	上海复星医药(集团)股份有限公司	73	重庆科瑞制药有限责任公司
24	辉瑞制药有限公司	74	昆明制药集团股份有限公司
25	辅仁药业集团有限公司	75	浙江康恩贝制药股份有限公司
26	瑞阳制药有限公司	76	山东仙河药业有限公司
27	山东药用玻璃股份有限公司	77	成都地奥集团
28	山东步长制药有限公司	78	苏州东瑞制药有限公司
29	宜都东阳光生化制药有限公司	79	武汉人福医药集团股份有限公司
30	江苏恒瑞医药股份有限公司	80	贵州益佰制药股份有限公司
31	上海罗氏制药有限公司	81	欧姆龙(大连)有限公司
32	黑龙江省珍宝岛制药有限公司	82	江苏奥赛康药业有限公司
33	仁和(集团)发展有限公司	83	浙江仙琚制药股份有限公司
34	浙江新和成股份有限公司	84	天圣制药集团股份有限公司
35	鲁南制药集团股份有限公司	85	江苏苏中药业集团股份有限公司
36	赛诺菲安万特(杭州)制药有限公司	86	华兰生物工程股份有限公司
37	河斯利康制药有限公司	87	北京同仁堂科技发展股份有限公司
38	丽珠医药集团股份有限公司	88	山东西王药业有限公司
39	山东新华医药集团有限责任公司	89	上海现代制药股份有限公司
40	云南白药集团股份有限公司	90	悦康药业集团有限公司
41	北京诺华制药有限公司	91	山西威奇达药业有限公司
42	正大天晴药业集团	92	九芝堂股份有限公司
43	江苏豪森药业股份有限公司	93	江苏恩华药业股份有限公司
44	河南天方药业股份有限公司	94	江苏亚邦药业集团股份有限公司
45	毕润东阿阿胶有限公司	95	黑龙江葵花药业股份有限公司
46	浙江升华拜克生物股份有限公司	96	马应龙药业集团股份有限公司
47	先声药业有限公司	97	桂林三金集团股份有限公司
48	寿光富康制药有限公司	98	四川蜀中制药有限公司
49	河南省宛西制药股份有限公司	99	安丘市鲁安药业有限责任公司
50	神威药业有限公司	100	北京费森尤斯卡比医药有限公司

表17　2009年全部工业企业法人单位利润总额100强

位次	企业名称	位次	企业名称
1	哈药集团有限公司	51	利君制药
2	中国医药集团总公司	52	青岛黄海制药有限责任公司
3	浙江医药股份有限公司	53	江中药业股份有限公司
4	扬子江药业集团有限公司	54	百特中国
5	上海复星医药(集团)股份有限公司	55	辽宁成大生物股份有限公司
6	石药集团有限公司	56	宜都东阳光生化制药有限公司
7	齐鲁制药有限公司	57	北京科兴生物制品有限公司
8	威高集团有限公司	58	牡丹江市友搏药业有限责任公司
9	华北制药集团有限责任公司	59	山东绿叶制药有限公司
10	华润三九医药股份有限公司	60	北京同仁堂健康药业股份有限公司
11	江苏恒瑞医药股份有限公司	61	山东鲁抗辰欣药业有限公司
12	赛诺菲安万特(杭州)制药有限公司	62	山东罗欣药业股份有限公司
13	华兰生物工程股份有限公司	63	马应龙药业集团股份有限公司
14	山东步长制药有限公司	64	北京双鹭药业股份有限公司
15	浙江新和成股份有限公司	65	浙江升华拜克生物股份有限公司
16	神威药业有限公司	66	山东淄博山川医用器材有限公司
17	杭州华东医药集团公司	67	浙江天元生物药业有限公司
18	正大天晴药业集团	68	西安万隆制药有限公司
19	丽珠医药集团股份有限公司	69	北京同仁堂科技发展股份有限公司
20	修正药业集团	70	北京紫竹药业有限公司
21	北京双鹤药业股份有限公司	71	寿光富康制药有限公司
22	西安杨森制药有限公司	72	广州王老吉药业股份有限公司
23	四川科伦药业股份有限公司	73	广州白云山制药股份有限公司
24	珠海联邦制药股份有限公司	74	江苏康缘集团有限责任公司
25	鲁南制药集团股份有限公司	75	江苏济川制药有限公司
26	江苏豪森药业股份有限公司	76	贵阳黔峰生物制品有限责任公司
27	山东药用玻璃股份有限公司	77	九芝堂股份有限公司
28	天津金耀集团有限公司	78	先声药业有限公司
29	云南白药集团股份有限公司	79	浙江华海药业股份有限公司
30	北京泰德制药有限公司	80	海南养生堂有限公司
31	上海罗氏制药有限公司	81	江苏亚邦药业集团股份有限公司
32	辅仁药业集团有限公司	82	苏州东瑞制药有限公司
33	江苏江山制药有限公司	83	山东达因海洋生物制药股份有限公司
34	华润东阿阿胶有限公司	84	株洲千金药业股份有限公司
35	东北制药集团有限责任公司	85	广西梧州制药(集团)股份有限公司
36	石家庄以岭药业股份有限公司	86	漳州片仔癀药业股份有限公司
37	桂林三金集团股份有限公司	87	河南省宛西制药股份有限公司
38	浙江海正药业股份有限公司	88	福建新大陆生物技术有限公司
39	成都地奥集团	89	太阳石(唐山)药业有限公司
40	乐普(北京)医疗器械股份有限公司	90	长春祈健生物制品有限公司
41	黑龙江省珍宝岛制药有限公司	91	重庆华邦制药股份有限公司
42	辉瑞制药有限公司	92	联邦制药(内蒙古)有限公司
43	武汉人福医药集团股份有限公司	93	北京费森尤斯卡比医药有限公司
44	端阳制药有限公司	94	哈尔滨誉衡药业股份有限公司
45	阿斯利康制药有限公司	95	贵州益佰制药股份有限公司
46	正大青春宝药业有限公司	96	常州制药厂有限公司
47	天津中新药业集团股份有限公司	97	海南海灵化学制药有限公司
48	仁和(集团)发展有限公司	98	山东博士伦福瑞达制药有限公司
49	黑龙江葵花药业股份有限公司	99	亚宝药业集团股份有限公司
50	北京同仁堂股份有限公司	100	北京绿竹生物制药有限公司

表 18 2009 年化学药品工业企业法人单位资产总额 100 强

位次	企业名称	位次	企业名称
1	天津金耀集团有限公司	51	赛诺菲安万特(杭州)制药有限公司
2	华北制药集团有限责任公司	52	福建省福抗药业股份有限公司
3	哈药集团有限公司	53	浙江华海药业股份有限公司
4	石药集团有限公司	54	上海新先锋药业有限公司
5	上海复星医药(集团)股份有限公司	55	双鸽集团有限公司
6	中国医药集团总公司	56	寿光富康制药有限公司
7	东北制药集团有限责任公司	57	横店集团康裕药业有限公司
8	扬子江药业集团有限公司	58	山西威奇达药业有限公司
9	齐鲁制药有限公司	59	上海信谊药厂有限公司
10	杭州华东医药集团公司	60	昆明制药集团股份有限公司
11	浙江海正药业股份有限公司	61	西南药业股份有限公司
12	鲁南制药集团股份有限公司	62	安徽丰原药业股份有限公司
13	北京双鹤药业股份有限公司	63	联邦制药成都有限公司
14	浙江新和成股份有限公司	64	安丘市鲁安药业有限责任公司
15	四川科伦药业股份有限公司	65	苏州东瑞制药有限公司
16	辅仁药业集团有限公司	66	重庆华邦制药股份有限公司
17	健康元药业集团股份有限公司	67	悦康药业集团有限公司
18	宜都东阳光生化制药有限公司	68	山东福田药业有限公司
19	先声药业有限公司	69	北京诺华制药有限公司
20	浙江医药股份有限公司	70	秦皇岛骊骅淀粉股份有限公司
21	广州白云山制药股份有限公司	71	北京紫竹药业有限公司
22	珠海联邦制药股份有限公司	72	中美天津史克制药有限公司
23	武汉人福医药集团股份有限公司	73	山东罗欣药业股份有限公司
24	江苏恒瑞医药股份有限公司	74	江苏联环药业集团有限公司
25	百特中国	75	浙江京新药业股份有限公司
26	河南天方药业股份有限公司	76	深圳一致药业股份有限公司
27	丽珠医药集团股份有限公司	77	北大国际医院集团西南合成制药股份
28	菏泽睿鹰制药集团有限公司	78	横店集团家园化工有限公司
29	瑞阳制药有限公司	79	沈阳抗生素厂
30	山东新华医药集团有限责任公司	80	浙江海力生制药有限公司
31	江苏豪森药业股份有限公司	81	上海现代制药股份有限公司
32	阿斯利康制药有限公司	82	浙江中贝九洲集团有限公司
33	美罗药业股份有限公司	83	浙江海翔药业股份有限公司
34	山东鲁抗医药股份有限公司	84	上海迪赛诺化学制药有限公司
35	上海罗氏制药有限公司	85	江苏济川制药有限公司
36	西安杨森制药有限公司	86	湖北潜江制药股份有限公司
37	江苏江山制药有限公司	87	江苏吴中医药集团有限公司
38	浙江尖峰药业有限公司	88	维康医药集团沈阳延风有限公司
39	山东西王药业有限公司	89	上海三维制药有限公司
40	浙江仙琚制药股份有限公司	90	江苏亚邦药业集团股份有限公司
41	深圳信立泰药业股份有限公司	91	重庆科瑞制药有限责任公司
42	亚宝药业集团股份有限公司	92	江苏恩华药业股份有限公司
43	辉瑞制药有限公司	93	山东齐都药业有限公司
44	上海新亚药业有限公司	94	山东天力药业有限公司
45	利君制药	95	福建三爱药业有限公司
46	正大天晴药业集团	96	山东鲁抗辰欣药业有限公司
47	山东绿叶制药有限公司	97	安斯泰来制药(中国)有限公司
48	联邦制药(内蒙古)有限公司	98	北京泰德制药有限公司
49	杭州民生医药控股集团有限公司	99	常州四药制药有限公司
50	西安万隆制药有限公司	100	浙江普洛得邦化学有限公司

表19 2009年化学药品工业企业法人单位主营业务收入100强

位次	企业名称	位次	企业名称
1	扬子江药业集团有限公司	51	重庆科瑞制药有限责任公司
2	哈药集团有限公司	52	昆明制药集团股份有限公司
3	石药集团有限公司	53	双鸽集团有限公司
4	杭州华东医药集团公司	54	苏州东瑞制药有限公司
5	东北制药集团有限责任公司	55	武汉人福医药集团股份有限公司
6	华北制药集团有限责任公司	56	江苏奥赛康药业有限公司
7	天津金耀集团有限公司	57	浙江仙琚制药股份有限公司
8	北京双鹤药业股份有限公司	58	健康元药业集团股份有限公司
9	中国医药集团总公司	59	山东西王药业有限公司
10	西安杨森制药有限公司	60	上海现代制药股份有限公司
11	广州白云山制药股份有限公司	61	悦康药业集团有限公司
12	齐鲁制药有限公司	62	山西威奇达药业有限公司
13	浙江医药股份有限公司	63	上海新亚药业有限公司
14	珠海联邦制药股份有限公司	64	江苏恩华药业股份有限公司
15	四川科伦药业股份有限公司	65	江苏亚邦药业集团股份有限公司
16	浙江海正药业股份有限公司	66	安丘市鲁安药业有限责任公司
17	上海复星医药(集团)股份有限公司	67	北京费森尤斯卡比医药有限公司
18	辉瑞制药有限公司	68	菏泽睿鹰制药集团有限公司
19	辅仁药业集团有限公司	69	迪沙药业集团有限公司
20	瑞阳制药有限公司	70	浙江国邦药业有限公司
21	宜都东阳光生化制药有限公司	71	江苏联环药业集团有限公司
22	江苏恒瑞医药股份有限公司	72	横店集团康裕药业有限公司
23	上海罗氏制药有限公司	73	山东天力药业有限公司
24	浙江新和成股份有限公司	74	杭州民生医药控股集团有限公司
25	鲁南制药集团股份有限公司	75	福建省福抗药业股份有限公司
26	赛诺菲安万特(杭州)制药有限公司	76	安斯泰来制药(中国)有限公司
27	阿斯利康制药有限公司	77	上海新先锋药业有限公司
28	丽珠医药集团股份有限公司	78	联邦制药(内蒙古)有限公司
29	山东新华医药集团有限责任公司	79	联邦制药成都有限公司
30	北京诺华制药有限公司	80	深圳信立泰药业股份有限公司
31	正大天晴药业集团	81	浙江华海药业股份有限公司
32	江苏豪森药业股份有限公司	82	北京泰德制药有限公司
33	河南天方药业股份有限公司	83	浙江海力生制药有限公司
34	先声药业有限公司	84	浙江海翔药业股份有限公司
35	寿光富康制药有限公司	85	北京紫竹药业有限公司
36	山东鲁抗医药股份有限公司	86	上海迪赛诺化学制药有限公司
37	利君制药	87	上海信谊药厂有限公司
38	江苏济川制药有限公司	88	浙江京新药业股份有限公司
39	山东罗欣药业股份有限公司	89	浙江中贝九洲集团有限公司
40	秦皇岛骊骅淀粉股份有限公司	90	西南药业股份有限公司
41	中美天津史克制药有限公司	91	北大国际医院集团西南合成制药股份有限公司
42	安徽丰原药业股份有限公司	92	常州四药制药有限公司
43	西安万隆制药有限公司	93	横店集团家园化工有限公司
44	浙江尖峰药业有限公司	94	山东潍坊盛泰药业有限公司
45	江苏江山制药有限公司	95	江苏吴中医药集团有限公司
46	美罗药业股份有限公司	96	太阳石(唐山)药业有限公司
47	山东绿叶制药有限公司	97	浙江昂利康制药有限公司
48	山东鲁抗辰欣药业有限公司	98	昆明滇虹药业有限公司
49	百特中国	99	山东齐都药业有限公司
50	深圳一致药业股份有限公司	100	亚宝药业集团股份有限公司

表 20 2009 年化学药品工业企业法人单位利润总额 100 强

位次	企业名称	位次	企业名称
1	哈药集团有限公司	51	山东达因海洋生物制药股份有限公司
2	中国医药集团总公司	52	太阳石(唐山)药业有限公司
3	浙江医药股份有限公司	53	重庆华邦制药股份有限公司
4	扬子江药业集团有限公司	54	联邦制药(内蒙古)有限公司
5	上海复星医药(集团)股份有限公司	55	北京费森尤斯卡比医药有限公司
6	石药集团有限公司	56	常州制药厂有限公司
7	齐鲁制药有限公司	57	海南海灵化学制药有限公司
8	华北制药集团有限责任公司	58	亚宝药业集团股份有限公司
9	江苏恒瑞医药股份有限公司	59	浙江仙琚制药股份有限公司
10	赛诺菲安万特(杭州)制药有限公司	60	上海现代制药股份有限公司
11	浙江新和成股份有限公司	61	深圳一致药业股份有限公司
12	杭州华东医药集团公司	62	山东新华医药集团有限责任公司
13	正大天晴药业集团	63	悦康药业集团有限公司
14	丽珠医药集团股份有限公司	64	中美合资山西普德药业有限公司
15	北京双鹤药业股份有限公司	65	上海信谊药厂有限公司
16	西安杨森制药有限公司	66	福建三爱药业有限公司
17	四川科伦药业股份有限公司	67	安斯泰来制药(中国)有限公司
18	珠海联邦制药股份有限公司	68	上海第一生化药业有限公司
19	鲁南制药集团股份有限公司	69	浙江尖峰药业有限公司
20	江苏豪森药业股份有限公司	70	横店集团康裕药业有限公司
21	天津金耀集团有限公司	71	苏州二叶制药有限公司
22	北京泰德制药有限公司	72	山西威奇达药业有限公司
23	上海罗氏制药有限公司	73	上海新亚药业有限公司
24	辅仁药业集团有限公司	74	中国大冢制药有限公司
25	江苏江山制药有限公司	75	上海三维制药有限公司
26	东北制药集团有限责任公司	76	常州四药制药有限公司
27	浙江海正药业股份有限公司	77	北京韩美药品有限公司
28	中美天津史克制药有限公司	78	浙江康乐药业有限公司
29	健康元药业集团股份有限公司	79	海南康芝药业股份有限公司
30	辉瑞制药有限公司	80	昆明滇虹药业有限公司
31	武汉人福医药集团股份有限公司	81	海南通用三洋药业有限公司
32	瑞阳制药有限公司	82	北京嘉林药业股份有限公司
33	阿斯利康制药有限公司	83	浙江中贝九洲集团有限公司
34	深圳信立泰药业股份有限公司	84	山东福田药业有限公司
35	利君制药	85	昆明制药集团股份有限公司
36	青岛黄海制药有限责任公司	86	山东西王药业有限公司
37	百特中国	87	双鸽集团有限公司
38	宜都东阳光生化制药有限公司	88	潜江永安药业股份有限公司
39	山东绿叶制药有限公司	89	施维雅(天津)制药有限公司
40	山东鲁抗辰欣药业有限公司	90	北京赛科药业有限责任公司
41	山东罗欣药业股份有限公司	91	浙江花园药业有限公司
42	西安万隆制药有限公司	92	深圳万乐药业有限公司
43	北京紫竹药业有限公司	93	山东金城医药化工股份有限公司
44	寿光富康制药有限公司	94	江苏恩华药业股份有限公司
45	广州白云山制药股份有限公司	95	浙江国邦药业有限公司
46	江苏济川制药有限公司	96	青岛华仁药业股份有限公司
47	先声药业有限公司	97	福建省福抗药业股份有限公司
48	浙江华海药业股份有限公司	98	江苏奥赛康药业有限公司
49	江苏亚邦药业集团股份有限公司	99	杭州民生医药控股集团有限公司
50	苏州东瑞制药有限公司	100	广东彼迪药业有限公司

表 21　2009 年中成药工业企业法人单位资产总额 100 强

位次	企业名称	位次	企业名称
1	太极集团有限公司	51	山西振东制药股份有限公司
2	修正药业集团	52	四川蜀中制药有限公司
3	华润三九医药股份有限公司	53	四川志远广和制药有限公司
4	云南白药集团股份有限公司	54	贵州汉方息烽药业有限公司
5	天津中新药业集团股份有限公司	55	黑龙江乌苏里江制药有限公司
6	华润东阿阿胶有限公司	56	河南辅仁堂制药有限公司
7	成都地奥集团	57	黑龙江葵花药业股份有限公司
8	北京同仁堂股份有限公司	58	甘肃扶正药业科技股份有限公司
9	山东步长制药有限公司	59	紫光古汉集团股份有限公司
10	神威药业有限公司	60	哈尔滨仁皇药业股份有限公司
11	通化东宝药业股份有限公司	61	云南生物谷灯盏花药业有限公司
12	桂林三金集团股份有限公司	62	陕西必康制药有限公司
13	河南省宛西制药股份有限公司	63	海南养生堂有限公司
14	仁和(集团)发展有限公司	64	贵州信邦制药股份有限公司
15	浙江康恩贝制药股份有限公司	65	甘肃独一味生物制药股份有限公司
16	汇仁集团有限公司	66	广西金嗓子有限责任公司
17	北京同仁堂科技发展股份有限公司	67	集安益盛药业股份有限公司
18	江苏康缘集团有限责任公司	68	广西灵峰药业有限公司
19	江中药业股份有限公司	69	宜宾五粮液集团宜宾制药有限责任公司
20	九芝堂股份有限公司	70	兰州佛慈制药股份有限公司
21	贵州益佰制药股份有限公司	71	哈尔滨珍宝制药有限公司
22	马应龙药业集团股份有限公司	72	浙江大德药业集团有限公司
23	上海雷允上药业有限公司	73	江苏苏中药业集团股份有限公司
24	成都恩威投资集团公司	74	贵州神奇制药有限公司
25	黑龙江省珍宝岛制药有限公司	75	云南龙润药业有限公司
26	武汉健民药业集团股份有限公司	76	济南宏济堂制药有限公司
27	株洲千金药业股份有限公司	77	哈尔滨圣泰制药股份有限公司
28	哈药集团中药有限公司	78	昆明圣火药业(集团)有限公司
29	贵州同济堂制药有限公司	79	山东福胶集团有限公司
30	漳州片仔癀药业股份有限公司	80	宁夏多维药业有限公司
31	成都康弘药业集团	81	厦门金日制药有限公司
32	正大青春宝药业有限公司	82	上海和黄药业有限公司
33	广西梧州制药(集团)股份有限公司	83	牡丹江市友搏药业有限责任公司
34	石家庄以岭药业股份有限公司	84	浙江康莱特药业有限公司
35	云南特安呐制药股份有限公司	85	贵阳新天药业股份有限公司
36	广州王老吉药业股份有限公司	86	四川光大制药有限公司
37	河北恒利集团制药股份有限公司	87	浙江天皇药业有限公司
38	贵州百灵企业集团制药股份有限公司	88	成都华神集团股份有限公司
39	山东沃华医药科技股份有限公司	89	贵州健兴药业有限公司
40	通化金马药业集团股份有限公司	90	江西青峰药业有限公司
41	广州白云山和记黄埔中药有限公司	91	吉林金泉宝山药业集团股份有限公司
42	广州中一药业有限公司	92	贵州金桥药业有限公司
43	断江康莱特集团有限公司	93	药都制药集团股份有限公司
44	通化茂祥制药有限公司	94	吉林省东丰药业股份有限公司
45	通化万通药业股份有限公司	95	杭州胡庆余堂药业有限公司
46	鲁南厚普制药有限公司	96	四川源基制药有限公司
47	天圣制药集团股份有限公司	97	杭州天目山药业股份有限公司
48	回音必集团浙江亚东制药有限公司	98	桂林天和药业股份有限公司
49	黑龙江北大荒药业有限公司	99	贵州威门药业股份有限公司
50	吉林紫鑫药业股份有限公司	100	重庆赛诺生物药业股份有限公司

表 22　2009 年中成药工业企业法人单位主营业务收入 100 强

位次	企业名称	位次	企业名称
1	修正药业集团	51	广西金嗓子有限责任公司
2	太极集团有限公司	52	山东凤凰制药股份有限公司
3	华润三九医药股份有限公司	53	大理药业股份有限公司
4	天津中新药业集团股份有限公司	54	厦门虎标医药有限公司
5	汇仁集团有限公司	55	成都恩威投资集团公司
6	山东步长制药有限公司	56	通化万通药业股份有限公司
7	黑龙江省珍宝岛制药有限公司	57	回音必集团浙江亚东制药有限公司
8	仁和(集团)发展有限公司	58	集安益盛药业股份有限公司
9	云南白药集团股份有限公司	59	通化茂祥制药有限公司
10	华润东阿阿胶有限公司	60	贵州健兴药业有限公司
11	河南省宛西制药股份有限公司	61	昆明龙津药业股份有限公司
12	神威药业有限公司	62	山西振东制药股份有限公司
13	江中药业股份有限公司	63	吉林万通药业集团梅河药业股份有限公司
14	上海雷允上药业有限公司	64	贵州同济堂制药有限公司
15	江苏康缘集团有限责任公司	65	湖南汉森制药股份有限公司
16	石家庄以岭药业股份有限公司	66	上海和黄药业有限公司
17	武汉健民药业集团股份有限公司	66	药都制药集团股份有限公司
18	广州王老吉药业股份有限公司	67	哈尔滨珍宝制药有限公司
19	北京同仁堂股份有限公司	68	四川光大制药有限公司
20	浙江康恩贝制药股份有限公司	70	湖南九汇现代中药有限公司
21	山东仙河药业有限公司	71	鲁南厚普制药有限公司
22	成都地奥集团	72	漳州片仔癀药业股份有限公司
23	贵州益佰制药股份有限公司	73	湖南安邦制药有限公司
24	天圣制药集团股份有限公司	74	贵州信邦制药股份有限公司
25	江苏苏中药业集团股份有限公司	75	牡丹江市友搏药业有限责任公司
26	北京同仁堂科技发展股份有限公司	76	厦门金日制药有限公司
27	九芝堂股份有限公司	77	山东福胶集团有限公司
28	黑龙江葵花药业股份有限公司	78	河北恒利集团制药股份有限公司
29	马应龙药业集团股份有限公司	79	贵州维康药业有限公司
30	桂林三金集团股份有限公司	80	哈尔滨圣泰制药股份有限公司。
31	四川蜀中制药有限公司	81	甘肃独一味生物制药股份有限公司
32	正大青春宝药业有限公司	82	长沙康尔佳制药集团有限公司
33	广州白云山和记黄埔中药有限公司	83	湖南大自然制药有限公司
34	株洲千金药业股份有限公司	84	贵州威门药业股份有限公司
35	哈药集团中药有限公司	85	湖南希尔天然药业有限公司
36	李时珍医药集团有限公司	86	哈尔滨仁皇药业股份有限公司
37	湖南泰尔制药股份有限公司	87	江西百神药业集团有限公司
38	贵州百灵企业集团制药股份有限公司	88	贵州远程制药有限责任公司
39	江西青峰药业有限公司	89	紫光古汉集团股份有限公司
40	四川禾邦制药有限责任公司	90	江西南昌济生制药厂
41	海南养生堂有限公司	91	广州奇星药业有限公司
42	云南特安呐制药股份有限公司	92	云南盘龙云海药业有限公司
43	四川大千药业有限公司	93	上海杏灵科技药业股份有限公司
44	广州中一药业有限公司	94	杭州胡庆余堂药业有限公司
45	成都康弘药业集团	95	成都中汇制药有限公司
46	吉林金宝药业股份有限公司	96	桂林天和药业股份有限公司
47	通化东宝药业股份有限公司	97	昆明圣火药业(集团)有限公司
48	贵州汉方息烽药业有限公司	98	湖北午时药业股份有限公司
49	绿之韵生物工程集团有限公司	99	黑龙江北大荒药业有限公司
50	广西梧州制药(集团)股份有限公司	100	杭州天目山药业股份有限公司

表23　2009年中成药工业企业法人单位利润总额100强

位次	企业名称	位次	企业名称
1	华润三九医药股份有限公司	51	天圣制药集团股份有限公司
2	山东步长制药有限公司	52	河北恒利集团制药股份有限公司
3	神威药业有限公司	53	大理药业股份有限公司
4	修正药业集团	54	山东沃华医药科技股份有限公司
5	云南白药集团股份有限公司	55	哈药集团中药有限公司
6	华润东阿阿胶有限公司	56	昆明龙津药业股份有限公司
7	石家庄以岭药业股份有限公司	57	通化万通药业股份有限公司
8	桂林三金集团股份有限公司	58	武汉健民药业集团股份有限公司
9	成都地奥集团	59	山东福胶集团有限公司
10	黑龙江省珍宝岛制药有限公司	60	贵州信邦制药股份有限公司
11	正大青春宝药业有限公司	61	云南生物谷灯盏花药业有限公司
12	天津中新药业集团股份有限公司	62	山西振东制药股份有限公司
13	仁和(集团)发展有限公司	63	甘肃独一味生物制药股份有限公司
14	黑龙江葵花药业股份有限公司	64	吉林金泉宝山药业集团股份有限公司
15	北京同仁堂股份有限公司	65	广西金嗓子药业股份有限公司
16	江中药业股份有限公司	66	哈尔滨圣泰制药股份有限公司
17	牡丹江市友搏药业有限责任公司	67	江苏苏中药业集团股份有限公司
18	马应龙药业集团股份有限公司	68	山东凤凰制药股份有限公司
19	北京同仁堂科技发展股份有限公司	69	上海和黄药业有限公司
20	广州王老吉药业股份有跟公司	70	贵州汉方息烽药业有限公司
21	江苏康缘集团有限责任公司	71	内蒙古福瑞中蒙药科技股份有限公司
22	九芝堂股份有限公司	72	北京同仁堂制药有限公司
23	海南养生堂有限公司	73	湖北午时药业股份有限公司
24	株洲千金药业股份有限公司	74	广西玉林制药有限责任公司
25	广西梧州制药(集团)股份有限公司	75	河南辅仁堂制药有限公司
26	漳州片仔癀药业股份有限公司	76	烟台荣昌制药有限公司
27	河南省宛西制药股份有限公司	77	兰州佛慈制药股份有限公司
28	四川光大制药有限公司	78	贵州同济堂制药有限公司
29	贵州益佰制药股份有限公司	79	贵州健兴药业有限公司
30	浙江康恩贝制药股份有限公司	80	贵州神奇制药有限公司
31	成都康弘药业集团	81	贵州益康制药有限公司
32	贵州百灵企业集团制药股份有限公司	82	贵州拜特制药有限公司
33	广州白云山和记黄埔中药有限公司	83	杭州澳医保灵药业有限公司
34	汇仁集团有限公司	84	四川源基制药有限公司
35	山东仙河药业有限公司	85	浙江佐力药业股份有限公司
36	哈尔滨仁皇药业股份有限公司	86	湖南九汇现代中药有限公司
37	通化东宝药业股份有限公司	87	贵州维康药业有限公司
38	广西金嗓子有限责任公司	88	沈阳红药制药有限公司
39	吉林紫鑫药业股份有限公司	89	漳州水仙药业有限公司
40	浙江天皇药业有限公司	90	宁波立华制药有限公司
41	鲁南厚普制药有限公司	91	黑龙江北大荒药业有限公司
42	广州中一药业有限公司	92	厦门中药厂有限公司
43	湖南汉森制药股份有限公司	93	贵州圣济堂制药有限公司
44	沈阳双鼎制药有限公司	94	湖南泰尔制药股份有限公司
45	北京协和制药二厂	95	桂林天和药业股份有限公司
46	吉林金宝药业股份有限公司	96	四川川大华西药业股份有限公司
47	四川蜀中制药有限公司	97	葵花药业集团(重庆)有限公司
48	集安益盛药业股份有限公司	98	江西青峰药业有限公司
49	四川大千药业有限公司	99	北京岐黄制药有限公司
50	吉林万通药业集团梅河药业股份有限公司	100	佛山冯了性药业有限公司

表24　2009年中药饮片工业企业法人单位资产总额100强

位次	企业名称	位次	企业名称
1	北京同仁堂健康药业股份有限公司	51	湖南三湘中药饮片有限公司
2	内蒙古亿利科技实业股份有限公司甘草分公司	52	浙江大德堂国药有限公司
3	北京同仁堂健康药业(福州)有限公司	53	浙江天惠保健品有限公司
4	吉林省通化振国药业有限公司	54	辽宁三达药材有限公司
5	康美新开河(吉林)药业有限公司	55	安顺玖久中药饮片有限责任公司
6	北京天惠参业股份有限公司	56	本溪阳光保健品有限公司
7	四川新荷花中药饮片股份有限公司	57	宁夏伊正回药有限公司
8	江西樟树天齐堂中药饮片有限公司	58	海南寿南山参业有限公司
9	安徽沪谯中药科技有限公司	59	湖北金贵中药饮片有限公司
10	山西傅山盛康药业有限公司	60	上海徐汇中药饮片有限公司
11	杭州蜂之语蜂业股份有限公司	61	宁夏明德中药饮片有限公司
12	北京东兴堂科技发展有限公司	62	长春永兴中药产业发展有限公司
13	浙江中医药大学中药饮片厂	63	上海德大堂国药有限公司
14	上海万仕诚国药制品有限公司	64	上海华鹰药业有限公司
15	湖北天济中药饮片有限公司	65	上海药房股份有限公司徐重道中药饮片厂
16	重庆慧远药业有限公司	66	上海信德中药公司
17	本溪龙宝集团参茸有限公司	67	北京太洋树康中药饮片厂
18	上海同济堂药业有限公司	68	上海余天成中药饮片有限公司
19	重庆华立武陵山制药有限公司	69	湖南省大豪药业有限责任公司
20	上海童涵春堂中药饮片有限公司	70	嘉兴东方国药饮片有限公司
21	安徽协和成药业饮片有限公司	71	潍坊博康中药饮片有限公司
22	北京华邈中药工程技术开发中心	72	北京卫仁中药饮片厂
23	上海康桥中药饮片有限公司	73	上海华济药业有限公司
24	辽宁祥云药业有限公司	74	临夏县永恒医药有限公司
25	上海德华国药制品有限公司	75	北京祥威药业有限公司
26	甘肃亚兰特种药材饮片生产有限公司	76	湖南正源中药饮片有限公司
27	安徽海鑫中药饮片有限公司	77	长沙佰佳中药饮片有限责任公司
28	连云港市和兴堂中药材饮片加工厂	78	北京人卫中药饮片厂
29	北京崇光药业有限公司	79	漳州正大中药饮片厂
30	武汉联合药业有限责任公司	80	四川江油中坝附子科技发展有限公司
31	桓仁满族自治县恒宝参药有限公司	81	北京市志诚堂药业有限公司
32	甘肃省临夏龙康制药厂	82	北京晨益药业有限公司
33	樟树市庆仁中药饮片有限公司	83	上海封浜中药饮片厂
34	北京冠城药业有限公司	84	湖州珍露生物制品有限公司
35	四川千方中药饮片有限公司	85	吉林龙康药业有限公司
36	本溪森秀药材加工有限责任公司	86	黄山华仁堂药业(饮片)有限公司
37	上海青浦中药饮片有限公司	87	合肥和义堂中药饮片有限责任公司
38	桓仁巨户沟森涛山参基地	88	甘肃冠兰中药饮片有限公司
39	广州市药材公司中药饮片厂	89	武汉启华药业有限公司
40	上海养和堂中药饮片有限公司	90	北京四方中药饮片有限公司
41	福建天人药业有限公司	91	浙江华信中药材有限公司
42	郑州益圣药业有限公司	92	福建瑶理药业有限蚣司
43	贵阳济仁堂药业有限公司	93	北京松兰饮片厂
44	北京市双桥燕京中药饮片厂	94	临夏市益生中药饮片有限责任公司
45	上海华浦中药饮片有限公司	95	两当兴源中药饮片有限责任公司
46	吉林林村中药开发有限公司	96	甘肃众友药业中药饮片加工有限公司
47	北京同仁堂吉林人参有限公司	97	吉林省北药药材加工有限公司
48	北京金崇光药业有限公司	98	神农架聚能药业有限公司
49	桓仁荣泰参茸药业有限公司	99	重庆泰尔森制药有限公司
50	上海雷允上中药饮片厂	100	沾益县益康中药饮片有限责任公司

表25 2009年中药饮片工业企业法人单位主营业务收入100强

位次	企业名称	位次	企业名称
1	北京同仁堂健康药业股份有限公司	51	上海青浦中药饮片有限公司
2	北京同仁堂健康药业(福州)有限公司	52	辽宁祥云药业有限公司
3	四川新荷花中药饮片股份有限公司	53	武汉联合药业有限责任公司
4	安徽协和成药业饮片有限公司	54	贵阳济仁堂药业有限公司
5	吉林省通化振国药业有限公司	55	桓仁荣泰参茸药业有限公司
6	安徽海鑫中药饮片有限公司	56	浙江天惠保健品有限公司
7	广州市药材公司中药饮片厂	57	北京天惠参业股份有限公司
8	连云港市和兴堂中药材饮片加工厂	58	北京市志诚堂药业有限公司
9	上海万仕诚国药制品有限公司	59	嘉兴东方国药饮片有限公司
10	上海康桥中药饮片有限公司	60	桓仁巨户沟森涛山参基地
11	杭州蜂之语蜂业股份有限公司	61	上海封浜中药饮片厂
12	江西樟树天齐堂中药饮片有限公司	62	上海华济药业有限公司
13	本溪龙宝集团参茸有限公司	63	北京人卫中药饮片厂
14	上海童涵春堂中药饮片有限公司	64	本溪森秀药材加工有限责任公司
15	上海华浦中药饮片有限公司	65	宁夏明德中药饮片有限公司
16	湖北金贵中药饮片有限公司	66	北京太洋树康中药饮片厂
17	安徽沪谯中药科技有限公司	67	上海德大堂国药有限公司
18	浙江中医药大学中药饮片厂	68	临夏县永恒医药有限公司
19	上海德华国药制品有限公司	69	内蒙古亿利科技实业股份有限公司甘草分公司
20	樟树市庆仁中药饮片有限公司	70	湖州珍露生物制品有限公司
21	四川千方中药饮片有限公司	71	四川江油中坝附子科技发展有限公司
22	上海养和堂中药饮片有限公司	72	北京四方中药饮片有限公司
23	上海雷允上中药饮片厂	73	北京冠城药业有限公司
24	桓仁满族自治县恒宝参药有限公司	74	宁夏伊正回药有限公司
25	重庆慧远药业有限公司	75	黄山华仁堂药业(饮片)有限公司
26	长沙佰佳中药饮片有限责任公司	76	吉林龙康药业有限公司
27	北京东兴堂科技发展有限公司	77	甘肃省临夏龙康制药厂
28	甘肃亚兰特种药材饮片生产有限公司	78	合肥和义堂中药饮片有限责任公司
29	福建瑶理药业有限公司	79	湖南正源中药饮片有限公司
30	吉林林村中药开发有限公司	80	浙江大德堂国药有限公司
31	北京祥威药业有限公司	81	湖南省大豪药业有限责任公司
32	福建天人药业有限公司	82	安顺玖久中药饮片有限责任公司
33	重庆华立武陵山制药有限公司	83	浙江华信中药材有限公司
34	上海余天成中药饮片有限公司	84	临夏市益生中药饮片有限责任公司
35	上海华鹰药业有限公司	85	潍坊博康中药饮片有限公司
36	湖南三湘中药饮片有限公司	86	上海徐汇中药饮片有限公司
37	上海药房股份有限公司徐重道中药饮片厂	87	甘肃冠兰中药饮片有限公司
38	上海同济堂药业有限公司	88	神农架聚能药业有限公司
39	北京金崇光药业有限公司	89	本溪阳光保健品有限公司
40	北京崇光药业有限公司	90	海南寿南山参业有限公司
41	北京松兰饮片厂	91	郑州益圣药业有限公司
42	湖北天济中药饮片有限公司	92	长春永兴中药产业发展有限公司
43	北京卫仁中药饮片厂	93	甘肃众友药业中药饮片加工有限公司
44	北京华邈中药工程技术开发中心	94	上海信德中药公司
45	吉林省北药药材加工有限公司	95	两当兴源中药饮片有限责任公司
46	辽宁三达药材有限公司	96	障州正大中药饮片厂
47	北京市双桥燕京中药饮片厂	97	北京晨益药业有限公司
48	康美新开河(吉林)药业有限公司	98	山西傅山盛康药业有限公司
49	北京同仁堂吉林人参有限公司	99	重庆泰尔森制药有限公司
50	武汉启华药业有限公司	100	沾益县益康中药饮片有限责任公司

表26　2009年中药饮片工业企业法人单位利润总额100强

位次	企业名称	位次	企业名称
1	北京同仁堂健康药业股份有限公司	51	贵阳济仁堂药业有限公司
2	北京同仁堂健康药业(福州)有限公司	52	郑州益圣药业有限公司
3	四川新荷花中药饮片股份有限公司	53	湖南三湘中药饮片有限公司
4	安徽协和成药业饮片有限公司	54	上海封浜中药饮片厂
5	本溪龙宝集团参茸有限公司	55	北京人卫中药饮片厂
6	杭州蜂之语蜂业股份有限公司	56	神农架聚能药业有限公司
7	吉林省通化振国药业有限公司	57	重庆慧远药业有限公司
8	安徽沪谯中药科技有限公司	58	长沙佰佳中药饮片有限责任公司
9	上海万仕诚国药制品有限公司	59	北京卫仁中药饮片厂
10	江西樟树天齐堂中药饮片有限公司	60	北京市志诚堂药业有限公司
11	上海童涵春堂中药饮片有限公司	61	黄山华仁堂药业(饮片)有限公司
12	上海康桥中药饮片有限公司	62	上海华鹰药业有限公司
13	武汉联合药业有限责任公司	63	吉林龙康药业有限公司
14	本溪森秀药材加工有限责任公司	64	合肥和义堂中药饮片有限责任公司
15	甘肃亚兰特种药材饮片生产有限公司	65	甘肃冠兰中药饮片有限公司
16	桓仁满族自治县恒宝参药有限公司	66	北京崇光药业有限公司
17	浙江中医药大学中药饮片厂	67	北京金崇光药业有限公司
18	辽宁三达药材有限公司	68	北京祥威药业有限公司
19	康美新开河(吉林)药业有限公司	69	上海信德中药公司
20	甘肃省临夏龙康制药厂	70	湖南省大豪药业有限责任公司
21	上海养和堂中药饮片有限公司	71	上海青浦中药饮片有限公司
22	湖北金贵中药饮片有限公司	72	北京太洋树康中药饮片厂
23	北京东兴堂科技发展有限公司	73	四川江油中坝附子科技发展有限公司
24	浙江大德堂国药有限公司	74	北京华邈中药工程技术开发中心
25	桓仁巨户沟森涛山参基地	75	嘉兴东方国药饮片有限公司
26	上海雷允上中药饮片厂	76	漳州正大中药饮片厂
27	上海德华国药制品有限公司	77	浙江华信中药材有限公司
28	吉林林村中药开发有限公司	78	上海华济药业有限公司
29	北京四方中药饮片有限公司	79	北京松兰饮片厂
30	四川千方中药饮片有限公司	80	连云港市和兴堂中药材饮片加工厂
31	重庆华立武陵山制药有限公司	81	甘肃众友药业中药饮片加工有限公司
32	宁夏明德中药饮片有限公司	82	上海德大堂国药有限公司
33	北京同仁堂吉林人参有限公司	83	湖北天济中药饮片有限公司
34	福建天人药业有限公司	84	两当兴源中药饮片有限责任公司
35	辽宁祥云药业有限公司	85	潍坊博康中药饮片有限公司
36	安徽海鑫中药饮片有限公司	86	上海同济堂药业有限公司
37	上海药房股份有限公司徐重道中药饮片厂	87	北京晨益药业有限公司
38	樟树市庆仁中药饮片有限公司	88	长春永兴中药产业发展有限公司
39	桓仁荣泰参茸药业有限公司	89	广州市药材公司中药饮片厂
40	福建瑶理药业有限公司	90	山西傅山盛康药业有限公司
41	浙江天惠保健品有限公司	91	海南寿南山参业有限公司
42	宁夏伊正回药有限公司	92	本溪阳光保健品有限公司
43	湖南正源中药饮片有限公司	93	北京冠城药业有限公司
44	临夏县永恒医药有限公司	94	上海华浦中药饮片有限公司
45	临夏市益生中药饮片有限责任公司	95	上海徐汇中药饮片有限公司
46	湖州珍露生物制品有限公司	96	内蒙古亿利科技实业股份有限公司甘草分公司
47	北京市双桥燕京中药饮片厂	97	安顺玖久中药饮片有限责任公司
48	吉林省北药药材加工有限公司	98	北京天惠参业股份有限公司
49	上海余天成中药饮片有限公司	99	重庆泰尔森制药有限公司
50	武汉启华药业有限公司	100	沾益县益康中药饮片有限责任公司

表27　2009年生物生化制品工业企业法人单位资产总额100强

位次	企业名称	位次	企业名称
1	浙江升华拜克生物股份有限公司	51	厦门特宝生物工程股份有限公司
2	华兰生物工程股份有限公司	52	北京四环生物制药有限公司
3	兰州生物制品研究所	53	吉林亚泰生物药业股份有限公司
4	北京天坛生物制品股份有限公司	54	修正药业集团长春高新制药有限公司
5	金花企业(集团)股份有限公司	55	中生北控生物科技股份有限公司
6	上海生物制品研亢所	56	锦州奥鸿药业有限责任公司
7	中国医药集团武汉生物制品研究所	57	潍坊三维生物工程集团有限公司
8	成都生物制品研究所	58	绿十字(中国)生物制品有限公司
9	北京科兴生物制品有限公司	59	百泰生物药业有限公司
10	中国医学科学院医学生物学研究所	60	海南通用同盟药业有限公司
11	北京双鹭药业股份有限公司	61	厦门北大之路生物工程有限公司
12	辽宁诺康生物制药有限责任公司	62	福建泰普生物科学有限公司
13	辽宁成大生物股份有限公司	63	武汉瑞德生物制品有限责任公司
14	长春生物制品研究所	64	上海荣盛生物药业有限公司
15	四川远大蜀阳药业有限公司	65	哈尔滨世亨生物工程药业股份有限公司
16	沈阳三生制药有限责任公司	66	折江省赐富医药有限公司
17	常州千红生化制药股份有限公司	67	江苏吴中医药集团股份有限公司苏州中凯生物制药厂
18	浙江天元生物药业有限公司	68	化京绿竹生物制药有限公司
19	湖州数康生物科技有限公司	69	江西博雅生物制药股份有限公司
20	珍奥集团股份有限公司	70	四环药业股份有限公司
21	吉林中粮生化有限公司	71	上海万兴生物制药有限公司
22	艾博生物医药(杭州)有限公司	72	邦和药业股份有限公司
23	华北制药金坦生物技术股份有限公司	73	河北医科大学生物医学工程中心
24	辽宁依生生物制药有限公司	74	辽宁卫星生物制品研究所(有限公司)
25	哈尔滨誉衡药业股份有限公司	75	湖南景达制药有限公司
26	山西康宝生物制品股份有限公司	76	长春长生基因药业股份有限公司
27	湖北省八峰药化股份有限公司	77	北京三元基因工程有限公司
28	湖北新生源生物工程股份有限公司	78	长春长庆药业集团有限公司
29	山东博士伦福瑞达制药有限公司	79	修正药业集团北京修正制药有限公司
30	贵阳黔峰生物制品有限责任公司	80	江西生物制品研究所
31	西安力邦制药有限公司	81	安徽省华信生物药业股份有限公司
32	黑龙江江世药业有限公司	82	长春天诚药业有限公司
33	吉林省辉南长龙生化药业股份有限公司	83	吉林一心制药股份有限公司
34	长春祈健生物制品有限公司	84	上海高科生物工程有限公司
35	浙江普康生物技术股份有限公司	85	北京托毕西药业有限公司
36	大连汉信生物制药有限公司	86	北京科美东雅生物技术有限公司
37	内蒙古双奇药业股份有限公司	87	杭州九源基因工程有限公司
38	艾康生物技术(杭州)有限公司	88	上海农乐生物制品股份有限公司
39	深圳市卫武光明生物制品有限公司	89	上海实业联合集团长城药业有限公司
40	上海杰隆生物制品有限公司	90	上海复星医学科技发展有限公司
41	玉溪沃森生物技术有限公司	91	西安迪赛生物药业有限责任公司
42	长春百克生物科技有限公司	92	上海华新生物高技术有限公司
43	英科新创(厦门)科技有限公司	93	吉林省西点药业科技发展股份有限公司
44	河北常山生化药业股份有限公司	94	浙江卫信生物药业有限公司
45	北京北大维信生物科技有限公司	95	吉林英联生物技术有限公司
46	北京万泰生物药业股份有限公司	96	山东先声麦得津生物制药有限公司
47	浙江普洛康裕生物制药有限公司	97	浙江伊利康生物技术有限公司
48	湖北友芝友生物科技有限公司	98	云南汉德生物技术有限公司
49	辽宁天龙药业有限公司	99	广州诺诚生物制品股份有限公司
50	浙江北生药业汉生制药有限公司	100	上海恒寿堂药业有限公司

表 28　2009 年生物生化制品工业企业法人单位主营业务收入 100 强

位次	企业名称	位次	企业名称
1	浙江升华拜克生物股份有限公司	51	金花企业(集团)股份有限公司
2	华兰生物工程股份有限公司	52	百泰生物药业有限公司
3	兰州生物制品研究所	53	武汉市天天好生物制品有限公司
4	辽宁诺康生物制药有限责任公司	54	珍奥集团股份有限公司
5	上海生物制品研究所	55	大连汉信生物制药有限公司
6	中国医药集团武汉生物制品研究所	56	浙江伊利康生物技术有限公司
7	湖北新生源生物工程股份有限公司	57	吉林一心制药股份有限公司
8	北京科兴生物制品有限公司	58	上海丽珠制药有限公司
9	北京天坛生物制品股份有限公司	59	湖北清大康迪药业有限公司
10	山东博士伦福瑞达制药有限公司	60	长春国奥药业有限公司
11	辽宁成大生物股份有限公司	61	安徽省华信生物药业股份有限公司
12	山西康宝生物制品股份有限公司	62	湖北华龙生物制药有限公司
13	辽宁依生生物制药有限公司	63	修正药业集团长春高新制药有限公司
14	浙江天元生物药业有限公司	64	江西博雅生物制药股份有限公司
15	艾康生物技术(杭州)有限公司	65	吉林省西点药业科技发展股份有限公司
16	成都生物制品研究所	66	邦和药业股份有限公司
17	贵阳黔峰生物制品有限责任公司	67	吉尔生化(上海)有限公司
18	北京双鹭药业股份有限公司	68	北京托毕西药业有限公司
19	四川远大蜀阳药业有限公司	69	北京科美东雅生物技术有限公司
20	沈阳三生制药有限责任公司	70	天津恩彼蛋白质有限公司
21	西安力邦制药有限公司	71	浙江普康生物技术股份有限公司
22	艾博生物医药(杭州)有限公司	72	北京四环生物制药有限公司
23	中国医学科学院医学生物学研究所	73	黑龙江迪龙制药有限公司
24	河北常山生化药业股份有限公司	74	厦门特宝生物工程股份有限公司
25	北京北大维信生物科技有限公司	75	海南通用同盟药业有限公司
26	哈尔滨誉衡药业股份有限公司	76	辽宁天龙药业有限公司
27	黑龙江江世药业有限公司	77	上海荣盛生物药业有限公司
28	长春祈健生物制品有限公司	78	内蒙古双奇药业股份有限公司
29	英科新创(厦门)科技有限公司	79	哈尔滨世亨生物工程药业股份有限公司
30	长春生物制品研究所	80	绿十字(中国)生物制品有限公司
31	上海杰隆生物制品有限公司	81	晋城海斯制药有限公司
32	北京万泰生物药业股份有限公司	82	北京百奥药业有限责任公司
33	北京绿竹生物制药有限公司	83	上海金和生物技术有限公司
34	浙江普洛康裕生物制药有限公司	84	江苏吴中医药集团股份有限公司苏州中凯生物制药厂
35	玉溪沃森生物技术有限公司	85	天津市益星伟业生物制品有限公司
36	长春百克生物科技有限公司	86	福建泰普生物科学有限公司
37	深圳市卫武光明生物制品有限公司	87	北京三元基因工程有限公司
38	湖州数康生物科技有限公司	88	河南普新生物工程有限公司
39	锦州奥鸿药业有限责任公司	89	上海恒寿堂药业有限公司
40	华北制药金坦生物技术股份有限公司	90	福州市迈新生物技术开发公司
41	湖南省益康生物高科技有限公司	91	山东先声麦得津生物制药有限公司
42	烟台澳斯邦生物工程有限公司	92	湖南福来格生物技术有限公司
43	吉林省辉南长龙生化药业股份有限公司	93	上海奥普生物医药有限公司
44	武汉海特生物制药股份有限公司	94	上海欣科医药有限公司
45	杭州九源基因工程有限公司	95	吉林英联生物技术有限公司
46	上海农乐生物制品股份有限公司	96	厦门北大之路生物工程有限公司
47	湖北省八峰药化股份有限公司	97	蚌埠市宏业生化制药厂
48	重庆申高生化制药有限公司	98	湖北友芝友生物科技有限公司
49	西安迪赛生物药业有限责任公司	90	上海复星医学科技发展有限公司
50	中生北控生物科技股份有限公司	100	潍坊三维生物工程集团有限公司

表 29　2009 年生物生化制品工业企业法人单位利润总额 100 强

位次	企业名称	位次	企业名称
1	华兰生物工程股份有限公司	51	河南普新生物工程有限公司
2	兰州生物制品研究所	52	安徽省华信生物药业股份有限公司
3	上海生物制品研究所	53	江西博雅生物制药股份有限公司
4	辽宁成大生物股份有限公司	54	北京四环生物制药有限公司
5	北京科兴生物制品有限公司	55	浙江伊利康生物技术有限公司
6	北京双鹭药业股份有限公司	56	上海农乐生物制品股份有限公司
7	浙江升华拜克生物股份有限公司	57	吉林省西点药业科技发展股份有限公司
8	浙江天元生物药业有限公司	58	邦和药业股份有限公司
9	贵阳黔峰生物制品有限责任公司	59	安徽龙科马生物制药有限责任公司
10	福建新大陆生物技术有限公司	60	福建泰普生物科学有限公司
11	长春祈健生物制品有限公司	61	辽宁依生生物制药有限公司
12	北京天坛生物制品股份有限公司	62	北京三元基因工程有限公司
13	哈尔滨誉衡药业股份有限公司	63	哈尔滨世亨生物工程药业股份有限公司
14	山东博士伦福瑞达制药有限公司	64	长春翔通药业有限公司
15	北京绿竹生物制药有限公司	65	内蒙古双奇药业股份有限公司
16	成都生物制品研究所	66	安徽养和医疗器械设备有限公司
17	辽宁诺康生物制药有限责任公司	67	多菲制药(中国)有限公司
18	湖州数康生物科技有限公司	68	长春博迅生物技术有限责任公司
19	玉溪沃森生物技术有限公司	69	上海欣科医药有限公司
20	沈阳三生制药有限责任公司	70	上海奥普生物医药有限公司
21	中国医学科学院医学生物学研究所	71	蚌埠市宏业生化制药厂
22	黑龙江江世药业有限公司	72	成都金星健康药业有限公司
23	中国医药集团武汉生物制品研亢所	73	英科隆生物技术(杭州)有限公司
24	四川远大蜀阳药业有限公司	74	烟台澳斯邦生物工程有限公司
25	艾康生物技术(杭州)有限公司	75	潍坊三维生物工程集团有限公司
26	山西康宝生物制品股份有限公司	76	湖南福来格生物技术有限公司
27	长春百克生物科技有限公司	77	福州市迈新生物技术开发公司
28	长春生物制品研究所	78	山东科兴生物制药有限公司
29	艾博生物医药(杭州)有限公司	79	武汉海特生物制药股份有限公司
30	西安力邦制药有限公司	80	海南通用同盟药业有限公司
31	湖北新生源生物工程股份有限公司	81	上海高科生物工程有限公司
32	吉林亚泰生物药业股份有限公司	82	上海金和生物技术有限公司
33	珍奥集团股份有限公司	83	济南维尔康生物制药有限公司
34	百泰生物药业有限公司	84	绿十字(中国)生物制品有限公司
35	英科新创(厦门)科技有限公司	85	上海科华东菱诊断用品有限公司
36	北京北大维信生物科技有限公司	86	大连汉信生物制药有限公司
37	上海杰隆生物制品有限公司	87	北京百奥药业有限责任公司
38	河北常山生化药业股份有限公司	88	重庆申高生化制药有限公司
39	北京万泰生物药业股份有限公司	89	天津市协和医药科技有限公司
40	深圳市卫武光明生物制品有限公司	90	上海丽珠制药有限公司
41	浙江普康生物技术股份有限公司	91	天津市益星伟业生物制品有限公司
42	吉林省辉南长龙生化药业股份有限公司	92	长春普华制药股份有限公司
43	吉林一心制药股份有限公司	93	温州市维日康生物科技有限公司
44	锦州奥鸿药业有限责任公司	94	湖北友芝友生物科技有限公司
45	华北制药金坦生物技术股份有限公司	95	厦门北大之路生物工程有限公司
46	黑龙江迪龙制药有限公司	96	山东先声麦得津生物制药有限公司
47	中生北控生物科技股份有限公司	97	湖北清大康迪药业有限公司
48	杭州九源基因工程有限公司	98	江苏吴中医药集团股份有限公司苏州中凯生物制药厂
49	吉林英联生物技术有限公司	99	上海建华精细生物制品有限公司
50	吉尔生化(上海)有限公司	100	杭州澳亚生物技术有限公司

表30 2009年医疗仪器设备及器械工业企业法人单位资产总额100强

位次	企业名称	位次	企业名称
1	威高集团有限公司	51	杭州桐庐尖端内窥镜有限公司
2	乐普(北京)医疗器械股份有限公司	52	浙江华健医用工程有限公司
3	山东淄博山川医用器材有限公司	53	浙江科惠医疗器械有限公司
4	山东新华医械集团	54	上海凯乐输液器厂
5	北京万东医疗装备股份有限公司	55	浙江龙飞实业股份有限公司
6	泰尔茂医疗产品(杭州)有限公司	56	辽宁爱母医疗科技有限公司
7	北京航天长峰股份有限公司	57	湖南平安医疗器械有限公司
8	欧姆龙(大连)有限公司	58	上海麦迪逊医疗器械有限公司
9	北京松下电工有限公司	59	北京天新福医疗器材有限公司
10	江西益康医疗器械集团有限公司	60	上海医疗器械股份有限公司
11	江西洪达医疗器械集团有限公司	61	金宝医疗器材(上海)有限公司
12	尼普洛(上海)有限公司	62	桂林市啄木鸟医疗器械有限公司
13	延吉喜来建医疗器械有限公司	63	上海安亭科学仪器厂
14	桂林优利特电子集团有限公司	64	浙江灵洋医疗器械有限公司
15	宁波戴维医疗器械有限公司	65	江西锦胜医疗器械有限公司
16	汕头市超声仪器研究所有限公司	66	杭州博日科技有限公司
17	北京谊安医疗系统股份有限公司	67	天津新技术产业园区利德医用设备有限公司
18	北京博士伦眼睛护理产品有限公司	68	湖北仙明医疗器械有限公司
19	北京周林频谱科技有限公司	69	优盛医疗电子(上海)有限公司
20	江西31医用制品集团有限公司	70	上海康寿医疗器械有限公司
21	瑞声达听力技术(中国)有限公司	71	上海新旭发机械科技有限公司
22	浙江巴奥米特医药产品有限公司	72	福建省洪诚生物药业有限公司
23	宁波永新光学股份有限公司	73	上海光电医用电子仪器有限公司
24	中科生命科技股份有限公司	74	重庆天海医疗设备有限公司
25	浙江康德莱医疗器械股份有限公司	75	杭州龙德医用器械有限公司
26	西门子听力仪器(苏州)有限公司	76	天津市威曼生物材料有限公司
27	浙江玉升医疗器械股份有限公司	77	上海金塔医用器材有限公司
28	福州康利特集团有限公司	78	北京福田电子医疗仪器有限公司
29	瓦里安医疗设备(北京)有限公司	79	杭州万东电子有限公司
30	福建梅生医疗科技股份有限公司	80	爱科来医疗电子(上海)有限公司
31	大连jms医疗器具有限公司	81	杭州华威医疗用品有限公司
32	四川南格尔生物医学股份有限公司	82	浙江广慈医疗器械有限公司
33	长春迪瑞实业有限公司	83	上海华立塑料制品厂
34	浙江史密斯医学仪器有限公司	84	杭州市桐庐医疗光学仪器总厂
35	东芝大连有限公司	85	三贵康复器材(上海)有限公司
36	北京九强生物技术有限公司	86	上海医疗器械股份有限公司齿科材料厂
37	上海乳胶厂	87	浙江海圣医疗器械有限公司
38	浙江苏嘉医疗器械股份有限公司	88	温州华利医疗器械有限公司
39	天津喜来健医疗器械有限公司	89	天津市天堰医教科技开发有限公司
40	上海力申科学仪器有限公司	90	宁波蓝野医疗器械有限公司
41	武汉国灸科技开发有限公司	91	上海达华医疗器械有限公司
42	江西三鑫医疗器械集团有限公司	92	杭州好克光电仪器有限公司
43	西北医疗器械集团有限公司	93	浙江大吉医疗器械有限公司
44	宁波奉天海供氧净化成套设备有限公司	94	天津迈达医学科技有限公司
45	上海输血技术有限公司	95	永嘉县罗浮软包装厂
46	宁波鑫高益磁材有限公司	96	上海曹杨医药用品厂
47	南昌百特生物高新技术股份有限公司	97	蓝孚医疗科技(山东)有限公司
48	长春泰尔茂医用器具有限公司	98	河南雅康药业有限公司
49	陕西秦明医学仪器股份有限公司	99	杭州大力神医疗器械有限公司
50	江西富尔康实业集团有限公司	100	温州市贝普科技有限公司

表 31　2009 年医疗仪器设备及器械工业企业法人单位主营业务收入 100 强

位次	企业名称	位次	企业名称
1	威高集团有限公司	51	杭州桐庐尖端内窥镜有限公司
2	山东淄博山川医用器材有限公司	52	湖北仙明医疗器械有限公司
3	欧姆龙(大连)有限公司	53	上海新旭发机械科技有限公司
4	山东新华医械集团	54	上海输血技术有限公司
5	延吉喜来建医疗器械有限公司	55	金宝医疗器材(上海)有限公司
6	泰尔茂医疗产品(杭州)有限公司	56	四川南格尔生物医学股份有限公司
7	北京万东医疗装备股份有限公司	57	杭州市桐庐医疗光学仪器总厂
8	西门子听力仪器(苏州)有限公司	58	桂林市啄木鸟医疗器械有限公司
9	瑞声达听力技术(中国)有限公司	59	上海金塔医用器材有限公司
10	江西洪达医疗器械集团有限公司	60	重庆天海医疗设备有限公司
11	江西益康医疗器械集团有限公司	61	温州市康莱方医用塑料有限公司
12	乐普(北京)医疗器械股份有限公司	62	温州市贝普科技有限公司
13	北京松下电工有限公司	63	北京康达五洲医疗器械中心
14	北京博士伦眼睛护理产品有限公司	64	北京天新福医疗器材有限公司
15	东芝大连有限公司	65	宁波蓝野医疗器械有限公司
16	尼普洛(上海)有限公司	66	北京福田电子医疗仪器有限公司
17	福州康利特集团有限公司	67	宁波奉天海供氧净化成套设备有限公司
18	天津喜来健医疗器械有限公司	68	上海医疗器械股份有限公司齿科材料厂
19	江西 31 医用制品集团有限公司	69	上海光电医用电子仪器有限公司
20	北京谊安医疗系统股份有限公司	70	浙江科惠医疗器械有限公司
21	汕头市超声仪器研究所有限公司	71	宁波天益医疗器械有限公司
22	浙江康德莱医疗器械股份有限公司	72	上海新黄浦置业股份有限公司医疗器械分公司
23	北京航天长峰股份有限公司	73	杭州万东电子有限公司
24	大连 jms 医疗器具有限公司	74	上海乳胶厂
25	宁波戴维医疗器械有限公司	75	南昌百特生物高新技术股份有限公司
26	福建梅生医疗科技股份有限公司	76	瓦里安医疗设备(北京)有限公司
27	江西锦胜医疗器械有限公司	77	宁波华辉医用器械有限公司
28	桂林优利特电子集团有限公司	78	天津市威曼生物材料有限公司
29	江西三鑫医疗器械集团有限公司	79	山东盛宏医药科技有限公司
30	宁波永新光学股份有限公司	80	湖南康利来医疗器械有限公司
31	北京九强生物技术有限公司	81	上海力申科学仪器有限公司
32	浙江巴奥米特医药产品有限公司	82	上海华立塑料制品厂
33	北京周林频谱科技有限公司	83	杭州京泠医疗器械有限公司
34	宁波鑫高益磁材有限公司	84	温州市博康仪表有限公司
35	湖南平安医疗器械有限公司	85	长春泰尔茂医用器具有限公司
36	上海医疗器械股份有限公司	86	浙江龙飞实业股份有限公司
37	浙江史密斯医学仪器有限公司	87	天津市天堰医教科技开发有限公司
38	浙江玉升医疗器械股份有限公司	88	武汉国灸科技开发有限公司
39	中科生命科技股份有限公司	89	上海曹杨医药用品厂
40	西北医疗器械集团有限公司	90	杭州龙德医用器械有限公司
41	优盛医疗电子(上海)有限公司	91	天津和杰医疗器械有限公司
42	长春迪瑞实业有限公司	92	潍坊华星医疗器械有限公司
43	上海麦迪逊医疗器械有限公司	93	上海雅博医疗器械有限公司
44	浙江灵洋医疗器械有限公司	94	上海安亭科学仪器厂
45	江西富尔康实业集团有限公司	95	三明博峰生物科技有限公司
46	陕西秦明医学仪器股份有限公司	96	杭州高得医疗器械有限公司
47	浙江苏嘉医疗器械股份有限公司	97	连云港康贝尔医疗器械有限公司
48	三贵康复器材(上海)有限公司	98	上海华线医用核子仪器有限公司
49	爱科来医疗电子(上海)有限公司	99	福建省洪诚生物药业有限公司
50	上海凯乐输液器厂	100	杭州光典医疗器械有限公司

表32　2009年医疗仪器设备及器械工业企业法人单位利润总额100强

位次	企业名称	位次	企业名称
1	威高集团有限公司	51	浙江龙飞实业股份有限公司
2	乐普(北京)医疗器械股份有限公司	52	上海迅达医疗仪器有限公司
3	山东淄博山川医用器材有限公司	53	浙江玉升医疗器械股份有限公司
4	泰尔茂医疗产品(杭州)有限公司	54	上海输血技术有限公司
5	瑞声达听力技术(中国)有限公司	55	北京思达医用装置有限公司
6	北京万东医疗装备股份有限公司	56	桂林优利特电子集团有限公司
7	欧姆龙(大连)有限公司	57	宁波天益医疗器械有限公司
8	浙江史密斯医学仪器有限公司	58	上海麦迪逊医疗器械有限公司
9	山东新华医械集团	59	上海安亭科学仪器厂
10	延吉喜来建医疗器械有限公司	60	辽宁爱母医疗科技有限公司
11	北京九强生物技术有限公司	61	杭州博日科技有限公司
12	北京周林频谱科技有限公司	62	杭州好克光电仪器有限公司
13	北京谊安医疗系统股份有限公司	63	三明博峰生物科技有限公司
14	北京松下电工有限公司	64	上海申风医疗保健用品有限公司
15	宁波戴维医疗器械有限公司	65	北京福田电子医疗仪器有限公司
16	北京博士伦眼睛护理产品有限公司	66	福建省洪诚生物药业有限公司
17	尼普洛(上海)有限公司	67	上海力申利科学仪器有限公司
18	宁波鑫高益磁材有限公司	68	浙江灵洋医疗器械有限公司
19	浙江康德莱医疗器械股份有限公司	69	江西富尔康实业集团有限公司
20	汕头市超声仪器研究所有限公司	70	杭州市桐庐医疗光学仪器总厂
21	福州康利特集团有限公司	71	北京市六一仪器厂
22	江西31医用制品集团有限公司	72	杭州高得医疗器械有限公司
23	浙江苏嘉医疗器械股份有限公司	73	天津市天堰医教科技开发有限公司
24	长春迪瑞实业有限公司	74	天津和杰医疗器械有限公司
25	宁波永新光学股份有限公司	75	上海医疗器械股份有限公司齿科材料厂
26	大连 jms 医疗器具有限公司	76	上海申索佑福医学诊断用品有限公司
27	福建梅生医疗科技股份有限公司	77	浙江巴奥米特医药产品有限公司
28	西门子听力仪器(苏州)有限公司	78	上海康桥齿科医械厂
29	江西益康医疗器械集团有限公司	79	中科生命科技股份有限公司
30	桂林市啄木鸟医疗器械有限公司	80	杭州万东电子有限公司
31	北京天新福医疗器材有限公司	81	天水市飞鸿医疗电器有限公司
32	杭州桐庐尖端内窥镜有限公司	82	天津迈达医学科技有限公司
33	天津喜来健医疗器械有限公司	83	长春泰尔茂医用器具有限公司
34	重庆天海医疗设备有限公司	84	三贵康复器材(上海)有限公司
35	江西三鑫医疗器械集团有限公司	85	上海三和医疗器械有限公司
36	杭州京冷医疗器械有限公司	86	上海光电医用电子仪器有限公司
37	天津市威曼生物材料有限公司	87	上海凯乐输液器厂
38	东芝大连有限公司	88	爱科来医疗电子(上海)有限公司
39	南昌百特生物高新技术股份有限公司	89	上海博创医疗设备有限公司
40	宁波蓝野医疗器械有限公司	90	潍坊华星医疗器械有限公司
41	上海曹杨医药用品厂	91	天津京津医疗器械有限公司
42	宁波华辉医用器械有限公司	92	上海上医康鸽医用器材有限责任公司
43	四川南格尔生物医学股份有限公司	93	上海达华医疗器械有限公司
44	江西锦胜医疗器械有限公司	94	北京康达五洲医疗器械中心
45	杭州光典医疗器械有限公司	95	上海都德利塑料制品有限公司
46	湖北仙明医疗器械有限公司	96	上海新黄浦置业股份有限公司医疗器械分公司
47	湖南平安医疗器械有限公司	97	天津世纪金辉医用设备有限公司
48	陕西秦明医学仪器股份有限公司	98	上海诺诚电气有限公司
49	上海新旭发机械科技有限公司	99	江西洪达医疗器械集团有限公司
50	金宝医疗器材(上海)有限公司	100	温州市贝普科技有限公司

表33　2009年卫生材料及医药用品工业企业法人单位资产总额100强

位次	企业名称	位次	企业名称
1	山东药用玻璃股份有限公司	51	浙江双鹰胶囊有限公司
2	绍兴振德医用敷料有限公司	52	淄博恒舟铝塑包装材料有限公司
3	山东侨牌集团有限公司	53	义乌市捷康医疗用品有限公司
4	浙江欧健医用器材有限公司	54	上海科邦医用乳胶器材有限公司
5	江苏省健尔康医用敷料有限公司	55	浙江双安医药包装有限公司
6	山西广生医药包装股份有限公司	56	淮南市康保安医药包装有限责任公司
7	西安环球印务股份有限公司	57	浙江昂利康胶囊有限公司
8	宁波兴亚橡塑有限公司	58	上海久正医用包装材料有限公司
9	重庆正川玻璃有限公司	59	岳阳民康医用材料有限公司
10	湖州金洁实业有限公司	60	绍兴市永得利胶囊有限公司
11	杭州塑料工业有限公司	61	浦江县天浩胶囊有限公司
12	上海佳泰塑胶有限公司	62	兰溪市光大玻璃制品有限公司
13	江西蓝天玻璃制品有限公司	63	武宁县林全胶囊有限公司
14	青岛益青药用胶囊有限公司	64	安吉县阳光医药用品有限责任公司
15	环球施普乐医药(潍坊)有限公司	65	杭州仁德医药有限公司
16	贺利氏古莎齿科有限公司	66	北京库利爱特医用制品有限公司
17	天津市爱勒易医药材料科技有限公司	67	北京赫之源医疗器械制品有限公司
18	淄博泓广医药玻璃有限公司	68	上海神天药业有限公司
19	九江昂泰胶囊有限公司	69	浙江大之医药胶囊有限公司
20	珠海宏利药业有限公司	70	绍兴县宏达陶瓷有限公司
21	丹东市金丸药用胶囊有限公司	71	锦州兴达药用玻璃有限责任公司
22	上海华舟压敏胶制品有限公司	72	汕头医用塑料制品厂
23	延吉大恒玻海有限公司	73	甘肃天辰辐照科技有限责任公司
24	上海银京医用卫生材料有限公司	74	天津达雅鼎医疗器械有限公司
25	浙江华光胶囊有限公司	75	宁波北仑医用橡胶厂
26	湖北金士达医用产品有限公司	76	岳阳市金寿制药有限公司
27	湖南唯康药业有限公司	77	上海天清生物材料有限公司
28	上海医疗器械(集团)有限公司卫生材料厂	78	上海强生医用塑料制品厂
29	浙江金石包装有限公司	79	福州开发区君得利胶囊有限公司
30	绍兴福清卫生用品有限公司	80	上海东方顺字科技有限公司
31	绍兴港峰医用品有限公司	81	绍兴县富源气体有限公司
32	日照三奇医疗用品有限公司	82	甘肃省兰洁药用制瓶有限公司
33	黑龙江科伦药品包装有限公司	83	桐乡市施康制药厂有限公司
34	湖北琪美医疗科技有限公司	84	四川科伦药用包装有限公司
35	杭州天山医药玻璃有限公司	85	象山华美塑料制品有限公司
36	淄博华瑞铝塑包装材料有限公司	86	上海久融塑料制品有限公司
37	黄石卫生材料药业有限公司	87	上虞市医药塑料包装有限公司
38	武义卫生用品有限公司	88	桂林天和药业伊维有限公司
39	登士柏牙科(天津)有限公司	89	宁波安生胶囊厂
40	湖南福尔康医用卫生材料股份有限公司	90	缙云县新华药物包装厂
41	德清县杭翔玻璃制品有限公司	91	长春龙天医药彩印包装有限公司
42	上海康汇药用包装制品有限公司	92	兰溪市建达塑料包装制品有限公司
43	山东淄博民康药业包装有限公司	93	贵阳卫生材料厂
44	浙江天成医药包装有限公司	94	桓台县社会福利制氧厂
45	绍兴易邦医用品有限公司	95	上海天圆医用电子仪器厂
46	广东开平金胶囊有限公司	96	新昌县新中宜医药包装有限公司
47	浙江新康药用玻璃有限公司	97	上海药用包装材料有限公司
48	贵州千叶塑胶有限公司	98	缙云县项氏盖业有限公司
49	杭州扛南世家药业有限公司	99	上海天照实业有限公司
50	浙江药联胶丸有限公司	100	上海协民医用敷料厂

表 34 2009 年卫生材料及医药用品工业企业法人单位主营业务收入 100 强

位次	企业名称	位次	企业名称
1	山东药用玻璃股份有限公司	51	安吉县阳光医药用品有限责任公司
2	山东侨牌集团有限公司	52	汕头医用塑料制品厂
3	绍兴振德医用敷料有限公司	53	四川科伦药用包装有限公司
4	江苏省健尔康医用敷料有限公司	54	义乌市捷康医疗用品有限公司
5	湖州金洁实业有限公司	55	浦江县天浩胶囊有限公司
6	重庆正川玻璃有限公司	56	桂林天和药业伊维有限公司
7	西安环球印务股份有限公司	57	上海东方顺字科技有限公司
8	延吉大恒玻海有限公司	58	绍兴市永得利胶囊有限公司
9	杭州塑料工业有限公司	59	浙江昂利康胶囊有限公司
10	山西广生医药包装股份有限公司	60	淮南市康保安医药包装有限责任公司
11	绍兴福清卫生用品有限公司	61	锦州兴达药用玻璃有限责任公司
12	湖北金士达医用产品有限公司	62	淄博恒舟铝塑包装材料有限公司
13	贺利氏古莎齿科有限公司	63	武宁县林全胶囊有限公司
14	浙江金石包装有限公司	64	缙云县新华药物包装厂
15	杭州天山医药玻璃有限公司	65	桐乡市施康制药厂有限公司
16	绍兴港峰医用品有限公司	66	天津达雅鼎医疗器械有限公司
17	江西蓝天玻璃制品有限公司	67	杭州江南世家药业有限公司
18	淄博华瑞铝塑包装材料有限公司	68	天津市爱勒易医药材料科技有限公司
19	日照三奇医疗用品有限公司	69	浙江双安医药包装有限公司
20	浙江欧健医用器材有限公司	70	上海药用包装材料有限公司
21	上海华舟压敏胶制品有限公司	71	绍兴县宏达陶瓷有限公司
22	青岛益青药用胶囊有限公司	72	浙江大之医药胶囊有限公司
23	德清县杭翔玻璃制品有限公司	73	兰溪市光大玻璃制品有限公司
24	浙江华光胶囊有限公司	74	甘肃省兰洁药用制瓶有限公司
25	浙江药联胶丸有限公司	75	上海康汇药用包装制品有限公司
26	上海科邦医用乳胶器材有限公司	76	北京库利爱特医用制品有限公司
27	绍兴易邦医用品有限公司	77	上海天圆医用电子仪器厂
28	中波兴亚橡塑有限公司	78	缙云县项氏盖业有限公司
29	淄博泓广医药玻璃有限公司	79	上海强生医用塑料制品厂
30	湖北琪美医疗科技有限公司	80	杭州仁德医药有限公司
31	贵州千叶塑胶有限公司	81	浙江双鹰胶囊有限公司
32	上海医疗器械(集团)有限公司卫生材料厂	82	湖州京城气体有限公司
33	黑龙江科伦药品包装有限公司	83	上海神天药业有限公司
34	浙江新康药用玻璃有限公司	84	绍兴县富源气体有限公司
35	上海佳泰塑胶有限公司	85	上海天照实业有限公司
36	登士柏牙科(天津)有限公司	86	上海天清生物材料有限公司
37	湖南福尔康医用卫生材料股份有限公司	87	上虞市医药塑料包装有限公司
38	武义卫生用品有限公司	88	上海协民医用敷料厂
39	岳阳市金寿制药有限公司	89	长春龙天医药彩印包装有限公司
40	湖南唯康药业有限公司	90	兰溪市建达塑料包装制品有限公司
41	黄石卫生材料药业有限公司	91	上海久融塑料制品有限公司
42	上海久正医用包装材料有限公司	92	象山华美塑料制品有限公司
43	珠海宏利药业有限公司	93	北京赫之源医疗器械制品有限公司
44	岳阳民康医用材料有限公司	94	上海迪隆医疗卫生用品厂
45	上海银京医用卫生材料有限公司	95	山东淄博民康药业包装有限公司
46	广东开平金胶囊有限公司	96	环球施普乐医药(潍坊)有限公司
47	浙江天成医药包装有限公司	97	上海东士包装材料厂有限公司
48	福州开发区君得利胶囊有限公司	98	桓台县社会福利制氧厂
49	丹东市金丸药用胶囊有限公司	99	宁波北仑医用橡胶厂
50	九江昂泰胶囊有限公司	100	沈阳第一制药厂实业公司

表35 2009年卫生材料及医药用品工业企业法人单位利润总额100强

位次	企业名称	位次	企业名称
1	山东药用玻璃股份有限公司	51	上海天圆医用电子仪器厂
2	重庆正川玻璃有限公司	52	德清县杭翔玻璃制品有限公司
3	江苏省健尔康医用敷料有限公司	53	绍兴县富源气体有限公司
4	杭州塑料工业有限公司	54	日照三奇医疗用品有限公司
5	西安环球印务股份有限公司	55	桂林天和药业伊维有限公司
6	湖州金洁实业有限公司	56	上海天清生物材料有限公司
7	珠海宏利药业有限公司	57	缙云县新华药物包装厂
8	上海华舟压敏胶制品有限公司	58	上海康汇药用包装制品有限公司
9	登士柏牙科(天津)有限公司	59	湖南福尔康医用卫生材料股份有限公司
10	贺利氏古莎齿科有限公司	60	桐乡市施康制药厂有限公司
11	黑龙江科伦药品包装有限公司	61	甘肃省兰洁药用制瓶有限公司
12	浙江华光胶囊有限公司	62	象山华美塑料制品有限公司
13	山西广生医药包装股份有限公司	63	杭州仁德医药有限公司
14	青岛益青药用胶囊有限公司	64	上海天照实业有限公司
15	绍兴振德医用敷料有限公司	65	桓台县社会福利制氧厂
16	天津市爱勒易医药材料科技有限公司	66	丹东市金丸药用胶囊有限公司
17	广东开平金胶囊有限公司	67	湖北金士达医用产品有限公司
18	绍兴福清卫生用品有限公司	68	缙云县项氏盖业有限公司
19	上海东方顺宇科技有限公司	69	上虞市医药塑料包装有限公司
20	上海科邦医用乳胶器材有限公司	70	绍兴市永得利胶囊有限公司
21	浙江新康药用玻璃有限公司	71	上海迪隆医疗卫生用品厂
22	浙江药联胶丸有限公司	72	湖南唯康药业有限公司
23	杭州天山医药玻璃有限公司	73	上海强生医用塑料制品厂
24	湖北琪美医疗科技有限公司	74	浙江欧健医用器材有限公司
25	黄石卫生材料药业有限公司	75	浙江大之医药胶囊有限公司
26	淄博华瑞铝塑包装材料有限公司	76	汕头医用塑料制品厂
27	山东侨牌集团有限公司	77	金华科源医药包装材料有限公司
28	义乌市捷康医疗用品有限公司	78	山东淄博民康药业包装有限公司
29	浦江县天浩胶囊有限公司	79	淄博恒舟铝塑包装材料有限公司
30	九江昂泰胶囊有限公司	80	湖州京城气体有限公司
31	贵州千叶塑胶有限公司	81	上海大立包装器材厂
32	浙江金石包装有限公司	82	宁波北仑医用橡胶厂
33	北京库利爱特医用制品有限公司	83	上海东士包装材料厂有限公司
34	岳阳民康医用材料有限公司	84	上海久融塑料制品有限公司
35	四川科伦药用包装有限公司	85	新昌县新中宜医药包装有限公司
36	绍兴易邦医用品有限公司	86	武宁县林全胶囊有限公司
37	绍兴港峰医用品有限公司	87	上海神天药业有限公司
38	上海医疗器械(集团)有限公司卫生材料厂	88	北京赫之源医疗器械制品有限公司
39	安吉县阳光医药用品有限责任公司	89	宁波安生胶囊厂
40	浙江双安医药包装有限公司	90	甘肃天辰辐照科技有限责任公司
41	上海久正医用包装材料有限公司	91	沈阳第一制药厂实业公司
42	上海协民医用敷料厂	92	淮南市康保安医药包装有限责任公司
43	天津达雅鼎医疗器械有限公司	93	上海药用包装材料有限公司
44	绍兴县宏达陶瓷有限公司	94	江西蓝天玻璃制品有限公司
45	福州开发区君得利胶囊有限公司	95	上海佳泰塑胶有限公司
46	岳阳市金寿制药有限公司	96	兰溪市光大玻璃制品有限公司
47	杭州江南世家药业有限公司	97	长春龙天医药彩印包装有限公司
48	浙江昂利康胶囊有限公司	98	兰溪市建达塑料包装制品有限公司
49	浙江天成医药包装有限公司	99	贵阳卫生材料厂
50	武义卫生用品有限公司	100	上海银京医用卫生材料有限公司

表36　2009年医药商业重点企业资产总额100强

位次	企业名称	位次	企业名称
1	中国医药集团总公司	51	山西双鹤药业有限公司
2	上海市医药股份有限公司	52	常州药业股份有限公司
3	九州通医药集团股份有限公司	53	徐州医药股份有限公司
4	南京医药股份有限公司(合并)	54	中国医药对外贸易公司销售分公司
5	健康元药业集团股份有限公司	55	云南鸿翔药业有限公司
6	深圳一致药业	56	浙江震元股份有限公司
7	中国医药保健品股份有限公司	57	四川省医药有限公司
8	广州医药有限公司	58	广西柳州医药有限责任公司
9	国药控股有限公司上海分公司	59	上海第一医药股份有限公司
10	北京医药股份有限公司	60	江西南华医药有限公司
11	重庆医药股份有限公司	61	中信医药实业有限公司
12	国药集团药业股份有限公司	62	武进药业有限公司
13	丽珠医药集团股份有限公司	63	海南海药股份有限公司(商业)
14	国药控股天津有限公司	64	辽宁成大方圆医药连锁有限公司
15	华东医药股份有限公司	65	海南泰凌生物制品有限公司
16	国药控股广州公司	66	东北制药集团供销有限公司
17	北京科园信海医药经营有限公司	67	北京普仁鸿医药销售有限公司
18	重庆桐君阁股份有限公司	68	河北东盛英华医药有限公司
19	四川科伦医药贸易有限公司	69	国药控股湖北有限公司
20	国药集团新疆药业有限公司	70	河南省医药有限公司
21	云南省医药有限公司	71	台州医药有限公司
22	美罗药业股份有限公司(商业)	72	宁波海尔施医药股份有限公司
23	国药控股沈阳有限公司	73	国药控股福建有限公司
24	浙江英特药业有限责任公司	74	云南东骏药业有限公司
25	哈药集团医药有限公司	75	国药控股江苏公司
26	天津医药集团太平医药有限公司	76	辽宁南药民生康大医药有限公司
27	安徽华源医药股份有限公司	77	北京金象复星医药股份有限公司
28	山东海王银河医药有限公司	78	南京华东医药有限责任公司
29	新疆新特药民族药业有限责任公司	79	北京京卫国康医药有限公司
30	中国药材集团公司	80	安徽省医药(集团)股份有限公司
31	上海雷允上药业有限公司	81	南京医药南京药业股份
32	国药控股北京有限公司	82	国药控股北京华鸿有限公司
33	中国北京同仁堂(集团)有限责任公司	83	宁波市鄞州医药药材有限公司
34	江西汇仁集团医药科研营销有限公司	84	北京市京新龙医药销售有限公司
35	武汉医药(集团)股份有限公司	85	大连奇运生药业有限公司
36	江苏先声药业公司	86	上海九州通医药有限公司
37	石家庄乐仁堂医药股份有限公司	87	云南医药工业股份有限公司
38	海南四环医药有限公司	88	北京双鹤药业经营有限责任公司
39	北京九州通医药有限公司	89	湖南益丰大药房医药连锁有限公司
40	济南中信医药有限公司	90	上海雷允上药业西区有限公司
41	四川省医药集团有限公司	91	中国永裕新兴医药有限公司
42	嘉事堂药业股份有限公司	92	河北德泽龙医药有限公司
43	南京医药合肥天星有限公司	93	浙江嘉信医药股份有限公司
44	苏州礼安医药有限公司	94	江苏省医药公司
45	福建同春药业股份有限公司	95	北京美康永正医药有限公司
46	山东康惠医药有限公司	96	杭州凯仑医药有限公司
47	北京天星普信生物医药有限公司	97	温州医药生物药械供应有限公司
48	吉林省北方医药有限公司	98	上海市医药保健品进出口公司
49	宁波医药股份有限公司	99	无锡山禾医药物流
50	浙江省医药工业有限公司	100	陕西华远医药商业集团有限责任公司

表 37　2009 年医药商业重点企业商品销售收入净额 100 强

位次	企业名称	位次	企业名称
1	中国医药集团总公司	51	云南鸿翔药业有限公司
2	九州通医药集团股份有限公司	52	徐州医药股份有限公司
3	上海市医药股份有限公司	53	上海雷允上药业有限公司
4	南京医药股份有限公司(合并)	54	四川省医药有限公司
5	广州医药有限公司	55	南京华东医药有限责任公司
6	国药控股有限公司上海分公司	56	北京市京新龙医药销售有限公司
7	安徽华源医药股份有限公司	57	江西南华医药有限公司
8	深圳一致药业	58	汕头市创美药业有限公司
9	重庆医药股份有限公司	59	广西柳州医药有限责任公司
10	四川科伦医药贸易有限公司	60	山东瑞康医药股份有限公司
11	北京医药股份有限公司	61	北京天星普信生物医药有限公司
12	国药控股广州公司	62	广州中山医药有限公司
13	华东医药股份有限公司	63	国药控股江苏公司
14	国药控股天津有限公司	64	河北德泽龙医药有限公司
15	石家庄乐仁堂医药股份有限公司	65	国药控股山西有限公司
16	浙江英特药业有限责任公司	66	阜阳医药采供站有限责任公司
17	国药集团药业股份有限公司	67	重庆桐君阁股份有限公司医药批发分公司
18	新龙药业集团	68	山东康惠医药有限公司
19	云南省医药有限公司	69	河南省爱生医药物流有限公司
20	中国医药保健品股份有限公司	70	山西双鹤药业有限公司
21	北京科园信海医药经营有限公司	71	江苏先声药业公司
22	山东海王银河医药有限公司	72	深圳中联广深医药(集团)股份有限公司
23	哈药集团医药有限公司	73	常州药业股份有限公司
24	江苏亚邦医药物流有限公司	74	广东省佛山市南海医药集团有限公司
25	河北中键集团	75	陕西华远医药商业集团有限责任公司
26	重庆桐君阁股份有限公司	76	温州医药生物药械供应有限公司
27	健康元药业集团股份有限公司	77	北京双鹤药业经营有限责任公司
28	国药控股沈阳有限公司	78	国药控股湖北有限公司
29	河北东盛英华医药有限公司	79	国药控股北京华鸿有限公司
30	东北制药集团供销有限公司	80	中国药材集团公司
31	新疆新特药民族药业有限责任公司	81	台州医药有限公司
32	济南中信医药有限公司	82	北京普仁鸿医药销售有限公司
33	中国北京同仁堂(集团)有限责任公司	83	海南泰凌生物制品有限公司
34	国药控股北京有限公司	84	河南省医药有限公司
35	山西医药集团有限责任公司	85	宁波海尔施医药股份有限公司
36	宁波医药股份有限公司	86	上海外高桥医药分销中心有限公司
37	丽珠医药集团股份有限公司	87	美罗药业股份有限公司(商业)
38	北京九州通医药有限公司	88	上海市医药保健品进出口公司
39	苏州礼安医药有限公司	89	国药控股福建有限公司
40	浙江省医药工业有限公司	90	江苏恩华和润医药物流有限公司
41	南京医药合肥天星有限公司	91	浙江嘉信医药股份有限公司
42	四川省医药集团有限公司	92	山东康诺盛世医药有限公司
43	国药集团新疆药业有限公司	93	无锡山禾医药物流
44	江西汇仁集团医药科研营销有限公司	94	上海康健进出口有限公司
45	天津医药集团太平医药有限公司	95	北京金象复星医药股份有限公司
46	福建同春药业股份有限公司	96	上海新先锋华康医药有限公司
47	上海九州通医药有限公司	97	南京医药南京药业股份
48	湖南省长沙双鹤医药有限责任公司	98	上海第一医药股份有限公司
49	鹭燕(福建)药业股份有限公司	99	北京京卫国康医药有限公司
50	辽宁成大方圆医药连锁有限公司	100	武进药业有限公司

表 38　2009 年医药商业重点企业利润总额 100 强

位次	企业名称	位次	企业名称
1	中国医药集团总公司	51	云南医药工业股份有限公司
2	健康元药业集团股份有限公司	52	中国北京同仁堂(集团)有限责任公司
3	丽珠医药集团股份有限公司	53	新龙药业集团
4	九州通医药集团股份有限公司	54	常州药业股份有限公司
5	上海市医药股份有限公司	55	安徽华源医药股份有限公司
6	国药控股有限公司上海分公司	56	嘉事堂药业股份有限公司
7	国药集团药业股份有限公司	57	鹭燕(福建)药业股份有限公司
8	深圳一致药业	58	上海佰升医药有限公司
9	华东医药股份有限公司	59	河北东盛英华医药有限公司
10	中国医药保健品股份有限公司	60	吉林大药房药业股份有限公司
11	新疆新特药民族药业有限责任公司	61	四川科伦医药贸易有限公司.
12	国药控股广州公司	62	湖南益丰大药房医药连锁有限公司
13	广州医药有限公司	63	山东海王银河医药有限公司
14	海南四环医药有限公司	64	上海申威医药有限公司
15	北京科园信海医药经营有限公司	65	广西柳州医药有限责任公司
16	国药集团新疆药业有限公司	66	中国药材集团公司
17	哈药集团医药有限公司	67	山西医药集团有限责任公司
18	云南省医药有限公司	68	海南泰凌生物制品有限公司
19	北京医药股份有限公司	69	北京京卫国康医药有限公司
20	云南鸿翔药业有限公司	70	重庆桐君阁股份有限公司
21	国药控股北京有限公司	71	湖南省长沙双鹤医药有限责任公司
22	苏州礼安医药有限公司	72	重庆桐君阁股份有限公司医药批发分公司
23	南京医药股份有限公司(合并)	73	广东省佛山市南海医药集团有限公司
24	国药控股沈阳有限公司	74	河南省康信医药有限公司
25	浙江英特药业有限责任公司	75	广州中山医药有限公司
26	石家庄乐仁堂医药股份有限公司	76	上海市医药保健品进出口公司
27	国药集团西北医药有限公司	77	吉林省北方医药有限公司
28	北京天星普信生物医药有限公司	78	江苏柯菲平医药有限公司
29	四川省医药有限公司	79	华东医药宁波有限公司
30	宁波海尔施医药股份有限公司	80	国药集团化学试剂有限公司
31	北京九州通医药有限公司	81	徐州医药股份有限公司
32	济南中信医药有限公司	82	国药控股湖北有限公司
33	神威药业(海南)有限公司	83	上海东虹医药有限公司
34	浙江省医药工业有限公司	84	上海虹桥药业有限公司
35	上海九州通医药有限公司	85	辽宁省医药对外贸易公司
36	重庆医药股份有限公司	86	汕头市创美药业有限公司
37	宁波医药股份有限公司	87	上海复星大药房连锁经营有限公司
38	山东瑞康医药股份有限公司	88	福建同春药业股份有限公司
39	国药控股北京华鸿有限公司	89	云南健之佳连锁健康连锁店股份有限公司
40	上海第一医药股份有限公司	90	国药药材股份有限公司
41	江苏亚邦医药物流有限公司	91	北京金象复星医药股份有限公司
42	国药控股天津有限公司	92	中国医药对外贸易公司销售分公司
43	上海中西医药有限公司	93	浙江震元股份有限公司
44	辽宁成大方圆医药连锁有限公司	94	上海华源药业有限公司
45	天津医药集团太平医药有限公司	95	温州医药生物药械供应有限公司
46	海南海药股份有限公司(商业)	96	海南富美药业有限公司
47	中国永裕新兴医药有限公司	97	北京双鹤药业经营有限责任公司
48	北京普仁鸿医药销售有限公司	98	上海童涵春堂药业股份有限公司
49	南京华东医药有限责任公司	99	宁波市鄞州医药药材有限公司
50	上海新先锋华康医药有限公司	100	上海外高桥医药分销中心有限公司

（资料来源:上海医药工业研究院信息中心）

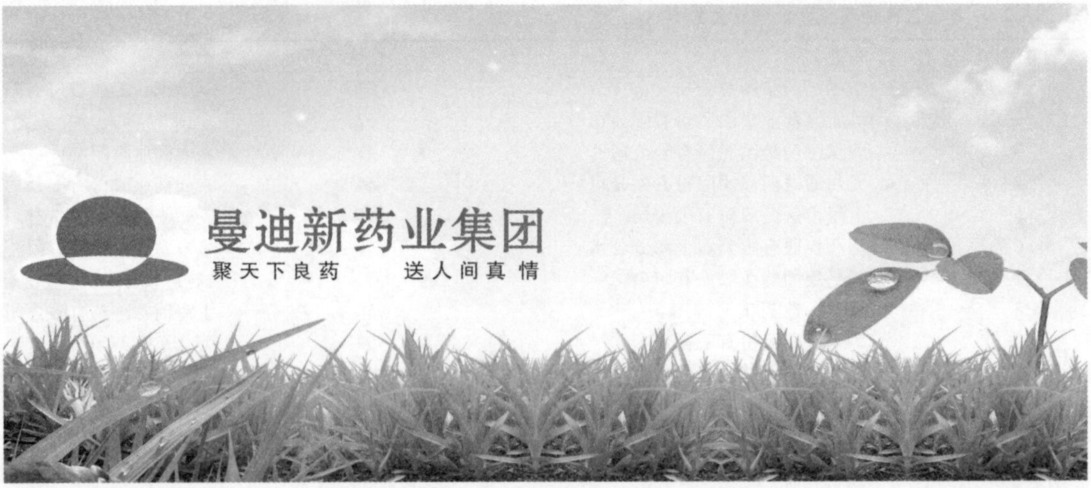

合肥曼迪新药业集团是一家集药品研发、生产、销售为一体的大型集团化股份制医药企业，2010年预计实现销售收入22.5亿元。

集团总部位于安徽省合肥市包河工业区，总占地面积56 000平方米。一期已建成引入现代化信息技术的办公经营场所8 600平方米，严格按照GSP标准建设并配备了专业物流设备的药品仓库11 200平方米，符合国家GMP标准的生物诊断试剂厂房2 000平方米。二期药厂及生物抗体生产车间建设将于2010年底竣工，预计2011年初正式投入使用。

集团以医药贸易作为先导并以此奠定了良好的发展基础，销售网络覆盖全省，辐射华东。集团旗下现拥有合肥曼迪新药业有限责任公司（医药贸易）、合肥信风科技有限公司（新药研发）、合肥英太制药有限公司（药品生产）、合肥天一生物技术研究所（诊断试剂研发）、合肥晨光医疗用品有限公司（诊断试剂销售）、合肥东南曼迪新生物科技有限责任公司（生物诊断试剂生产）、北京利德时空科技有限公司（无创诊疗产品研发及销售）、合肥博瑞生物抗体科技有限公司（抗体及诊断试剂生产）、合肥曼迪新广告有限公司（药品广告代理及咨询）等多家公司。

为完善药品供应链的环节，合肥曼迪新药业集团充分利用集团内部优势资源和销售网络，正重点致力于药品及生物诊断试剂的研发和生产，力争两年之内使药品研发和生产能力再上一个新的台阶，销售全国，惠泽九州。

合肥曼迪新药业集团秉承“做大做强、确保质量”的经营宗旨，遵循“服务创造价值”的营销理念，以人类健康事业为己任，坚持以效率为核心的制度化管理，始终为提升人类生命价值和生活品质而不懈努力。

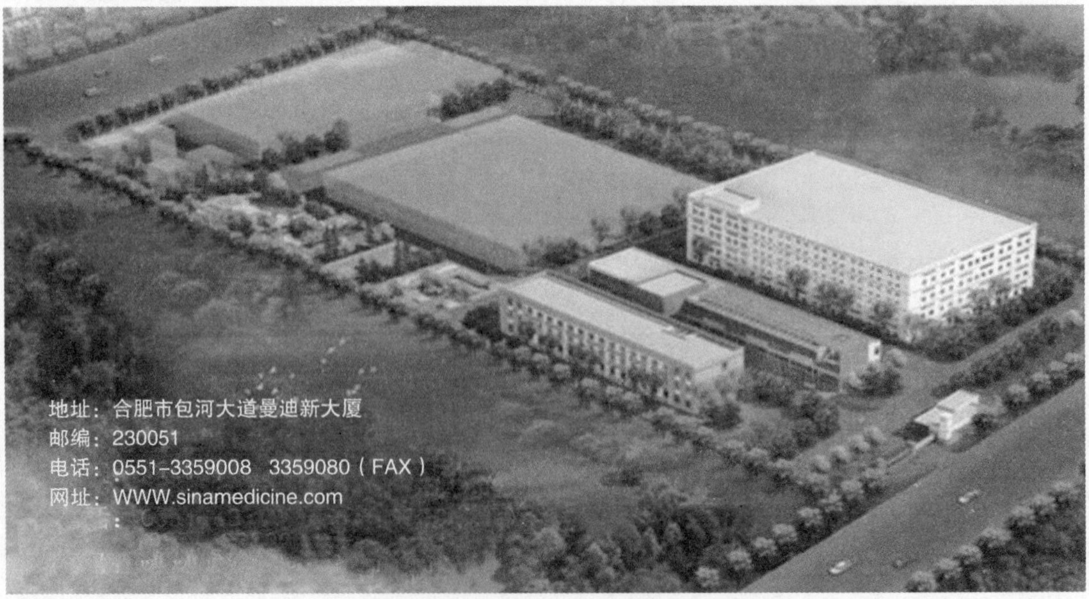

医院药学

Hospital Pharmacy

中国药学年鉴 2010

CHINESE PHARMACEUTICAL YEARBOOK

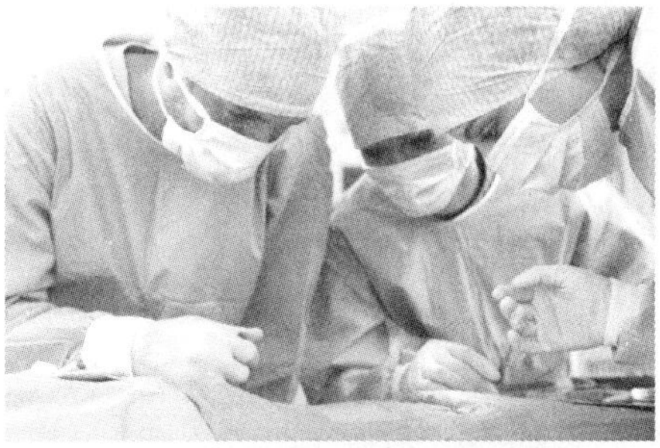

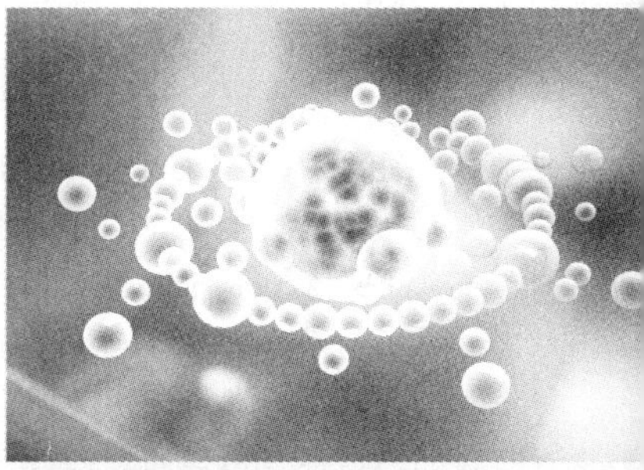

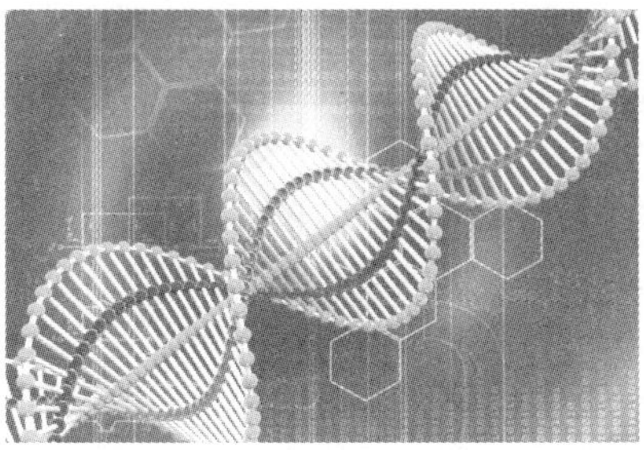

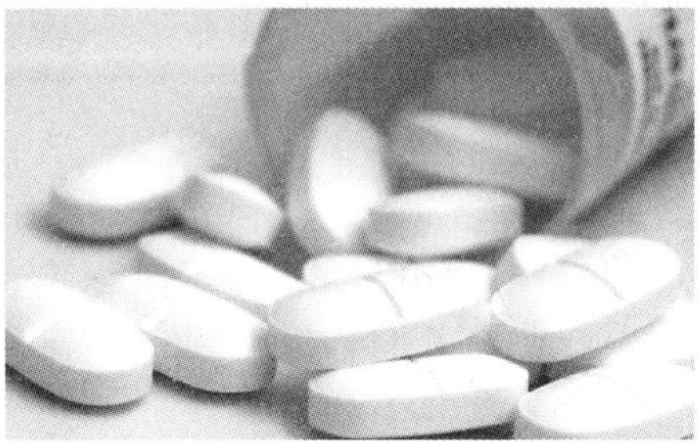

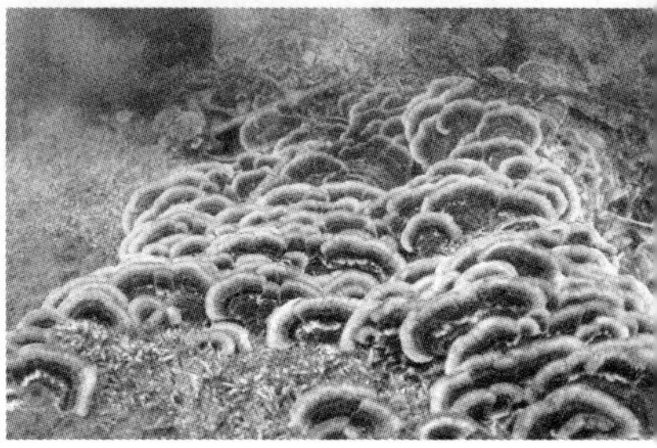

医院药剂

新药引进管理 医疗机构的新药引进工作是保证为临床不断提供有效药物治疗手段的一项重要工作，也是医疗机构药事管理的一项常规性工作。新的《处方管理办法》规定，一般情况下，医疗机构采购药品时，“同一通用名称药品的品种，注射剂型和口服剂型各不得超过2种”，也就是业界俗称的“一品两规”。面对这一新的规定，如何在确保临床真正需要的新药得以引进以满足临床治疗需要的同时，避免不必要的重复引进，应是评判一个医疗机构新药引进管理办法好坏的关键性指标。目前，各个医疗机构均有自己的一套新药引进管理办法。杨思芸等介绍了临床药师介入新药引进的实践与体会。临床药师负责新药的初审、药事管理委员会表决前的新药介绍及购进后的临床观察。首先临床药师根据药品资料，并与医院已有同类药品进行比较，为新药初审提供信息并提出初审意见；在新药评审讨论时，临床药师介绍新药新颖性等信息；新药入库后，临床药师及时将新药信息通知临床各科，并在《医院药讯》上设立专栏进行简要介绍；临床药师建立《新药不良反应信息跟踪表》，定期临床跟踪或电话随访患者用药后的不良反应和疗效。新药的引进工作在临床药师的参与下，减少了盲目性和随意性，使得医院的药品结构更趋合理化。同时，临床药师在参与医院新药引进的过程中，亦丰富了自身的医药学知识，进一步提升了临床药师在医院中的地位和作用。梁竹等介绍了济南军区总院2005 ~2008 年新药引进情况并进行了前景分析。注射剂、口服制剂是该院每年引进药品的重点；引进新药制剂的来源国产药 > 合资药 > 进口药。引进新药应从两方面考虑：一是要药物种类覆盖面广，新特药、进口药、OTC 药物、国家基本药物和医保用药全面综合考量；生物药、天然药、化学药各取其需。二是要经济覆盖面广，能满足不同经济层次患者使用。应避免并存多个同一药理类别的药品，制定药品淘汰原则，选择淘汰疗效最差、使用量最少者；自然淘汰6个月以上不使用的品种。周本杰等总结了目前医疗机构通用的新药引进办法所存在不足，探索出了有益的新药引进管理办法。医院成立新药引进评审专家委员会，在新药引进时由医院药事管理委员会成员汇同临时从新药引进评审专家库中随机抽取的专家临时组成，负责具体新药的评审与投票；增加品种介绍环节，投票前将上会的品种进行介绍；实行分类引进，新药分专科治疗药、公共用药与中成药三大类，专科治疗药原则上不限额，而公共用药与中成药则根据每次新药的申请情况由药事管理委员会确定引进比例，其中中成药引进比例固定为30%；对通过评审的新药实行首次采购再确认制度。

[川北医学院学报，2009，24(1)：51-53；齐鲁药事，2009，28(3)：157-159；医药导报，2009，28(9)：1 241-1 242]

（常翠娥　李　俐　葛卫红）

麻醉药品的管理 麻醉药品是一种连续使用后易产生身体依赖性、易成瘾的药品。麻醉药品有双重性，合理管理和用药有利于患者的疼痛治疗，另一方面一旦流入社会将会给社会带来危害。2005 年 8 月 3 日，国务院颁布了《麻醉药品和精神药品管理条例》。根据该条例，卫生部制定和印发了《医疗机构麻醉药品、第一类精神药品管理规定》、《麻醉药品临床应用指导原则》，并于 2007 年 2 月 14 日发布了新的《处方管理办法》，这些法律、法规对我国麻醉药品、精神药品的安全、合理使用起到了极大的规范和促进作用，也为医院药学人员加强临床麻醉药品、精神药品的监督管理提供了法律依据。然而，目前医疗机构麻醉药品的管理仍存在一定的问题，针对存在的问题，专业人员提出了一系列的解决办法。李蓓等发现目前手术室麻醉药品余量管理存在以下问题：①药品规格与处方一次用量有差距；②处方上药品实际用量未标明；③缺乏有效监督机制；④余量处置随意，存在“合用”现象；⑤教育和处罚不力，管理的群众基础较薄弱。对于存在的上述问题，学者提出了以下建议：①适当增加麻醉药品的品种和规格；②严格麻醉处方填写和审核：手术室药品管理员要认真审核麻醉处方和余量销毁记录，发现不符应及时告知处方医生；药房发药人员发放麻醉药品前要做到“三核对”，即核对处方、余量销毁单和空安瓿，使麻醉药品的种类、数量、批号均做到“帐物相符”，领药人同时确认无误并双签字后再予以发药；③强化手术室麻醉药品严格管理：严格实施麻醉药品的批号管理，加强空安瓿的回收清点查对工作；④加强麻醉药品余量监管，加大处罚力度；⑤对麻醉药品使用及管理人员进行强制培训。邱杰等调查了兰州市 102 家医疗机构麻醉、精神药品管理、使用中存在的问题，发现存在以下问题：①医疗机构对执业医师、药学专业技术人员培训、考核力度不够；②相关人员对法规掌握、了解不够；③专业知识陈旧，管理上宽严失度；④临床用药观念保守，用药结构不合理。尤其是民营医疗机构、乡镇卫生院问题突出，存在较多的安全隐患。对于存在的问题，学者提出了以下建议：①加强对专业人员的培训和考核；②转变临床医师用药观念：积极推行 WHO《癌痛三阶梯止痛指导原则》，即首选无创途径给药，遵循按阶梯给药的原则，推荐将吗啡作为缓解重度疼痛的代表药；③建立随访、复诊制度：加强对患者及其家属的法制，教育和宣传，建立和完善剩余药品和空安瓿回收登记制度，确保麻醉、精神药品在使用终末环节不流失；④强化对民营医疗机构和乡镇卫生院的日常监管。曾明辉等发现目前医疗机构中存在以下问题：①用病历取代麻卡的问题：患者很容易在多家医院办理病历而重复开药，非医疗用途目的的取药者套购麻醉药品，存在安全隐患；②剩余药品无偿交回和空安瓿的回收问题：对剩余药品的无偿回收缺乏约束机制，患者往往不会自愿将其交回医疗机构，空安瓿的回收也存在一定难度与分歧；③处方专册登记问题：对于抢救急症患者、神志不清的患者，实际操作性很差；④处方限量的问题:药师在处方调剂时不可能了解患者的具体情况,对麻醉药品临床用药难以监控;⑤出诊用药问题。对于以上问题,学者提出以下建议:①进一步增强人性化服务理念,增加医疗机构社区服务网点和家庭病床数量;②卫生行政部门应对各医疗机构内部建立患者病历的部门进行全省联网;③癌痛患者使用吗啡不受极量限制,实行个体化给药;④建立有效的剩余药品回收机制:加强对患者及其家属的法制教育和宣传,国家应当采取适当的补偿措施,引导患者自觉上交剩余药品。[中国现代药物应用,2009,3(5):205-206;中国药房,2009,20(4):246-248;中国现代药物应用,2009,3,(6):205-207]

(常翠娥　李　俐　葛卫红)

↗ 病区小药柜的管理　为了确保患者及时用药,各医院根据临床工作需要建立小药柜,为医护人员抢救危重患者赢得了时间,也为工作提供了方便。病区小药柜的药品质量直接影响到医疗安全与质量,所以确保药品质量尤为重要。但由于管理交叉与程序繁琐以及护士工作站小药柜管理程序过于简化,不但没有发挥小药柜的应有优势,反而使其成为临床科室护士站的负担和压力,造成很多临床科室小药柜仅仅流于形式存在。因此,改进临床科室小药柜的管理,提高小药柜的利用率,解决小药柜存在的问题,具有重要意义。李晋等根据病区小药柜存在的帐物相符率较低、药品保管不甚合理、药品种类、数量与临床需求不一致、管理制度上存在缺陷、管理程序上存在漏洞等问题,提出了以下管理思路:①明确药学人员与护理人员职责:药剂科专门指定人员负责管理小药柜,如各科室小药柜开设情况、小药柜药品品种的情况,小药柜药品请领、回收和过期药品的处理,以及指导临床小药柜各种特殊情况的处理;护士主要完成小药柜药品的请领、发放和日常管理,包括批号、效期管理和特殊药品的管理;②改进药学部门的协助:协助完善小药柜药品管理和工作流程,每半年或一年进行药品品种、基数的局部调整,监督药品请领单和退药单的完整性、准确性,协助做好麻醉、精神药品的请领与安瓿、贴片的回收,协助临床科室设定和改进药品贮存硬件;③ 改进护理部门的管理:护理部门对小药柜实施分类管理,对于普通的抢救药品和价格相对便宜的药品只需每月盘点一次,而麻醉、精神药品和贵重药品需要出入库专册登记且每医疗日交接班;对麻醉、一类精神药品的使用和安瓿、贴片进行批号跟踪;④改进小药柜管理程序:在软件中增加药品入库后分类管理的功能。李惠新针对临床小药柜管理存在药品使用频率低、药品标志不清、储存条件有待改善等问题,制定了下列规范化的管理措施:①撤销或精简小药柜品种,小药柜的品种控制在30种左右;②合理设置药品的上、下限,常用药品尽量做到整包装补充,做好散装药品、避光保存药品以及低温保存药品的储存;③加强管理力度,定期检查,做到先进先出,用旧储新。注射剂应采用药品原包装盛放,散装药品的容器外应注明药品的生产批号、有效期,每次补充药品时要查对批号、有效期是否相同,并重新标注;④加快小药柜药品流通,发挥小药柜应有的作用。[医药导报,2009,28(6):815-816;中国实用医药,2009年,4(1):248-249]

(常翠娥　李　俐　葛卫红)

↗ 医院药事管理的探讨　医院药事管理是医院管理学的一个重要组成部分,也是药事管理学科中的一个分支学科,主要是通过不断地探索和调查,发现医院药事和医院药学的发展规律,促进医院药事管理水平的提高和医院药学的发展。目前的相关报道主要有:郑利光等人结合实践介绍药事管理小组开展药事检查包括监督临床科室的药品管理、督促检查药剂科的药品管理、监控临床合理用药等工作的体会,认为药事管理小组开展的药事检查工作促进了药剂科、临床科室对药品的管理及临床合理用药,增进了药剂科与临床科室的联系;叶静等人探讨了医院药事管理存在的问题及策略,认为药学管理应从传统的医院药事管理转型到科学的药事管理,包括从传统的保障供应型转向技术管理型,由"窗口"型服务转向主动型服务,从注重"药品"的管理转向注重对"患者"的合理用药管理,科学提升医院药事管理转型服务理念;马春梅通过对医疗机构药事管理存在问题的分析,认为医疗机构药事工作是医疗工作的重要组成部分,做好医疗机构药事管理工作是保证医疗质量的重要前提,也是合理用药、降低药品费用的基础性工作;陈建海以新一轮医药卫生体制改革的内容为切入点,分析我国现有医院与医院药学的现状,并与国外医疗体系做对比,提出了公立医院的定位问题及如何发挥医院药学在医院中的作用,转变服务方式,加强药师队伍建设等问题。[中国药房,2009,20(19):1 452-1 453;中国现代药物应用,2010,4(4):239-240;中国医药导报,2010,7(9):129;药学服务与研究,2010,10(1):1-4]

(缪丽燕　朱　珠)

↗ 药品应急保障　地震灾害事件在瞬间造成巨大的人员伤亡和财产损失,综合性医院是抢救伤员的主要医疗机构,而药品是伤员救助的物质基础,能否及时、有序、合理地提供药品保障,是减少人员伤亡的关键因素之一。因此,医疗机构药品应急保障的标准化、制度化、规范化建设是保证药事工作有序进行的关键。许群芬等在突发灾害事件时通过合理的人力资源配备、明确的人员分工及责任落实等组织管理工作,积极探索出快捷畅通的药品应急保障机制。余江平等在"5.12"汶川大地震发生后,在保证急救药品供应的同时,迅速组织临床药师依据医院处方集拟定出本次救援药品的使用指南,并发放到一线医务人员手里,使得整个救援过程中的药物使用有序、合理。张波等指出灾害救援药材的保障应该进行模块化管理(公共模块、急救模块和灾害专用救治模块),不能让药品在"真空"的状态下分发和使用,药师应积极参与到突发事件的医疗救助中,发挥自身专业特点,保障用药安全、有效和经济。宁红等在地震灾害发生时通过对捐赠药品接受及使用流程的探索，从而建立捐赠药品管理制度，规定捐赠药品由专人接收登记、专人管理、专区存放、专用帐户、专用于受灾伤病员，并同时指出捐赠药品的品种、数量应事先征得医疗单位同意，以便合理分配和使用药品资源。[中国药房，2009，20(34)：2 679-2 681；中国医院药学杂志，2009，29(4)：324-325，340；中国药房，2009，20(22)：1 699-1 700；中国医院药学杂志，2009，29(07)：574-575]

(汪　浩　张　斌　葛卫红)

医院制剂　医院制剂是一种方便临床、弥补药品市场供应不足的特有产物，它具有自配、自用、专属性强、使用量低、品种多、规格特殊、使用周期短等特点。随着《医疗机构制剂配制监督管理办法(试行)》以及《医疗机构制剂注册管理办法(试行)》的施行，对医院制剂的生产和检测要求越来越高，医院制剂的生存和发展面临着严峻的挑战。杨慧等在分析了医院制剂存在的必要性及现存的困境和调整后，希望国家有关部门在区域内选择硬件和软件都达到国家标准的医院制剂室作为中心，合并其他医院的制剂资源，统一配制制剂、统一检验、统一分配使用，形成"一个医院持证，多个医院受益"的医院制剂网络。这样既可满足中心制剂室所在区域医院的临床需求，充分利用资源，还可节约大量人力、物力和财力，并提高经济效益，是医院制剂改革和发展的有益探索和良好的出路。[中国医药导报，2009，6(6)：96-97；中国医院药学杂志，2009，29(1)：70-71]

(汪　浩　张　斌　葛卫红)

药学服务　药学服务的目的是为了保证患者用药的安全、有效、经济，随着人们对医疗质量的要求越来越高，医疗市场的竞争日趋激烈，对药学服务也提出了更高的要求。为了适应新形势的发展与工作的需要，要不断加强自身素质的培养和提高，脚踏实地地开展药学服务，坚持"以人为本、以病人为中心"的服务理念，从而提高患者的生命质量。这样也相应地提高了医院的整体服务水平和形象。黄文娴等通过药师下临床，进行药学查房，开展临床药学；门诊药房设立用药咨询服务；开展药物知识讲座，建立宣传栏，分发用药指导手册；开通用药咨询电话和建立网站进行在线咨询服务；建立患者回访制度和对需要长期服药的慢性病患者建立药历；建立静脉药物配置中心等6个方面开展医院药学服务，利用药师的专业知识向公众提供直接的、负责任的、与药物使用有关的药学技术服务，尽可能杜绝或减少药源性疾病的临床发病率和死亡率，以期提高药物治疗的安全性、有效性、经济性。周萍等对500名60岁以上的老年患者采取问卷调查及谈话的形式对社区药学服务需求的内容进行调查分析。结果显示老年人慢性病患率很高，对社区药学服务的需求较大。有85.6%的老年慢性病患者认为有必要开展社区药学服务，79.2%的老年患者愿意在社区服务站接受药师合理用药的指导，67.2%的老年患者愿意接受电话咨询用药情况，39.6%的老年患者愿意接受药师定期上门开展家庭式的查房，24.3%的老年慢性病患者愿意建立个人药历或药师服务卡等；老年患者最希望了解的内容是慢性病的用药知识，其中最需要的内容为"用法用量和用药注意事项"，其次为"适应症和不良反应"。杨丽英等指出高校医院具有很多其他综合医院无法替代的特点和优势(知识分子、自我保健意识强、人群固定、便于联系沟通)，可根据自身特点开展药学服务，以病人为中心，实实在在为广大师生的合理用药教育、社区合理用药宣传、用药安全提供服务，充分发挥药学服务在高校医院医疗保健工作中的作用。李钦等认为在开展药学服务的过程中，窗口药师的重要性不可低估。因为他们更易发现药物不良反应，提出用药建议；及时发现异议处方，预防药物不良反应发生。要充分发挥窗口药师的职能，加强自身业务素质学习，做好窗口用药咨询，促进合理用药。[中华全科医学，2009，7(1)：95-96；海峡药学，2009，21(2)：154-155；中国药房，2009，20(8)：636-638；药学服务与研究，2009，9(2)：152-153；药学服务与研究，9(3)：181，199，212]

(汪　浩　张　斌　葛卫红)

药品门诊调剂　刘阳等根据排队理论探讨门诊药房窗口服务的管理与优化，指出应该从改变排队规则、改善排队系统和优化窗口人力配置3个方面加以改进。包括采用单列多窗口的排对规则，增加与女性和年轻患者的沟通，改善排队人性化服务设施(健康读本、电视机)，适时调节窗口工作人员的工作强度(二阶段质控)等。訾凌燕等利用西格玛管理方法，通过改进取药流程、缩短摆药时间、采用电子处方、窗口调整及悬挂流程图等措施，使得患者的无效等候时间明显缩短，对等候时间的不满意率明显下降，减少纠纷，改善医疗工作质量，提高工作效率。黄红等通过分析门诊日均处方量，绘制工作强度时间分布表，并结合休假制度合理配置岗位种类和人数。采取工作第一、公平、适时调整、人力合理配置和人性化原则，优化药学服务流程，建立科学合理的排班方法，以适应现代化医院药房管理的要求。张幸国等在2008年7月通过设立专项推行员进行品管圈(Quality Control Circle，QCC)活动的推行工作，在系统培训的基础上，率先在本科室的门诊药房和制剂室尝试推行QCC活动，按品管圈活动的10个步骤实施各项活动，6个月为1个品管圈活动周期，通过开展开题报告、中期评估和结果发表等形式，进行过程评价和管理。门诊药房通过QCC开展，使门诊处方调配内差件数由改善前的22.6件/周降至9.25件/周；制剂室将万元制剂的一次性耗材成本降低了20.83%。朱溢勇等对本院2007年度门诊患者中成药退药记录进行统计分析，不良反应、药证不符、禁忌证是退药的三大主因，并指出应通过多种方式使西医师掌握中医药基本理论(退药以西医科室为主)，以辨证用药为指导原则应用中成药。而中药师应积极开展临床药学工作，为医生提供中成药的基本信息，了解药品的用途、相互作用、配伍禁忌等。李国栋等依据合理用药国际指标，利用自行编制的处方评价系统对本院2008年全年不同年龄患者的处方进行评价。指出大于60岁患者的用药品种数及金额较高，小于45岁患者使用抗菌药物及注射剂较多(特别是急诊科)，各年龄段患者基本药物的使用率较低，应引起重视。赵语等归纳了门诊处方的3种评价方法，分别是处方书写评价(前记，正文，后记)、处方用药合理性评价(选药不当，注射用药物溶剂选用不当，药物联用效价降低，药物联用后不良反应增加，给药剂量不合理，重复用药，合并用药种类过多)及处方经济学评价。唐树霞等通过制定调剂标准、优化工作流程、明确岗位职责等标准化管理方法，对住院药房日常工作流程加以程序化，确保工作完成的准确性，提高效率，并建立持续改进流程的长效维护机制，使工作模式由过去的以"药品分发为中心"发展为"以患者、医护服务为中心"的药学管理工作模式。[中国药房，2009，20(31)：2 474-2 475；中国医院药学杂志，2009，29(02)：167-169；中国医院药学杂志，2009，29(07)：578-580；实用药物与临床，2009，12(4)：233-235；中国药师，2009，12(2)：251-253；中国医院用药评价与分析，2009，9(5)：340-342；中国药物应用与监，2009，6(4)：226-228；中国药业，2009，18(3)：41-43；药学实践杂志，2009，27(6)：42-46]

(汪　浩　张　斌　葛卫红)

↗ 输液调剂　静脉药物配置中心(PIVAs)是全院静脉用药集中配置的场所，与国外的PIVAs相比，国内PIVAs工作中存在着配置输液量大、药品繁多和多部门合作的特点。配置中心不仅继承了传统中心药房原有的药品工作职能，而且还提供安全、经济用药的药学服务，所以建立符合国情、具有医院特色的PIVAs药品管理体系是做好这项工作的关键。余炜等将长期医嘱和临时医嘱中的静脉药物集中无菌配置，改变一直以来药物在病区开放环境中进行配置的传统模式，提高输液质量，加强了配药人员的职业防护，同时强调人性化药学服务，加强药师与医生、护士的联系，发挥药师的作用，推动临床药学的发展。陈晔等通过利用网络系统贮存的药品信息，科学的制定药品入库计划；建立药品信息制度，严格入库制度；建立药品损耗管理制度，对药品有序管理，跟踪药品使用情况，确保药品的可追溯性；并利用网络实现量化数据的管理等有效措施，建立符合自身特色的药品管理体系，保障PIVAs的正常运营。金岚等根据开设病区的情况有针对性地下病区，熟悉病区用药习惯及配置注意事项，并对有关无菌技术、静脉补液配置方法及技巧、自我防护、技能熟练程度等进行临床操作实践，保证静脉用药的配置质量。[中国实用医药，2009，4(26)：224-226；西北药学杂志，2009，24(5)：407-408；中国临床药学杂志，2009，18(5)：303-305；医药导报，2009，28(6)：817-818]

(汪　浩　张　斌　葛卫红)

↗ 药品处方集　医院药品处方集在40多年前首先被介绍到北美，从那时起，已经在世界范围内被作为一个管理工具应用。《处方管理办法》第15条规定，"医疗机构应当根据本机构性质、功能、任务，制定药品处方集"。在西方发达国家，包括广泛教育、指导方针、处方集限制、对特定限制药物的特殊审批等政策和措施被医院广泛采用来促进合理用药。黄敬群等通过成立医院处方集委员会，并根据临床研究、患者研究报告和医学经济学研究制定抗感染药物处方集，使住院患者使用抗菌药物的药敏率由57.4%提高到92.1%，而抗菌药物使用率由90.1%下降到69.2%，平均使用时间由21.1天下降到16.4天。医生合理利用处方集，根据临床诊断，严格掌握适应证，同时考虑药物的不良反应和体内过程与药物治疗效果的关系，从而减少了不合理用药的发生，达到了预期的效果。一个处方集必须是建立于院内和院外最通常的临床问题信息基础上的原始资料。而医院处方集的编制工作不单是一个格式问题，它还包括成立处方集委员会、选择最具有成本-效益的药物、对执行处方集政策的监督和管理、处方集的定期修订、对医生开处方行为的教育制度等多方面，并且指出处方集必须要实用，可进入所有的计算机网络，而且必须得到临床管理机构的支持。[医药导报，2009，28(12)：1 651-1 652；中国药事，2009，23(10)：1 030-1 032]

(汪　浩　张　斌　葛卫红)

↗ 药房托管　赵景伟等将医院药房委托药品经营企业管理，并对传统药房的管理模式进行变革，将门诊西药房、中药房(不含饮片部)、住院药房整合为一个综合药房，探索全新的医院药房管理模式。结果显示，托管可以使医院集中精力抓医疗质量和药品质量；综合药房节约了人员，减少了药品和储存空间及药品的存量，减化了管理流程。药房托管是降低我国医疗成本的一个实验性举措，其实际效果需时间来进一步验证。[安徽医药，2009，13(2)：222-223]

(汪　浩　张　斌　葛卫红)

↗ 绩效管理　传统的药剂科绩效考核方法，仅将科室收入作为考核的唯一指标，无法全面考核药剂科绩效情况，造成重绩不重效、监督指导临床用药职能失灵、窗口服务质量不理想、仓储管理较为混乱等问题。因此，如何根据科室职能构建合理的绩效考核指标体系成为医院管理中一项重要工作。陈汝雪等基于在最大程度上促进医务人员的良好行为，改变其与医院建设战略目标不一致的行为，提高整体工作效率和工作质量的目地，利用SMART原则(即考评指标必须是具体的、可度量的、可实现的、现实的、有时限的)，采用Delphi法，运用KPI(关键业绩指标)构建药剂科绩效考核指标体系，使得科室能够深入了解自身以期不断改进工作，建立一种良好的工作环境。[中国医院，2009，13(7)：37-39]

(汪　浩　张　斌　葛卫红)

教学管理 药学是实践性很强的专业，而毕业实习是药学学生从课堂走入工作实践的重要桥梁，是全面考察和培训学生综合运用所学知识，分析和解决实际问题能力的重要手段。因此，带教老师除了让学生了解医院、药剂科常规的实习内容外，要从多方面加以教育和引导，让他们不但学会求知、做事，还要学会与人共处。在带教的同时，还要把加强对带教老师的管理贯穿于整个带教管理工作中，通过建章立制，规范带教培训工作，并逐步程序化、制度化、规范化。林光勇等通过分析药学实习生带教工作中存在的问题，提出建立完善的实习带教考核制度；加强岗前培训，重视实习生培训动员；制定严格的实习规章制度，规范学生的行为；带教老师应加强自身学习；制定适宜的实习及考核制度；发挥学生的主观能动性，定期开展实习汇报和交流等方法提高带教水平和实习质量。[中国药业，2009，18(12)：68)]

（汪　浩　张　斌　葛卫红）

药物不良反应

概　述 2009年全国药品不良反应监测网络共收到《药品不良反应/事件报告表》638 996份，与2008年的报告数量基本持平。按照来源统计，直接来自医疗机构540 717份，占84.6%。化学药品的病例报告数占总报告数的86.7%，共涉及3 100余个品种，其中生物制品的病例报告占化学药品报告的1.1%；中药的病例报告占总报告数的13.3%，涉及2 600余个品种，其中中成药占99.5%，汤剂和饮片不足0.5%。报告中最常见的药物是抗感染药，达到了化学药品的55.2%；其次是心血管系统用药，占化学药品的7.6%。报告的剂型分布以注射剂为主，占59%，口服制剂占37%，其他制剂占4%。化学药、中成药的药品不良反应/事件报告中，注射剂占有比例分别为61%和52%，与总体情况一致。2009年国内医药期刊发表的以药品不良反应或药品不良反应监测为主题的报道近400篇，其中个例或病例组报道占31.4%，利用文献进行分析的占9.5%，对收集的ADRs志愿监测报告分析的占51.7%，对志愿监测报告的方式进行研究的占1.6%，总结志愿监测报告工作的占1.3%，综述讲座占2.6%，其他分析1.8%。

（沈剑文　王大猷）

2009年全国药品不良反应报告和监测概况 （1）药品不良反应报告系统日臻成熟。2009年全国药品不良反应监测网络共收到《药品不良反应/事件报告表》638 996份。自1999年开始，我国药品不良反应/事件报告收集的数量迅速增加，充分体现了报告系统不断完善的规律。特别是2008年后，报告数量增长趋缓，2009年国家药品不良反应监测中心收到《药品不良反应/事件报告表》数量与2008年的报告数量基本持平。（2）药品不良反应/事件报告来源日趋合理。2009年药品不良反应/事件报告按照来源统计，来自医疗机构540 717份，占84.6%；来自药品生产经营企业78 665份，占12.3%；来自个人19 614份，占3.1%。企业报告的比例不断提高。（3）全国药品不良反应监测网络的覆盖面越来越广泛。2009年新增网络基层用户5 459个，其中医疗机构用户2 919个，企业用户2 189个，监测机构用户228个，个人及其他用户123个。截至2009年12月31日，全国药品不良反应监测网络在线基层用户共33 878个，其中医疗机构用户18 215个，占53.8%；企业用户12 881个，占38.0%；监测机构用户2 414个，占7.1%；个人及其他用户368个，占1.1%。

（袁兴湖）

2009年全国药品不良反应报告统计分析 （1）药品不良反应报告涉及药品情况分析。2009年药品不良反应报告中，化学药品的病例报告数占总报告数的86.7%，共涉及3 100余个品种，其中生物制品的病例报告占化学药品报告的1.1%；中药的病例报告占总报告数的13.3%，涉及2 600余个品种，其中中成药占99.5%，汤剂和饮片不足0.5%。化学药品报告是构成主体，这一构成与以往的统计结果相近。（2）药品不良反应发生最多的药物为抗感染药物。我国药品不良反应报告中最常见的药物是抗感染药，2009年此类药物的报告数量仍然占首位，达到了化学药品的55.2%；其次是心血管系统用药，占化学药品的7.6%。（3）药品不良反应发生最多的剂型为注射剂。2009年药品不良反应报告的剂型分布以注射剂为主，占59%，口服制剂占37%，其他制剂占4%。化学药、中成药的药品不良反应报告中，注射剂占有比例分别为61%和52%，与总体情况一致。

（袁兴湖）

2009年全国药品安全性措施总结 近年来，我国药品不良反应监测工作在保障公众用药安全方面发挥了巨大作用，2003年《药品不良反应信息通报》的发布标志着我国在药品不良反应/事件报告数量增长的基础上，加大了数据的分析利用。（1）药品不良反应信息通报。2009年，国家食品药品监督管理局共发布《药品不良反应信息通报》6期。分别对阿昔洛韦、克林霉素注射剂、藻酸双酯钠注射剂、注射用头孢哌酮钠舒巴坦钠、清开灵注射剂、左氧氟沙星注射剂、穿琥宁注射剂、双黄连注射剂、炎琥宁注射剂、加替沙星的严重不良反应做出警告提示。（2）修改药品说明书。2009年国家食品药品监督管理局还发布了10个/类药品安全问题修改说明书的通知。涉及药品有阿昔洛韦制剂、吡罗昔康全身给药制剂、丹香冠心注射液、多巴胺受体激动剂制剂、盐酸吡格列酮制剂、克林霉素注射剂、替扎尼定制剂、头孢拉定制剂、溴隐亭和二氢麦角隐亭制剂，以及盐酸哌甲酯制剂。（3）采取暂停销售和使用的紧急控制措施。国家食品药品监督管理局还对部分药物采取暂停销售和使用的紧急控制措施。2009 年全年发布 2 条暂停通知，分别是 2009 年 2 月 12 日发布的暂停使用和销售黑龙江乌苏里江制药有限公司佳木斯分公司生产的双黄连注射液；2009 年 9 月 16 日发布的暂停销售使用标示为多多药业有限公司双黄连注射液。(4) 撤销药品批准证明文件或药品标准。2009 年 1 月 8 日，发文停止了生产、销售和使用盐酸芬氟拉明原料药和制剂；2009 年 12 月 11 日，发文撤销了炎毒清注射液和人参茎叶总皂苷注射液药品标准(标准编号分别为 WS-10005(ZD-0005)-2005 和 WS-10281(ZD-0281)-2002)。药品不良反应监测的目的是发现药品的安全风险，采取有效措施控制风险，最大程度地保障公众用药安全。从 2009 年药品不良反应/事件报告的统计数据来看，我国药品安全风险仍然存在，这其中有药品因药理作用带来的一些不可避免的药品不良反应，同时一些药品生产、流通以及使用中存在的问题也不容忽视。　(袁兴湖)

2009 年相关 ADR 文献报道统计　经统计，2009 年国内医务人员发表的以药品不良反应或药品不良反应监测为主题的报道 900 余篇，其中 66.2% 为对药品不良反应监测报告的统计分析，26.4% 为药品不良反应的个例或病例组报道，5.6% 为对药品不良反应或药品不良反应监测的研究分析，其余为药品不良反应监测的工作方法或经验总结等。如：王安虎对云南省保山市 2006 ~ 2007 年收集到的 ADR 报告 635 例，就报告来源、年龄分布、给药途径、涉及药品、累及器官或系统及临床表现等进行统计、分析。结果：635 例 ADR 报告中，涉及药品 106 余种，抗感染药及中药制剂出现 ADR 的几率较高；皮肤及其附件损害居多，为 349 例，全身症状其次，为 257 例；新的或严重的 ADR 较少。龙丽萍等对湖南省 2007 年报告的老年人严重药品不良反应数据进行回顾性统计分析。结果：在报告的 309 份老年人严重药品不良反应报告表中，严重药品不良反应的发生主要与抗感染药物、中药制剂、静脉给药方式、联合用药以及年龄有关。严重药品不良反应的主要临床表现为过敏性休克、心脏毒性以及肝肾毒性。朱舒兵等对重庆市药品不良反应监测中心 2008 年收集的 247 例严重药品不良反应/事件进行回顾性统计分析。结果：抗微生物药品引起严重不良反应/事件最多；以注射剂静脉滴注最常见；严重药品不良反应/事件累及系统-器官以全身性损害最多见。沈剑文等收集 2006 年 1 月至 2007 年 12 月上海市药品不良反应报告数据库中医务人员的报告数据进行统计分析报告情况及质量。结果：本组资料中，来自医师的报告占总报告数的 65.87%，高于药师(26.13%)和护士(8.00%)。根据世界卫生组织(WHO)和我国质量分析标准，医务人员 ADR 报告的级别 99% 以上达到 3 级，但报告的基本信息存在缺失，如病历号缺失率高于 10%、联系方式高于 5%。2006 年，医师、药师、护士上报的新的和严重的药品不良反应分别为 3.54%、4.20%、5.85%，2007 年分别为 5.55%、6.33% 和 12.28%。关联性评价中，护士的评价与市中心的评价一致比例最高。[中国药房，2009，20(2)：141-142；中国药物警戒，2009，6(1)：26-30；中国药物警戒，2009，6(10)：614-617；中国药物警戒，2009，6(5)：285-290]

(张海霞　葛卫红)

2009 年抗感染药物 ADR 监测　2009 年，我国药品不良反应报告中最常见的药物是抗感染药，报告数量占首位，占化学药品的 55.2%。2009 年，国家食品药品监督管理局发布的 6 期《药品不良反应信息通报》中分别对阿昔洛韦、克林霉素注射剂、注射用头孢哌酮钠舒巴坦钠、左氧氟沙星注射剂、加替沙星的严重不良反应做出警告提示。经统计，国内发表的 600 余篇关于药品不良反应监测报告的统计分析文章中，约 31.3% 为抗感染药物的药品不良反应统计分析。如：沈斌等人对嘉兴市药品不良反应监测中心 2007 年收集的 809 例抗感染药不良反应报告进行回顾性分析。结果：引起 ADR 最多的药物为头孢菌素，发生率最高的药物是头孢曲松钠；与合并用药有关的 ADR 占总例数的 40.30%，以静脉给药方式为主；ADR 的临床表现以皮肤及其附件损害最多见，其次是消化系统和神经系统。韩莹等回顾性地对 2003 ~ 2007 年北京市上报收集的 128 例喹诺酮类抗菌药不良反应报告按患者性别、年龄、药物种类、给药途径，涉及器官或系统、不良反应的临床表现进行统计分析。结果：涉及不良的的喹诺酮类药品共有 7 种，以左旋氧氟沙星居首位，用药途径以静脉给药为主，主要的不良反应类型为皮肤损害。王琰等对收集到的 177 例头孢拉定致儿童血尿不良反应进行统计与分析。结果：177 例中，患儿均无血尿及肾脏病史，出现不良反应停用头孢拉定及对症处理后，血尿很快消失，故均诊断为“药物性血尿”。3 岁以下患儿血尿发生率最高，静脉给药产生血尿的可能性更大，且用药浓度、剂量、滴注速度等因素也与血尿的产生有关。王建华等采用回顾性研究方法对淄博市 2008 年收集的 72 例注射用头孢哌酮钠舒巴坦钠不良反应病例报告进行分类统计和分析评价。结果：本组资料中，不良反应以老年人及儿童居多；不良反应一般较轻，严重不良反应 12 例(16.67%)；经采取治疗措施后治愈 64 例(88.89%)，好转 8 例(11.11%)；主要临床表现为皮疹、瘙痒等过敏反应。邓晟等收集 2003 年 8 月至 2007 年 7 月湖南省 ADR 监测中心收到的 1 077 例加替沙星 ADR 报表，并进行统计分析。结果：加替沙星所致 ADR 临床表现多样，能导致多系统-器官的 ADR 发生。1 077 例患者中，男性 ADR 发生率略低于女性；年龄为 20 ~59 岁人群发生 ADR 为 821 例(占 76.23%)；静脉给药为 905 例(占 84.03%)；消化系统损害最常见(682 例次，33.07%)，其次为皮肤及其附件损害(490 例次，23.76%)和神经系统损害(298 例次，14.45%)。安秀梅对 1995 ~2008 年国内医药期刊报道的 163 例阿奇霉素所致ADR进行统计分析。结果:阿奇霉素所致ADR可累及全身各个系统,以变态反应为主,占51.53%;ADR可发生于用药后的各个时间段,以静脉滴注给药为主。此外,亦有研究者对抗菌药物引起药品不良反应的作用机制进行了研究,以供从事临床工作和药物研究的人士参考。如:李峰等对抗菌药加替沙星引起用药者血糖紊乱的可能机制进行了分析和讨论,如干扰某些与血糖相关的内源性物质(胰岛素、肾上腺素、组胺等)的释放、影响葡萄糖转运体1的表达与功能、抑制机体糖异生途径等。[中国药师,2009,12(4):488-490;药物流行病学杂志,2009,18(4):261-263;中国药物警戒,2009,6(11):661-665;中国药物警戒,2009,6(8):482-485;中南大学学报(医学版),2009,34(1):49-53;中国药物应用与监测,2009,6(1):33-35;药学进展,2009,33(1):14-17]

(张海霞　葛卫红)

2009年中药制剂ADR监测　2009年,我国药品不良反应报告中中药的病例报告占总报告数的13.3%,其中中成药占99.5%,注射剂占52%。2009年国家食品药品监管局对清开灵注射剂、穿琥宁注射剂、炎琥宁注射剂、双黄连注射剂的严重不良反应做出警告提示。国内发表的600余篇关于药品不良反应监测报告的统计分析文章中,约26.2%为中药药品不良反应研究。如:张丽等对2004年1月至2007年10月收集的623例中药不良反应报告进行了分类统计分析。结果:不良反应可发生在任何年龄段,涉及ADR的药品剂型以注射剂居首位,用药途径以静脉滴注为主,主要的不良反应累及系统-器官及其临床表现为皮肤及其附件损害。甘戈等采用回顾性研究方法对2003年12月到2008年12月江苏省药品不良反应监测中心收到的14例痔血胶囊致肝损害不良反应/事件报告进行综合分析。结果14例患者均口服用药,用药剂量为每日2次,每次2粒,平均用药时间为22±15天;临床表现为黄疸、乏力、发热、腹胀、纳差、食欲减退;肝功能检查:丙氨酸氨基转移酶在182 ~1 973U/L之间,总胆红素在7.5-118.0μmol/L之间。唐春燕等对广西药品不良反应监测中心2007 ~2008年收到的301例清开灵注射液不良反应事件进行回顾性分析。结果:清开灵注射液不良反应事件男性患者多于女性;大多数发生在用药后30分钟内;以变态反应居多,主要累及皮肤及其附件损害和全身性损害。此外,亦有研究者对中药制剂的毒性机制进行了研究。如:胡中慧等对穿心莲内酯注射液的肾毒性进行了实验研究。结果表明穿心莲内酯注射液对大鼠的肾脏不产生明显毒性,但短期大量给药可致一定程度的肾损害。穿心莲内酯注射液致肾损害可能和其潜在毒性或过敏反应有关。另外,高浓度药液或与肾毒性药物联用易引起肾损害。[中国医院用药评价与分析,2009,9(2):151-153;中国药物警戒,2009,6(6):351-353;中国药物警戒,2009,6(8):478-481;药物不良反应杂志,2009,11(1):28-30]

(张海霞　葛卫红)

暨南大学附属第一医院643例ADR分析　目的:分析附院ADR的发生特点,为合理用药提供参考。方法:对我院近4年的ADR报告进行回顾性分析。分析项目包括:发生ADR患者的性别、年龄等基本情况;给药途径;涉及的药品种类及不良反应描述。结果:本组ADR以皮肤及其附件的损害最常见(44.79%),其次是输液样反应(15.40%)、消化系统(12.29%)及心血管系统损害(10.89%)。结论:涉及的药物以抗菌药物所占比例最高,其次为中成药。[暨南大学学报(自然科学与医学版),2009,30(6):681-683]

(沈剑文　王大猷)

解放军总医院药品保障中心291例ADR报告描述性分析　目的:研究总医院ADR发生特点,掌握ADR监测工作现状,规避临床用药风险。方法:以Excel电子表格形式从国家ADR监测网络下载总医院2007年12月1日至2008年11月30日ADR报告表,对有关数据进行适当转换后,进行统计分析。结果:291份ADR报告中抗感染药物所占比例最大,其次为抗肿瘤药和营养药;ADR累及器官或系统主要为全身性损害、消化系统损害、皮肤及其附件损害;240例(82.5%)ADR由静脉给药途径所致;新的、严重的报告共涉及22种药品。结论:应重视对新的、严重的ADR报告分析,及时筛选信号、展开调研、发布预警,形成有效信息流,降低临床用药风险。[中国药物应用与监测,2009,6(4):229-232]

(沈剑文　王大猷)

中国人民解放军总医院420例ADR报告分析　目的:了解ADR的发生特点,促进临床合理用药。方法对420例ADR报告分别从年龄、给药途径、涉及药物种类、ADR临床表现等进行回顾性分析。结果420例ADR中60岁以上的老年患者较多,占总例数的31.91%(134例);给药方式以静脉滴注为多,占83.10%(349例);导致ADR的药品以抗菌药物最多,占总数的38.33%(161例),其中以喹诺酮类、头孢菌素类抗菌药物最为常见;临床表现以皮肤及附件损伤最多,占总例数的38.81%(163例)。结论:临床应重视ADR报告和监测工作,合理使用抗菌药物,避免或减少ADR发生。[中国药业,2009,18(6):50-51]

(沈剑文　王大猷)

第二军医大学长海医院264例ADR报告分析　目的:分析长海医院ADR的发生情况及其规律,为提高合理用药水平提供参考。方法:对2005年全院上报的264例ADR病例报告进行分类统计和分析评价,计算三大类药物ADR发生例数与其用药频度(DDDs)的比值,分析其ADR的相对发生率。结果:抗感染药引起的ADR比例最高,位于前3位的分别是喹诺酮类、青霉素类和头孢菌素类;其次为中枢神经系统用药与中(成)药。抗感染药物中DDDs排序居前三位的依次为喹诺酮类的左氧氟沙星、大环内酯类的阿奇霉素和喹诺酮类的洛美沙星。中枢神经系统药物 DDDs 排序居前三位的为解热镇痛药氨麻美敏(日夜百服咛)片、营养神经药甲钴胺和解热镇痛药美洛昔康。中(成)药中引发 ADR 的品种较多,ADR 以皮肤及其附件损害最为常见,其次为消化系统和神经系统的损害。ADR 报告例次科室分布差异较大。结论:应通过加强对用药过程的观察,强调合理用药和 ADR 监测,减少 ADR 的发生。[药学服务与研究,2009,9(6):428-431] （沈剑文　王大猷）

↗ 惠州市人民医院 233 份 ADR 报告分析　目的:了解全院 ADR 的发生特点,为促进临床合理用药,深入开展 ADR 监测工作提供依据。方法:利用 Excel 软件对全院 2005 年 1 月 1 日至 2009 年 8 月 31 日收集到的 233 份 ADR 报告分别从患者年龄、性别、药品的种类、临床表现及给药途径等进行回顾性分析。结果:共涉及药品品种 87 种,共 233 例,其中抗微生物药居首位(37 种,61.37%);调节水、电解质、营养用药排第二位(14 种,16.74%),中药注射液排第三位(12 种,9.56%);给药途径以静脉用药为主(204 份,87.55%);ADR 损害的器官或系统以皮肤及其附件最为常见。结论:应合理控制抗感染药物及中药注射剂的使用,加强 ADR 监测工作,促进临床合理用药,避免或减少 ADR 的发生。[广东药学院学报,2009(6):615-617] （沈剑文　王大猷）

↗ 茂名地区 1984 例 ADR 报告分析　目的:通过对 2007 年 1 月至 2008 年 12 月茂名地区各医疗单位呈报的 1 984 例 ADR 报告进行分析,了解茂名地区 ADR 发生与分布情况。方法:采用 Excel 电子表格和手工筛选方法,将药品分类、ADR 临床表现与分类、给药途径及处理结果等建立 ADR 数据库。结果:1 984 例的 ADR 报告中,药品种类排首位的是抗菌药物有 1 164 例,占 51.96%,其次是中药制剂(包括中成药)有 456 例,占 20.36%,排列第 3 位的是电解质、酸碱平衡及营养药有 158 例,占 7.01%。ADR 涉及的药品种类,头孢菌素类占 45.10%、喹诺酮类占 15.81%、青霉素类占 11.77%。结论:发生 ADR 药物以抗感染药物最多,ADR 涉及的系统与器官以皮肤及其附件损害最多,静脉注射药物发生的 ADR 最高。[抗感染药学,2009,6(4):282-284] （沈剑文　王大猷）

↗ 常熟市第一人民医院 476 例 ADR 报告分析　目的:了解 2006～2008 年全院 ADR 发生情况,探讨引发因素,为临床合理用药提供参考。方法:对 2006～2008 年医院上报的 476 例 ADR 报告进行回顾分析。结果:ADR 发生于各个年龄组,〈10 岁年龄组中 ADR 病例占 25.21%(120 例);ADR 病例男女比例为 1:1.13;住院与留院观察病例占 79.41%(398 例);临床科室上报占 86.76%(413 例);一般或常见的 ADR 占 91.60%(436 例);以静脉给药的方式引发的 ADR 为主,占 86.55%(412 例);抗感染药物引起 ADR 为最多,占总数的 69.96%(333 例),中药引起的 ADR 占总数的 5.67%(27 例);临床表现以皮肤及其附件损伤最常见,占 69.54%(331 例)。结论:加强 ADR 监测工作,可促进合理用药,保障用药安全。[中国药师,2009(12):1 807-1 809] （沈剑文　王大猷）

↗ 浙江省人民医院 622 例 ADR 报告分析　对全院 2008 年收集到的 622 例 ADR 报告进行回顾性分析。在 622 例 ADR 报告中,男女患者接近各占 50%,年龄以 20 ~90 岁者居多;涉及怀疑药品 694 种,其中以抗微生物类药物最为多见,共 309 例次(占 44.52%),其次为中药 161 例次(23.20%);以静脉给药方式引发的 ADR 为主;ADR 发生例次最高的药物是环丙沙星注射液;皮肤及其附件损害最多。[海峡药学,2009,21(10):205-206] （沈剑文　王大猷）

↗ 天坛医院 530 例 ADR 报告分析　目的:分析全院 2006 ~2008 年上报的 ADR 发生规律和特点。方法:对上报的 530 例药品不良反应分别从患者年龄、给药途径、药品种类、ADR 临床表现等方面进行回顾性分析与评价。结果:530 例 ADR 报告中共涉及 13 大类药物,药品种类共 184 种,其中抗感染药物引起的 ADR 最多,占 34.15%;给药途径中静脉用药引起的 ADR 399 例,占 75.28%;ADR 临床表现主要为皮肤及其附件损害,占 31.70%。结论:必须重视药品不良反应监测工作,加强药师与临床的沟通交流,减少或避免 ADR 的发生。[中国药师,2009(11):1 599-1 601] （沈剑文　王大猷）

↗ 桂林医学院附属医院 401 例 ADR 报告分析　目的:了解全院 2008 年门诊药物不良反应的监测工作,促进临床合理、安全、有效用药。方法:根据 2008 年全院 401 份门诊药物不良反应报告,按照患者年龄、药物类型不良反应涉及系统、给药途径等进行统计分析。结果:引起药物不良反应的药物中以抗感染药物最多,占 64.34%。静脉给药造成的不良反应较多,占 96.76%。药物引起的不良反应以皮肤及其附件损害和消化系统表现为多见,分别为 45.39% 和 18.70%。结论:应加强药物不良反应知识的宣传力度,提高医护人员对药物不良反应工作的认识,促进临床合理用药。[华夏医学,2009(5):873-875] （沈剑文　王大猷）

↗ 油田总医院 216 例 ADR 报告分析　目的:总结医院 ADR 发生的特点,为临床安全用药提供参考。方法:分别对 216 例 ADR 患者的性别、年龄及药品的种类、给药途径、临床表现等进行总结及回顾性分析。结果:216 例患者中,女性多于男性且以以老年人最多(50.9%);抗微生物药物引起的 ADR(52.3%)占第一位,其次为中药制剂(22.1%)、抗肿瘤药物(11.4%);给药途径以静脉滴注为主,占 75.5%;主要的ADR类型为皮肤及附件损害，占65.4%。结论：药品不良反应与多种因素有关，应重视ADR的报告、监测及合理用药，以预防和降低ADR的发生，促进临床合理用药。尤其应合理，使用抗菌药物及中药注射剂。[中外医疗，2009，28(30)：76-76] （沈剑文　王大猷）

苏州大学附属第二医院321例ADR报告分析　目的：了解ADR的类型、药物类别及临床表现。方法：选择全院2006年10月至2007年10月上报的321份ADR报告，回顾性分析发生ADR者的性别、年龄、给药方式、药物类别、反应类型、涉及的药物等资料。结果：321例发生ADR者中，女性患者所占比例(61.68%)高于男性(38.32%)；发生ADR的患者中，20～39岁者所占比例最高，为41.75%；经静脉滴注方式给药引发的ADR最多，占76.95%；抗感染药物引起的ADR占首位，为64.48%；ADR临床表现以皮肤及附件损害（表现为全身或局部皮疹、丘疹、风团、荨麻疹等）最多(42.68%)，其次是消化系统反应(29.91%)和神经系统反应(17.76%)。结论：我院ADR主要由抗感染药物引起，主要临床表现为皮肤及附件损害以及消化、神经系统的反应等.[中国全科医学，2009(14)：1 301-1 302]（沈剑文　王大猷）

宁波大学医学院附属医院395例ADR报告分析　目的：了解医院ADR发生的一般规律和特点，为临床合理用药提供参考。方法：对395例ADR报告采用描述性研究方法进行统计并分析。结果：395例ADR报告中，抗感染药所致的ADR所占比例(56.7%)最高，其次为中药制剂所致的ADR(17.5%)；给药途径以静脉滴注方式引发的ADR最多，占70.4%；主要的ADR类型为皮肤反应(占50.9%)。结论：临床应重视ADR的报告和监测工作，以预防和减少ADR的发生。[现代实用医学，2009，21(6)：654-655]
（沈剑文　王大猷）

深圳市宝安区妇幼保健院666例ADR分析　目的：了解全院药品不良反应发生的规律和特点，为临床合理用药提供参考，为评价药品的安全性提供依据。方法：采用回归性研究方法，对666例不良反应进行统计和分析。结果：引起ADR的主要给药途径是静脉给药，导致ADR的药物主要是抗感染性药物，其中以头孢菌素类居多。ADR的主要临床表现为皮肤及其附件的损害。结论：必须加强药品不良反应的报告和监测，确保患者用药的安全。[中国当代医药，2009，16(13)：186-187]（沈剑文　王大猷）

江西省人民医院330例ADR报告分析　目的：了解全院ADR发生的特点及引发ADR的相关因素，促进临床合理用药。方法：对全院2006年1月至2008年6月收集上报的330例ADR报告进行分类统计和分析。结果：由抗微生物药引起的ADR所占比例最高(72.10%)，其次为中药制剂；临床表现主要为药物性皮疹、瘙痒、红肿，其次为胃肠道反应；静脉注射是引起ADR的主要给药途径(70.91%)。结论：应进一步加强ADR的监测、通报和宣传工作。[中国药物应用与监测，2009，6(3)：166-168]（沈剑文　王大猷）

四川泸州医学院附属医院407例ADR报告分析　目的：了解全院ADR发生的临床特点，促进临床合理用药。方法：采用描述性研究方法对2008年全院407例ADR报告进行统计分析。结果：407例ADR中，女性多于男性，男女之比为0.84∶1；50岁以上的中、老年患者166例，占40.79%；单一用药384例，联合用药23例，静脉给药为发生ADR的主要给药途径。抗感染药物是引起ADR的最常见药物占36.4%，其次为中药制剂占11.8%；皮肤及其附件是最常见的ADR损害部位，占49.4%；根据ADR程度分类，中度363例，重度只有2例。对ADR因果关系进行评定，具有肯定因果关系27例，很可能258例，可能106例，可疑16例；治愈227例，好转180例。结论：应加强ADR的监测和ADR知识的宣传，避免或减少其重复发生。[临床合理用药杂志，2009，2(19)：45-47]（沈剑文　王大猷）

安徽省淮北市人民医院397例ADR报告分析　目的：了解全院药品不良反应发生特点，促进临床合理用药。方法：对全院2007年6月至2008年12月收集到的397例不良反应报告进行统计分析。结果：397例不良反应的产生主要与抗菌药物和中药注射剂广泛使用、静脉滴注，以及老年患者有关，不良反应最常见临床表现为皮肤及其附件损害。结论：临床医生应加强对抗菌药物与中药注射剂引发的不良反应的监测，减少或避免药品不良反应发生。[安徽医药，2009，13(10)：1 298-1 300]（沈剑文　王大猷）

蚌埠市第三人民医院ADR分析与评价　目的：了解全院ADR发生情况，促进临床合理用药。方法：对全院2007年1月1日至2007年12月31日收集并上报的509例药品不良反应报告进行回顾性分析与评价。结果：509例ADR中，老年患者较多，占总例数的34.4%(175例)；以静脉滴注方式给药引发的ADR最多，占总例数的86.05%(438例)；抗菌药引起的ADR最多，占总例数的63.65%(324例)；临床表现以皮肤及附件损伤最常见，占总例数的34.8%(177例)。结论：继续做好ADR监测工作，避免或减少ADR发生。[淮海医药，2009，27(5)：450-451]（沈剑文　王大猷）

安徽医科大学第一附属医院ADR报告分析　目的：分析全院ADR的相关因素，为临床合理用药提供依据，有助于提高全院临床治疗水平。方法：对全院2007年收集的422例药品不良反应报告进行统计分析。结果：药品不良反应涉及的药品种类共235种，其中抗感染药(152例)占首位，占总例次36.02%，口服给药是引发ADR的主要途径，占50%。ADR最常见的临床表现为皮肤及其附件损害156例，占36.97%。结论：ADR的发生与多种因素有关，必须引起重视，减少ADR的发生，确保临床合理用药、安全、有效。[安徽医药，2009，13(1)：110-111]（沈剑文 王大猷）

↗ **右江民族医学院附属医院553例ADR报告分析** 目的：总结药品不良反应发生情况，促进临床合理用药。方法对1997～2007年全院上报的553例药品不良反应按患者性别、年龄、报告人所在科室、药物类别、合并用药情况、给药途径、剂型、不良反应表现类型等进行统计分析，并对药品不良反应事件进行评价。结果：553例ADR报告中，涉及药品14类127种；年龄段均有分布，但老年人多见；抗感染药引起ADR的药物中最多达46.7%；引起ADR的静脉给药达67.8%；不良反应的临床表现中，以皮肤其及附件损害为主占41.2%；ADR发生后经停药，必要时进行抗过敏治疗，大多数预后良好。结论：ADR的发生在临床上是难以完全避免的，其发生与多种因素相关，除科学有效地开展ADR监测工作，健全监督管理机制和技术规范外，临床医师合理用药、药师正确审核处方、护师规范操作都可以减少药品不良反应的发生。[中国现代药物应用，2009，3(1)：104-105]（沈剑文 王大猷）

↗ **976例新的严重ADR病例报告分析** 目的：了解新的、严重药品不良反应在淄博市的发生情况，为临床安全用药提供参考。方法：采用回顾性研究方法，对淄博市2008年收集的976例新的、严重ADR病例报告进行分类统计和分析评价。结果：本组资料中涉及ADR的药物共22类，中药注射剂居首位，其次为抗微生物药物。用药途径以静脉滴注为主(68.44%)。不良反应发生程度以中度居多(70.49%)，重度ADR 212例(21.72%)，严重ADR发生例数最多的药物是氧氮平片。结论：继续加强中药注射剂和精神类药物的安全性监测，提高临床合理用药水平。[齐鲁药事，2009，28(7)：441-444]（沈剑文 王大猷）

↗ **湖南省2008年987例严重ADR病例情况分析** 目的：确定今后湖南省药品不良反应监测重点，提高药品不良反应监测报告质量。方法：通过使用泛珠三角不良反应监测网络平台对2008年湖南省上报国家中心的数据进行规整，使用Excel软件进行统计学分析。结果：湖南省2008年严重不良反应病例的药品剂型以注射剂为主，占总数的86%；静脉给药为主要用药途径，占总数的79%；抗微生物注射液和中药注射液引起的严重不良反应分别为54.7%和11.44%。结论：抗微生物注射剂和中药注射剂是今后一段时间内本省药品不良反应监测的重点。[中南药学，2009，7(6)：472-474]（沈剑文 王大猷）

↗ **常见抗高血压药品不良反应报告分析** 目的：总结常见高血压不良药品不良反应以供临床管理用药提供参考。方法：对2003～2007年福建省药品不良反应监测机构共收到全省上报的抗高血压药不良反应病例进行统计分析。结果：使用抗高血压药物年龄最小者为28岁，最大者为83岁，抗高血压药物的ADR的发生男性多于女性。呼吸系统损害、皮肤及其附件损害、神经系统损害、消化系统损害、循环系统损害居病例报告前5位。讨论：临床药师在高血压防治过程中如何合理应用抗高血压药物，应了解各类抗高血压药物的特点，以便做出合理应用的选择。高血压患者不良反应发生监测将不可忽视，要不断加强高血压患者的ADR的认识教育，以保障高血压患者的用药安全。[海峡药学，2009，21(12)：242-243]（沈剑文 王大猷）

↗ **仁济医院313例抗菌药物ADR分析** 目的：分析上海仁济医院抗菌药ADR的发生情况，以降低人为因素引起的ADR的发生率及危害程度。方法：对2004年1月至2008年2月仁济医院自发呈报的由抗菌药物引起的ADR按调查表进行统计分析。结果：646份ADR中，抗菌药物所致的有313例病人(48.5%)，341例次。其中，静脉给药引发的ADR最多，占76.5%(261例次)。共涉及抗菌药物10类58种，以β-内酰胺类抗生素引起的ADR最为常见，占42.8%(146例次)，其次为喹诺酮类药物，为31.7%(108例次)。313例抗菌药物ADR中，以一般ADR为主，皮肤及其附件损伤最多，累计占总ADR的56.6%(193例次)；严重ADR仅27例，多出现在用药过程中(15例次，占55.6%)。另外，25例ADR可能与不合理用药有关，包括药物浓度过高(11例)、药物剂量过大(5例)、溶媒选用不当(4例)等。结论：应合理应用抗菌药物，以降低ADR的发生率。[药学服务与研究.2009，9(2)：93-96]（沈剑文 王大猷）

↗ **厦门市第一医院241例静滴抗感染药ADR报告分析** 收集全院2004年至2008年7月上报的241份静脉滴注抗感染药引发的不良反应报告。统计发现：241例ADR报告中患者为学龄前儿童的有64例(占未成年人发生ADR例数的82.05%)；静脉滴注抗感染药引发ADR例数最多的为喹诺酮类药物注射剂，占28.15%；抗感染中药注射剂占14.08%。最常见的临床表现为皮肤及其附件损害，占53.26%。[海峡药学，2009，21(2)：129-130]（沈剑文 王大猷）

↗ **2008年惠州市702例抗感染药致ADR分析** 目的：了解惠州市抗感染药致不良反应发生的特点。方法：对惠州ADR工作站2008年收集到的702例抗感染药致ADR报告，利用Excel软件进行分类统计和分析。结果：引起ADR的抗感染药涉及12大类82个品种，其中头孢菌素类居首位，其次为喹诺酮类。给药途径以静脉用药为主(586例，

83.48%)。ADR 的临床表现主要为皮肤及其附件损害(占 53.13%)。结论:加强抗感染药不良反应监测,促进临床安全合理用药。[中国现代医生,2009(34):42-44]

(沈剑文　王大猷)

β-内酰胺类抗菌药 ADR 619 例报告分析　目的:了解淮安市 β-内酰胺类抗菌药物 ADR 发生情况,分析其影响因素,以促进临床合理用药。方法:对淮安市 2007 年收集的 619 例 β-内酰胺类抗菌药物 ADR 报告分别从患者年龄、性别、给药途径、使用药物种类以及临床表现等方面进行统计分析。结果:涉及 β-内酰胺类抗菌药物共 33 种,以阿莫西林居首位,其次为青霉素钠;以静脉途径给药引发的 ADR 最多;临床表现以皮肤及其附件损害最常见。结论:规范 β-内酰胺类抗菌药物的临床应用,避免或减少 ADR 的发生。[药学与临床研究,2009(6):505-508]

(沈剑文　王大猷)

第三代头孢菌素类药物不良反应 70 例分析　目的:为临床合理应用头孢菌素类药物提供参考。方法:分析 2006～2008 年临床常规静脉使用头孢哌酮、头孢噻肟、头孢曲松、头孢他啶等 4 种三代头孢菌素类药物的病例 2 430 份,讨论其不良反应发生情况。结果:发生不良反应 70 例,发生率为 2.88%。结论:临床在应用第三代头孢菌素类药物时,应关注其不良反应的发生,正确使用,防止滥用。[临床医学工程,2009,16(1):31-32]

(沈剑文　王大猷)

72 例注射用头孢哌酮钠舒巴坦钠不良反应报告分析　目的:了解注射用头孢哌酮钠舒巴坦钠不良反应在淄博市的发生情况,为临床安全合理用药提供科学参考。方法:采用回顾性研究方法,对淄博市 2008 年收集的 72 例注射用头孢哌酮钠舒巴坦钠不良反应病例报告进行分类统计和分析评价。结果:本组资料中,男性 41 例(56.94%),女性 31 例(43.06%);不良反应以老年人及儿童居多;不良反应一般较轻,严重不良反应 12 例(16.67%);经采取治疗措施后治愈 64 例(88.89%),好转 8 例(11.11%);主要临床表现为皮疹、瘙痒等过敏反应。结论:继续加强抗菌药物的不良反应监测,提高临床合理用药水平。[中国药物警戒,2009,6(8):482-485]

(沈剑文　王大猷)

海南省人民医院 95 例氟喹诺酮类 ADR 分析和合理应用　目的:分析氟喹诺酮类药物在临床应用中的不良反应,为合理临床用药提供对策。方法对 95 例氟喹诺酮类药物不良反应报告进行回顾性分析。结果:95 例不良反应涉及 5 种氟喹诺酮类药物,加替沙星和左氧氟沙星分别占其中的 35 例和 36 例;不良反应累及人体 9 个系统,主要表现为皮疹、瘙痒、恶心、呕吐、头晕、头痛、静脉炎等。结论:氟喹诺酮类药物引起的不良反应症状多,临床应用时要注意不良反应的监测,合理用药,提高用药的安全性。[海南医学,2009,20(11):121-122]

(沈剑文　王大猷)

蚌埠市第五人民医院 50 例抗结核 ADR 报告分析　目的:分析抗结核药 ADR 的特点和规律,促进临床合理用药。方法:对 50 例抗结核药品不良反应报表进行分析。结果:涉及 ADR 药品 5 种。利福平居首位,其次为异烟肼、吡嗪酰胺。口服药引发的 ADR 50 例;ADR 的临床表现以、肝功能异常 ALT、AST 升高为主,其次为发热、皮疹等。结论:应注意联合用药,对老年人、幼儿、酗酒者、有肝病史及营养不良者建立个体给药方案,以避免和减少药品不良反应发生。[淮海医药,2009,27(5):449-450]

(沈剑文　王大猷)

689 份中药制剂不良反应报告分析　目的:了解深圳市中药制剂 ADR 总体发生情况、特点及规律,促进中药合理应用。方法:采用回顾性研究方法。从广东省药品不良反应监测中心数据库下载 2007 年深圳市各单位上报的 ADR 报告表,筛选出中药制剂 ADR 报告进行分类统计、分析。结果:中药制剂 ADR 报告 689 份,涉及 226 个品种。31 个中药注射剂品种导致 ADR 357 例次(51.81%),绝大多数采用静脉滴注给药;161 个口服制剂导致 ADR 276 例次(40.06%)。ADR 主要表现为皮肤及其附件损害,其次为消化系统反应、全身性损害、神经系统反应等。新的 ADR 390 例次(56.60%),严重的 ADR 较少。绝大多数 ADR 的转归良好。结论:应加强对中药制剂特别是注射制剂 ADR 的监测,加强对中药制剂说明书 ADR 项的监管,以保障患者用药安全。[中国药业,2009,18(14):48-49]

(沈剑文　王大猷)

100 例中药注射剂不良反应分析　目的:探讨中药注射剂不良反应发生的特点,为临床合理用药提供参考。方法:采用回顾性分析方法对 2004 年 1 月至 2008 年 8 月山东省淄博市药品不良反应监测中心收到的 100 例中药注射剂不良反应报告表进行统计分析。结果:100 例中药注射剂不良反应报告中,0～9 岁年龄组发生不良反应 33 例,比例最高;患者不良反应以全身性损害最为常见。结论:临床应慎用中药注射剂,加强对中药注射剂不良反应的监测,提高临床用药安全。[中国药物警戒,2009,6(5):281-284]

(沈剑文　王大猷)

瑞康医院中药注射剂 95 例 ADR 的相关因素分析　目的:分析中药注射剂不良反应的发生情况及相关因素,为临床合理用药提供参考。方法:对该院 2006～2008 年上报的 95 例中药注射剂不良反应报告表进行回顾性分析。结果:本组不良反应以药物热和皮肤及其附件损害为主,共 76 例占 80.0%;涉及 27 个注射剂品种,其中冠心宁注射液、银杏达莫注射液、血塞通注射液、生脉注射液、香丹注射液等 5 种注射剂共诱发63例不良反应占66.3%。结论:提倡中药口服途径给药,慎用中药注射剂,加强对中药注射剂不良反应的监测和相关研究,提高临床用药的安全性。[临床合理用药杂志,2009,2(13):10-11] (沈剑文 王大猷)

湖南省309例老年人严重ADR报告分析 目的:统计分析湖南省2007年老年人严重药品不良反应发生的特点及规律。方法:对湖南省2007年报告的老年人严重药品不良反应数据进行回顾性统计分析。结果:在报告的309份老年人严重药品不良反应报告表中,严重药品不良反应的发生主要与抗感染药物、中药制剂、静脉给药方式、联合用药以及年龄有关。严重药品不良反应的主要临床表现为过敏性休克、心脏毒性以及肝肾毒性。结论:加强老年人严重药品不良反应监测工作,促进临床合理用药。[中国药物警戒,2009,6(1):26-30] (沈剑文 王大猷)

药物致肌肉骨骼系统不良反应文献调研 目的:归纳总结药物致肌肉骨骼系统不良反应,为规避临床用药风险提供参考。方法:使用Medline和维普、万方资源系统检索药物致肌肉骨骼系统不良反应并进行综述。结果:降脂药、喹诺酮类药物、糖皮质激素类药物、双膦酸盐类药物、抗精神病类药物、抗凝药、抗惊厥药以及部分中药等临床常见药物均可能引起肌肉骨骼系统药物不良反应。结论:与其他系统不良反应相比,肌肉骨骼系统不良反应并不是一种常见的药物不良反应。当存在高危因素时,例如老年人、妇女、肝肾功能损害、合用多种药物的人群以及严重感染、休克或围手术期患者,应当仔细考虑发生此类不良反应的可能性。[中国药物应用与监测,2009,6(1):26-29] (沈剑文 王大猷)

71例脉络宁注射液不良反应文献分析 目的:通过对71例脉络宁注射液致不良反应的病例进行分析,探讨其引起不良反应的规律和原因,为临床合理用药提供参考。方法:对1995~2009年中国期刊全文数据库文献进行检索,对其中涉及脉络宁注射液致不良反应的49篇文献中报道的71例病例报告进行统计与分析。结论:脉络宁注射液引起的不良反应中,过敏性休克的患者比例较高,发生时间短、严重程度高,临床应用应加强监测,密切防范不良反应的发生。[中国药物警戒,2009,6(12):733-736] (沈剑文 王大猷)

国内利福昔明ADR的回顾性分析 目的:根据国内临床应用利福昔明引起ADR的文献,考查利福昔明的安全性。方法:通过检索《中国医院数字图书馆》、《中文科技期刊数据库(维普)》,收集2002 ~2008年临床使用利福昔明的资料,进行统计分析。结果:25个临床研究资料共计有1 759个临床患者使用利福昔明的病例参加安全性评价,结果发生不良反应计55例次,涉及消化系统、神经系统、心血管系统、泌尿系统、血液系统以及皮肤等多个系统和器官,ADR发生率为3.13%。结论:临床使用中,应特别注意利福昔明消化系统、肝胆系统与神经系统方面的ADR,密切监测肝功能。[安徽医药,2009,13(11):1 425-1 427] (沈剑文 王大猷)

喹诺酮类抗菌药物不良反应的文献回顾性分析 目的:了解喹诺酮类药物发生的不良反应情况,为临床合理用药提供参考。方法:对1994~2008年国内公开发行的有关喹诺酮类药物发生的不良反应的医药期刊190篇共1 351例进行整理分析。结果:涉及13种喹诺酮类药物,不良反应出现最多的前四位是环丙沙星、左氧氟沙星、诺氟沙星、氧氟沙星;神经系统反应413例(30.56%);过敏反应为370例(27.39%)。结论:应高度重视喹诺酮类药物不良反应,合理选药,提高用药的安全性。[中国现代药物应用,2009,3(21):119-120] (沈剑文 王大猷)

氟喹诺酮类药物不良反应187例文献分析 目的:探讨氟喹诺酮类药物不良反应发生的特点和一般规律。方法:对2006年1月至2009年1月期间国内医药期刊报道的氟喹诺酮类药物致不良反应187例进行统计、分析。结果:在年龄分布上差异无显著性;临床表现以过敏反应(占25.67%),消化系统反应占(20.86%),血糖波动(占17.11%),神经系统反应(占11.76%)为主;引起不良反应的药品种类主要有左氧氟沙星、加替沙星、培氟沙星、环丙沙星等。结论:临床应重视氟喹诺酮类药物不良反应的监测工作,可减少或避免不良反应的重复发生。[国际医药卫生导报,2009,15(22):58-61] (沈剑文 王大猷)

左氧氟沙星不良反应184例分析 目的:了解左氧氟沙星所致ADR情况及其相关因素,为临床合理用药提供参考。方法:对2000 ~2007年国内公开报道的左氧氟沙星不良反应病例进行汇总和统计分析。结果:左氧氟沙星ADR的临床表现主要以变态反应、神经系统症状为主;年龄大于65岁的患者容易引起低血糖昏迷。联合用药以头孢菌素类、抗结核类、硝咪唑类、茶碱类、莨菪碱类等为主。不良反应主要为过敏反应、休克、精神障碍、关节疼痛、锥体外系异常表现等。结论:临床上应重视左氧氟沙星的ADR,联合用药应充分考虑不良反应出现的可能,确保安全、合理、有效用药。[内科,2009,4(2):241-242] (沈剑文 王大猷)

114例鸦胆子油乳注射液不良反应分析 目的:探讨鸦胆子油乳注射液不良反应发生的规律及特点,为临床合理用药提供参考。方法:采用回顾性研究方法,对国家药品不良反应监测数据库中的114例鸦胆子油乳注射液不良反应报告表进行统计和分析。结果:鸦胆子油乳注射液所致不良反应主要为变态反应,其中发热伴全身性损害52例

(45.61%)、胃肠系统损害29例(25.44%),中枢及外周神经系统损害11例(9.65%)。结论:应加强对鸦胆子油乳注射液不良反应的监测。生产厂家药品说明书中记载的不良反应过于简单,应及时更新,以促进药品的合理应用。[中国药物警戒,2009,6(10):606-609]　(沈剑文　王大猷)

301例清开灵注射液不良反应分析　目的:分析清开灵注射液致不良反应的一般规律及特点,为临床合理用药提供参考。方法:对广西药品不良反应监测中心2007~2008年收到的301例清开灵注射液不良反应进行回顾性分析。结果:清开灵注射液不良反应男性患者多于女性;大多数发生在用药后30分钟内;以变态反应居多,主要累及皮肤及其附件损害和全身性损害。结论:临床应重视清开灵注射液不良反应,合理用药,注意用药全程的监护,以减少不良反应的发生。[中国药物警戒,2009,6(8):478-481]

(沈剑文　王大猷)

临床药学

概　况　2009年,临床药学学科发展很快并日益受到各方重视。有越来越多学者不断吸取国内外经验,从理论和实践方面探讨临床药学在人才培养、课程设置、工作实践、操作方法、质量管理、职业风险等方面的工作模式及难点问题的解决途径。有学者对我国临床药学开展的现状进行了全方位的调研分析并针对性提出努力方向。在临床药学实践方面,提出特定药物引起的药源性疾病诊断与处理、特定药物的临床定位与总体评价、特定专科或病区临床药师的工作特点和工作技巧以及在工作实践中如何开发和应用软件程序以提高工作效率和质量;在临床药学教育方面,系统总结了基础课程配套教学、学校教育课程设置体系、在职培养模式、临床药师师资培养以及临床思维训练方法等一系列研究成果。2009年底,卫生部临床药师培训3年试点工作完成计划,相关部门组织专家对各培训试点基地进行了考核评估,卫生部科教司召开会议总结了3年临床药师培训试点工作,并提出进一步提高培训质量,扩大培训规模。

(王卓　胡晋红)

我国临床药学工作现状调查　为系统了解我国临床药学工作开展现状,四川大学胡明等及中国医院协会药事管理专业委员会参照美国卫生系统药师协会(ASHP)每年开展的全国医院药学服务调查,以我国国内三级甲等、三级乙等、二级甲等、二级乙等6 044家医院作为研究对象总体。从中随机抽取600家样本医院,并对全国42家卫生部临床药师制试点医院发放调查问卷进行全数调查。通过系统规范的调查研究,对我国各级医院临床药学服务的实际状况进行定量的描述和较系统的分析,为我国管理部门、医院决策者及实践工作者了解我国医院药学服务状况提供。[中国药房,2009,20(1):72-74;中国药房,2009,20(13):1 030-1 032;中国药房,2009,20(16):1 278-1 280]　(王　卓　胡晋红)

中国癫痫患儿丙戊酸群体药动学模型的建立　通过收集2004至2008年在复旦大学附属儿科医院住院并应用丙戊酸常规治疗的癫痫患儿的临床资料,包括血药浓度数据、生理指标及与其他抗癫痫药联合用药情况。采用NONMEM法建立丙戊酸群体药动学模型,采用一级吸收和消除的一房室模型拟合丙戊酸的药动学过程,吸收速率常数固定为1.9/h,个体间变异用对数模型,采用个体间变异和残差变异有交互作用的一级速率条件算法计算。考察生理和联合用药对表观分布容积(V/F)和相对清除率(CL/F)的影响。模型验证采用200次bootstrap法。癫痫患儿321例,收集血药浓度数据点390个,每例患儿采样15个。丙戊酸单药治疗115/321例(35.8%),与其他抗癫痫药合用206/321例(64.2%)。年龄中位数为1.8(0.1~13.6)岁,体重中位数为11.5(2.6~84)kg,丙戊酸剂量为30.8(4.8~88.9)mg/(d·kg)。患儿年龄,与氯硝西泮、卡马西平或苯巴比妥合用均是丙戊酸CL/F的影响因素。Bootstrap法的验证结果与模型计算值相符。说明建立的丙戊酸群体药动学模型有一定代表性,可为采用Bayesian法进行个体化给药奠定基础。[中国循证儿科杂志,2009,4(6):509-513]

(王学彬　黄　瑾)

基因多态性对急淋患儿大剂量甲氨蝶呤化疗不良反应的影响　回顾性分析53例ALL患儿(2~12岁)HD-MTX化疗后的不良反应,并检测患儿MTHFR C677T和RFC1 G80A基因型,探讨不良反应与基因型的相关性。患儿HD-MTX化疗后发生的不良反应按照WHO标准统一评价,采用免疫偏振荧光法(FPIA)检测HD-MTX化疗44小时后MTX血清药物水平。53例ALL患儿中,MTHFR 677CC、677CT和677TT基因型分别占28.3%、43.4%和28.3%;RFC1 80GG、80GA和80AA基因型分别占13.2%、58.5%和28.3%。接受HD-MTX化疗的53例ALL患儿中,总体不良反应发生率为62.3%(33/53例),而RFC1 80AA基因型患儿发生不良反应的可能性是RFC1 80GG基因型患儿的10倍(OR=10.00,95% CI:1.26~79.34,$P=0.03$)。在有不良反应的患儿中,RFC1 80A等位基因携带频率(70.5%)显著高于RFC1 80G(51.1%,$P=0.04$),携带RFC1 80A等位基因可增加HD—MTX化疗后不良反应的发生风险(OR=2.29,95% CI:1.02~5.10)。与其他基因型患儿比较,RFC1 80AA基因型者发生Ⅱ度以上肝损伤的风险加大(OR=5.6,95% CI:1.536~

20.420，P=0.006），并且发生排泄延迟的概率也较其他基因型者高（OR=5.0612，95% CI：1.373～18.654，P=0.028）。结果表明，RFC1 G80A 基因多态性有望成为对 ALL 患儿 HD-MTX 毒性反应进行预测的有效指标之一。［实用儿科临床杂志，2009，24（21）：1 674-1 676，1 696］（王学彬 黄 瑾）

临床药学信息系统的开发与应用 利用 Access 软件开发的药学服务咨询数据库系统，可以快速、准确记录咨询问题。药学服务咨询是临床药师日常工作的一部分，其重要性与复杂性相对较高。在日常工作中使用并不断维护、升级该数据库系统，不仅能存储所有与药学咨询工作相关的专业性信息，提高咨询的准确率和工作效率，降低咨询回复的延迟时间，对各个药师每月的工作量能准确统计，还有利于药师分享咨询工作的重点与难点内容，促进药学服务咨询水平的提高。采用 Access 软件开发药学服务咨询数据库系统具有节约人力、物力资源，能满足三甲医院临床药师所有咨询内容的录入、编辑和查询以及工作量统计和咨询内容分析等工作需求。由于医院信息系统的不兼容性，诸多药学信息系统难以通畅运行，开发使用目前流行的 Apache + PHP + MySQL 组合，建立了一个开放的、多层次体系结构的信息资源管理系统。所建系统包括药物查询系统、合理用药系统、药品不良反应管理、药学行政管理、网站管理 5 个模块，既能充分保证系统的兼容性、可扩充性，又能满足医院药学发展的需求，促进合理用药。［药学服务与研究，2009，9（6）：475-477；中国药房，2009，20（7）：552-554；］（孙华君 胡晋红）

门诊药学信息咨询向深度发展 某院 2006～2007 年门诊患者咨询 14 800 余人次，抽样分析表明，问题主要涉及药物商品名/通用名（2.3%）、药理作用及适应证（20%）、用法用量（14.9%）、药品不良反应（10.6%）、使用注意事项（7.1%）、药品有效期（1.2%）。病人关注的问题还包括联合用药、服药时辰、慢性病的药物治疗、同类药物的选择、长期服药不良反应、最大用药剂量、特殊药物的具体用法、中药的成分、药物的保存等。其他医院的咨询记录回顾分析显示出类似结果。门诊药物咨询服务流程包括需要执行了解患者基本情况、掌握患者的药物治疗情况、明确患者的主要问题、分析患者病情和用药情况并向患者陈述自己的观点，临床药师给出建议等 5 个步骤。［中国药房，2009，20（35）：2 789-2 790；中国药房，2009，20（35）：2 793-2 794；中国医院药学杂志，2009，29（14）：501-505；药学服务与研究，2009，9（2）：147-149；药学服务与研究，2009，9（5）：329-332；中国药房，2009，20（35）：1 027-1 029］（孙华君 胡晋红）

面向医务工作者的药学咨询受到关注 通过对某医院临床药学室 2001～2008 年药物咨询电话回顾性分析，结果显示主要服务对象为院内工作人员（75.6%），主要药物咨询内容为相互作用（24.4%）、用法用量（17.3%）、药品不良反应（14.7%）、药理作用（10.7%）；咨询的药物中主要为抗菌药物（22.8%），其次是心脑血管类药物（16.2%）、内分泌药物（12.2%）。对于这些问题药师大多数可以立即回答（63.5%），还有需要查阅文献和资料总结后给予解答（26.4%），复杂问题还需要预约时间当面解答。药师开展电话药物咨询服务临床，推动药学服务发展，促进了合理用药。其他医院的回顾分析也呈现类似特点。［中国药房，2009，20（28）：2 232-2 234；中国医院药学杂志，2009，29（14）：1 038-1 040］（孙华君 胡晋红）

专科咨询服务得到重视 某精神病医院临床药师通过与患者及其家属面对面答疑和电话询问的方式开展咨询服务。患者用药咨询主要涉及的内容是药物合用的相互作用及药品不良反应，通过咨询提高了患者合理用药的意识，提高患者用药依从性，纠正了少数用药失误，对促进合理用药和提高临床疗效具有积极作用。某妇幼保健院 2001～2008 年用药咨询的内容回顾性分析表明，用药咨询人数逐年增长（2001 年 82 人次，2008 年 600 人次），咨询人群多为女性及儿童家长，咨询内容除了药品不良反应（25.2%）外，妇女妊娠期（14%）、哺乳期（5.8%）、月经期用药（5.4%）及儿童用药（9.2%）得到关注。面对妇女儿童的用药安全问题，可靠的相应信息来源应该充分重视。眼科患者用药咨询也呈现其独特性。［中国药房，2009，20（35）：1 033-1 035；中国妇幼保健，2009，24（21）：2 907-2 908；中国药房，2009，20（35）：1 835-1 836］（孙华君 胡晋红）

药师咨询服务效果研究取得进展 某医院随机选取门诊内科和儿科复诊的 1 069 例患者或其家属进行问卷调查，探讨药物咨询与用药依从性、不良事件发生率的关系。结果表明进行用药咨询和未进行用药咨询的不良事件标准化发生率分别为 28.1% 和 50.8%；进行用药咨询组和未进行用药咨询组中用药依从性好的分别为 76% 和 40%，二者差异有极显著性（P<0.01）；用药依从性差和用药依从性好的患者不良事件发生率分别为 56.2% 和 27.5%，二者差异有极显著性（P<0.01），表明用药咨询可以促进合理用药，提高患者用药依从性，减少药物不良事件的发生。药物咨询服务与临床探讨案例分析表明药师咨询服务成效显著。［中国医院药学杂志，2009，29（14）：1 229-1 230；中国药学杂志，2009，44（18）：1 437-1 438］（孙华君 胡晋红）

中药注射剂说明书问题依然严重 根据国家食品药品监督管理局颁布的有关中药注射剂说明书的相关要求，对 125 个中药注射剂品种、531 份说明书进行分析。结果表明，不良反应的标注率为 41.43%，禁忌的标注率为 38.61%，注意事项的标注率为 61.01%，药理毒理为 5.08%，药物相互作用为2.63%，均低于10%。而孕妇及哺乳期妇女用药、儿童用药、老年用药、临床研究、药代动力学等项目几乎阙如。药监部门应按照法律法规对中药注射剂说明书进行监督管理，对不合格的说明书应要求生产企业修改、补充、规范，并通过国家相关部门进行审核、审批，使药品说明书起到指导人们安全、有效、合理使用中药注射剂重要作用。临床使用的中药注射剂的说明书的情况类似，譬如主要成分排序不正确，功能主治表述不规范，用法用量不详细，不良反应标注不客观，禁忌和注意事项混杂不清，药物相互作用、药理毒理、药动学缺乏研究资料等，需要进一步加大监管力度。[中药药理与临床，2009，25(1)：67-70；中国药房，2009，20(36)：2 879-2 880；中国药房，2009，20(9)：718-720]

（孙华君　胡晋红）

美国急诊药师的发展对我国的启示　在美国，越来越多的医院开始设立急诊药师岗位，ASHP 规定急诊药师的职责包括：对患者进行药学监护，降低医疗成本，减少再入院率，采集用药史，提高医护人员工作效率等方面的工作。ASHP 一直以来都在开展一项促进药学服务影响的计划，其2007年的主题是将急诊药师整合入医疗机构。为此，刘维等在急诊科进行了临床药师实践的尝试，并结合急诊科需求，逐步摸索临床药师工作的切入点包括：第一，以治疗药物监测方法为切入点，为急诊科中毒患者提供血药浓度监测；第二，应用循证医学方法考察不同中毒救治方法的疗效和安全性，力求为临床合理用药提供依据；第三，为医生提供所需的各方面药物知识，为临床药物治疗提供支持。并提出应加强急诊专科临床药师的培养。[中华急诊医学杂志．2009，18(3)：326-328]

（王　卓　胡晋红）

美国临床药学教育对我国药师培养的启示　随着医药卫生体制改革的深入和社区药店的激增，社会对临床药学人才需求巨大，而当前高等药学教育培养的人才主要定位于药品生产企业，以致其培养目标与人才需求不相适应。相对于我国来说，美国临床药学教育具有起步早、执业药师业务要求明确、未来药学服务工作目标清晰等特点，因此应该参照美国临床药学教育，改革我国药学教育。其中包括：①提高对药师工作的认识，加快药师的培养；②加大临床药学课程改革力度，提高人才培养质量；③加快社会药房药师培养，努力适应社会需求；④提高人才培养层次，增强国际竞争力；⑤尽快出台《执业药师法》，规范药师行业标准。暨南大学药学院根据美国经验，结合我国社会药房人才的需求现状，于2008年开设了全英文授课的本科临床药学专业，面向海内外招生。培养适应国内外药品生产、经营和使用单位需要的复合型人才，为增强毕业生的竞争优势、扩大毕业生的就业范围打下了坚实的基础。该专业引起了境内外学生的热切关注，吸引了已经获得香港大学医学硕士学位的学生前来就读，得到了广泛的社会认可。[中华医学教育杂志．2009，29(5)：154-157]

（王　卓　胡晋红）

其他地区临床药师工作方法、质量管理做法的启示　四川大学华西药学院杨男等通过较系统的文献检索，整理介绍了药学服务整体质量的评价标准、临床药师工作质量的评价、药师提供用药咨询质量的评价标准、药历书写及其质量评价、药师与患者关系的评价等多种国外应用的相关工作质量评价标准，并讨论了药学服务评价标准的建立方法及药学服务质量评价的实施步骤。提出开展临床药学服务质量评价有助于促进临床药学服务水平的提高，证实临床药学服务的价值，促进临床药师制的建立与完善。借鉴美、英等国建立临床药学服务评价标准和评价体系的经验，在我国开展临床药学服务质量评价时要注意高校与实践工作者的合作，以及科学方法的应用和结合医院实际情况开展。南京鼓楼医院方芸则应用经典的戴明环(PDCA，P：Plan，计划；D：Do，实施；C：Check，检查；A：Action，处理)管理方法使临床药学工作程序化。通过 PDCA 循环制定临床药师工作的制度、标准，考核其工作绩效，从而使其得到临床初步认可。上海交通大学医学院附属新华医院卜书红等参观了台湾地区医院的临床药学工作，对台湾和大陆两岸临床药学工作在组织结构、临床查房、药历书写、药事服务、TDM 工作、抗菌药物管理、用药教育、ADR 监测、用药疏失呈报、信息系统、临床药师绩效评估及培训等各个方面进行了详细的对比和讨论，提出大陆医院应建立系统的临床药师培训模式、建立规范的临床药师工作模式和有效的考核机制，还应有高效便捷的信息系统相配套和支持。[中国药房，2009，20(7)：486-489；中国药房，2009，20(7)：519-521；药学服务与研究，2009，9(4)：252-254]

（王　卓　胡晋红）

信息软件系统开发与建设　谢健等提出了构建区域性临床药学数据中心的设想。随着临床药学研究的迅速发展和信息系统技术的深入应用，电子药历正逐渐成为临床医务工作者沟通的桥梁。通过构建区域临床药学数据中心，为药师提供药物治疗的安全性、合理性、有效性和经济性等综合数据，使其更有效地与临床医师互动，为患者提供更好的服务。白鸽等从临床查房、在线实时用药监护、电子药历、药物不良反应监测、药物经济学评价等方面论述了电子病历在医院药学中的作用。认为电子病历系统在医院药学中的作用包括：①建立新的临床查房工作模式，做好查房前期准备工作，增加查房目的性和自信心；②启用已建立的药学电子辞典，对医嘱进行后台在线实时监护，促进合理用药；③建立同步电子药历；④提高药物不良反应报表的数量和质量，避免药源性疾病的发生，促进药物不良反应监测工作的进展；⑤促进药物经济学评价。充分发挥电子病历的动态信息源作用，将会促进医院药学的快速发展。[中国数字医学，2009，4

(1):29-31;中国现代药物应用,2009,3(7):208-209]

(王　卓　胡晋红)

通过药物不良反应的识别与干预开展药师的临床药学实践　药师通过信息学调查和案例分析,以识别药物不良反应为切入点的临床药学实践模式值得推广。刘敏等通过信息检索收集丙基硫氧嘧啶不良反应561例,经统计发现丙基硫氧嘧啶不良反应的普遍规律,再分析实际案例,最终识别出丙基硫氧嘧啶的不良反应,以此进行临床用药干预。能全面了解丙基硫氧嘧啶的不良反应机制与表现,开展有效的临床药学实践。[中国新药杂志,2009,18(22):2 189-2 192]

(王　卓　胡晋红)

临床药师教育

临床药师培训工作会议　2006年2月9日在北京召开了临床药师培训试点工作会议,成立了中国医院协会临床药师培训专家指导委员会,正式启动卫生部临床药师培训工作,2006年启动的培训工作共设置第一批19个临床药师培训基地。2006年12月,第二批卫生部临床药师培训试点基地31个。2007年12月,卫生部医政司下达了关于开展临床药师制试点工作的通知:卫生部北京医院等42家医院为试点单位,试点时间从2008年1月至2009年12月,探索临床药师工作模式、岗位责任、管理制度,制定相关政策。临床药师培训试点情况:目前我国已经建立了临床药师培训基地50个,共50所医院,10个专科方向,92个带教组,专科方向有心血管、呼吸、消化、血液、内分泌、肾内科、神经内科、抗感染、ICU、肿瘤等。目前这50个临床药师培训基地都是三甲医院,每个基地有1~3个培训专业,都是各医院的重点专业,每个专业招收2个临床药师接受培训。通过临床药师试点培训,3年来培养约600名临床药师。

(崔向丽　赵志刚)

临床药师培训教育　临药师的培训对象一般为药学专业本科或硕士毕业生,至少有3年医院药房的工作经验,培养周期为1年。通过参与临床药师试点基地带教教师培训班以及临床药师培训的实践带教,带教的临床药师初步总结出一套教学模式:明确培训的要求,制定培训计划;成立带教组,一般由一名临床药师和各科的一名临床医师组成;有针对性的加强学员的理论学习;深入到临床科室参与临床查房实践;定期举行病例讨论。通过对教学模式的不断摸索实践,提高了临床药师的专业能力,培养了临床药师的沟通能力,提高了临床药师的能动性和实践性。各培训基地医院根据自身条件探索适宜的培训方法,但必须与《卫生部临床药师培训试点工作方案》原则相一致。培训试点医院对学员临床实践的模式,大致可分为两类:第一类强调要与带教老师直接参与对患者药物治疗的全过程;第二类参与临床用药,但不强调跟踪患者药物治疗过程,更多的是通过病例讨论、回答临床提出的问题。

(崔向丽　赵志刚)

临床药师规范化教育　院药师规范化培训,是培养医院药学人才,发展临床药学,促进临床合理用药的重要措施。培训分为两个阶段:第一阶段为三年,第二阶段为二年。第一阶段在医院药学部(药剂科)下属二级科(室)轮转为主,是基础专业培训;第二阶段进行定向专业培训。第一阶段实行二级科(室)领导负责与上级药师指导相结合的培训方法。完成第一阶段培训项目和内容后,进行考试和考核,成绩合格者进入第二阶段培训。北京地区药师实行5年住院药师培训制度,刚毕业的药师在有培训资格的三甲医院药剂科参加培训,前3年分别在门诊药房、住院药房、药库、药检室、药理基地进行轮转培训,轮转结束后参加北京市卫生局统一考试,考试内容包括处方调配、处方分析、药事知识及合理用药等基础知识,考核不通过,继续参加3年培训。考核合格后方可参加后第四、五年的第二阶段培训,第二阶段的培训是定向专业培训,目的是进一步提高药学实践工作能力,达到主管药师的基本标准。

(崔向丽　赵志刚)

临床药师培养及临床药学教育　李群力等认为目前高职药学专业基本上采取"本科压缩型"教学模式,其课程内容、方式、过程均以理论教学为主,实践机会少,从而造成理论与实践脱节。其课程体系应根据面向岗位、医药并重、技能优先的原则构建,在学习人体解剖与生理、医药信息检索等7门专业基础课的基础上,通过相应能力培养课程的学习,使学生形成药物营销、药物调配、用药咨询与指导、临床药学服务等单项职业能力。颜晓燕等利用文献分析的方法检索了国内目前开设临床药学专业本科教学的院校,并对其学科课程设置进行了分析比较,提出临床药学专业的课程体系大致应该包括:公共基础课、化学基础课、药学专业课、临床药学专业课、医学类课程以及人文科学类课程六大模块。中国药科大学丁选胜和南京鼓楼医院方芸等对五年制临床药学专业本科生的临床见习模式进行了设计和构建,并对其实际运行效果进行了评价。哈尔滨市第五医院杨笑笑则结合国内外现状,对临床药学研究生培养模式提出探讨,认为就目前我国国情来看,对临床药学专业最迫切的问题是临床药师的缺乏及师资力量不足,应先以临床实践为主,尽快培养若干批临床药师后,通过实践逐渐摸索出完善临床药学研究生培养的模式。侧重理论学习时加强案例教学,平时临床实习过程中进行实地考核,加强学生的临床思维和独立分析思考能力。硕士学位的毕业论文应要求紧密结合临床实际,撰写临床用药病例的分析报道或综述,能解决临床用药的实际问题,而不一定非要进行实验研究工作。[四川生殖卫生学院学报,2009,(5):78-80;药学教育,2009,25(2):40-42;职业技术教育,2009,(17):22-23,46;中国现代药物应用,2009,3(10):203-204] (王 卓 胡晋红)

医院药学与临床药师实践 临床药师是医院药学发展和临床治疗需要的结果。临床药师不仅解决了临床不同层次人员的用药问题,也进一步提高了临床合理用药的水平。经过多年的临床实践,现已逐步证明了临床药师在合理、安全、有效用药中的重要地位,同时作为临床药师自己也有了更深入的心得和体会。曹国文等人介绍了该院临床药师参与神经内科临床用药的实践、经验与体会。通过参与医师查房、解决有关用药问题、编写药历、药品不良反应监测、参与护理站药品管理等方式,体现了临床药师参与临床用药的价值,同时也觉得仍需不断提高自身的业务水平;姚鸿萍通过深入消化科开展药学服务工作2年,总结了临床药师深入消化科的工作经验和体会,认为临床药师只有利用自己的药学专长,扎扎实实在临床做下去,才能为患者提供满意的服务;梁培等人通过呼吸科临床药学查房实践,总结和完善呼吸科临床药学查房内容和方法,认为建立符合呼吸科特点要求的规范化临床药学查房模式十分必要;贾晋生等人回顾性统计了该院临床药师协助临床58例抗霉菌治疗并进行药学监护的病例,并将其中的典型病例进行分析;张威等人通过对临床药师在骨肿瘤科的工作模式、工作流程、工作内容,临床医师、护士、患者对临床药师的多层次需求以及临床药师对不同药学问题的处理及思考,对骨肿瘤科临床药师工作进行总结。认为临床药物治疗需要有经验能够处理临床问题的临床药师,成为能胜任临床工作的临床药师需要知识经验的积累和完善的法规及制度的支持;刘敏等人通过信息检索收集丙基硫氧嘧啶不良反应561例,经统计发现丙基硫氧嘧啶不良反应的普遍规律,再分析实际案例,最终识别出丙基硫氧嘧啶的不良反应,以此进行临床用药干预。认为药师可以通过信息学调查和案例分析,以识别药物不良反应成为进行临床药学实践的切入点;官真水等人通过对该院2004年2月至2007年12月临床药师参与227例抗菌药物应用会诊情况进行分析,结果发现临床药师参与抗菌药物应用会诊例数逐年增加,会诊建议被采纳的比例也逐年上升。临床药师在针对抗菌药物选用、应用方法、注意事项等方面为医师提供了一定帮助,但未能做到事前进行用药干预,工作方式有待进一步改进;赵语等人通过查阅相关文献和结合该院临床药师的工作体会,总结临床药师为临床提供药学服务的途径和方法。认为临床药师可通过查房、会诊、药学监护、干预医嘱执行、药学信息咨询服务、参与处理临床药学不良事件、用药知识教育等途径和方法为临床提供药学服务,确保药物的应用更加安全、有效、经济;张海燕等人通过亲身实践,介绍该院临床药师参与抗凝管理工作及开展药学服务的体会,并结合典型实例分析说明。认为临床药师通过参与心脏机械瓣膜置换术患者出院后的抗凝管理工作,为医师及患者提供药学信息和药学服务,可提高抗凝治疗的安全性和有效性;褚燕琦等人选取该院2007年11月临床药师对普外科ICU医师的用药干预及追踪结果记录,按干预项目和干预方式和干预结果进行统计、分析,结果显示临床药师干预的主要项目为药品的用法用量、是否符合适应证、对患者发生的不良反应进行判断等方面,干预方式分为及时干预和延迟干预。认为临床药师对干预内容应有充分的依据和理由,并选择合适的方式与医师进行沟通,可提高医师的接受率;潘珍等人将116例2型糖尿病患者按就诊顺序随机分为试验组和对照组,试验组实施临床药师干预,对照组进行常规治疗,3个月后发现试验组患者的糖化血红蛋白(HbA1c)、高密度脂蛋白胆固醇(HDL-C)、低密度脂蛋白胆固醇(LDL-C)、生命质量SF-36评分和治疗达标率明显优于对照组。认为临床药师干预是提高2型糖尿病患者生命质量的有效途径;黄瑾等人通过分析医师和药师临床思维的差异,结合实践经验,阐述药师临床思维的要点,即批判性思维、立体性思维、循证性思维、人本性思维和创新性思维。认为符合药师特色的临床思维需要以临床药学实践为核心,通过增强药师识别和解决药物相关问题来实现。[院药学杂志,2009,29(12):1 036-1 038;中国医院药学杂志,2009,29(13):1 122-1 124;中国医院药学杂志,2009,29(14):1 226-1 227;中国药学杂志,2009,44(24):1 942-1 943;中国新药杂志,2009,18(18):1 802-1 805;中国新药杂志,2009,18(22):2 189-2 192;中国药房,2009,20(17):1 358-1 360;中国药房,2009,20(19):1 519-1 520;中国药房,2009,20(32):2 559-2 560;中国药房,2009,20(34):2 716-2 717;中国药房,2009,20(35):2 787-2 789;中国药房,2009,20(35):2 799-2 800] (缪丽燕 朱 珠)

临床药师继续教育 随着医药科学事业的发展,要求药师应有较强的专业能力,包括处方分析能力,药物咨询能力,用药指导能力等。由于调剂窗口是医院接触病人最多的部门之一。其药师的服务质量如工作态度、言行举止、文明修养、服务艺术等直接体现了医院的服务水平。沈芊等对884份北京市社区药学专业人员岗位培训理论考试试卷的成绩分布趋势、失分率、试卷难度和区分度进行分析,考生在社区常用药剂学知识和社区常见疾病药物治疗学以及实际应用问题方面失分率较高,认为与当前药品新剂型不断涌现,未能及时学习和更新薄弱环节的专业知识,暴露出学生综合分析、应用知识的能力较差,说明在基本理论和基本知识的培训和考核的基础上进行基本技能的培训和考核是非常必要的。张文悦等回顾性调查2005-2008年门诊用药咨询典型问题的记录,典型问题的总例数逐年稍有减少,依次是503件、594件、460件和449件。但医护人员咨询数占总咨询数的比例上升,依次是1.8%、3.9%、6.5%和12.0%。其中医生常咨询的问题有:药物治疗学(特殊人群用药40.8%、不良反应或相互作用12.2%、新药或罕用药的使用11.3%)、药事管理学(6.1%)和药学基础知识(10.4%);护士常咨询的问题主要涉及注射剂的溶媒和配伍(10.4%)、药物使用方法和注意事项(9.6%)。可见医护人员对咨询药师的需求越来越频繁，咨询药师只有努力提高自身能力并不断拓宽工作范围，才能更好地服务于临床科室，提高临床合理用药水平。李晓丹在药剂科内部积极开展组织文化建设，逐渐树立一种和医院同生存共荣辱的集体意识，增加整个科室的凝聚力，增强员工的主动意识，核心价值观深入人心，使每一个员工都有使命感、责任心，并为优质的药学服务提供了平台，体现出整个药剂科的价值体系。[西北医学教育，2009，17(2)：301-302；中国药学杂志，2009，44(22)：1 757-1 758；中国误诊学杂志，2009，9(13)：3 124-3 125；现代医药卫生，2009，25(17)：2 710-2 711]

（汪 浩 张 斌 葛卫红）

2009 年中国药学会继续药学教育计划

序号	项目名称	对 象	时 间	人数	地点	主办单位	承办单位	项目负责人
1	保健食品技术审评培训班	保健食品、药品生产企业及研发机构等	第二、四季度	100	北京	中国药学会	中国药学会秘书处	周颖玉
2	优化医院药房工作，提升职业技能和素质	医疗机构药师、执业药师、药店药师		80		中国药学会	中国药学会秘书处	周颖玉
3	全国药物临床试验机构管理与试验设计高级培训班	临床试验机构管理人员、临床药物研究人员、制药企业等	第二、四季度	100	北京	中国药学会	中国药学会秘书处	周颖玉
4	全国药物临床试验监查员培训班	医药企事业单位、药物临床试验监查员等	第二、四季度	100	北 京	中国药学会	中国药学会秘书处	周颖玉
5	医院药剂科药学信息人员信息技术培训班	医院药学	2009 年每季度			中国药学会科技开发中心	各地药学会	王新光
6	制药企业药物信息分析与利用培训班	社会药师	5 月、10 月		上海	中国药学会科技开发中心	浦东卫生局	王新光
7	现代抗菌药物临床应用进展与药学服务	药学、医学人员、药品研究、生产、使用及管理工作技术人员、药店药师	5 月 15-18 日	260	淮南	安徽省淮南市药学会		宋 良
8	常见病治疗指南	医院临床药师及药师以上人员	5 月 7-10 日	100	哈尔滨	黑龙江省药学会		马鑫亮
9	《中国药典》2010 年版专项培训	各省(市)药检所、企业、医院等		80		北京卫标药品标准研究发展中心		姚振刚
10	临床药学实践与技巧研讨班	中级以上职称的临床药学工作者	5 月 17-22 日	80	上海	第二军医大学附属长海医院		胡晋红
11	第七届中药新药研究与开发信息交流会暨《中草药》杂志第十一届编委会	中药学领域科研、企业参会人员		200	哈尔滨	天津药物研究院		陈常青
12	药品上市后风险管理培训班	药品生产、经营、使用单位有关人员		500	深圳	深圳市药品医疗器械评价中心		孙亚捷
13	药品不良反应监测与合理用药培训班	ADR 监测人员及医学药学人员	第二、第三季度	100	武汉、郑州、昆明	中国药学会药物流行病学专业委员会	相关地区药品不良反监测中心等	曾繁典
14	"泰勒宁"继续教育培训班	全国范围三级以上医院药剂科、临床医生		2 000	北 京	中国新药杂志		王 喆
15	《中国药学会继续药学教材》	药师及医药科技工作者	2009 年			中国药学会	中国药学会秘书处	周颖玉
16	《中国药学杂志》继续药学教育栏目	药师及医药科技工作者	2009 年			《中国药学杂志》编辑部	《中国药学杂志》市场部	韩 凤
17	《中国医院药学杂志》继续药学教育栏目	药师及医药科技工作者	2009 年			《中国医院药学杂志》杂志	《中国医院药学杂志》编辑部	徐继尧
18	《中国医院药学杂志》药师英语加油站继续药学教育栏目	药师及医药科技工作者	2009 年			《中国医院药学杂志》编辑部	《中国医院药学杂志》市场部	徐继尧
19	《中国药师》继续药学教育栏目	药师及医药科技工作者	2009 年			《中国药师》杂志	《中国药师杂志》编辑部	颜敏华

（崔向丽 赵志刚）

临床药学研究

抗肿瘤药物敏感性试验结合基因组学预测临床疗效与不良反应 肿瘤患者对化疗药物的敏感性和毒副作用存在着显著的差异，为了实现化疗的个体化，肿瘤细胞化疗药物敏感性试验经过前期的摸索和实践已逐渐从科研走向临床，并结合基因组学的相关研究，辅助和指导临床医生针对每个肿瘤患者选择个体化的化疗方案，提高肿瘤患者的疗效和生存率，减少不良反应。目前的相关报道主要有：韩杰等人进行的“消化道肿瘤原发灶及转移淋巴结 survivin、bcl-2 表达与化疗药敏性的关系”；陆明洁等人进行的“OPRT，DPYD，TS 的 mRNA 水平与胃癌对氟尿嘧啶敏感性的相关性研究”；徐希德等人进行的“体外药敏试验指导下脑胶质细胞瘤化疗”；李张云等人进行的“非小细胞肺癌 RRM1 蛋白表达与吉西他滨体外药敏相关性的研究”；檀碧波等人进行的“胃、大肠癌 COX-2 和多药耐药相关因子表达与体外化疗药敏性的关系及意义”；刘学军等人报道的“胃癌组织 Survivin 和 Ki-67 表达与体外化疗药物敏感性的关系”；刘学军等人报道的“老年胃癌患者肿瘤组织体外化疗药物敏感性与 COX-2 表达的关系”；江泽等人进行的“MTT 法检测乳腺癌细胞对化疗药物敏感性的研究”；朱玉兰等人进行的“乳腺癌 ATP 生物荧光法肿瘤体外化疗药物敏感性检测的可行性”；赵满仓等人进行的“肿瘤患者外周血淋巴细胞化疗药物敏感性检测的应用研究”；吴胜春等人进行的“胃癌组织铂类药物体外化疗药敏性与多种耐药相关因子表达的关系”；张爱莉等人进行的“膀胱癌药敏试验指导膀胱灌注远期疗效观察”；陈春媚等人进行的“大肠癌的药物敏感试验及临床意义”等。[肿瘤防治研究，2009，36（7）：571-574；南京医科大学学报（自然科学版），2009，29（12）：1663-1667；江苏医药，2009，35（10）：1 134-1 137；江西医药，2009，44（11）：1074-1077；四川大学学报（医学版），2010，41（1）：128-131；中国全科医学，2010，13（2B）：468-47；中国老年学杂志，2010，30（1）：28-30；中国医药导报，2010，7（3）：28-29；现代肿瘤医学，2010，18（1）：83-85；现代肿瘤医学，2010，18（2）：368-370；广东医学，2010，31（4）：470-472；河北医药，2010，32（1）：21-22；临床医药实践，2010，19（1）：105-106]

（缪丽燕　朱　珠）

处方分析和用药合理性评价 通过处方和用药合理性评价分析，特别是针对特定人群、特定疾病或特定类别药品进行评价分析，有利于进一步规范处方管理，提高处方质量，保证用药安全，减少不良反应，从而促进临床合理用药。目前的相关报道主要有：徐慧敏等人对该院门诊患者中所有含塞来昔布的电子处方进行年龄、适应证、用法用量、合并用药及患者合并疾病的分析，在电子处方系统中增加了塞来昔布适用情况的提示和超量使用的拦截提示功能，为塞来昔布安全、有效、经济的使用提供了进一步的保障；王巧玲等人进行的对该院中药注射剂的用药金额，用药频度，日均用药金额等进行统计分析，结果显示中药注射剂使用快速增长。认为临床使用中药注射剂应严格辨证施治，合理用药，增加其疗效，降低不良反应；陈倩超等人通过查阅该院 2008 年 10 月至 2009 年 3 月临床分别应用过尼妥珠单抗、西妥昔单抗及利妥昔单抗的病例，分析其出院诊断与药品说明书适应证的相符性。结果发现使用过以上 3 种药物的病例与药品说明书适应证范围的相符率分别是 61.11%，33.68% 和 70.95%，依照国内外指南推荐用法及文献资料提供的参考适应证的相符率则分别是 83.33%，96.84% 和 98.88%。认为该类药物临床应用时对适应证的界定目前尚无公认的标准，按照循证医学的结论，协同传统细胞毒药物合理使用该类用药是规范肿瘤化疗的方向之一；曲连悦等人抽查 2008 年该院门诊处方，就每次就诊平均用药品种数、就诊应用抗菌药物量、就诊应用注射剂量、应用通用药名的比例、基本药物占处方用药的几率、是否存在不合理用药等方面进行点评及不合理用药分析，对发现的问题及时反馈和纠正，保证用药安全；赵翡翠等人对 2004 年 10 月至 2006 年 3 月该院内科副高以上职称医师开具的中药内服煎剂处方进行统计分析，结果发现在用量上普遍超出《中国药典》规定剂量，应引起相关部门重视，以保证临床用药安全、有效；刑颖等人采用病例回顾的方法，随机抽取卫生部全国抗菌药物临床应用监测网收集的 2006 年至 2007 年全国 113 家医院 Ⅰ 类切口眼科手术预防性应用抗菌药物 1 273 例，分析不同给药途径的合理性。结果显示局部用药应用基本合理，但是全身用药的药物选择级别过高、抗菌谱不合适、用药时机过晚。认为眼科手术预防性应用抗菌药物应重视术前局部用药，同时注重剂型的合理应用；温晓娜等人对 2007 年 8 月 ~10 月该院静脉药物配置中心输液卡进行审核分析，结果发现存在问题主要包括溶媒选择不合适、药物浓度不合适、配伍禁忌、给药间隔不当、医嘱录入错误等方面，通过采取干预措施后，不合理医嘱逐渐减少；杜闻伟等人对 2007 年该院不合理用药处方进行归类、统计，结果发现用药不合理主要包括用法用量不合理，药物配伍禁忌，药物选用不合理，滥用抗生素，毒副作用叠加，有些处方存在多处书写不合格现象等，指出应注意提高临床医生用药水平，减少或避免药物的不合理使用；曹茂堂等人抽取 2008 年 8 月至 2009 年 2 月该院门诊、住院全部处方，就处方“前记”是否缺项及规范、处方“正文”是否书写规范、是否用药合理、用法用量是否正确、处方“后记”签字是否齐全等进行统计、分析，建议应加强对处方的管理，定期开展处方质量检查，促进中药的合理应用；钟燕珠等人对 2008 年该院门诊含有毒或有小毒中药的有效处方进行统计、分析，结果发现有毒药物存在着超剂量用药的现象，且较为普遍，建议医疗工作者应重视因剂量的加大所带来的不良反应，做好对中药剂量应用的控制；徐华等人查阅该院投入临床应用第一个月的全部特殊抗菌药物申请单以及全院在特殊抗菌药物申请单应用前后各一个月的特殊抗菌药物的用量，结果发现在一定程度上规范了临床医师用药，但部分申请单填写不完整，申请单投入临床应用后特殊抗菌药物的用量明显下降，病原学检查送检率低，部分科室预防用药起点过高，故建议应结合多种措施对抗菌药物的合理应用进行综合管理；夏勇等人对2008年该院已行手术的乳腺良性肿瘤患者围手术期预防应用抗菌药物的合理性进行评价、分析，结果发现围手术期预防性抗菌药物应用率过高，疗程过长，在药物选择、剂型选择、用药时机方面不合理、不规范的情况比较普遍，改进的空间较大；毛福保对2009年该站销售的所有药品数量和金额进行统计、分析，结果发现该站基本药物的使用情况与国家基本药物制度的规定还有很大差距，指出应努力推进国家基本药物在我站的全面使用；何雪梅等人随机调阅该院305份剖宫产病历，利用计算机对剖宫产围手术期用药情况、用药种类及频度、用药天数、联合用药等资料进行统计、分析、处理，结果显示该院剖宫产围手术期抗菌药物应用绝大多数合理，应以预防为主，预防性应用抗菌药物可以有效的抑制、杀灭细菌，预防内源性或外源性感染，降低剖宫产后感染率；戴滨等人通过回顾性调查分析该院骨科2002 ~2007年Ⅰ类手术切口发生医院感染的患者围手术期抗菌药物使用情况，结果发现骨科Ⅰ类手术切口医院感染患者围手术期抗菌药物使用存在用药剂量大、疗程长、首次使用时间欠佳等问题，需进一步规范；付美霞等人对2006 ~2008年该院口服降糖药的销售金额、用药频度等进行统计、分析，结果发现口服降糖药单个品种的限定日费用在逐年降低，但总体销售金额却在以大于25%的幅度递增，其中新型口服降糖药如α-葡萄糖苷酶抑制剂的用量增长较快，提示该院口服降糖药的使用趋于理性；周兴爱等人随机抽取2008年1 ~12月该县19家社区卫生服务中心的儿童门诊处方，对其临床用药情况进行分析，结果发现该县社区卫生服务机构儿童门诊存在一定程度的不合理用药，建议提高社区医生的认识，加强监管和教育宣传，规范处方行为，促进合理用药；张俊鹏等人对该院静脉药物配置中心不合理药物配伍情况进行统计分析，结果发现不合理药物配伍主要有药物配伍禁忌、溶媒选择不合理、溶媒使用量不足、药物剂量问题等现象。认为应充分利用配置中心这个平台，发挥临床药师的审核医嘱职能，及时纠正不合理医嘱，减少药物不良事件的发生。[中国药学杂志，2009,44(20):1596-1598；中国医院药学杂志，2009,29(12):1041-1043；中国医院药学杂志2009,29(21):1869-1870；中国新药杂志，2009,18(18):1798-1802；沈阳药科大学学报，2009,26(1):1-3；中国药房2009,20(24):1917-1919；中国药房，2009,20(32):2504-2506；中国现代应用药学，2009,26(8):686-688；现代预防医学，2009,36(15):3000-3001；时珍国医国药2009,20(8):2091；时珍国医国药，2009,20(8):2098-2099；中华医院感染学杂志，2010,20(2):250-252；中国药学杂志，2010,45(6):473-475；中国药学杂志，2010,45(6):479-480；中华医院感染学杂志2010,20(1):85-86；中华医院感染学杂志，2010,20(3):383-384；中国医院药学杂志，2010,30(1):83-85；中国全科医学，2010,13(1A):110-111；南方医科大学学报，2010,30(1):175-176]

（缪丽燕　朱　珠）

↗ 基因多态性研究与合理用药　基因多态性在阐明人体对疾病、毒物的易感性与耐受性、疾病临床表现的多样性以及对药物治疗的反应性上都起着重要的作用。在基因多态性研究的引导下，临床医生将有可能预断不同的个体在同样的致病条件下会出现什么样的病理反应和临床表现，并根据基因多态性的研究选择更具针对性的药物制定个体化的给药方案。目前的相关报道主要有：李慧华等人采用PCR-RFLP对255名T2DM患者和148名健康对照者进行β_3AR Trp64Arg基因型分析，并在T2DM组中随机选取34名患者每天口服4mg罗格列酮，持续12周。服药前和服药第12周末进行血糖、血胰岛素以及糖化血红蛋白等指标的测定。结果β_3AR Trp64Arg等位基因的发生频率符合Hardy-Weinberg平衡，64Arg等位基因在T2DM组和健康对照组的频率分别为0.13和0.17。罗格列酮治疗12周后，Trp64Arg基因型患者甘油三酯的下降值低于Trp64Trp型患者（$P<0.05$），但后者对低密度脂蛋白胆固醇（$P<0.01$）与脂联素（$P<0.05$）的作用优于Trp64Arg基因型患者。故认为β_3AR Trp64Arg遗传多态性与中国汉族人群T2DM发病无明显相关性，但对2型糖尿病中罗格列酮的疗效存在一定影响；申世华等人采用实时荧光定量PCR方法检测107例单用MTX的类风湿性关节炎患者的MTR A2756G及MTRR A66G基因多态性，并与其治疗疗效和不良反应结合分析。结果MTR A2756G及MTRR A66G的单基因多态性与类风湿性关节炎患者服用MTX的疗效及不良反应无相关性（$P>0.05$）。两基因联合作用分析显示，同时是MTR AG型和MTRR AG/GG型者较同时是MTR AA型和MTRR AA型的类风湿性关节炎患者对MTX治疗效果差，差异有统计学意义（$P=0.03$），没有发现两者联合作用与其不良反应有相关性（$P>0.05$）。故认为MTR和MTRR基因多态性可能对于类风湿性关节炎患者服用MTX的疗效存在预示作用；亢万虎等人入组了66例精神分裂症受试者，经利培酮单药治疗10周，于治疗前和治疗4周、10周时分别检测受试者的空腹血糖水平。PCL-RFLP检测受试者ghrelin基因Leu72Met多态性。结果在利培酮治疗期间，精神分裂症受试者的空腹血糖显著性增加，治疗4周和10周时与治疗前相比差异有统计学意义（$P<0.05$）；空腹血糖变化在性别间没有显著性差异（$P>0.05$），但女性血糖升高时间早于男性；空腹血糖水平变化与ghrelin基因多态性有关，Leu72等位基因携带者空腹血糖水平较高（$P<0.05$）。故认为精神分裂症患者在利培酮急性治疗期间会有空腹血糖水平的升高，尤以女性更易发生；ghrelin基因Leu72等位基因是应用利培酮时高血糖的危险因素；于立新等人选择了117例口服新山地明、霉酚酸酯和泼尼松三联免疫抑制抗排

斥的肾移植术后稳定期患者，记录其临床和实验室指标，后行多元线性回归分析。结果自变量对因变量的影响从大到小依次为多药耐药基因1(MDR1)3435、MDR1 1236、细胞色素酶P450-3A5(CYP3A5)、低密度脂蛋白胆固醇(LDL)、直接胆红素(DBIL)、年龄、总胆固醇(CHOL)、高密度脂蛋白胆固醇(HDL)、淋巴细胞(L)；对方程内各自变量单独检验，CYP3A5、MDRl 3435、MDRl 1236、DBIL、年龄、LDL、HDL对因变量有显著影响。故认为影响肾移植术后稳定期患者CsA剂量/浓度的主要因素有CYP3A5、MDR1 3435、MDRl 1236、DBIL、年龄、血脂；成泽民等人对该院270例男性勃起功能障碍患者给予伐地那非口服1周，同时采用PCR-RFLP方法对所有患者进行PDE5基因分型，观察不同基因型治疗前后性功能指标变化、疗效及不良反应。结果270例男性勃起功能障碍患者中AA型为201例，AG型为44例，GG型为25例，基因型分布符合H-W平衡，具有群体代表性。伐地那非治疗后性生活持续时间、性生活满意度和IIEF评分各项指标在3种基因型之间差异有统计学意义，G等位基因携带患者有效率显著低于A等位基因携带患者。故认为伐地那非治疗男性勃起功能障碍的疗效和个体遗传因素有关，PDE5基因G等位基因携带者疗效较差，应引起临床重视；张卫等人入组了196例全麻下行妇科择期手术的患者，手术结束患者清醒后行芬太尼患者自控静脉镇痛(PCIA)。记录患者自控静脉镇痛24小时内芬太尼用量。采用PCR-RFLP技术检测MDR1C3435T多态性。结果196例患者中，CC型82例，CT型86例，TT型28例。MDR1C3435T的突变频率为36.2%。术后24小时内3组间芬太尼消耗量差异无统计学意义。故认为MDR1C3435T多态性不是引起芬太尼药效学差异的遗传因素；马晶晶等人筛选了18名男性健康志愿者，其中CYP2C19野生型(w/w)、CYP2C19突变杂合子(w/m)、CYP2C19突变纯合子(m/m)各6名。采取随机双交叉试验，受试者随机口服试验制剂或参比制剂奥美拉唑肠溶胶囊40mg。抽取血样3ml至给药后12小时。1周后交叉服药。采用LC/MS法测定血浆奥美拉唑浓度，用3P97软件进行个体药动学建模并估算药动学参数。结果w/w、w/m、m/m组参比制剂奥美拉唑的AUC与Cmax3组间差异存在显著性($P<0.05$)，ke、CL/F、T1/2和Vd/F也均存在组间差异($P<0.05$)。w/w、w/m、m/m组试验制剂奥美拉唑的AUC与Cmax3组间差异存在显著性($P<0.05$)，3组间的ke、CL/F、T1/2和Vd/F等参数差异均有显著性($P<0.05$)。w/w、w/m、m/m组奥美拉唑的相对生物利用度组间差异无统计学意义($P>0.05$)。认为不同的CYP2C19基因型表现为不同的CYP2C19酶活性，影响奥美拉唑的血药浓度和体内药动学过程。临床患者在使用奥美拉唑治疗前进行CYP2C19基因分型，将有利于优化个体治疗方案。CYP2C19基因多态性对奥美拉唑的相对生物利用度无影响；李艾宁等人将264例服用阿司匹林(100 mg/d)20天以上的冠心病患者根据其静脉血血小板聚集功能检测结果分为阿司匹林抵抗组(AR组)、阿司匹林半抵抗组(ASR组)和阿司匹林敏感组(AS组)。采用PCR-RFLP法检测各组COX-2基因765G>C多态性。结果AR、ASR组与AS组的基因型(GG、GC、CC)频率无显著差异；AR、ASR组与AS组的C等位基因频率亦无显著差异。故认为COX-2基因765G>C多态性可能与冠心病患者阿司匹林抵抗的发生无关；苏彤等人对124例接受含铂类药物化疗的晚期非小细胞肺癌患者进行临床疗效评价。采用Taq-Man探针法对ERCC1 Asn118Asn(rs11615)、XPD Lys751Gln(rs13181)和BRCA1 Ser1613Gly(rs1799966)进行基因型分析。比较不同基因型与铂类药物化疗效果的关系。结果BRCA1 Ser1613Gly遗传多态与铂类药物化疗临床受益显著相关($P=0.014$)，携带Gly等位基因的患者临床受益率明显高于野生型患者($P=0.006$)。没有发现ERCC1 Asn118Asn和XPD Lys751Gln与临床受益的相关性。这3个基因多态存在一定联合作用，携带变异等位基因(ERCC1 T，XPD Gln和BRCA1 Gly)的数目越多，化疗临床受益率越高($P=0.036$)。故认为NER系统中的BRCA1 Ser1613Gly遗传多态与晚期非小细胞肺癌患者铂类药物化疗临床受益相关，联合分析多个基因的SNPs可能对指导化疗药物的选择更有帮助；倪晓洁等人对接受随访的同种异体肾移植受者128例应用序列特异性聚合酶链反应技术检测MDR1 C3435T和G2677T基因变异情况，并采用ELISA法测定FK506血药浓度，比较不同MDR1基因型患者根据体重标准化的FK506日需剂量和血药浓度/剂量比值(C/D值)的差异。结果维持移植肾功能稳定的FK506日需剂量在MDR1 G2677T低表达基因型即TT型受者中明显低于高表达基因型GG/GT/ GA型受者($P<0.05$)，在MDR1 C3435T-G2677T低表达单倍体即3435TT-2677TT单倍体受者中明显低于高表达单倍体即3435CC-2677GG单倍体受者($P<0.05$)。MDR1 C3435T低表达基因型TT型和高表达基因型CC/CT型的FK506日需剂量无显著差异($P>0.05$)。FK506 C/D值在MDR1 C3435T和G2677T高、低表达基因型及单倍体肾移植受者之间未见显著差异($P>0.05$)。故认为携带MDR1低表达型即2677TT基因型和3435TT-2677TT单倍体的肾移植受者可以服用更低剂量的FK506以维持移植肾功能。肾移植受者中MDR1基因多态性与FK506血药浓度无明显相关性；孙宁等人采用新型三维DNA微阵列检测芯片对113例非小细胞肺癌患者进行基因分型，测序法验证该芯片结果，比较不同基因型对化疗敏感性的影响。结果携带杂合基因型和突变纯合型对化疗敏感性的影响趋势不同，但多种因素校正、分析差异无统计学意义。故认为Tp53 Pro72Arg位点基因状态可能对非小细胞肺癌患者患者化疗敏感性有影响；郭桂梅等人收集了服用卡马西平的癫痫患者80例，根据疗效分为有效组和耐药组，同时测定其血药浓度，采用PCR-RFLP技术检测其MDR1 C3435T位点的基因型。将有效组和耐药组的卡马西平血药浓度及基因型进行比较。结果有效组与耐药组基因型进行χ^2检验($\chi^2=2.825, P=0.244$)，无统计学差别。故认为 MDR1 C3435T 基因多态性与抗癫痫药卡马西平的血药浓度及疗效没有明显相关性。[中国药理学通报,2009,25(3):317-321;中国药理学通报,2009,25(8):1068-1071;西安交通大学学报(医学版),2009,30(5):579-582;山东医药,2009,49(24):3-5;重庆医学,2009,38(7):835-837;中国药学杂志,2010,45(5):379-381;中国药理学通报,2010,26(2):258-262;山东医药,2010,50(7):80-81;第二军医大学学报,2010,31(2):117-122;解放军医学杂志,2010,35(3):319-322;江苏医药,2010,36(4):380-383;中风与神经疾病杂志,2010,27(2):128-130] （缪丽燕　朱　珠）

CYP3A5 基因型对肾移植受者术后早期血他克莫司浓度的影响　以新接受亲属活体肾移植的受者为研究对象,探讨不同 CYP3A5 基因型对肾移植受者术后早期他克莫司(Tac)初始剂量的选择及其对血 Tac 目标浓度的影响。研究分为 2 个阶段,第一阶段为固定剂量组($n=28$,CYP3A5*1/*3 型 15 例,*3/*3 型 13 例),无论其 CYP3A5 分型如何,Tac 的初始剂量均为 1 mg/(kg·d);第二阶段为调整剂量组($n=40$,CYP3A5*1/*3 型 16 例、*3/*3 型 24 例),CYP3A5 表达者(仅包括*1/*3 型,*1/*1 型予以剔除)的 Tac 初始剂量为 0.15 mg/(kg·d),CYP3A5 非表达者(*3/*3 型)的初始剂量为 0.08 mg/(kg·d)。于术后 3、5、7 和 14 天采集受者血样,检测血 Tac 浓度,有效的血 Tac 浓度以剂量校正的浓度比值(C/D)表示。结果两组中,CYP3A5*1/*3 型受者术后 3、5、7 和 14 天的血 Tac 浓度均低于*3/*3 型受者,差异均有统计学意义($P<0.01$)。术后第 3 天,固定剂量组*1/*3 型受者和*3/*3 型受者达到目标血药浓度者分别占 46.7%(7/15)和 46.2%(6/13),调整剂量组*1/*3 型受者和*3/*3 型受者达到目标血药浓度者分别占 81.2%(13/16)和 75.0%(18/24),调整剂量组达到目标血药浓度者的百分率显著高于同定剂量组($P<0.05$)。说明根据 CYP3A5 基因分型选择不同的初始剂量是有效可行的,有利于患者快速达到血 Tac 目标浓度。[中华器官移植杂志,2009,30(12):717-721] （王学彬　黄　瑾）

CYP3A5*3 和 CYP3A4*18B 基因多态性对肾移植患者环孢素药代动力学的影响　采用 PCR-RFLP 法分析了 63 名肾脏移植后 1 月患者 CYP3A5*3 和 CYP3A4*18B 基因型;荧光偏正免疫法用于检测肾移植患者静脉全血中的环孢素(CsA)浓度。结果在 63 名肾移植患者中,CYP3A5*3 和 CYP3A4*18B 突变等位基因发生频率分别为 0.770(95 CI:0.767-0.773),0.235(95 CI:0.235-0.241),而且这些等位基因表现出完全连锁不平衡。在移植术后 1 月内,携带 CYP3A4*1/*1 野生型纯合子患者的 C0 以及剂量校正谷血浓度(C0/D)均明显高于携带 CYP3A4*1/*18B 杂合子或 CYP3A4*18B/*18B 突变型纯合子患者($P<0.05$, Mann-Whitney U test);CYP3A5*1/*1 基因型组的给药剂量明显高于 CYP3A5*1/*3 或 CYP3A5*3/*3 基因型组($P=0.004<0.01$, Kruakal-Wallis test);CYP3A4*18B 和 CYP3A5*3 联合考虑,对于 CYP3A5 表达组,同样发现 C0、C0/D 在 CYP3A4*1/*1 组 C0 以及 C0/D 均明显高于 CYP3A4*1/*18B 或 CYP3A4*18B/*18B 组($P<0.05$, Mann-Whitney U test);而其他药动学参数在 CYP3A5*3 及 CYP3A4*18B 各组间相比差异则没有统计学意义。研究表明 CYP3A5*3 和(或)CYP3A4*18B 基因多态性对肾移植后 1 月 CsA 药代动力学有一定影响,移植前 CYP3A5*3 基因型的分析仍需进一步研究。[中国药理学通报,2009,25(3):378-382] （王学彬　黄　瑾）

细胞色素 P450 等位基因多态性与丙戊酸钠血药浓度的相关性　选择 165 例服用丙戊酸钠单药治疗且无肝肾功能异常的癫痫患者,应用多聚酶链反应(PCR)方法分别进行 CYP2A6(95 例)和 CYP2B6(70 例)等位基因多态性频率分析;应用荧光偏振免疫法(FPIA)测定含不同等位基因患者丙戊酸钠的血药浓度。结果 95 例患者中,CYP2A6*4 等位基因频率为 13.2%,CYP2A6*4 等位基因携带者丙戊酸钠的血药浓度[(4.23±0.27)mg/ml]明显高于非 CYP2A6*4 等位基因携带者[(3.35±0.38) mg/ml]($P<0.05$);70 例患者中,CYP2B6*6 等位基因频率为 24.3%,CYP2B6*6 等位基因携带者丙戊酸钠的血药浓度[(4.12±0.34) mg/ml]明显高于非 CYP2B6*6 等位基因携带者[(3.07±0.28) mg/ml]($P<0.05$)。研究表明,CYP2A6 或(和)CYP2B6 等位基因多态性均影响丙戊酸钠的血药浓度,CYP2A6*4 或(和)CYP2B6*6 等位基因携带者丙戊酸钠用量应低于常规剂量,以减少不良反应的发生和避免药物资源的浪费。[临床神经病学杂志,2009,22(3):168-171] （王学彬　黄　瑾）

药代动力学、群体药代动力学与合理用药　群体药代动力学是关于个体之间药物浓度变异来源和相关性的研究,它改变了传统研究方法获取药动学参数的途径,通过将群体研究的方法较准确地估算个体药动学参数,优化用药方案。近年来,群体药代动力学发展迅速,国内有关群体药代动力学的研究日益增多。目前的相关报道主要有:倪映华等人入组了 11 例静脉滴注氨茶碱的早产儿,采用荧光偏振免疫法测定茶碱血药浓度,利用 DAS 软件拟合求得主要药动学参数。结果早产儿茶碱半衰期、表观分布容积和清除率与国内足月儿茶碱代谢数据比较均有显著差异,与国外早产儿茶碱药动学参数比较半衰期和清除率有显著差异,而表观分布容积无显著差异,故建议临床需根据血药浓度监测来调整早产儿氨茶碱的用量;魏明等人入组了 30 例糖尿病合并初治肺结核患者,采用高效液相色谱法分别测定其血糖控制前(高血糖时)、控制后及单纯肺结核患者抗结核药利福平、异烟肼的血清药物浓度,采用大型药理学计算软件(DAS2.0)处理血药浓度数据并计算参数。统计学分析血糖控制前、后抗结核药物的药动学,并分别与单纯肺结核患者进行对比。结果各药动学参数在不同类型患者间的统计学差异无显著性($P>$

0.05)。故认为糖尿病的并发以及糖尿病水平的控制对于利福平、异烟肼在人体内的代谢没有显著性影响；孙亚欣等人入组了12名健康受试者，随机交叉单剂量静脉滴注100，200，300，600mg法罗培南，单剂量试验结束后进人多剂量试验，8名受试者静脉滴注法罗培南每次200mg，每日3次，连续给药7天，用高效液相色谱法测定血浆和尿中法罗培南的浓度，并采用药动学程序对试验数据进行处理，求算有关药动学参数。结果发现12名健康受试者单次给药在100～600 mg剂量范围内法罗培南呈线性消除，性别对法罗培南的药代动力学过程无影响。肾脏是法罗培南的主要排泄器官，连续多次给药在体内无蓄积；薛领等人回顾性收集了68例造血干细胞移植患者671份常规监测的血药浓度数据，用NONMEM软件的一级估算法对数据进行分析，用自举法和数据分割法对模型稳定性和可信度进行验证。基本模型选择一级吸收和一级消除的单室模型，定量考察了人口学特征、血生化和血常规指标、合用药物及原发疾病、术后时间、移植类型、供体来源等因素对药动学参数的影响，同时对药动学参数的周期间变异也进行了考察。结果发现肝药酶抑制剂、术后时间、年龄对清除率有显著影响，血红蛋白浓度对分布容积有显著影响，从而对他克莫司在造血干细胞移植患者中实现个体化给药提供了重要依据；毛桂福等人入组回族和汉族志愿者各10名，朝鲜族9名，单剂量口服咪达唑仑片后，高效液相色谱法测定咪达唑仑的血浆浓度，用DAS2.0药动学软件拟合主要药动学参数，并采用单因素方差分析和KrusKal-Wallis秩合检验对药动学参数进行比较。结果咪达唑仑片的药动学参数Cmax、MRT0-12h和Tmax等在回族、朝鲜族和汉族3个民族间的差异有统计学意义($P<0.05$)，在同一民族和不同民族的个体间差异都非常大。超过半数男、女受试者的药-时曲线都存在双峰现象。故认为咪达唑仑片在回族、朝鲜族和汉族健康受试者间的药动学存在民族差异和个体差异，临床应用时应该注意调整剂量；张志成等人收集该院门诊60名癫痫患者丙戊酸钠稳态血药浓度监测数据和相应的人口学数据，应用非线性混合效应模型（NONMEM）程序对收集的数据进行分析，建立群体药动学模型。结果建立了癫痫患者口服丙戊酸钠群体药代动力学模型，说明丙戊酸的清除率与患者性别相关，即男性患者的清除率大于女性，初步建立癫痫患者口服丙戊酸钠群体药动学模型，为丙戊酸钠个体化用药提供理论基础；余奇等人采用随机、开放、2×2拉丁方设计试验，24名男性健康志愿者分别单剂量口服含尼索地平的受试制剂及参比制剂。采用液-质联用法测定给药后不同时间的血药浓度，计算两者的药动学参数及评价其生物等效性。结果24名健康志愿者口服尼索地平片受试制剂与参比制剂后的主要药动学参数无显著性差异，国产尼索地平片受试制剂与参比制剂具有生物等效性；龚春燕等人收集该院皮肤科50例银屑病患者单剂量静脉滴注MTX后稀疏血药浓度数据137个，采用荧光偏振免疫法（FPIA）测定，应用非线性混合效应模型（NONMEM）程序一步法估算MTX的群体药动学参数，并定量分析患者年龄、性别、体质量、肌酐清除率、尿素氮等因素对MTX药动学参数的影响。结果按静脉滴注二房室线性开放模型估算的群体药动学参数中央室清除率（CL）、中央室表观分布容积（Vc）、外周室表观分布容积（Vp）及外周室清除率（Q），且最终回归模型的MTX浓度估算值与实测值具有一致性。效应中尿素氮对Vp的影响具有显著意义($P>0.05$)，此研究结果有助于MTX的临床合理应用；安继红等人采用高效液相色谱法测定单剂量与多剂量口服复方奥美沙坦酯片后氢氯噻嗪与奥美沙坦的血药浓度，并利用DAS药动学软件计算药动学参数。结果发现复方奥美沙坦酯片2组分在健康受试者体内的吸收速率和消除速度不随连续给药变化，连续给药后药物在体内蓄积不明显；杨丽君等人建了LC-MS法测定人血浆中胺碘酮的浓度，并研究了18名健康受试者随机交叉口服胺碘酮分散片（受试制剂）和胺碘酮片剂（参比制剂）后的药动学。结果发现口服受试和参比制剂后两种制剂具有生物等效性；袁萍等人考察了22名男性健康受试者采用随机交叉单剂量口服复方曲尼司特片（受试制剂）和胶囊（参比制剂）后的药动学和生物等效性。采用LC-MS/MS法测定人血浆中曲尼司特和沙丁胺醇的浓度，结果表明两制剂生物等效；董艳丽等人研究了盐酸格拉司琼口崩片的药动学，并以盐酸格拉司琼片为参比制剂，评价其生物等效性。20例健康志愿者单剂量随机交叉口服受试制剂和参比制剂，用HPLC-荧光法测定血药浓度，结果表明两种制剂具有生物等效性；杨丽君等人研究了格列齐特缓释片在健康人高脂饮食后的药动学和生物等效性，以进口胶囊为参比制剂，国产胶囊为受试制剂，18名健康受试者高脂饮食后随机交叉口服受试制剂和参比制剂，以格列吡嗪为内标，采用HPLC-UV法测定血药浓度。结果显示高脂饮食后受试制剂和参比制剂具有生物等效性；王蒙等人建立了LC-MS/MS法测定人血浆中的文拉法辛，研究了24例男性健康受试者双周期、交叉、随机、单剂量口服盐酸文拉法辛胶囊后的药动学和相对生物利用度。结果显示受试与参比制剂具有生物等效性；孙搏等人回顾性收集120例肝移植病人全血稳态谷浓度样本1947个，利用NONMEM软件考察一天给药剂量，分析其群体药动学模型，估算参数、个体间变异（IIV）、时间效应变异（IOV）和个体内变异，定量考察人口统计学资料、生理状态、肝肾功能和合并用药等因素对药物药动学参数的影响，建立最终回归模型，应用POSTHOC子模块反馈获得个体和群体的药动学参数及预测给药剂量。模型验证用近似外部验证和bootstrap内部验证法。结果环孢素稳态浓度能用米曼氏模型较好的拟合，Vm结构模型参数有用药天数（DT）、红细胞压积（HCT）、总蛋白（TP）、尿素（BUN）、甘油三酯（TG）、吗替麦考酚酸酯剂量（MMF），Km结构模型参数有胆红质（DBIL）和泼尼松剂量（PR）。故认为NONMEM法考察临床常规监测数据应当考虑IOV，分析得到的群体药动学模型可为临床患者提供用药依据；向瑾等人入组了8名健康志愿者单次和多次口服布洛芬缓释胶囊后，测定布洛芬对映体的血药浓度。绘制药-时曲线并用 DAS2.0 药动学程序进行室模型的拟合，求出药动学参数，比较单次给药和多次给药后布洛芬消旋体、S-IBP 和 R-IBP 间各药动学参数的差异。结果 8 名健康志愿者单次和多次口服布洛芬缓释胶囊后，布洛芬消旋体及其对映体的体内过程均符合一室开放模型，权重系数为 $1/C^2$。健康人单次口服布洛芬消旋体后，体内 S-IBP 的药时曲线下面积($AUC_{0\text{-}t}$)和 C_{max} 均较 R-IBP 大，消除率(CL/F)较 R-IBP 低，其他参数差异均无统计学意义。故认为布洛芬对映体体内代谢过程存在立体选择性。[中国药学杂志，2009，44(22)：1 732-1 734；中国医院药学杂志，2009，29(17)：1 457-1 459；中国抗生素杂志，2009，34(11)：695-698；药学学报，2009，44(10)：1 145-1 151；中国药理学通报，2009，25(12)：1 666-1 669；沈阳药科大学学报，2009，26(12)：1 001-1 003；中国药房，2009，20(14)：1 071-1 073；中国药房，2009，20(17)：1 305-1 307；中国药房，2009，20(23)：1 785-1 787；中国医药工业杂志，2009，40(1)：36-38；中国医药工业杂志，2009，40(6)：432-435；中国医药工业杂志，2009，40(7)：504-506；中国医药工业杂志，2009，40(9)：684-687；中国医药工业杂志，2009，40(11)：837-840；中国药学杂志，2010，45(1)：46-51；四川大学学报(医学版)，2010，41(1)：176-178]　（缪丽燕　朱　珠）

↗ 药物经济学研究与合理用药　药物经济学不仅关注药物治疗的效果，同时也关注药物治疗的成本。作为一门新兴的边缘科学，药物经济学在当今药学领域已逐渐展露出重要的作用，特别在指导合理用药、完善治疗方案和控制药品费用上涨等方面具有较强的科学性和可接受性，因而越来越多地受到人们的重视。目前的相关报道主要有：李勇等人报道的“国产与进口阿德福韦酯治疗慢性乙型肝炎的成本-效果分析”；张少明等人报道的“地氯雷他定与左西替利嗪治疗慢性特发性荨麻疹的成本-效果分析”；张晓庆等人报道的“吉非替尼与厄洛替尼治疗非小细胞肺癌疗效及药物经济学评价”；杜彪报道的“氟西汀与国产文拉法辛治疗抑郁症的循证药物经济学评价”；苗佩红等人报道的“氟喹诺酮 3 种药物治疗下呼吸道感染的药物经济学分析”；王争鸣等人报道的“3 种方案治疗老年性肺炎的成本-效果分析”；陈美玲等人报道的“3 种用药方案治疗类风湿性关节炎的最小成本分析”；高华等人报道的“3 种用药方案治疗 2 型糖尿病的最小成本分析”；魏民报道的“3 种用药方案治疗膝骨关节炎的成本-效果分析”；陈兴宝等人报道的“阿卡波糖治疗 2 型糖尿病的成本-效果分析”；邢建生报道的“3 种化疗方案治疗脊柱结核的最小成本分析”；田元春等人报道的“2 种用药方案经验性治疗中性粒细胞缺乏伴发热的最小成本分析”；许建国等人报道的“莫西沙星与头孢哌酮舒巴坦钠治疗社区获得性肺炎的最小成本分析”；孙丽等人报道的“2 种用药方案治疗妊娠期缺铁性贫血的成本-效果分析”；胡嘉坤等人报道的“3 种用药方案治疗冠心病心绞痛的最小成本分析”；张程亮等人报道的“还原型谷胱甘肽 2 种给药方案治疗部分肝切除术后急性肝损害的最小成本分析”；曲连悦等人报道的“输血通和长春西汀治疗脑梗塞的药物经济学分析”；孟兆珂等人报道的“四种抗生素方案治疗下呼吸道感染的药学经济学分析”；王桂花等人报道的“左氧氟沙星和帕珠沙星治疗呼吸道细菌感染的药物经济学分析”；王义生等人报道的“2 种补锌剂治疗小儿厌食症的成本-效果分析”。[国医院药学杂志，2009，29(11)：955-956；中国医院药学杂志，2009，29(23)：2 046-2 047；中国新药与临床杂志，2009，28(11)：837-840；中国新药与临床杂志，2009，28(11)：860-862；中国新药与临床杂志，2009，28(12)：951-954；中国新药杂志，2009，18(24)：2 374-2 376；中国药房，2009，20(20)：1 527-1 529；中国药房，2009，20(20)：1 529-1 531；中国药房，2009，20(23)：1 768-1 769；中国药房，2009，20(26)：2 003-2 006；中国药房，2009，20(29)：2 244-2 246；中国药房，2009，20(29)：2 246-2 248；中国药房，2009，20(32)：2 483-2 485；中国药房，2009，20(32)：2 485-2 487；中国药房，2009，20(32)：2 487-2 489；中国药房，2009，20(35)：2 724-2 725；沈阳药科大学学报，2009，26(1)：16-18；山东医药，2009，49(9)：93-94；山东医药，2009，49(13)：96-97；山东医药，2009，49(25)：106-107]

（缪丽燕　朱　珠）

↗ 治疗药物监测与合理用药　随着临床药学的发展，治疗药物监测已成为医药学中发展较快的一个新领域。通过治疗药物监测，可以为患者制定个体化的给药方案，在提高药物治疗水平的同时也减少了不良反应的发生，从而保证临床安全、有效、合理的用药。目前的相关报道主要有：林玉仙等人报道的“高效液相色谱法测定甲氨蝶呤的血药浓度”；谢军平等人报道的“4 种抗癫痫药物血药浓度监测 785 例结果分析”；孔晶等人报道的“癫痫患儿血药浓度监测临床意义研究”；张旭晖等人报道的“丙戊酸钠缓释片治疗癫痫患儿血药质量浓度监测的意义”；董卫华等人报道的“高效液相色谱法测定早期肾移植患者麦考酚酸的血药浓度”；江桂芬等人报道的“新生儿 362 例地高辛血药浓度监测结果分析”；钱南萍等人报道的“HPLC 和微生物法测定万古霉素的血药浓度”；华瑛等人报道的“大剂量甲氨蝶呤消除相血药浓度及其影响因素”；李怀玉等人报道的“大剂量甲氨蝶呤化疗中不同水化量与血药浓度的关系”；刘奕芳等人报道的“人血浆中茶碱和多索茶碱的 HPLC 法测定”；周茂金等人报道的“肾移植术后患者环孢素 A 血药浓度监测结果分析”。[中国医院药学杂志，2009，29(18)：1 594-1 596；中国医院药学杂志，2009，29(22)：1 936-1 939；实用儿科临床杂志，2009，24(11)：878-879；实用儿科临床杂志，2009，24(12)：940-942；西安交通大学学报(医学版)，2009，30(5)：643-645；实用医学杂志，2009，25(19)：3 303-3 304；中国现代应用药学杂志，2009，26(11)：937-940；实用儿科临床杂志，2010，25(3)：211-214；实用儿科临床杂志，2010，25(3)：216-218；中国医药工业杂志，2010，41(2)：131-133；山东医药，2009，49(25)：88-89]

（缪丽燕　朱　珠）

药品监督管理

Drug Supervision and Administration

2010 中国药学年鉴

CHINESE PHARMACEUTICAL YEARBOOK

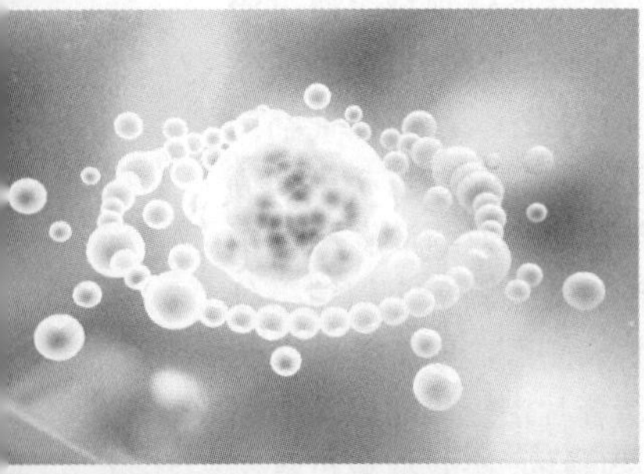

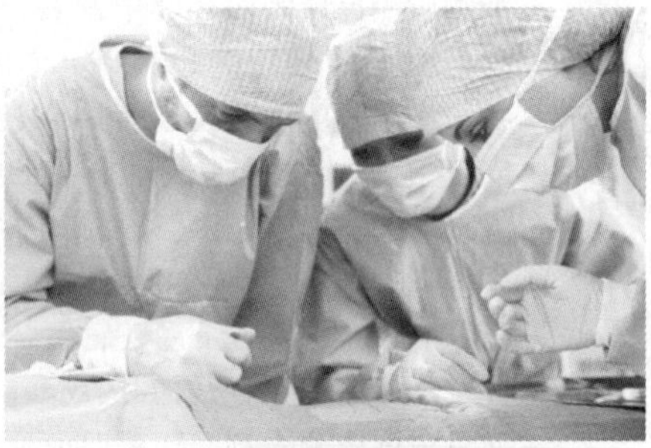

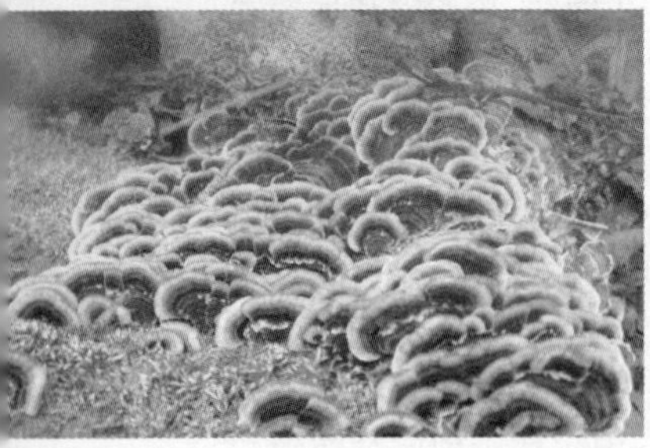

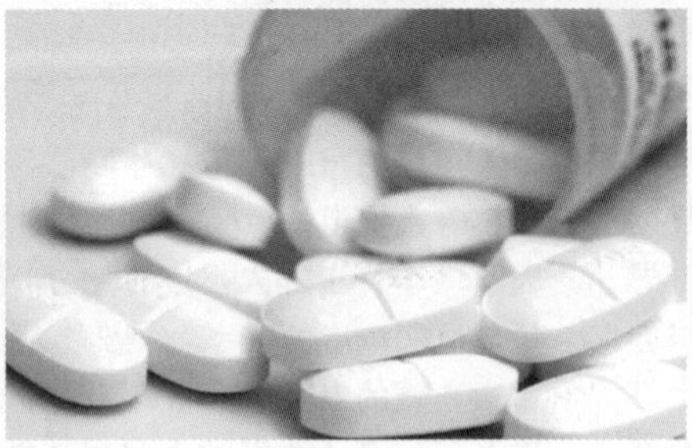

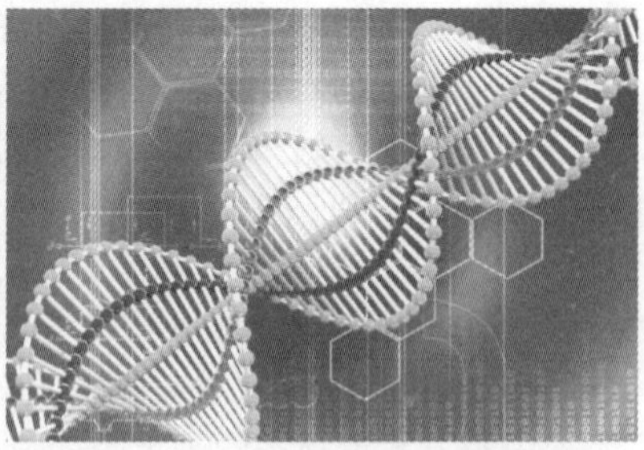

药品监管

概　况　2009年各级食品药品监管部门主动服务于新医改，参与建立国家基本药物制度，有效地组织开展了甲型H1N1流感防控药品、疫苗、医疗器械特殊审评审批、检验检测及批签发等工作，加强生产流通监管和不良反应监测，为防控工作作出了贡献。在深入推进食品药品安全专项整治过程中，全系统针对非药品冒充药品、虚假广告、制售假劣药品等危害群众身体健康和生命安全的行为，进行了严厉打击。通过修订药品标准、编制完成了2010年版《中国药典》，全面提升法定标准，提高审评审批门槛，确保药品质量安全，确保重大活动的药品安全。2009年在建立多部门参与的打击生产销售假药和药品安全专项整治部际协调工作机制、打击利用互联网邮售假药、整治非药品冒充药品、查处大案要案、治理违法广告等方面都取得了重要的成果。

食品药品监管系统情况　截至2009年底，全国食品药品监管系统各级行政机构共计2 713个、事业单位1 035个。食品药品监管系统行政机构中共下达编制47 472个（不含工勤编制），到岗43 152人，其中：领导班子人员现有8 518人。事业单位共下达编制28 102名，到岗人员24 522人（此数据不包含西藏自治区、山西省大同市及以下区县数据）。全国共有各类检查员16 822人，其中GLP检查员20人，GCP检查员218人，GMP检查员2 726人，GSP检查员13 858人（GSP检查员数据不包含西藏自治区数据）。2009年全国共受理对各级食品药品监督管理部门行政复议案件109件，法院受理对各级食品药品监督管理部门行政诉讼案件63件（此数据不包含西藏自治区数据）。

药品生产、经营企业情况　截至2009年底，全国实有原料药和制剂生产企业4 881家，共有60家中药材企业通过中药材GAP认证，全国实有医疗器械生产企业13 876家，其中：一类3 696家，二类7 869家，三类2 311家。国家及省级重点监管企业1 896家。全国持有《药品经营许可证》的企业共有404 135家，其中法人批发企业10 671家、非法人批发企业2 922家；零售连锁企业2 149家，零售连锁企业门店135 762家；零售单体药店252 631家；全国持有《医疗器械经营企业许可证》的企业共有155 765家。

药品注册情况　2009年共批准国内药品注册申请2 609件，涉及1 464个品种，其中有9个属在国内外均未上市的化学药和生物制品，即注册分类第1类的创新性新药；65个是具有创新性的中药新药。全年批准新药临床298件，新药证书3件，新药生产32件，新药证书及生产164件。全年批准按新药申请程序申报的临床申请288件，新药证书3件，生产938件，新药证书及生产38件。全年批准仿制药临床申请196件，生产申请1 623件，批准进口药品临床申请320件，批准上市申请489件，批准药品补充申请2 492件，备案940件，批准药品补充申请8 537件，备案27 978件。全年国家局和省局共批准国产直接接触药品的包装材料和容器生产申请438件，再注册申请273件，补充申请166件；国家局批准进口直接接触药品的包装材料和容器注册申请10件，批准补充申请4件。

违法药品查处情况　2009年共查处药品案件196 910件，100万元以上的案件26件，涉及物品总值26 615.38万元，罚款金额41 310.95万元，没收金额10 748.64万元，取缔无证经营3 938户，捣毁制假窝点数273个，停业整顿445户，吊销许可证73件，移交司法机关259件，刑事处罚88人，进行监督检查2 610 173人次，撤销终止批准文号2件。国家食品药品监管局联合其他部委（局）破获了“4.14李彬团伙制售假药案”、“亳州7.19生产销售假药案”、“江苏睢宁县邮售假药案”、“山东烟台特大假药案”、“湖州长兴网络生产销售假药案”、“广州市生产假药窝点案”、“江苏盐城互联网销售假冒知名品牌药品案”等一批案值金额在1 000万元以上的大案要案。

药品广告审批及查处违法广告情况　2009年全国共批准药品广告34 504件，查处违法药品广告32 461件，向工商行政管理部门移送的违法药品广告30 288件，撤销药品广告批准文号共928件。药品广告实现100%在线审批，初步形成了全国监测网络。全国工商部门共监测门户网站和医药专业网站3 000多家，监测网上广告20余万条，责令停止发布2万多条非法“性药品”广告，转请有关部门删除1.7万条，提请有关部门关闭非法网站300多家，查办网络广告案件300多件。在专项整治期间，工商部门查办医药广告案件6 000多件，罚没款近4 000万元。全年对违规问题整改不彻底的播出机构下发了200份整改通知单；对违规问题严重的8家播出机构进行了诫勉谈话，对4家播出机构30位违规责任人分别给予了辞退、调离工作岗位、警告、行政记过、取消工资奖金等严肃处理；对1家违规问题整改不彻底的电视台给予全国通报批评；对1家违规性质恶劣的电视台给予暂停播出商业广告21天的严肃处理。工信部共收到国家食品药品监管局稽查局转来的违法违规网站8批次，涉及伪造或假冒开办单位，发布虚假药品信息、销售假劣药品的网站546家，工信部对其依法采取了清理、整顿和关停等处理措施。接到用户对互联网站内容涉及非药品冒充药品的销售、宣传等举报信息598件，已转有关部门进行处理。采取暂停销售的行政强制措施606次。国家食品药品监管局提请工商总局、新闻出版总署联合发文查处5家报刊及50个品种，提请工商总局、广电总局查处6家电视台，提请工信部查处558家违法发布虚假药品信息网站，提请中央外宣办屏蔽77家涉外违法发布虚假药品信息网站。各地公告并移送工商管理部门处理违法药品广告20 418个，违法医疗器械广告

1 965 个，违法保健食品广告 13 052 个，撤销药品广告批准文号 44 个，收回或注销保健食品广告批准文号 12 个，采取暂停销售的行政强制措施 606 次。在国家局网站上发布《互联网购药安全警示公告》3 期，发布违法药品、医疗器械、保健食品广告公告 1 期，曝光 3 批共涉及违法企业 75 家。

药品不良反应报告监测情况　2009 年全国药品不良反应监测网络共收到《药品不良反应/事件报告表》638 996 份，药品不良反应/事件报告来源日趋合理：来自医疗机构 540 717 份，占 84.6%；来自药品生产经营企业 78 665 份，占 12.3%；来自个人 19 614 份，占 3.1%；企业报告的比例不断提高。全国药品不良反应监测网络的覆盖面越来越广泛，2009 年新增网络基层用户 5 459 个，其中医疗机构用户 2 919 个，企业用户 2 189 个，监测机构用户 228 个，个人及其他用户 123 个。截至 2009 年底，全国药品不良反应监测网络在线基层用户共 33 878 个，其中医疗机构用户 18 215 个，占 53.8%；企业用户 12 881 个，占 38.0%；监测机构用户 2 414 个，占 7.1%；个人及其他用户 368 个，占 1.1%。2009 年药品不良反应/事件报告中，化学药品的病例报告数占总报告数的 86.7%，共涉及 3 100 余个品种，其中生物制品的病例报告占化学药品报告的 1.1%；中药的病例报告占总报告数的 13.3%，涉及 2 600 余个品种，其中中成药占 99.5%，汤剂和饮片不足 0.5%。化学药品报告是构成主体。药品不良反应/事件报告中最常见的药物是抗感染药，2009 年此类药物的报告数量仍然占首位，达到了化学药品的 55.2%；其次是心血管系统用药，占化学药品的 7.6%。药品不良反应/事件发生最多的剂型为注射剂，占 59%，口服制剂占 37%，其他制剂占 4%。2009 年共发布《药品不良反应信息通报》6 期，分别对阿昔洛韦、克林霉素注射剂、藻酸双酯钠注射剂、注射用头孢哌酮钠舒巴坦钠、清开灵注射剂、左氧氟沙星注射剂、穿琥宁注射剂、双黄连注射剂、炎琥宁注射剂、加替沙星的严重不良反应做出警告提示。

编制完成 2010 年版《中国药典》　2010 年版《中国药典》是新中国成立以来的第 9 版药典，本版药典收载品种总计 4 567 个，其中新增品种 1 386 个。药典一部收载药材及饮片、植物油脂和提取物、成方和单味制剂共 2 165 个，其中新增 1 019 个，修订 634 个；药典二部收载化学药品、抗生素、生化药品、放射性药品及药用辅料共 2 271 个，其中新增 330 个，修订 1 500 个；药典三部收载生物制品 131 个品种，其中新增 37 个，修订 94 个；药典附录新增 47 个，修订 154 个。

执业药师资格考试　2009 年全国执业药师资格考试报名 125 205 人，实际参考 93 984 人，参考率为 75.06%，合格 11 461 人，合格率为 12.19%。截至 2009 年底，全国累计有 174 509 人取得执业药师资格。　（杨世民）

《中共中央国务院关于深化医药卫生体制改革的意见》发布　2009 年 3 月 17 日，《中共中央国务院关于深化医药卫生体制改革的意见》（中发[2009]6 号）发布。意见共分六个部分：(1)充分认识深化医药卫生体制改革的重要性、紧迫性和艰巨性；(2)深化医药卫生体制改革的指导思想、基本原则和总体目标；(3)完善医药卫生四大体系，建立覆盖城乡居民的基本医疗卫生制度；(4)完善体制机制，保障医药卫生体系有效规范运转；(5)着力抓好五项重点改革，力争近期取得明显成效；(6)积极稳妥推进医药卫生体制改革。

意见提出了“有效减轻居民就医费用负担，切实缓解‘看病难、看病贵’”的近期目标，和“建立健全覆盖城乡居民的基本医疗卫生制度，为群众提供安全、有效、方便、价廉的医疗卫生服务”的长远目标。对建立健全药品供应保障体系，加快建立以国家基本药物制度为基础的药品供应保障体系，保障人民群众安全用药进行了论述。中央政府统一制定和发布国家基本药物目录，按照防治必需、安全有效、价格合理、使用方便、中西药并重的原则，结合我国用药特点，参照国际经验，合理确定品种和数量。建立基本药物的生产供应保障体系，在政府宏观调控下充分发挥市场机制的作用，基本药物实行公开招标采购，统一配送，减少中间环节，保障群众基本用药。国家制定基本药物零售指导价格，在指导价格内，由省级人民政府根据招标情况确定本地区的统一采购价格。规范基本药物使用，制定基本药物临床应用指南和基本药物处方集。城乡基层医疗卫生机构应全部配备、使用基本药物，其他各类医疗机构也要将基本药物作为首选药物并确定使用比例。基本药物全部纳入基本医疗保障药物报销目录，报销比例明显高于非基本药物。规范药品生产流通。完善医药产业发展政策和行业发展规划，严格市场准入和药品注册审批，大力规范和整顿生产流通秩序，推动医药企业提高自主创新能力和医药产业结构优化升级，发展药品现代物流和连锁经营，促进药品生产、流通企业的整合。建立便民惠农的农村药品供应网。完善药品储备制度。支持用量小的特殊用药、急救用药生产。规范药品采购，坚决治理医药购销中的商业贿赂。加强药品不良反应监测，建立药品安全预警和应急处置机制。　（杨世民）

《医药卫生体制改革近期重点实施方案(2009 ~ 2011 年)》印发　2009 年 3 月 18 日，国务院印发《医药卫生体制改革近期重点实施方案(2009 ~ 2011 年)》(国发[2009]12 号)，提出了 2009 ~ 2011 年重点抓好五项改革：一是加快推进基本医疗保障制度建设，二是初步建立国家基本药物制度，三是健全基层医疗卫生服务体系，四是促进基本公共卫生服务逐步均等化，五是推进公立医院改革试点。

方案对初步建立国家基本药物制度作了明确规定：(1)建立国家基本药物目录遴选调整管理机制，制订国家基本药物遴选和管理办法，基本药物目录定期调整和更新，2009 年初公布国家基本药物目录。(2)初步建立基本药物供应保障体系，充分发挥市场机制作用，推动药品生产流通企业兼并重组，发展统一配送，实现规模经营；鼓励零售药店发展连锁经营。完善执业药师制度，零售药店必须按规定配备执业药师为患者提供购药咨询和指导。政府举办的医疗卫生机构使用的基本药物，由省级人民政府指定的机构公开招标采购，并由招标选择的配送企业统一配送。招标采购药品和选择配送企业，要坚持全国统一市场，不同地区、不同所有制企业平等参与、公平竞争。完善基本药物国家储备制度。加强药品质量监管，对药品定期进行质量抽检，并向社会公布抽检结果。国家制定基本药物零售指导价格，省级人民政府根据招标情况在国家指导价格规定的幅度内确定本地区基本药物统一采购价格，其中包含配送费用。政府举办的基层医疗卫生机构按购进价格实行零差率销售。鼓励各地探索进一步降低基本药物价格的采购方式。(3)建立基本药物优先选择和合理使用制度。所有零售药店和医疗机构均应配备和销售国家基本药物，满足患者需要。不同层级医疗卫生机构基本药物使用率由卫生行政部门规定。从2009年起，政府举办的基层医疗卫生机构全部配备和使用基本药物，其他各类医疗机构也都必须按规定使用基本药物。卫生行政部门制订临床基本药物应用指南和基本药物处方集，加强用药指导和监管。允许患者凭处方到零售药店购买药物。基本药物全部纳入基本医疗保障药品报销目录，报销比例明显高于非基本药物。（杨世民）

2009年全国食品药品监督管理工作会议召开 2009年1月13日~15日，2009年全国食品药品监督管理工作会议在北京召开。国务院副总理李克强对会议的召开作出重要批示。卫生部部长陈竺出席会议并作重要讲话。国家食品药品监督管理局局长邵明立总结了食品药品监管系统2008年工作情况，并就2009年工作做出总体部署。

国务院副总理李克强对会议召开作出的重要批示：过去一年，食品药品监管系统认真履行职责，强化日常监管，应对突发事件，取得积极成效，向全系统广大职工表示诚挚问候与衷心感谢。食品药品监管事关人民群众健康和生命安全，监管责任重大。新的一年，望继续奋发努力，扎实工作，切实开展食品药品安全专项整治，强化药品医疗器械全过程依法监管，净化和维护食品药品市场与秩序，为保障人民群众生命安全和身体健康发挥特有作用，做出新的贡献。

卫生部部长陈竺在会上作重要讲话。指出要充分肯定食品药品监管工作取得的显著成绩。食品药品监管系统经过多年的努力，在贯彻落实科学发展观上有新突破，在推进监管法治化上有新成效，在监管能力和监管水平上有新提高，在解决影响民生的突出问题上有新进展。同时，要深刻认识食品药品监管工作的重要意义。食品药品监管是维护民生的重要内容，是构建和谐社会的重要基础，也是医药卫生事业的重要组成部分。他同时指出，2009年各级食品药品监管部门要围绕经济社会发展的大局，重点抓好以下工作：一是推进建立基本药物制度。与卫生部门合作共同抓好制订国家基本药物目录管理办法、建立国家基本药物目录遴选和定期调整管理机制、遴选并公布国家基本药物目录的工作。加强对基本药物的安全监管。继续深化农村药品“两网”建设，积极开展农村医疗机构“规范药房”工作。二是继续强化食品药品监管。按照中央经济工作会议的要求，大力抓法制、抓源头、抓标准、抓监管，全面提高产品质量水平。三是稳步推进食品药品监管体制改革。卫生部门和食品药品监管部门要相互支持，密切配合，在当地党委、政府的领导下，结合各地实际研究制定改革方案。要通过改革强化而不能削弱食品药品监管工作，要落实国务院的部署，保持食品药品监管部门机构和人员的稳定，充分调动人员的积极性，保证相对独立地依法履行职责。在推进职能交接和资源整合的过程中，要注意不放松对消费环节食品安全、保健食品、化妆品的监管工作，多看大局，多讲协作，不能出现无人负责的监管真空状态。四是不断加强监管能力建设。加强监管人才队伍建设，加快实施食品药品安全“十一五”规划，支持地震灾区食品药品监管系统的恢复重建工作。

国家食品药品监督管理局局长邵明立作了题为《深入学习实践科学发展观全力推进食品药品监管工作新发展》的工作报告，总结了2008年食品药品监管系统工作情况，并就2009年工作做出总体部署。邵明立指出，2009年是新中国成立60周年，也是深化医药卫生体制改革和食品药品监管体制改革的重要一年，要全力以赴抓好以下七项工作：(1)稳妥推进食品药品监管体制改革，积极探索新体制、履行新职能、形成新机制。(2)着力完善标准体系和监管法制建设，把建立最严格的质量安全标准和法规制度作为深化食品药品专项整治的基础性、战略性工程。(3)切实加强食品消费环节、保健食品和化妆品监管，在保持监管连续性的基础上，做到措施有创新，制度有突破，安全保障水平有提升。(4)大力规范药品医疗器械生产经营秩序，严把产品准入，严控过程质量，严查安全风险，严究事故责任。(5)努力解决群众关注的重点难点问题，一方面要积极推动建立国家基本药物制度，继续深化农村药品“两网”建设；另一方面要坚决整治和严厉查处损害群众切身利益的不法行为。(6)全面加强监管能力建设，为食品药品监管工作可持续发展提供保障。(7)加强党风廉政建设和反腐败工作，努力取得食品药品监管反腐倡廉建设新成效。

国家食品药品监督管理局副局长刘怡、吴浈分别部署了2009年食品、医疗器械、药品监管工作，中纪委驻局纪检组组长李东海出席了会议。各省(区、市)食品药品监督管理局、计划单列市局、副省级省会城市局、新疆兵团分局代表，总后卫生部药监局代表，国家局及直属单位代表，中央、国家机关有关部门司局负责人参加了会议。全国药品医疗器械检验检测工作会议的代表列席了会议。（杨世民）

李克强考察中国药品生物制品检定所并召开联防联控工作机制会 2009年11月9日下午，国务院副总理李克强在北京市委书记刘淇的陪同下，来到中国药品生物制品检定所，考察甲型H1N1流感疫苗研发与检验工作，并在现场召开了应对甲型H1N1流感联防联控工作机制会议。中国药品生物制品检定所承担着我国甲型H1N1流感疫苗检验检测工作，是保障疫苗质量安全的重要环节。李克强仔细察看了实验室疫苗样品和产品检验报告书，强调保证甲型H1N1流感疫苗质量安全，对维护人民身体健康、让广大群众放心接种，极为重要，希望同志们继续努力，切实把住疫苗检验检测这个质量安全的重要关口。李克强强调，要坚持质量第一、安全第一，优质安全地做好甲型H1N1流感疫苗生产和接种工作，确保疫苗生产、收储、运输、接种全过程的质量安全。疫苗接种工作要坚持群众知情、自愿、免费的原则，各地政府要精心组织，科学安排，有序推进。严格落实甲型H1N1流感疫苗免费接种的政策不走样，坚决制止以任何形式向群众收取费用的行为。

李克强在现场召开了甲型H1N1流感联防联控工作机制会议，听取了卫生部、工业和信息化部、财政部以及中国药品生物制品检定所等单位的工作汇报。他指出，几个月来，各地区各有关部门认真贯彻党中央、国务院部署，采取了一系列行之有效的措施，我国防控甲型H1N1流感工作取得明显成绩。李克强说在科学有序开展甲型H1N1流感防控过程中，要切实抓好重点场所和重点地区疫情防控，以学校为重点，积极预防和妥善处置聚集性疫情，加大对中西部地区特别是西部少数民族地区防控工作的支持力度。还要突出加强医疗救治工作，及时抢救重症病人，最大限度降低病死率。在防治甲型H1N1流感中，应当重视发挥中医药的有效作用。要进一步加强疫情监测，科学研判疫情发展趋势，及时、公开、透明地发布疫情信息及防控工作情况，提高公众自我保护意识和能力。使群众相信，甲型H1N1流感疫情仍然是可防、可治、可控的，以安定人心，维护正常生产生活秩序。

（杨世民）

全国药品安全监管工作会议召开 2009年2月12日～13日，全国药品安全监管工作会议在广州市召开。国家食品药品监督管理局副局长吴浈，国家食品药品监督管理局党组成员、中央纪委驻局纪检组组长李东海出席会议并讲话。各省（区、市）、计划单列市、副省级省会城市药品监督管理局分管药品安全监管的局领导、药品安全监管处处长和药品市场处处长，总后卫生部药品监督管理局和新疆生产建设兵团分管药品安全监管的局领导，国家局相关司（室）领导和直属单位的有关领导和中国医药报社工作人员共151名代表参加了本次会议。会议回顾了2008年的药品安全监管工作，并对2009年的工作进行了部署。2009年，在监督实施药品GMP方面要有新举措，在推行药品生产质量受权人制度方面要有新突破，在药品经营监管方面要有新模式，在药品再评价方面要有新进展，在特殊药品监管方面要有新成效。2009年药品安全监管工作的重点是：（1）修订《药品生产质量管理规范》，突出对企业诚实守信的要求，确立药品生产质量受权人制度，增加风险管理、变更控制、偏差处理、质量控制和委托检验等内容，重点提高软件要求，从全过程强化药品安全监管。在血液制品、疫苗类、注射剂类以及重点监管的特殊药品生产企业全面推行质量受权人制度。（2）进一步加强药品市场经营监管，强化药品经营企业分级分类管理，解决药品市场秩序中的突出问题。（3）进一步强化农村药品“两网”建设，供应网络重在抓源头规范，监督网络重在抓监管效能。对高风险类药品开展再评价工作，消除产品安全隐患，（4）加强药品不良反应监测，进一步完善医疗机构药品不良反应监测工作，积极引导药品生产企业主动收集上报药品不良反应。（5）进一步完善特殊药品监管法规建设和长效机制建设，切实规范特殊药品生产经营秩序，保障医疗需求。

（杨世民）

全国药品注册管理工作会议召开 2009年3月4日～5日，全国药品注册管理工作会议在长沙市召开。国家食品药品监督管理局副局长吴浈出席会议并讲话，各省（区、市）食品药品监管部门药品注册管理工作相关负责人参加了会议。会议回顾了2008年的药品注册管理工作，并对2009年的工作药品注册管理进行了部署，工作重点主要有5个方面：（1）抓法制建设，继续开展药品注册相关配套文件的制定，完善药品注册管理体系；（2）抓源头管理，进一步完善原料药、辅料、化学中间体和药包材的管理，加强中药注射剂等高风险产品的注册管理，全面启动药品再注册审查工作，坚决淘汰不具备生产条件、质量不能保证、安全风险性较大的产品，确保药品安全和质量；（3）抓标准提升，加快提高药品标准行动计划的实施；（4）抓监管效能，“依法规、按程序、照标准”开展药品审评审批工作，继续完善药品审评审批体制机制的改革，探索注册许可事项的事权下放工作；（5）抓队伍建设，提高监管能力和水平。会上表彰了35位药品过渡期品种集中审评工作先进个人。

（杨世民）

全国食品药品监督管理工作座谈会召开 2009年7月25日～26日，全国食品药品监督管理工作座谈会在吉林省长春市召开。国家食品药品监督管理局党组书记、局长邵明立作了题为《统一思想坚定信心 全力做好新形势下的食品药品监管工作》的工作报告，回顾总结了食品药品监管系统上半年工作，并就下半年重点工作做出总体部署。

邵明立指出，上半年稳妥推进地方食品药品监管体制改革，30个省（区、市）政府机构改革方案已获批复；深入开展了食品药品安全专项整治；加强了甲型H1N1流感防控药械安全监管；积极做好医药卫生体制改革相关工作，参与国家基本药物制度设计，探索强化基本药物质量监管的机制和方法。下半年，食品药品监管改革与发展的任务十分繁重，全力做好以下重点工作：(1)稳妥推进新体制，积极探索新机制，确保监管工作得到切实加强。(2)要深入开展为期两年的药品安全专项整治，增强整治合力、突出整治重点、加强指导检查、完善长效机制。(3)认真履行食品安全监管新职能。要以贯彻实施《食品安全法》为主线，切实履行食品安全监管新职责，健全法规体系，严格市场准入。(4)全力确保基本药物质量安全，提升基本药物的全程控制水平。(5)全力确保甲型H1N1流感防控药械质量安全。重点做好审评审批工作，绝不能因为“赶时间”、“保数量”、“交任务”而放松安全要求。(6)要切实加强党风廉政和干部队伍建设。越是在改革发展的重要关头，越要把抓班子、抓队伍、抓作风，作为推动改革发展的强大动力和根本保证。

（杨世民）

全国药品经营监管工作座谈会暨全国农村药品“两网”建设工作现场会召开 2009年12月8日~9日，全国药品经营监管工作座谈会暨全国农村药品“两网”建设工作现场会于在江西省新余市召开。国家食品药品监督管理局副局长吴浈出席会议并讲话，来自各省、自治区、直辖市食品药品监督管理部门分管药品市场流通监管工作的负责人及有关人员参加了会议。吴浈在讲话中高度肯定了新余市在药品经营监管工作的成功做法与经验，并就进一步做好药品经营监管工作提出要求。他指出，各地食品药品监督管理部门要在加快经济发展的同时，坚持以人为本，将保障药品安全作为一项重大民生工程来抓，不断创新和完善药品安全监督管理工作机制，加大对药品安全源头的治理，加强日常巡查和整治规范，依托信息化手段提高监督管理效率，从严惩治药械违法违规行为，促使药品经营监督管理工作取得实实在在的成效，确保药品市场环境得到净化，切实保障广大人民群众的身体健康和生命安全，维护和谐稳定的大好局面。国家食品药品监管局安监司副巡视员高峰主持会议。国家食品药品安全监管局安监司稽查专员毛振宾作了题为《结合国家基本药物制度建设加强药品经营监管工作》的工作报告。会上，江西、福建、北京、湖南、河北、浙江等省市分别介绍了农村药品“两网”建设和药品经营监管工作的经验。与会代表实地考察了江西省新余市利用信息技术做好农村药品“两网”建设工作的情况。 （杨世民）

全国食品药品监管系统政策法规工作会议召开 2009年5月26日~27日，2009年全国食品药品监管系统政策法规工作会议在济南召开。中央纪委驻国家食品药品监督管理局纪检组组长李东海、国家食品药品监督管理局副局长李继平参加会议，并就如何做好新形势下食品药品监管廉政建设和政策法规工作提出要求。会上，国家食品药品监督管理局政策法规司司长刘沛回顾了近两年来的政策法规工作，并就做好下一步政策法规重点工作提出了要求：(1)以切实履行监管职能为核心，大力加强法规制度建设，包括继续加强药品、医疗器械监管立法工作。大力推进列入国家立法计划的《药品管理法》、《医疗器械监督管理条例》和《处方药与非处方药分类管理条例》的制定修订工作。(2)以落实执法责任制为主线，全面推进依法行政。各地要力争把执法评议考核、公务员年度考核与党风廉政建设考核“三位一体”有机结合，使执法责任制真正落到实处。(3)以解决难点和热点问题为重点，深入开展政策研究。建立一支能力强的政策研究队伍，围绕监管中心工作，抓好重点课题研究。在药品安全评价指标体系理论研究的基础上，组织力量，对药品、医疗器械、保健食品和化妆品的产业状况进行分析，进一步对影响安全的因素和安全形势进行实地调查。(4)以营造良好舆论环境为目标，全面提升新闻宣传水平。进一步加强新闻宣传制度和机制建设。不断规范新闻发布程序，完善突发事件新闻应对机制。深入基层，挖掘典型，组织好深度宣传报道。

（杨世民）

全国药品安全专项整治工作正式启动 按照国务院有关部署，2009年7月7日，卫生部、公安部、工业和信息化部、国家工商总局、国家食品药品监管局、国家中医药管理局六部门联合印发《药品安全专项整治工作方案》，药品安全专项整治行动正式启动。此次专项整治的主要任务是落实药品安全责任，通过加强组织协调，完善工作机制，建立健全强化药品安全的长效制度；全面提高药品标准，严格药品审评审批和再评价，严格控制新开办企业，严格实施质量管理规范和质量追溯，确保上市药品的质量安全；净化医药市场秩序，加快医药产业机构调整，整治违规违法行为。专项整治措施包括打击生产销售假药、整治违法广告、整治非药品冒充药品等，全面加强对药品研制、生产、流通各个环节的监管。此外，通过专项整治，还将完善医药产业政策，引导、规范创制新药，发展现代医药物流建设，鼓励同行业兼并重组，鼓励农村药品供应网建设，规范药谷和医药科技园等建设，推进医药产业机构调整；全面落实“提高国家药品标准行动计划”，加快医疗器械、中药、民族药等标准的制修订工作，完善医疗器械标准管理，并开展药品再评价；加大对医疗机构用药的管理力度，加强合理用药宣传教育，规范医疗行为，防止不合理用药造成的伤害。 （杨世民）

《建立国家基本药物制度的实施意见》印发 为加快建立国家基本药物制度，卫生部、国家发展改革委、工业和信息化部、监察部、财政部、人力资源社会保障部、商务部、食品药品监管局、中医药局制定了《关于建立国家基本药物制度的实施意见》（以下简称《实施意见》），经国务院深化医药卫生体制改革领导小组同意，2009年8月18日印发，要求相关部门遵照执行。

《实施意见》明确了基本药物、国家基本药物制度的概念，对基本药物使用、销售、报销、基本药物质量安全监管、基本药物零售指导价格的制定及实施基本药物制度的目标提出了意见：(1)基本药物采购的规定。政府举办的医疗卫生机构使用的基本药物，由省级人民政府指定以政府为主导的药品集中采购相关机构按《招标投标法》和《政府采购法》的有关规定，实行省级集中网上公开招标采购。由招标选择的药品生产企业、具有现代物流能力的药品经营企业或具备条件的其他企业统一配送。(2)基本药物使用的规定。建立基本药物优先和合理使用制度。政府举办的基层医疗卫生机构全部配备和使用国家基本药物。医疗机构要按照国家基本药物临床应用指南和基本药物处方集，加强合理用药管理，确保规范使用基本药物。(3)基本药物销售的规定。患者凭处方可以到零售药店购买药物。零售药店必须按规定配备执业药师或其他依法经资格认定的药学技术人员为患者提供购药咨询和指导，对处方的合法性与合理性进行审核，依据处方正确调配、销售药品。实行基本药物制度的县(市、区)，政府举办的基层医疗卫生机构配备使用的基本药物实行零差率销售。各地要按国家规定落实相关政府补助政策。(4)基本药物报销的规定。基本药物全部纳入基本医疗保障药品报销目录，报销比例明显高于非基本药物。具体办法按医疗保障有关规定执行。(5)加强基本药物质量安全监管。完善基本药物生产、配送质量规范，对基本药物定期进行质量抽检，并向社会及时公布抽检结果。加强和完善基本药物不良反应监测，建立健全药品安全预警和应急处置机制，完善药品召回管理制度，保证用药安全。（杨世民）

《国家基本药物目录管理办法(暂行)》印发 2009年8月18日，卫生部、国家发展改革委、工业和信息化部、监察部、财政部、人力资源社会保障部、商务部、食品药品监管局、中医药局制定了《国家基本药物目录管理办法(暂行)》以卫药政发[2009]79号发布，自发布之日起施行。

基本药物目录中药品分为化学药品、生物制品、中成药三类。化学药品和生物制品主要依据临床药理学分类，中成药主要依据功能分类。基本药物的遴选原则为：防治必需、安全有效、价格合理、使用方便、中西药并重、基本保障、临床首选和基层能够配备的原则，结合我国用药特点，参照国际经验，合理确定品种(剂型)和数量。国家基本药物目录中的化学药品、生物制品、中成药，应当是《中华人民共和国药典》收载的，卫生部、国家食品药品监督管理局颁布药品标准的品种。除急救、抢救用药外，独家生产品种纳入国家基本药物目录应当经过单独论证。化学药品和生物制品名称采用中文通用名称和英文国际非专利药名中表达的化学成分的部分，剂型单列；中成药采用药品通用名称。管理办法对不能纳入国家基本药物目录的情形做了规定，其规定为：(1)含有国家濒危野生动植物药材的；(2)主要用于滋补保健作用，易滥用的；(3)非临床治疗首选的；(4)因严重不良反应，国家食品药品监督管理部门明确规定暂停生产、销售或使用的；(5)违背国家法律、法规，或不符合伦理要求的；(6)国家基本药物工作委员会规定的其他情况。国家基本药物目录在保持数量相对稳定的基础上，实行动态管理，原则上3年调整一次。（杨世民）

《国家基本药物目录(基层医疗卫生机构配备使用部分)》(2009版)印发 2009年8月18日，卫生部公布《国家基本药物目录(基层医疗卫生机构配备使用部分)》(2009版)，自2009年9月12日起施行。目录中药品共分化学药品和生物制品、中成药、中药饮片3部分，共计307个品种。化学药品和生物制品主要依据临床药理学分类，共205个品种；中成药主要依据功能分类，共102个品种；中药饮片不列具体品种，用文字表述，颁布国家标准的中药饮片为国家基本药物，国家另有规定的除外。（杨世民）

国家基本药物制度正式启动 2009年8月18日，国务院深化医药卫生体制改革领导小组办公室召开电视电话会议，启动和部署国家基本药物制度工作。《关于建立国家基本药物制度的实施意见》、《国家基本药物目录管理办法(暂行)》和《国家基本药物目录(基层医疗卫生机构配备使用部分)》(2009版)同时发布，标志着我国建立国家基本药物制度工作正式实施。国家发改委、卫生部、财政部、人力资源社会保障部领导出席会议并讲话，国务院医改领导小组办公室其他成员单位及商务部有关司局同志出席会议。

实施国家基本药物制度是深化医药卫生体制改革近期五项重点工作之一，也是惠及千家万户的民生工程。会议要求，建立国家基本药物制度工作启动后，国家有关部门将对基本药物制度实施情况进行绩效评估，发布监测评估报告等相关信息，促进基本药物制度不断完善。同时要充分估计制度实施的长期性、艰巨性、复杂性，周密安排，精心组织，加强宣传引导，调动各方面的积极性，争取全社会的理解、配合和支持，确保国家基本药物制度顺利实施。（杨世民）

发改委公布国家基本药物零售指导价格 为配合国家基本药物制度的实施，2009年9月28日，国家发改委发布《国家发展改革委关于公布国家基本药物零售指导价格的通知》，公布国家基本药物的零售指导价格，共涉及2 349个具体剂型规格品。调整后的价格从10月22日起执行，与现行规定价格比，有45%的药品降价，平均降幅12%左右；有49%的药品价格未做调整；有6%的短缺药品价格有所提高。制定基本药物零售指导价格主要遵循了以下三条具体原则：(1)确保企业能够正常生产和经营基本药物，保障市场供应。基本药物价格要充分反映成本变化情况，合理补偿企业成本，正常盈利，有利于调动企业生产积极性。(2)充分考虑当前我国基本医疗保障水平和群众承受能力。制定基本药物价格，要在企业获得正常利润的前提下，切实压缩不合理的营销费用，使基本药物价格总体水平有所降低，以适应现阶段医疗保障水平和群众承受能力。(3)结合市场实际和供求状况，区别不同情况，采取“有降、有升、有维持”的方法调整价格。对于市场竞争不够充分、价格相对偏高的品种，加大降价力度；对于市场需求不确定性强、供应存在短缺现象的品种，适当提高价格；对于市场竞争较为充分且价格相对低廉的品种、中药传统制剂及部分国家规定需较大幅度提高质量标准的品种，少降或维持现行价格。 （杨世民）

↗ 《关于加强基本药物质量监督管理的规定》印发 2009年9月22日，国家食品药品监督管理局印发《关于加强基本药物质量监督管理的规定》（国食药监法[2009]632号文）。该规定明确了药品监督管理部门在加强基本药物质量监督管理方面的职责，国家食品药品监督管理局负责组织基本药物的评价抽验，加大对基本药物的抽验比例，组织开展基本药物品种的再评价工作；省级食品药品监督管理部门负责组织实施和指导协调本辖区内基本药物质量监督管理工作，应当组织对基本药物生产企业进行处方和工艺核查，建立基本药物生产核查品种档案，加强对基本药物生产企业的监督检查，应当根据生产企业的诚信记录、既往监督检查的情况，合理安排监管资源，提高监管效率，加强对本辖区内基本药物生产企业的监督检查，每年组织常规检查不得少于两次。

该规定对基本药物生产企业、配送企业、医疗机构和零售药店的提出了要求：(1)要求基本药物生产企业主动开展药品标准研究和修订工作，完善和提高药品标准，严格按照《药品生产质量管理规范》组织生产，建立和实施质量受权人制度，完善质量管理、强化风险控制体系建设，对原辅料采购、投料、工艺控制及验证、产品检验、放行等环节加强管理，确保药品质量。(2)鼓励和推动基本药物配送企业兼并重组、整合配送资源，发展现代物流，提高药品配送能力，应当严格按照《药品经营质量管理规范》的要求，加强对基本药物进货、验收、储存、出库、运输等环节的管理。(3)要求医疗机构和零售药店必须按照规定加强对基本药物进货、验收、储存、调配等环节的管理，保证基本药物质量。零售药店应当充分发挥执业药师等药学技术人员的作用，指导患者合理用药。该规定还要求基本药物生产企业、配送企业、医疗机构和零售药店应当建立健全药品不良反应报告、调查、分析、评价和处理制度，主动监测、及时分析、处理和上报药品不良反应信息，对存在安全隐患的，应当按规定及时召回。

（杨世民）

↗ 做好基本药物品种检验工作 2009年11月18日，国家食品药品监督管理局公布《关于国家基本药物品种检验工作的指导意见》（国食药监稽[2009]764号）。主要内容有：(1)国家基本药物检验工作包括国家评价抽验和地方监督抽验。国家局负责组织协调、监督指导全国基本药物抽验工作，省级食品药品监督管理部门负责组织协调本辖区基本药物监督抽验工作。(2)实现每年对纳入国家基本药物目录的品种进行一次全覆盖抽验的工作目标，科学评价基本药物安全风险，为加强基本药物质量监管提供科学依据。(3)规定了国家局和各省市药监局工作的任务。(4)各省(区、市)食品药品监督管理部门要结合辖区内基本药物监管特点，充分利用药品快检技术，提高监督检验的针对性。对监督检查中发现的违法行为和产品抽验不合格的，要依法严肃处理。加大基本药物抽验经费投入，加强基本药物质量抽验工作，确保基本药物质量。 （杨世民）

↗ 《关于调整和制订新型农村合作医疗报销药物目录的意见》公布 2009年9月29日，卫生部公布《关于调整和制订新型农村合作医疗报销药物目录的意见》（卫农卫发[2009]94号）。主要内容有：(1)提出了调整和制订新农合报销药物目录的指导思想和基本原则；(2)根据我国区域经济发展不平衡的现实，提出新农合报销目录分县乡村三级；(3)确定了县级新农合报销药物目录以800～1 200种药物（含中药和民族药）为宜，乡级新农合报销药物目录原则上应控制在300～500种（含中药和民族药）；(4)要求新农合报销药物目录要规范，须包括目录、正文和附录三大部分；(5)要求各地合理使用新农合报销药物目录，各省(区、市)应根据实际情况将报销比例差距保持在5%～10%；(6)提出应适时调整新农合报销药物目录；(7)规定了新农合报销药物目录调整和制订工作的职责。 （杨世民）

↗ 《国家基本医疗保险、工伤保险和生育保险药品目录》印发 2009年11月27日，人力资源和社会保障部印发《国家基本医疗保险、工伤保险和生育保险药品目录》（以下简称《药品目录》），共分西药、中成药和中药饮片三部分，西药和中成药品种共2 151个，其中西药部分1 164个，中成药部分共有987个。

新版《药品目录》与2004年版《药品目录》相比有以下几个方面的变化：(1)把《国家基本药物目录》的药品全部纳入《药品目录》甲类部分。按照规定，甲类目录的药品参保人员不设个人自付比例且各地不得进行调整，保证了国家基本药物的报销比例高于非基本药物。(2)适当增加了新药品种。新版《药品目录》共增加了260个药品，增幅为13.7%，其中甲类药品增加了53个，增幅为11.8%。(3)对原目录中部分可以被更好的药物替代或无人使用的药品予以调出，使药品目录的结构更趋合理。(4)加强对医疗机构用药的管理。明确每一最小分类下的同类药品不得叠加使用，对部分易滥用的药品在支付范围上进行了限定。(5)对目录外的临床紧急抢救和特殊疾病治疗必需的药品，要求各地要建立定点医疗机构申报制度并明确相应的审核管理办法，保证参保患者的治疗需要。（杨世民）

两高发布办理生产销售假药劣药刑事案件司法解释 2009年5月13日，最高人民法院最高人民检察院公布《关于办理生产、销售假药、劣药刑事案件具体应用法律若干问题的解释》，自2009年5月27日起施行。该解释旨在依法惩治生产、销售假药、劣药犯罪，保障人民群众生命健康安全，维护药品市场秩序。其主要内容有：(1)规定了医疗机构知道或者应当知道是假劣药而使用或者销售的处罚办法；何种情形应以生产、销售假药罪或者生产、销售劣药罪等犯罪的共犯论处、依照处罚较重的规定定罪处罚。(2)对于何种情形适用刑法第一百四十一条规定的"足以严重危害人体健康"，何种情形应当认定为刑法第一百四十一条规定的"对人体健康造成严重危害"，何种情形应当认定为刑法第一百四十二条规定的"后果特别严重"，进行了规定。（杨世民）

部际联合打击生产销售假药 2009年5月15日，打击生产销售假药部际协调联席会议第一次会议在北京召开。该联席会议制度是经国务院同意，由卫生部、国家食品药品监督管理局、工业和信息化部、公安部、监察部、财政部、商务部、海关总署、工商总局、广电总局、银监会、国务院法制办、邮政局等13个部门联合建立，主要任务是统筹协调打击生产销售假药工作。卫生部部长陈竺任联席会议总召集人，卫生部副部长兼国家食品药品监督管理局局长邵明立任联席会议召集人，联席会议办公室设在国家食品药品监督管理局。6月29日，打击生产销售假药部际协调联席会议第二次全体会议在北京召开，邵明立主持会议。北京市药品监管局、公安局相关人员介绍了北京市今年破获的特大假药案——"4·14李彬团伙制售假药案件"的侦破情况，13个部门的与会代表就案件所反映的问题进行了讨论和研究。9月27日，13部门联合发布《关于开展打击利用互联网等媒体发布虚假广告及通过寄递等渠道销售假药的专项整治行动的通知》，针对目前利用互联网等媒体发布虚假药品广告，以及通过邮政信箱、快递服务等渠道销售假药等违法犯罪行为的特点，决定由打击生产销售假药部际协调联席会议制度各成员单位组织开展为期一年的专项整治行动。10月23日，在打击生产销售假药部际协调联席会议电视电话会议上，陈竺要求各部门认真部署，形成打假合力，并对下一阶段的工作进行了部署。（杨世民）

查处利用互联网销售假药行为 2009年10月30日、11月24日和12月30日，国家食品药品监督管理局分别发出通知，曝光了38个未经注册在互联网上借虚假机构并/或盗用合法机构名义违法宣传销售假药、劣药的行为。国家食品药品监督管理局要求各省（区、市）食品药品监督管理局依法加强辖区药品市场监督检查依法严肃查处；涉嫌刑事犯罪的，按照"两高司法解释"移送公安机关追究刑事责任。（杨世民）

药监和邮政部门联合行动严防通过寄递渠道销售假药 2009年12月21日，国家邮政局和国家食品药品监督管理局联合发出通知，要求各级邮政管理部门和药品监督管理部门加强合作，严厉打击不法分子利用寄递渠道销售假药的行为。通知要求，各级邮政管理部门、药品监督管理部门要加强监督管理，坚决遏制利用寄递等渠道销售假药的违法行为。邮政管理部门、药品监督管理部门要加强信息沟通，根据药品监督管理部门通报的情况，对确有证据证明相关寄件人销售和寄递假药的，邮政管理部门要通知邮政、快递企业不予收寄。规范邮政企业租赁邮政信箱的管理。邮政企业办理租赁手续时，要验视有关证照，并明确规定租赁人不得将邮政信箱转租他人。充分发挥12305邮政业消费者申诉电话的作用，受理和处理消费者的申诉和举报，确保人民群众的用药安全。通知强调，各地邮政管理部门、药品监督管理部门要按照卫生部等13部门《关于开展打击利用互联网等媒体发布虚假广告及通过寄递等渠道销售假药专项整治行动的通知》要求，共同研究制定防止通过寄递渠道销售假药的监管制度，提高打击假药工作的力度和效率。（杨世民）

集中整治非药品冒充药品行为 为严厉打击非药品冒充药品行为，国家食品药品监督管理局、卫生部于2009年11月起，在全国开展集中整治非药品冒充药品专项行动，重点对药品经营企业中存在的非药品冒充药品行为进行监督检查。"严打"非药品冒充药品的四种情形：(1)名称与药品名称相同或相似；(2)包装与药品包装相似；(3)在标签、说明书或者广告上宣称具有功能主治或药用疗效；(4)随意添加药物成分。国家食品药品监督管理局要求各级药监部门，对于非药品冒充药品的行为一律予以暂停销售，并分类进行处理。同时，组织媒体宣传专项行动的整治成果，加大对市场上违法产品的曝光力度；通过宣传教育，增强公众自我保护意识，使之能够正确识别药品和非药品，自觉抵制非药品冒充药品行为，营造整治专项行动的良好社会氛围。（杨世民）

实行药品生产企业实行药品质量受权人制度 2009年4月8日，国家食品药品监督管理局以国食药监安[2009]121号文下发了《关于推动药品生产企业实施药品质量受权人制度的通知》，决定在药品生产企业实行药品质量受权人制度。药品质量受权人制度是药品生产企业授权其药品质量管理人员对药品质量管理活动进行监督和管理，对药品生产的规则符合性和质量安全保证性进行内部审核，并由其承担药品放行责任的一项制度。实行药品质量受权人制度是强化药品生产企业内部质量管理机制，明确质量责任，提高企业质量管理水平的有效措施，也是进一步强化企业是质量第一责任人责任意识的有效手段。结合我国药品生产的实际情况，在药品生产企业实行药品质量受权人制度工作采取“分阶段逐步推行”的原则。2009 年将首先在血液制品类、疫苗类、注射剂类以及重点监管特殊药品类药品生产企业试行药品质量受权人制度。药品质量受权人应具有药学或相关专业大学本科以上（含本科）学历或具有中级以上（含中级）相关专业技术职称，并具有五年以上（含五年）药品生产和质量管理实践经验，熟悉和了解企业自有产品生产工艺和质量标准。其主要职责包括：遵守和实施有关产品质量的法规或技术要求，负责最终产品的批放行，参与或负责药品研发和技术改造，实施（必要时并建立）质量体系，监控企业内部的质量审计或自检，监管质量控制部门，同时还应参与外部质量审计（供应商审计）、参与验证以及药品不良反应报告、产品召回等工作。药品质量受权人经培训后方能上岗履行其相应职责，并应主动参加所在地食品药品监督管理部门组织的各项培训。 （杨世民）

↗ 进一步加强药品广告监管工作 2009 年 02 月 13 日，国家广播电影电视总局、中华人民共和国卫生部、中华人民共和国国家工商行政管理总局、国家食品药品监督管理局、国家中医药管理局以广发［2009］8 号印发了《关于进一步加强广播电视医疗和药品广告监管工作的通知》。通知要求：（1）广播电视媒体要严格依据《广告法》、《医疗广告管理办法》、《药品广告审查办法》、《药品广告审查发布标准》等有关法律规章，坚决做到凡审批证明不符合要求或擅自篡改审批内容的，凡以专家、患者形象作疗效证明的，凡含有宣传治愈率、有效率及医生与患者进行现场或热线沟通交流内容的，凡由药品生产、经销企业或医疗机构制作的医疗、健康类资讯服务节目一律不得播放。（2）广播电视媒体要严格审查医疗、健康类节目中嘉宾的资质，避免误导受众。严禁以演员和社会名人主持医疗、健康类节目。（3）广播电视媒体要认真自查自纠，清理虚假违法医疗、药品广告。广电、工商、卫生、药监、中医药等行政管理部门应根据“整治虚假违法广告专项行动部际联席会议制度”的要求，加强沟通协调，通力配合，加大对虚假违法医疗、药品广告的整治力度。（4）狠抓典型，严肃处理重大违法违规问题。对制作、发布虚假违法的医疗、药品广告构成犯罪的，应及时移交公安、司法等部门，依法追究其法律责任。对监管过程中发现的典型违法违规问题，应向社会公开曝光。 （闫抗抗）

↗ 发布严重违法药品广告曝光警示 为加大对违法发布药品、保健食品广告的整治力度，规范广告发布秩序，2009 年 8 月国家食品药品监督管理局对全国部分报纸发布的药品、保健食品广告进行了重点监测，并于 10 月 23 日将违法情节严重、违法发布广告频次高的药品广告予以曝光。严重违法的药品广告的生产商和产品有：宁波诚年药业有限公司生产的药品“红鹿参片”、陕西省科学院制药厂生产的药品“甘露聚糖肽口服溶液”、天津同仁堂集团股份有限公司生产的药品“葶苈草颗粒”、广西医科大学制药厂生产的药品“毛冬青片”、山西正元盛邦制药有限公司生产的药品“三宝胶囊”、杨凌东科麦迪森制药有限公司生产的药品“乙肝舒康胶囊”。食品药品监督管理部门已将这些违法广告移送至工商管理部门查处。 （闫抗抗）

↗ 发布违法药品广告公告 根据《违法广告公告制度》的有关规定，国家食品药品监督管理局于 2009 年 8 月 13 日和 2010 年 1 月 8 日以国食药监稽［2009］421 号和国食药监稽［2010］6 号印发 2009 年第 1 期第 2 期违法药品、医疗器械、保健食品广告公告汇总，对 19 个品种的药品违法、保健品、医疗器械进行公告。 （闫抗抗）

↗ 2009 年药品不良反应信息通报发布 2009 年，国家药品不良反应监测中心发布了第 19 期 ~24 期共 6 期药品不良反应信息通报，提醒公众对阿昔洛韦等 10 种有关药品的不良反应进行重点关注，见表 1。

表 1 2009 年药品不良反应信息通报基本信息

期号	药品名称	主要不良反应
第 19 期	阿昔洛韦	急性肾功能损害
第 20 期	克林霉素注射剂	急性肾功能损害、血尿
	藻酸双酯钠注射剂	全身性损害、呼吸系统损害
第 21 期	注射用头孢哌酮钠舒巴坦钠	全身性损害、呼吸系统损害
	清开灵注射剂	过敏性休克、神经系统损害
第 22 期	左氧氟沙星注射剂	过敏性休克
	双黄连注射剂	全身性损害、呼吸系统损害
第 23 期	穿琥宁注射剂	过敏性休克
	炎琥宁注射剂	过敏性休克
第 24 期	加替沙星	血糖异常

（闫抗抗）

↗ 《新药注册特殊审批管理规定》出台 2009 年 1 月 7 日，国家食品药品监督管理局以国食药监注［2009］17 号发布《新药注册特殊审批管理规定》。该规定根据特殊审批的新药注册申请“早期介入、优先审评、多渠道沟通交流、动态补充资料”的总体原则，详细规定了新药注册特殊审批条件、程序和要求，明确了申请人在新药注册特殊审批过程中所具有的权利和须承担的义务。

特殊审批管理规定对特殊审批的“特”进行了具体描述：单独设立通道，优先审评、审批；建立适时介入、关键阶段沟通交流的机制；设立多种途径进行补充资料；明确与特别审批程序的衔接；在技术审评阶段药品审评中心将继续保留现

已实施的调集审评资源、优先审评等相关措施。同时对特殊审批的风险控制进行了规定。（闫抗抗）

药品再注册审查审批工作全面启动 2009年7月31日，国家食品药品监督管理局以国食药监注[2009]387号印发《关于做好药品再注册审查审批工作的通知》。通知主要规定了以下情形不予再注册：属于批准文号清查确认不真实的品种；有效期届满前未提出再注册申请的；未达到国家食品药品监督管理局批准上市的；未按照要求完成Ⅳ期临床试验的；未提供再注册品种五年不良反应总结的；根据再评价结论确属疗效不确切、经风险评估风险大于效益、质量不稳定及存在严重安全隐患的；按照《药品管理法》的规定应当撤销药品批准证明文件或已经注销药品批准证明文件的；申请再注册品种与《药品生产许可证》的生产许可范围不相符的；设立有监测期的品种，申请人应按照《药品注册管理办法》的有关规定，考察该品种的生产工艺、质量、稳定性、疗效及不良反应等情况，书面报告所在地省级药品监督管理部门，对未上报相关报告的；对化学药品注射剂和多组分生化药注射剂，申请人应按照《关于发布化学药品注射剂和多组分生化药注射剂基本技术要求的通知》（国食药监注[2008]7号）的要求提供相关的研究资料，经审查不符合有关要求的。同时还规定各省级药品监督管理部门应在《药品注册管理办法》规定时限内完成药品再注册的审批工作，对之前已受理的到期品种应于2010年9月30日前完成其再注册的审批工作。（闫抗抗）

药品注册情况出现新变化 2009年，《药品技术转让注册管理规定》、《药品注册现场核查管理规定》、《中药注册管理补充规定》以及新修订的《药品注册管理办法》的出台使得我国药品注册出现新变化，具体表现为：(1)申报走势出现拐点。从2007年10月1日至2009年6月底，国家食品药品监督管理局共受理药品注册申请4 403件，年申报数量减少2/3。其中，创新药84个、仿制药1 682个。同品种申报的比率从2006年的1∶6下降为2009年的1∶3，中药几乎没有重复申报现象。2009年上半年，批准新药临床申请173件；新药生产申请238件，其中一类新药8件；仿制药申请1 074件；进口药申请388件。(2)历史遗留问题得以清理。通过对3.3万个药品开展注册现场核查撤回了7 999个药品注册申请；清查注销了4 337个药品批准文号；通过开展过渡期品种集中审评处理了2.5万积压品种，其中不批准1.5万个品种（大多为化学药5/6类、中药8/9类），不批准率达61%。(3)提高淘汰结合，提升安全质量水平。加快提高国家药品标准行动计划的实施，中央财政2009年安排近2亿资金支持标准提高工作；药品再注册审查审批工作全面开展，药品再注册，设定了12条审查要点，明确了审查审批要求，对存在其中任何一条不予再注册条件的，不予再注册。（闫抗抗）

新增4种允许发布处方药广告的专业刊物 2009年9月21日，第二十批允许发布处方药广告的医学药学专业刊物名单公布，根据《药品管理法》第六十条规定，经卫生部和国家食品药品监督管理局共同审核，认定《中华健康管理学杂志》、《中国男科学杂志》、《中国医学创新》、《中国当代医药》4个医学、药学专业刊物可以发布处方药广告。（闫抗抗）

国家药物安全评价监测中心接受FDA的GLP检查 2009年7月6日～10日，中国药品生物制品检定所国家药物安全评价监测中心接受了美国FDA的GLP检查，经过为期一周的对试验设施、人员资质和试验项目等的严格核查，顺利完成检查。这是我国GLP试验机构首次正式接受美国FDA的GLP检查。

国家药物安全评价监测中心创建于1998年，经过十年的努力，2003年首批通过国家食品药品监督管理局的GLP认可，2005年通过日本JICA的GLP检查。2008年获得美国AAALAC认证，同年获得国家科技进步二等奖。先后组织举办了25次与GLP相关的全国范围的研讨会和技术培训班。（闫抗抗）

新增6家机构获GLP认证 2009年，根据《药品管理法》的有关规定，依据《药物非临床研究质量管理规范》(GLP)和《药物非临床研究质量管理规范认证管理办法》，国家食品药品监督管理局分别公布了4期(19期～22期)药品GLP认证公告，6家机构获得GLP认证(见表2)。

表2 2009年获GLP认证的机构目录

机构名称	试验项目	批件编号
上海市计划生育科学研究所（中国生育调节药物毒理检测中心）	1. 单次和多次给药毒性试验（啮齿类）； 2. 单次和多次给药毒性试验（非啮齿类，不包括灵长类）； 3. 生殖毒性试验（Ⅰ段、Ⅱ段、Ⅲ段）； 4. 遗传毒性试验（Ames、微核、染色体畸变）； 5. 局部毒性试验； 6. 免疫原性试验； 7. 安全性药理试验	GLP 09001009
山东绿叶制药有限公司（山东绿叶药物安全评价中心）	1. 单次和多次给药毒性试验（啮齿类）； 2. 单次和多次给药毒性试验（非啮齿类，不包括灵长类）； 3. 局部毒性试验； 4. 免疫原性试验； 5. 毒代动力学试验	GLP 09002010
苏州西山中科实验动物有限公司	1. 单次和多次给药毒性试验（非啮齿类）	GLP 09003011

（续表）

机构名称	试验项目	批件编号
重庆市中药研究院（重庆市药物安全评价中心）	1. 单次和多次给药毒性试验（啮齿类） 2.（单次和多次给药毒性试验（非啮齿类，不包括灵长类） 3. 生殖毒性试验（I段） 4. 局部毒性试验 5. 免疫原性试验 6. 安全性药理试验	GLP 09004012
浙江省医学科学院（安全性评价研究中心）	1. 单次和多次给药毒性试验（啮齿类） 2. 单次和多次给药毒性试验（非啮齿类） 3. 生殖毒性试验（Ⅰ段、Ⅱ段、Ⅲ段） 4. 遗传毒性试验（Ames、微核、染色体畸变、小鼠淋巴瘤试验） 5. 局部毒性试验 6. 免疫原性试验 7. 安全性药理试验	GLP 09005013
郑州大学（郑州大学药物安全性评价研究中心）	1. 单次和多次给药毒性试验（啮齿类） 2. 单次和多次给药毒性试验（非啮齿类，不含灵长类） 3. 局部毒性试验 4. 毒代动力学试验	GLP 09006014

（闫抗抗）

加强药品流通行业管理 2009年11月25日，商务部和国家食品药品监督管理局以商秩发[2009]571号文印发《关于加强药品流通行业管理的通知》，通知的主要内容有：(1)明确了商务主管部门是药品流通行业的管理部门，食品药品监督管理部门负责对药品经营企业进行准入管理，商务主管部门和食品药品监管部门要互相支持，共同做好药品流通行业管理工作；(2)配合国家基本药物制度、药品安全专项整治工作的组织实施，加强统筹规划，推动药品流通行业管理工作；(3)不断提高药品流通行业的组织化程度和现代化水平，大力发展连锁经营，要加快发展药品现代物流；(4)倡导诚信经营，加强行业信用体系建设，通过开展职业道德教育、制定行规行约、开展行业信用评价、举办信用知识培训等形式，不断丰富和创新行业自律手段，促进行业健康发展。（闫抗抗）

进一步规范医疗机构药品集中采购工作 2009年1月17日，卫生部、国务院纠正行业不正之风办公室、国家发展和改革委员会、国家工商行政管理总局、国家食品药品监督管理局、国家中医药管理局以卫规财发[2009]7号文印发《进一步规范医疗机构药品集中采购工作的意见》，意见的主要内容有：(1)全面实行政府主导、以省（自治区、直辖市）为单位的网上药品集中采购工作。(2)规定国家实行特殊管理的第二类精神药品、医疗用毒性药品和放射性药品等少数品种以及中药材和中药饮片等可不纳入药品集中采购目录，麻醉药品和第一类精神药品不纳入药品集中采购目录。(3)建立科学的评价办法，坚持“质量优先、价格合理”的原则，合理划分药品类别，并考虑临床疗效、质量标准、科技水平等因素，对药品进行综合评价。(4)减少药品流通环节，药品集中采购由批发企业投标改为药品生产企业直接投标。(5)医疗机构要加强处方开具和药品使用的规范化管理，规范医务人员用药行为，纠正为追求经济利益而不合理适用药物的问题。(6)各地区有关部门要密切协作，加大监管力度。共同促进医疗机构药品采购工作的健康发展。（闫抗抗）

开展中药注射剂安全性再评价工作 2009年1月13日，国家食品药品监督管理局以国食药监办[2009]28号文印发《关于开展中药注射剂安全性再评价工作的通知》，规定了中药注射剂安全性再评价工作方案，主要内容有：(1)各省（区、市）局要对每个品种按批准文号建立监管档案。(2)药品再注册工作应以《中药、天然药物注射剂基本技术要求》为主要依据，将生产工艺和处方核查工作以及风险排查的情况作为再注册的主要检查工作。(3)加强中药注射剂不良反应（事件）监测，建设“中国药品安全网”，及时发布用药安全警示，增进医护人员、药剂人员和公众对合理使用中药注射剂的认识。(4)开展中药注射剂评价性抽验工作，排查中药注射剂流通环节安全隐患，落实中药注射剂的电子监管措施。

（闫抗抗）

《中药品种保护指导原则》发布实施 2009年2月3日，国家食品药品监督管理局以国食药监注[2009]57号文发布实施《中药品种保护指导原则》，分为总则、一般要求、初次保护、同品种保护、延长保护期五个部分，主要内容和特点有：(1)强调了中药保护品种的可保护性，突出保护先进的理念。(2)合理设定同品种管理要求，在初次保护中要求原研企业才能首次提出初次品种保护申请。(3)提高延长保护期门槛，强调申请延长保护期的品种应能证明其对主治的疾病、证候或症状较同类品种有显著临床疗效优势。企业必须按有关要求完成各项改进工作并提交相关资料，明确了延长保护期的品种在临床、药理毒理、药学等方面应较保护前有明显改进与提高。共有1257个品种在保护期内，涉及1002家企业。（闫抗抗）

27个品种列为国家中药保护品种 2009年，国家食品药品监督管理局共发布了3期《国家中药保护品种公告》，批准北京岐黄制药有限公司等26家企业生产的27个中药品种列为国家中药保护品种，其中16个列为首家保护的中药品种（见表3）。

表3　2009年《国家中药保护品种公告》汇总

序号	药品名称	保护级别	保护期限	保护品种号	生产企业
一、首家保护					
1	强骨胶囊	2	2009年1月8日~2016年1月8日	ZYB2072008086	北京岐黄制药有限公司
2	润肠宁神膏	2	2009年1月8日~2016年1月8日	ZYB2072008087	广东益和堂制药有限公司
3	参芪消渴胶囊	2	2009年1月8日~2016年1月8日	ZYB2072008074	天津中新药业集团股份有限公司乐仁堂制药厂
4	养正消积胶囊	2	2009年1月8日~2016年1月8日	ZYB2072008088	石家庄以岭药业股份有限公司
5	神农镇痛膏	2	2009年7月22日~2016年7月22日	ZYB2072009001	广东湛江吉民药业股份有限公司
6	芪参益气滴丸	2	2009年11月25日~2016年11月25日	ZYB2072009002	天津天士力制药股份有限公司
7	复方矮地茶片	2	2009年11月25日~2016年11月25日	ZYB2072009003	九芝堂股份有限公司
8	复方海蛇胶囊	2	2009年11月25日~2016年11月25日	ZYB2072009004	浙江杭康海洋生物药业有限公司
9	腰痹通胶囊	2	2009年11月25日~2016年11月25日	ZYB2072009005	江苏康缘药业股份有限公司
10	苁蓉益肾颗粒	2	2009年11月25日~2016年11月25日	ZYB2072009006	内蒙古兰太药业有限责任公司
11	复方益母胶囊	2	2009年11月25日~2016年11月25日	ZYB2072009007	山东翔宇健康制药有限公司
12	金嗓清音胶囊	2	2009年11月25日~2016年11月25日	ZYB2072009008	西安碑林药业股份有限公司
13	百合更年安颗粒	2	2009年11月25日~2016年11月25日	ZYB2072009009	北京同仁堂科技发展股份有限公司制药厂
14	复方金黄连颗粒	2	2009年11月25日~2016年11月25日	ZYB2072009010	北京康必得药业有限公司
15	散寒解热口服液	2	2009年11月25日~2016年11月25日	ZYB2072009011	四川省宜宾五粮液集团宜宾制药有限责任公司
16	消渴清颗粒	2	2009年11月25日~2016年11月25日	ZYB2072009012	天津天士力制药股份有限公司
二、同品种保护					
1	复方五仁醇胶囊	2	2008年11月11日~2013年12月19日	ZYB2072006158-2	通化正和药业有限公司
2	祖卡木颗粒	2	2008年11月24日~2013年12月19日	ZYB2072006203-1	新疆华康药业有限责任公司
3	解毒降脂片	2	2009年2月17日~2013年12月19日	ZYB2072006160-1	四川巴中普瑞制药有限公司
4	少腹逐瘀颗粒	2	2009年2月17日~2013年5月26日	ZYB2072006060-1	北京北卫药业有限责任公司
5	伸筋片	2	2008年1月10日~2013年6月15日	ZYB2072006082-1	吉林敖东恒源药业股份有限公司
6	祖卡木颗粒	2	2009年2月17日~2013年12月19日	ZYB2072006203-2	新疆奇康哈博维药有限公司
7	梅翁退热片	2	2009年7月28日~2012年12月15日	ZYB2072005166-1	吉林省东丰药业股份有限公司
8	抗感解毒口服液	2	2009年7月28日~2014年12月15日	ZYB2072007088-1	沈阳同联药业有限公司
9	梅翁退热颗粒	2	2009年7月28日~2012年12月15日	ZYB2072005165-1	汕头市莱达制药有限公司
10	近视乐眼药水	2	2009年7月28日~2013年9月28日	ZYB2072006138-1	长春普华制药股份有限公司
11	头痛定糖浆	2	2009年11月6日~2015年1月10日	ZYB2072007102-1	福建延年药业有限公司

（闫抗抗）

中药材GAP检查公告　2009年12月30日，国家食品药品监督管理局公布《中药材GAP检查公告》（第8号），对南阳张仲景中药材发展有限责任公司等企业生产的山茱萸等10家企业的中药材生产基地进行了检查审核，符合《中药材生产质量管理规范（试行）》的要求，予以公告（见表4）。

表4　中药材GAP检查目录

企业名称	注册地址	品种名称	种植（养殖）区域
南阳张仲景中药材发展有限责任公司	西峡县世纪大道东段1号	山茱萸	河南省西峡县太平镇乡、二郎坪乡、陈阳乡、寨根乡、米坪镇
丽江华利中药饮片有限公司	云南省丽江南口工业园	云木香	云南省丽江市玉龙县鲁甸乡新主行政村
大同丽珠芪源药材有限公司	山西省大同市浑源县	黄芪	山西省浑源县官儿乡
雅安三九中药材科技产业化有限公司	雅安市雨城区挺进路69号附3号	鱼腥草	四川省雅安市严桥镇严桥村、新和村
新乡佐今明制药股份有限公司	新乡市华兰大道459号	金银花	河南省新乡市封丘县轩寨村
山西振东制药股份有限公司	山西省长治县光明南路振东科技园	苦参	山西省长治市沁县牛寺乡西安庄村、里庄村、南涅水村、韩家庄村、走马岭、申则村、狮子沟村、辉坡村
贵州同济堂制药有限公司	贵州市小河区西南环线269号	淫羊藿（巫山淫羊藿）	贵阳市修文县龙场镇；龙里县龙山镇（莲花村）、湾寨乡（红岩村）；雷山县丹江镇固鲁村
甘肃农垦集团有限责任公司	甘肃省兰州市滨河东路609号	罂粟、紫斑罂粟、红花罂粟	甘肃省武威市、张掖市、金昌市、白银市
山东三精制药有限公司	临沂市高新区科苑路中段东首	金银花	山东省平邑县郑城镇大后沟、铁里营、母子山
四川好医生攀西药业有限责任公司	西昌市机场路	美洲大蠊	四川省西昌市安宁镇马坪坝村

（闫抗抗）

实施药品编码管理 2009年6月16日，国家食品药品监督管理局印发《关于实施国家药品编码管理的通知》，对批准上市的药品实行编码管理。国家药品编码，是指在药品研制、生产、经营、使用和监督管理中由计算机使用的表示特定信息的编码标识。国家药品编码包括本位码、监管码和分类码，以数字或数字与字母组合形式表现。国家药品编码本位码由国家局统一编制赋码，药品在生产上市注册申请获得审批通过的同时获得国家药品编码。药品注册信息发生变更时，国家药品编码本位码进行相应变更，相关信息在国家局网站上统一发布。国家药品编码本位码共14位，由药品国别码、药品类别码，药品本体码和校验码依次连接组成。

（闫抗抗）

举办“安全用药 家庭健康”全国知识竞赛活动 2009年8月3日，国家食品药品监督管理局联合教育部、卫生部、中医药局、全国总工会、共青团中央、全国妇联和中国科协在京启动全国“安全用药 家庭健康”科普宣传活动。此举为积极配合国务院部署的药品安全专项整治工作和医药卫生体制改革的实施，进一步增强公众安全用药、合理用药的意识和水平。全国36个赛区先后开展了多种形式的安全合理用药宣传活动，经过初赛、复赛选拔，最后由七支代表队进入决赛。2009年12月14日，“安全用药 家庭健康”全国知识竞赛决赛在京落下帷幕。全国人大副委员长桑国卫、国家食品药品监督管理局局长邵明立出席决赛现场，为获胜队颁奖。其中解放军队获得“安全用药知识竞赛”一等奖；天津、大连队获二等奖；河北、山西、河南、厦门队获得三等奖。每个参赛者都成为了安全用药的义务宣传员，活动达到了普及安全用药知识、推动公众合理用药的目的。据不完全统计，活动发放宣传资料近500万份，安全用药受众人数达到3 000万以上。

（闫抗抗）

省市药监动态

医药“空白村”在福建省基本消失 2009年，福建省农村药品配送进乡达100%，入村覆盖率达99.2%，配送到村的药品达到农村群众日常用药量和用药品种的90%以上，医药“空白村”在全省基本消失。福建省食品药品监督管理局针对部分地区的药品供应和安全保障远远落后于发达地区而出现医药“空白村”的现状，于2008年启动“老少边岛渔”地区药品供应保障计划，2009年该局着手向100个重点乡镇食品药品协管办选派食品药品监管干部驻乡巡村，全省各地纷纷采取措施保障农村群众的用药安全。全省有4个区市、48个县（市）将药品“两网”建设列入当地党委、政府为民办实事项目；全省80%的县（市、区）达到药品“两网”建设示范县标准；农村药品监督网络覆盖全省100%的乡镇和99%的行政村，协管人员举报查获涉药案件达到总案件数的20%以上；“两网”覆盖率高于全国平均水平。（闫抗抗）

绍兴市首次发布药品安全白皮书 2009年2月，浙江省绍兴市食品药品监督管理局首次发布《绍兴市药品安全状况报告（2008年度）》，公布了2008年全市医药产业状况、药品安全基本状况和药品监管基本状况等。该报告显示，近九成的被访者表示对绍兴市目前药品安全状况表示满意。2008年10月，受绍兴市食品药品监督管理局委托，国家统计局绍兴调查队开展了绍兴市药品安全状况民意调查，调查样本总量2 000个，其中城镇住户1 400家，农村住户600家。调查结果显示，受访的该市城镇居民“认可政府对药品安全监管工作重视”的达81.3%，对药品安全保障有信心的达到89.5%；在“对于家庭中贮备的药品过期后如何处理”的问卷中，72.2%的受访者表示“随意丢弃”，只有11.3%的受访者表示“到药监部门设置的回收点集中处理”；在“选择某种药品时最关心的项目”中“价格”成为受访者最关心的项目；在“用药时最担心遇到什么问题”的问卷中，70.8%的受访者担心“遇到假药”。

（闫抗抗）

广西确定自治区实施国家基本药物制度的总体思路和实现目标 2009年4月，根据《国务院关于印发医药卫生体制改革近期重点实施方案（2009～2011年）的通知》精神，广西壮族自治区食品药品监督管理局确定了广西实施国家基本药物制度的总体思路，即按照国家基本药物目录，以公开招标采购办法组织生产和配送，推动药品生产流通企业兼并重组，加快发展连锁经营，加强药品质量抽检和监管，规范基本药物生产流通秩序。在基层医疗卫生机构推行零差率销售制度，进一步探索降低基本药物价格的采购方式。建立基本药物优先选择和合理使用制度，落实和完善执业药师制度，加强医疗机构药物临床使用指导和监管，促进药品的合理使用。建立基本药物和医药价格形成机制，加快推进基本医疗保障制度建设，降低城乡居民基本用药负担，保证城乡居民公平获得安全有效的基本药物。按照这一思路，广西食品药品监督管理局制定了实施国家基本药物制度三年工作计划，预计经过三年的完善，到2011年在广西初步建立国家基本药物制度。

（闫抗抗）

陕西省选聘食品药品安全特邀监督员 2009年9月，陕西省食品药品监督管理局在全省范围聘任食品药品安全特邀监督员，实施特邀监督员制度。特邀监督员由各级食品药品监督管理部门根据选聘条件初步确定聘任人选，经过考察了解，在征得本人及其所在单位同意后，颁发全省统一印制的聘书。特邀监督员的工作主要有了解和反映社会对食品药品监督管理部门在履行食品药品安全监管职责等方面的意见、要求和建议；了解和反映人民群众饮食用药安全与医药经济发展方面存在的问题和建议；积极宣传食品药品监管部门工作职责、工作动态以及食品药品监管的相关法律法规；参加所聘部门的有关活动，每季度书面或口头向所聘部门反映一次有价值的情况或建议。各级食品药品监督管理部门设立专人搜集特邀监督员反映的食品药品安全方面的信息，办理落实反映的情况和问题。（闫抗抗）

娄底市食品药品监管局实行局领导AB岗 2009年7月，湖南省娄底市食品药品监督管理局下发《关于印发局领导AB岗工作制度的通知》，在原有科室实行AB岗制度的基础上，对市局领导实施行政审批AB岗工作制度。局领导AB岗工作制度适应范围包括行政许可事项和行政服务事项两大类。该制度规定，当A岗领导因公外出超过1天或休假超过1天，不能履行签字审批职责时，启动AB岗审批工作制度，由B岗领导代行审批职责，并对审批事项负责。B岗领导代行A岗领导审批事项时，一般应与A岗领导电话沟通有关情况，以确保审批事项的连续性和质量。

（闫抗抗）

湖北省实行处方药销售记录标准化 2009年4月，湖北省食品药品监督管理局就加强药品零售企业监督管理工作发出通知，要求药品零售企业严格执行《药品管理法》、《药品流通监督管理办法》规定，认真落实凭处方销售处方药的规定，并对处方药登记销售记录作出了统一规定。通知重申，注射剂、抗菌素、抗病毒药、医疗用毒性药品、第二类精神药品须严格凭执业医师处方销售；其他允许销售的处方药应尽量索取处方，凭处方销售。顾客实在不能提供处方的，可在驻店药师的指导下，凭购药者病历上的医嘱登记销售；驻店药师必须对病历上的医嘱进行审核，严格按医嘱正确调配销售药品，并做好记录；处方和处方药登记销售记录应保存2年备查。湖北省还统一了处方药登记销售记录表，主要内容包括顾客基本情况、医疗机构名称、就医日期、医师姓名及医嘱内容、驻店药师姓名、药品名称及规格数量、发药人、复核人、购药日期等。（闫抗抗）

大理市建立药械突发性不良事件应急处置专家库 2009年11月，云南省大理市建立了药品和医疗器械突发性不良事件应急处置专家库。专家库由来自市辖区内的科研院所、医疗机构、药品生产企业的35名专家组成，涵盖了科研、临床、检验、疾控、生产等领域。专家们在市政府领导下，组织指挥药品和医疗器械突发性不良事件应急救援工作，并在药品和医疗器械突发性不良事件中参与信息研判、决策咨询、专业救援、应急抢险、事件评估等工作，确保应急处置的科学性、权威性和可操作性，为妥善处置药品和医疗器械突发性不良事件决策提供科学依据。（闫抗抗）

台州市黄岩区构建"半小时药品安全快速处置服务圈" 台州市黄岩区食品药品监督管理局本着"以人为本"的理念，构建"半小时药品安全快速处置服务圈"，在群众身边建成了融合宣传、举报、协查、服务、威慑功能的药品安全保障网。该局为克服监管人员少、地域广、企业多的困难，因地制宜，自2008年开始加强队伍与网络建设。2009年，在全区19个乡镇设立处置服务工作站，聘请了596名思想觉悟高、作风端正、处事公道的人员充实协管队伍，初步建立起一支贴近群众、沟通上下、处置服务并重的药品安全协管网络，形成半小时药品安全快速处置服务圈。2009年，该局还对协管人员开展基本业务知识、问题药品处置、举报投诉方式等的指导与培训。（闫抗抗）

甘肃省出台派驻监督员管理暂行规定实施细则 2009年3月30日，甘肃省食品药品监督管理局制定印发《派驻监督员管理暂行规定》细则（试行）。细则对派驻监督员的选派与管理、驻厂监督员职责、监督程序和派驻监督员的纪律奖惩作出了规定，规定派驻监督员的任期一般为二年，期满后进行轮换。派驻监督员对所派驻企业履行检查其是否按GMP要求组织生产情况，检查企业质量保证体系的建立和执行情况，重点检查影响药品质量的重点环节、关键工艺和质量控制点等执行情况。派驻监督员应做好工作记录，每月应向派出部门书面上报所驻企业的监督工作情况，每季报送所驻企业的产品质量安全风险评估报告。（闫抗抗）

曲靖市全面推行药品投标企业资格审查制度 2009年，云南省曲靖市食品药品监督管理局进一步强化药品集中招标采购工作的过程监管，全面推行药品投标企业资格管理审查制度。要求投标前，供应商需携带营业执照、药品生产（经营）许可证、GMP（GSP）认证证书等进行资格审查，食品药品监督管理部门对企业是否具备参与药品集中招标采购活动的资格进行审查；加强中标药品监督抽样，凡检验不合格的中标药品，向社会公示，取消当年中标资格，且两年内该企业不能参加全市医疗机构药品集中招标采购活动；建立诚信档案，进一步强化企业自律意识和社会责任意识，加强供应商后期服务监管。2009年，全市共完成药品投标企业资格审查68家，限制投标6家，建议取消配送资格3家。

（闫抗抗）

甘肃省鼓励企业开展家庭过期药品回收活动 为防止居民家庭中过期药品对广大群众的用药安全造成威胁，增强公众用药安全意识，防范非法药贩收购贩卖假药，2009年9月14日，甘肃省食品药品监督管理局发出通知，鼓励企业开展家庭过期药品回收活动。通知要求，各市州食品药品监督管理局要鼓励和支持企业开展家庭过期药品回收活动，并结合这种活动形式，开展了安全用药、合理用药科普知识的宣传，帮助公众了解过期药品的危害，提高公众科学合理用药的水平。在鼓励企业开展家庭过期药品回收活动的同时，要依法履行监管职责，加强对过期药品的监督管理，严格按照有关规定做好登记封存和监督销毁。（闫抗抗）

遵义市开展“药品安全示范街”创建活动 为进一步规范药品零售市场秩序，发挥示范带头作用，按照遵义市委办、市政府办《关于印发打造六大环境有关工作事项责任分解的通知》的要求，2009年5月中旬，遵义市开展了汇川区、红花岗区两区创建“药品安全示范街”活动，将宁波路和子尹路、法院街、步行街片区药店和医疗机构列为“药品安全示范街”创建单位。（闫抗抗）

济南市完成第十一届全运会药品安全保障任务 2009年，济南市食品药品监督管理局把做好全运会药品安全保障作为贯穿全年工作的主线。全运会期间，食品药品监督管理局主要加强兴奋剂生产经营专项治理，开展“迎全运兴奋剂集中整治月”和县（市）区局自查、交叉检查、市局督导检查“三查”活动，向肽类激素生产企业派驻驻厂监督员，对19家药品生产企业106个含兴奋剂药品的标签和说明书标注“运动员慎用”字样情况进行全面检查，对19家批发企业进行重点检查；突出抓好专用药品、医疗器械检验检测；对121个品种中的64个高风险品种的药品和67个品种中的3个高风险品种的医疗器械进行批批检验；抓定点医院使用药械安全监管；召开22家省市级定点医院负责人会议，要求定点医院对照济南赛区专用药品、医疗器械品种目录进行认真自查，对购进单位资质等进行全面检查；抓药品安全突发事件应急处置准备；制定了《全运会济南赛区药品安全突发事件应急预案》和《应急演练手册》，开展药品安全突发事件应急演练；创新监管模式提高监管效能；划片包干，实施网格化管理，将2000多家药店监管责任逐一落实到人，确保监管地域无盲区。通过以上工作，确保了全运会期间药品的安全。（闫抗抗）

青岛市修订药品安全应急预案 2009年6月24日，山东省青岛市食品药品监督管理局为做好第十一届全运会（青岛赛区）食品药品安全保障工作，对《青岛市药品和医疗器械安全突发事件应急预案》进行了修订。修订后的应急预案有以下特点：分级标准清晰，将药品安全突发事件分为四个等级，每个等级均细化了标准。工作职责明确，成立应急指挥部，下设五个工作组，确保当突发事件发生时做到责任清晰、保障到位、处置到位。工作流程规范，进一步规范了预警信息发布与解除流程、突发事件信息报告程序和时限，根据药品安全突发事件的等级，分别由市政府、市局、区（市）局实施分级响应和处置。（闫抗抗）

赣州市探索GMP审计式检查 2009年，江西省赣州市食品药品监督管理局在药品生产环节监管中突出药品GMP飞行检查在药品生产环节监管中的主体地位，在组织和检查方法等方面探索GMP检查新方法，实行审计式检查。在GMP飞行检查组织上，由赣州市食品药品监督管理局统一制定检查方案，由选定的检查组具体实施，市局负责组织、协调和监督，然后根据综合意见向企业进行反馈。在检查人员组织上，根据选定检查企业的情况，从全市食品药品监管系统选派安监、稽查和药检等相关专业的人员参加，实行组长负责制。在检查方法上，引入审计理念，实行审计式检查，通过对某个（多个）产品物料平衡、产品平衡、检验试剂平衡的检查，延伸至产品生产、销售各个环节和过程，重点检查判断企业在原辅料投入、工艺执行、产品检验、不良品处置方面是否符合规范，产品的质量是否可控、安全有效，改变以往主要依靠现场观看和询问的传统方法，提高检查实效。

（闫抗抗）

松溪县建立农村过期药品回收服务网络 福建省松溪县食品药品监督管理局结合农村“两网”建设，建立起农村过期药品回收服务网络。2009年10月28日，该局已在全县8个乡镇协管办统一设置了回收箱，全县农村过期药品回收服务网络初步形成。该局把农村过期药品回收工作作为关注民生，构建和谐社会的重要举措；因地制宜建立农村过期药品回收服务网络，回收箱设置在各乡镇、村药品协管点，由协管员专人管理；制定《松溪县农村过期药品回收制度》，规范农村过期药品回收服务网点和回收行为，杜绝回收的过期失效药品重新流入社会；加大宣传普及合理用药知识，让群众了解过期药品的毒副作用和随意丢弃过期药品的危害，引导群众自觉将过期药品放入回收箱。（闫抗抗）

合肥市建立医药储备制度 2009年9月11日，安徽省合肥市政府建立市级医药储备长效机制，加强对医药储备的监督管理。医药储备企业按照市卫生行政部门确定的应急药品储备目录及数量要求编制采购计划，保证合理库存，定期调整储备药品批号，保证药品的有效期。突发事件发生后，市卫生行政部门提供应急药品目录及数量，市应急管理部门下达指令，市食品药品监管部门据此通知医药储备企业立即进行应急药品调拨。医药储备企业须拥有相对完善的储备药品应急组织机构和体系。公共卫生事件突发时，企业应急机构中涉及的部门、人员、车辆等须反应迅速、服务主动，并保证24小时待命。急救药品或紧急情况用药的配送合肥市内不超过2小时，一般药品的配送不超过24小时。

（闫抗抗）

宁波市药监引入风险控制手段 2009年，浙江省宁波市食品药品监督管理局提出“以风险控制为手段，以用药安全为目标，进一步完善监管机制，实现药品安全监管工作的有效性，并从五个方面着手抓好监管：(1)药品生产安全监管中引入风险管理理论，突出风险控制，切实控制药品安全风险，全力避免宁波药品生产重大质量事故；(2)加强药品生产监管，完善药品工艺处方核查、GMP 跟踪检查、药品生产质量系统日常检查和关键环节专项检查及飞行检查有机结合的药品生产日常监管体系和工作机制，严格监督标准，使药品生产企业的监管责任得到全面落实；(3)加强监管，全面规范企业生产行为；(4)加强药品生产企业产品上市后的监测和评价，使 ADR 报告为提高药品质量和安全服务；(5)推进药品安全信用体系建设，完善他律与自律相结合、政府质量监督与企业内部质量责任制相结合、行政监督与技术监督相结合的长效机制。（刘　均）

江苏省出台《药品注册现场核查工作细则(试行)》 2009 年 9 月 2 日，江苏省食品药品监督管理局出台《江苏省药品注册现场核查工作细则(试行)》，进一步加强全省药品注册现场核查工作，规范药品研制与注册申报秩序。细则共 31 条，分总则、药品注册研制现场核查、药品注册生产现场检查、药品注册检验抽样要求、核查人员管理等 5 个方面内容，对核查人员的管理做出了相应规定，即省局负责全省药品注册现场核查员和省药品审评专家的选用、培训和管理；核查人员应严格遵守《江苏省药品注册现场核查纪律》认真履行职责，与申报品种有利益关系的必须回避；药品注册现场核查员在核查工作中有违法违规行为的，一经查实取消其核查员资格，并予以相应处分。（刘　均）

邯郸市建立打击生产销售假药局际协调联席会议制度 为加大打击生产销售假药工作力度，加强对打击生产销售假药工作的组织领导和统筹协调，2009 年 9 月 24 日，河北省邯郸市正式建立打击生产销售假药工作局际协调联席会议制度。联席会议的主要职责是统筹协调打击生产销售假药工作，组织和部署全市打击生产销售假药专项行动和联合执法；指导、督促、检查有关政策措施的落实；按照市委、市政府的工作要求，贯彻国家、省、市有关打击生产销售假药工作的政策和部署，组织各有关部门根据工作职责全面实施；协同查处有关重大生产销售假药案件；协调各有关部门打击生产销售假药工作的重大问题，促进部门、地方协调配合、信息共享；研究与打击生产销售假药工作有关的重要问题，向市政府提出建议。联席会议由邯郸市食品药品监管、卫生、公安、工商、广播电视局等 12 个部门组成。召集人由市食品药品监督管理局主要领导担任，日常工作由食品药品监督管理局承担，联席会议成员因工作变动需要调整时，由所在单位提出申请，联席会议决定是否调整。（刘　均）

唐山市探索建立药品零售企业互检模式 2009 年，河北省唐山市食品药品监督管理局结合工作实际，以迁安市为试点，探索药品零售企业互动检查模式。互动检查分建立“标杆企业”和“按区互动检查”两个阶段展开。第一阶段是建立标杆企业，将迁安市分成十个区域，确定 19 家药品零售企业作为互动检查定点药店，组织执法人员进行现场指导，完善和提高定点药店 GSP 管理水平。第二阶段是开展定点药店互动检查。组织企业负责人到指定药店，按照营业场所、人员管理、药品进货验收、储存养护、销售服务五部分进行检查和学习，各企业负责人与执法人员一起对这些企业“挑毛病”，将定点药店 GSP 管理资料作为样本，现场对各企业负责人进行讲解培训。（刘　均）

北京市治理“黑诊所”、“黑药店”工作取得阶段性成效 2009 年，北京市各区县药品监管分局会同卫生、公安、工商、城管等部门开展了“黑诊所”、“黑药店”专项治理工作。五部门召开联席会议，共同下发了《关于依法取缔黑诊所黑药店违法行医售药行为的通知》，并成立“打黑办”，定期召开联席会议，在辖区内组织开展联合执法。各区县对辖区“黑诊所”、“黑药店”进行拉网式清理，仅 4 月份，五部门联合执法出动人数 8 095 人次，平均检查覆盖率 72.26%。全市共取缔“黑诊所”、“黑药店”、违法经营药品行为成人保健店 541 家。各区县药监分局落实乡镇、街道政府责任，将“黑诊所”、“黑药店”专项治理工作纳入年终考核，依靠群众力量，对重点地域实施盯守和巡查。18 个区县同时在本辖区内药品违法行为高发地段举办全市统一的现场宣传活动，多家媒体跟踪曝光，通过大力宣传，群众对“黑诊所”、“黑药店”问题的知晓率和参与率不断提高，群众的防范意识不断增强。（刘　均）

闽浙边界八县共同打造食品药品安全网 2009 年 9 月 17 日，福建省福鼎市、寿宁县、松溪县、政和县和浙江省庆元县、龙泉市、景宁县、泰顺县等 8 县(市)本着“区域合作、协查联动、信息共享、共同提高”的宗旨，共同签订闽浙边界食品药品监管协作机制协议书。协议的主要内容是：(1)共同组成“闽浙边界食品药品监管协作工作委员会”，由 8 县(市)的食品药品监管局负责人轮流担任主任委员，主任委员所在地区自动成为值勤地区；(2)建立日常联络工作机制，日常联络工作由值勤地区的食品药品监管局稽查机构负责，及时通报联络员人事变动、本辖区的稽查执法情况，及时协调跨区域的稽查执法工作等有关事项；(3)建立案件协查联动机制，实行统一的受理、接办和转办制度；(4)建立大案要案查处联动机制，对涉及到跨边界协作区域并有可能造成严重危害或重大影响，需要紧急控制的食品、药品、医疗器械案件，将立即启动大案要案查处联动机制；(5)建立信息沟通机制，形成区域内协调统一、规范有序的信息收集、整理、发布、储存系统；(6)建立联谊会制度，每年召开一次联谊

会,由接任主任委员的单位召集。（刘　均）

各省区药监部门部署防控甲型 H1N1 流感工作　针对防控甲型 H1N1 流感工作的严峻形势,各省区药监管部门根据党中央、国务院以及国家食品药品监督管理局的安排部署,采取有效措施,进一步加强甲型 H1N1 流感疫情防控工作。采取的主要措施有:加大对防控甲型 H1N1 流感药械生产、流通、使用等环节的监督检查力度,强化中药材市场监管,重点对抗病毒类药品和相关防控用医疗器械进行监督抽验;建立、完善相关药械应急检验(检测)程序,购置相关检验仪器和设备,做好相关应急检验的准备工作;开辟注册审评审批绿色通道,对疫情防控用药品、医疗机构制剂、医疗器械注册申报,在保证疗效和安全的前提下,以最快的速度予以初审转报或审批;加强对抗病毒药品以及疫情防控用医疗器械的生产、流通(储备)情况的调研,遴选管理规范、信誉良好、货源充足的单位作为重点生产供应企业,及时掌握疫情防控用药械储备供应信息;强化舆论宣传,加大正面宣传和舆论引导力度;强化应急值守,严格执行 24 小时值班制度,建立省、市、县三级应急联络员网络,确保信息联络畅通。（刘　均）

华东六省一市暨河南广东两省食品药品监管协作联席会议召开　2009 年 11 月,华东地区六省一市暨河南、广东两省食品药品监管协作联席会议在安徽省黄山市召开。安徽、上海、江苏、江西、浙江、福建、山东、广东等省市食品药品监督管理局主要负责人和办公室主任参加会议,国家食品药品监督管理局办公室负责人出席会议。会议的主要任务是总结交流 9 省市食品药品监管合作工作情况,分析当前形势,安排部署今后区域协作工作任务。与会代表围绕机构改革、餐饮服务环节食品安全监管、药品安全专项整治、2010 年的工作思路以及监管工作中的难点问题等进行了深入讨论和交流,并对进一步加强 9 省市食品药品监管区域协作、完善联防联控工作机制做出规定。（刘　均）

泛珠三角九省(区)食品药品监管合作第五届联席会议召开　2009 年 11 月 21 日～22 日,泛珠三角九省(区)食品药品监管合作第五届联席会议在湖南省长沙市召开,广东、福建、江西、湖南等泛珠三角省区食品药品监督管理局组团参加了本次会议。此次联席会议围绕"新体制、新挑战、新思路、新发展"主题,结合新一轮食品药品监管体制改革,就全面推进泛珠三角食品药品监管合作展开交流和讨论。与会代表具体围绕食品药品安全信息化建设与合作、保健品和化妆品安全监管与合作、食品药品监管体制改革后的区域稽查打假合作、食品药品检验机构设置及检验能力建设、监测经验交流及预警信息发布等方面进行探讨,达成共识,并签订《泛珠三角九省区保健食品化妆品监管合作协议》、《泛珠三角九省区食品药品安全监管信息化合作协议》、《泛珠三角九省区食品药品技术监督合作协议》。（刘　均）

第五届晋冀鲁豫接壤区食品药械联合打假联席会召开
2009 年 10 月 29 日,第五届晋冀鲁豫接壤区食品药械联合打假联席会在山西省长治市召开,来自河北省邯郸市、邢台市,山东省聊城市、河南省濮阳市、安阳市和山西省晋中市、长治市四省七市食品药品监督管理部门的主要领导、分管负责人参加会议。会上,与会代表相互交流了药械打假工作经验,并就当前打击跨区域制售假劣食品、药品、医疗器械违法犯罪活动的一些具体问题进行了讨论,对下一步如何开展联合打假工作进行了探讨。晋冀鲁豫接壤区食品药械联合打假联席会,旨在建立高效快捷、协调有力的联合打假机制,共同提高食品药械监管水平。其主要任务是沟通交流、相互借鉴打假经验,创新工作方式,协助做好各成员单位案件协查和案件移送工作。（刘　均）

西藏自治区开展药品突发性群体不良事件(Ⅱ级)应急演练　2009 年 9 月 27 日,西藏自治区食品药品监督管理局开展药品突发性群体不良事件(Ⅱ级)桌面应急演练,演练由自治区食品药品监督管理局局长卢彦朝主持,分管局领导和相关处室人员参加演练。按照《西藏自治区药品和医疗器械突发性群体不良事件应急预案》,自治区食品药品监督管理局预设在拉萨市发生了 50 人以下出现药品不良反应(其中 1 人死亡)的药品突发性群体不良事件。演练以桌面推演的形式,模拟了应急处置全过程,包括不良事件的报告、调查、启动预案、应急处置等各个环节。在应急演练的各环节,相关处室根据各自职责提出相应的处置措施,妥善处置了不良事件。通过演练,使应急队伍掌握了不良事件的应急处置过程,提高了食品药品监管队伍对不良事件的反应能力和处置能力。（刘　均）

石嘴山市扎实推进药店分级工作　宁夏回族自治区石嘴山市食品药品监督管理局在 2008 年统一全市药店门牌工作的基础上,2009 年加大工作力度,结合实际,按照先易后难、先城市后农村的顺序,逐步推进药品零售企业分级管理:一是制定并印发实施方案和验收标准,召开动员会,查找现有药品零售企业与分级管理要求存在的差距与不足,督促企业开展药品零售企业分级管理工作;二是下发《药品零售企业分级管理告知书》,将分级标准及按照各药店现有条件所能达到的级别告知到各药店,进行事前告知、沟通,取得企业的理解和支持,做到工作开展人性化;三是组织各县(区)局、局有关科室加强对辖区内各药品零售企业调研、摸底;四是合并现场检查节约执法资源,在现场验收时结合 GSP 再认证,避免多头执法带来的扰民行为,有序开展工作。（刘　均）

新疆维吾尔自治区全面建立特殊药品监控信息网络 为进一步加强特殊药品监管，防止特药流弊事件发生，新疆维吾尔自治区食品药品监督管理局、自治区卫生厅、自治区公安厅联合下发文件，决定从2009年6月1日起正式启动“特药监控网络”延伸工作，在现有生产经营环节网络监控的基础上，延伸到全区各级医疗机构、科研和教学等相关单位，实现特药的生产、进货、销售、库存、流向、使用的全程动态监控。新疆各级食品药品监督管理局将定期对特殊药品进行监督检查，并建立监管档案。检查中若发现定点生产、经营企业和医疗机构未按规定使用特殊药品监控网、连续3次未在业务发生当天或者1年内累计5次以上未将特殊药品的产、购、存、销等数据上传特殊药品监控网，或上传数据不准确、不完全的，将责令限期改正，逾期不改正的，责令停产停业整顿；情节严重的，取消其定点生产、经营资格。（刘　均）

广州市药品检验所和美国药典会签订合作备忘录 2009年6月18日，广东省广州市药品检验所和美国药典委员会（USP）签订合作备忘录，旨在提升药品质量，确保公众用药安全有效，为服务公众健康实施长期战略合作。双方合作的主要内容包括将在中美双方共同感兴趣的应用标准科学领域，加强交流与合作；广州市药品检验所将参与美国药典会候选对照品的合作标定；双方将致力于中美双方共同感兴趣的议题联合举办地区性学术会议、研讨会或培训班；双方将促进技术人员的定期交流；美国药典委员会还将推荐中方科学家、医务工作者、学者和其他相关人员有机会参与美国药典委员会有关专家委员会委员的工作。通过此次交流与合作，将进一步推动广州市药品检验所的人才、技术建设，进一步提高药品技术监督水平。（刘　均）

青海省海东地区建成覆盖全区的食品药品监管MAS移动信息平台 青海省海东地区食品药品监督管理局按照“科学监管，资源共享”的原则，以确保公众饮食用药安全为目标，积极协调移动通讯公司，发挥手机短信快捷、灵敏、廉价、广泛的作用，建成了覆盖全区的食品药品监管MAS（移动代理服务器的简称）移动短信平台。食品药品监管MAS移动短信平台将信息覆盖、应急处理和应急指挥融为一体，囊括全区所有药品监管执法人员和490余家药品经营企业及使用单位负责人的移动电话号码，可以迅速传递各类食品、药品、保健品、化妆品监管信息及案件协查、药品召回、安全消费警示等信息，部署核查控制工作。该平台的建成，有利于提高应急响应速度，实现信息化监管、非现场监管与日常监管相结合的现代化科学监管模式。（刘　均）

湖北省审议通过《湖北省药品管理条例》 2009年9月24日，湖北省十一届人大常委会召开第十二次会议，会议审议通过了《湖北省药品管理条例》（以下简称《条例》），自2009年12月1日起施行。该条例是湖北省在药品监管方面出台的第一部地方性法规。条例结合湖北实际，对药品研究与生产管理、药品流通管理、药品使用管理等方面均作出了更加明确、具体的规定。例如：（1）建立了停产停业后恢复生产经营的备案制度：药品生产（或经营）连续停产六个月以上的，企业在恢复生产（或经营）药品后3日内，应当报当地药品监督管理部门备案，并接受药品监督管理部门的监督检查、抽样检验。（2）要求建立面向农村、社区的药品供应和药品监督网络：乡镇人民政府、街道办事处应当确定专（兼）职药品监督管理人员，负责宣传法律法规、传递信息，协助药品监督管理。此外，条例对社会反映强烈的药品广告和药品价格问题也做出了相应规定。（刘　均）

麻醉药品、精神药品、放射性药品管理

含麻黄碱类复方制剂管理工作座谈会召开 2009年6月9日～10日，国家食品药品监督管理局在甘肃省武威市召开含麻黄碱类复方制剂管理工作座谈会。副局长吴浈、中纪委驻局纪检组组长李东海出席会议并讲话。吴浈要求，要明确药品监管部门内部的职责分工，落实监管责任，做到“三严”：对药品生产企业，严查生产和销售行为；对药品经营企业，严查药品来源和销售去向；对药品注册，严格控制仿制药、改剂型等低水平重复品种的审批。李东海讲话指出，各级药品监管部门要认识到含麻黄碱类复方制剂流失问题的严重性，在工作中做到：一是睁大眼睛，不放过任何违法违规行为；二是板起面孔，面对企业坚持原则、坚持立场；三是握紧拳头，对违法违规行为要严肃查处，绝不手软。会议通报了当前禁毒工作形势、含麻黄碱类复方制剂管理出现的问题和相关案件情况，对下一步工作做了部署：（1）各级药品监管部门要统一思想、明确分工、落实责任、形成合力，强化含麻黄碱类复方制剂的监管；（2）各省级药品监管部门要尽快部署对辖区内含麻黄碱类复方制剂生产经营企业开展监督检查，严查违法违规行为，规范市场秩序；（3）要加强对含麻黄碱类复方制剂生产、经营企业进行宣传，增强企业社会责任感和自律意识，积极引导企业守法经营。（刘　均）

加强部分含特殊药品复方制剂销售管理 2009年8月18日，国家食品药品监督管理局以国食药监安［2009］503号文下发了《关于切实加强部分含特殊药品复方制剂销售管理的通知》，进一步加强含特殊药品复方制剂的监管。通知要求：(1)具有《药品经营许可证》的企业均可经营含特殊药品复方制剂，药品零售企业销售含特殊药品复方制剂时，应当严格执行处方药与非处方药分类管理有关规定；(2)药品生产、批发企业经营含特殊药品复方制剂时，应当按照药品GMP、GSP的要求建立客户档案，核实并留存购销方资质证明复印件、采购人员（销售人员）法人委托书和身份证明复印件；(3)药品生产、批发企业经营含特殊药品复方制剂时必须严格按照《关于规范药品购销中票据管理有关问题的通知》的规定开具、索要销售票据；(4)药品生产、批发企业销售含特殊药品复方制剂时，应当严格执行出库复核制度，认真核对实物与销售出库单是否相符；禁止使用现金进行含特殊药品复方制剂交易；(5)各级药品监管部门应切实加强对含特殊药品复方制剂销售行为的监督检查，对发现的违法违规行为必须严肃查处。（刘　均）

↗ 延长《放射性药品使用许可证》有效期　2009年2月27日，国家食品药品监督管理局、环保部、卫生部以国食药监安[2009]94号文发布《关于延长〈放射性药品使用许可证〉有效期的通知》，主要内容如下：(1)暂不组织《放射性药品使用许可证》换发工作，医疗机构原持有的许可证有效期延长5年；(2)对使用豁免水平以上放射性药品且未取得《辐射安全许可证》的医疗机构，原持有的《放射性药品使用许可证》不予延期；(3)医疗机构新申请《放射性药品使用许可证》，在取得《辐射安全许可证》后，按照国家食品药品监督管理局、公安部、卫生部和环保总局《关于开展换发〈放射性药品使用许可证〉工作的通知》办理。（刘　均）

↗ 麻醉药品和精神药品管理工作小组首次联席会议召开　2009年2月，麻醉药品和精神药品管理工作小组首次联席会议在北京召开，组成麻醉药品和精神药品管理工作小组，国家食品药品监督管理局、公安部、卫生部等10部门代表参加了会议。各部门代表就麻精药品管理工作中的难点和关键问题进行了广泛的交流和探讨，药品安全监管司负责人向与会各方通报了近年来麻精药品管理工作的情况，并对2009年麻精药品管理工作提出五项建议：一是继续强化日常监管，并在重点监管的特殊药品生产企业中推行质量受权人制度；二是进一步规范麻精药品流通秩序；三是进一步加强麻精药品运输的安全管理；四是适时开展麻精药品品种调整工作；五是进一步完善麻精药品管理的法规建设。（刘　均）

↗ 同意调整宁夏回族自治区麻醉药品经营企业　2009年1月13日，国家食品药品监督管理局以食药监办安函[2009]12号文发布了《关于同意调整宁夏回族自治区麻黄素定点经营企业和药用罂粟壳定点批发企业的通知》，同意宁夏自治区麻黄素定点经营企业和药用罂粟壳定点批发企业变更为国药控股宁夏有限公司，同时取消宁夏回族自治区新药特药公司麻黄素定点经营资格和宁夏午阳中西药有限公司药用罂粟壳定点批发资格。（刘　均）

↗ 公安与药品监督部门联合侦破非法买卖含麻黄碱类复方制剂专案　2009年11月，经过公安、食品药品监管等部门历时6个多月的侦破，发现并摧毁了一个涉嫌非法买卖含麻黄碱类复方制剂、制造贩卖毒品的庞大犯罪集团。在案件侦破过程中，宜宾市、吉林市两地食品药品监管部门切实履行监管职责，认真开展针对含麻黄碱类复方制剂的监督检查，发现疑点主动跟踪调查，积极配合、协同办案，为避免大量含麻黄碱类复方制剂从药用渠道流失发挥了重要作用。（刘　均）

生物制品管理

↗ 进一步规范生物制品质量控制要求　2009年4月3日，国家食品药品监督管理局发布《关于进一步规范生物制品质量控制要求的通告》（国家食品药品监督管理局公告2009年第6号），对有机溶剂、抗生素、防腐剂的使用，批、亚批及批号确定的原则作出明确规定。例如，关于有机溶剂的使用的规定：生产过程中如果采用有机溶剂或其他物质进行提取、纯化或灭活处理等，产品的后续纯化工艺应保证可有效去除制品中的有机溶剂或其他物质，去除工艺应经验证，生产过程中有机溶剂的使用及残留限值的规定应严格按照现行版《中国药典》二部“残留溶剂测定法”（附录ⅧP）的相关要求执行。通告指出，凡在生物制品生产、检验过程中涉及添加有机溶剂、抗生素、防腐剂及产品分批的质量控制要求，均要按通告要求执行。（刘　均）

↗ 加强生物制品批签发现场抽样管理工作　2009年12月15日，国家食品药品监督管理局以食药监办注[2009]129号文发布了《关于加强生物制品批签发现场抽样管理工作的通知》。通知要求：(1)各生物制品生产企业所在地的省级药品监督管理部门应对辖区内的生物制品批签发抽样工作负总责；(2)各省级药品监督管理部门负责指定承担批签发抽样的人员，并将抽样人员的签名样稿送中国药品生物制品检定所备案；(3)具体实施抽样的人员应当按照《关于进一步加强生物制品批签发管理有关事项的通告》的有关要求和程序认真履行工作职责；(4)承担批签发的药品检验所接到样品后，应认真核对封签是否完整、包装是否有破损以及封签上的签字是否与备案的签字一致，并应做好记录和签字留档。（刘　均）

我国研制的艾滋病疫苗进入Ⅱ期临床试验 2009年3月21日，我国自行研制的艾滋病疫苗经国家食品药品监督管理局批准，正式进入Ⅱ期临床试验。这是我国第一次在高危人群中，对艾滋病疫苗进行安全性的评价和有效性的探索。此次Ⅱ期试验的主要目标是在Ⅰ期临床试验（已于2006年8月顺利完成）的基础上，进一步评价艾滋病疫苗在扩大的高危的健康人群中的安全性，探索有效性，并为能否继续进行评价疫苗效力的临床试验提供依据。试验由广西壮族自治区疾病预防控制中心、中国药品生物制品检定所、吉林大学艾滋病疫苗国家工程实验室和长春百克药业有限责任公司联合完成，研究现场设在广西。（刘 均）

做好甲型H1N1流感疫苗生产准备工作 2009年6月2日，国家食品药品监督管理局发布《关于做好甲型H1N1流感疫苗生产准备工作的通知》，落实我国甲型H1N1型流感防控工作部署，切实做好甲型H1N1流感疫苗生产准备工作。通知指出：(1)世界卫生组织已确定甲型H1N1流感疫苗生产用毒株，各相关流感疫苗生产企业应及时与世界卫生组织进行联系，获取毒株以备需要，并按规定进行毒株检验工作，尽快进行毒株的适应性研究。(2)各流感疫苗生产企业应继续保证生产疫苗所需的原料供应，进行生产设备维护，利用已确定的甲型H1N1流感疫苗生产用毒株进一步完善疫苗的技术路线，继续就甲型H1N1流感疫苗的免疫程序及剂型、剂量选择等相关问题深入研究和验证。（刘 均）

首个甲型H1N1流感疫苗注册申请获得批准 2009年9月2日，国家食品药品监督管理局批准了北京科兴生物制品有限公司生产的甲型H1N1流感病毒裂解疫苗注册申请，科兴公司正式获得疫苗生产批准并开始批量生产，这是全球首支获得生产批号的甲型H1N1流感疫苗。此前完成的临床试验结果初步显示，该疫苗安全性良好。该疫苗一剂免疫后21天，儿童、少年和成人三个年龄组保护率均在81.4%～98.0%范围内，达到了国际公认的评价标准（保护率70%以上）。获批疫苗可用于3～60岁人群的预防接种。（刘 均）

加强甲型H1N1流感疫苗安全监管工作 2009年9月14日，国家食品药品监督管理局以食药监办安[2009]93号文发布《关于加强甲型H1N1流感疫苗安全监管工作的通知》，以加强甲型H1N1流感疫苗研制、生产等各环节监督管理。通知要求：(1)继续做好甲型H1N1流感疫苗的技术审评工作，要严格依法规、按程序、照标准进行审评审批，保证结果的科学、准确、公正和可靠；(2)相关省食品药品监督管理局要强化对甲型H1N1流感疫苗质量安全监管工作的领导，严密部署，明确责任，指定专人负责；(3)严格按照工作程序和时限进行甲型H1N1流感疫苗产品批签发，并开展疫苗使用环节的抽样检验，及时掌握使用环节的疫苗质量情况；(4)严密监测疫苗不良反应情况，一旦收到不良反应报告，应立即与当地疾病控制机构联系，积极配合疾病控制机构的调查诊断，综合分析和科学判断，并按规定逐级报告。（刘 均）

全面调查两家企业人用狂犬病疫苗的质量问题 国家食品药品监督管理局在对人用狂犬病疫苗进行监督检查中发现，江苏延申生物科技股份有限公司和河北福尔生物制药股份有限公司2008年7月～10月期间生产的7个批次人用狂犬病疫苗质量存在问题。随后派出调查组督导地方局开展调查工作，河北、江苏两地食品药品监督管理局也分别对两企业立案调查，责令上述两家企业停止人用狂犬病疫苗等全部产品的生产和销售，并组织专家对问题疫苗可能造成的风险进行评估。据查，延申公司在疫苗生产过程中存在偷工减料、弄虚作假、逃避监管的违法行为，使不合格产品流向市场；福尔公司在疫苗生产过程中，存在违规操作行为，导致疫苗产品质量不合格。根据调查结果，药监部门对延申公司和福尔公司分别做出严肃处理。（刘 均）

进出口药品管理

进口药品再注册有关事项公告 2009年1月7日，国家食品药品监督管理局以国食药监注[2009]18号文下发《国家药监局发布进口药品再注册有关事项公告》，对进口药品再注册和分包装申报、受理、审批事项，再注册核档程序事项，再注册和补充申请事项，再注册期间临时进口和分包装事项、再注册和补充申请注册证编发等事项作出了规范，自下发之日起执行。2002年1月30日《关于印发《换证期间申请临时进口药品的规定》的通知》（国药监注[2002]40号）、2003年8月14日《关于进口药品再注册及其审评时限等事宜的通告》（国食药监注[2003]210号）、2004年1月14日《关于进口药品再注册申请实行核档程序的通告》（国食药监注[2004]9号）同时废止。（刘 均）

明确进口药品分包装出厂检验问题 2009年3月18日，国家食品药品监督管理局以食药监办[2009]26号文印发《关于进口药品分包装出厂检验问题的意见》，就江苏省食品药品监督管理局《关于卫材（中国）药业有限公司美能检验项目有关问题的请示》作出明确答复：(1)进口药品分包装产品按进口药品管理，药品质量保证责任应由境外制药厂商承担，对已完成内包装的制剂进行分包装前，分包装企业应同境外制药厂商商定出厂检验方式，严格保证药品质量;(2)分包装产品批号原则上应与相应进口产品《进口药品检验报告书》检验的批号一致。分包装后确有必要分批的,经境外制药厂商同意,可以编制亚批号;(3)进口大包装药品在分包装前储运时间较长的,分包装企业应对分包装后药品在有效期内进行稳定性考察,以评估进口和分包装过程对药品质量的影响。 (刘 均)

↗ 广州市完善药品口岸监控机制 广东省广州口岸药品监督管理局努力破解全市药品进口备案工作难题,积极采取各种措施优化工作模式,建立健全了药品进口备案工作的监控机制,口岸服务水平和办事效率得到明显提高,促进了药品进口业务的持续增长,2009 年药品进口备案货值突破 5 亿美元大关,同比增长 50%。其做法是:(1)坚持用制度规范工作,用记录规范行为,逐步建立健全药品进口的制度监控体系;(2)以优化办事环境、简化办事程序、提高办事效率为原则,完善口岸窗口服务工作机制;(3)认真履行服务型政府职能,加强与口岸药检所、进口单位及海关的沟通,对进口企业进行培训,建立与业务单位相互沟通的协调机制,以促进进口药品顺利通关。 (刘 均)

药品标准化工作

↗ 药品标准物质工作研讨会召开 2009 年 5 月 26 日,药品标准物质工作研讨会在南昌市召开,中国药品生物制品检定所常务副所长金少鸿、全国的 25 个省(市、区)药检所分管标准物质工作的所领导及从事标准物质工作的技术人员参加了会议。中检所标准物质管理处马双成处长介绍了标准物质管理体系的总体情况,中检所部分科室主任及专家做了"抗生素标准物质协作标定"、"我国化学药品标准物质的研究与建立"、"第七批细菌内毒素国家标准品制备及协作标定"、"中药对照物质发展状况与存在问题"、"国内外药品标准物质的现状与进展"、"生化药品标准物质制备与标化"的报告,并对药品标准物质研制及协作标定程序、标准物质分包装情况、标准物质供应情况做了介绍。本次会议是中检所标准物质管理处成立后首次组织召开的全国药品标准物质工作会议。 (刘 均)

↗ 国家药品标准物质供应工作座谈会召开 2009 年 11 月 26 日,国家药品标准物质供应工作座谈会在南京市召开,全国标准物质二级供应单位的相关负责人近 80 人参加了座谈会。中国药品生物制品检定所标准物质管理处马双成处长介绍了中检所标准物质管理处成立以来,对药品标准物质原料采集、标定、审批、包装、供应等方面进行的改革和提高。中检所刘桂芬所长助理提出,要进一步提升标准物质工作的水平,做好七个方面:一是强化队伍建设;二是完善标准物质管理的相关规章制度和规范文件;三是加强协作标定工作,使更多的单位参与到此项工作中,确保药品标准物质质量;四是建立应对突发事件机制,研究规律和探索创新;五是加强网络化管理进程,尤其加强对二级供应单位网络化管理;六是建立标准物质条形码制度,做到每支产品有唯一的产品号;七是管理与服务并重,将管理寓于服务之中,通过优质的服务,体现科学的管理。江苏、黑龙江、山东、四川等 4 个二级供应单位的代表介绍了供应工作经验,与会代表就二级供应单位在供应工作方面进行了沟通和商讨,在提高服务质量、增强供应能力、顺畅供应环节等方面达成了共识。 (刘 均)

↗ 《中国药典》2005 年版增补本颁布 2009 年 3 月 30 日,国家食品药品监督管理局以国食药监注[2009]108 号文发布了《关于颁布〈中国药典〉2005 年版增补本的通知》,自 2009 年 7 月 1 日起施行。增补本对 2005 年版药典的部分品种标准进行了修订和增订。修订的内容系针对药典标准存在问题经实验复核后进行修改,增订内容系随着科研课题的完成而适时予以增补的新品种,或是结合已完成的国家药品标准工作遴选出的临床常用、安全有效、质量可控的品种。通知具体内容如下:(1)自施行之日起,同品种的其他标准同时废止,施行之日前生产的药品,仍按原标准进行检验;(2)自施行之日起,根据增补本需要修改药品包装标签及说明书的品种,应按国家局相关规定及程序进行变更,2009 年 10 月 1 日起生产的药品,必须使用变更后的包装标签和说明书;(3)标准中采用的新对照品,由起草地区省级药品检验所供应一年;(4)各级药品监督管理部门、药品检验机构要密切配合,认真做好增补本施行情况的调查研究工作。 (刘 均)

↗ 第九届药典委员会执行委员会扩大会议召开 2009 年 8 月 27 日,第九届药典委员会执行委员会扩大会议在北京召开,审议了 2010 年版《中国药典》增修订内容。卫生部党组书记张茅指出,要充分认识药典和药品标准的重大意义,要把建立最严格的药品标准作为长期抓好的重要工作,要抓住当前的历史机遇,在药品标准工作中,要更加注重一个"严"字。国家食品药品监督管理局局长邵明立强调,国家局将以深化医药卫生体制改革为契机,大力推进"国家药品标准提高行动计划"的实施,有计划、分步骤地全面提高国家药品标准水平。副局长吴浈、边振甲,国家发展与改革委员会、科技部、国家民族事务委员会有关领导,国家药典委员会执行委员及专业组主任委员等出席了会议。 (刘 均)

↗ 2010 年版《中国药典》编制完成 2009 年,2010 年版

《中国药典》编制完成，由中国医药科技出版社出版发行，自2010年7月1日起正式实施。2010年版《中国药典》分为三部出版，一部为中药，二部为化学药，三部为生物制品。该药典共收载品种4 567个，其中新增1 386个；药典一部收载药材及饮片、植物油脂和提取物、成方和单味制剂共2 165个，其中新增1 019个，修订634个；药典二部收载化学药品、抗生素、生化药品、放射性药品及药用辅料共2 271个，其中新增330个，修订1 500个；药典三部收载生物制品131个品种，其中新增37个，修订94个。基本覆盖国家基本药物目录品种和国家医疗保险目录品种。2010年版《中国药典》有以下主要特点：一是药品安全性得到进一步保障；二是中药标准整体水平全面提升；三是广泛应用现代分析技术。2010年版《中国药典》是新中国成立60年来组织编制的第九版药典，新版药典在总结历版药典的基础上，充分利用近年来国内外药品标准资源，实事求是地反映了我国医药产业和临床用药水平的发展现状，为进一步加强药品监督管理提供了强有力的技术支撑。（刘　均）

2010年版《中国药典》发行工作会议召开　2009年10月13日，国家食品药品监督管理局在北京市召开2010年版《中国药典》发行工作会议。大会主题是：高度重视、严密组织，认真做好2010年版《中国药典》发行工作。会上，国家药典委员会、中国医药科技出版社负责人分别介绍了2010年版《中国药典》编制情况、主要特点及出版发行工作准备情况。与会代表还就如何做好2010年版《中国药典》发行工作相关事宜进行了深入探讨。大家一致表示，将严格按照国家局的要求，采取有力的措施，从提高药品质量、保障公众用药安全的高度，切实做好新版药典的发行工作。来自各省、自治区、直辖市、计划单列市、副省级省会城市、新疆生产建设兵团以及总后卫生部食品药品监督管理局、药品检验所的负责人参加了会议。国家局相关司室和直属单位的主要负责人也出席了会议。（刘　均）

含濒危野生药材中药制剂标准管理讨论会召开　为进一步做好含濒危野生药材的中药成方制剂标准管理工作，2009年6月15日国家食品药品监督管理局药品注册司、国家药典委员会共同组织有关药典委员和中医药专家召开专题讨论会。会议对含羚羊角的中药制剂和含豹骨的非外用中药制剂的标准管理问题进行充分讨论，对中药材资源的可持续利用和含濒危野生药材中药成方制剂标准的管理等问题达成共识，初步奠定了今后的工作思路。会议还讨论起草了《中药成方制剂中含濒危药材品种的调整指导原则（草案）》。（刘　均）

修订盐酸哌甲酯制剂说明书　为控制盐酸哌甲酯制剂的使用风险，保护患者用药安全，国家食品药品监督管理局决定对盐酸哌甲酯制剂的说明书进行修订。2009年1月24日，国家食品药品监督管理局以国食药监注［2009］53号文发布了修订该制剂说明书的通知，修订内容如下：说明书［不良反应］增加以下内容：血压升高、心率增快、精神病恶化、双向精神障碍/燥狂症发作、新的精神症状或狂燥症状、儿童和青少年攻击行为、生长抑制、癫痫发作、视觉异常等。说明书［注意事项］增加以下内容：(1)已见有结构性心脏异常或其他严重心脏病的儿童和青少年使用盐酸哌甲酯治疗注意力缺陷动障碍(ADHD)发生猝死的报道；(2)已见成年患者正常使用盐酸哌甲酯治疗ADHD发生猝死、中风和心肌梗塞的报道；(3)盐酸哌甲酯可引起平均血压和平均心率中度升高（约2～4 mmHg，3～6 bpm），在个别患者中出现大幅度升高；(4)对存在相关风险因素的病人，在用药前应考虑对其心血管系统进行深入评估；(5)一些需要长时间使用ADHD治疗药的患者，应对他们的心血管状态进行定期医疗检查。（刘　均）

修订多巴胺受体激动剂制剂说明书　2009年1月24日，国家食品药品监督管理局以国食药监注［2009］54号文发布了修订该制剂说明书的通知，修订的内容为：在左旋多巴（包括含有左旋多巴的复方制剂）、溴隐亭、α-二氢麦角隐亭、吡贝地尔和普拉克索制剂的说明书［不良反应］项下，增加"国外已有患者使用多巴胺受体激动剂类药品治疗帕金森病后出现病理性赌博、性欲增高和性欲亢进的病例报告，尤其在高剂量时，在降低治疗剂量或停药后一般可逆转。"（刘　均）

修订替扎尼定制剂说明书　为控制替扎尼定制剂的使用风险，保护患者用药安全，国家食品药品监督管理局决定对替扎尼定制剂的说明书进行修订。2009年1月24日，国家食品药品监督管理局以国食药监注［2009］55号文发布了修订该制剂说明书的通知，修订内容如下：(1)说明书［禁忌］增加以下内容：禁止替尼扎定与氟伏沙明或环丙沙星（细胞色素氧化酶P4501A2抑制剂）同时使用；(2)说明书［注意事项］增加以下内容：不同剂型的替扎尼定其药物代谢动力学方面存在差异，食物对该药的药物代谢动力学也有着复杂的作用；(3)说明书［药代动力学］增加以下内容：在药物代谢动力学研究中，替扎尼定与氟伏沙明同时使用时，替扎尼定的血药浓度显著提高，替扎尼定低血压和镇静副作用得到加强。替扎尼定和氟伏沙明不应同时使用。（刘　均）

修订吡罗昔康全身给药制剂说明书　为控制吡罗昔康制剂的使用风险，保护患者用药安全，国家食品药品监督管理局决定对吡罗昔康全身给药制剂说明书进行修订。2009年2月19日，国家食品药品监督管理局以国食药监注［2009］73号文发布了《关于修订吡罗昔康全身给药制剂说明书的通知》，修订后的说明书明确：(1)适应症严格限制用于骨关节炎、类风湿关节炎和强直性脊柱炎的症状缓解，作为非甾体抗炎药用于以上适应症时，本品不作为首选药物；(2)在[用法用量]中增加了“本品每日最大剂量不超过20mg”；(3)在[注意事项]中增加了“吡罗昔康应由具有炎症或者退行性风湿性疾病患者治疗经验的医生开具处方，应用本品治疗的受益和耐受性应在14天内复查，如有必要继续治疗，应进行更频繁的检查”等内容。（刘 均）

修订头孢拉定制剂说明书 为控制头孢拉定制剂的使用风险，保护患者用药安全，国家食品药品监督管理局决定对头孢拉定制剂的说明书进行修订。2009年4月2日，国家食品药品监督管理局以国食药监注[2009]112号文发布了《关于修订头孢拉定制剂说明书的通知》，对头孢拉定口服和粉针制剂说明书都作出了调整。其中口服制剂说明书修订内容有：(1)[不良反应]：本品不良反应较轻，发生率也较低，约6%。恶心、呕吐、腹泻、上腹部不适等胃肠道反应较为常见。药疹发生率约1%～3%，个别患者可见伪膜性肠炎、嗜酸性粒细胞增多、直接Coombs试验阳性反应、周围血象白细胞及中性粒细胞减少等；(2)[注意事项]：在应用本品前须详细询问患者对头孢菌素类、青霉素类及其他药物过敏史，有青霉素类药物过敏性休克史者不可应用本品，其他患者应用本品时必须注意头孢菌素类与青霉素类存在交叉过敏反应的机会约有5%～7%，需在严密观察下慎用。本品主要经肾排出，肾功能减退者须减少剂量或延长给药间期；(3)[儿童用药]：国内上市后不良反应报道，使用本品可能导致血尿，儿童是发病的易感人群，儿童患者应用本品应谨慎并在监测下用药。（刘 均）

修订阿昔洛韦制剂说明书 为控制阿昔洛韦制剂的使用风险，保护患者用药安全，国家食品药品监督管理局决定对阿昔洛韦制剂的说明书进行修订。2009年4月2日，国家食品药品监督管理局以国食药监注[2009]111号文发布了《关于修订阿昔洛韦制剂说明书的通知》，新修订的说明书有如下变化：(1)阿昔洛韦静脉制剂说明书增加了黑框警示，删除了[用法用量]中“肾功能不全患者可根据肌酐清除率调整用药剂量。血液透析：6小时的血液透析使血药浓度下降60%，因此病人的用药剂量应在每次透析后予以追加调整。腹膜透析：无需在给药期间调整剂量”。增加了“急性或慢性肾功能不全者不宜用本品静脉滴注，因为滴速过快时可引起肾功能衰竭”。(2)阿昔洛韦口服制剂说明书修订后增加了黑框警示。（刘 均）

修订国内盐酸吡格列酮制剂说明书 为控制盐酸吡格列酮制剂的使用风险，保护患者用药安全，国家食品药品监督管理局决定对盐酸吡格列酮制剂的说明书进行修订。2009年4月2日，国家食品药品监督管理局以国食药监注[2009]113号文发布了《关于修订国内盐酸吡格列酮制剂说明书的通知》，新修订的说明书有如下变化：(1)在说明书顶端增加了心血管风险的黑框警告；(2)在[不良反应]项下增加了骨折、黄斑水肿等安全性风险信息。国家食品药品监督管理局要求各省(区、市)食品药品监督管理局(药品监督管理局)通知辖区内药品生产企业尽快修订说明书和标签，并将修订的内容及时通知相关医疗机构、药品经营企业等单位。相关药品生产企业还应主动跟踪该类药品临床应用的安全性情况，按规定收集不良反应并及时报告。（刘 均）

修订克林霉素注射剂说明书 为控制克林霉素注射剂的使用风险，保护患者用药安全，国家食品药品监督管理局以国食药监注[2009]381号文发布了《关于修订克林霉素注射剂说明书的通知》，在新修订的说明书[不良反应]中增加的内容有：(1)国外文献显示，克林霉素磷酸酯注射剂不良反应情况如下：胃肠道反应：常见恶心、呕吐、腹痛、腹泻等；严重者有腹绞痛、腹部压痛、严重腹泻(水样或脓血样)，伴发热、异常口渴和疲乏(假膜性肠炎)。血液系统：偶可发生白细胞减少、中性粒细胞减少、嗜酸性粒细胞增多和血小板减少等。过敏反应：可见皮疹、瘙痒等，偶见荨麻疹、血管性水肿和血清病反应等。肝、肾功能异常：血清氨基转移酶升高、黄疸等。静脉滴注可能引起静脉炎；肌内注射局部可能出现疼痛、硬结和无菌性脓肿。其他：耳鸣、眩晕、念珠菌感染等。(2)国内克林霉素磷酸酯和盐酸克林霉素注射剂的不良反应报道有使用本品可能引起肾功能损害和血尿，另有极少数严重病例出现的不良反应包括呼吸困难、过敏性休克、急性肾功能衰竭、过敏性紫癜、抽搐、肝功能异常、胸闷、心悸、寒战、高热、头晕、低血压、耳鸣、听力下降等。

（刘 均）

修订溴隐亭和二氢麦角隐亭制剂说明书 根据药品不良反应报告，为控制药品使用风险，国家食品药品监督管理局决定对溴隐亭和二氢麦角隐亭制剂说明书进行修订。2009年8月18日，国家食品药品监督管理局以国食药监注[2009]509号文发布了《关于修订溴隐亭和二氢麦角隐亭制剂说明书的通知》，在新修订的说明书[禁忌]中增加了以下内容：已有瓣膜病的患者禁用；在溴隐亭说明书的[注意事项]增加以下内容：最大剂量限制在每日30mg，高剂量长期使用可能发生纤维化。国家食品药品监督管理局要求各省(区、市)食品药品监督管理局(药品监督管理局)通知辖区内药品生产企业尽快修订说明书和标签，并将修订的内容及时通知相关医疗机构、药品经营企业等单位。（刘 均）

修订通脉强肾酒等品种非处方药说明书范本 为保证公众用药安全，根据《药品管理法》、《处方药与非处方药分类管理办法(试行)》的有关规定以及药品标准变更等情况，国家食品药品监督管理局以国食药监注[2009]688号文发布了《关于修订通脉强肾酒等品种非处方药说明书范本的通知》，对通脉强肾酒、柴胡滴丸、柴胡口服液和经前平颗粒的非处方药说明书范本进行修订。国家食品药品监督管理局要求各省、自治区、直辖市食品药品监督管理局（药品监督管理局）通知辖区内相关药品生产企业，按照有关内容尽快完成说明书和标签的修订工作，相关品种原非处方药说明书范本自2010年1月1日起停止使用（已生产的产品除外）。（刘 均）

药品检验工作

全国药品抽验工作会议召开 2009年3月，全国药品抽验工作会议在贵阳市召开。来自全国各省（市、区）及总后卫生部负责药品抽检工作的所长、主任，中国药品生物制品检定所负责人及相关处室负责人参加了会议。会议的主要任务是总结2008年全国药品抽验工作，部署2009年药品抽验工作任务。会议要求：(1)要明确工作任务，坚持预防和处置并重原则，按照国家药品抽验计划认真做好评价抽验工作；(2)要完善抽样制度，优化抽验模式，增强抽验工作的科学性和规范性；(3)要加强抽验工作研究，研究可以控制质量、强化安全的补充标准；(4)要协调配合，强调药品检验、检查、评价、稽查等多部门协作；(5)要结合药品抽验工作，做好药品快检建模工作，不断研究和改进快检方法；(6)要严格按要求使用抽验经费，专款专用，严禁挪用。（刘 均）

全国生化药品检验工作研讨会召开 2009年9月21日-22日，全国生化药品检验工作研讨会在西安市召开。中国药品生物制品检定所党委副书记丁丽霞、陕西省食品药品监督管理局副局长林伟及全国各省市药检所60名代表参加了会议。丁丽霞对生化药品检验工作提出了要求；徐康森对七大类生化药品的2010年版《中国药典》增修订工作做了全面总结；李慧义做了"2010年版《中国药典》二部化学药品增修订概况"的报告；张启明做了"从我国的一个药物的创制回顾一个特殊的时代"的报告；杨化新介绍了重组糖蛋白激素、国家科技支撑计划子课题生化药品注射剂检测技术体系等课题工作的进展情况。与会代表还就2010年版药典标准增修订工作、多组分生化注射剂标准提高工作、评价性抽验工作和应急检验工作等内容进行了交流。（刘 均）

中药民族药标准研究与检测中心成立 2009年8月26日，中国药品生物制品检定所中药检验检测体系暨中药民族药标准研究与检测中心成立。至此，中检所中药民族药、药品、生物制品、实验动物、标准物质、食品化妆品、医疗器械检验检测、药品安全评价检测、标准化研究、药品市场监督、医疗器械标准管理中心等十一大体系正式健全。中心的成立对提高检验能力、加强中药民族药监管具有重要意义：一是有利于更好地服务监管，加强中药民族药监管；二是有利于拓宽中药检验工作平台，为检验能力建设提供更加广阔的空间；三是有利于加强中药民族药检验检测技术研究工作；四是为全系统加强中药民族药检验工作做出了良好示范。（刘 均）

2009年第1期国家药品质量公告 2009年4月，国家食品药品监督管理局发布2009年第1期国家药品质量公告，在全国范围内组织对盐酸二甲双胍片、板蓝根颗粒、麻疹腮腺炎风疹三联减毒活疫苗3个品种进行了国家评价抽验。结果显示，总体质量状况良好。其中：(1)盐酸二甲双胍片本次在流通领域抽样987批，涉及71家生产企业，981批次抽验结果为合格，6批次不符合标准规定；(2)板蓝根颗粒本次在流通领域抽样775批，涉及155家生产企业，771批次抽验结果为合格，4批次不符合标准规定；(3)麻疹腮腺炎风疹三联减毒活疫苗本次在流通领域抽样12批，涉及3家生产企业，抽验全部合格。（刘 均）

2009年第2期国家药品质量公告 2009年8月，国家食品药品监督管理局发布2009年第2期国家药品质量公告，在全国范围内组织对利巴韦林、硫酸沙丁胺醇、马来酸氯苯那敏3个制剂品种进行了国家评价抽验。结果显示，总体质量状况良好。其中：(1)利巴韦林制剂本次在流通领域抽样891批，涉及127家生产企业，884批次抽验结果为合格，7批次不符合标准规定；(2)硫酸沙丁胺醇制剂本次在流通领域抽样507批，涉及12家生产企业，505批次抽验结果为合格，2批次不符合标准规定；(3)马来酸氯苯那敏片本次在流通领域抽样756批，涉及52家生产企业，747批次抽验结果为合格，9批次不符合标准规定。（刘 均）

2009年第3期国家药品质量公告 2009年11月，国家食品药品监督管理局发布2009年第3期国家药品质量公告，在全国范围内组织对克林霉素、洛伐他汀、抗病毒、消核片、妥布霉素、枸橼酸铋钾、西咪替丁等7个制剂品种进行了国家评价抽验。结果显示，总体质量状况良好。其中：(1)克林霉素制剂本次在流通领域抽样211批，抽验全部合格；(2)洛伐他汀制剂本次在流通领域抽样225批，221批次抽验结果为合格，4批次不符合标准规定；(3)抗病毒制剂本次在流通领域抽样317批，抽验全部合格；(4)消核片本次在流通领域抽样33批，抽验全部合格；(5)妥布霉素制剂本次在流通领域抽样144批，抽验全部合格；(6)枸橼酸铋钾制剂本次在流通领域抽样304批，抽验全部合格；(7)西咪替丁制剂本次在流通领域抽样365批，抽验全部合格。（刘 均）

新药审批

2009 年批准的新药(化学药品)

药品名称	剂 型	规 格	国药证字	国药准字	申请单位
注射用盐酸克林霉素	注射剂	0.6 g(以克林霉素计)		H20090001	海南通用同盟药业有限公司
注射用乙酰谷酰胺	注射剂	0.2 g		H20090002	海南皇隆制药厂有限公司
贝敏伪麻胶囊	胶囊剂	每粒:贝诺酯 150 mg,盐酸伪麻黄碱 15 mg,马来酸氯苯那敏 10 mg		H20090003	江西药都仁和制药有限公司
贝那普利氢氯噻嗪片	片剂	每片:盐酸贝那普利 10 mg,氢氯噻嗪 12.5 mg	H20090001	H20090004	广州南新制药有限公司
盐酸氨溴索口腔崩解片	片剂	30 mg		H20090005	哈尔滨儿童制药厂有限公司
多潘立酮口腔崩解片	片剂	10 mg		H20090006	华北制药凯瑞特药业有限公司
泛昔洛韦分散片	片剂	0.25 g		H20090007	浙江永宁药业股份有限公司
盐酸托莫西丁	原料药		H20090002	H20090008	江苏正大天晴药业股份有限公司
甲磺酸帕珠沙星	原料药		H20090003	H20090009	珠海联邦制药股份有限公司
吲达帕胺缓释胶囊	胶囊剂	1.5 mg	H20090004	H20090010	天津药业集团有限公司
醋氯芬酸缓释片	片剂	0.2 g	H20090005	H20090011	浙江尖峰药业有限公司
注射用亚叶酸钠	注射剂	0.2 g	H20090006	H20090012	武汉人福药业有限责任公司
注射用亚叶酸钠	注射剂	0.1 g	H20090007	H20090013	武汉人福药业有限责任公司
亚叶酸	原料药		H20090008	H20090014	湖北葛店人福药业有限责任公司
培门冬酶注射液	注射剂	5 mL:3 750 IU	H20090009	H20090015	江苏恒瑞医药股份有限公司
坎地沙坦酯片	片剂	4 mg		H20090016	珠海联邦制药股份有限公司
坎地沙坦酯	原料药			H20090017	珠海联邦制药股份有限公司
盐酸托莫西汀胶囊	胶囊剂	10 mg		H20090018	江苏正大天晴药业股份有限公司
苦参素片	片剂	0.1 g(以氧化苦参碱计)		H20090019	山东新华制药股份有限公司
盐酸托烷司琼注射液	注射剂	2 mL:2 mg(以 $C_{17}H_{20}N_2O_2$ 计)		H20090020	太极集团四川太极制药有限公司
盐酸托烷司琼注射液	注射剂	5 mL:5 mg(以 $C_{17}H_{20}N_2O_2$ 计)		H20090021	太极集团四川太极制药有限公司
尼群洛尔片	片剂	每片:尼群地平 5 mg,阿替洛尔 10 mg	H20090010	H20090022	江苏吉贝尔药业有限公司
依那普利氢氯噻嗪咀嚼片	片剂	每片:马来酸依那普利 5 mg,氢氯噻嗪 12.5 mg	H20090011	H20090023	赤峰维康生化制药有限公司
盐酸左氧氟沙星滴耳液	滴耳剂	0.5%	H20090012	H20090024	深圳万和制药有限公司
培门冬酶溶液			H20090013	H20090025	江苏恒瑞医药股份有限公司
盐酸氨溴索颗粒	颗粒剂	30 mg		H20090026	天津药物研究院药业有限责任公司
盐酸氨溴索咀嚼片	片剂	30 mg		H20090027	石药集团中诺药业(石家庄)有限公司
盐酸氨溴索泡腾片	片剂	30 mg		H20090028	南京亿华药业有限公司
美扑伪麻分散片	片剂	每片:对乙酰氨基酚 325 mg,盐酸伪麻黄碱 30 mg,氢溴酸右美沙芬 15 mg,马来酸氯苯那敏 2 mg		H20090029	四川源基制药有限公司
多潘立酮口腔崩解片	片剂	10 mg		H20090030	江西金钥药业有限公司
氨酚麻美干混悬剂	混悬剂	每包:对乙酰氨基酚 80 mg,盐酸伪麻黄碱 7.5 mg,无水氢溴酸右美沙芬 2.5 mg		H20090031	浙江康德药业集团有限公司
盐酸氮卓斯汀滴眼液	滴眼剂	8 mL:4 mg		H20090032	江西天施康中药股份有限公司珍视明药业分公司
注射用甲磺酸帕珠沙星	注射剂	0.3 g(以 $C_{16}H_{15}FN_2O_4$ 计)		H20090033	珠海联邦制药股份有限公司中山分公司
果糖氯化钠注射液	注射剂	250 mL:果糖 12.5 g,氯化钠 2.25 g		H20090034	安徽双鹤药业有限责任公司
塞克硝唑片	片剂	0.5 g		H20090035	湖北丝宝药业有限公司
盐酸托烷司琼胶囊	胶囊剂	5 mg		H20090036	哈尔滨三联药业有限公司
塞克硝唑	原料药			H20090037	济南金达药化有限公司
注射用硫普罗宁钠	注射剂	0.1 g(以硫普罗宁 $C_5H_9NO_3S$ 计)	H20090015	H20090038	河南省新谊药业股份有限公司
硫普罗宁钠	原料药		H20090016	H20090039	河南省联谊制药有限公司
注射用哌拉西林钠舒巴坦钠	注射剂	1.5 g		H20090040	苏州二叶制药有限公司
注射用哌拉西林钠舒巴坦钠	注射剂	3.0 g		H20090041	苏州二叶制药有限公司
盐酸托烷司琼	原料药			H20090042	太极集团四川太极制药有限公司
注射用盐酸氨溴索	注射剂	30 mg		H20090043	山东罗欣药业股份有限公司
注射用还原型谷胱甘肽	注射剂	0.9 g		H20090044	重庆药友制药有限责任公司
伏格列波糖咀嚼片	片剂	0.2 mg		H20090045	北京太洋药业有限公司
注射用左亚叶酸钙	注射剂	50 mg	H20090017	H20090046	山西普德药业有限公司
注射用左亚叶酸钙	注射剂	150 mg(以左旋亚叶酸计)		H20090047	山西普德药业有限公司
甲磺酸罗哌卡因	原料药			H20090048	浙江海力生制药有限公司
甲磺酸罗哌卡因注射液	注射剂	10 mL:0.119 2 g(以甲磺酸罗哌卡因计)		H20090049	浙江海力生制药有限公司
盐酸二甲双胍缓释片	片剂	0.5 g		H20090050	北京太洋药业有限公司

（续表）

药品名称	剂 型	规 格	国药证字	国药准字	申请单位
左亚叶酸钙	原料药		H20090018	H20090051	广东岭南制药有限公司
注射用左亚叶酸钙	注射剂	50 mg(以左亚叶酸计)	H20090027	H20090052	广东岭南制药有限公司
注射用左亚叶酸钙	注射剂	0.15 g(以左亚叶酸计)	H20090027	H20090053	广东岭南制药有限公司
氟氯西林钠	原料药		H20090020	H20090054	桂林南药股份有限公司
甲磺酸齐拉西酮	原料药		H20090021	H20090055	江苏恩华药业股份有限公司
注射用甲磺酸齐拉西酮	注射剂	20 mg(以齐拉西酮计)	H20090022	H20090056	江苏恩华药业股份有限公司
米格列奈胶囊	胶囊剂	10 mg	H20090023	H20090057	福州闽海药业有限公司
注射用氟氯西林钠	注射剂	0.5 g	H20090024	H20090058	桂林南药股份有限公司
盐酸昂丹司琼口腔崩解片	片剂	4 mg(以昂丹司琼计)		H20090059	北京双吉制药有限公司
阿奇霉素肠溶片	片剂	0.25 g		H20090060	华北制药集团制剂有限公司
注射用盐酸雷莫司琼	注射剂	0.3 mg		H20090061	山东鲁抗辰欣药业有限公司
头孢羟氨苄咀嚼片	片剂	0.125 g(以 $C_{16}H_{17}N_3O_5S$ 计)		H20090062	珠海金鸿药业有限公司
盐酸西布曲明滴丸	丸剂	5 mg		H20090063	江苏正大清江药业有限公司
磷酸川芎嗪滴丸	滴丸剂	12.5 mg		H20090064	北京九发药业有限公司
尼扎替丁分散片	片剂	0.15 g		H20090065	威特(湖南)药业有限公司
更昔洛韦分散片	片剂	0.25g		H20090066	海南长安国际制药有限公司
硫普罗宁肠溶胶囊	胶囊剂	0.1 g		H20090067	海口奇力制药有限公司
硫普罗宁肠溶胶囊	胶囊剂	0.2 g		H20090068	海口奇力制药有限公司
头孢唑肟钠	原料药			H20090069	西南合成制药股份有限公司
罗库溴铵	原料药		H20090025	H20090070	浙江仙琚制药股份有限公司
注射用头孢唑肟钠	注射剂	0.5 g		H20090071	西南合成制药股份有限公司
注射用头孢唑肟钠	注射剂	1.0 g		H20090072	西南合成制药股份有限公司
右旋布洛芬口服混悬液	混悬剂	10 mL:2 g		H20090073	湖北安至药业有限公司
注射用乙酰半胱氨酸	注射剂	8.0 g		H20090074	海南灵康制药有限公司
泮托拉唑钠肠溶微丸胶囊	胶囊剂	20 mg(以 $C_{16}H_{15}F_2N_3O_4$ 计)		H20090075	湖北安至药业有限公司
复方锌铁钙口服液	口服溶液	10 mL:葡萄糖酸锌 30 mg,葡萄糖酸亚铁 100 mg,葡萄糖酸钙 400 mg,维生素 B 223 mg		H20090076	湖南东瑞制药有限公司
硫酸氨基葡萄糖颗粒	颗粒剂	硫酸氨基葡萄糖氯化钠复盐 0.314 g(相当于硫酸氨基葡萄糖 0.250 g)		H20090077	南京海辰药业有限公司
愈酚溴新口服溶液	口服溶液	10 mL:愈创木酚甘油醚 200 mg,盐酸溴己新 8 mg	H20090026	H20090078	惠氏制药有限公司
盐酸非索非那定	原料药			H20090079	浙江华海药业股份有限公司
氢溴酸西酞普兰	原料药			H20090080	西南药业股份有限公司
注射用左亚叶酸钙	注射剂	25 mg(以左亚叶酸计)	H20090027	H20090081	广东岭南制药有限公司
二甲双胍格列吡嗪片(Ⅱ)	片剂	每片:盐酸二甲双胍 250 mg,格列吡嗪 2.5 mg	H20090032	H20090082	湖南华纳大药厂有限公司
氢溴酸西酞普兰片	片剂	20 mg(以游离碱计)		H20090083	西南药业股份有限公司
米格列奈	原料药		H20090028	H20090084	福州闽海药业有限公司
双氯芬酸钠利多卡因注射液	注射剂	2 mL:双氯芬酸钠盐 75 mg,盐酸利多卡因 20 mg		H20090085	安徽省皖北药业股份有限公司
二甲双胍格列吡嗪片(Ⅱ)	片剂	盐酸二甲双胍 250 mg,格列吡嗪 2.5 mg	H20080031	H20090086	合肥立方制药有限公司
盐酸非索非那定胶囊	胶囊剂	60mg/粒		H20090087	浙江华海药业股份有限公司
注射用多索茶碱	注射剂	0.1 g		H20090088	海南长安国际制药有限公司
左亚叶酸钙	原料药		H20090029	H20090089	山西普德药业有限公司
雷贝拉唑钠肠溶片	片剂	20 mg(以雷贝拉唑钠计)	H20090030	H20090090	卫材(中国)药业有限公司
雷贝拉唑钠肠溶片	片剂	10 mg(以雷贝拉唑钠计)	H20090030	H20090091	卫材(中国)药业有限公司
缬沙坦分散片	片剂	80 mg		H20090092	山东鲁南贝特制药有限公司
那格列奈分散片	片剂	30 mg		H20090093	石药集团中诺药业(石家庄)有限公司
盐酸氨基葡萄糖颗粒	颗粒剂	0.48 g		H20090094	涿州东乐制药有限公司
注射用头孢噻肟钠舒巴坦钠	注射剂	1.5 g	H20090033	H20090095	湘北威尔曼制药有限公司
注射用头孢噻肟钠舒巴坦钠	注射剂	2.25 g		H20090096	湘北威尔曼制药有限公司
愈酚甲麻那敏颗粒	颗粒剂	愈创甘油醚 50 mg,盐酸甲麻黄碱 10 mg,马来酸氯苯那敏 1 mg		H20090097	海南凯健制药有限公司
厄贝沙坦氢氯噻嗪分散片	片剂	每片:厄贝沙坦 150 mg,氢氯噻嗪 12.5 mg		H20090098	天津怀仁制药有限公司
雷米普利	原料药			H20090099	浙江华海药业股份有限公司
盐酸西布曲明分散片	片剂	10 mg		H20090100	上海交大穗轮药业有限公司
盐酸伐昔洛韦分散片	片剂	0.3 g(以伐昔洛韦计)		H20090101	湖北华龙生物制药有限公司
酮咯酸氨丁三醇片	片剂	10 mg		H20090102	永信药品工业(昆山)有限公司
伏格列波糖胶囊	胶囊剂	0.2 mg		H20090103	杭州中美华东制药有限公司
枸地氯雷他定胶囊	胶囊剂	8.8 mg	H20090034	H20090104	南京海辰药业有限公司
枸地氯雷他定	原料药		H20090035	H20090105	南京海辰药业有限公司
枸橼酸铁铵泡腾散剂	散剂(口服)	3 g/袋(以 Fe 计 105 mg)	H20090036	H20090106	四川维奥制药有限公司
酒石酸罗格列酮胶囊	胶囊剂	4 mg(以罗格列酮计)	H20090037	H20090107	辅仁药业集团有限公司

（续表）

药品名称	剂　型	规　格	国药证字	国药准字	申请单位
酒石酸罗格列酮	原料药		H20090040	H20090108	开封制药(集团)有限公司
左羟丙哌嗪	原料药			H20090109	贵州益康制药有限公司
酮咯酸氨丁三醇注射液	注射剂	1 mL:30 mg		H20090110	永信药品工业(昆山)有限公司
左羟丙哌嗪片	片剂	30 mg		H20090111	贵州益康制药有限公司
西替伪麻缓释片	片剂	每片:盐酸西替利嗪5 mg,盐酸伪麻黄碱120 mg		H20090113	苏州中化药品工业有限公司
青霉素V钾颗粒	颗粒剂	0.25 g(40万单位)(以 $C_{16}H_{28}N_2O_5S$ 计)		H20090114	河北华威得菲尔药业有限公司
伏格列波糖胶囊	胶囊剂	0.2 mg		H20090115	江苏万邦生化医药股份有限公司
醋酸奥曲肽注射液	注射剂	0.1 mg(以 $C_{49}H_{66}N_{10}O_{10}S_2$ 计)		H20090116	沈阳东宇药业有限公司
唑尼沙胺	原料药		H20090041	H20090117	深圳市资福药业有限公司
培美曲塞二钠	原料药			H20090118	南京长澳医药科技有限公司
复方硫酸软骨素眼用凝胶	滴眼剂	5 g:25 mg硫酸软骨素,5 mg氨基乙磺酸		H20090118	沈阳市兴齐制药有责任公司
盐酸头孢他美酯片	片剂	0.25 g		H20090119	西安博华制药有限责任公司
盐酸二甲双胍缓释片	片剂	0.5 g		H20090120	东莞广发制药有限公司
巴洛沙星	原料药		H20090042	H20090121	无锡山禾集团福祈制药有限公司
氨酚沙芬口服溶液	口服溶液	120 mL:对乙酰氨基酚5.2 g,氢溴酸右美沙芬0.24 g	H20090043	H20090122	珠海联邦制药股份有限公司中山分公司
吲达帕胺缓释片	片剂	1.5 mg		H20090123	天津药物研究院药业有限责任公司
坎地沙坦酯片	片剂	4 mg/片		H20090124	福州屏山制药有限公司
格列齐特缓释胶囊	胶囊剂	30 mg	H20090044	H20090125	桂林华信制药有限公司
巴洛沙星胶囊	胶囊剂	0.1 g	H20090045	H20090126	无锡山禾集团福祈制药有限公司
曲司氯铵	原料药		H20090046	H20090127	舒泰神(北京)药业
更昔洛韦分散片	片剂	0.5 g		H20090128	海口奇力制药有限公司
泛昔洛韦分散片	片剂	0.25 g		H20090129	江苏晨牌药业有限公司
盐酸奥昔布宁缓释胶囊	胶囊剂	10 mg	H20090047	H20090130	上海爱的发制药有限公司
坎地沙坦酯	原料药			H20090131	福建金山生物制药股份有限公司
注射用硫酸阿托品	注射剂	0.5 mg		H20090132	浙江浙北药业有限公司
盐酸西替利嗪口腔崩解片	片剂	10 mg		H20090133	鲁南贝特制药有限公司
二甲双胍格列吡嗪片	片剂	盐酸二甲双胍250 mg,格列吡嗪2.5 mg	H20090048	H20090134	海南欣安生物制药有限公司
注射用培美曲塞二钠	注射剂	0.5 g(以培美曲塞计)	H20090049	H20090135	南京东捷药业有限公司
培美曲塞二钠	原料药			H20090136	南京东捷药业有限公司
巴洛沙星片	片剂	0.1 g	H20090051	H20090137	无锡山禾集团福祈制药有限公司
枸地氯雷他定片	片剂	8.8 mg(以 $C_{25}H_{25}ClN_2O_7Na_2$ 计)	H20090052	H20090138	扬子江药业集团广州海瑞药业有限公司
复方氨维片	片剂	0.6 g		H20090139	无锡正东药业有限公司
左炔诺孕酮分散片	片剂	1.5 mg		H20090140	四川亚宝光泰药业有限公司
复方雷尼替丁片	片剂	每片:盐酸雷尼替丁(以 $C_{13}H_{22}N_4O_3S$ 计)100 mg,枸橼酸铋钾(以Bi计)110 mg		H20090141	石药集团中诺药业(石家庄)有限公司
曲司氯铵胶囊	胶囊剂	5 mg		H20090142	舒泰神(北京)药业
茶苯海明缓释胶囊	胶囊剂	75 mg		H20090143	海南赛立克药业有限公司
维生素C钙胶囊	胶囊剂	0.426 g(相当于维生素C 0.35 g)		H20090144	四川厚生天佐药业有限公司
注射用甲磺酸左氧氟沙星	注射剂	0.3 g		H20090145	海南灵康制药有限公司
注射用甲磺酸左氧氟沙星	注射剂	0.5 g		H20090146	海南灵康制药有限公司
注射用盐酸头孢替安	注射剂	0.25 g		H20090147	哈药集团制药总厂
法罗培南钠	原料药		H20090053	H20090148	山东鲁抗辰欣药业有限公司
法罗培南钠片	片剂	0.1 g	H20090054	H20090149	山东鲁抗辰欣药业有限公司
盐酸金刚乙胺颗粒	颗粒剂	50 mg		H20090150	珠海联邦制药股份有限公司中山分公司
盐酸胺碘酮分散片	片剂	0.2 g		H20090151	广东世信药业有限公司
阿奇霉素肠溶胶囊	胶囊	0.25 g		H20090152	浙江丽水众益药业有限公司
头孢唑肟钠	原料药			H20090153	辽宁美亚制药有限公司
注射用头孢唑肟钠	注射剂	0.25 g		H20090154	沈阳管城制药有限责任公司
瑞舒伐他汀钙	原料药		H20090055	H20090155	济南金达药化有限公司
瑞舒伐他汀钙片	片剂	5 mg(以 $C_{22}H_{27}FN_3O_6S$ 计)		H20090156	天津天达药业有限公司
瑞舒伐他汀钙片	片剂	10 mg(以 $C_{22}H_{27}FN_3O_6S$ 计)		H20090157	天津天达药业有限公司
枸橼酸莫沙必利片	片剂	5 mg		H20090158	山西亚宝药业集团股份有限公司
枸橼酸莫沙必利	原料药			H20090159	山西亚宝药业集团股份有限公司
门冬氨酸鸟氨酸颗粒剂	颗粒剂	1 g;3 g		H20090160	武汉启瑞药业有限公司
加替沙星眼用凝胶	眼用凝胶	0.003	H20090058	H20090161	沈阳市兴齐制药有限公司
单唾液酸四己糖神经节苷脂钠	原料药		H20090059	H20090162	长春英联生物技术有限公司
盐酸头孢吡肟	原料药		H20090060	H20090163	浙江海正药业股份有限公司

（续表）

药品名称	剂　型	规　格	国药证字	国药准字	申请单位
注射用盐酸头孢吡肟	注射剂	0.5 g（以 $C_{19}H_{24}N_6O_5S_2$ 计）		H20090164	浙江海正药业股份有限公司
结合雌激素片	片剂	0.3 mg		H20090165	新疆新姿源生物制药有限责任公司
注射用脂溶性维生素（Ⅰ）	注射剂	每瓶：维生素 A 0.69 mg，维生素 D_2 10 μg，维生素 E 6.4 mg，维生素 K_1 0.20 mg		H20090166	山东瑞阳制药有限公司
注射用脂溶性维生素（Ⅱ）	注射剂	每瓶：维生素 A 0.99 mg，维生素 D_2 5 μg，维生素 E 9.1 mg，维生素 K_1 0.15 mg		H20090167	山东瑞阳制药有限公司
伊曲康唑颗粒	颗粒剂	0.1 g		H20090168	山东罗欣药业股份有限公司
格列吡嗪口崩片	片剂	5 mg		H20090169	江西赣药全新制药有限公司
结合雌激素片	片剂	0.45 mg		H20090170	新疆新姿源生物制药有限责任公司
孕二烯酮	原料药		H20090061	H20090171	北京紫竹药业有限公司
结合雌激素片	片剂	0.625 mg		H20090172	新疆新姿源生物制药有限责任公司
注射用盐酸替罗非班	注射剂	5 mg（以替罗非班计）		H20090173	南开允公药业有限公司
注射用盐酸替罗非班	注射剂	12.5 mg（以替罗非班计）		H20090174	南开允公药业有限公司
注射用脂溶性维生素（Ⅱ）	注射剂	每瓶：维生素 A 棕榈酸酯 3 300 IU，维生素 D_2 200 IU，维生素 E 9.1 mg，维生素 K_1 0.15 mg		H20090175	山西普德药业有限公司
注射用头孢曲松钠他唑巴坦钠	注射剂	1.0 g	H20090062	H20090176	海口奇力制药有限公司
注射用头孢曲松钠他唑巴坦钠	注射剂	2.0 g	H20090062	H20090177	海口奇力制药有限公司
伏格列波糖胶囊	胶囊剂	0.2 mg		H20090178	扬子江药业集团有限公司
氟伐他汀钠缓释片	片剂	80 mg	H20090063	H20090179	北京诺华制药有限公司
贝那普利氢氯噻嗪片	片剂	每片：盐酸贝那普利 10 mg，氢氯噻嗪 12.5 mg	H20090064	H20090180	北京诺华制药有限公司
西司他丁钠	原料药		H20090065	H20090181	山东新时代药业有限公司
亚胺培南	原料药		H20090066	H20090182	山东新时代药业有限公司
盐酸头孢他美酯颗粒	颗粒剂	0.5 g（以盐酸头孢他美酯计）		H20090183	山东新时代药业有限公司
联笨乙酸凝胶	凝胶剂	10 g：0.3 g	H20090067	H20090184	济南全力制药有限公司
伊曲康唑分散片	片剂	0.1 g		H20090185	哈尔滨三联药业有限公司
替米沙坦	原料药			H20090186	福州海王福药制药有限公司
比索洛尔氢氯噻嗪片	片剂	每片：富马酸比索洛尔 2.5 mg，氢氯噻嗪 6.25 mg	H20090068	H20090187	北京华素制药股份有限公司
比索洛尔氢氯噻嗪片	片剂	每片：富马酸比索洛尔 5 mg，氢氯噻嗪 6.25 mg	H20090068	H20090188	北京华素制药股份有限公司
联苯乙酸搽剂	搽剂	10 mL：0.3 g	H20090069	H20090189	济南全力制药有限公司
呱西替柳干混悬剂	干混悬剂	0.25 g		H20090190	大连天宇制药有限公司
替米沙坦片	片剂	40 mg		H20090191	福州海王福药制药有限公司
盐酸利托君	原料药		H20090070	H20090192	江苏济川制药有限公司
右旋酮洛芬	原料药			H20090193	西南合成制药股份有限公司
联苯乙酸	原料药		H20090071	H20090194	山东科源制药有限公司
注射用哌拉西林钠他唑巴坦钠	注射剂	3.375 g（$C_{23}H_{27}N_5O_7S$ 3.0 g，$C_{10}H_{12}N_4O_5S$ 0.375 g）		H20090195	海南通用三洋药业有限公司
酒石酸罗格列酮片	片剂	4 mg（以罗格列酮计）	H20090072	H20090196	山东鲁抗医药股份有限公司
磷酸二氢钾	原料药		H20090073	H20090197	苏州天马医药集团天吉生物制药有限公司
顺苯磺阿曲库铵	原料药		H20090074	H20090198	浙江仙琚制药股份有限公司
盐酸安妥沙星	原料药		H20090075	H20090199	安徽环球药业股份有限公司
盐酸安妥沙星片	片剂	0.1 g（以安妥沙星计）	H20090076	H20090200	安徽环球药业股份有限公司
头孢克肟分散片	片剂	50 mg（以 $C_{16}H_{15}N_5O_7S_2$ 计）		H20090201	北京双鹤药业股份有限公司
注射用顺苯磺阿曲库铵	注射剂	5 mg（以顺阿曲库铵计）		H20090202	浙江仙琚制药股份有限公司
磷酸二氢钾	原料药		H20090077	H20090203	苏州天马医药集团天吉生物制药有限公司
双唑泰乳膏	乳膏剂	4 g（甲硝唑 0.2 g，克霉唑 0.16 g，醋酸氯己定 8 mg）		H20090204	江苏亚邦强生药业有限公司
口服补液盐Ⅲ	散剂	5.125 g：氯化钠 0.65 g，枸橼酸钠 0.725 g，氯化钾 0.375 g，无水葡萄糖 3.375 g	H20090078	H20090205	西安安健药业有限公司
酒石酸罗格列酮	原料药		H20090079	H20090206	山东鲁抗医药股份有限公司
水杨酸凝胶	凝胶剂	0.02		H20090207	南京白敬宇制药有限责任公司
替硝唑口腔贴片	片剂	5 mg		H20090208	北京协和康友制药有限公司
维胺酯维 E 凝胶	凝胶剂	复方		H20090211	广东环球制药有限公司
糠酸莫米松凝胶	凝胶剂	0.1%		H20090212	华润三九医药股份有限公司
加替沙星分散片	片剂	0.1 g		H20090213	四川高盛亚药业有限公司
盐酸羟考酮片	片剂	5 mg	H20090080	H20090214	北京华素制药股份有限公司
塞克硝唑胶囊	胶囊剂	0.25 g		H20090215	丹东医创药业有限责任公司

（续表）

药品名称	剂　型	规　格	国药证字	国药准字	申请单位
盐酸司来吉兰胶囊	胶囊剂	5 mg		H20090217	安徽贝克生物制药有限公司
布洛伪麻那敏混悬液	混悬剂	每毫升：布洛芬 20 mg，盐酸伪麻黄碱 3 mg，马来酸氯苯那敏 0.2 mg	H20090081	H20090218	惠氏制药有限公司
乙胺吡嗪利福异烟片	片剂	每片：利福平 120 mg，异烟肼 120 mg，吡嗪酰胺 400 mg，盐酸乙胺丁醇 250 mg	H20090082	H20090219	沈阳红旗制药有限公司
阿替洛尔注射液	注射剂	10 mL：5 mg	H20090083	H20090220	山东益康药业有限公司
盐酸安非他酮缓释片	片剂	150 mg		H20090221	江苏联环药业股份有限公司
双唑泰阴道凝胶	凝胶剂	5 g（甲硝唑 0.2 g，克霉唑 0.16 g，醋酸氯己定 8 mg）		H20090222	济南东方制药有限公司
利福平异烟肼片	片剂	每片：利福平 0.2 g，异烟肼 0.2 g	H20090084	H20090223	沈阳红旗制药有限公司
美索巴莫注射液	注射剂	10 mL：1 g	H20090085	H20090224	苏州长征-欣凯制药有限公司
盐酸替罗非班	原料药			H20090225	山东鲁南贝特制药有限公司
聚乙二醇电解质口服溶液	口服溶液	500 mL	H20090086	H20090226	北京圣永制药有限公司
注射用盐酸替罗非班	注射剂	12.5 mg（以替罗非班计）		H20090227	山东新时代药业有限公司
盐酸羟考酮	原料药		H20090087	H20090228	北京华素制药股份有限公司
阿莫西林舒巴坦匹酯咀嚼片	片剂	0.25 g（阿莫西林 0.125 g，舒巴坦 0.125 g）		H20090229	河北德信润生制药有限公司
注射用盐酸氨溴索	注射剂	30 mg		H20090230	海南卫康制药（潜山）有限公司
注射用复方甘草酸苷	注射剂	每瓶：甘草酸苷 40 mg，盐酸半胱氨酸 20 mg，甘氨酸 400 mg		H20090231	瑞阳制药有限公司
注射用培美曲塞二钠	注射剂	500 mg		H20090232	南京亚东启天药业有限公司
注射用奥美拉唑钠	注射剂	60 mg（以奥美拉唑计）		H20090233	海南中化联合制药工业有限公司
注射用盐酸头孢吡肟	注射剂	0.5 g（以头孢吡肟计）		H20090234	深圳立健药业有限公司
尼美舒利缓释片	片剂	0.2 g	H20090088	H20090235	海南康芝药业股份有限公司
加替沙星滴眼液	滴眼剂	0.3%	H20090090	H20090236	江苏吉贝尔药业有限公司
塞克硝唑片	片剂	0.25 g		H20090237	丹东医创药业有限责任公司
普卢利沙星胶囊	胶囊剂	132.1 mg	H20090091	H20090238	山东罗欣药业股份有限公司
注射用葡醛酸钠	注射剂	0.665 g		H20090239	吉林敖东洮南药业股份有限公司
塞克硝唑	原料药			H20090240	丹东医创药业有限责任公司
富马酸伊布利特	原料药		H20090092	H20090241	浙江九旭药业有限公司
富马酸伊布利特注射液	注射剂	10 mL：1 mg	H20090093	H20090242	浙江九旭药业有限公司
头孢唑肟钠	原料药			H20090244	河北新张药股份有限公司
盐酸托烷司琼注射液	注射剂	5 mL：5 mg		H20090245	青海晨菲制药有限公司
多潘立酮口腔崩解片	片剂	10 mg		H20090246	广东人人康药业有限公司
盐酸托烷司琼	原料药			H20090247	青海晨菲制药有限公司
盐酸右美托咪定注射液	注射剂	2 mL：200 μg（以右美托咪定计）	H20090094	H20090248	江苏恒瑞医药股份有限公司
普卢利沙星片	片剂	0.1 g	H20090095	H20090249	山东罗欣药业股份有限公司
普卢利沙星	原料药		H20090096	H20090250	山东罗欣药业股份有限公司
盐酸右美托咪定	原料药		H20090097	H20090251	江苏恒瑞医药股份有限公司
唑尼沙胺片	片剂	100 mg	H20090098	H20090252	深圳市资福药业有限公司
复方盐酸布比卡因注射液	注射剂	10 mL：盐酸利多卡因 100 mg，盐酸布比卡因37.5 mg	H20090099	H20090253	江西青峰药业有限公司
注射用西咪替丁	注射剂	0.6 g		H20090254	山西普德药业有限公司
培美曲塞二钠	原料药			H20090255	南京亚东启天药业有限公司
注射用复方甘草酸苷	注射剂	每瓶：甘草酸苷 80 mg，甘氨酸 800 mg，盐酸半胱氨酸 40 mg		H20090256	瑞阳制药有限公司
四水合辅羧酶	原料药		H20090100	H20090258	山西普德药业有限公司
消旋 α-生育酚	原料药		H20090101	H20090259	山西普德药业有限公司
单唾液酸四己糖神经节苷脂钠	原料药		H20090102	H20090260	西南药业股份有限公司
克林霉素磷酸酯阴道凝胶	凝胶剂	5 g：0.1 g（以 $C_{18}H_{33}ClN_2O_5S$ 计）	H20090103	H20090261	多多药业有限公司
缬沙坦氢氯噻嗪分散片	片剂	每片：缬沙坦 80 mg，氢氯噻嗪 12.5 mg		H20090262	江苏万高药业有限公司
复方 α-酮酸片	片剂	0.63 g		H20090263	河北天成药业有限公司
布洛伪麻那敏片	片剂	每片：布洛芬 200 mg，盐酸伪麻黄碱 30 mg，马来酸氯苯那敏 2 mg	H20090104	H20090264	惠氏制药有限公司
复方莪术油栓栓剂		100 mg（以硝酸益康唑计）		H20090265	太阳石（唐山）药业有限公司
头孢克肟分散片	片剂	50 mg（以 $C_{16}H_{15}N_5O_7S_2$ 计）		H20090266	天津市儿童药厂
阿仑膦酸钠肠溶片	片剂	70 mg（以阿仑膦酸计）		H20090267	石家庄欧意药业有限公司
阿仑膦酸钠肠溶片	片剂	10 mg（以阿仑膦酸计）		H20090268	石家庄欧意药业有限公司
环酯红霉素干混悬剂	混悬剂	0.15 g		H20090269	海南澳美华制药有限公司

（续表）

药品名称	剂　型	规　格	国药证字	国药准字	申请单位
注射用甲磺酸罗哌卡因	注射	89.4 mg		H20090270	山西普德药业有限公司
注射用甲磺酸罗哌卡因	注射剂	119.2 mg		H20090271	山西普德药业有限公司
醋酸奥曲肽注射液	注射剂	1 mL:0.1 mg(以 $C_{49}H_{66}N_{10}S_2$ 计)		H20090272	上海丽珠制药有限公司
对乙酰氨基酚口腔崩解片	片剂	0.125 g		H20090273	海南普利制药有限公司
醋酸奥曲肽	原料药			H20090274	上海丽珠制药有限公司
醋酸特利加压素	原料药		H20090105	H20090275	深圳市翰宇药业有限公司
噻托溴铵	原料药		H20090106	H20090276	浙江仙琚制药股份有限公司
醋酸奥曲肽	原料药			H20090277	江苏奥赛康药业有限公司
糠酸莫米松洗剂	洗剂	0.1%		H20090278	上海仁虎制药股份有限公司
噻托溴铵粉雾剂	粉雾剂	18 μg(以噻托铵计)		H20090279	浙江仙琚制药股份有限公司
甲磺酸加替沙星分散片	片剂	0.1 g(以 $C_{19}H_{22}FN_3O_4$ 计)		H20090280	浙江大东吴药业有限公司
地红霉素肠溶片	片剂	0.25 g		H20090281	湖北丝宝药业有限公司
复方缬沙坦分散片	片剂	缬沙坦/氢氯噻嗪:80 mg/12.5 mg		H20090282	鲁南贝特制药有限公司
醋酸亮丙瑞林	原料药		H20090107	H20090283	杭州中肽生化有限公司
头孢克肟分散片	片剂	0.1 g(以 $C_{16}H_{15}N_5O_7S_2$ 计)		H20090284	珠海金鸿药业有限公司
注射用甲磺酸帕珠沙星	注射剂	0.5 g(以 $C_{16}H_{15}FN_2O_4$ 计)		H20090285	华北制药集团制剂有限公司
注射用甲磺酸帕珠沙星	注射剂	0.3 g(以 $C_{16}H_{15}FN_2O_4$ 计)		H20090286	华北制药集团制剂有限公司
乌苯美司片	片剂	10 mg		H20090287	国药集团川抗制药有限公司
头孢唑肟钠	原料药			H20090288	苏州中联化学制药有限公司
注射用头孢唑肟钠	注射剂	0.5 g(以 $C_{13}H_{13}N_5O_5S_2$ 计)		H20090289	南京长澳制药有限公司
甲磺酸帕珠沙星	原料药		H20090108	H20090290	华北制药股份有限公司
注射用醋酸奥曲肽	注射剂	0.1 mg(以奥曲肽计)		H20090291	江苏奥赛康药业有限公司
注射用奥拉西坦	注射剂	1.0 g	H20090109	H20090292	石家庄欧意药业有限公司
乌苯美司片	片剂	30 mg		H20090293	国药集团川抗制药有限公司
左奥硝唑	原料药		H20090110	H20090294	南京圣和药业有限公司
左奥硝唑氯化钠注射液	注射剂	100 mL:左奥硝唑 0.5 g,氯化钠 0.83 g	H20090111	H20090295	南京圣和药业有限公司
甲磺酸帕珠沙星注射液	注射剂	5 mL:0.3 g(以帕珠沙星计)		H20090296	扬子江药业集团有限公司
注射用甲磺酸罗哌卡因	注射剂	89.4 mg		H20090297	山东新时代药业有限公司
注射用甲磺酸罗哌卡因	注射剂	47.7 mg		H20090298	山东新时代药业有限公司
醋酸亮丙瑞林	原料药		H20090112	H20090299	上海丽珠制药有限公司
替米沙坦胶囊	胶囊剂	40 mg		H20090300	浙江南洋药业有限公司
伏格列波糖咀嚼片	片剂	0.2 mg		H20090301	杭州中美华东制药有限公司
注射用盐酸利托君	注射剂	50 mg		H20090302	广东先强药业有限公司
布洛芬口腔崩解片	片剂	0.1 g		H20090303	贵州益佰制药股份有限公司
普拉洛芬	原料药		H20090113	H20090304	山东海山药业有限公司
硫酸氨基葡萄糖	原料药		H20090114	H20090305	湖北普爱药业有限公司
甲磺酸帕珠沙星	原料药		H20090115	H20090306	江苏吴中实业股份有限公司苏州第六制药厂
塞克硝唑片	片剂	0.25 g		H20090307	广西南宁邕江药业有限公司
盐酸利托君	原料药		H20090116	H20090308	苏州市立新医药原料有限公司
氨氯地平贝那普利片(Ⅱ)	片剂	10 mg:5 mg(盐酸贝那普利:氨氯地平)	H20090117	H20090309	成都地奥制药集团有限公司
硫酸氨基葡萄糖泡腾片	片剂	0.25 g(以硫酸氨基葡萄糖计)		H20090310	南京海辰药业有限公司
注射用甲磺酸帕珠沙星	注射剂	200 mg(以帕珠沙星计)		H20090311	江苏吴中实业股份有限公司苏州第六制药厂
替米沙坦片	片剂	40 mg		H20090312	浙江南洋药业有限公司
伏格列波糖咀嚼片	片剂	0.2 mg		H20090313	浙江海正药业股份有限公司
硝呋太尔制霉菌素阴道软膏	软膏剂	硝呋太尔 0.5 g:制霉菌素 20 万单位		H20090314	南京南大药业有限责任公司
阿立哌唑胶囊	胶囊剂	5 mg	H20090118	H20090315	上海中西制药有限公司
硫酸氨基葡萄糖胶囊	胶囊剂	0.25 g		H20090316	湖北普爱药业有限公司
注射用盐酸利托君	注射剂	50 mg		H20090317	上海新先锋药业有限公司
注射用盐酸利托君	注射剂	100 mg		H20090318	上海新先锋药业有限公司
缬沙坦分散片	片剂	80 mg		H20090319	山东益健药业有限公司
替米沙坦	原料药			H20090320	浙江苏泊尔制药有限公司
复方锌铁钙口服液	口服溶液	10 mL:葡萄糖酸钙 0.4 g,葡萄糖酸亚铁 0.1 g,葡萄糖酸锌 30 mg,维生素 B 23 mg		H20090321	湖北午时药业股份有限公司
注射用左氧氟沙星	注射剂	0.2 g(以 $C_{18}H_{20}FN_3O_4$ 计)		H20090322	四川高盛亚药业有限公司

（续表）

药品名称	剂 型	规 格	国药证字	国药准字	申请单位
注射用左氧氟沙星	注射剂	0.3 g(以 $C_{18}H_{20}FN_3O_4$ 计)		H20090323	四川高盛亚药业有限公司
雷替曲塞	原料药		H20090119	H20090324	江苏正大天晴药业股份有限公司
注射用雷替曲塞	注射剂	2 mg	H20090120	H20090325	南京正大天晴制药有限公司
甲磺酸帕珠沙星氯化钠注射液	注射剂	100 mL:帕珠沙星 0.5 g,氯化钠 0.9 g		H20090326	扬子江药业集团有限公司
甲磺酸帕珠沙星氯化钠注射液	注射剂	100 mL:帕珠沙星 0.3 g,氯化钠 0.9 g		H20090327	扬子江药业集团有限公司
盐酸替罗非班注射液	注射剂	50 mL:12.5 mg		H20090328	鲁南贝特制药有限公司
伊曲康唑胶囊	胶囊剂	0.1 g		H20090329	河南帅克制药有限公司
来氟米特片	片剂	10 mg	H20090121	H20090330	常州华生制药有限公司
阿司匹林双嘧达莫缓释片	片剂	阿司匹林 25 mg,双嘧达莫 200 mg		H20090331	山西亚宝药业集团股份有限公司
米氮平	原料药			H20090332	上海信谊万象药业股份有限公司
盐酸非索非那定片	片剂	60 mg		H20090333	黑龙江乌苏里江制药有限公司哈尔滨分公司
碳酸钙 D3 颗粒	颗粒剂	每袋:钙 500 mg,维生素 D 35 μg(200 国际单位)		H20090334	北京康远制药有限公司
单唾液酸四己糖神经节苷脂钠	原料药		H20090122	H20090335	北京赛而生物药业有限公司
复方右旋糖酐 40 注射液	注射剂	500 mL:右旋糖酐 40.50 g,氯化钙 0.1 g,氯化钾 0.15 g,氯化钠 3.0 g,乳酸钠 1.55 g		H20090336	山东华鲁制药有限公司
盐酸舍曲林分散片	片剂	50 mg(以舍曲林计)		H20090337	浙江京新药业股份有限公司
特康唑阴道栓	栓剂	80 mg	H20090123	H20090339	上海医工院医药有限公司
特康唑	原料药		H20090124	H20090340	上海现代浦东药厂有限公司
甲磺酸帕珠沙星注射液	注射剂	2 mL:0.3 g(以 $C_{16}H_{15}FN_2O_4$ 计)		H20090341	江苏吴中医药集团有限公司苏州第六制药厂
注射用 N(2)-L-丙氨酰-L-谷氨酰胺	注射剂	10 g(以 $C_8H_{15}N_3O_4$ 计)		H20090342	重庆莱美药业股份有限公司
注射用 N(2)-L-丙氨酰-L-谷氨酰胺	注射剂	20 g(以 $C_8H_{15}N_3O_4$ 计)		H20090343	重庆莱美药业股份有限公司
多维元素胶囊(21)	胶囊剂	复方		H20090344	江西药都仁和制药有限公司
依帕司他片	片剂	50 mg		H20090345	北京优你特药业有限公司
小牛血清去蛋白肠溶胶囊	胶囊剂	5.0 mg(以多肽计)		H20090346	锦州奥鸿药业有限责任公司
盐酸利托君	原料药		H20090125	H20090347	海南中化联合制药工业有限公司
甲磺酸帕珠沙星氯化钠注射液	注射剂	100 ml:甲磺酸帕珠沙星 0.3 g(以帕珠沙星计),氯化钠 0.9 g		H20090348	四川科伦药业股份有限公司
醋酸环丙孕酮	原料药		H20090126	H20090349	上海迪赛诺化学制药有限公司
加替沙星胶囊	胶囊剂	0.2 g		H20090350	上海健坤制药有限公司
依达拉奉	原料药			H20090351	河北医科大学制药厂
注射用盐酸头孢吡肟	注射剂	1.0 g(以头孢吡肟计)		H20090352	海南新中正制药有限公司
依达拉奉注射液	注射剂	20 mL:30 mg		H20090353	河北医科大学生物医学工程中心
鲑降钙素鼻用粉雾剂	粉雾剂	50 IU/粒	H20090128	H20090354	上海秀龙中药有限公司
甲磺酸帕珠沙星氯化钠注射液	注射剂	100 mL:甲磺酸帕珠沙星(以帕珠沙星计)0.5 g,氯化钠 0.9 g		H20090355	山东鲁抗辰欣药业有限公司
维生素 EC 咀嚼片	片剂	维生素 E 50 mg,维生素 C 100 mg		H20090356	北京四环科宝制药有限公司
盐酸头孢吡肟	原料药		H20090129	H20090357	海南新中正制药有限公司
双唑泰阴道软胶囊	胶囊剂	每枚含甲硝唑 200 mg,克霉唑 160 mg,醋酸氯己定 8 mg		H20090358	安徽天洋药业有限公司
匹多莫德胶囊	胶囊剂	0.4 g		H20090359	南京海辰药业有限公司
头孢克肟分散片	片剂	50 mg		H20090360	广东先强药业有限公司
羟乙基淀粉 130/0.4				H20090361	山东齐都药业有限公司
甲磺酸帕珠沙星	原料药		H20090130	H20090362	浙江平湖莎普爱思制药有限公司
比阿培南	原料药		H20090131	H20090363	石药集团河北中润制药有限公司
甲磺酸帕珠沙星注射液	注射剂	100 mL:甲磺酸帕珠沙星 0.3 g(以帕珠沙星计),氯化钠 0.9 g		H20090364	浙江平湖莎普爱思制药有限公司
注射用比阿培南	注射剂	0.3 g	H20090132	H20090365	石药集团中诺药业(石家庄)有限公司
胶原酶软膏	软膏剂	15 g:3 750 单位	H20090089	H20090366	辽宁味邦生物制药有限公司
注射用蔗糖铁	注射剂	100 mg(以 Fe 计)		H20090367	山西普德药业有限公司
磷酸二氢钾	原料药		H20090133	H20090368	山西普德药业有限公司
磷酸二氢钾	原料药		H20090134	H20090369	山西普德药业有限公司
阿昔洛韦凝胶	凝胶剂	3%		H20090370	上海百安(南昌)制药有限公司
维 U 颠茄铝分散片	片剂	每片:氢氧化铝 140 mg,维生素 UII(碘甲基蛋氨酸)50 mg,颠茄浸膏 10 mg		H20093297	修正药业集团股份有限公司

（严 慕）

2009 年批准的新药(中药)

药品名称	剂 型	规 格	国药证字	国药准字	申请单位
乙肝宁片	片剂(薄膜衣)	每片重 0.55 g		Z20090001	长春海外制药集团有限公司
心可舒丸	丸剂(浓缩丸)	每 10 丸重 1.9 g		Z20090002	吉林吉春制药有限公司
山楂精降脂滴丸	滴丸剂	每丸重 51mg		Z20090003	上海海虹实业(集团)巢湖中辰药业有限公司
香麻寒喘贴	橡胶膏剂	4 cm×4 cm	Z20090001	Z20090004	湖南三九唯康药业有限公司
麦味地黄胶囊	胶囊剂	每粒装 0.35 g		Z20090005	贵州益佰制药股份有限公司
一清片	片剂	每片重 0.55 g		Z20090006	江西药都仁和制药有限公司
复方丹参肠溶胶囊	胶囊剂(肠溶)	每粒装 0.5 g		Z20090007	四川光大制药有限公司
清热暗疮胶囊	胶囊剂	每粒装 0.28 g		Z20090008	鞍山德善药业有限公司
舒筋定痛胶囊	胶囊剂	每粒装 0.38 g		Z20090009	云南云龙制药有限公司
胃康灵颗粒	颗粒剂	每袋装 4 g		Z20090010	黑龙江葵花药业股份有限公司
妇科十味胶囊	胶囊剂	每粒装 0.3 g		Z20090011	湖南方盛堂制药有限公司
金刚藤口服液	合剂	每支装 10 mL		Z20090012	长春海外制药集团有限公司
摩罗丹(浓缩丸)	丸剂(浓缩丸)	每 8 丸重 1.84 g(相当于生药材 4.5 g)		Z20090013	邯郸制药有限公司
前列回春片	片剂(薄膜衣)	每片重 0.61 g		Z20090014	吉林省东丰药业股份有限公司
益胆胶囊	胶囊剂	每粒装 0.525 g		Z20090015	合肥迪尔医药生物工程有限公司
胃康灵颗粒	颗粒剂	每袋装 1.6 g		Z20090016	修正药业集团股份有限公司
五子衍宗胶囊	硬胶囊	每粒装 0.50 g		Z20090017	鞍山德善药业有限公司
跌打红药胶囊	胶囊剂	每粒装 0.25 g		Z20090018	湖南德海制药有限公司
维 C 银翘软胶囊	软胶囊	每粒:维生素 C 49.5 mg,对乙酰氨基酚 105 mg		Z20090019	深圳市佳泰药业有限公司
维 C 银翘胶囊	胶囊剂	每粒装 0.5 g(含维生素 C 49.5 mg,对乙酰氨基酚 105 mg)		Z20090020	广西邦琪药业有限公司
洁尔阴软膏	软膏剂	每支装 20 g;每支装 4.6 g		Z20090021	成都恩威制药有限公司
痛经宁口服液	合剂	每支装 10 mL		Z20090022	东芝堂药业(安徽)有限公司
调经养颜片	片剂(薄膜衣)	每片重 0.5 g		Z20090023	贵州信邦制药股份有限公司
重感灵胶囊	胶囊剂	每粒装 0.25 g(含安乃近 31.25 mg,马来酸氯苯那敏 0.375 mg)		Z20090024	江西普正制药有限公司
双黄连分散片	片剂(薄膜衣)	每片重 0.5 g		Z20090025	江苏正大天晴药业股份有限公司
冬凌草胶囊	胶囊剂	每粒装 0.29 g		Z20090026	湖北省益康制药厂
维 C 银翘胶囊	胶囊剂	每粒装 0.33 g(含维生素 C 49.5 mg,对乙酰氨基酚 105 mg)		Z20090027	南于市维威制药有限公司
灯心止血胶囊	胶囊剂	每粒装 0.4 g		Z20090028	湖北福人金身药业有限公司
清解退热颗粒	颗粒剂	每袋装 5 g	Z20090002	Z20090029	扬子江药业集团江苏制药股份有限公司
连番止泻胶囊	胶囊剂	每粒装 0.35 g	Z20090003	Z20090030	惠州市九惠制药股份有限公司
川蛭通络胶囊	胶囊剂	每粒装 0.25 g	Z20090004	Z20090031	鲁南厚普制药有限公司
通络化痰胶囊	胶囊剂	每粒装 0.4 g	Z20090005	Z20090032	中国中医科学院实验药厂
乳结泰胶囊	胶囊剂	每粒装 0.5 g	Z20090006	Z20090033	广西昌弘制药有限公司
羚芎胶囊	胶囊剂	每粒装 0.24 g	Z20090007	Z20090034	广东宏远集团药业有限公司
渴络欣胶囊	胶囊剂	每粒装 0.5 g	Z20090008	Z20090035	成都康弘制药有限公司
芪明颗粒	颗粒剂	每袋装 4.5 g		Z20090036	浙江万马药业有限公司
芦荟珍珠胶囊	胶囊剂	每粒装 0.5 g	Z20090010	Z20090037	河北君临药业有限公司
甘桔清咽颗粒	颗粒剂	每袋装 10 g	Z20090011	Z20090038	海南斯达制药有限公司
荆银颗粒	颗粒剂	每袋装 6.5 g(无蔗糖)	Z20090012	Z20090039	上海杏灵科技药业股份有限公司
妇科十味胶囊	胶囊剂	每粒装 0.3 g		Z20090040	北京康而福药业有限责任公司
小儿石蔻散	散剂	每袋装 2 g	Z20090013	Z20090041	乌克兰特中蒙制药有限公司
乳康舒胶囊	胶囊剂	每粒装 0.38 g	Z20090014	Z20090042	江苏恒瑞医药股份有限公司
痛泻宁颗粒	颗粒剂	每袋装 5 g	Z20090015	Z20090043	重庆华森制药有限公司
芩香清解口服液	合剂	每支装 10 mL	Z20090016	Z20090044	太阳石(唐山)药业有限公司
连参通淋片	片剂	每片重 0.8 g	Z20090017	Z20090045	神威药业有限公司
显齿蛇葡萄含片	片剂(口含)	每片重 1 g(含显齿蛇葡萄总黄酮 0.3 g)	Z20090018	Z20090046	陕西白鹿制药股份有限公司
疏风解毒胶囊	胶囊剂	每粒装 0.52 g	Z20090019	Z20090047	安徽济人药业有限公司
双活感冒胶囊	胶囊剂	每粒装 0.3 g	Z20090020	Z20090048	海南养生堂药业有限公司
桂黄清热颗粒	颗粒剂	每袋装 5 g	Z20090021	Z20090049	海南斯达制药有限公司
芪黄通秘软胶囊	软胶囊	每粒装 0.5 g	Z20090022	Z20090050	神威药业有限公司
五酯软胶囊	软胶囊	每粒装 0.39 g(含木脂素以五味子甲素计 11.25 mg)		Z20090051	陕西必康制药有限责任公司
清火栀麦丸	丸剂	每瓶装 0.8 g		Z20090052	四川雄飞利通药业有限公司
复肝宁颗粒	颗粒剂	每袋装 3.5 g		Z20090053	山东加华制药有限公司
鸦胆子油软胶囊	软胶囊	每粒装 0.54 g		Z20090054	浙江天一堂药业有限公司
消炎退热胶囊	胶囊剂	每粒装 0.36 g		Z20090055	四川峨眉山金顶药业有限公司

（续表）

药品名称	剂　型	规　格	国药证字	国药准字	申请单位
胃痞消颗粒	颗粒剂	每袋装 7 g	Z20090023	Z20090056	佛山德众药业有限公司
复肾宁胶囊	胶囊剂	每粒装 0.38 g		Z20090057	长春海外制药集团有限公司
双黄连滴剂	滴剂	每支装 1.5 mL		Z20090058	青岛国风药业股份有限公司
穿心莲内酯分散片	片剂(分散)	每片:穿心莲内酯 50 mg		Z20090059	天津美通药业有限公司
穿心莲内酯分散片	片剂(分散)	每片:穿心莲内酯 50 mg		Z20090060	南京新港联合制药有限公司
肾炎灵颗粒	颗粒剂	每袋装 10 g		Z20090061	吉林华康药业股份有限公司
人参北芪胶囊	胶囊剂	每粒装 0.35 g		Z20090062	江西银涛药业有限公司
苦参片	片剂(薄膜衣)	每片重 0.35 g		Z20090063	贵州顺健制药有限公司
复方青黛片	片剂(薄膜衣)	每片重 0.48 g		Z20090064	长春海外制药集团有限公司
桃红清血片	片剂(薄膜衣)	每片重 0.65 g		Z20090065	长春海外制药集团有限公司
灯盏花素分散片	片剂(分散)	每片重 0.15 g(含灯盏花素 20 mg)		Z20090066	漯河南街村全威制药股份有限公司
血府逐瘀软胶囊	软胶囊	每粒装 0.5 g		Z20090067	吉林省辉南辉发制药股份有限公司
五灵胶囊	胶囊剂	每粒装 0.35 g		Z20090068	清华德人西安幸福制药有限公司
痔特佳胶囊	胶囊剂	每粒装 0.3 g		Z20090069	吉林吉春制药有限公司
盆炎净片	片剂(薄膜衣)	每片重 0.62 g		Z20090070	汕头市莱达制药有限公司
板蓝根滴眼液	滴眼剂	每支装 8 mL		Z20090071	成都青山利康药业有限公司
前列舒乐胶囊	胶囊剂	每粒装 0.4 g		Z20090072	吉林省俊宏药业有限公司
百安洗液	洗剂	每瓶装(1)30 mL;(2)100 mL	Z20090024	Z20090073	国药控股深圳中药有限公司
人参首乌片	片剂(薄膜衣)	每片重 0.35 g		Z20090074	吉林吉春制药有限公司
冠心七味滴丸	滴丸剂	每丸重 50 mg		Z20090075	四川珍珠制药有限公司
前列通胶囊	胶囊剂	每粒装 0.4 g		Z20090076	长春海外制药集团有限公司
化滞柔肝颗粒	颗粒剂	每袋装 8 g	Z20090025	Z20090077	山东新时代药业有限公司
天舒滴丸	滴丸剂	每丸重 38 mg		Z20090078	江苏康缘药业股份有限公司
麻黄止嗽胶囊	胶囊剂	每粒装 0.28 g		Z20090079	陕西开元制药有限公司
消癌平咀嚼片	片剂(咀嚼)	每片重 0.33 g		Z20090080	海南天煌制药有限公司
柴芩清宁片	胶囊剂	每粒装 0.3 g	Z20090026	Z20090081	哈尔滨完达山药业有限公司
芪丹通络颗粒	颗粒剂	每袋装 8 g	Z20090027	Z20090082	河北中唐医药有限公司
龙芪颗粒	颗粒剂	每袋装 8 g	Z20090028	Z20090083	湖北午时药业股份有限公司
小檗皮提取物	原料药		Z20090029	Z20090084	武汉健民药业集团股份有限公司
双黄肠炎分散片	片剂	每片重 0.3 g(含小檗皮总生物碱 29 mg,黄芩总黄酮 65 mg)	Z20090030	Z20090085	武汉健民药业集团股份有限公司
柴芩清宁片	片剂(薄膜衣)	每片重 0.3 g	Z20090031	Z20090086	海南万州绿色制药有限公司
金鸡丸	丸剂	每袋装 2.0 g		Z20090087	贵州联合西创药物有限公司
双红活血片	片剂(薄膜衣)	每片重 0.45 g		Z20090088	长春海外制药集团有限公司
前列舒乐片	片剂(薄膜衣)	每片重 0.4 g		Z20090089	辽源誉隆亚东药业有限责任公司
金菌灵片	片剂(薄膜衣)	每片重 0.4 g		Z20090090	烟台大洋制药有限公司
石黄抗菌胶囊	胶囊剂	每粒装 0.35 g		Z20090091	昆明邦宇制药有限公司
三清片	片剂(薄膜衣)	每片重 0.35 g		Z20090092	北京四环科宝制药有限公司
胃复片	片剂(薄膜衣)	每片重 0.52 g		Z20090093	山东华鲁制药有限公司
秦皮接骨片	片剂(薄膜衣)	每片重 0.5 g		Z20090094	北京御生堂制药有限公司
叶下珠颗粒	颗粒剂	每袋装 2 g		Z20090095	烟台大洋制药有限公司
止痛化癥颗粒	颗粒剂	每袋装 2 g		Z20090096	烟台大洋制药有限公司
解郁安神胶囊	胶囊剂	每粒装 0.4 g		Z20090097	北京四环科宝制药有限公司
固本咳喘胶囊	胶囊剂	每粒装 0.35 g		Z20090098	秦皇岛皇威制药有限公司
杜仲平压分散片	片剂(分散)	每片重 0.55 g		Z20090099	湖南方盛制药有限公司
抗菌消炎胶囊	胶囊剂	每粒装 0.36 g		Z20090100	重庆陪都药业股份有限公司
肾炎灵片	片剂(薄膜衣)	每片重 0.26 g		Z20090101	北京四环科宝制药有限公司
羊藿三七胶囊	胶囊剂	每粒装 0.3 g		Z20090102	重庆三峡云海药业有限责任公司
清热卡森胶囊	胶囊剂	每粒装 0.27 g		Z20090103	四川金辉药业有限公司
克痹骨泰片	片剂(薄膜衣)	每片重 0.4 g		Z20090104	云南通大生物药业有限公司
丹黄祛瘀片	片剂(薄膜衣)	每片重 0.4 g		Z20090105	北京四环科宝制药有限公司
降糖舒片	片剂(薄膜衣)	每片重 0.35 g		Z20090106	秦皇岛皇威制药有限公司
血塞通分散片	片剂(分散)	每片重 0.3 g(含三七总皂苷 50 mg)		Z20090107	吉林敖东集团大连药业股份有限公司
石黄抗菌胶囊	胶囊剂	每粒装 0.35 g		Z20090108	三门峡赛诺维制药有限公司
增光胶囊	胶囊剂	每粒装 0.3 g		Z20090109	郑州福瑞堂制药有限公司
前列安通胶囊	胶囊剂	每粒装 0.38 g		Z20090110	山东华鲁制药有限公司
玉叶清火胶囊	胶囊剂	每粒装 0.32 g		Z20090111	北京御生堂制药有限公司
肾石通片	片剂(薄膜衣)	每片重 0.52 g		Z20090112	四川旭华制药有限公司
心脑欣片	片剂(薄膜衣)	每片重 0.52 g		Z20090113	唐山景忠山药业有限公司
排毒清脂片	片剂(薄膜衣)	每片重 0.4 g		Z20090114	通化万通药业股份有限公司

（续表）

药品名称	剂型	规格	国药证字	国药准字	申请单位
罗汉果止咳胶囊	胶囊剂	每粒装 0.35 g		Z20090115	广西万寿堂药业有限公司
复方三七补血胶囊	胶囊剂	每粒装 0.35 g		Z20090116	四川雄飞利通药业有限公司
抗感片	片剂(薄膜衣)	每片重 0.6 g		Z20090117	成都蓉药集团四川长威制药有限公司
前列安通胶囊	胶囊剂	每粒装 0.35 g		Z20090118	西安仁仁药业有限公司
安宫止血膏	煎膏剂	每瓶装 200 g		Z20090119	山东东阿阿胶股份有限公司
降脂宁片	片剂(薄膜衣)	每片重 0.31 g		Z20090120	山东凤凰制药股份有限公司
舒冠胶囊	胶囊剂	每粒装 0.48 g		Z20090121	江苏正大清江制药有限公司
慈航胶囊	胶囊剂	每粒装 0.3 g		Z20090122	湖南方盛制药有限公司
胜红清热片	片剂(薄膜衣)	每片重 0.35 g		Z20090123	河北兆康制药有限公司
乳癖康胶囊	胶囊剂	每粒装 0.4 g		Z20090124	山西桂龙医药有限公司
妇科止痒片	片剂	每片重 0.35 g		Z20090125	广西万寿堂药业有限公司
感冒康片	片剂(薄膜衣)	每片重 0.3 g		Z20090126	西安仁仁药业有限公司
舒泌通丸	丸剂(浓缩丸)	每 10 丸重 2 g		Z20090127	云南楚雄云中制药有限责任公司
八味痛经胶囊	胶囊剂	每粒装 0.38 g		Z20090128	四川亚宝光泰药业有限公司
产妇安胶囊	胶囊剂	每粒装 0.4 g		Z20090129	江西银涛药业有限公司
桂蒲肾清片	片剂	每片重 0.35 g		Z20090130	大连辉仁制药有限公司
安神补脑胶囊	胶囊剂	每粒装 0.3 g		Z20090131	山西亚宝药业集团股份有限公司
石黄抗菌胶囊	胶囊剂	每粒装 0.35 g		Z20090132	恒拓集团广西圣康制药有限公司
紫丹银屑颗粒	颗粒剂	每袋装 4 g		Z20090133	烟台大洋制药有限公司
根痛平胶囊	胶囊剂	每粒装 0.5 g		Z20090134	辽宁恒生制药有限公司
复方垂盆草胶囊	胶囊剂	每粒装 0.4 g		Z20090135	江西银涛药业有限公司
独一味分散片	片剂(分散)	每片重 0.5 g		Z20090136	恒拓集团广西圣康制药有限公司
乳癖康胶囊	胶囊剂	每粒装 0.31 g		Z20090137	江西银涛药业有限公司
降脂灵分散片	片剂(分散)	每片重 0.5 g		Z20090138	浙江维康药业有限公司
秦皮接骨片	片剂(薄膜衣)	每片重 0.6 g		Z20090139	金华市明珠制药有限公司
降糖舒丸	丸剂(浓缩丸)	每丸重 0.2 g		Z20090140	吉林吉尔吉药业有限公司
灵芝分散片	片剂(分散)	每片重 0.15 g		Z20090141	湖南方盛制药有限公司
红药胶囊	胶囊剂	每粒装 0.23 g		Z20090142	江西山高制药有限公司
枫蓼肠胃康分散片	片剂(分散)	每片重 0.5 g		Z20090143	海南慧谷药业有限公司
利尔眠片	片剂(薄膜衣)	每片重 0.35 g		Z20090144	广西玉兰制药有限公司
清火养元片	片剂(薄膜衣)	每片重 0.35 g		Z20090145	哈尔滨北牛制药有限公司
石黄抗菌胶囊	胶囊剂	每粒装 0.36 g		Z20090146	河南省济源市济世药业有限公司
复方杏香兔耳风片	片剂(薄膜衣)	每片重 0.5 g		Z20090148	湖北广仁药业有限公司
前列癃闭通颗粒	颗粒剂	每袋装 5 g		Z20090149	贵州益佰制药股份有限公司
一清片	片剂(薄膜衣)	每片重 0.4 g		Z20090150	陕西东泰制药有限公司
海桂胶囊	胶囊剂	每粒装 0.42 g		Z20090151	甘肃扶正药业科技股份有限公司
天丹通络片	片剂(薄膜衣)	每片重 0.415 g		Z20090152	山东凤凰制药股份有限公司
红药胶囊	胶囊剂	每粒装 0.25 g		Z20090153	江苏正大清江制药有限公司
护肝宁胶囊	胶囊剂	每粒装 0.35 g		Z20090154	贵州益佰制药股份有限公司
益脉康分散片	片剂	每片重 0.4 g		Z20090155	西安天一制药有限责任公司
独一味咀嚼片	片剂(咀嚼)	每片重 1 g		Z20090156	宁夏康亚药业有限公司
强力止咳宁片	片剂(薄膜衣)	每片重 0.41 g		Z20090157	上海皇象铁力蓝天制药有限公司
西帕依麦孜彼子颗粒	颗粒剂	每袋装 4 g		Z20090158	宝鸡秦岭国药厂
排毒清脂片	片剂(薄膜衣)	每片重 0.5 g		Z20090159	贵州益佰制药股份有限公司
风湿灵胶囊	胶囊剂	每粒装 0.4 g		Z20090160	江西银涛药业有限公司
龙鹿胶囊	胶囊剂	每粒装 0.2 g		Z20090161	天津和治药业有限公司
仙灵脾咀嚼片	片剂(咀嚼)	每片重 1.0 g		Z20090162	河北兆康制药有限公司
抗宫炎分散片	片剂(分散)	每片重 0.5 g		Z20090163	恒拓集团广西圣康制药有限公司
白灵胶囊	胶囊剂	每粒装 0.33 g		Z20090164	吉林省天光药业有限公司
舒泌通片	片剂(薄膜衣)	每片重 0.4 g		Z20090165	云南通大生物药业有限公司
调经养颜片	片剂(薄膜衣)	每片重 0.5 g		Z20090166	通化万通药业股份有限公司
黄疸茵陈片	片剂	每片重 0.4 g		Z20090167	北京赛而生物药业有限公司
乳癖清片	片剂(薄膜衣)	每片重 0.3 g		Z20090168	云南通大生物药业有限公司
复方仙鹤草肠炎片	片剂(薄膜衣)	每片重 0.4 g		Z20090169	西安秦巴药业有限公司
排毒清脂片	片剂(薄膜衣)	每片重 0.42 g		Z20090170	吉林省康福药业有限公司
前列安通胶囊	胶囊剂	每粒装 0.38 g		Z20090171	赤峰天奇制药有限责任公司
冠脉康胶囊	胶囊剂	每粒装 0.4 g		Z20090172	浙江泰康药业集团新余制药有限公司
断血流滴丸	滴丸剂	每丸重 50 mg;每袋装 3 g		Z20090173	甘肃河西制药有限责任公司
嘎日迪五味胶囊	胶囊剂	每粒装 0.2 g		Z20090174	陕西东秦制药有限公司
根痛平胶囊	胶囊剂	每粒装 0.5 g		Z20090175	山东鑫齐药业有限公司

（续表）

药品名称	剂　型	规　格	国药证字	国药准字	申请单位
肾康宁颗粒	颗粒剂	每袋装 5 g		Z20090176	江西山高制药有限公司
四味脾胃舒片	片剂(薄膜衣)	每片重 0.5 g		Z20090177	哈尔滨北牛制药有限公司
肾康宁胶囊	胶囊剂	每粒装 0.43 g		Z20090178	江西山高制药有限公司
天蚕胶囊	胶囊剂	每粒装 0.35 g		Z20090179	陕西东泰制药有限公司
前列安通胶囊	胶囊剂	每粒装 0.35 g		Z20090180	广西泰兴制药有限公司
肾炎四味丸	丸剂(浓缩丸)	每 10 丸重 2 g		Z20090181	承德燕峰药业有限责任公司
糖乐片	片剂(薄膜衣)	每片重 0.31 g		Z20090182	西安天一制药有限责任公司
痛风舒片	片剂(薄膜衣)	每片重 0.34 g		Z20090183	哈药集团黑龙江同泰药业有限公司
前列泰丸	丸剂(浓缩丸)	每 12 丸重 2.2 g(相当于原药材 9.5 g)		Z20090184	甘肃河西制药有限责任公司
复肾宁胶囊	胶囊剂	每粒装 0.3 g		Z20090185	贵州三仁堂药业有限公司
祛瘀益胃片	片剂(薄膜衣)	每片重 0.46 g		Z20090186	北京四环科宝制药有限公司
排毒清脂片	片剂	每片重 0.35 g		Z20090187	敦化市瑞隆药业有限责任公司
雷丸片	片剂(薄膜衣)	每片重 0.45 g		Z20090188	北京北卫药业有限责任公司
强力定眩胶囊	胶囊剂	每粒装 0.4 g		Z20090189	江西银涛药业有限公司
雷丸片	片剂(薄膜衣)	每片重 0.3 g		Z20090190	甘肃河西制药有限责任公司
乳癖康胶囊	胶囊剂	每粒装 0.3 g		Z20090191	广东国医堂制药股份有限公司
甘海胃康片	片剂(薄膜衣)	每片重 0.41 g		Z20090192	四川旭华制药有限公司
独一味分散片	片剂(分散)	每片重 0.5 g		Z20090193	江苏万高药业有限公司
前列癃闭通片	片剂(薄膜衣)	每片重 0.5 g		Z20090194	江苏万高药业有限公司
复方杜仲丸	丸剂(浓缩丸)	每丸重 0.19 g		Z20090195	吉林吉春制药有限公司
通脉降脂咀嚼片	片剂(咀嚼)	每片重 0.8 g		Z20090196	江西荣裕药业集团有限公司
血尿片	片剂(薄膜衣)	每片重 0.35 g		Z20090197	湖南国华制药有限公司
红药胶囊	胶囊剂	每粒装 0.25 g		Z20090198	广东国医堂制药股份有限公司
温肾前列片	片剂(薄膜衣)	每片重 0.5 g		Z20090199	长春海外制药集团有限公司
双山胶囊	胶囊剂	每粒装 0.42 g		Z20090200	海南奥美华制药有限公司
舒冠胶囊	胶囊剂	每粒装 0.35 g		Z20090201	江西康洋药业有限公司
金酸萍片	片剂(薄膜衣)	每片重 0.52 g		Z20090202	四川泰华堂制药有限公司
罗布麻降压胶囊	胶囊剂	每粒装 0.3 g		Z20090203	恒拓集团广西圣康制药有限公司
胆石利通片	片剂(薄膜衣)	每片重 0.4 g		Z20090204	江西青春康源制药有限公司
强力定眩胶囊	胶囊剂	每粒重 0.35 g		Z20090205	陕西汉王药业有限公司
鹿胎软胶囊	软胶囊	每粒装 0.75 g		Z20090206	吉林敖东延边药业股份有限公司
感冒疏风胶囊	胶囊剂	每粒装 0.3 g		Z20090207	吉林龙鑫药业有限公司
固本咳喘胶囊	胶囊剂	每粒装 0.4 g		Z20090208	湖北太子药业有限公司
景天三七胶囊	胶囊剂	每粒装 0.3 g		Z20090209	杭州天诚药业有限公司
丹参胶囊	胶囊剂	每粒装 0.28 g		Z20090210	海南赛立克药业有限公司
秦皮接骨片	片剂(薄膜衣)	每片重 0.4 g		Z20090211	吉林敖东力源药业股份有限公司
复肾宁胶囊	胶囊剂	每粒装 0.25 g		Z20090212	吉林吉春制药有限公司
前列舒乐泡腾片	片剂(泡腾)	每片重 1 g		Z20090213	湖南科威制药有限公司
排毒清脂片	片剂(薄膜衣)	每片重 0.37 g		Z20090214	广西博科药业有限公司
雪山胃宝胶囊	胶囊剂	每粒装 0.5 g		Z20090215	青海格萨尔王藏药制药有限责任公司
千里光胶囊	胶囊剂	每粒装 0.30 g		Z20090216	江西金桥药业有限公司
护肝宁胶囊	胶囊剂	每粒装 0.3 g		Z20090217	西安博爱制药有限责任公司
人参北芪胶囊	胶囊剂	每粒装 0.27 g		Z20090218	江苏康缘药业股份有限公司
颈康胶囊	胶囊剂	每粒装 0.3 g		Z20090219	吉林真元制药有限公司
复方决明胶囊	胶囊剂	每粒装 0.37 g		Z20090220	贵州古特药业有限公司
肾康宁胶囊	胶囊剂	每粒装 0.35 g		Z20090221	江西普正制药有限公司
健脑片	片剂(薄膜衣)	每片重 0.5 g		Z20090222	北京长城制药厂
前列癃闭通片	片剂(薄膜衣)	每片重 0.3 g		Z20090223	吉林省中鼎药业公司
暖宫孕子胶囊	胶囊剂	每粒装 0.32 g		Z20090224	威特(湖南)药业有限公司
颈康胶囊	胶囊剂	每粒装 0.27 g		Z20090225	河南省洛正制药厂
乳癖康胶囊	胶囊剂	每粒装 0.29 g		Z20090226	广州诺金制药有限公司
石黄抗菌胶囊	胶囊剂	每粒装 0.35 g		Z20090227	河南禹州市药王制药有限公司
心脑欣片	片剂(薄膜衣)	每片重 0.5 g		Z20090228	湖北济安堂药业有限公司
血宝片	片剂(薄膜衣)	每片重 0.3 g		Z20090229	白山市长白山制药有限责任公司
乌金活血止痛片	片剂(薄膜衣)	每片重 0.35 g		Z20090230	鹤壁市中药有限公司
颈康胶囊	胶囊剂	每粒装 0.4 g		Z20090231	吉林省健今药业股份有限公司
慢肝养阴片	片剂(薄膜衣)	每片重 0.4 g		Z20090232	北京麦迪海药业有限责任公司
熊胆咀嚼片	片剂(咀嚼)	每片重 1.0 g(含熊胆粉 50 mg)		Z20090233	福建建东药业有限公司
熊胆咀嚼片	片剂(咀嚼)	每片重 0.5 g(含熊胆粉 25 mg)		Z20090234	福建建东药业有限公司
护肝宁胶囊	胶囊剂	每粒装 0.3 g		Z20090235	哈药集团三精制药诺捷有限责任公司

（续表）

药品名称	剂　型	规　格	国药证字	国药准字	申请单位
复肝能片	片剂(薄膜衣)	每片重 0.4 g		Z20090236	湖南科威制药有限公司
小儿消食颗粒	颗粒剂	每袋装 1.5 g		Z20090237	大同大源药业有限责任公司
丹灯通脑片	片剂(薄膜衣)	每片重 0.35 g		Z20090238	黑龙江福和华星制药集团股份有限公司
独一味分散片	片剂(分散)	每片重 0.5 g		Z20090239	成都天银制药有限公司
散痛舒分散片	片剂(分散)	每片重 0.44 g(相当于原药材 1.0 g)		Z20090240	湖南省回春堂药业有限公司
肾炎灵片	片剂(薄膜衣)	每片重 0.28 g		Z20090241	湖南康普制药有限公司
胆石利通片	片剂(薄膜衣)	每片重 0.45 g		Z20090242	湖北诺得胜制药有限公司
定喘止咳胶囊	胶囊剂	每粒装 0.35 g		Z20090243	陕西省科学院制药厂
妇科止血灵胶囊	胶囊剂	每粒装 0.44 g		Z20090244	广西万山红药业有限公司
排毒清脂片	片剂(薄膜衣)	每片重 0.35 g		Z20090245	赤峰天奇制药有限责任公司
罗汉果止咳胶囊	胶囊剂	每粒装 0.35 g		Z20090246	吉林福康医药生物科技有限公司
清淋片	片剂(薄膜衣)	每片重 0.52 g		Z20090247	江西南昌济生制药厂
金草通淋颗粒	颗粒剂	每袋装 8 g		Z20090248	北京亚东生物制药有限公司
复方石淋通胶囊	胶囊剂	每粒装 0.32 g		Z20090249	赤峰天奇制药有限责任公司
益肾化颗粒	颗粒剂	每袋装 10 g		Z20090250	广州康臣药业有限公司
穿黄清热胶囊	胶囊剂	每粒装 0.4 g		Z20090251	江西普正制药有限公司
芪丹通脉片	片剂(薄膜衣)	每片重 0.3 g		Z20090252	山西太行药业股份有限公司
滑膜炎片	片剂(薄膜衣)	每片重 0.6 g		Z20090253	河南省洛正制药厂
前列安通胶囊	胶囊剂	每粒装 0.3 g		Z20090254	陕西君碧莎制药有限公司
安尔眠胶囊	胶囊剂	每粒装 0.36 g		Z20090255	甘肃河西制药有限责任公司
野木瓜胶囊	胶囊剂	每粒装 0.45 g(含野木瓜干浸膏 0.4 g)		Z20090256	湖南方盛制药有限公司
慢肝养阴片	片剂(薄膜衣)	每片重 0.4 g		Z20090257	金华市明珠制药有限公司
肾骨片	片剂	每片重 0.35 g		Z20090258	广西恒拓集团仁盛制药有限公司
前列安通胶囊	胶囊剂	每粒装 0.3 g		Z20090259	陕西华西制药股份有限公司
独一味咀嚼片	片剂(咀嚼)	每片重 0.45 g		Z20090260	湖南方盛制药有限公司
断血流分散片	片剂(分散)	每片重 0.5 g		Z20090261	湖南方盛制药有限公司
板蓝大青片	片剂(薄膜衣)	每片重 0.45 g		Z20090262	黑龙江北兴制药有限公司
益脉康滴丸	滴丸剂	每丸重 60 mg		Z20090263	惠州市九惠制药股份有限公司
通脉片	片剂(薄膜衣)	每片重 0.45 g		Z20090264	四川省通园制药有限公司
丹参软胶囊	软胶囊	每粒装 0.5 g		Z20090265	辽宁大生药业有限公司
咳喘宁片	片剂(薄膜衣)	每片重 0.36 g		Z20090266	武汉联合药业有限责任公司
肾宝颗粒	颗粒剂	每袋装 5 g		Z20090267	江西九连山药业有限公司
胆石利通胶囊	胶囊剂	每粒装 0.45 g		Z20090268	咸阳步长制药有限公司
活血壮筋胶囊	胶囊剂	每粒装 0.2 g		Z20090269	河南国仁制药有限公司
血塞通泡腾片	片剂(泡腾)	每片重 0.4 g(含三七总皂苷 50 mg)		Z20090270	福寿堂制药有限公司
杏菀止咳颗粒	颗粒剂	每袋装 8 g		Z20090271	五〇五药业有限公司
虎力散片	片剂(薄膜衣)	每片重 0.38 g		Z20090272	江西青春康源制药有限公司
积雪苷胶囊	胶囊剂	每粒装 0.15 g(含积雪草总苷 12 mg)		Z20090273	西安美邦药业有限公司
乳疾灵胶囊	胶囊剂	每粒装 0.5 克		Z20090274	河北国金药业有限责任公司
冠心康胶囊	胶囊剂	每粒装 0.18 g		Z20090275	广东雷霆国药有限公司
肺宁片	片剂(薄膜衣)	每片重 0.35 g		Z20090276	吉林益民堂制药有限公司
散痛舒分散片	片剂(分散)	每片重 0.3 g(相当于原药材 1.0 g)		Z20090277	湖南方盛制药有限公司
养阴降糖颗粒	颗粒剂	每袋装 3 g		Z20090278	西安美邦药业有限公司
人参峰王浆咀嚼片	片剂(咀嚼)	每片重 0.8 g		Z20090279	湖南华纳大药厂有限公司
骨增消胶囊	胶囊剂	每粒装 0.39 g		Z20090280	长春海外制药集团有限公司
降糖宁片	片剂(薄膜衣)	每片重 0.5 g		Z20090281	北京长城制药厂
绛糖宁片	片剂(薄膜衣)	每片重 0.4 g		Z20090282	湖南大自然制药有限公司
芙蓉抗流感颗粒	颗粒剂	每袋装 5 g		Z20090283	江西省峡江县工业园
跌打生骨片	片剂	每片重 0.5 g		Z20090284	沈阳双鼎制药有限公司
强肝片	片剂(薄膜衣)	每片重 0.51 g		Z20090285	陕西盘龙制药集团有限公司
苦胆草胶囊	胶囊剂	每粒装 0.35 g		Z20090286	辽宁康辰药业有限公司
通脉降脂丸	丸剂(浓缩丸)	每 10 丸重 1 g(每袋装 2 g)		Z20090287	广东国医堂制药股份有限公司
心舒宝胶囊	胶囊剂	每粒装 0.5 g		Z20090288	黑龙江北兴制药有限公司
积雪苷胶囊	胶囊剂	每粒装 0.15 g(含积雪草总苷 6 mg)		Z20090289	广西古方药业有限公司
肿节风分散片	片剂(分散)	每片重 0.6 g		Z20090290	昆明星昊四创药业有限公司
前列癃闭通片	片剂(薄膜衣)	每片重 0.3 g		Z20090291	长春市新安药业集团有限公司
伤痛宁胶囊	胶囊剂	每粒装 0.3 g		Z20090292	黑龙江省济仁药业有限公司
前列安通胶囊	胶囊剂	每粒装 0.39 g		Z20090293	陕西星华制药有限公司
前列安通胶囊	胶囊剂	每粒装 0.28 g		Z20090294	湖南华纳大药厂有限公司

（续表）

药品名称	剂　型	规　格	国药证字	国药准字	申请单位
蜜桶花胶囊	胶囊剂	每粒装0.37 g		Z20090295	江苏颐海药业有限责任公司
枫蓼肠胃康口服液	合剂(口服液)	每支装10 mL		Z20090296	重庆赛诺生物药业股份有限公司
排毒清脂片	片剂(薄膜衣)	每片重0.35 g		Z20090297	鹤壁市中药有限公司
清宫长春片	片剂(薄膜衣)	每片重0.28 g		Z20090298	四川省通园制药有限公司
血塞通分散片	分散片	每片重0.2 g(含三七总皂苷50 mg)		Z20090299	云南滇池制药有限公司
补肾斑龙胶囊	胶囊剂	每粒装0.4 g		Z20090300	广东国医堂制药股份有限公司
七味铁屑胶囊	胶囊剂	每粒装0.5 g		Z20090301	西藏金哈达药业有限公司
田基黄颗粒	颗粒剂	每袋装5 g		Z20090302	合肥今越制药有限公司
颈康胶囊	胶囊剂	每粒装0.41 g		Z20090303	西安大恒制药有限责任公司
溃平宁胶囊	胶囊剂	每粒装0.35 g		Z20090304	江西普正制药有限公司
排毒养颜片	片剂(薄膜衣)	每片重0.4 g		Z20090305	江西南昌桑海制药厂
妇乐糖浆	糖浆剂	每瓶装100 mL		Z20090306	襄樊隆中药业有限责任公司
乳核内消片	片剂(薄膜衣)	每片重0.62 g		Z20090307	安阳路德药业有限责任公司
通塞脉分散片	片剂(分散)	每片重0.8 g		Z20090308	江苏南星药业有限责任公司
强身健脑胶囊	胶囊剂	每粒装0.35 g		Z20090309	通化斯威药业股份有限公司
黄萱益肝丸	丸剂	每袋装2 g		Z20090310	贵州德祥制药有限责任公司
乳核内消片	片剂(薄膜衣)	每片重0.68 g		Z20090311	陕西永寿制药有限责任公司
排毒清脂片	片剂(薄膜衣)	每片重0.35 g		Z20090312	山西广生制药有限责任公司
黄芪片	片剂(薄膜衣)	每片重0.41 g		Z20090313	四川奇力制药有限公司
颈康胶囊	胶囊剂	每粒装0.25 g		Z20090314	山西桂龙医药有限公司
痛风舒片	片剂(薄膜衣)	每片重0.35 g		Z20090315	吉林益民堂制药有限公司
消瘀康片	片剂(薄膜衣)	每片重0.62 g		Z20090316	吉林吉尔吉药业有限公司
复方夏枯草降压颗粒	颗粒剂	每袋装5 g(未添加蔗糖)		Z20090317	四川琦云药业有限责任公司
痛风舒片	片剂(薄膜衣)	每片重0.33 g		Z20090318	陕西盘龙制药集团有限公司
消癌平丸	丸剂(浓缩丸)	每10丸重2.2 g		Z20090319	河南省宛西制药股份有限公司
乳宁丸	丸剂(水丸)	每丸重0.25 g		Z20090320	江西半边天药业有限公司
肿节风分散片	片剂(分散)	每片重0.5 g		Z20090321	湖南方盛制药有限公司
前列癃闭通片	片剂(薄膜衣)	每片重0.3 g		Z20090322	沈阳神龙药业有限公司
前列安通胶囊	胶囊剂	每粒装0.45 g		Z20090323	贵州百祥制药有限责任公司
独一味分散片	片剂(分散)	每片重0.31 g		Z20090324	山东仙河药业有限公司
归芍调经胶囊	胶囊剂	每粒装0.42 g		Z20090325	贵州君之堂制药有限公司
解毒止泻片	片剂(薄膜衣)	每片重0.25 g		Z20090326	贵州百花医药股份有限公司
咽喉清喉滴丸	滴丸剂	每粒丸重60 mg		Z20090327	贵州百祥制药有限责任公司
胃刻宁胶囊	胶囊剂	每粒装0.3 g		Z20090328	神州屏山制药有限公司
通脉片	片剂(薄膜衣)	每片重0.4 g		Z20090329	辽宁康辰药业有限公司
决明降脂胶囊	胶囊剂	每粒装0.35 g		Z20090330	四川志远嘉宝药业有限责任公司
舒泌通颗粒	颗粒剂	每袋装5 g		Z20090331	安徽省先锋制药有限公司
六味补血胶囊	胶囊剂	每粒装0.48 g		Z20090332	深圳市国源药业有限公司
天蚕胶囊	胶囊剂	每粒装0.3 g		Z20090333	四川科瑞德制药有限公司
颈康胶囊	胶囊剂	每粒装0.3 g		Z20090334	吉林省大峻药业股份有限公司
荡石胶囊	胶囊剂	每粒装0.3 g		Z20090335	吉林省辉南天泰药业股份有限公司
祛瘀益胃片	片剂(薄膜衣)	每片重0.48 g		Z20090336	辽源誉隆亚东药业有限责任公司
炎宁胶囊	胶囊剂	每粒装0.45 g(相当原药材6.25 g)		Z20090337	湖南德康制药股份有限公司
心脑欣片	片剂(薄膜衣)	每片重0.5 g		Z20090338	成都华宇制药有限公司
前列癃闭通片	片剂(薄膜衣)	每片重0.52 g		Z20090339	江苏颐海药业有限责任公司
心神宁胶囊	胶囊剂	每粒装0.25 g		Z20090340	山西亨瑞达制药有限公司
心脑欣片	片剂(薄膜衣)	每片重0.5 g		Z20090341	北京御生堂制药有限公司
心脑欣片	片剂(薄膜衣)	每片重0.45 g		Z20090342	四川好医生制药有限公司
独一味颗粒	颗粒剂	每袋装3 g		Z20090343	太阳石(唐山)药业有限公司
复方元胡止痛胶囊	胶囊剂	每粒重0.3 g		Z20090344	葫芦岛国帝药业有限责任公司
独一味颗粒	颗粒剂	每袋装1 g		Z20090345	山西泰盛制药有限公司
复方地锦胶囊	胶囊剂	每粒装0.4 g		Z20090346	宝鸡秦岭国药厂
莲胆消炎滴丸	滴丸剂	每袋装3 g；每丸重45 mg		Z20090347	安徽省天康药业有限公司
护肝宁胶囊	胶囊剂	每粒重0.5克		Z20090348	石家庄以岭药业股份有限公司
心脑欣丸	丸剂(浓缩丸)	每袋装1.0 g(每30～40丸重约1 g)		Z20090349	江苏康缘药业股份有限公司
益脉康胶囊	胶囊剂	每粒装0.3 g(每粒装总黄酮40 mg)		Z20090350	吉林敖东力源药业股份有限公司
降脂宁片	片剂(薄膜衣)	每片重0.4 g		Z20090351	江苏晨牌药业有限公司
复方血栓通颗粒	颗粒剂	每袋装5 g		Z20090352	广东众生药业股份有限公司
益脑片	片剂(薄膜衣)	每片重0.3 g		Z20090353	贵州三仁堂药业有限公司
根痛平胶囊	胶囊剂	每粒装0.3 g		Z20090354	贵州瑞和制药有限公司

（续表）

药品名称	剂　型	规　格	国药证字	国药准字	申请单位
心神宁胶囊	胶囊剂	每粒装0.25 g		Z20090355	山东中大千方制药有限公司
舒更片	片剂（薄膜衣）	每片重0.33 g		Z20090356	四川宝兴制药有限公司
罗汉果止咳胶囊	胶囊剂	每粒装0.35 g		Z20090357	贵州百花医药股份有限公司
穿心莲滴丸	滴丸剂	每丸重42 mg		Z20090358	四川禾邦阳光制药有限责任公司
独一味分散片	片剂（分散）	每片重0.5 g		Z20090359	广西万山红药业有限公司
红药胶囊	胶囊剂	每粒装0.25 g		Z20090360	通化金马药业集团股份有限公司
独一味分散片	片剂（分散）	每片重0.6 g		Z20090361	青岛金峰制药有限公司
暖宫孕子胶囊	胶囊剂	每粒装0.3 g		Z20090362	山东齐都药业有限公司
健脑安神胶囊	胶囊剂	每粒装0.5 g		Z20090363	陕西兴邦药业有限公司
生精片	片剂（薄膜衣）	每片重0.47 g		Z20090364	贵州联盛药业有限公司
红草止鼾胶囊	胶囊剂	每粒装0.55 g		Z20090365	云南雄业制药有限公司
乳块消糖浆	糖浆剂	每瓶装120 mL		Z20090366	湖北广仁药业有限公司
胃刻宁胶囊	胶囊剂	每粒装0.5 g		Z20090367	湖北神农制药有限公司
血尿片	片剂（薄膜衣）	每片重0.52 g		Z20090368	重庆希尔安药业有限公司
护肝宁胶囊	胶囊剂	每粒装0.35 g		Z20090369	北京御生堂制药有限公司
前列安通胶囊	胶囊剂	每粒装0.3 g		Z20090370	内蒙古惠丰药业有限公司
心脑欣片	片剂（薄膜衣）	每片重0.5 g		Z20090371	江西金世康药业有限公司
肝康片	片剂（薄膜衣）	每片重0.5 g		Z20090372	湖南德康制药股份有限公司
珠子肝泰片	片剂（薄膜衣）	每片重0.5 g		Z20090373	西双版纳雨林制药有限责任公司
调经养颜片	片剂（薄膜衣）	每片重0.6 g		Z20090374	湖南九典制药有限公司
暖宫孕子胶囊	胶囊剂	每粒装0.45 g		Z20090375	武汉双龙药业有限公司
炎热清颗粒	胶囊剂	每粒装2 g		Z20090376	江苏克胜药业有限公司
痛风舒片	片剂（薄膜衣）	每片重0.32 g		Z20090377	秦皇岛皇威制药有限公司
乳癖康胶囊	胶囊剂	每粒装0.31 g		Z20090378	江苏黄河药业股份有限公司
祛瘀散结片	片剂（薄膜衣）	每片重0.5 g		Z20090379	深圳市泰康制药有限公司
景志安神颗粒	颗粒剂	每袋装5 g		Z20090380	通化万通药业股份有限公司
清热通淋丸	丸剂（浓缩丸）	每丸重0.16 g		Z20090381	吉林省通化博祥药业股份有限公司
按骨续筋胶囊	胶囊剂	每粒装0.35 g		Z20090382	山东省莱阳生物化学制药厂
眠安宁胶囊	胶囊剂	每粒装0.5 g		Z20090383	重庆希尔安药业有限公司
脑心通片	片剂	每粒装0.45 g		Z20090384	咸阳步长制药有限公司
罗汉果止咳胶囊	胶囊剂	每粒装0.35 g		Z20090385	贵州汉方制药有限公司
痔炎消胶囊	胶囊剂	每粒装0.4 g		Z20090386	陕西中医学院制药厂
肾宝胶囊	胶囊剂	每粒装0.5 g		Z20090387	江西南昌桑海制药厂
跌打红药胶囊	胶囊剂	每粒装0.2 g		Z20090388	江西南昌桑海制药厂
景志安神胶囊	胶囊剂	每粒装0.45 g		Z20090389	通化万通药业股份有限公司
清淋片	片剂	每片重0.40 g		Z20090390	江西广信药业有限公司
补血益母糖浆	糖浆剂	每支装25 mL		Z20090391	株洲千金药业股份有限公司
降糖舒丸	丸剂（浓缩丸）	每20丸重1 g		Z20090392	广东国医堂制药股份有限公司
复方鹿仙草片	片剂（薄膜衣）	每片重0.41 g		Z20090393	承德燕峰药业有限责任公司
丹灯通脑片	片剂（薄膜衣）	每片重0.53 g		Z20090394	黑龙江省济仁药业有限公司
枫蓼肠胃康分散片	片剂（分散）	每片重0.6 g		Z20090395	贵州威门药业股份有限公司
金蝉止痒胶囊	胶囊剂	每粒装0.5 g		Z20090396	重庆希尔安药业有限公司
通脉滴丸	滴丸剂	每丸重0.25 g		Z20090397	天津中新药业集团股份有限公司第六中药厂
八味痛经颗粒	颗粒剂	每袋装5 g（无蔗糖）		Z20090398	北京市东升药业有限责任公司
降糖通脉片	片剂	每片重0.6 g		Z20090399	贵州吉仁药业有限公司
凉血十味片	片剂（薄膜衣）	每片重0.51 g		Z20090400	内蒙古奥特奇蒙药股份有限公司（金山）蒙药厂
黄龙咳喘片	片剂（薄膜衣）	每片重0.3 g		Z20090401	湖北济安堂药业有限公司
炎热清颗粒	胶囊剂	每粒装3 g		Z20090402	惠州大亚制药股份有限公司
红花逍遥片	片剂（薄膜衣）	每片重0.4 g		Z20090403	浙江康德药业集团有限公司
冠脉康胶囊	胶囊剂	每粒装0.4 g		Z20090404	珠海星光制药有限公司
复肾宁胶囊	胶囊剂	每粒装0.4 g		Z20090405	陕西君寿堂制药有限公司
根痛平咀嚼片	片剂（咀嚼）	每片重0.6 g		Z20090406	贵州信邦制药股份有限公司
洼蒲肾清片	片剂（薄膜衣）	每片重0.35 g		Z20090407	贵州信邦制药股份有限公司
宫炎平滴丸	滴丸剂	每丸重50 mg		Z20090408	广东罗浮山药业有限公司
杞蓉胶囊	胶囊剂	每粒装0.35 g		Z20090409	陕西诚信制药有限公司
消肿痔疮胶囊	胶囊剂	每粒装0.3 g		Z20090410	湖南天龙制药有限公司
痛风舒片	片剂（薄膜衣）	每片重0.35 g		Z20090411	沈阳绿洲制药有限责任公司
前列安通胶囊	胶囊剂	每粒装0.35 g		Z20090412	承德燕峰药业有限责任公司

（续表）

药品名称	剂　型	规　格	国药证字	国药准字	申请单位
血尿安片	片剂（薄膜衣）	每片重 0.6 g		Z20090413	云南铭鼎药业有限公司
肾康宁胶囊	胶囊剂	每粒装 0.53 g		Z20090414	中山市恒生药业有限公司
健脑片	片剂（薄膜衣）	每片重 0.35 g		Z20090415	陕西摩美得制药有限公司
金马肝泰胶囊	胶囊剂	每粒装 0.5 g		Z20090416	贵州益康制药有限公司
炎宁胶囊	胶囊剂	每粒装 0.35 g		Z20090417	西安大恒制药有限责任公司
仙桃草片	片剂	每片重 0.4 g		Z20090418	重庆东方药业股份有限公司
复方降脂胶囊	胶囊剂	每粒装 0.3 g		Z20090419	珠海星光制药有限公司
龟鹿补肾片	片剂（薄膜衣）	每片重 0.41 g		Z20090420	郑州福瑞堂制药有限公司
颈康胶囊	胶囊剂	每粒装 0.3 g		Z20090421	河南灵佑药业有限公司
解毒维康胶囊	胶囊剂	每粒装 0.3 g		Z20090422	四川百利药业有限责任公司
首乌延寿胶囊	胶囊剂	每粒装 0.425 g		Z20090423	山西正元盛邦制药有限公司
白及胶囊	胶囊剂	每粒装 0.5 g		Z20090424	贵州太和制药有限公司
肠炎宁丸	丸剂（浓缩丸）	每 9 丸重 1.44 g		Z20090425	陕西摩美得制药有限公司
乳癖康胶囊	胶囊剂	每粒装 0.3 g		Z20090426	贵州古特药业有限公司
根痛平胶囊	胶囊剂	每粒装 0.3 g		Z20090427	哈药集团三精千鹤制药有限公司
协日嘎四味汤胶囊	胶囊剂	每粒装 0.25 g		Z20090428	吉林敖东延边药业股份有限公司
炎热清颗粒	胶囊剂	每袋装 3 g		Z20090429	南京同仁堂药业有限责任公司
颈康胶囊	胶囊剂	每粒装 0.31 g		Z20090430	江西禹欣药业有限公司
仲景胃灵胶囊	胶囊剂	每粒装 0.3 g		Z20090431	山西天生制药有限责任公司
川贝清肺膏	煎膏剂	每瓶装 300 g		Z20090432	珠海正太制药有限公司
夏桑菊胶囊	胶囊剂	每粒装 0.4 g		Z20090433	贵州家诚药业有限责任公司
丹灯通脑片	片剂（薄膜衣）	每片重 0.41 g		Z20090434	杭州前进药业有限公司
冠心康胶囊	胶囊剂	每粒装 0.45 g		Z20090435	西安大唐制药集团有限公司
心脑欣片	片剂（薄膜衣）	每片重 0.52 g		Z20090436	浙江海正药业股份有限公司
肝苏糖浆	糖浆剂	每瓶装 100 mL		Z20090437	四川逢春制药有限公司
护肝宁丸	丸剂（浓缩丸）	每 10 丸重 2.2 g（相当于原生药 9 g）		Z20090438	河南省宛西制药股份有限公司
肿节风分散片	片剂（分散）	每片重 0.45 g		Z20090439	贵州威门药业股份有限公司
祛瘀益胃片	片剂（薄膜衣）	每片重 0.41 g		Z20090440	深圳市泰康制药有限公司
穿黄清热胶囊	胶囊剂	每粒装 0.32 g		Z20090441	天津和治药业有限公司
根痛平胶囊	胶囊剂	每粒装 0.5 g		Z20090442	贵州益康制药有限公司
安乐胶囊	胶囊剂	每粒装 0.33 g		Z20090443	广西万寿堂药业有限公司
肾骨咀嚼片	片剂（咀嚼）	每片重 0.6 g		Z20090444	四川维奥制药有限公司
和血片	片剂	每片重 0.25 g		Z20090445	长春银诺克药业有限公司
安胃止痛片	片剂（薄膜衣）	每片重 0.6 g		Z20090446	江西桔王药业有限公司
莓叶委陵菜胶囊	胶囊剂	每粒装 0.3 g		Z20090447	陕西康惠制药有限公司
枫蓼肠胃康滴丸	滴丸剂	每丸重 0.3 g		Z20090448	海南中化联合制药工业有限公司
夏桑菊胶囊	胶囊剂	每粒装 0.4 g		Z20090449	海南海力制药有限公司
抗宫炎丸	丸剂（浓缩丸）	每袋装 3 g（每 10 丸重 1 g）		Z20090450	北京勃然制药有限公司
感冒止咳片	片剂（薄膜衣）	每片重 0.29 g		Z20090451	广东万方制药有限公司
虎力散片	片剂（薄膜衣）	每片重 0.48 g		Z20090452	南昌弘益药业有限公司
生精片	片剂（薄膜衣）	每片重 0.4 g		Z20090453	保定三九济世生物药业有限公司
安乐胶囊	胶囊剂	每粒装 0.6 g		Z20090454	浙江爱生药业有限公司
断血流分散片	片剂（分散）	每片重 0.5 g		Z20090455	上海悦胜芜湖药业有限公司
乳癖散结片	片剂（薄膜衣）	每片重 0.53 g		Z20090456	陕西白鹿制药股份有限公司
糖乐片	片剂（薄膜衣）	每片重 0.4 g		Z20090457	黑龙江北兴制药有限公司
复肾宁胶囊	胶囊剂	每粒装 0.25 g		Z20090458	吉林金宝药业股份有限公司
安神补脑胶囊	胶囊剂	每粒装 0.28 g		Z20090459	南通精华制药股份有限公司
独一味咀嚼片	片剂（咀嚼）	每片重 1.0 g		Z20090460	江苏上维制药有限公司
六锐胶囊	胶囊剂	每粒装 0.25 g		Z20090461	西安大唐制药集团有限公司
罗布麻降压胶囊	胶囊剂	每粒装 0.25 g		Z20090462	吉林益民堂制药有限公司
复方元胡止痛胶囊	胶囊剂	每粒装 0.24 g		Z20090463	成都利尔药业有限公司
复肝康胶囊	胶囊剂	每粒装 0.5 g		Z20090464	沈阳绿洲制药有限责任公司
更年灵片	片剂（薄膜衣）	每片重 0.3 g（含维生素 B_1 10 mg，谷维素 15 mg，维生素 B_6 10 mg		Z20090465	通化百信药业有限公司
五味金色胶囊	胶囊剂	每粒装 0.25 g		Z20090466	四川龙人药业有限公司
舒冠胶囊	胶囊剂	每袋装 10 g		Z20090467	南京同仁堂药业有限责任公司
金马肝泰片	片剂（薄膜衣）	每片重 0.55 g		Z20090468	贵州益康制药有限公司
调经活血胶囊	胶囊剂	每粒装 0.38 g		Z20090469	江西新赣江药业有限公司
利脑心片	片剂（薄膜衣）	每片重 0.42 g		Z20090470	吉林省通化博祥药业股份有限公司
三清片	片剂（薄膜衣）	每片重 0.35 g		Z20090471	深圳市泰康制药有限公司

（续表）

药品名称	剂　型	规　格	国药证字	国药准字	申请单位
复肾宁胶囊	胶囊剂	每粒装0.25 g		Z20090472	陕西爱民药业股份有限公司
独一味分散片	片剂(分散)	每片重0.5 g		Z20090473	重庆希尔安药业有限公司
复方大红袍止血片	片剂(薄膜衣)	每片重0.5 g		Z20090474	江苏万高药业有限公司
利肺胶囊	胶囊剂	每粒装0.3 g		Z20090475	通化百信药业有限公司
地锦草胶囊	胶囊剂	每粒装0.35 g		Z20090476	北京赛而生物药业有限公司
四季青胶囊	胶囊剂	每粒装0.53 g		Z20090477	河南辅仁堂制药有限公司
温肾前列片	片剂(薄膜衣)	每片重0.5 g		Z20090478	修正药业集团股份有限公司
颈康胶囊	胶囊剂	每粒装0.3 g		Z20090479	北京亚东生物制药有限公司
枫蓼肠胃康分散片	片剂(分散)	每片重0.6 g		Z20090480	海南皇隆制药厂有限公司
野菊花胶囊	胶囊剂	每粒装0.4 g		Z20090481	成都利尔药业有限公司
乳癖康胶囊	胶囊剂	每粒装0.3 g		Z20090482	黑龙江省格润药业有限责任公司
排毒清脂片	片剂(薄膜衣)	每片重0.35 g		Z20090483	江西药都樟树制药有限公司
痛风舒胶囊	胶囊剂	每片重0.34 g		Z20090484	贵州古特药业有限公司
归芍调经胶囊	胶囊剂	每粒装0.22 g		Z20090485	内蒙古惠丰药业有限公司
解心痛胶囊	胶囊剂	每粒装0.43 g(相当于原药材2 g)		Z20090486	吉林百姓堂药业有限公司
复方杏香兔耳风片	片剂(薄膜衣)	每片重0.5 g		Z20090487	湖北济安堂药业有限公司
安乐胶囊	胶囊剂	每粒装0.4 g		Z20090488	四川奥邦药业有限公司
利胆止痛胶囊	胶囊剂	每粒装0.4 g		Z20090489	云南永孜堂制药有限公司
心脑欣片	片剂(薄膜衣)	每片重0.51 g		Z20090490	山东鲁抗大禹药业有限公司
益心舒片	片剂(薄膜衣)	每片重0.6 g		Z20090491	贵州信邦制药股份有限公司
一清片	片剂(薄膜衣)	每片重0.5 g		Z20090492	辽宁康博士制药有限公司
消炎利胆分散片	片剂(分散)	每片重0.5 g		Z20090493	广东罗浮山药业有限公司
银杏叶分散片	片剂(分散)	每片重0.17 g(含总黄酮醇苷9.6 mg,萜类内酯2.4 mg)		Z20090494	鲁南厚普制药有限公司
蒲黄胶囊	胶囊剂	每粒装0.25 g		Z20090495	成都利尔药业有限公司
姜黄清脂片	片剂(薄膜衣)	每片重0.35 g		Z20090496	秦皇岛皇威制药有限公司
地骨降糖丸	丸剂(水丸)	每丸重0.3 g		Z20090497	青海央宗药业有限公司
乌金活血止痛片	片剂(薄膜衣)	每片重0.35 g		Z20090498	陕西天洋制药有限责任公司
沙棘分散片	片剂(分散)	每片重0.56 g		Z20090499	四川奥邦药业有限公司
红药胶囊	胶囊剂	每粒装0.25 g		Z20090500	云南雄业制药有限公司
前列安通胶囊	胶囊剂	每粒装0.3 g		Z20090501	鞍山德善药业有限公司
消石胶囊	胶囊剂	每粒装0.31 g		Z20090502	广西玉林制药有限责任公司
通脉片	片剂(薄膜衣)	每片重0.52 g		Z20090503	哈尔滨北牛制药有限公司
冰七胶囊	胶囊剂	每粒装0.35 g		Z20090504	江苏康缘药业股份有限公司
肿节风滴丸	滴丸剂	每袋装3 g(每25丸重1 g)		Z20090505	浙江维康药业有限公司
复方杏香兔耳风片	片剂(薄膜衣)	每片重0.5 g		Z20090506	西安阿房宫药业有限公司
虎力散片	片剂(薄膜衣)	每片重0.5 g		Z20090507	云南云河药业有限公司
蜜桶花胶囊	胶囊剂	每粒装0.5 g		Z20090508	恒拓集团广西圣康制药有限公司
乳核内消胶囊	胶囊剂	每粒装0.5 g		Z20090509	黑龙江省济仁药业有限公司
颈康胶囊	胶囊剂	每粒装0.3 g		Z20090510	陕西诚信制药有限公司
四季青胶囊	胶囊剂	每粒装0.45 g		Z20090511	昆明宏达制药厂
抗菌消炎胶囊	胶囊剂	每粒装0.4 g		Z20090512	济南利蒙制药有限公司
千喜胶囊	胶囊剂	每粒装0.3 g		Z20090513	江西诚志信丰药业有限责任公司
六味丁香片	片剂	每片重0.5 g		Z20090514	青海普兰特药业有限公司
痛舒片	片剂(薄膜衣)	每片重0.4 g		Z20090515	云南省药物研究所制药厂
复方垂盆草胶囊	胶囊剂	每粒装0.4 g		Z20090516	江苏正大清江制药有限公司
大七厘片	片剂(薄膜衣)	每片重0.35 g		Z20090517	江西桔王药业有限公司
金酸萍片	片剂(薄膜衣)	每片重0.46 g		Z20090518	江苏天照药业有限公司
穿黄清热胶囊	胶囊剂	每粒装0.4 g		Z20090519	武汉华一生物化学制药有限公司
肺宁分散片	片剂(分散)	每片重0.45 g		Z20090520	黑龙江省格润药业有限责任公司
前列安通胶囊	胶囊剂	每粒装0.37 g		Z20090521	葫芦岛国帝药业有限责任公司
复方风湿宁颗粒	颗粒剂	每袋装4 g		Z20090522	广东罗浮山药业有限公司
降脂宁片	片剂(薄膜衣)	每片重0.31 g		Z20090523	药都制药集团股份有限公司
痛风舒片	片剂(薄膜衣)	每片重0.35 g		Z20090524	贵州省科晖制药厂
秦皮接骨片	片剂(薄膜衣)	每片重0.39 g		Z20090525	大连天宇制药有限公司
前列安通胶囊	胶囊剂	每粒装0.4 g		Z20090526	黑龙江省济仁药业有限公司

（续表）

药品名称	剂　型	规　格	国药证字	国药准字	申请单位
脑心通丸	丸剂(水丸)	每袋装 0.8 g		Z20090527	山东步长制药有限公司
乌鸡白凤分散片	片剂(分散)	每片重 0.7 g		Z20090528	江西赣药全新制药有限公司
妇康宝颗粒	颗粒剂	每袋装 15 g		Z20090529	胡北广仁药业有限公司
抗宫炎分散片	片剂(分散)	每片重 0.6 g		Z20090530	江西桔王药业有限公司
乳癖康胶囊	胶囊剂	每粒装 0.35 g		Z20090531	山东省莱阳生物化学制药厂
紫灯片	片剂(薄膜衣)	每片重 0.52 g		Z20090532	楚雄老拨云堂药业有限公司
前列安通胶囊	胶囊剂	每粒装 0.38 g		Z20090533	江苏康缘药业股份有限公司
除脂生发胶囊	胶囊剂	每粒装 0.33 g		Z20090534	成都森科制药有限公司
妇科止血灵胶囊	胶囊剂	每粒装 0.35 g		Z20090535	成都锦华药业有限责任公司
鼻康胶囊	胶囊剂	每粒装 0.3 g		Z20090536	贵州安康制药有限公司
排毒清脂颗粒	颗粒剂	每袋装 2.5 g		Z20090537	北海凯运药业有限公司
炎立消丸	丸剂(浓缩丸)	每袋装 0.5 g		Z20090538	贵州百灵企业集团制药有限公司
舒筋活血胶囊	胶囊剂	每粒装 0.35 g		Z20090539	江西红星药业有限公司
穿黄清热胶囊	胶囊剂	每粒装 0.25 g		Z20090540	江西南昌制药有限公司
秦皮接骨片	片剂(薄膜衣)	每片重 0.5 g		Z20090541	北海凯运药业有限公司
升提胶囊	胶囊剂	每粒装 0.5 g		Z20090542	鞍山德善药业有限公司
生精片	片剂(薄膜衣)	每片重 0.5 g		Z20090543	西安千禾药业有限责任公司
暖宫孕子片	片剂(薄膜衣)	每片重 0.35 g		Z20090544	湖北香连药业有限责任公司
苓暴红止咳分散片	片剂(分散)	每片重 0.8 g		Z20090545	伊春药业有限公司
舒泌通片	片剂(薄膜衣)	每片重 0.48 g		Z20090546	黑龙江省济仁药业有限公司
罗汉果止咳胶囊	胶囊剂	每粒装 0.35 g		Z20090547	河南华峰制药有限公司
消咳喘分散片	片剂(分散)	每片重 0.5 g		Z20090548	哈药集团三精制药诺捷有限责任公司
排毒清脂片	片剂(薄膜衣)	每片重 0.4 g		Z20090549	辽宁可济药业有限公司
清火养元片	片剂(薄膜衣)	每片重 0.5 g		Z20090550	武汉双龙药业有限公司
泻痢消丸	丸剂(浓缩丸)	每袋装 1.5 g		Z20090551	天津和治药业有限公司
通淋片	片剂(薄膜衣)	每片重 0.35 g		Z20090552	江西药都仁和制药有限公司
舒冠胶囊	胶囊剂	每袋装 5 g(未添加蔗糖)		Z20090553	南京同仁堂药业有限责任公司
伤科跌打胶囊	胶囊剂	每粒装 0.27 g		Z20090554	武汉长江巨龙药业有限公司
引阳索胶囊	胶囊剂	每粒装 0.25 g		Z20090555	贵州瑞和制药有限公司
颈康胶囊	胶囊剂	每粒装 0.25 g		Z20090556	辽源市真雨药业有限公司
糖脉康胶囊	胶囊剂	每粒装 0.5 g		Z20090557	成都中汇制药有限公司
乳癖舒片	片剂(薄膜衣)	每片重 0.42 g		Z20090558	江西药都仁和制药有限公司
咽炎清丸	丸剂(浓缩丸)	每丸重 0.3 g		Z20090559	陕西中医学院制药厂
苍耳子鼻炎滴丸	滴丸剂	每丸重 43 mg		Z20090560	四川禾邦阳光制药有限责任公司
康艾扶正片	片剂(薄膜衣)	每片重 0.65 g		Z20090561	四川泰华堂制药有限公司
紫丹活血胶囊	胶囊剂	每粒装 0.25 g(含三七总皂苷 50 mg)		Z20090562	陕西星华制药有限公司
根痛平胶囊	胶囊剂	每粒装 0.5 g		Z20090563	安徽省先锋制药有限公司
芦笋口服液	合剂	每支装 10 mL		Z20090564	安徽东盛友邦制药有限公司
固本益肠胶囊	胶囊剂	每粒装 0.5 g		Z20090565	沈阳绿洲制药有限责任公司
复方大红袍止血片	片剂(薄膜衣)	每片重 0.5 g		Z20090566	湖北神农制药有限公司
骨愈灵片	片剂(薄膜衣)	每片重 0.4 g		Z20090567	吉林省利华制药有限公司
抗宫炎丸	丸剂(浓缩丸)	每袋装 4 g		Z20090568	陕西君寿堂制药有限公司
胃舒宁片	片剂(糖衣)	每基片重 0.4 g		Z20090569	陕西康惠制药有限公司
藤黄健骨片	片剂(薄膜衣)	每片重 0.5 g		Z20090570	湖南方盛制药有限公司
独一味丸	丸剂(浓缩丸)	每袋装 1.2 g(每 50 丸重 1.2 g)		Z20090571	四川康定金珠制药有限责任公司
暖宫孕子胶囊	胶囊剂	每粒装 0.4 g		Z20090572	湖北福人药业股份有限公司
紫丹活血胶囊	胶囊剂	每粒装 0.3 g(含三七总皂苷 50 mg)		Z20090573	四川泰华堂制药有限公司
乌军治胆胶囊	胶囊剂	每粒装 0.3 g		Z20090574	广西玉林制药有限责任公司
舒筋活血胶囊	胶囊剂	每粒重 0.38 g		Z20090575	湖南安邦制药有限公司
糖脉康片	片剂(薄膜衣)	每片重 0.6 g		Z20090576	成都中汇制药有限公司
滑膜炎片	片剂	每片重 0.5 g		Z20090577	西安大唐制药集团有限公司
肠舒胶囊	胶囊剂	每粒重 0.3 g		Z20090578	长春万德制药有限公司
麦味地黄胶囊	胶囊剂	每粒装 0.35 g		Z20090579	贵州弘康药业有限公司
降糖通脉片	片剂(薄膜衣)	每片重 0.5s		Z20090580	贵州万顺堂药业有限公司

（续表）

药品名称	剂　型	规　格	国药证字	国药准字	申请单位
五加更年胶囊	胶囊剂	每粒装 0.5 g		Z20090581	四川维奥制药有限公司
胆石利通片	片剂（薄膜衣）	每片重 0.4 g		Z20090582	广东粤龙药业有限公司
益肾补骨胶囊	胶囊剂	每粒装 0.4 g		Z20090583	大连天宇制药有限公司
消癌平分散片	片剂（分散）	每片重 0.45 g		Z20090584	湖南协力药业有限公司
河车大造片	片剂（薄膜衣）	每片重 0.45 g		Z20090585	黄山市天目药业有限公司
血塞通咀嚼片	咀嚼片	每片重 0.4 g（三七总皂苷 50 mg）		Z20090586	湖南一格制药有限公司
元神安片	片剂（薄膜衣）	每片重 0.5 g		Z20090587	通化润实药业股份有限公司
金银花软胶囊	软胶囊	每粒装 0.53 g		Z20090588	浙江维康药业有限公司
产后逐瘀颗粒	颗粒剂	每袋装 4 g		Z20090589	济南利蒙制药有限公司
滋补生发丸	丸剂（浓缩丸）	每 10 丸重 2.5 g		Z20090590	河南省宛西制药股份有限公司
引阳索胶囊	胶囊剂	每粒装 0.27s		Z20090591	江西汇仁药业有限公司
猴头健胃灵片	片剂（薄膜衣）	每粒装 0.38 g		Z20090592	湖南新汇制药有限公司
穿黄清热胶囊	胶囊剂	每粒装 0.41 g		Z20090593	重庆三峡云海药业有限责任公司
跌打红药胶囊	胶囊剂	每粒装 0.37 g		Z20090594	亚宝药业大同制药有限公司
骨增消胶囊	胶囊剂	每粒装 0.45 g		Z20090595	江西华太药业有限公司
断血流分散片	片剂（分散）	每片重 0.53 g		Z20090596	恒拓集团广西圣康制药有限公司
调经养颜颗粒	颗粒剂	每袋装 4 g		Z20090597	江西桔王药业有限公司
散痰宁滴丸	滴丸剂	每瓶装 1.2 g；每 1 g 含氯化铵 83.3 mg，含盐酸麻黄碱 4.2 mg		Z20090598	安徽安科恒益药业有限公司
景志安神片	片剂（薄膜衣）	每片重 0.3 g		Z20090599	通化万通药业股份有限公司
虚汗停胶囊	胶囊剂	每粒装 0.35 g		Z20090600	成都森科制药有限公司
舒冠胶囊	胶囊剂	每粒装 0.4 g		Z20090601	吉林百姓堂药业有限公司
补血益母丸	丸剂（浓缩丸）	每袋装 12 g（每 200 丸重 12 g）		Z20090602	株洲千金药业股份有限公司
乳安胶囊	胶囊剂	每粒装 0.3 g		Z20090603	安徽东盛友邦制药有限公司
生精片	片剂（薄膜衣）	每片重 0.42 g		Z20090604	贵州万胜药业有限责任公司
前列安通胶囊	胶囊剂	每粒装 0.33 g		Z20090605	云南南药梁河制药有限责任公司
虎力散片	片剂（薄膜衣）	每片重 0.36 g		Z20090606	江苏黄河药业股份有限公司
独一味滴丸	滴丸剂	每袋装 3 g		Z20090607	广东罗浮山药业有限公司
颈康胶囊	胶囊剂	每粒装 0.27 g		Z20090608	秦皇岛皇威制药有限公司
轻身减肥胶囊	胶囊剂	每粒装 0.35 g		Z20090609	郑州福瑞堂制药有限公司
八味沉香片	片剂	每片重 0.6 g		Z20090610	包头中药有限责任公司
安神补脑胶囊	胶囊剂	每粒装 0.3 g		Z20090611	江西南昌桑海制药厂
金马肝泰胶囊	胶囊剂	每粒装 0.4 g		Z20090612	贵州拜特制药有限公司
抗菌消炎胶囊	胶囊剂	每粒装 0.25 g（相当于原药材 0.5 g）		Z20090613	黑龙江省格润药业有限责任公司
沙苑子胶囊	胶囊剂	每粒装 0.38 g		Z20090614	河北医科大学制药厂
海墨止血胶囊	胶囊剂	每粒装 0.33 g		Z20090615	陕西爱民药业股份有限公司
益心舒丸	丸剂（浓缩丸）	每袋装 2 g		Z20090616	昆明赛诺制药有限公司
乳癖康胶囊	胶囊剂	每粒装 0.33 g		Z20090617	山东中泰药业有限公司
暖胃舒乐胶囊	胶囊剂	每粒装 0.25 g		Z20090618	沈阳绿洲制药有限责任公司
藿杞补肾片	片剂（薄膜衣）	每片重 0.45 g		Z20090619	黑龙江北兴制药有限公司
安胃止痛胶囊	胶囊剂	每粒装 0.3 g		Z20090620	山西澳迩药业有限公司
芫蒿护肝胶囊	胶囊剂	每粒装 0.35 g		Z20090621	四川国康药业有限公司
莓叶委陵菜胶囊	胶囊剂	每粒装 0.3 g		Z20090622	辽宁康辰药业有限公司
冠脉宁胶囊	胶囊剂	每粒装 0.33 g		Z20090623	江西山高制药有限公司
参七心疏片	片剂（薄膜衣）	每片重 0.35 g		Z20090624	四川新斯顿制药有限责任公司
槐芝胶囊	胶囊剂	每粒装 0.35 g		Z20090625	安徽东方灵芝宝药业有限公司
妇科止血灵胶囊	胶囊剂	每粒装 0.3 g		Z20090626	珠海星光制药有限公司
抗宫炎分散片	片剂（分散）	每片重 1.4 g		Z20090627	北京紫光制药有限公司
排石利胆胶囊	胶囊剂	每粒装 0.5 g		Z20090628	广东粤龙药业有限公司
心达康滴丸	滴丸剂	每粒重 35 mg（含醋柳黄酮以异鼠李素计为 0.56 mg）		Z20090630	因科瑞斯药业（营口）有限公司
玉泉胶囊	胶囊剂	每粒装 0.5 g		Z20090631	因科瑞斯药业（营口）有限公司
苦参胶囊	胶囊剂	每粒装 0.33 g		Z20090632	云南永孜堂制药有限公司
妇科止血灵胶囊	胶囊剂	每粒装 0.45 g		Z20090633	济南利蒙制药有限公司
银屑片	片剂（薄膜衣）	每片重 0.51 g（相当于原药材 6.75 g）		Z20090634	内蒙古奥特奇蒙药股份有限公司（金山）蒙药厂
降脂宁胶囊	硬胶囊	每粒装 0.32 g		Z20090635	成都华宇制药有限公司
脉络舒通丸	丸剂（浓缩丸）	每袋装 12 g（每丸重 0.056 g）		Z20090636	鲁南厚普制药有限公司
维血康颗粒	颗粒剂	每袋装 10 g		Z20090637	西安天一制药有限责任公司

（续表）

药品名称	剂　型	规　格	国药证字	国药准字	申请单位
银杏叶分散片	片剂（分散）	每片重 0.15 g（含总黄酮醇苷 9.6 mg，萜类内酯 2.4 mg）		Z20090638	哈药集团中药二厂
地锦草胶囊	胶囊剂	每粒装 0.45 g		Z20090639	江苏吉贝尔药业有限公司
口炎胶囊	胶囊剂	每粒装 0.5 g		Z20090640	江西药都仁和制药有限公司
祛痰止咳胶囊	胶囊剂	每粒装 0.45 g		Z20090641	广东罗定制药有限公司
利肺胶囊	胶囊剂	每粒装 0.25 g		Z20090642	郑州韩都药业集团有限公司
接骨续筋胶囊	胶囊剂	每粒装 0.4 g		Z20090643	青海天润药业有限公司
乳核内消胶囊	胶囊剂	每粒装 0.5 g		Z20090644	北京京铁华龙药业有限责任公司
降脂宁片	片剂（薄膜衣）	每片重 0.35 g		Z20090645	云南植物药业有限公司
独一味咀嚼片	片剂（咀嚼）	每片重 0.35 g		Z20090646	江苏天禾迪赛诺制药有限公司
脂清片	片剂（薄膜衣）	每片重 0.3 g		Z20090647	四川广元蓉成制药有限公司
心脑欣丸	丸剂（浓缩丸）	每袋装 1.0 g（约 1250 丸）		Z20090648	四川保宁制药有限公司
降脂宁片	片剂（薄膜衣）	每片重 0.3 g		Z20090649	河南省新四方药业有限公司
金刚藤丸	丸剂（浓缩丸）	每袋装 4 g（约 20 丸重 4 g）		Z20090650	怀化正好制药有限公司
丹白颗粒	颗粒剂	每袋装 8 g（无蔗糖）	Z20090037	Z20090651	山东新时代药业有限公司
益脉康胶囊	胶囊剂	每粒装 0.3 g		Z20090652	云南滇池制药有限公司
止嗽立效胶囊	胶囊剂	每粒装 0.31 g		Z20090653	药都制药集团股份有限公司
金芩花颗粒	颗粒剂	每袋装 10 g	Z20090038	Z20090654	无锡济民可信山禾药业股份有限公司
前列金丹胶囊	胶囊剂	每粒装 0.35 g		Z20090655	江西药都仁和制药有限公司
芪骨胶囊	胶囊剂	每粒装 0.55 g	Z20090039	Z20090656	厦门中药厂有限公司
通脉降脂颗粒	颗粒剂	每袋装 2 g		Z20090657	悦康药业集团有限公司
蛭蛇通络胶囊	胶囊剂	每粒装 0.5 g	Z20090040	Z20090658	陕西健民制药有限公司
鹿川活络胶囊	胶囊剂	每粒装 0.45 g	Z20090041	Z20090659	河北万岁药业有限公司
排毒清脂片	片剂（薄膜衣）	每片重 0.36 g		Z20090660	吉林吉尔吉药业有限公司
山菊降压颗粒（山楂降压颗粒）	颗粒剂	每袋装 5 g		Z20090661	赤峰天奇制药有限责任公司
山菊降压颗粒（山楂降压颗粒）	颗粒剂	每袋装 3 g（无蔗糖）		Z20090662	赤峰天奇制药有限责任公司
调经养颜片	片剂	每片重 0.5 g		Z20090663	江苏天禾迪赛诺制药有限公司
前列癃闭通片	片剂（薄膜衣）	每片重 0.5 g		Z20090664	江西药都仁和制药有限公司
雷丸片	片剂（薄膜衣）	每片重 0.5 g		Z20090665	北海凯运药业有限公司
维 C 银翘胶囊	胶囊剂	每粒装 0.5 g（含维生素 C 49.5 mg，对乙酰氨基酚 105 mg，马来酸氯苯那敏 1.05 mg）		Z20090666	广西博科药业有限公司
止嗽立效片	片剂	每片重 0.53 g		Z20090667	药都制药集团股份有限公司
红花消遥片	片剂（薄膜衣）	每片重 0.4 g		Z20090668	吉林吉春制药有限公司
散痛舒分散片	片剂（分散）	每片重 0.43 g		Z20090669	湖南一格制药有限公司
肺宁片	片剂（薄膜衣）	每片重 0.5 g		Z20090670	吉林吉春制药有限公司
喘嗽宁胶囊	胶囊剂	每粒装 0.35 g		Z20090671	长春人民制药集团有限公司
妇科十味胶囊	胶囊剂	每粒装 0.3 g		Z20090672	陕西海天制药有限公司
炎热清片	片剂（薄膜衣）	每片重 0.4 g		Z20090673	四川华天宝药业有限公司
接骨续筋胶囊	胶囊剂	每粒装 0.4 g		Z20090674	西安仁仁药业有限公司
根痛平胶囊	胶囊剂	每粒装 0.5 g		Z20090675	承德燕峰药业有限责任公司
茜芷片	片剂（薄膜衣）	每片重 0.4 g		Z20090676	甘肃新兰药药业有限公司
众生片	片剂（薄膜衣）	每片重 0.36 g		Z20090677	广东粤龙药业有限公司
正胃胶囊	胶囊剂	每粒装 0.35 g（含次硝酸秘 37.5 mg，氧化镁 37.5 mg，氢氧化铝 57 mg）		Z20090678	江西药都仁和制药有限公司
痹克片	片剂（薄膜衣）	每片重 0.45 g		Z20090679	合肥今越制药有限公司
消肿痔疮胶囊	胶囊剂	每粒装 0.52 g		Z20090680	吉林省利华制药有限公司
溶栓片	片剂（肠溶）	每片重 0.4 g		Z20090681	山西中远威药业有限公司
前列癃闭通片	片剂（薄膜衣）	每片重 0.43 g		Z20090682	辽源誉隆亚东药业有限责任公司
滑膜炎片	片剂（薄膜衣）	每片重 0.5 g		Z20090683	通化金恺威药业有限公司
三七冠心宁滴丸	滴丸剂	每丸重 0.3 g		Z20090684	海南中化联合制药工业有限公司
八味益肾丸	丸剂（浓缩丸）	每丸重 0.18 g	Z20090042	Z20090685	承德颈复康药业集团有限公司
归芪活血胶囊	胶囊剂	每粒装 0.53 g	Z20090043	Z20090686	鲁南厚普制药有限公司
痛风舒片	片剂（薄膜衣）	每片重 0.35 g		Z20090687	湖北绿金子药业有限责任公司
乌金活血止痛片	片剂（薄膜衣）	每片重 0.31 g		Z20090688	楚雄老拨云堂药业有限公司
七味肝胆清颗粒	颗粒剂	每袋装 1.6 g		Z20090689	河北神兴集团沙棘药业有限公司
五加更年颗粒	颗粒剂	每袋装 5 g		Z20090690	武汉生物化学制药有限公司
仙黄胶囊	胶囊剂	每粒装 0.4 g	Z20090044	Z20090691	广西昌弘制药有限公司
肠舒止泻片	薄膜衣片	每片重 0.5 g		Z20090692	深圳市泰康制药有限公司
气血康片	片剂（薄膜衣）	每基片重 0.32 g		Z20090693	云南白药集团文山七花有限责任公司
百蕊颗粒	颗粒剂	每袋装 5 g		Z20090694	香港九华华源集团滁洲药业有限公司

（续表）

药品名称	剂 型	规 格	国药证字	国药准字	申请单位
肺宁片	片剂（薄膜衣）	每片重 0.5 g		Z20090695	吉林省利华制药有限公司
复方杏香兔耳风胶囊	胶囊剂	每粒装 0.5 g		Z20090696	陕西永寿制药有限责任公司
胃复春胶囊	胶囊剂	每粒装 0.35 g		Z20090697	杭州胡庆余堂药业有限公司
肾康宁胶囊	胶囊剂	每粒装 0.35 g		Z20090698	西安秦巴药业有限公司
独一味滴丸	滴丸剂	每丸重 45 mg		Z20090699	云南个旧生物药业有限公司
血府逐瘀颗粒	颗粒剂	每袋装 6 g		Z20090700	南开允公药业有限公司
心神宁胶囊	胶囊剂	每粒装 0.5 g		Z20090701	广东怡康制药有限公司
仙桃草片	片剂（薄膜衣）	每片重 0.59 g		Z20090702	浙江佐力药业股份有限公司
复方鱼腥草滴丸	滴丸剂	每袋装 2.5 g		Z20090703	江西天施康中药股份有限公司
护肝丸	丸剂（浓缩丸）	每 50 丸重 3 g		Z20090704	株洲千金药业股份有限公司
柔肝解毒片	片剂（薄膜衣）	每片重 0.41 g		Z20090705	亚宝药业太原制药有限公司
舒泌通片	片剂（薄膜衣）	每片重 0.42 g		Z20090706	辽源誉隆亚东药业有限责任公司
十三味菥蓂胶囊	胶囊剂	每粒装 0.3 g		Z20090707	陕西君碧莎制药有限公司
三拗片	片剂（薄膜衣）	每片重 0.5	Z20090045	Z20090708	江苏济川制药有限公司
独一味滴丸	丸剂（浓缩丸）	每 6 丸重 0.92 g（相当于 3 g 原生药）		Z20090709	重庆市中药研究院制药厂
引阳索胶囊	胶囊剂	每粒装 0.32 g		Z20090710	青州尧王制药有限公司
灵莲花颗粒	颗粒剂	每袋装 4 g	Z20090046	Z20090711	浙江佐力药业股份有限公司
黄杨宁分散片	片剂（分散）	每片重 0.1 g（含环维黄杨星 D1 mg）		Z20090712	因科瑞斯药业（营口）有限公司
妇科断红饮胶囊	胶囊剂	每粒装 0.4 g	Z20090047	Z20090713	株洲千金药业股份有限公司
血塞通咀嚼片	片剂（咀嚼）	每片重 0.5 g（含三七总皂苷 50 mg）		Z20090714	重庆科瑞制药有限责任公司
蓝芩颗粒	颗粒剂	每袋装 8 g		Z20090715	南开允公药业有限公司
益心舒颗粒	颗粒剂	每袋装 4 g		Z20090716	山东中泰药业有限公司
益心酮分散片	片剂（分散）	每片重 0.16 g		Z20090717	烟台正方制药有限公司
丹黄祛瘀片	片剂（薄膜衣）	每片重 0.45 g		Z20090718	江苏黄河药业股份有限公司
颈康胶囊	胶囊剂	每粒装 0.5 g		Z20090719	广东怡康制药有限公司
蒲元和胃胶囊	胶囊剂	每粒装 0.25 g	Z20090048	Z20090720	青岛华仁太医药业有限公司
五虎丹胶囊	胶囊剂	每粒装 0.45 g	Z20090049	Z20090721	黑龙江麦迪森制药有限公司
双黄连滴丸	滴丸剂	每丸重 0.4 g		Z20090722	北京九龙制药有限公司
脉血康肠溶片	片剂（肠溶）	每片重 0.35 g（相当于 14 个抗凝血酶活性单位）		Z20090723	重庆时珍阁普生药业有限公司
苦参膜	膜剂	每片含苦参总碱以氧化苦参碱计为 100 mg		Z20090724	贵州得轩堂药业有限公司
复肝宁胶囊	胶囊剂	每粒装 0.45 g		Z20090725	烟台正方制药有限公司
血塞通泡腾片	片剂（泡腾片）	每片重 0.4 g（含三七总皂苷 50 mg）		Z20090726	云南古林天然药业有限公司
盆炎净口服液	合剂	每支装 10 mL		Z20090727	江西川奇药业有限公司
云芝糖肽颗粒	颗粒剂	每袋装 1.07 g		Z20090728	上海新康制药厂
饿求齐片	片剂（薄膜衣）	每片重 0.5 g		Z20090729	烟台大洋制药有限公司
饿求齐颗粒	颗粒剂	每袋装 2 g		Z20090730	烟台大洋制药有限公司
益气和胃胶囊	胶囊剂	每粒装 0.5 g	Z20090050	Z20090731	合肥立方制药有限公司
肾骨片	片剂	每片重 0.55 g		Z20090732	济南宏济堂制药有限责任公司
骨骼风痛胶囊	胶囊剂	每粒装 0.31 g		Z20090733	长春海外制药集团有限公司
肤痒胶囊	胶囊剂	每粒装 0.5 g		Z20090734	山西亚宝药业集团股份有限公司
穿心莲滴丸	滴丸剂	每丸重 40 mg		Z20090735	天津美伦医药集团有限公司
排毒养颜片	片剂（糖衣）	基片重 0.4 g		Z20090736	吉林龙泰制药股份有限公司
复方西羚解毒胶囊	胶囊剂	每粒装 0.38 g		Z20090737	济南宏济堂制药有限责任公司
调经养颜片	片剂（薄膜衣）	每片重 0.52 g		Z20090738	贵州联盛药业有限公司
穿黄清热胶囊	胶囊剂	每粒装 0.3 g		Z20090739	山东孔府制药有限公司
参芪阿胶颗粒	颗粒剂	每袋装 5 g		Z20090740	威特（湖南）药业有限公司
灵芝北芪胶囊	胶囊剂	每粒装 0.28 g		Z20090741	陕西东泰制药有限公司
调经养颜片	片剂（薄膜衣）	每片重 0.5 g		Z20090742	安徽大东方药业有限责任公司
复方塞隆片	片剂（薄膜衣）	每片重 0.35 g		Z20090743	江西药都仁和制药有限公司
全天麻咀嚼片	片剂（咀嚼）	每片重 0.6 g		Z20090744	重庆巨琪诺美制药有限公司
花芪胶囊	胶囊剂	每粒装 0.5 g	Z20090051	Z20090745	贵州信邦制药股份有限公司
盆炎净胶囊	胶囊剂	每粒装 0.5 g		Z20090746	山东明仁福瑞达药业有限公司
良附滴丸	滴丸剂	每瓶装 1.5 g（每丸重 45 mg）		Z20090747	贵州黄果树立爽药业有限公司
感冒止咳片	片剂（糖衣片）	每基片重 0.4 g		Z20090748	吉林国药制药有限责任公司
正柴胡饮合剂	合剂	每瓶装 100 mL		Z20090749	南通精华制药有限公司
柏艾胶囊	胶囊剂	每粒装 0.5 g		Z20090750	贵州信邦制药股份有限公司
耳聋片	片剂	每片重 0.54 g		Z20090751	陕西天洋制药有限责任公司
银屑胶囊	胶囊剂	每粒装 0.45 g		Z20090752	陕西兴邦药业有限公司
得生胶囊	胶囊剂	每粒装 0.45 g		Z20090753	陕西兴邦药业有限公司
安神补脑分散片	片剂（分散）	每片重 0.7 g		Z20090754	昆明星昊四创药业有限公司

（续表）

药品名称	剂 型	规 格	国药证字	国药准字	申请单位
清热消炎宁软胶囊	软胶囊	每粒装0.66 g(含九节茶千浸膏0.33 g)		Z20090755	贵州地道药业有限公司
益心酮胶囊	胶囊剂	每粒装0.16 g		Z20090756	安徽安科余良卿药业有限公司
安乐胶囊	胶囊剂	每粒装0.3 g		Z20090757	葫芦岛国帝药业有限责任公司
椿乳凝胶	凝胶剂	每支装4 g	Z20090052	Z20090758	株洲千金药业股份有限公司
舒尔经片	片剂(薄膜衣)	每片重0.5 g		Z20090759	合肥今越制药有限公司
半枝莲胶囊	胶囊剂	每粒装0.31 g		Z20090760	贵州佰仕特制药有限责任公司
黄芪片	片剂(薄膜衣)	每片重0.55 g		Z20090761	四川国康药业有限公司
乳癖康胶囊	胶囊剂	每粒装0.30 g		Z20090762	大同市云华药业有限公司
红花消遥颗粒	颗粒剂	每袋装3 g		Z20090763	江西桔王药业有限公司
参竹精胶囊	皎囊剂	每粒装0.4 g		Z20090764	内蒙古京新药业有限公司
益肾健骨胶囊	胶囊剂	每粒装0.3 g		Z20090765	长春市新安药业集团有限公司
一清片	片剂(薄膜衣)	每片重0.45 g		Z20090766	陕西方舟制药有限公司
心神宁胶囊	胶囊剂	每粒装0.25 g		Z20090767	西安仁仁药业有限公司
益母胶囊	胶囊剂	每粒装0.35 g		Z20090768	陕西量子高科药业有限公司
冬凌草胶囊	胶囊剂	每粒装0.3 g		Z20090769	河南省济源市济世药业有限公司
安胃止痛胶囊	胶囊剂	每粒装0.5 g		Z20090770	深圳市泰康制药有限公司
感冒清热片	片剂(薄膜衣)	每片重0.55 g		Z20090771	河北世济唐威药业有限公司
兰草胶囊	胶囊剂	每粒装0.3 g		Z20090772	深圳市泰康制药有限公司
心脑欣片	片剂(薄膜衣)	每片重0.36 g		Z20090773	贵州益佰制药股份有限公司
消遥胶囊	胶囊剂	每粒装0.4 g		Z20090774	贵州家诚药业有限责任公司
颈康胶囊	胶囊剂	每粒装0.23 g		Z20090775	山东中泰药业有限公司
麻姜胶囊	胶囊剂	每粒装0.3 g		Z20090776	北京亚东生物制药有限公司
肥儿滴丸	滴丸剂	每丸重40 mg		Z20090777	包头中药有限责任公司
灵芝滴丸	滴丸剂	每丸重50 mg		Z20090778	包头中药有限责任公司
通舒口爽片	片剂(薄膜衣)	每片重0.3 g		Z20090779	北京嘉事大恒制药有限公司
颈康胶囊	胶囊剂	每粒装0.22 g		Z20090780	吉林国药制药有限责任公司
宁神补心胶囊	胶囊剂	每粒装0.25 g		Z20090781	吉林龙泰制药股份有限公司
颈康胶囊	胶囊剂	每粒装0.4 g		Z20090782	江西广信药业有限公司
颈康胶囊	胶囊剂	每粒装0.36 g		Z20090783	西安仁仁药业有限公司
胃得康胶囊	胶囊剂	每粒装0.5 g		Z20090784	江西保利制药有限公司
强力宁胶囊	胶囊剂	每粒装0.35 g		Z20090785	成都倍特药业有限公司
复方角莱酸酯乳膏	乳膏剂	每100克含角莱酸酯2.5 g,二氧化钛2 g,氧化锌2 g,利多卡因2 g		Z20093799	西安杨森制药有限公司
口炎清胶囊	胶囊剂	每粒装0.5 g		Z20090786	成都倍特药业有限公司
小儿感冒宁合剂	合剂	每瓶装100 mL		Z20090787	江西普正制药有限公司
复方黄黛片	片剂(薄膜衣)	每片重0.27 g	Z20090053	Z20090788	安徽省天康药业有限公司
骨骼风痛胶囊	胶囊剂	每粒装0.3 g		Z20090789	吉林吉春制药有限公司
龟鹿补肾片	片剂(薄膜衣)	每片重0.61 g		Z20090790	广东宝山堂制药有限公司
景天祛斑片	片剂(薄膜衣)	每片重0.5 g		Z20090791	吉林吉春制药有限公司
精乌片	片剂(薄膜衣)	每片重0.42 g		Z20090792	四川珍珠制药有限公司
百癣夏塔热分散片	片剂(分散)	每片重0.32 g		Z20090793	江西仁丰药业有限公司
根痛平胶囊	胶囊剂	每粒装0.5 g		Z20090794	广西金诺制药有限公司
莲芝消炎分散片	片剂(分散)	每片重0.65 g(含穿心莲总内酯60 mg)		Z20090795	惠州市九惠制药股份有限公司
睡安片	片剂(薄膜衣)	每片重0.57 g		Z20090796	广西玉林制药有限责任公司
仲景胃灵胶囊	胶囊剂	每粒装0.3 g		Z20090797	深圳市中联制药有限公司
穿黄清热胶囊	胶囊剂	每粒装0.21 g		Z20090798	安徽金太阳生化药业有限公司
解郁安神片	片剂(薄膜衣)	每片重0.35 g		Z20090799	通化斯威药业股份有限公司
百合固金片	片剂(薄膜衣)	每片重0.45 g		Z20090800	郑州金磊药业集团有限公司
熊胆含片	片剂(口含)	每片重1.0 g		Z20090801	福建建东药业有限公司
喉咽清颗粒	颗粒剂	每袋装6 g		Z20090802	湖南时代阳光制药有限公司
根痛平胶囊	胶囊剂	每粒装0.5 g		Z20090803	哈药集团三精制药诺捷有限责任公司
惠血生片	片剂(薄膜衣)	每基片重0.52 g		Z20090804	云南金乌黑药制药有限公司
口炎清片	片剂(薄膜衣)	每片重0.36 g		Z20090805	浙江康德药业集团有限公司
肾宝颗粒	颗粒剂	每袋装6 g(无蔗糖)		Z20090806	江西汇仁药业有限公司
杜仲补天素胶囊	胶囊剂	每粒装0.26 g		Z20090807	贵阳德昌祥药业有限公司
紫灯片	片剂(薄膜衣)	每片重0.5 g		Z20090808	长春海外制药集团有限公司
川贝末片	片剂(薄膜衣)	每片重0.52 g		Z20090809	贵州渝生制药有限公司
精血补胶囊	胶囊剂	每粒装0.2 g		Z20090810	浙江国镜药业有限公司
抗感片	片剂(薄膜衣)	每片重0.35 g		Z20090811	北京麦迪海药业有限责任公司
黄柏片	片剂	每片重0.42 g		Z20090812	重庆希尔安药业有限公司

（续表）

药品名称	剂 型	规 格	国药证字	国药准字	申请单位
归芍调经胶囊	胶囊剂	每粒装0.44 g		Z20090813	湖南华纳大药厂有限公司
苁黄补肾胶囊	胶囊剂	每粒装0.4 g		Z20090814	广东罗浮山药业有限公司
川贝雪梨颗粒	颗粒剂	每袋装10 g		Z20090815	襄樊隆中药业有限责任公司
妇科白凤颗粒	颗粒剂	每袋装2 g		Z20090816	河北神兴集团沙棘药业有限公司
解郁安神胶囊	胶囊剂	每粒装0.5 g		Z20090817	秦皇岛皇威制药有限公司
银黄含化滴丸	滴丸剂	每丸重50 mg		Z20090818	贵州金宇药业有限公司
黑骨藤追风活络颗粒	颗粒剂	每袋装5.0 g		Z20090819	北京京铁华龙药业有限责任公司
葫芦素胶囊	胶囊剂	每粒装0.1 g(含葫芦素B0.06 mg)		Z20090820	江苏润邦药业有限公司
更年乐胶囊	胶囊剂	每粒装0.3 g		Z20090821	哈尔滨乐泰药业有限公司
北豆根分散片	片剂(分散)	每片重0.3 g(含北豆根总生物碱60 mg)		Z20090822	鞍山制药有限公司
根痛平丸	丸剂(浓缩水蜜)	每25丸重4 g		Z20090823	吉林敖东集团珲春恒源药业股份有限公司
板蓝根胶囊	胶囊剂	每粒装0.27 g		Z20090824	石家庄阳光药业有限公司
腹可安分散片	片剂(分散)	每片重0.4 g		Z20090826	江西钟山药业有限责任公司
妇科千金丸	丸剂(浓缩丸)	每10丸重2.0 g		Z20090827	株洲千金药业股份有限公司
重方仙鹤草肠炎片	片剂(薄膜衣)	每片重0.4 g		Z20090828	山东仙河药业有限公司
肠炎宁胶囊	片剂(咀嚼)	每片重0.68 g		Z20090829	浙江泰康药业集团有限公司
复方罗汉果止咳片	片剂(薄膜衣)	每片重0.51 g		Z20090830	广西柳州长安制药有限公司
安宫止血丸	丸剂(浓缩丸)	每20丸重约1 g(每袋装6 g)		Z20090831	沈阳东新药业有限公司
舒更片	片剂(薄膜衣)	每片重0.45 g		Z20090832	贵州益佰制药股份有限公司
颈康胶囊	胶囊剂	每粒装0.25 g		Z20090833	哈尔滨乐泰药业有限公司
北豆根滴丸	滴丸剂	每10丸重0.45 g(每丸含北豆根总生物碱7.5 mg)		Z20090834	鞍山制药有限公司
心脑欣片	片剂(薄膜衣)	每片重0.5 g		Z20090835	北京海德润制药有限公司
清血八味片	片剂(薄膜衣)	每片重0.5 g		Z20090836	内蒙古蒙奇药业有限公司
加味八珍益母胶囊	胶囊剂	每粒装0.35 g		Z20090837	丹东药业集团有限公司
莲芝消炎软胶囊	软胶囊	每粒装0.6 g		Z20090838	广东华南药业集团有限公司
胃疡灵胶囊	胶囊剂	每粒装0.4 g		Z20090839	湖南飞鸽药业有限公司
肝肾安颗粒	颗粒剂	每袋装4.5 g(无蔗糖)		Z20090840	江西汇仁药业有限公司
川贝雪梨胶囊	胶囊剂	每粒装0.5 g		Z20090841	襄樊隆中药业有限责任公司
归芍调经胶囊	胶囊剂	每粒装0.3 g		Z20090842	湖南三九南开制药有限公司
归芍调经胶囊	胶囊剂	每粒装0.28 g		Z20090843	安庆乘风制药有限公司
颈康胶囊	胶囊剂	每粒装0.3 g		Z20090844	吉林吉尔吉药业有限公司
复方元胡止痛胶囊	胶囊剂	每粒装0.3 g		Z20090845	贵州益佰制药股份有限公司
当归益血口服液	合剂	每支装10 mL		Z20090846	贵阳新天药业股份有限公司
感冒片	片剂(薄膜衣)	每片重0.5 g(相当于原生药1.8 g)		Z20090847	黑龙江省济仁药业有限公司
益血生片	片剂(薄膜衣)	每片重0.35 g		Z20090848	吉林吉尔吉药业有限公司
柴黄软胶囊	胶囊剂	每粒装0.5 g		Z20090849	上海景峰制药有限公司
肾康宁胶囊	胶囊剂	每粒装0.45 g		Z20090850	湖北午时药业股份有限公司
诺迪康片	片剂(薄膜衣)	每片重0.28 g		Z20090851	四川诺迪康威光制药有限公司
小儿腹泻宁合剂	合剂	每支装10 mL		Z20090852	江西普正制药有限公司
心脑欣片	片剂(薄膜衣)	每片重0.5 g		Z20090853	苏州滋露药业有限公司
湿毒清片	片剂(薄膜衣)	每片重0.62 g		Z20090854	广西玉林制药有限责任公司
抗菌消炎胶囊	胶囊剂	每粒装0.27 g		Z20090855	成都天银制药有限公司
宁神灵胶囊	胶囊剂	每粒装0.5 g		Z20090856	北京四环科宝制药有限公司
消糜阴道泡腾片	片剂(泡腾片)	每片重2.0 g		Z20090857	陕西东泰制药有限公司
盆炎净咀嚼片	片剂(咀嚼)	每片重0.4 g		Z20090858	哈尔滨同一堂药业有限公司
山楂精降脂分散片	片剂(分散)	每片重0.2 g		Z20090859	宁夏启元国药有限公司
抗菌消炎胶囊	胶囊剂	每粒装0.5 g		Z20090860	桂林安和药业有限公司
乐儿康颗粒	颗粒剂	每袋装2.5 g		Z20090861	苏州滋露药业有限公司
通舒口爽片	片剂(薄膜衣)	每片重0.34 g		Z20090862	陕西君碧莎制药有限公司
愈风宁心软胶囊	软胶囊	每粒装0.45 g		Z20090863	成都润华堂制药有限公司
根痛平胶囊	胶囊剂	每粒装0.5 g		Z20090864	珠海同益药业有限公司
甲亢灵胶囊	胶囊剂	每粒装0.5 g		Z20090865	陕西东泰制药有限公司
鼻渊软胶囊	软胶囊	每粒装0.8 g		Z20090866	杭州海王生物工程有限公司
益肾健骨胶囊	胶囊剂	每粒装0.35 g		Z20090867	广西博科药业有限公司
生脉饮软胶囊(党参方)	软胶囊	每粒装0.6 g		Z20090868	贵州地道药业有限公司
复方大红袍止血片	片剂(薄膜衣)	每片重0.51 g		Z20090869	雅安三九药业有限公司
根痛平胶囊	胶囊剂	每粒重0.5 g		Z20090870	合肥今越制药有限公司
五酯滴丸	滴丸剂	每粒重30 mg(含总木脂素以五味子甲素计1.125 mg)		Z20090871	成都润华堂制药有限公司

（续表）

药品名称	剂　型	规　格	国药证字	国药准字	申请单位
抗感片	片剂(薄膜衣)	每片重0.4 g		Z20090872	贵州古特药业有限公司
连芩珍珠滴丸	滴丸剂	每丸重35 mg	Z20090054	Z20090873	苏州长征－欣凯制药有限公司
全天麻片	片剂(薄膜衣)	每片重0.6 g		Z20090874	济南利蒙制药有限公司
胃舒宁片	片剂(薄膜衣)	每片重0.5 g		Z20090875	辽宁本溪三药有限公司
石榴健胃片	片剂	每片重0.6 g		Z20090876	酒泉大得利制药有限公司
肾康宁胶囊	胶囊剂	每粒装0.3 g		Z20090877	江苏黄河药业股份有限公司
乌鸡白凤膏	煎膏剂(膏滋)	每瓶重200 g		Z20090878	江中药业股份有限公司
舒冠胶囊	胶囊剂	每粒装0.33 g		Z20090879	哈尔滨格拉雷药业有限公司
肾骨片	片剂(薄膜衣)	每片重0.65 g		Z20090880	兰州佛慈制药有限公司
肿节风咀嚼片	片剂(薄膜衣)	每片重0.6 g		Z20090881	石家庄市华新制药厂
小柴胡胶囊	胶囊剂	每粒装0.4 g		Z20090882	浙江海正药业股份有限公司
调经养颜片	片剂	每片重0.52 g		Z20090883	武汉健民药业集团股份有限公司
痔炎消胶囊	胶囊剂	每粒装0.45 g		Z20090884	西安大唐制药集团有限公司
紫地宁血颗粒	颗粒剂	每袋装4 g		Z20090885	广州中一药业有限公司
参阳片	片剂(薄膜衣)	每片重0.55 g		Z20090886	陕西摩美得制药有限公司
障眼明胶囊	胶囊剂	每粒装0.4 g		Z20090887	广东省惠州市中药厂有限公司
咽炎胶囊	胶囊剂	每粒装0.25 g		Z20090888	鞍山德善药业有限公司
益肾兴阳丸	丸剂(浓缩丸)	每丸重0.4 g		Z20090889	武汉健民药业集团股份有限公司
益母草分散片	片剂(分散片)	每片重0.4 g		Z20090890	浙江维康药业有限公司
鹿茸胶囊	胶囊剂	每粒装0.25 g		Z20090891	吉林吉春制药有限公司
消炎灵胶囊	胶囊剂	每粒装0.3 g		Z20090892	南宁市维威制药有限公司
七叶神安分散片	片剂(分散)	每片重0.21 g(含三七叶总皂苷50 mg)		Z20090893	成都倍特药业有限公司
小儿感冒宁合剂	合剂	每瓶装100 mL		Z20090894	江西盛翔制药有限公司
痔炎消胶囊	胶囊剂	每粒装0.4 g		Z20090895	江西红星药业有限公司
柴芩清宁胶囊	胶囊剂	每粒装0.3 g		Z20090896	哈尔滨东方制药有限公司
妇炎康胶囊	胶囊剂	每粒装0.32 g		Z20090897	浙江巨都药业集团有限公司
夏天无丸	丸剂(浓缩丸)	每丸重0.24 g		Z20090898	江西银涛药业有限公司
咳嗽枇杷颗粒	颗粒剂	每袋装5 g		Z20090899	广东怡康制药有限公司
复方决明胶囊	胶囊剂	每粒装0.36 g		Z20090900	吉林省俊宏药业有限公司
益心酮滴丸	滴丸剂	每丸重54 mg(含山楂叶提取物8 mg)		Z20090901	贵州黄果树立爽药业有限公司
参丹活血胶囊	胶囊剂	每粒装0.5 g		Z20090902	北京同仁堂股份有限公司同仁堂制药厂
桂龙咳喘宁片	片剂(薄膜衣)	每片重0.54 g		Z20090903	福州海王金象中药制药有限公司
健胃消食胶囊	胶囊剂	每粒装0.48 g		Z20090904	广东宝山堂制药有限公司
排毒养颜片	片剂	每片重0.46 g		Z20090905	云南盘龙云海药业有限公司
益心酮软胶囊	软胶囊	每粒装0.18 g		Z20090906	东莞广发制药有限公司
芎芷痛瘀散	散剂	每袋装8 g(8 cm×10 cm附胶布上)	Z20090056	Z20090907	河北神达药业有限公司
益气通便颗粒	颗粒剂	每袋装9 g	Z20090057	Z20090908	武汉马应龙药业集团股份有限公司
穿黄清热胶囊	胶囊剂	每粒装0.3 g		Z20090909	南风集团垣曲制药有限责任公司
清经胶囊	胶囊剂	每粒装0.35 g	Z20090059	Z20090910	成都恩威药业有限公司
玉叶金花清热片	片剂(薄膜衣)	每片重0.4 g	Z20090060	Z20090911	广西纯正堂制药厂
复方龙血竭胶囊	硬胶囊	每粒装0.3 g	Z20090061	Z20090912	云南云河药业有限公司
仙灵骨葆颗粒	颗粒剂	每袋装3 g		Z20090913	贵州同济堂制药有限公司
表虚感冒胶囊	胶囊剂	每粒装0.5 g		Z20090914	辽宁本溪三药有限公司
炎宁糖浆	糖浆剂	每瓶装100 mL(相当于总药材312.5 g)		Z20090915	哈尔滨市康隆药业有限责任公司
肾骨片	片剂	每片重0.29 g		Z20090916	山东华洋制药有限公司
板蓝根分散片	片剂(分散)	每片重0.58 g		Z20090917	江苏鹏鹞药业有限公司
三清片	片剂(薄膜衣)	每片重0.4 g		Z20090918	长春海外制药集团有限公司
调经养颜片	片剂(薄膜衣)	每片重0.52 g		Z20090919	北京广大制药厂
银杏叶软胶囊	软胶囊	每粒装0.5 g(含总黄酮醇苷19.2 mg,萜类内酯4.8 mg)		Z20090920	洛阳君山制药有限公司
癫痫平胶囊	胶囊剂	每粒装0.3 g		Z20090921	河北华仁堂药业有限公司
滑膜炎片	片剂(薄膜衣)	每片重0.6 g		Z20090922	洛阳远洋制药有限公司
归芍调经胶囊	胶囊剂	每粒装0.45 g		Z20090923	鞍山德善药业有限公司
安神补脑胶囊	胶囊剂	每粒装0.3 g		Z20090924	江苏晨牌药业有限公司
调经活血胶囊	胶囊剂	每粒装0.4 g		Z20090925	江西禹欣药业有限公司
肝毒挣丸	丸剂(浓缩丸)	每袋装9 g(每65 丸重9 g)		Z20090926	吉林省博维药业有限公司
安眠补脑颗粒	颗粒剂	每袋装8 g		Z20090927	黄山市天目药业有限公司

（续表）

药品名称	剂 型	规 格	国药证字	国药准字	申请单位
散寒感冒胶囊	胶囊剂	每粒装0.35 g		Z20090928	安徽联谊药业股份有限公司
通舒口爽丸	丸剂(浓缩丸)	每10丸重2.4 g		Z20090929	大连水产药业有限公司
益心酮分散片	片剂(分散)	每片重0.25 g		Z20090930	湖南方盛制药有限公司
小儿咳喘灵泡腾片	片剂(泡腾)	每片重1.5 g		Z20090931	辽宁奥达制药有限公司
叶下珠颗粒	颗粒剂	每袋装2 g		Z20090932	广州诺金制药有限公司
固本咳喘颗粒	颗粒剂	每袋装2 g		Z20090933	合肥立方制药有限公司
益心酮滴丸	滴丸剂	每丸重30 mg		Z20090934	烟台大洋制药有限公司
胃舒止痛胶囊	胶囊剂	每粒装0.5 g		Z20090935	深圳市泰康制药有限公司
叶下珠分散片	片剂(分散)	每片重0.6 g		Z20090936	丹东医创中药有限责任公司
宁心益智胶囊	胶囊剂	每粒装0.45 g		Z20090937	重庆东方药业股份有限公司
垂盆草分散片	片剂(分散)	每片重1.4 g		Z20090938	北京紫光制药有限公司
颈康胶囊	胶囊剂	每粒装0.4 g		Z20090939	江西博士达药业有限责任公司
根痛平胶囊	胶囊剂	每粒装0.5 g		Z20090940	陕西康惠制药有限公司
双黄连滴丸	滴丸剂	每丸重50 mg		Z20090941	北京汉典制药有限公司
乐脉微丸	丸剂(浓缩丸)	每袋装1.5 g		Z20090942	贵州联合西创药物有限公司
通舒口爽片	片剂(薄膜衣)	每片重0.35 g		Z20090943	江西博士达药业有限责任公司
华蟾素胶囊	胶囊剂(肠溶)	每粒装0.3 g		Z20090944	山东鑫齐药业有限公司
五参芪苓丸	丸剂(水蜜丸)	每瓶装72 g		Z20090945	广东阳江制药厂有限公司
妇炎泰颗粒	颗粒剂	每袋装10 g		Z20090946	哈尔滨一洲制药有限公司
天佛参口服液	口服液	每支装20 mL		Z20090947	常熟雷允上制药有限公司
颠茄口腔崩解片	口腔崩解片	每片重0.18 g(含莨菪碱0.1 mg,相当于颠茄浸膏10 mg)		Z20090948	重庆巨琪诺美制药有限公司
杞黄降糖胶囊	胶囊剂	每粒装0.54 g		Z20090949	北京同仁堂健康药业股份有限公司
骨刺消痛胶囊	胶囊剂	每粒装0.3 g		Z20090950	陕西君寿堂制药有限公司
前列舒乐丸	丸剂(浓缩丸)	每袋装6 g(每100丸重5.1 g)		Z20090951	北京广大制药厂
小儿喜食泡腾片	片剂(泡腾)	每片重5 g		Z20090952	贵州百祥制药有限责任公司
银杏叶分散片	片剂(分散)	每片重0.2 g(含总黄酮醇苷9.6 mg,萜类内酯2.4 mg)		Z20090953	贵州百祥制药有限责任公司
七味刺榆颗粒	颗粒剂	每袋装5 g(相当于原药材19.3 g)	Z20090063	Z20090954	广西中医学院制药厂
肾炎四味丸	丸剂(浓缩丸)	每袋装5 g		Z20090955	马鞍山神鹿科瑞药业有限公司
益视口服液	合剂	每支装10 mL		Z20090956	陕西中医学院制药厂
独一味颗粒	颗粒剂	每袋装2 g		Z20090957	海南新世通制药有限公司
乳癖消丸	丸剂(浓缩丸)	每袋装2 g		Z20090958	修正药业集团通化市制药有限公司
西帕依固龈泡腾片	片剂(泡腾)	每片重0.6 g		Z20090959	陕西摩美得制药有限公司
心宁胶囊	胶囊剂	每粒装0.38 g		Z20090960	贵阳新天药业股份有限公司
越鞠胶囊	胶囊剂	每粒装0.48 g		Z20090961	北京汉典制药有限公司
八珍益母颗粒	颗粒剂	每袋装6 g		Z20090962	石家庄以岭药业股份有限公司
小儿消食颗粒	颗粒剂	每袋装1 g		Z20090963	合肥立方制药有限公司
首乌延寿胶囊	胶囊剂	每粒装0.28 g		Z20090964	贵州古特药业有限公司
辛芩胶囊	胶囊剂	每粒装0.5 g		Z20090965	保和堂(焦作)制药有限公司
绞股蓝总苷滴丸	滴丸剂	每丸重30 mg(含绞股蓝总苷6 mg)		Z20090966	陕西摩美得制药有限公司
润肠软胶囊	软胶囊	每粒装0.48 g		Z20090967	浙江康莱特药业有限公司
康妇灵片	片剂(薄膜衣)	每片重0.5 g		Z20090968	贵州和仁堂药业有限公司
复方丹参片	片剂(薄膜衣)	每片重0.28 g		Z20090969	云南天利药业有限责任公司
肿节风胶囊	胶囊剂	每粒装0.35 g		Z20090970	四川禾正制药有限责任公司
芍杞颗粒	颗粒剂	每袋装8 g	Z20090064	Z20090971	四川美大康药业股份有限公司
参七乳泰片	片剂(薄膜衣)	每片重0.5 g	Z20090065	Z20090972	深圳市泰康制药有限公司
杏灵滴丸	滴丸剂	每丸重32 mg		Z20090973	北京双鹭立生医药科技有限公司
胆舒滴丸	滴丸剂(薄膜衣)	每丸重55 mg		Z20090974	四川省旺林堂药业有限公司
六味安神胶囊	胶囊剂	每粒装0.45 g	Z20090066	Z20090975	南京同仁堂药业有限责任公司
心脑欣片	片剂(薄膜衣)	每片重0.5 g		Z20090976	浙江康德药业集团有限公司
益心舒片	片剂(薄膜衣)	每片重0.4 g		Z20090977	中山尊隆药业有限公司
芪麝丸	丸剂	每丸重0.15 g	Z20090067	Z20090978	上海黄海制药有限责任公司
参芪咀嚼片	片剂	每片重3.6 g		Z20090979	海南海神同洲制药有限公司
肾康宁胶囊	胶囊剂	每粒装0.32 g		Z20090980	哈尔滨乐泰药业有限公司
解郁安神片	片剂(薄膜衣)	每片重0.4 g		Z20090981	吉林省中鼎药业公司
寒湿痹胶囊	胶囊剂	每粒装0.43 g		Z20090982	辽宁本溪三药有限公司
肾炎四味胶囊	胶囊剂	每粒装0.45 g		Z20090983	四川志远嘉宝药业有限责任公司

（严 慕）

2009 年批准的新药(生物制品)

药品名称	剂 型	规 格	国药证字	国药准字	申请单位
Ⅳ型胶原放射免疫分析药盒	体外诊断试剂	50 人份/盒		S20090001	上海海研医学生物技术有限公司
Ⅳ型胶原放射免疫分析药盒	体外诊断试剂	100 人份/盒		S20090002	上海海研医学生物技术有限公司
冻干 A、C 群脑膜炎球菌多糖结合疫苗	注射剂	20 μg/0.5 mL/瓶		S20090003	玉溪沃森生物技术有限公司
Ⅳ型胶原放射免疫分析药盒	体外诊断试剂	100 人份/盒		S20090004	北京北方生物技术研究所
无细胞百白破 b 型流感嗜血杆菌联合疫苗	注射剂	0.5 mL/瓶:0.5 mL/瓶(DTaP:Hib)		S20090005	北京民海生物科技有限公司
精制甲型肝炎灭活疫苗(Vero 细胞)	注射剂	儿童/青少年剂量:800 EU/0.5 mL		S20090006	上海泽润生物科技有限公司
精制甲型肝炎灭活疫苗(Vero 细胞)	注射剂	成人剂量:1 600 EU/mL		S20090007	上海泽润生物科技有限公司
乙型肝炎病毒表面抗原诊断试剂盒(酶联免疫法)	体外诊断试剂	96 人份/盒,480 人份/盒		S20090008	北京万泰生物药业股份有限公司
水痘减毒活疫苗	注射剂(冻干粉针)	0.5 mL/瓶		S20090009	北京天坛生物制品股份有限公司
大流行流感病毒灭活疫苗	注射剂	1.0 mL,含大流行流感病毒抗原 20 μg,每一次人用剂量为 0.5 mL		S20090010	北京科兴生物制品有限公司
ACYW135 群脑膜炎球菌多糖疫苗	注射剂	0.5 mL/剂		S20090011	华兰生物疫苗有限公司
甲型 H1N1 流感病毒裂解疫苗	注射剂	30 μg/1.0 mL/瓶(两个人用剂量):每一次人用剂量为 0.5 mL,含甲型 H1N1 流感病毒血凝素抗原为 15 μg	S20090005	S20090012	北京科兴生物制品有限公司
甲型 H1N1 流感病毒裂解疫苗	注射剂	15 μg/0.5 mL/瓶(单个人用剂量):每一次人用剂量为 0.5 mL,含甲型 H1N1 流感病毒血凝素抗原为 15 μg		S20090013	北京科兴生物制品有限公司
甲型 H1N1 流感病毒裂解疫苗	注射剂	15 μg/0.5 mL/支(单个人用剂量):每一次人用剂量为 0.5 mL,含甲型 H1N1 流感病毒血凝素抗原为 15 μg		S20090014	北京科兴生物制品有限公司
甲型 H1N1 流感病毒裂解疫苗	注射剂	15 μg/0.5 mL/瓶:每一次人用剂量为 0.5 mL,含甲型 H1N1 流感病毒血凝素抗原为 15 μg	S20090006	S20090015	华兰生物疫苗有限公司
甲型 H1N1 流感病毒裂解疫苗	注射剂	15 μg/0.5 mL/支:每一次人用剂量为 0.5 mL,含甲型 H1N1 流感病毒血凝素抗原为 15 μg		S20090016	华兰生物疫苗有限公司
甲型 H1N1 流感病毒裂解疫苗	注射剂	15 μg/0.5 mL/瓶:每一次人用剂量为 0.5 mL,含甲型 H1N1 流感病毒血凝素抗原为 15 μg	S20090009	S20090017	上海生物制品研究所
甲型 H1N1 流感病毒裂解疫苗	注射剂	15 μg/0.5 mL/支:每一次人用剂量为 0.5 mL,含甲型 H1N1 流感病毒血凝素抗原为 15 μg		S20090018	上海生物制品研究所
甲型 H1N1 流感病毒裂解疫苗	注射剂	15 μg/0.5 mL/瓶:每一次人用剂量为 0.5 mL,含甲型 H1N1 流感病毒血凝素抗原为 15 μg	S20090007	S20090019	长春长生生物科技股份有限公司
甲型 H1N1 流感病毒裂解疫苗	注射剂	15 μg/0.5 mL/支:每一次人用剂量为 0.5 mL,含甲型 H1N1 流感病毒血凝素抗原为 15 μg	S20090007	S20090020	长春长生生物科技股份有限公司
甲型 H1N1 流感病毒裂解疫苗	注射剂	15 μg/0.5 mL/瓶:每一次人用剂量为 0.5 mL,含甲型 H1N1 流感病毒血凝素抗原为 15 μg	S20090010	S20090021	江苏延申生物科技股份有限公司
甲型 H1N1 流感病毒裂解疫苗	注射剂	15 μg/0.5 mL/支:每一次人用剂量为 0.5 mL,含甲型 H1N1 流感病毒血凝素抗原为 15 μg		S20090022	江苏延申生物科技股份有限公司
甲型 H1N1 流感病毒裂解疫苗	注射剂	15 μg/0.5 mL/瓶:每一次人用剂量为 0.5 mL,含甲型 H1N1 流感病毒血凝素抗原为 15 μg	S20090008	S20090023	北京天坛生物制品股份有限公司
甲型 H1N1 流感病毒裂解疫苗	注射剂	15 μg/0.5 mL 瓶:每一次人用剂量为 0.5 mL,含甲型 H1N1 流感病毒血凝素抗原为 15 μg	S20090011	S20090024	长春生物制品研究所
甲型 H1N1 流感病毒裂解疫苗	注射剂	15 μg/0.5 mL/瓶:每一次人用剂量为 0.5 mL,含甲型 H1NI 流感病毒血凝素抗原为 15 μg	S20090013	S20090025	大连雅立峰生物制药有限公司
甲型 H1N1 流感病毒裂解疫苗	注射剂	15 μg/0.5 mL/支:每一次人用剂量为 0.5 mL,含甲型 H1N1 流感病毒血凝素抗原为 15 μg		S20090026	大连雅立峰生物制药有限公司
甲型 H1N1 流感病毒裂解疫苗	注射剂	15 μg/0.5 mL/瓶:每一次人用剂量为 0.5 mL,含甲型 H1N1 流感病毒血凝素抗原为 15 μg	S20090012	S20090027	浙江天元生物药业股份有限公司
甲型 H1N1 流感病毒裂解疫苗	注射剂	15 μg/0.5 mL/支:每一次人用剂量为 0.5 mL,含甲型 H1N1 流感病毒血凝素抗原为 15 μg		S20090028	浙江天元生物药业股份有限公司
甲型 H1N1 流感病毒裂解疫苗	注射剂	15 μg/0.5 mL/瓶:每一次人用剂量为 0.5 mL,含甲型 H1N1 流感病毒血凝素抗原为 15 μg	S20090014	S20090029	兰州生物制品研究所
精蛋白重组人胰岛素注射液	注射剂	10.5 mg/3 mL	S20090015	S20090030	珠海联邦制药股份有限公司中山分公司
重组人胰岛素	原料药		S20090016	S20090031	珠海联邦制药股份有限公司
注射用重组人干扰素 α2b	注射剂	300 万国际单位/支		S20090032	北京凯因生物技术有限公司

(严 慕)

药学人物
Prominent Figures

2010 中国药学年鉴
CHINESE PHARMACEUTICAL YEARBOOK

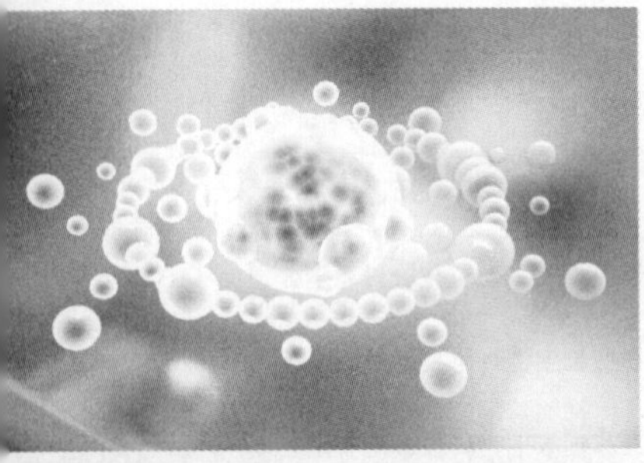
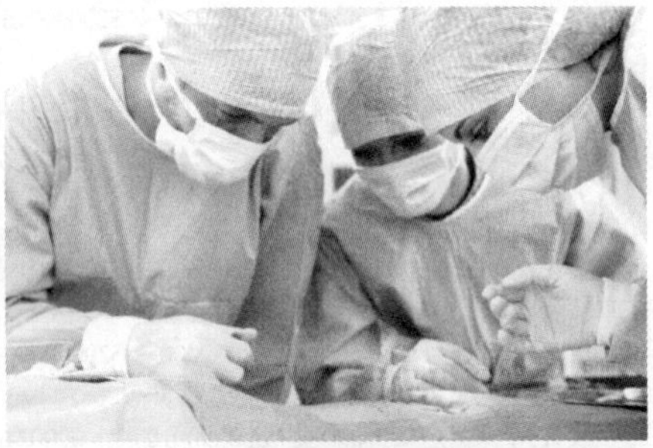
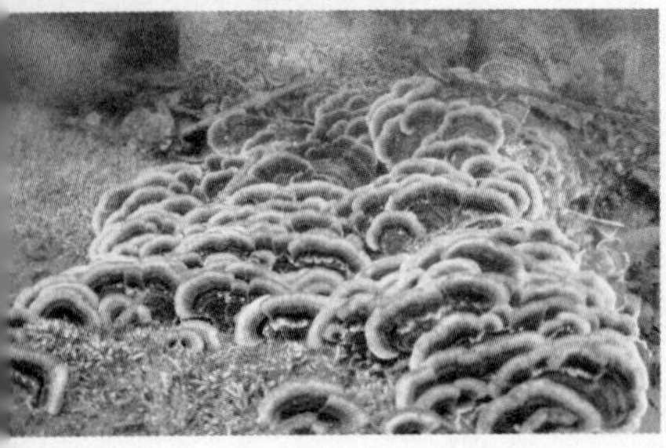
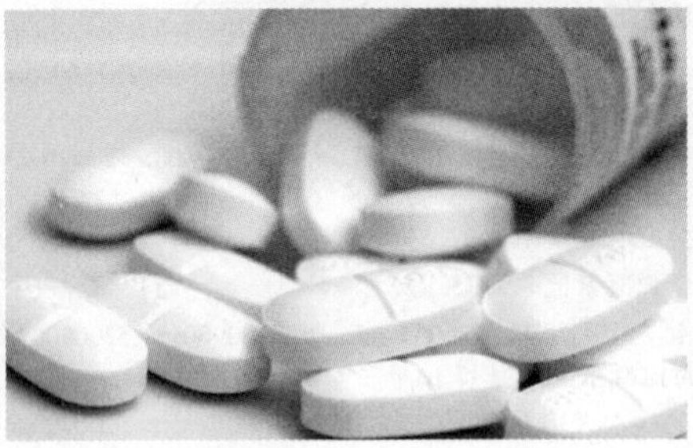
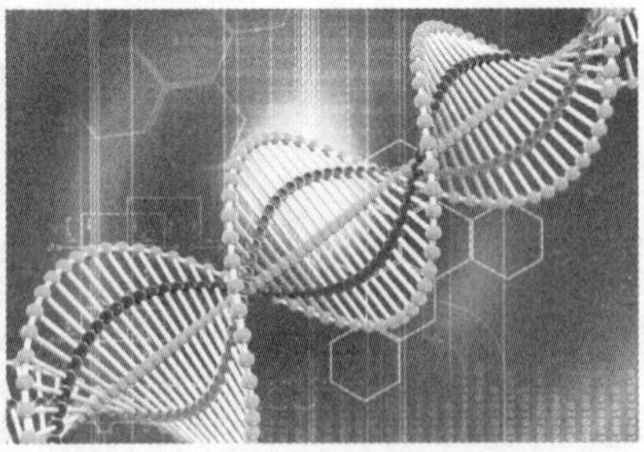

人物简介

编者按：本专栏对两院院士和上年度获得国家重要奖励的药学学科获奖者进行图片和简介报道。

管华诗

——中国工程院院士

——2009年国家技术发明奖一等奖获得者

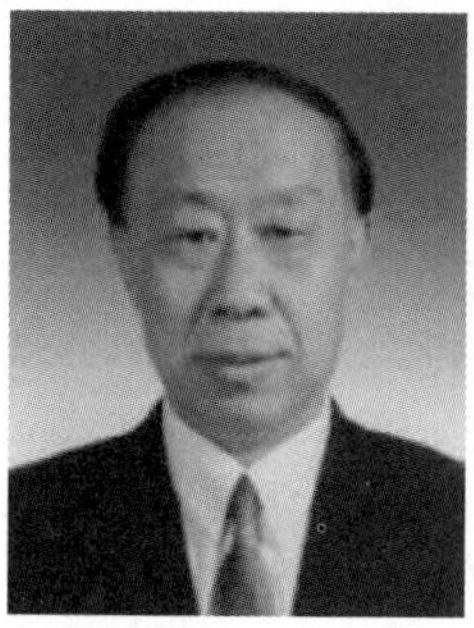

管华诗

1939年8月出生于山东省夏津县。1964年毕业于山东海洋学院(现中国海洋大学)水产品加工专业，后留校任教，曾任中国海洋大学校长。现任中国海洋大学教授、博导，国家海洋药物工程技术研究中心主任，兼任国家重点基础研究发展规划专家顾问组成员、国务院学位委员会学科评议组成员。长期从事海洋生物资源高值化利用及海洋药物的教学科研工作，1995年当选为中国工程院院士。

管华诗为第八届、九届、十届全国人大代表。历任山东省政协副主席、山东省科协主席，现为山东省科协名誉主席。

管华诗是我国海洋药物研究与开发领域的开拓者和奠基人之一。20世纪60年代，管华诗参加完成了“海带提碘新工艺规模生产”工程，为我国海带提碘工艺奠定了基础。70年代主持完成“海带提碘联产品-褐藻胶、甘露醇再利用”重大研究课题，研制成功农业乳化剂等4个新产品并相继投产，为我国制碘工业的巩固和发展做出了突出贡献。

管华诗于80年代建立了我国高校最早的海洋药物研究室，成功研制出我国第一个海洋药物藻酸双酯钠PSS并进入临床应用，获得了巨大的经济效益和社会效益，带动了我国海洋药物研究的兴起与发展。海洋新药PSS，经270余例临床应用研究结果表明，藻酸双酯钠PSS是治疗高凝性疾病较为理想的一种海洋新药。治疗脑梗塞总有效率92.27%，治疗高原地区高凝性疾病显效率78.57%，长期临床服用，未发现毒副作用。他不但开辟了一个新的海洋学科研究领域，而且实现了抗癌治癌和治疗心脑血管疾病医药行业由陆地生物制药到海洋生物治药的重大转型，带动了我国海洋药物这一新兴学科和新兴产业的兴起，从而使得中国的海洋药物研究和海洋资源利用与国际先进水平缩短了距离。1987年，PSS以其独特的结构、优良的性能、丰富的药源、简便的工艺、低廉的价格，荣获前南斯拉夫国际发明展览会金牌奖。PSS抗心血管新药经过多年的用药实践，现在已经成为全国乃至许多国家药店和医院的常备药和非处方药，造福了数以万计的患者。据不完全统计，PSS投入生产迄今，创造产值超过35亿元。

管华诗带领课题组又发明研制了甘糖酯、海力特和降糖宁散等3个海洋新药和藻维胶囊等5个系列的功能食品，且全部投产。共获13项发明专利。先后完成了甘糖酯和海力特等新药的研究，完成了东海三豪、海利心藻维微胶囊等保健食品的研制和开发；“九五”期间，主持研制的具有我国自主知识产权的抗艾滋病海洋药物聚甘古酯、抗脑缺血海洋新药D聚甘酯、抗动脉粥样硬化海洋新药几丁糖酯。1996年1月，以青岛海洋大学的海洋药物研究所及华海制药厂为技术依托，率先组建了山东省海洋药物工程技术研究中心。在此中心基础上，经科技部批准，建成了我国第一个海洋药物工程化、产业化的中试基地——国家海洋药物工程技术研究中心。自国家实行首席科学家制度以来，管华诗主持的这个研究中心已经取得了一批重要成果，所开发的产品也产生了重大的经济和社会效益，显示出明显的学科优势及广阔的发展前景，成为中国海洋制药方面的研究基地。他创建了我国第一个海洋药物化学本科专业，形成了我国海洋药物领域唯一的相对完善的人才培养体系，培养博士生、硕士生50余名。2010年，他主持的“海洋特征寡糖的制备技术(糖库构建)与应用开发“项目获得2009年度国家技术发明一等奖。

肖培根

——中国工程院院士

——2009年国家科技进步奖二等奖获得者

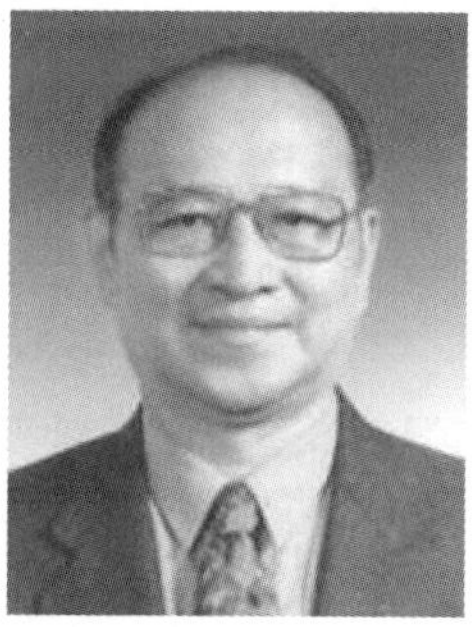

肖培根

1932出生于上海市。1953年从厦门大学生物系植物生理专业毕业，分配到中央卫生研究院(现中国医学科学院)。肖培根历任中国医学科学院药物研究所植物室主任、副研究员，中国医学科学院药用植物资源开发研究所所长、研究员，以及世界卫生组织传统医学咨询团顾问、国际传统药物学会理事、中国中医药学会中药学会副主任委员等职。1994年当选为中国工程院院士。

肖培根通过自己多年的工作实践，提出了建立药用植物亲缘学这门新学科，使药用植物的研究进入一个新阶段。他结合生产实际，在药用植物资源开发途径上，提出了以发展原料、药品制剂以及寻找新药为主的三级开发理论。近年来，致力于扩大中草药的国际影响，他为我国药用植物研究事业的发展做出了突出贡献。

1958年，中国医学科学院药物研究所成立，肖培根担任药用植物研究室的负责人。应卫生部要求编写出一部能反映新中国在这方面成就的著作——《中药志》。以肖培根为首的38名年轻人，走出实验室，到山区和边疆进行中药资源普查,不到两年的时间,就完成了全国主要药用植物的普查,采集的标本达到5万份,掌握了丰富的第一手材料。他们对全国近500种常用中药,从原植物、生药、成分、炮制和效用等方面进行系统的科学总结。1961年底完成编著4本《中药志》,总计200余万字,被喻为中国近代本草的代表作。

20世纪60年代初,肖培根刚结束了《中药志》的工作,便主动要求到西藏去进行考察,数次进藏,足迹遍及西藏大部分地区。他对传统的藏医藏药进行了科学的调查整理并出版了《藏医藏药的初步整理》一书。他还对西藏产的莨菪类、大黄类、小檗类、雪莲花类、乌头类药物进行了较深入的研究,新发现了一种莨菪碱含量很高的托品碱原料植物——矮莨菪。先后发表了10余篇与藏药有关的学术论文。肖培根积极投身生产实践,把先进技术引进自己的研究领域。对一些重要的,药用植物类群,如乌头类、大黄类、黄连类、芍药类、小檗类、蒲黄类等进行了较深入的研究。他还多次受组织派遣或国外邀请出国进行药用植物考察和学术交流。1963~1974年间,先后赴加纳、几内亚、马里、摩洛哥、保加利亚、柬埔寨、阿尔及利亚、埃及、坦桑尼亚等国访问并考察药用植物。1978年,开始担任世界卫生组织传统医学咨询团顾问、同年出席世界卫生组织在瑞士召开的"药用植物选择与标准化"国际会议,并为大会编制了《世界常用药用植物名录》。1981~1982年,在世界卫生组织担任临时顾问,负责编写《世界常用药用植物手册》。1983年,任联合国工业发展组织临时顾问。1989年,肖培根应加纳科学与工业研究委员会的邀请,赴加纳进行了为期一个月的考察,走访民间医生、医院和科研部门,并向加纳政府提交了一份题为"加纳传统药物制剂商品化的战略目标"的技术报告,这份报告受到了加纳政府的重视,被称为是第三世界国家之间进行"南南"合作的典范。

在近40年的工作中,为调查药用植物,肖培根的足迹遍及国内的各个省、区和国外30多个国家,大量的实践使他在药用植物研究上的经验丰富,研究领域不断拓宽。他共发表了140多篇学术论文,主编或主要参编《中国本草图录》(10卷)、《新华本草纲要》(3册)、《中药志》、《中国植物志》(第二十七卷)、《人参的研究及栽培》等20部著作。以他为第一完成人的科研成果9项,其中"山西沙棘资源的调查及系列产品开发"1988年获国家科委颁发的国家星火科技奖,5项为部级成果奖。

1988年,他国家人事部授予国家级有突出贡献的中年专家称号。1991年,被美国国际文献研究所授予"杰出领导者奖"。2009年,他领衔的课题"中国药用植物种质资源迁地保护与利用"获国家科技进步奖二等奖。

吴以岭

——中国工程院院士

——2009年国家科技进步奖二等奖获得者

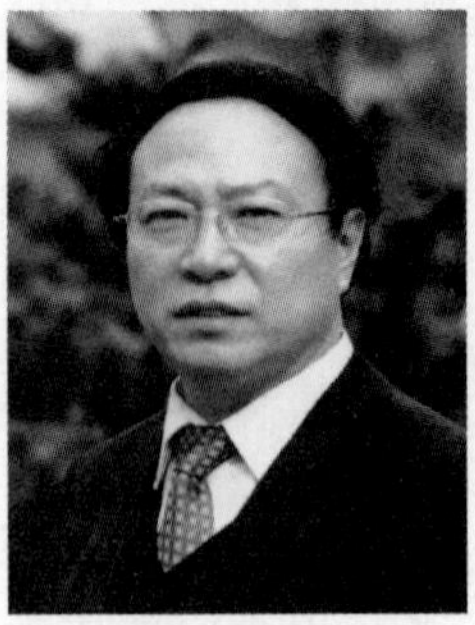

吴以岭

1949年10月出生于河北故城,1982年获南京中医药大学硕士学位。现任河北省中西医结合医药研究院院长、国家中医药管理局络病重点研究室(心脑血管)主任、国家"973"项目首席科学家、河北医科大学、南京中医药大学教授、博士生导师,兼任中国中西医结合学会副会长、中华中医药学会副会长、中华中医药学会络病分会主任委员、全国政协委员。2009年当选为中国工程院院士。

吴以岭是中医络病学学科创立者和学科带头人,30年来始终致力于络病理论临床与基础研究,继承创新首次建立"络病证治"体系,系统构建脉络学说,为络病学学科建立奠定理论基础。作为国家"973"项目首席科学家主持了"脉络学说构建及其指导血管病变防治基础研究",主编的《络病学》专著获中华中医药学会学术著作一等奖,主编的《络病学》教材在全国30余家及国外新加坡等高等医学院校开课,《络病学》英文版由人民卫生出版社向国外发行。创立中华中医药学会络病分会,北京、上海、广东、山东、江苏、吉林、天津等多省市建立络病专业委员会,主持6届国际络病学大会。

他以络病理论为指导,开辟冠心病、心律失常、慢性心衰的治疗新途径,明显提高了临床疗效,研制了治疗心脑血管病的通心络胶囊。经广泛的实验与临床研究证实,通心络胶囊降脂抗凝,保护血管内皮,抗动脉硬化,并经循证医学研究证实对急性心肌梗死支架后缺血区心肌保护具有确切疗效,对血管病变的预防和治疗具有重要价值。他研制的抗心律失常的参松养心胶囊,临床循证研究证实其治疗室性早搏疗效优于西药慢心律,治疗阵发性房颤与心律平相当,明显提高缓慢性心律失常患者心率,显示出"快慢兼治—整合调节"的特色优势。研制的治疗慢性心衰的芪苈强心胶囊,既可明显改善心衰患者症状,又可改善长期预后。创立"理论—临床—新药"一体化发展模式,充分借鉴现代科学技术,创新发展中医络病理论,提高临床心脑血管病这类重大疾病临床疗效,促进创新药物研发,对推动中医药现代化具有重要意义。

吴以岭以第一完成人获国家技术发明二等奖1项,国家科技进步二等奖3项,省部级一等奖5项、二等奖3项,获何梁何利科学与技术创新奖。多年来主持国家级课题9项,获发明专利11项、研制国家专利新药6个,培养博、硕士研究生近40名。先后获全国优秀科技工作者、中华中医药学会科技创新首席专家、河北省名中医等荣誉称号。

(河北省中西医结合医药研究院)

谭仁祥

——2009 年国家自然科学奖二等奖获得者

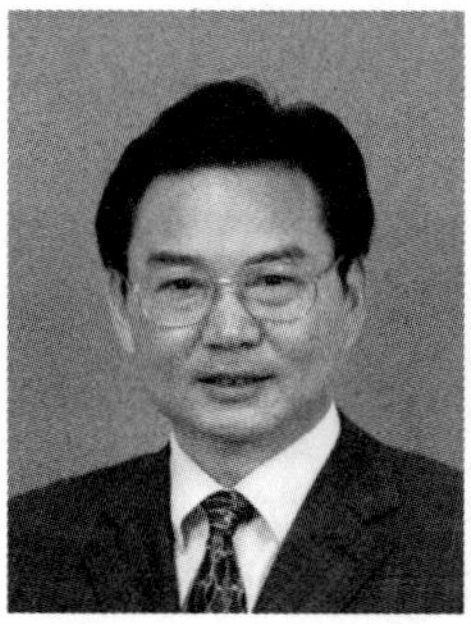

谭仁祥

1960 年 12 月出生，江苏盐城人。1979 年进入中国药科大学学习，1986 年获硕士学位，同年考入兰州大学化学系攻读博士学位，后赴柏林工业大学有机化学研究所并在 F. Bohlmann 教授指导下完成博士学位论文，毕业后从事 2 年博士后科研工作。1992 年起在南京大学任教，历任系主任、院长、校长助理等职，先后赴瑞士洛桑大学药学院和美国加州大学圣迭戈分校进修。1994 年起任教授，入选原国家教委“跨世纪人才计划”，1997 年获国家杰出青年基金，1998 年入选国家“百千万”人才计划（1997 年度，第一、第二层次），1999 年获教育部长江学者奖励计划特聘教授，2008 年以学术带头人身份获国家自然科学基金委“创新研究群体基金”。

谭仁祥教授兼任 *Nat Prod Rep*、*Curr Med Chem* 等 7 种 SCI 刊物顾问或编委，担任《中国抗生素杂志》和《国外医药抗生素分册》主编。2004 年起任中国植物学会植物化学与资源学专业委员会主任委员，2005 ~ 2007 年任国际天然产物发展协会主席，2009 年当选英国皇家化学会会士（FRSC）。

谭仁祥教授长期致力于药用植物、植物内生菌和海洋共生微生物的研究。从中发现大量结构新颖、活性显著的化合物并深入研究其生物学功能，取得了累累硕果。他率领研究组以植物生态适应力和传统用途为选材线索，集成现代药学、化学和生物学的先进技术深入研究了百余种重要药用植物的成分，重要发现有：（1）发现能耐受非生物（旱、冷等）胁迫的药用植物富含多酚，并深入探讨这些多酚成分的抗氧化和自由基清除特点，基本揭示了这些药用植物的药效学本质，对解释有关植物的环境适应性具有重要意义；（2）将这些成分的抗氧化作用与人体自由基引发的氧化损伤进行关联研究，发现了一系列对痴呆、忧郁和痛风发生发展的关键酶有抑制作用的活性物质，并基本揭示相关的构效关系和动力学特征；（3）发现了可抵御生物胁迫（昆虫、病原菌等的侵袭）的药用植物富含萜类成分，部分具有显著的抗菌、抗虫、抗癌等作用，揭示了这些植物自我保护的化学本质，并证明植物的生态适应性也是寻找新药源分子的有效途径之一。本代表性成果一直受到广泛的国际关注和好评，有关论文已被他引 2 000 余次，2009 年获得国家自然科学二等奖。

谭仁祥率领研究组以互惠共生等生物学现象为选材线索，深入研究了共生微生物产生的全新药源分子的化学结构和药效学功能：（1）获得了 2000 多新分菌株；探讨了 18 属 25 种/株内生真菌的代谢物多样性；随后的诱导培养导致了一系列全新药源分子的快速发现，用实验证明了植物内生菌等共生微生物是新药源分子的重要来源。（2）发现了宿主植物与内生真菌在活性物质合成方面有一定的“互利化”作用；随后用实验证明共生菌促进宿主植物生长的本质与其产生的植物激素（吲哚乙酸）有关。此发现对研究内生菌与宿主相互作用具有重要意义，相关研究结果被遴选为 2006 年第 5 期 *Nat Prod Rep* 的封面图案。这些发现证明了植物内生菌等共生微生物是新药源分子的重要来源，其新颖结构及显著功能与其他来源的药源分子明显不同。本项工作受到了国际同行的关注和跟踪研究，有关论文单篇最高引用达 200 多次，谭仁祥也因此获得英国皇家化学会颁发的“2007 年《天然产物报道》报告奖”，成为迄今唯一获此殊荣的亚洲学者。

谭仁祥教授迄今已在 SCI 索引源期刊发表论文 200 余篇，主编《植物成分分析》、《植物成分功能》、《功能海洋生物分子——发现与应用》、《甾体化学》等 4 部专著；完成专利 14 件；研制的一类新药已经进入Ⅱ期临床试验阶段。

李　萍

——2009 年国家科技进步二等奖获得者

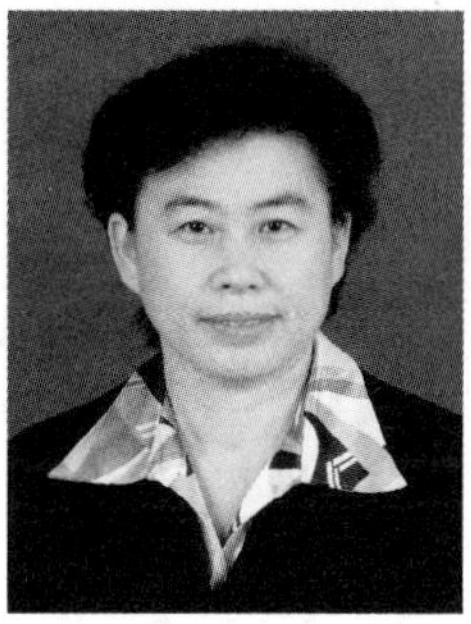

李　萍

1960 年 3 月出生于辽宁大连市。1982 年毕业于辽宁中医学院中药系，获学士学位；1983 年考入中国药科大学，师从徐国钧院士攻读生药学博士学位，1988 年获得博士学位，并留校任教。1992 年任副教授，1995 年破格晋升为教授并被聘为博士研究生导师。她曾在日本北海道大学、香港中文大学和香港科技大学进行合作研究或作高级访问学者。现任中国药科大学教授、博导，“现代中药”教育部重点实验室主任，“生药学”国家重点学科和“现代中药与天然药物学”江苏省重中之重学科首席学科带头人。她是教育部长江学者特聘教授、国家杰出青年基金获得者、教育部创新团队带头人、国家有突出贡献的中青年专家、江苏省“333 高层次人才培养工程”中青年首席科学家（第一层次培养对象）。

李萍教授还兼任中华中医药学会中药鉴定委员会副主任委员、国家药典委员会委员，担任 WFCMS TCM *Pharm Anal* 副主任委员，*J Chromatogr B* 编委，*Curr Organic Chem* 和 *Curr Drug Metab* 等杂志客座编辑。

李萍教授长期致力于中药活性成分和质量控制研究，她领导建立了符合中药整体观和作用特点的中药活性物质群研究和中药质量控制关键技术体系，尤其是基于靶标垂钓、目标成分群剔/增和谱效集成表征的多靶标活性物质发现研究技术平台，为回答中药复杂体系中含有什么成分、成分与生命体的相互作用、以及成分群间如何发挥整合调节作用等科学问题提供了重要的理论和技术支撑，为实现创新药物研发模式的战略转轨提供了重要基础。她还起草了贝母类、丹参、黄芪、金银花等中药材国家法定药品标准，12 个收载于 2005 版《中国药典》，37 个收载于 2010 年版《中国药典》。

近五年来，李萍作为课题负责人完成或承担了包括十一五国家"重大新药创制"科技重大专项、国家自然科学基金重点项目、杰出青年基金项目等 20 多项国家课题。作为第一或通讯作者，在国际化学医学领域权威杂志 *Nat Prod Rep*、化学分析领域权威杂志 *Trends Anal Chem* 等共发表 SCI 论文 120 篇；作为第一发明人获得授权发明专利 13 项。作为第一完成人，主持的项目获 2007 年度教育部自然科学奖一等奖、2009 年国家科技进步奖二等奖。先后应邀在美国、日本、新加坡等国际学术会议上作特邀报告 20 多次。

李萍一直强调，作为一名大学教师，肩负着知识传播和知识创新的双重责任。她一直活跃在教学一线，先后获江苏省教学名师奖、江苏省优秀研究生导师，主编国家"十一五"规划教材《生药学》，主持的《生药学》课程获首批国家级精品课程（2003 年）；主编的《生药学》被评为 2009 年度国家精品教材。她指导的研究生中已有 37 名获得博士学位、45 名获得硕士学位。指导的研究生论文获得首届"美国礼来亚洲论文奖一等奖"、3 人次获江苏省优秀博士学位论文、6 人次获江苏省优秀硕士学位论文。领衔的团队于 2007 年入选江苏省高等学校优秀科技创新团队、2009 年被遴选为教育部创新团队。

马光辉

——2009 年国家技术发明奖二等奖获得者

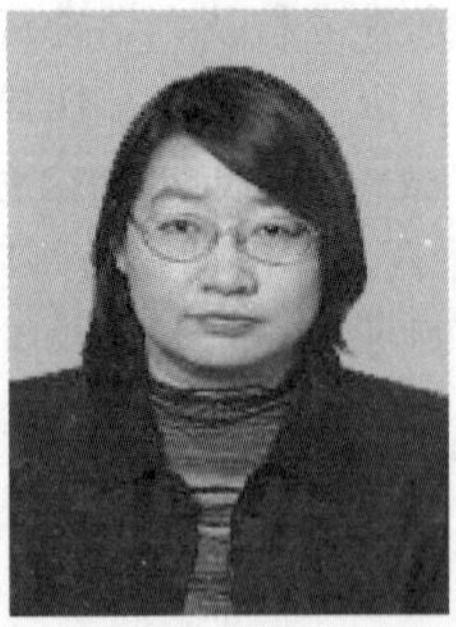
马光辉

1964 年 9 月生，上海人。1988 年日本群马大学高分子工学科毕业。1990 年、1993 年分别获日本东京工业大学高分子工学科硕士和博士学位。1994 年被聘为日本东京农工大学大学院生物系统应用科学研究科助理教授，曾获日本文部省海外派遣资助，赴美国 Lehigh 大学和 New Hampshire 大学做访问学者。2001 年 6 月入选中科院"百人计划"，任中国科学院过程工程研究所研究员、博士生导师，生化工程国家重点实验室副主任，2005 年 11 月起任中国科学院过程工程研究所副所长。

马光辉研究员十几年来一直从事高分子微球和微囊制备的研究，研究高分子微尺度材料，在国际上最先报道了均一尺寸的聚（4－乙烯基吡啶）纳米微球和类偶极纳米微球的合成法。利用两种微球的自组装制备了规则排列的两相连续膜；发展了多孔道玻璃膜乳化制备微球新技术，解决了微米级尺寸均一的疏水及亲水多孔微球的制备难题，并将技术扩展到磁性微球、有机—无机复合微球、聚乳酸和壳聚糖微囊的制备，形成了系统化的微球和微囊制备平台技术。她有 60 多篇学术论文发表在 SCI 索引的国际期刊上。她先后应国际同行邀请在本领域 5 部英文学术专著中担任作者，并与日本三菱综合研究所 Mezaki 博士合作编著了 6 部英文系列书。她在日本工作期间，被推荐为日本第 11 届全国高分子微球学会组委会委员和副编辑，并担任第 7 届 IKETANI 国际学会组委会委员，获得了日本卡西欧科学振兴集团的研究奖。

马光辉开辟了微球和微囊研究，探索抗癌剂的复乳载体的制备和应用，抗癌剂靶向性载体的设计和制备，生物活性药物的修饰和包埋，智能型药物载体的设计和制备及生物分离用微球介质的制备和应用。她领导课题组通过多孔介质中液体流动特性和表面张力的潜心研究，发展了一种新型高效的微球和微囊的制备技术，解决了传统的搅拌法生产微球和微囊尺寸分布广，难以达到生物技术要求的难题，编著了《新型高分子材料》，发展了多糖微球和微乳液药物缓释载体制备新技术，发表了一系列 SCI 索引的学术论文，申请了国家发明专利 7 项，获得了国家重大科技专项"创新药物和中药现代化"的支持和国家 863 高技术项目的支持。2001 年获得了国家杰出青年科学基金。承担有 863 项目"尺寸可控的海洋多糖微球与微囊"，科技部重大科技专项"长效基因工程蛋白质和多肽药物制剂关键技术"等科研项目。2009 年她主持的"尺寸均一、可控的乳液、微球和微囊的制备技术"获国家技术发明奖二等奖。她被国家机关工委和中科院妇委授予"巾帼建功先进个人"荣誉称号，2009 年荣获亚洲青年女科学家奖。

人物名录

↗ 2009 年中国科学院院士增选　2009 年 12 月 4 日，中国科学院院士增选结果新闻发布会召开，2009 年中科院院士增选结果揭晓，35 名中国科学家当选为中国科学院院士，其中数学物理学部 6 名，化学部 8 名，生命科学和医学学部 5 名，地学部 5 名，信息技术科学部 4 名，技术科学部 7 名；6 名外国科学家当选为中国科学院外籍院士。其中化学部及医学学部增选院士名单如下：

化学部

万立骏	中国科学院化学研究所
包信和	中国科学院大连化学物理研究所
江　雷	中国科学院化学研究所
江桂斌	中国科学院生态环境研究中心
陈小明	中山大学

周其林　南开大学
唐本忠　香港科技大学
涂永强　兰州大学

生命科学和医学学部

庄文颖(女)　中国科学院微生物研究所
尚永丰　北京大学
林鸿宣　中国科学院上海生命科学研究院
侯凡凡(女)　南方医科大学
隋森芳　清华大学

新当选的35名院士最大年龄73岁,最小年龄42岁,平均年龄为54.1岁,其中60岁以下的27名,占77%。35名新当选的院士中有5名女科学家。经过此次增选,中国科学院院士总人数为714名,中国科学院外籍院士总人数为56名。

（练云龙）

2009年中国工程院院士增选　2009年12月2日,中国工程院院士增选结果发布会召开,2009年中国工程院院士增选结果揭晓。共有48名候选人当选为新院士,其中机械与运载工程学部4人,信息与电子工程学部3人,化工、冶金与材料工程学部6人,能源与矿业工程学部6人,土木、水利与建筑工程学部6人,环境与轻纺工程学部6人,农业学部7人,医药卫生学部7人,工程管理学部3人;6名外籍科学院当选为中国工程院外籍院士。其中医药卫生学部增选院士名单如下:

医药卫生学部

程　京　清华大学医学院
丁　健　中国科学院上海药物研究所
付小兵　解放军总医院第一附属医院
廖万清　第二军医大学长征医院
吴以岭　河北省中西医结合医药研究院
杨宝峰　哈尔滨医科大学
周良辅　复旦大学附属华山医院

新当选的48名院士最大年龄75岁,最小年龄41岁,平均年龄为56.2岁,其中60岁以下的32人,占66.7%。新当选院士中,属于高等院校的20人、占41.7%;研究院所18人,占37.5%;厂矿企业(包括转制科研院所)6人,占12.5%;管理部门4人,占8.3%。本次增选后,中国工程院院士总数达到756人。（练云龙）

2009年何梁何利基金医药界获奖名单　2009年11月10日,何梁何利基金2009年度颁奖大会暨何梁何利基金成立15周年庆典在北京钓鱼台国宾馆举行,中央及首都科技界、教育界和社会各界专家和代表300多人出席了颁奖大会。中共中央政治局委员、国务委员刘延东,全国政协副主席、科技部部长万钢等出席颁奖大会,并向1位荣获"科学与技术成就奖"、30位荣获"科学与技术进步奖"和15位荣获"科学与技术创新奖"的杰出科技工作者颁奖。其中药学及相关学科获奖名单如下:

科学与技术进步奖

钱忠明　医学药学奖　香港理工大学
程书钧　医学药学奖　中国医学科学院
付小兵　医学药学奖　解放军总医院
张　运　医学药学奖　山东大学
柴家科　医学药学奖　解放军总医院
曹洪欣　医学药学奖　中国中医研究院
张学敏　生命科学奖　解放军军事医学科学院
朱作言　生命科学奖　中国科学院水生生物研究所

青年科学与技术创新奖

罗永章　清华大学

（练云龙）

2009年中国药学会-施维雅青年药物化学奖获奖名单

王任小　中科院上海有机化学研究所
徐　晖　西北农林科技大学理学院
温小安　中国药科大学新药研究中心
孟大利　沈阳药科大学
钟　武　军事医学科学院毒物药物研究所

（练云龙）

2009年中国药学会-赛诺菲安万特青年生物药物奖获奖名单

李长贵　中国药品生物制品检定所
毛旭虎　第三军医大学药学院
刘　煜　中国药科大学生命科学与技术学院
崔元璐　天津中医药大学中医药研究院
张　娜　山东大学药学院
王　真　中国医学科学院医药生物技术研究所
李春雷　石药集团中奇制药技术石家庄有限公司
张洪斌　合肥工业大学化工学院

（练云龙）

2009年中国药学会-石药集团青年药剂学奖获奖名单

王坚成　北京大学药学院
尹莉芳　中国药科大学
蒋　晨　复旦大学药学院
邱利焱　浙江大学
黄　园　四川大学华西药学院
白秋江　开滦集团有限责任公司医院

（练云龙）

2009年中国药学会优秀药师奖获奖名单

王育琴　首都医科大学宣武医院
李玉珍　北京大学人民医院
张建中　复旦大学附属中山医院
顾希钧　上海中医药大学附属龙华医院
陈庆明　天津市环湖医院

张惠娟　天津市人民医院
金蜀蓉　重庆市第三人民医院
张恩娟　解放军第三军医大学第二附属医院
刘保良　河北医科大学第三医院
张俊贞　河北医科大学第四医院
刘　杰　太原市中心医院
陈维红　山西医科大学第一医院
王　毅　内蒙古医学院附属医院
苏伊新　鄂尔多斯市中心医院
毕彦忠　鞍山市铁西医院
罗显峰　辽宁省肿瘤医院
刘玉梅　吉林大学中日联谊医院
蔡晓虹　长春市中心医院
何　心　黑龙江省医院
肖　艳　大庆油田总医院
马传学　徐州市中心医院
陈国明　东南大学附属中大医院
马　珂　浙江大学医学院附属邵逸夫医院
金寿补　浙江金华广福医院
陈仲琪　池州市第二人民医院
陈　艳　淮南市第一人民医院
王长连　福建医科大学附属第一医院
王少明　福建省立医院
万子杨　南昌大学第一附属医院
孙栋梁　江西中医学院附属医院
李宏建　山东省千佛山医院
周茂金　泰安市中心医院
李　军　郑州大学第一附属医院
秦玉花　河南省人民医院
刘　萍　武汉大学中南医院
宋金春　武汉大学人民医院
吴方建　武汉脑科医院
李湘斌　南华大学附属第一医院
谭晓安　长沙市中医医院
吴　琳　广州市第一人民医院
肖翔林　广州医学院第一附属医院
黄志军　广东省人民医院
李　梅　广西医科大学第一附属医院
张三平　柳州市人民医院
周毓惠　海南省药品检验所
周祥富　海南医学院附属医院
宋　英　成都中医药大学附属医院
童荣生　四川省人民医院
许进福　贵州省人民医院
汪奇志　贵阳市第一人民医院
张　峻　昆明医学院第一附属医院
张　青　解放军成都军区昆明总医院
仁青杰布　西藏那曲班戈县卫生局
李金凤　西藏林芝地区人民医院
贾艳艳　解放军第四军医大学第一附属医院
董亚琳　西安交通大学医学院第一附属医院
赵淑艳　甘肃省食品药品监督管理局
焦海胜　兰州大学第二医院
文友民　宁夏医科大学附属医院
贺　罡　银川市第一人民医院
曾　平　解放军兰州军区乌鲁木齐总医院
聂继红　新疆维吾尔自治区中医医院
吴建龙　深圳大学医学院附属第一医院
孙　伟　青岛大学医学院附属医院
邵传章　大连市第二人民医院
戴幼琴　宁波市第二医院
陈　瑶　厦门市妇幼保健院
张永军　石河子大学医学院第一附属医院
文爱东　解放军第四军医大学第一附属医院
吴新荣　解放军广州军区广州总医院
侯艳宁　解放军白求恩国际和平医院
陈　孝　中山大学附属第一医院
高仲阳　天津市第一中心医院

（练云龙）

2009年全国五一劳动奖章获得者名单（药学行业）

徐雅娟（女）　吉林省中医药科学院副院长
傅恩萍（女）　上海三维制药有限公司销售代表
李腾达　广东众生药业股份有限公司工人
王永林　贵阳医学院药学院院长
薛晓明　辽宁倍奇药业有限公司粉针车间主任

（练云龙）

纪念人物

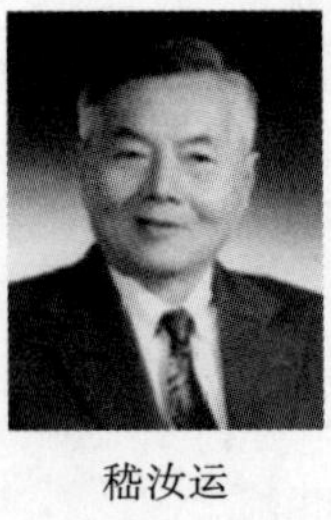

嵇汝运
（1918.4－2010.5）

著名药物化学家，上海松江人。1941年毕业于中央大学化学系。1950年获英国伯明翰大学博士学位。中国科学院上海药物研究所研究员。在国外留学期间研究神经系统药物化学，曾发现了一种比普鲁卡因的局部麻醉作用强十余倍的新药。回国后试验成功新药巯锑钠，对血吸虫有一定的杀灭作用，并在疫区试用过。在金属解毒药研究中，参加创制了新药二巯基丁二酸钠，对锑、钾、汞等多种金属有解毒作用。合成的南瓜子中防治寄生虫病有效成份南氨酸的研究，引起了国外的重视。与合作者创制了新药硫溴酚，对家畜肝片吸虫病有优良疗效。在量子药物学上对药物的化学结构与药效关系正在进行系统研究。1980年当选为中国科学院院士（学部委员）。

嵇汝运自1990年起担任我刊顾问，为《中国药学年鉴》的编纂出版事业做出了杰出的贡献。

学会与学术活动

Associations and Academic Activities

中国药学年鉴 2010
CHINESE PHARMACEUTICAL YEARBOOK

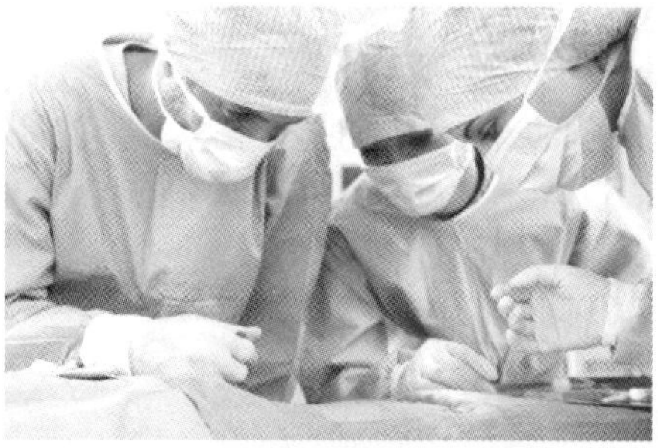

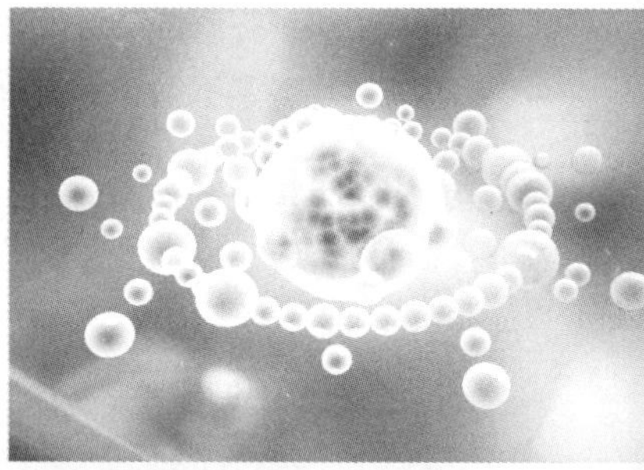

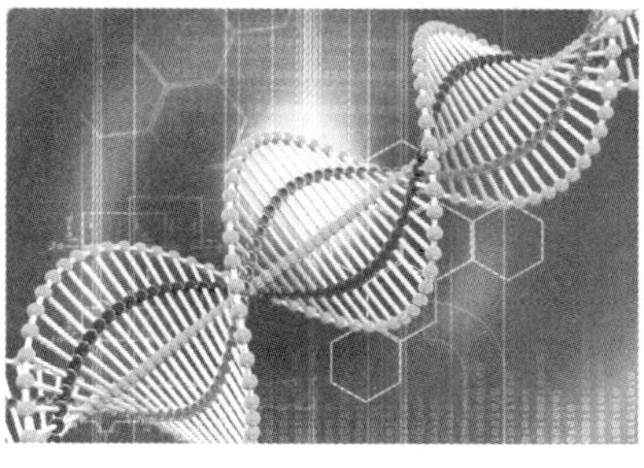

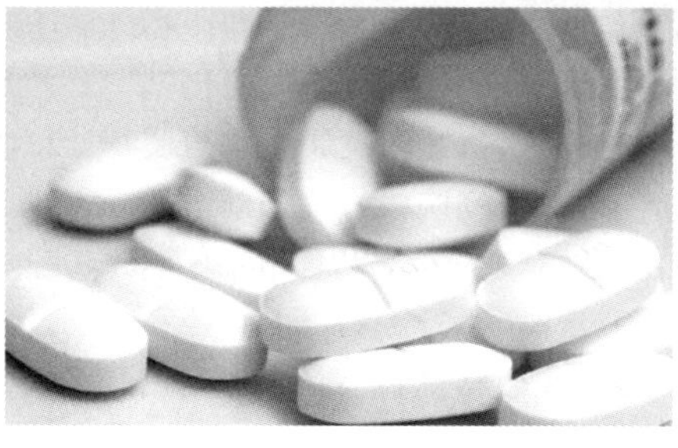

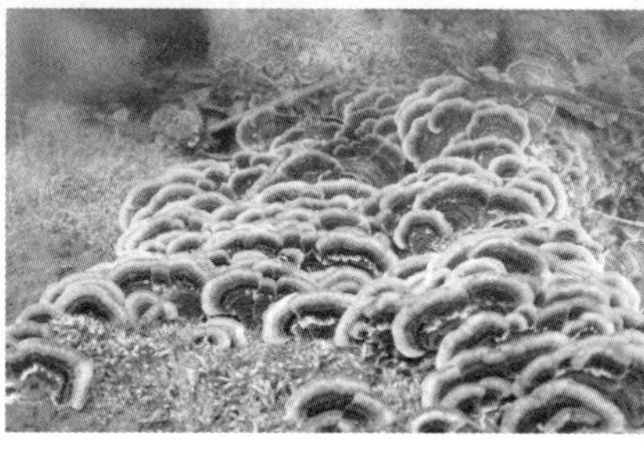

2009年中国药学大会暨第九届中国药师周 2009年11月21日~23日，由中国药学会、湖南省人民政府主办，湖南省食品药品监督管理局、长沙市人民政府承办的2009年中国药学大会暨第九届中国药师周在长沙市举行。大会主题为"药学科技创新与医药卫生改革"。全国人大常委会副委员长、中国药学会理事长桑国卫院士，卫生部副部长兼国家食品药品监督管理局局长邵明立，中国科协书记处书记冯长根，湖南省委书记张春贤，湖南省省长周强，国家知识产权局原局长王景川等领导，中国药学会常务理事、理事，各地药学会秘书长及来自全国各地的药学工作者近2000余人参加本次大会。开幕式由中国药学会副理事长兼秘书长李少丽主持，桑国卫、邵明立、冯长根、周强等领导在开幕式上致辞。

桑国卫在致辞中强调了医药卫生改革中科技创新的重要作用。进入新的历史时期，党和国家对民生事业给予了前所未有的高度关注，特别是对直接关系到广大人民身体健康的医药卫生事业给予了极大重视，已经明确将生物医药产业培育成高技术支柱产业。2009年4月，《中共中央、国务院关于深化医药卫生体制改革的意见》和《医药卫生体制改革近期重点实施方案(2009~2011)》相继发布，为我国医药卫生事业带来了新的发展机遇。5月，国家16个重大科技专项之一的"新药创制重大专项"正式启动，为我国医药卫生事业发展提供了强大的科技支撑。同时，面对金融危机，医药产业显现出强大的刚性发展需求，保持了较快的发展态势，这给广大医药科技工作者树立了坚强的信心，也提出了更高的要求。桑国卫希望全国广大医药卫生科技工作者更加紧密地团结起来，按照科学发展观的要求，同心同德，振奋精神，锐意进取，扎实工作，为创新型国家建设和构建和谐社会做出新的、更大的贡献。

大会主题报告有：桑国卫院士"金融危机下的中国医药产业与药物创新"、于德泉院士"中草药成分化学结构与生物活性多样性研究进展"、周宏灏院士"药物安全性的遗传基础"、陈志南院士"基于抗体的中国生物制药发展现状与展望"、北京大学光华卫生经济与管理研究院执行院长刘国恩"新医改下的药物经济学"、解放军总医院临床药理室主任王睿"神经甾体的基础与临床研究进展"等。会议期间，中药和天然药物、药剂、抗生素、药物分析、药物化学、药学史、生化药物、制药工程、医院药学、老年药学、海洋药物、药事管理、军事药学、应用药理、药物流行病等19个专业委员会推荐的19位专家和200多个候选优秀论文代表等作了分会场报告。大会还颁发了2009年中国药学会科学技术奖、中国药学会优秀药师奖等5个科技奖项。 （杨世民）

中国药学会22届理事会第3次会议 2009年11月20日下午，中国药学会22届理事会第3次会议在长沙市举行。94名理事出席了会议，会议由桑国卫理事长主持。会议主要内容有：1. 审议王晓良副理事长受桑国卫理事长委托所作的《中国药学会22届理事会第3次会议工作报告》，报告就2009年中国药学会的工作进行了全面回顾，系统地总结了学会在组织建设、国内外学术交流、编辑出版、继续教育与科普活动、举荐和奖励药学科技人才、科技开发工作、接受政府委托、承接国家课题等方面开展各项活动所取得的成绩和存在的问题。2. 审议李少丽副理事长所作的《中国药学会2008年度财务工作报告》，经会议审议认为：财务工作报告客观，真实地反映了2008年中国药学会的财务状况和业务活动情况，并通过了北京天正华会计师事务所的审计。3. 审议增补22届理事会理事、常务理事，李少丽副理事长向会议作了关于建议增补王睿等6位同志担任学会22届理事会理事、常务理事的情况说明，经到会理事审议并投票表决，同意增补王睿、李波、张清奎、彭东平、郑宏5位同志担任学会22届理事会理事、常务理事，同意增补22届理事宋瑞霖同志担任22届常务理事。4. 会议听取了陈兵副秘书长关于2009年中国药学大会暨第九届中国药师周会议筹备方案和实施情况的汇报，对会议筹备工作给予了充分肯定。 （杨世民）

首届中国药师大会 2009年6月5日~7日，由中国执业药师协会、卫生部合理用药专家委员会主办，中国医院协会协办的首届中国药师大会在北京召开。卫生部部长陈竺，卫生部原党组书记、部长高强，卫生部副部长马晓伟，卫生部副部长兼国家食品药品监督管理局局长邵明立等相关领导出席大会，中国执业药师协会会长张文周主持大会开幕式。会议以"新医改　新机遇　新挑战　新责任"为主题，从当前药品安全形势与企业责任切入，邀请来自卫生部、国家发改委、人力资源和社会保障部的相关人士解读新医改方案及基本药物制度、医药价格机制、公立医院的改革等政策，寻找新医改给药企带来的机遇。来自全国的医院院长、药剂科主任，医疗机构、生产企业、流通企业、连锁及单体药店药学技术人员，地方执业药师协会代表，高等药学教育机构的领导和管理人员及港澳台医药界代表等近千人参加了会议。此外，大会还组织了分会场论坛，围绕公立医院改革、如何做好医院合理用药的监测工作以及药品生产经营企业如何应对医改挑战等进行了讨论。

陈竺在大会开幕式上指出，广大执业药师是实施国家基本药物制度的重要力量，不仅是人民群众用药服务的提供者，也是深化医药卫生体制改革的重要参与者，身上肩负着重任。今后，要加强执业药师行业建设，推进执业药师立法；要加强执业药师人才队伍建设，培养更多的中青年执业药师，满足群众的合理用药需求；要重视临床药理基地的建设，让执业药师为具有我国特色的药物创新体系做出贡献；尤其在我国的临床药理基地建设中，需要加强临床工作中药师的作用，让药师在药物的临床试验中发挥更大作用。陈竺还希望药师协会与合理用药专家委员会能够更好地发挥桥梁与纽带作用，更好地组织药师为我国的卫生事业做出更大的贡献。邵明立在会上表示，国家食品药品监管局将一如既往地支持执业药师协会和广大执业药师的工作，高度关注执业药师队伍建设，希望执业药师为保障药品质量和提升我国的药学服务水平做出新贡献。（杨世民）

中国药理学会第十次全国学术会议 2009年10月29日至11月1日，由南开大学、天津药物研究院、天津医科大学、天津中医药大学、天津药理学会共同承办的中国药理学会第十次全国学术会议在天津市召开，会议以“药物创新科学用药”为主题。600余名来自全国各地的药理学工作者参加了本次会议，大会共收到论文摘要500余篇。

来自中国、美国、比利时、日本和中国香港等国家和地区的12位专家做了特邀报告，来自全国各地的90余名专家做了大会报告和专题报告，40名青年药理工作者做了英文报告。大会设三个分会场，分九个专题进行了学术交流，举办了“系统生物学与分子药理学”学术沙龙，沙龙围绕系统生物学与分子药理学研究的新理论、新思路、新方法等前沿问题进行了交流。会议期间，还召开了中国药理学会第九届理事会第二次全体会议，共有72名理事出席会议。（杨世民）

中药注射剂研究与使用热点问题论坛 2009年5月23日~24日，由中国药学会主办的“中药注射剂研究与使用热点问题论坛”在北京举行，来自我国医药领域的200多名代表参加了会议。中国科学院院士、上海中医药大学校长陈凯先，中国药学会副理事长袁天锡，国家食品药品监管局药品注册司中药民族药处处长董润生、药品安全监管司药品警戒和评价处处长颜敏等领导出席会议。

在论坛上，有关领导和专家就中药注射剂的质量控制、不良反应原因的研究、质量标准的完善、安全性的再评价、再评价机制的建立、安全风险的防控以及未来发展的趋势等方面进行了阐述和探讨，一致认为中药注射剂是我国中医药文化的重要组成部分，是现代中医药创新的成果，已成为临床疾病治疗的独特品种和手段，正在发挥着不可替代的作用。（赵　君）

第五届肉苁蓉暨沙生药用植物学术研讨会 2009年5月11日~13日，由中国药学会和巴彦淖尔市主办，北京大学中医药现代研究中心和磴口县承办的第五届中国肉苁蓉及沙生药用植物学术研讨会暨沙生产业产品展示会在内蒙古巴彦淖尔市磴口县举行。会议主题是“发展肉苁蓉产业、服务健康事业、推进西部经济发展与生态文明”。中国医学科学院、中国中医科学院、北京大学、上海交通大学、中国农业大学、内蒙古大学等科研机构和高等院校的从事肉苁蓉及沙生药用植物研究的60多位知名专家围绕肉苁蓉及其寄主植物大规模种植、肉苁蓉资源开发、肉苁蓉产业发展前景及当前存在的主要问题等学术问题展开专题研讨，为改善全国沙漠生态环境，促进沙产业发展提供了理论支持。（赵　君）

第四届国际药物制剂论坛 2009年9月24日~26日，由中国药学会主办，复旦大学药学院、药物制剂国家工程研究中心、扬子江药业集团、美国太平洋大学药学院承办，国际药物控释协会和上海药学会协办的第四届国际药物制剂论坛在上海复旦大学张江校区举行。中国药学会副理事长陈凯先院士、国际药物控释协会主席Diane J. Burgess教授等到会致辞。来自美国、德国、丹麦、韩国、新加坡和中国等药学院校、研究院所和制药企业的500余名代表参加了论坛。本届论坛围绕“新型递药系统研究与应用”主题，共进行了8场大会报告和24场分会场报告，30余位国内外专家在论坛上作了专题演讲，近100位青年学者进行了报告交流和墙报展示。本届论坛还首次设立了青年学者优秀报告奖和优秀墙报奖，14位青年学者获此荣誉。（赵　君）

第一届世界天然药物和传统药物药理学学术会议 2009年9月9日~12日，由国际药理学联盟天然药物药理学分会、中国药理学会共同主办，中国药理学会中药药理专业委员会和浙江中医药大学联合承办的第一届世界天然药物和传统药物药理学学术会议在杭州市举行。来自英国、德国、法国、丹麦、日本等国家和地区的200多位专家和学者参加了本次会议。会议以“天然药物和传统药物的现在和将来”为主题，重点围绕天然药物和传统药物基础药理学和临床药理学研究以及新药研究开发等议题进行了广泛的学术交流和讨论。此次会议共收到论文摘要138篇，涉及药理学的多个二级学科。会议包括大会报告、专题报告、壁报交流和学术讨论。共有来自法国、丹麦等国家的7位专家做了大会报告，有来自德国、日本、英国、南非等国的16位专家做了专题报告，报告内容涉及天然药物及传统药物活性部位及成分、中药复方、安全性评价、药物作用靶点以及新药发现等研究等，其他参会代表以壁报的形式进行了交流。（赵　君）

中国医药科技创新与发展高峰论坛 2009年8月21日，由中国药学会主办，中国药学会医药知识产权专业委员会和中国药学会药事管理专业委员会承办，先声药业集团协办的中国医药科技创新与发展高峰论坛在北京召开。论坛以“企业创新研发体系与保障机制”为主题，旨在加强我国医药卫生事业在政产学研资领域的沟通和交流，增强医药科技领域自主创新与可持续发展能力，搭建医药企业间的合作平台，提高医药科技领域管理水平，促进我国医药经济健康发展，200余名各地代表加了本次论坛。桑国卫、王东进、王宏广和宋瑞霖4位专家围绕我国创新药物研究的相关问题，结合医药卫生体制改革，介绍了我国医药产业发展的现状、重点与方向；甄永苏院士、张清奎部长、张伟司长、周福成副秘书长等做了系列的学术报告。（赵　君）

"中国医药体制改革——机遇和挑战"国际高峰论坛 2009年11月22日，由中国药学会、湖南省人民政府主办的"医药体制改革——机遇和挑战"国际高峰论坛在长沙市召开。全国人大常委会副委员长桑国卫、国家食品药品监督管理局局长邵明立、湖南省省长周强、美国卫生部前公共卫生首席执行官 Richard Carmona、澳大利亚前卫生部部长 Michael Wooldridge、澳大利亚昆士兰州卫生部副部长 Andrew Wilson、世界银行卫生经济专家 John Langenbrunner 主席，美国药物研发与制造商协会、美国全球生物工业组织、中国外商投资企业协会药品研制和开发行业委员会等组织的会员企业，以及中国各大医药企业代表共300余人参加了会议。

桑国卫作了题为"中国医改与医药产业创新"的主题报告。邵明立在论坛中作了发言，来自美国、澳大利亚等国家和地区的专家从不同视角讨论了医改对国家整个经济的影响，并介绍了自己国家的医改经验。（赵　君）

中国抗生素60年高峰论坛 2009年9月15日，由成都市人民政府、中国生物技术发展中心、中国医药集团总公司和中国药学会共同主办的中国抗生素60年高峰论坛在成都市召开。全国人大常委会副委员长、中国药学会理事长桑国卫院士出席大会并讲话，他希望通过举办本次论坛，回顾中国抗生素60年来从无到有、从弱到强的奋斗历程，探讨创新发展中存在的问题，展望中国抗生素未来的发展前景，立足于研究抗耐药菌感染新方法、节能降耗新工艺、抗生素品种的再评价和抗生素质量的进一步提高，提高科研成果的产业化率，搭建绿色产业。代表们围绕抗生素与人类健康的主题，重点回顾了建国60年来我国抗生素产业发展取得的成果，研讨了抗生素发展中存在的热点、难点问题。（赵　君）

首届药物信息研究与利用高峰论坛 2009年8月14日，由中国药学会主办的首届药物信息研究与利用高峰论坛在桂林市举行。会议主题为"深化药物信息利用，服务行业创新发展"。中国药学会副理事长李大魁、副理事长兼秘书长李少丽出席会议并讲话，会议还邀请了中国社科院经济研究所研究员朱恒鹏、北大医药管理国际研究中心教授史录文和中国医科院卫生政策与管理研究中心主任代涛、研究员韦潇等国内知名的专家学者、企业界人士作了研究报告，来自100余家医药企业和研究机构的从事药物信息研究利用的代表出席了会议。李少丽介绍了中国药学会全国医药经济信息网参与并为国家药物政策研究、药品价格政策研究、国家药品应急体系建设研究以及新的基本药物目录制定等重大项目提供了大量的数据信息，并就我国药学信息建设的重要意义目前面临的主要问题以及药物信息研究利用工作为我国医药卫生工作所产生的影响等进行了阐述。（赵　君）

2009年中国药学会药事管理专业委员会年会 2009年8月6日～8日，由中国药学会药事管理专业委员会主办，沈阳药科大学工商管理学院承办，辽宁省药学会、本溪市人民政府、辽宁省食品药品监督管理局和沈阳市食品药品监督管理局等单位协办的2009年中国药学会药事管理专业委员会年会暨"国家药物政策与《药品管理法》修订研究"论坛在辽宁省本溪市举行。全国人大常委会副委员长桑国卫院士出席会议开幕式并作重要讲话，沈阳药科大学校长吴春福致欢迎辞。辽宁省人大常委会副主任王专、本溪市市长江瑞、本溪市人大常委会主任赵长愉、中国药学会副秘书长陈兵等领导出席年会开幕式并致辞。来自全国各地的180余位代表参加了本次会议，大会共选出优秀论文28篇、优秀论文组织单位7个。会议围绕"完善国家药物政策，促进医药发展"的主题，研讨范围主要集中在药品研制开发、药品生产、药品经营和药品使用、药品安全、药品监督管理等领域的政策与法规，重点研讨《中华人民共和国药品管理法》修订，提出修订与完善的建议和意见。（赵　君）

中国药学会药物经济学专业委员会工作会议 2009年11月29日，中国药学会药物经济学专业委员会第二届委员工作会议在北京大学光华管理学院召开。中国药物经济学专业委员会主任委员刘国恩教授、副主任委员吴久鸿博士和关志强主任以及来自全国各地的十余名委员以及部分药物经济学青年学者出席了此次会议。会议总结了2009年药物经济学专业委员会的各项工作，并讨论和部署了2010年的工作安排。（赵　君）

中国药学会药物安全评价研究专业委员会工作会议 2009年9月15日，中国药学会药物安全评价研究专业委员会第一次全体委员工作会议在北京召开。中国药学会副理事长兼秘书长李少丽和组织工作部主任张茳出席会议。会议期间，张茳宣读了第一届药物安全评价研究专业委员会委员名单，出席会议的领导为专业委员会成员颁发了聘任证书。李少丽副理事长系统地介绍了中国药学会的百年发展史，介绍了中国药学会的组织机构、专业委员会的设置、创办的专业刊物和理事会成员，对新成立的药物安全评价研究专业委员会在发挥作用、专业发展和组织管理等方面提出了若干希望和要求。（赵　君）

中国药学会医药知识产权研究专业委员会工作会议 2009年7月11日，中国药学会医药知识产权研究专业委员会第一次全体委员会议在北京召开，31位专委会委员出席会议。会议由中国药学会副秘书长、专委会副主任委员陈兵主持，专委会主任委员、国家知识产权局专利局医药生物发明审查部部长张清奎报告了专委会的宗旨和任务、本届专委会的主要目标及活动安排。中国药学会副理事长兼秘书长李少丽出席会议并作讲话，她传达了理事长桑国卫院士对专委会的期望，希望专委会主动研究国际贸易中医药知识产权的难点、热点，有计划、有针对性地培养技术骨干并逐步在我国形成医药知识产权领域的专家群体，发挥专委会的重要作用。组织部主任张茳宣读了医药知识产权研究专业委员会第一届全体委员名单。与会委员就专委会的宗旨、任务及专委会成立大会和今年其他活动安排等进行了讨论。

（赵 君）

中国药学会药物临床评价研究专业委员会成立大会暨全国第一届药物临床评价学术大会 2009年6月6日~7日，中国药学会药物临床评价研究专业委员会成立大会暨第一届全国药物临床评价研究学术大会在北京召开。全国人大常委会副委员长、中国药学会理事长桑国卫院士出席成立大会并作重要讲话，中国科协学术部副部长朱雪芬、国家食品药品监管局政策法规司副司长许嘉齐、科技部中国生物技术发展中心主任王宏广作了致词，中国药学会副理事长兼秘书长李少丽主持成立大会，副秘书长张晓东宣读药物临床评价研究专业委员会第一届全体委员名单。来自药物临床评价研究相关领域及临床评价领域专家学者500多人参加了本次大会。大会特邀中国工程院刘昌孝院士、中国工程院周宏灏院士等32位国内著名专家作学术报告，内容涵盖了药物临床评价最新研究进展，包括药物基因组学与临床研究，国家医疗改革进程药物临床评价领域的政策法规，我国GCP规范化研究进展，循证医学在临床研究中的应用，特殊人群的药代动力学研究，以及抗感染、心脑血管、呼吸、儿科用药及OTC药物临床评价研究的最新进展等。 （赵 君）

中国药学会全国医药经济信息网工作会议 2009年11月20日，中国药学会全国医药经济信息网工作会议在长沙市举行。全国人大常委会副委员长、中国药学会理事长桑国卫院士出席会议并讲话。桑国卫院士对全国医药信息网一年来为国家和医药行业作出的成绩、在推进我国药学信息化建设中发挥的作用以及信息网自身建设取得的进步给予了充分肯定，并对今后的发展与建设提出了建议与希望。中国药学会科技开发中心主任周颖玉作了题为“增强服务意识，加强技术创新，更好地服务于国家和行业发展”的工作汇报。会议还表彰了2009年度信息工作先进单位和个人、信息管理优秀单位和个人。

（赵 君）

中国执业药师协会第一届理事会第七次会议暨第二次全国会员代表大会 2009年6月5日，中国执业药师协会第一届理事会第七次会议暨第二次全国会员代表大会在北京市召开，来自31个省、自治区、直辖市的173名执业药师代表参加了本次会议。中国执业药师协会会长张文周、常务副会长兼秘书长张淑芳分别向理事会作了相关报告，到会理事通过了中国执业药师协会第二次全国会员代表大会议程及中国执业药师协会第一届理事会工作报告，并就换届事宜进行了讨论。第二次全国会员代表大会选举了中国执业药师协会第二届理事会，理事会推举张文周继续担任会长。随后举行了中国执业药师协会第二届理事会第一次会议。

（赵 君）

西藏自治区藏药专家委员会成立暨第一次会议 2009年9月9日，西藏自治区藏药专家委员会成立暨第一次会议在拉萨市召开，28名来自全国各地的藏医药专家被聘为西藏自治区藏药专家委员会委员。自治区人大常委会副主任马如龙、自治区副主席孟德利、自治区政协科教文卫会主任次仁达、自治区政府副秘书长格桑玉珍等出席会议，并为委员颁发聘书。孟德利在讲话中指出，近年来，西藏藏医药产业虽然取得了可喜成绩，但是与国内医药发展的先进水平还存在一定的差距。他希望藏药专家委员会的各位专家从战略性、全局性角度出发，充分发挥专家学者的集体智慧，积极探索藏药产业发展的新思路、新机制、新举措，提出多项行之有效的政策建议，促进藏药产业又好又快发展。同时，他要求各有关部门要为藏药专家委员会的咨询研究工作创造良好的工作环境。 （赵 君）

SFDA-WHO知识产权、创新和公共卫生研讨会 2009年6月10日~11日，国家食品药品监督管理局与世界卫生组织联合在成都召开了SFDA-WHO知识产权、创新和公共卫生研讨会。国家食品药品监督管理局国际合作司巡视员常文佐、WHO公众健康、创新和知识产权部处长German Velasquez博士、WHO西太平洋区药品地区顾问Budiono Santoso博士、四川省食品药品监督管理局副局长刘伟德为开幕式致辞。WHO专家介绍了WHO关于公共健康、创新和知识产权政府间工作组（IGWG）的工作进展、全球策略及行动计划，TRIPS协议在保护公众健康方面可利用的弹性空间，NCE的可能定义空间及其影响等；中方代表介绍了中国政府对IGWG进展所作贡献，中国专利法第三次修订中对公共卫生的关注，对药品注册管理与知识产权保护关系的认识思考，以及TRIPs 39.3的执行情况。 （赵 君）

2009中国-东盟传统医药高峰论坛 2009年10月29日，由国家中医药管理局、国家民委、广西壮族自治区人民政府共同主办的2009中国-东盟传统医药高峰论坛在南宁市圆满结束。中国与东盟国家、世界卫生组织、东盟秘书处的官员、院士、专家学者、行业及企业负责人共260人出席论坛。卫生部副部长、国家中医药管理局局长王国强，国家民委副主任丹珠昂奔，广西壮族自治区副主席陈章良，老挝卫生部部长本梅·达拉洛，缅甸卫生部副部长斑梭，柬埔寨卫生国务秘书欧库·摩那，东盟秘书处金塔那·丝丽旺萨，世界卫生组织西太区传统医学顾问那然图亚·杉丹等领导出席开幕式并致辞。此次论坛突出了传统医药的可及性与国家卫生体系建设，与会代表对卫生体系中提升传统医药可及性的政策法规及成功案例、传统医药人力资源开发合作、传统医药健康保健体系进行了研讨。通过政府合作研讨，中国与东盟十国就传统医药合作达成了一致，共同发表了《南宁宣言》，为构建中国-东盟传统医药合作框架打下良好基础。（赵　君）

第二届中美药品分析技术与检测方法研讨会　2009年11月6日～8日，由中国药品生物制品检定所和美国药典会主办，广州市药品检验所承办的第二届中美药品分析技术与检测方法研讨会在广州市召开。会议主题为"药品质量与生命安全"。来自全国各地的400余名相关领域的专家、学者参加了此次研讨会。国家食品药品监督管理局副局长边振甲出席会议开幕式并作讲话。中检所所长李云龙致开幕辞，指出总结我国药品检验事业的发展，开阔国际视野，重视国际交流与合作，是不断提高我国药品检验检测能力的一条重要途经。4位国外专家和6位国内专家做了特邀报告，内容包括涉及美国药典热点话题、中国药典的发展与展望、现代分析技术在药品质量控制中的应用等方面。（赵　君）

2009制药工程暨仿制药研发国际论坛　2009年9月22日～24日，由德国弗戈媒体集团、PROCESS《流程工业》杂志社和中国药学会制药工程专业委员会共同主办的2009制药工程暨仿制药研发国际论坛在天津天士力现代中药城举办。来自国家食品药品监督管理局、FDA、全球顶级的制药工程公司的近20位专家作了会议报告，包括药品生产企业的总经理、生产厂长、工程部负责人、项目经理、质量负责人，以及医药设计院、制药生产解决方案供应商在内的600余人参加了会议。本次论坛还特别组织了"仿制药研发分论坛"，FDA、全球知名制药企业的专家探讨了仿制药研发思路。

（赵　君）

第三届全国药学服务与研究学术论坛　2009年4月17日，由中国药学会医院药学专业委员会和《药学服务与研究》杂志社主办，上海市药学会协办的第三届全国药学服务与研究学术论坛在江苏泰兴举行。来自全国各地，包括台湾、香港地区的400多名代表参加了本次论坛。会议特邀美国伊利诺斯州大学医学中心药剂科主任Donnelly教授、美国Loma Linda大学药学院院长Sompon教授、中国药学会医院药学专业委员会主任委员李大魁等12位专家作了专题学术报告，专家们结合各自的临床实践，介绍了国内外药学服务领域的最新进展，交流了药学研究成果。（赵　君）

2009上海中医药国际论坛　2009年11月26日，由上海市中医药学会和上海中医药大学共同主办的2009上海中医药国际论坛在上海举行。来自中国、德国、英国、日本、韩国等11个国家和地区的中外专家进行了35场专题报告，近200多位中外学者参加了此次会议。本届论坛以"现代生活生命科学中医现代化"为主题，设立了"中医药治未病"、"自然医学与生命信息技术发展"、"中药的化学成分、生物效应与质量控制"、"中医药膳与健康产业发展"三个专题论坛，在强调基础性研究的同时，突出中医文化的国际传播，引导中医学科发展与多学科的交叉融合，促进学术研究与社会、经济生活的联系，为我国国际服务贸易发展建立学术基础。

（赵　君）

首届药物安全评价国际研讨会　2009年12月2日～3日，中国药品生物制品检定所国家药物安全评价监测中心奠基10周年庆典暨首届药物安全评价国际研讨会在北京市举行。中国药品生物制品检定所党委书记、所长李云龙致欢迎词，国家食品药品监督管理局副局长边振甲以及科技部、卫生部有关部门的领导到会祝贺并讲话，副所长王军志主持庆典仪式。边振甲等领导为在安评中心的建设中做出贡献的原JICA专家代表、中检所相关部门和安评中心的部分员工颁发了荣誉证书。在同时举行的首届药物安全评价国际研讨会上，来自中国、日本、美国的专家学者围绕药物安全与公众健康主题，就毒理学和表观遗传学、毒理基因组学、疫苗类生物技术药物的安全性评价、单抗类生物技术药物的安全性评价等研究热点做了学术报告。（赵　君）

新医改与新药学发展高端论坛　2009年6月19日～21日，中国药学会学术部与绿叶制药共同举办的新医改与新药学发展高峰论坛在山东烟台举行。中国药学会陈兵副秘书长、北京协和医院药剂科李大魁主任、上海长海医院药剂科胡晋红主任等10名专家，就目前新医改与国家基本药物制度、新医改对医院药学学科发展机遇与挑战等相关领域问题作专题报告，来自全国20个省市自治区的61家三级以上医院的药剂科主任参加了本次论坛。（赵　君）

广东国际药物安全警戒研讨会　2010年9月9日，广东省食品药品监督管理局和广东省卫生厅在广州市举办广东国际药物安全警戒研讨会，广西、湖南、湖北、江西、海南等省级监测机构的工作人员参加了本次会议。研讨会围绕欧美药物风险管理、重大医学事件信号发掘、风险评估、药物监察预警等药物警戒方面的内容展开，就上市药物安全警戒以及国际不良事件全程监测标准与方法学，从单个病例安全报告、不良事件选择、病例信号发掘、风险评估管理与沟通等角度向与会者介绍了国际药物警戒工作程序。会议指出，药物警戒是一项系统工程，也是一个较新的概念，需要药品不良反应监测工作人员以及临床工作者不断加强学习和交流，此外还要引进国际先进的风险管理理念和借鉴国际先进的工作方法，努力建设国内一流、与国际接轨的专业队伍，争取建

立符合国际标准的药物警戒工作机制，全方位地保证公众用药安全。（赵　君）

第二届海峡两岸医学院药理学教学学术会议　2009年6月24日~27日，由中国药理学会教学与科普专业委员会主办，山东药理学会、青岛大学医学院承办的第七次全国药理学教学学术研讨会暨第二届海峡两岸医学院药理学教学学术会议在山东省青岛举行。154位代表参加本次会议，收到论文摘要79篇。

大会报告有周宏灏院士"重视本科生教学是教师的神圣职责——兼谈药理学总论的观念教育"、林仁混院士"漫谈美国医学院药理学之教学"、杨世杰教授"临床医学八年制《药理学》编写体会"等。会议期间还召开了第七届中国药理学会教学与科普专业委员会第一次全体委员会议，选举产生了第七届专业委员会主任委员和副主任委员，并对第七届专业委员会的主要工作提出了建议和要求。（赵　君）

第十五届全国药学史本草学术研讨会　2009年8月2日~5日，由中国药学会药学史专业委员会举办的第十五届全国药学史本草学术研讨会在内蒙古自治区赤峰市召开。来自国内外的近百名专家、学者齐聚赤峰，围绕"蒙药历史、现况及加速蒙药产业化进程"主题展开了深入研讨。中国药学会副理事长袁天锡、中国药学会药学史专业委员会主任委员郝近大、内蒙古自治区食品药品监督管理局巡视员李光荣，以及赤峰市委常委、红山区区委书记包振玉等领导出席会议并讲话。本次会议收到论文50余篇，涉及蒙药及少数民族医药研究、药物本草考证研究、文献研究、药学史研究四大主题及其相关方面。会议期间还召开了第六届中国药学会药学史专业委员会的第二次工作会议。（赵　君）

第十二届全国数学药理学大会　2009年8月7日~9日，第十二届全国数学药理学(定量药理学)大会在青海省西宁市召开，来自全国的近70名代表参加了本次会议。我国数学药理学奠基人孙瑞元教授出席大会，并作了数学药理学前沿发展的学术报告。与会代表们就定量药理学的新进展和新技术进行了广泛的交流，包括药动学、群体药动学、药效学、群体药效学、药物相互作用、计算机模拟、数学建模等；并对美国FDA成立了"定量药理学审评组"等国际最新发展动态予以介绍。宋建国教授代表中国药理学会第七届数学药理学专业委员会作了工作汇报，并对专业委员会的发展历程进行了回顾和总结。本届会议还选举产生了第八届全国数学药理学专业委员会。（赵　君）

"中国药物创新论坛——战略与决策"研讨会　2009年11月12日~13日，由国家食品药品监督管理局药品审评中心、中国医药国际交流中心共同主办的中国药物创新论坛——战略与决策研讨会在上海市召开。国内部分大型制药企业的主要负责人、研究机构专家学者，以及国家级医药产业基地的负责同志100余人参加了会议，国家食品药品监督管理局药品注册司、药品审评中心、中国医药国际交流中心主要负责人及有关人员出席了会议。国家食品药品监督管理局副局长吴浈出席会议并讲话。吴浈在讲话中对近几年我国药品注册的变化与走势进行了分析，重点介绍了今后药品注册监管的工作思路，明确提出"规范审评、严格审批、鼓励创新"的工作目标。与会代表从不同的角度，围绕如何引领创新发展、构建创新体系进行了深入的讨论和交流。（赵　君）

全国药物化学学术会议　2009年10月10日，2009年全国药物化学学术会议在武汉大学召开，来自美国、法国、德国和韩国的40余名学者和全国相关领域的500余名专家学者参加了会议。中国科学院张礼和院士在开幕式上致辞。本次会议以大会特邀报告、分会邀请报告、分组报告及墙报展讲为主要形式，内容涉及药物分子涉及及新方法研究、药物化学的热点问题、有机合成和药物化学、天然药物化学和化学生物学研究、药物合成新方法和新工艺等。会议还专门设立了海外分会场，邀请海外著名药物化学专家作专题报告，会上还颁发了"中国药学会-SERVIER青年药物化学奖"以及大会优秀墙报奖。（赵　君）

第二届中国药物警戒研讨会　2009年9月21日~22日，由国家食品药品监督管理局药品评价中心、国家药品不良反应监测中心与《中国药物警戒》杂志联合主办的第二届中国药物警戒研讨会在天津举行。国家药品不良反应监测中心金少鸿主任、国家药品监督管理局药品安全监管司毛振宾专员、天津药品监督管理局局长王生田致辞。本次大会的主要议题是"药物警戒与药品风险管理探索与实践"，美国FDA官员、EMEA药品风险管理专员以及国内知名专家学者，就我国药物警戒和风险管理现状、ADR监测技术和与药品风险管理实践、医疗机构及企业在药物警戒系统所起作用、药物不良反应预警信号的挖掘、处置及应用等进行了深入研讨。（赵　君）

第十一届全国抗生素(微生物药物)学术会议　2009年11月9日，第十一届全国抗生素(微生物药物)学术会议在杭州市举行，来自全国各省市的近300名从事抗生素药物研发、开发、临床诊治的代表参加了本次会议收到了120余份论文并评出了11份优秀论文。会议以突出创新、紧密结合自己研究工作为主，针对四年来我国在新抗生素、新生物技术药物等的研发、重大生产工艺革新、药物质量控制研究等方面进行了全面的学术交流。中国工程院院士甄永苏、侯惠民，中国科学院院士沈寅初等专家学者针对各自的研究成果、国内外抗生素领域的研究现状和发展趋势、国内各主要抗生素研究所和大型医药企业的研究生产现状、临床上抗生素应用的现状等内容作了特邀报告。（赵　君）

第二届全国妇产科药学大会　2009年11月19日～20日，第二届全国妇产科药学大会在长沙市举行，会议主题为“激素类药物在妇产科的合理应用”，来自全国各地的180余名代表参加了本次会议。

会议邀请广东省妇幼保健院妇科主任罗喜平教授、北京大学第三医院药剂科主任翟所迪、浙江大学医学院附属妇产科医院产科主任贺晶等教授分别做了题为“妇科肿瘤化疗药物副作用的处理策略”、“妇产科治疗中的临床药学支持”、“围产期用药的相关问题”等报告。此次会议为临床药师们搭建了习和交流的平台，分享我国妇产科用药和诊疗技术学术研究的最新成果以及妇产科临床诊治规范等最新发展技术，加强我国妇产科用药学术交流，促进妇产科药物在临床科学、合理、规范地使用。（赵　君）

第三届肝病治疗进展与临床药学学术研讨会　2009年11月13日15日，由中国药学会医院药学专业委员会、浙江省中医药大学附属六院和《中国药学杂志》共同承办的第三届肝病治疗进展与临床药学学术研讨会在杭州市。会议共收到征文79篇，150余名来自全国各地的代表参加了本次会议。研讨会特别邀请了国家自然科学基金委员会副主任、中国医学科学院基础医学研究所研究员、中国科学院沈岩院士就如何进行科学研究、课题申报、论文撰写等问题与代表进行座谈。浙江大学、浙江省中医药大学、安徽医科大学、复旦大学的专家们就肝病领域内的相关问题作了报告。大会还安排了两个卫星会，专题讨论了“慢乙肝抗病毒治疗意义及药物的选择”和“关注肝纤维化，组织慢性肝病进展”。

（赵　君）

热分析在药物及药用材料中的应用学术研讨会　2009年10月22日～24日，由中国药学会药分专业委员会、《药物分析杂志》编委会主办，江苏省食品药品检验所承办，江苏省热分析专业委员会及苏州药品检验所协办的“热分析在药物及药用材料中的应用”学术研讨会在苏州召开，80多位代表出席了本次会议。国内热分析专家在会上作了国家标准热分析术语介绍、热分析在药物分析、药物晶型研究、医疗器械质量控制、中药鉴别、对照物质研究中的应用、以及各国药典热分析技术应用概况、热分析仪器最新进展等专题报告。与会代表就热分析技术在药物研究、药物检验、标准物质、药用辅料及医药材料中的应用等开展了讨论并相互交流经验。

（赵　君）

首届中国晶型药物研发技术学术研讨会　2009年11月21日～22日，由中国药理学会、中国晶体学会、中国医学科学院药物研究所国家药物及代谢产物分析研究中心共同举办的首届中国晶型药物研发技术学术研讨会在北京召开。来自全国各地近150名代表参加了会议。会议由中国医学科学院药物研究所吕扬教授主持，邀请相关专家就晶型药物研发策略、晶型药物的制备技术等热点问题作了专题报告。会议还邀请了国家药品食品监督管理局新药审评中心王亚敏主任、国家药典委员会李慧义处长、天津药物研究院汤立达院长分别做了“晶型药物的药学研究”、“四国药典中关于晶型药物标准”、“我国晶型药物研发成功案例”等管理专题报告。仪器厂家代表介绍了晶型药物相关检测分析仪器设备和性能。（赵　君）

第二十届全国儿科药学学术会议暨首届全国儿科中青年药师论文报告会　2009年5月14日～16日，由中国药学会医院药学专业委员会主办，首都儿科研究所与中国药学会医院药学专业委员会儿科药学专业组联合承办的第二十届全国儿科药学学术会议暨首届全国儿科中青年药师论文报告会在北京召开。本届会议主题是“关爱儿童健康，以科学发展观，创建中国特色的儿科药学服务体系，促进儿童合理用药、保障儿童用药安全”。全国近百家儿童医院及妇幼保健院的儿科药师代表约200人参会。本届会议共收到论文164篇，涉及到儿科药学管理、临床药学等多个领域。卫生部张宗久司长、著名药学专家李大魁教授以及王天有副所长分别作了《公立医院改革的思路》、《医改与医院药学》、《侵袭性真菌感染治疗策略》报告。会议期间，还召开了中国药学会医院药学专业委员会儿科药学专业组第四届第四次全体委员扩大会议。（赵　君）

全国骨与关节用药学术研讨会　2009年8月5日～9日，由中国药学会生化与生物技术药物专业委员会主办，山东省药学科学院、《食品与药品》杂志社、《生物医学工程研究》杂志社承办的全国骨与关节用药学术研讨会在贵阳市召开。240余位代表参加会议，收到论文90余篇。中国药学会生化与生物技术药物专业委员会副主任委员凌沛学教授、名誉主任委员张天民教授以及贵州省人民医院田晓滨副院长分别主持了会议，主任委员袁勤生教授致开幕词。国内外十余位骨科及相关学科专家做了专题报告，总结了近年来骨与关节用药的经验，探讨了今后相关药物的研发方向，肯定了玻璃酸钠在骨与关节疾病治疗中的作用。本次学术研讨会汇集了国内外多名业内专家的前沿成果及经验总结，对提高我国的骨与关节疾病治疗水平具有重要意义。（赵　君）

药学书刊

Pharmaceutical Publications

中国药学年鉴 2010

CHINESE PHARMACEUTICAL YEARBOOK

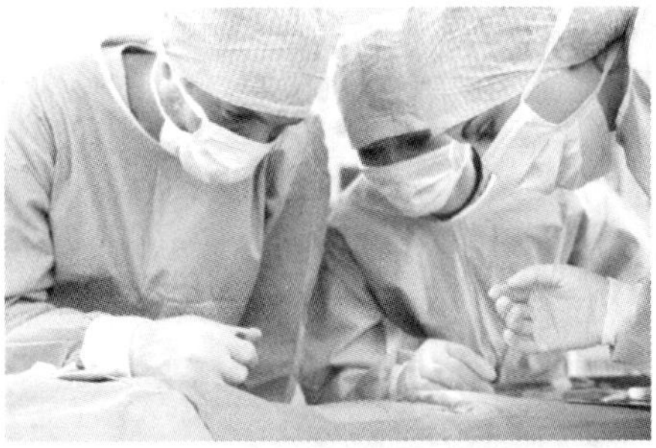
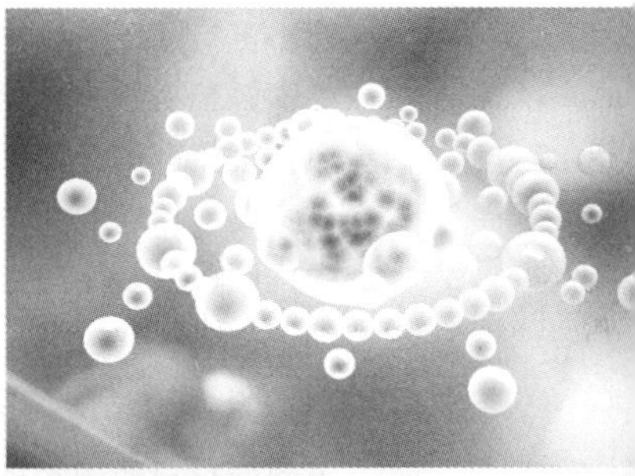
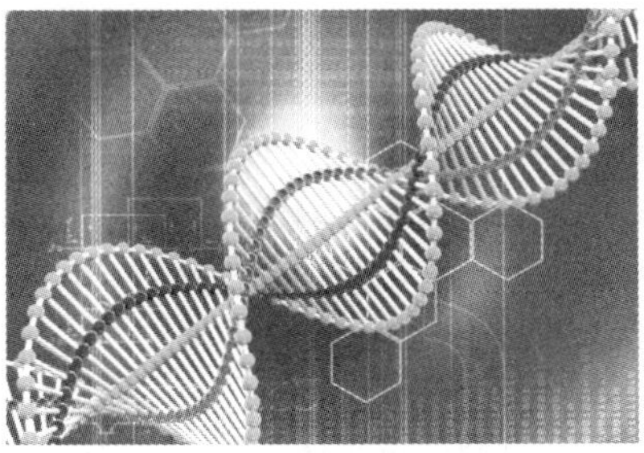
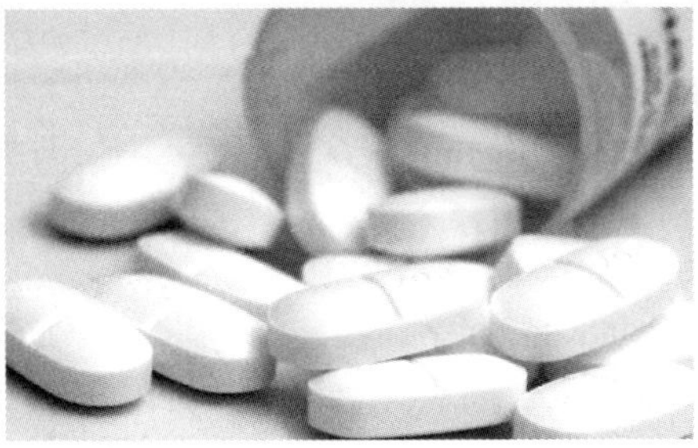
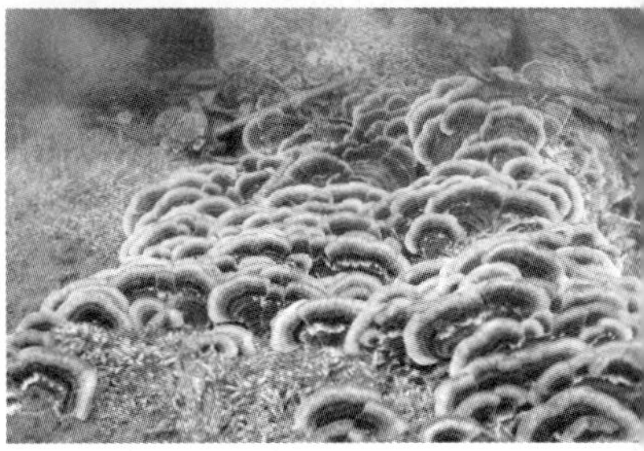

2009年药学图书出版书目选录

2009药师(药剂士)职称考试强化训练习题集
李凤前　赵卫权　主编
第二军医大学出版社　702页　16开　80.00元

2009主管药师职称考试强化训练习题集
王　卓　李国栋　陶文明　主编
第二军医大学出版社　786页　16开　95.00元

208种中药典故
张　虹　汤金城　主编
中原农民出版社　382页　16开　38.00元

Goodman & Gilman药理学和治疗学手册
[美]布伦顿(Brunton,L.L.)等　主编
科学出版社　1142页　16开　298.00元

阿司匹林
郭航远等　主编
浙江大学出版社　205页　32开　20.00元

八珍汤
郭小玉　吴欣芳　主编
中国医药科技出版社　234页　16开　29.00元

白癜风合理用药225问
马一兵　徐旭英　主编
中国医药科技出版社　151页　16开　25.00元

白虎汤
刘　明　陈会苓　编著
中国医药科技出版社　192页　16开　26.00元

白血病合理用药159问
贾立华　黄士敏　主编
中国医药科技出版社　133页　16开　25.00元

本草纲目图鉴(明)
李时珍　原著　陈大为　编著
长征出版社　539页　16开　56.00元

本医药膳与食疗
谭兴贵　主编
中国中医药出版社　369页　16开　75.00元

鼻炎合理用药458问
朱建红　张新军　主编
中国医药科技出版社　176页　16开　25.00元

便秘合理用药389问
颜耀东　张　雷　主编
中国医药科技出版社　190页　16开　25.00元

亳州药用植物资源与栽培加工
安徽中医学院、亳州市谯城区科学技术局　编
安徽大学出版社　276页　大16开　78.00元

补阳还五汤
余志勇　李祥光　编著
中国医药科技出版社　361页　16开　39.00元

不孕不育合理用药167问
李宏军　金保方　主编
中国医药科技出版社　121页　16开　25.00元

参苓白术散
刘惠杰　何　军　编著
中国医药科技出版社　352页　16开　39.00元

柴胡疏肝散
刘一凡　刘　伟　编著
中国医药科技出版社　223页　16开　29.00元

产后病合理用药190问
曾春晖　张　伟　编著
中国医药科技出版社　160页　16开　25.00元

常用中草药加工技术
段琼辉　李　永　葛竹兴　主编
金盾出版社　206页　32开　13.00元

虫类药证治拾遗
石志超　原所贤　主编
大连出版社　209页　16开　32.00元

处方药营销实战宝典
赵　郑　著
经济管理出版社　266页　16开　38.00元

大承气汤
杨佃会　杨孟祥　编著
中国医药科技出版社　243页　16开　29.00元

丹药本草
张觉人　著　张居能　整理
学苑出版社　262页　32开　20.00元

丹栀逍遥散
刘一凡　贺文彦　编著
中国医药科技出版社　215页　16开　29.00元

胆囊炎与胆石症合理用药259问
赵鲲鹏　主编
中国医药科技出版社　156页　16开　25.00元

当归治病亦养生
付　群　陈友平　主编
上海科学技术文献出版社　306页　32开　16.00元

癫痫合理用药288问
田振华　编著
中国医药科技出版社　161页　16开　25.00元

儿科合理用药
唐洪侠　李文辉　王征军　主编
中国医药科技出版社　577页　16开　69.00元

儿童疾病合理用药305问
徐世军　主编
中国医药科技出版社　225页　16开　28.00元

二陈汤
孙丰雷　田　林　主编
中国医药科技出版社　220页　16开　29.00元

方剂学笔记
杨　勇　韩旭华　主编
科学出版社　153页　16开　24.80元

方剂学
谢　鸣　主编
中国中医药出版社　455页　16开　39.00元

方剂一本通
魏睦新　王　钢　主编
科学技术文献出版社　314页　32开　20.00元

防风通圣散
佘远遥　迟慧彦　主编
中国医药科技出版社　270页　16开　36.00元

妇产科合理用药
张靖霄　刘冬梅　主编
中国医药科技出版社　304页　16开　39.00元

妇科炎症合理用药424问
钱会南　主编
中国医药科技出版社　178页　16开　25.00元

妇科肿瘤合理用药465问
钱会南　主编
中国医药科技出版社　188页　16开　25.00元

腹泻合理用药461问
颜耀东　张　雷　主编
中国医药科技出版社　213页　16开　27.00元

肝硬化合理用药245问
陶夏平　王美春　张　婧　编著
中国医药科技出版社　134页　16开　25.00元

感冒合理用药247问
金芬芳　李加利　主编
中国医药科技出版社　131页　16开　25.00元

感冒用药与食疗
陈惠中　主编
金盾出版社　226页　32开　15.00元

感染病合理用药
王　峰　黄万象　主编
人民卫生出版社　500页　32开　39.00元

肛肠疾病合理用药151问
楼　征　编著
中国医药科技出版社　112页　16开　25.00元

高血压合理用药270问
赵贵锋　胡莉华　编著
中国医药科技出版社　220页　16开　27.00元

高脂血症合理用药239问
赵雪梅　迟延青　毕德余　主编
中国医药科技出版社　227页　16开　28.00元

葛根芩连汤
陈宪海　刘　伟　编著
中国医药科技出版社　177页　16开　24.00元

更年期综合征合理用药199问
李　盛　陈　玲　余祖光　编著
中国医药科技出版社　157页　16开　25.00元

骨科合理用药
刘国强　王宪英　主编
中国医药科技出版社　321页　16开　39.00元

骨质疏松症合理用药330问
张润云　主编
中国医药科技出版社　152页　16开　25.00元

冠心病合理用药393问
武　智　主编
中国医药科技出版社　194页　16开　25.00元

桂枝茯苓丸
刘静君　白志军　编著
中国医药科技出版社　314页　16开　39.00元

过敏性皮肤病合理用药511问
孙丽蕴　王　倩　主编
中国医药科技出版社　226页　16开　29.00元

汉英对照常用中药用药安全性指南
黄璐琦　王　谦　主编
上海科学技术出版社　343页　32开　38.00元

呼吸系统合理用药
王玉春　曹小惠　房大明　主编
中国医药科技出版社　392页　16开　49.00元

黄连解毒汤
张晓杰　李伟宁　编著
中国医药科技出版社　250页　16开　29.00元

黄芪治病亦养生
陈友平　付　群　主编
上海科学技术文献出版社　246页　32开　16.00元

藿香正气散
何　永　韩文霞　编著
中国医药科技出版社　175页　16开　24.00元

家庭食品安全使用手册
张纪源　主编
世界图书出版西安公司　198页　16开　28.00元

家庭饮食本草良方
姚孝杨　编

化学工业出版社　231 页　16 开　28.00 元

甲状腺功能亢进症合理用药 313 问

向　楠　主编

中国医药科技出版社　171 页　16 开　25.00 元

减肥实效方

梁勇才　主编

化学工业出版社　277 页　32 开　26.00 元

简明药品汉英注音词典

刘治军　胡　欣　主编

化学工业出版社　164 页　32 开　15.00 元

局部麻醉药

李士通　庄心良　主编

世界图书出版公司　298 页　16 开　90.00 元

抗癌食疗与用药

戴德银　冯怀志　李宏斌　主编

化学工业出版社　258 页　32 开　19.00 元

抗感染药物的合理应用

胡玉录　刘焕龙　主编

中国医药科技出版社　542 页　16 开　69.00 元

口腔疾病合理用药 226 问

赵燕宜　徐世军　主编

中国医药科技出版社　205 页　16 开　26.00 元

口腔药理学与药物治疗学

肖忠革　周曾同　主编

上海世界图书出版公司　416 页　大 16 开　150.00 元

溃疡性结肠炎合理用药 399 问

江学良　编著

中国医药科技出版社　163 页　16 开　25.00 元

老年性痴呆合理用药 220 问

闫秀峰　主编

中国医药科技出版社　129 页　16 开　25.00 元

类风湿关节炎与强直性脊柱炎合理用药 296 问

阎小萍　主编

中国医药科技出版社　211 页　16 开　27.00 元

理中丸

刘一凡　董正显　编著

中国医药科技出版社　297 页　16 开　39.00 元

历代止痛方药

吴承艳　李振彬　主编

人民卫生出版社　758 页　32 开　46.00 元

临床合理用药指南

肖平田　主编

人民卫生出版社　463 页　32 开　34.00 元

临床检验结果的药物影响

李承彬　杨远荣　何永贵　主编

华中科技大学出版社　180 页　16 开　24.00 元

临床抗菌药物实用指南

彭六保　主编

湖南科学技术出版社　549 页　32 开　45.00 元

临床药理学

黄正明　杨解人　主编

军事医学科学出版社　334 页　16 开　42.00 元

临床药学

刘蜀宝　李晓阳　朱照静　主编

北京大学医学出版社　315 页　16 开　35.00 元

临床中药学解悟

王绪前　编著

人民卫生出版社　599 页　16 开　62.00 元

临证备查中药 500 味

常章富　编著

人民卫生出版社　467 页　32 开　32.00 元

六神丸

李春红　宿成君　编著

中国医药科技出版社　163 页　16 开　23.00 元

龙胆泻肝汤

田　峰　王　琳　编著

中国医药科技出版社　330 页　16 开　39.00 元

麻黄汤

王中琳　席加秋　编著

中国医药科技出版社　232 页　16 开　29.00 元

慢性肝炎合理用药 242 问

蔡皓东　王宪波　编著

中国医药科技出版社　197 页　16 开　25.00 元

慢性肾炎合理用药 354 问

张光荣　主编

中国医药科技出版社　181 页　16 开　25.00 元

慢性胃炎合理用药 374 问

黄绍刚　主编

中国医药科技出版社　152 页　16 开　25.00 元

慢性支气管炎合理用药 389 问

范志霞　张纾难　主编

中国医药科技出版社　191 页　16 开　25.00 元

美国抗癌药物化学合成速查

陈清奇　编著

科学出版社　657 页　16 开　148.00 元

泌尿系结石合理用药 405 问

庞　然　卢建新　主编

中国医药科技出版社　157 页　16 开　25.00 元

泌尿与生殖系统合理用药

王志勇　杨宗伟　主编

中国医药科技出版社　285 页　16 开　39.00 元

名贵药用植物规范化高效栽培技术

王英平　主编
化学工业出版社　253 页　16 开　46.00 元

名老中医用药心得
张　栋　王　志　主编
人民军医出版社　288 页　16 开　38.00 元

名中医内分泌科绝技良方
吴大真　主编
科学技术文献出版社　201 页　16 开　19.00 元

男性性功能障碍合理用药 139 问
李宏军　主编
中国医药科技出版社　157 页　16 开　25.00 元

脑血管病药物手册
赵志刚　王春雪　主编
人民卫生出版社　290 页　32 开　33.00 元

脑卒中合理用药 436 问
贾　媛　编著
中国医药科技出版社　167 页　16 开　25.00 元

内分泌代谢疾病合理用药
王少华　段文若　杜冠华　主编
人民卫生出版社　607 页　32 开　44.00 元

内分泌系统合理用药
董振咏　苏喜改　主编
中国医药科技出版社　329 页　16 开　39.00 元

内分泌与免疫药理学
库宝善　主编
北京大学医学出版社　525 页　16 开　115.00 元

内科临床药物手册
张　松　主编
江苏科学技术出版社　809 页　32 开　50.00 元

尿毒症合理用药 457 问
黄　蔚　主编
中国医药科技出版社　186 页　16 开　25.00 元

皮肤科合理用药
李成玲　赵德运　主编
中国医药科技出版社　331 页　16 开　39.00 元

皮肤性病合理用药
毕健平　孙玉安　方子季　主编
人民卫生出版社　515 页　32 开　39.00 元

贫血合理用药 456 问
刘秀娟　主编
中国医药科技出版社　219 页　16 开　28.00 元

前列腺疾病合理用药 149 问
李宏军　主编
中国医药科技出版社　138 页　16 开　25.00 元

青蒿及青蒿素类药物
屠呦呦　编著
化学工业出版社　260 页　16 开　78.00 元

妊娠期合理用药 238 问
白　极　钱会南　主编
中国医药科技出版社　197 页　16 开　25.00 元

乳腺增生与乳腺癌合理用药 249 问
倪　青　钱丽旗　主编
中国医药科技出版社　153 页　16 开　25.00 元

神经精神疾病合理用药
李　杨　邢成名　杜冠华　主编
人民卫生出版社　776 页　32 开　54.00 元

神经与精神系统合理用药
王宪英　刘国强　主编
中国医药科技出版社　322 页　16 开　39.00 元

生脉散
赵方田　吴华芹　编著
中国医药科技出版社　350 页　16 开　39.00 元

生物技术药物
郭葆玉　主编
人民卫生出版社　357 页　16 开　43.00 元

生物药物检测技术
俞松林　主编
人民卫生出版社　319 页　16 开　27.00 元

生物医药发展战略报告:机构篇
科学技术部社会发展科技司　编写
科学出版社　279 页　16 开　49.00 元

生物医药发展战略报告:计划篇
科学技术部社会发展科技司　编写
科学出版社　252 页　16 开　48.00 元

生物医药发展战略报告:技术篇
科学技术部社会发展科技司　编写
科学出版社　476 页　16 开　68.00 元

生物医药发展战略报告:投入篇
科学技术部社会发展科技司　编写
科学出版社　179 页　16 开　36.00 元

生物医药发展战略报告:园区篇
科学技术部社会发展科技司　编写
科学出版社　134 页　16 开　28.00 元

生物医药发展战略报告:政策篇
科学技术部社会发展科技司　编写
科学出版社　243 页　16 开　46.00 元

生物医药发展战略报告
科学技术部社会发展科技司　编写
科学出版社　279 页　16 开　45.00 元

生物制药工程专业英语
汤鲁宏　编著
中国轻工业出版社　316 页　16 开　37.00 元

生物制药工艺学
陈电容　朱照静　主编
人民卫生出版社　420 页　16 开　39.00 元
生物制药工艺学
吴晓英　主编
化学工业出版社　227 页　16 开　28.00 元
生物制药设备
罗合春　主编
人民卫生出版社　326 页　16 开　36.00 元（含光盘 1 片）
失眠合理用药 190 问
李　慧　主编
中国医药科技出版社　185 页　16 开　25.00 元
实用处方药物学
许景峰　杨本明　主编
人民军医出版社　732 页　16 开　146.00 元
实用感染性疾病药物治疗
熊旭东　主编
人民军医出版社　482 页　32 开　45.00 元
实用抗肿瘤药物手册
任华益　主编
科学技术文献出版社　410 页　16 开　58.00 元
实用临床药物手册
朱南平　汤芳萍　朱运贵　主编
世界图书出版公司　1200 页　32 开　98.00 元
实用药物学基础
丁　丰　主编
人民卫生出版社　354 页　16 开　35.00 元
实用中药彩色图谱
阎文玫　主编
人民卫生出版社　163 页　32 开　55.00 元
食疗药膳家常谱
原所贤等　编著
科学技术文献出版社　234 页　16 开　24.00 元
食品安全保藏学
刘兴华　主编
中国轻工业出版社　290 页　16 开　38.00 元
食品安全法律政策解答与典型案例
聂国财　编著
中国法制出版社　209 页　32 开　18.00 元
食品安全监管中的博弈与协调
詹承豫　著
中国社会出版社　251 页　16 开　32.00 元
食品安全检测技术
王世平　主编
中国农业大学出版社　340 页　16 开　33.00 元
食品安全与检验
贾　云　主编
中国石化出版社　480 页　16 开　48.00 元
食品安全与控制导论
朱　坚　张晓岚　张东平等　编著
化学工业出版社　273 页　16 开　47.00 元
食品标准化知识问答
刘　文　主编
中国标准出版社　112 页　32 开　10.00 元
食品标准与法规
蔡　健　徐秀银　主编
中国农业大学出版社　280 页　16 开　26.00 元
食品标准与法规
周才琼　主编
中国农业大学出版社　380 页　16 开　37.00 元
食品蛋白质
赵新淮　徐红华　姜毓君　编著
科学出版社　495 页　16 开　85.00 元
食品毒理学
严卫星　丁晓雯　主编
中国农业大学出版社　376 页　16 开　37.00 元
食品和化妆品安全监管工作指南
谢敏强　顾振华　主编
上海科学技术出版社　461 页　16 开　98.00 元
食品免疫化学与分析
胥传来　王利兵　主编
科学出版社　436 页　16 开　65.00 元
食品微生物
周桃英　主编
中国农业大学出版社　311 页　16 开　28.00 元
食品药品安全与监管政策研究报告
唐民皓　主编
社会科学文献出版社　430 页　16 开　69.00 元
食品异杂物污染的防范
［美］皮里斯奥（Peariso，D.）著　许学勤　译
中国轻工业出版社　169 页　16 开　28.00 元
食品营养标签管理规范释义
卫生部食品安全综合协调与卫生监督局　编著
人民卫生出版社　121 页　16 开　25.00 元
食品营养与卫生
王丽琼　主编
化学工业出版社　228 页　16 开　26.00 元
食品质量与安全
刘　雄　陈宗道　主编
化学工业出版社　247 页　16 开　29.50 元
四君子汤

杨佃会　彭伟编　著
中国医药科技出版社　160 页　16 开　22.00 元

四逆散
高兆旺　张　丽　编著
中国医药科技出版社　197 页　16 开　27.00 元

四物汤
高　华　吕筱霞　编著
中国医药科技出版社　227 页　16 开　29.00 元

糖类药物合成与制备
方志杰　编著
化学工业出版社　440 页　16 开　98.00 元

糖尿病用药 100 问
殷立新　张力辉　王　绵　编著
化学工业出版社　228 页　32 开　15.00 元

疼痛与风湿免疫合理用药
肖　镇　张继平　徐建萍　主编
中国医药科技出版社　321 页　16 开　39.00 元

天然产物降血糖功能性成分研究
勒学远　董海丽　著
上海交通大学出版社　169 页　16 开　22.00 元

天然产物生物转化
金凤燮等　著
化学工业出版社　317 页　16 开　48.00 元

天然产物研究方法和技术
再帕尔·阿不力孜　主编
化学工业出版社　352 页　16 开　60.00 元

天然药物化学
吴剑峰　王　宁　主编
人民卫生出版社　306 页　16 开　32.00 元

痛风合理用药 166 问
朱成全　叶汉深　主编
中国医药科技出版社　114 页　16 开　25.00 元

痛经与经前期综合征合理用药 200 问
李　盛　张　伟　编著
中国医药科技出版社　141 页　16 开　25.00 元

头痛合理用药 372 问
王洪武　主编
中国医药科技出版社　150 页　16 开　25.00 元

脱发合理用药 185 问
王　倩　孙丽蕴　主编
中国医药科技出版社　138 页　16 开　25.00 元

微生物药物学简明教程
陈代杰等　编著
化学工业出版社　202 页　16 开　28.00 元

微生物制药工艺及反应器
于文国　主编
化学工业出版社　235 页　16 开　27.00 元

温胆汤
孙建光　巩昌靖　编著
中国医药科技出版社　242 页　16 开　29.00 元

乌梅丸
焦安钦　徐进秀　主编
中国医药科技出版社　261 页　16 开　35.00 元

五官科合理用药
冯志星　温素平　焦建军　主编
中国医药科技出版社　320 页　16 开　39.00 元

五苓散
姚明江　何昌生　主编
中国医药科技出版社　350 页　16 开　39.00 元

五味消毒饮
张晓杰　姜　文　编著
中国医药科技出版社　248 页　16 开　29.00 元

鲜药用动物图谱
李建生　高益民　郝近大　主编
化学工业出版社　380 页　16 开　198.00 元（含光盘 1 片）

现代中成药的药材炮制
邹节明　王力生　编著
科学出版社　346 页　16 开　98.00 元

现代中药化妆品制作工艺及配方
刘德军　主编
化学工业出版社　401 页　32 开　49.00 元

消化病合理用药
宣世英　王　青　李德爱　主编
人民卫生出版社　736 页　32 开　51.00 元

消化系统合理用药
张丽英　苏喜改　董振咏　主编
中国医药科技出版社　400 页　16 开　49.00 元（含光盘 1 片）

消化性溃疡合理用药 159 问
卢海儒　主编
中国医药科技出版社　180 页　16 开　25.00 元

小柴胡汤
刘金星　刘　伟　编著
中国医药科技出版社　279 页　16 开　36.00 元

小青龙汤
赵方田　国　华　编著
中国医药科技出版社　240 页　16 开　29.00 元

心肌炎合理用药 210 问
郭航远　池菊芳　杨芳芳　主编
中国医药科技出版社　142 页　16 开　25.00 元

心律失常合理用药 423 问

张增谦　刘玉洁　主编
中国医药科技出版社　228 页　16 开　29.00 元
心血管病合理用药
张七一　宋文宣　曲　彦　主编
人民卫生出版社　992 页　32 开　66.00 元
心血管系统合理用药
王成章　蔡长春　主编
中国医药科技出版社　407 页　16 开　49.00 元
性病合理用药 328 问
娄卫海　徐旭英　主编
中国医药科技出版社　186 页　16 开　25.00 元
颜正华中药学讲稿
颜正华　著　张济中　整理
人民卫生出版社　525 页　16 开　58.00 元
眼科疾病合理用药 280 问
闫秀峰　主编
中国医药科技出版社　197 页　16 开　25.00 元
药补
健康生活咨询工作室　编著
上海科学技术文献出版社　284 页　16 开　29.80 元
药补养生全书
李华艳　主编
化学工业出版社　220 页　16 开　29.80 元
药店零售技术
苏兰宜　主编
化学工业出版社　195 页　16 开　26.00 元
药剂学实验实训
张琦岩　孙耀华　主编
人民卫生出版社　108 页　16 开　14.00 元
药理学导学与应试指南
胡长平　主编
科学技术文献出版社　540 页　32 开　32.00 元
药理学
鲁映青　俞月萍　主编
复旦大学出版社　372 页　16 开　48.00 元(含光盘)
药理学实验教程与学习指导
刘书华　主编
第四军医大学出版社　143 页　16 开　18.00 元
药理学
王迎新　弥　曼　主编
人民卫生出版社　451 页　16 开　44.00 元
药理学习题与考试指南
胡爱萍　胡国新　主编
浙江大学出版社　274 页　16 开　29.00 元
药理学应试指南
谭焕然　主编
北京大学医学出版社　270 页　16 开　29.00 元
药理学原理
戈兰高地(Golan, D. E.)等　原著　杜冠华　主译
人民卫生出版社　829 页　大 16 开　228.00 元
药品 GMP 实务
中国职业技术教育学会医药专业委员会　主编
化学工业出版社　161 页　16 开　24.00 元
药品储存与养护
徐世义　主编
人民卫生出版社　200 页　16 开　23.00 元
药品多指标 HPLC 快速检测
任爱农　主编
化学工业出版社　249 页　16 开　49.00 元
药品技术评价文集(第三辑)
国家食品药品监督管理局药品审评中心　编
中国医药科技出版社　461 页　16 开　68.00 元
药品经营管理法律教程
李朝霞　主编
人民卫生出版社　189 页　16 开　23.00 元
药品经营质量管理
杨万波　主编
人民卫生出版社　220 页　16 开　24.00 元
药品品牌营销策划
麦克莱农(Maclennan, J.)著　赵鲁勇　译
上海交通大学出版社　165 页　16 开　30.00 元
药品生产质量管理
罗文华　主编
人民卫生出版社　311 页　16 开　29.00 元
药品营销心理学
丛　媛　主编
人民卫生出版社　152 页　16 开　19.00 元
药品质量检测技术
吴　英　主编
中国农业大学出版社　268 页　16 开　25.00 元
药食两用话中药
李红珠　高红莉　战雅莲　主编
科学技术文献出版社　403 页　32 开　39.00 元
药事管理与法规
胡　明　主编
人民卫生出版社　308 页　16 开　45.00 元
药事管理与法规考点解读与速记
张建武　董国锋　主编
中国法制出版社　309 页　16 开　49.00 元
药事管理与法规
宿　凌　主编
中国医药科技出版社　390 页　16 开　35.00 元

药事管理与法规习题精选
胡 明 主编
人民卫生出版社 201 页 16 开 35.00 元

药事管理与法规
杨世民 丁 勇 主编
人民卫生出版社 334 页 16 开 31.00 元

药物波谱解析实用教程
郑 穹 黄 昆 梁淑彩 编著
武汉大学出版社 642 页 16 开 56.00 元

药物残留溶剂分析
胡昌勤 编著
化学工业出版社 242 页 16 开 45.00 元

药物分离纯化技术
冯淑华 林 强 编
化学工业出版社 296 页 16 开 35.00 元

药物分离与纯化技术
张雪荣 主编
人民卫生出版社 223 页 16 开 24.00 元

药物分析实验教程
徐乃玉 主编
合肥工业大学出版社 159 页 16 开 20.00 元

药物分析
孙 莹 吕 洁 主编
人民卫生出版社 306 页 16 开 31.00 元

药物分析
徐 溢 主编
化学工业出版社 369 页 16 开 39.00 元

药物过量与中毒手册
林登(Linden,C. H.),瑞培(Rippe,J. M.),欧文(Irwin,R. S.)原著 于进彩 张 恒 主译
人民卫生出版社 233 页 32 开 25.00 元

药物合成技术
唐跃平 主编
人民卫生出版社 304 页 16 开 34.00 元

药物合成新方法
张三奇 主编
化学工业出版社 291 页 16 开 58.00 元

药物化学
葛淑兰 张玉祥 主编
人民卫生出版社 397 页 16 开 39.00 元(含光盘)

药物化学进展
彭司勋 主编
化学工业出版社 293 页 16 开 69.00 元

药物化学
李绍顺 主编
科学出版社 662 页 16 开 95.00 元

药物化学研究与新药开发概论
宋晓凯 编著
科学出版社 371 页 16 开 86.00 元

药物检测技术
王金香 主编
人民卫生出版社 283 页 16 开 29.00 元(含光盘)

药物临床试验实施及质量管理
夏培元 主编
人民军医出版社 185 页 32 开 60.00 元

药物史话
高宜亮 编著
化学工业出版社 262 页 16 开 39.00 元

药物制剂辅料与包装材料
王晓林 主编
人民卫生出版社 196 页 16 开 22.00 元

药物制剂工程与技术
唐燕辉 编著
清华大学出版社 226 页 16 开 39.80

药物制剂工程原理与设备
程云章 编著
东南大学出版社 306 页 16 开 40.00 元

药物制剂工程
朱盛山 主编
化学工业出版社 485 页 16 开 49.00 元

药物制剂技术
张健泓 主编
人民卫生出版社 505 页 16 开 49.00 元(含光盘)

药物制剂设备
邓才彬 王 泽 主编
人民卫生出版社 355 页 16 开 34.00 元

药学(师)精选习题解析
陈有亮 傅 强 主编
人民卫生出版社 251 页 16 开 38.00 元

药学(师)习题化考点
吕竹芬 杨 帆 主编
人民军医出版社 573 页 16 开 67.00 元

药学(士)习题化考点
杨 帆 吕竹芬 主编
人民军医出版社 488 页 16 开 65.00 元

药学实验室仪器设备手册
刘 丹 主编
化学工业出版社 166 页 16 开 25.00 元

药学文献检索
章新友 主编
中国中医药出版社 297 页 16 开 26.00 元

药学专业知识二

李维凤　陈有亮　主编
中国医药科技出版社　539 页　16 开　59.80 元

药学专业知识二
王东凯　金描真　贾　娴　主编
人民卫生出版社　468 页　16 开　59.00 元

药学专业知识(二)习题精选
陈有亮　李维凤　主编
中国医药科技出版社　469 页　16 开　39.00 元

药学专业知识(二)习题精选
王东凯　金描真　贾　娴　主编
人民卫生出版社　261 页　16 开　39.00 元

药学专业知识一
傅　强　周　筠　主编
中国医药科技出版社　337 页　16 开　38.00 元

药学专业知识一
娄建石　主编
人民卫生出版社　386 页　16 开　53.00 元

药学专业知识(一)习题精选
娄建石　主编
人民卫生出版社　231 页　16 开　38.00 元

药学专业知识(一)习题精选
周　筠　傅　强　主编
中国医药科技出版社　382 页　16 开　46.00 元

药学综合知识与技能
李淑媛　主编
人民卫生出版社　297 页　16 开　43.00 元

药学综合知识与技能
钱春梅　主编
中国医药科技出版社　291 页　16 开　38.00 元

药学综合知识与技能习题精选
李淑媛　主编
人民卫生出版社　235 页　16 开　38.00 元

药学综合知识与技能习题精选
钱春梅　主编
中国医药科技出版社　205 页　16 开　38.00 元

药用辅料及其管理
李　钧　主编
化学工业出版社　209 页　16 开　39.00 元

药用高分子材料
郭圣荣　主编
人民卫生出版社　500 页　大 16 开　99.00 元

药用高分子材料学
郑俊民　主编
中国医药科技出版社　274 页　16 开　29.00 元

药用生物纳米材料
[美]库马尔主编　梁　伟等　译
科学出版社　347 页　16 开　80.00 元

药用真菌深层发酵生产技术
杨海龙等　编著
化学工业出版社　243 页　16 开　45.00 元

药用植物花谱(1)
广西药用植物园　编
重庆大学出版社　318 页　32 开　40.00 元

药用植物花谱(2)
广西药用植物园　编
重庆大学出版社　318 页　32 开　40.00 元

药用植物花谱(3)
广西药用植物园　编
重庆大学出版社　318 页　32 开　40.00 元

药用植物花谱(4)
广西药用植物园　编
重庆大学出版社　317 页　32 开　40.00 元

药用植物生态图鉴
赵素云　主编
重庆大学出版社　377 页　16 开　98.00 元

药用植物土壤与肥料
王新民　金　红　主编
化学工业出版社　198 页　16 开　24.00 元

药用植物野外识别图鉴
曾庆钱　蔡岳文　主编
化学工业出版社　219 页　32 开　35.00 元

药源性疾病监测与防治
刘　坚　吴新荣　蒋琳兰　主编
人民军医出版社　382 页　32 开　38.00 元

医药国际贸易
申俊龙　徐爱军　主编
科学出版社　246 页　16 开　39.00 元

医药数理统计
薛洲恩　主编
人民卫生出版社　265 页　16 开　28.00 元

医药信息检索技术与资源应用
余致力　编著
南京大学出版社　291 页　16 开　36.00 元

医药应用数理统计
韩可勤　杨静化　张望松　主编
东南大学出版社　252 页　16 开　26.00 元

医院药学概要
张明淑　主编
人民卫生出版社　154 页　16 开　20.00 元

抑郁障碍的抗抑郁药物治疗和其他治疗
国际神经精神药理学会特别工作组　编
人民卫生出版社　187 页　大 16 开　35.00 元

抑郁症合理用药590问
王希林　主编
中国医药科技出版社　162页　16开　25.00元

银屑病合理用药113问
李　健　朱成全　主编
中国医药科技出版社　110页　16开　25.00元

玉屏风散
金哲峰　王　聪　编著
中国医药科技出版社　161页　16开　22.00元

越鞠丸
陈宪海　姜　文　编著
中国医药科技出版社　214页　16开　29.00元

云南白药
国　华　吴华芹　编著
中国医药科技出版社　286页　16开　38.00元

张仲景用药特色赏析
王有奎　主编
人民军医出版社　195页　32开　18.00元

镇痛药研究方法学
洪庚辛　主编
人民卫生出版社　798页　16开　99.00元

支气管哮喘合理用药399问
张纾难　主编
中国医药科技出版社　212页　16开　27.00元

脂肪肝合理用药187问
施军平　茹清静　周　宁　编著
中国医药科技出版社　181页　16开　25.00元

植物花色苷
凌文华　郭红辉　编著
科学出版社　213页　16开　60.00元

制剂技术百科全书(第二卷)
[美]斯沃布里克(Swarbrick,J.),博伊兰(Boylan,J.C.)主编　王　浩　侯惠民　主译
科学出版社　991-1820页　大16开　226.00元

制剂技术百科全书(第三卷)
[美]斯沃布里克(Swarbrick,J.),博伊兰(Boylan,J.C.)主编　王　浩　侯惠民　主译
科学出版社　1821-2691页　大16开　228.00元

制剂技术百科全书(第一卷)
[美]斯沃布里克(Swarbrick,J.),博伊兰(Boylan,J.C.)主编　王　浩　侯惠民　主译科学出版社　990页　大16开　226.00元

制药分离工程
李淑芬　白　鹏　主编
化学工业出版社　281页　16开　32.00元

制药工程原理与设备
袁其朋　梁　浩　主编
化学工业出版社　292页　16开　32.00元

制药工程专业导论
刘小平　主编
湖北科学技术出版社　252页　16开　35.00元

制药工艺学
王　沛　主编
中国中医药出版社　397页　16开　35.00元

制药过程原理及设备
印建和　主编
人民卫生出版社　252页　16开　29.00元

制药企业精英型招商运营系统的构建
杨润宇　著
清华大学出版社　157页　16开　26.00元

质量与生命
匡海学　主编
中国中医药出版社　234页　16开　48.00元

中草药识别与应用
郭建生　主编
人民军医出版社　508页　16开　148.00元

中国食品药品监管理论与法制实践
张敬礼　著
中国法制出版社　419页　16开　66.00元

中华海洋本草:海洋天然产物
管华诗　王曙光　主编
化学工业出版社　653页　大16开　60.00元(全三册)

中华人民共和国药典:2005年版增补本
国家药典委员会　编
化学工业出版社　511页　大16开　298.00元

中老年用药指南
石梅初　戴志鑫　杨海伟　主编
军事医学科学出版社　472页　32开　25.00元

中药材概论
阎玉凝　刘春生　主编
中国中医药出版社　419页　16开　39.00元

中药产品抢占国际市场的制胜策略
李金良　编著
中国中医药出版社　216页　16开　32.00元

中药大辞典附编
南京中医药大学　编著
上海科学技术出版社　1080页　16开　260.00元

中药斗谱
董毅锋　董超锋　董丹编　著
人民军医出版社　152页　16开　23.80元

中药鉴定学

张贵君　主编
科学出版社　462 页　16 开　49.80

中药临床合理应用手册

黄世敬　翁维良　主编
金盾出版社　478 页　32 开　29.00 元

中药炮制学专论

蔡宝昌　龚千锋　主编
人民卫生出版社　218 页　16 开　29.00 元

中药提取分离手册

杨义芳　孔德云　主编
化学工业出版社　436 页　16 开　89.00 元

中药外敷治百病

裴　红　常　宇　主编
科学技术文献出版社　305 页　32 开　18.00 元

中药文献学

丁安伟　主编
科学出版社　314 页　16 开　35.00 元

中药学专业知识(二)

李　敏　郭　力　主编
中国医药科技出版社　524 页　16 开　59.80 元

中药学专业知识(二)

张贵君　刘　斌　主编
人民卫生出版社　309 页　16 开　45.00 元

中药学专业知识(二)习题精选

李　敏　郭　力　主编
中国医药科技出版社　354 页　16 开　35.00 元

中药学专业知识(二)习题精选

张贵君　刘　斌　主编
人民卫生出版社　190 页　16 开　35.00 元

中药学专业知识(一)

王　建　傅超美　主编
中国医药科技出版社　513 页　16 开　59.00 元

中药学专业知识(一)

张廷模　肖　丹　主编
人民卫生出版社　459 页　16 开　59.00 元

中药学专业知识(一)习题精选

王　建　傅超美　主编
中国医药科技出版社　436 页　16 开　38.00 元

中药学专业知识(一)习题精选

张廷模　肖　丹　主编
人民卫生出版社　248 页　16 开　38.00 元

中药学综合知识与技能

马维骐　卢先明　主编
中国医药科技出版社　252 页　16 开　28.00 元

中药学综合知识与技能

梅全喜　主编
人民卫生出版社　296 页　16 开　43.00 元

中药学综合知识与技能习题精选

马维骐　卢先明　主编
中国医药科技出版社　228 页　16 开　28.00 元

中药学综合知识与技能习题精选

梅全喜　主编
人民卫生出版社　148 页　16 开　28.00 元

中药原植物化学成分集(第二卷)

周家驹　谢桂荣　严新建　编著
科学出版社　1167-2254 页　大 16 开　293.30 元

中药原植物化学成分集(第三卷)

周家驹　谢桂荣　严新建　编著
科学出版社　2255-3067 页　大 16 开　293.30 元

中药原植物化学成分集(第一卷)

周家驹　谢桂荣　严新建　编著
科学出版社　1166 页　大 16 开　293.40 元

中药指纹图谱

罗国安　梁琼麟　王义明　著
化学工业出版社　573 页　16 开　118.00 元

中药制药工艺与设计

陈　平　主编
化学工业出版社　284 页　16 开　32.00 元

中药种植新技术

卫　云　马书太　郇宜俊　主编
人民卫生出版社　450 页　32 开　29.00 元

中药助学歌诀

董明强　编著
西安交通大学出版社　134 页　32 开　18.80 元

中医方药学

肖子曾　主编
中国中医药出版社　297 页　16 开　60.00 元

中医药发展报告

曹洪欣　主编
科学出版社　212 页　16 开　98.00 元

中医药物理实验

章新友　主编
中国协和医科大学出版社　168 页　16 开　20.00 元

中医药研究常用分子生物学技术

方肇勤　主编
人民卫生出版社　328 页　16 开　42.00 元

肿瘤合理用药

安永恒　丁爱萍　梁　军　主编
人民卫生出版社　997 页　32 开　67.00 元

肿瘤科合理用药

杜文力　张俊贞　主编
中国医药科技出版社　316 页　16 开　39.00 元

重症监护药物治疗手册

苏珊(Susla,G. M.)等原著 薄世宁 田 庆 薄 剑 主译

人民卫生出版社 558页 32开 43.00元

转基因食品生物技术及其安全评价

赵兴绪 编著

中国轻工业出版社 417页 16开 54.00元

药学期刊选介

《安徽医药》

该刊由安徽省食品药品监督管理局主管，安徽省药学会主办。1997年创刊，月刊，大16开。

主要栏目：综述与讲座、药学研究、药物分析、临床医学、药物与临床、临床护理、药品监督、医药教育等。主编：刘自林。国内统一刊号：CN 34-1229/R。国际标准刊号：ISSN 1009-6469。邮发代号：26-175。定价：12元/期，144元/年。地址：安徽省合肥市望江东路96号。邮政编码：230023。电话：0551-4672615。传真：0551-3677697。电子邮箱：ahyyzz@126. com。网址：www. ada. gov. cn/ahyy。

《东方药膳》

该刊由湖南中医药大学主管和主办，湖南省药膳食疗研究会协办。月刊，48页，大16开。

主要栏目：药膳研究、药膳斋随笔、常见病治疗药膳、常见病诊治、药膳门诊、美容药膳、肿瘤药膳、男女药膳、养生药酒、保健药茶、补益靓汤、营养药粥、中医药防治、抗衰药膳、荤食药膳、家庭药膳、时令药膳、小儿药膳、单验方药膳、养生保健中药、药食中毒解救、百花园等。国内刊号：43-1461/R。国际刊号：1671-3591。国内邮发代号：42-148。国外发行代号：M 6414。定价：3.8元/期，45.6元/年。地址：湖南长沙市韶山中路113号。邮政编码：410007。电话：0731-85381509。传真：0731-85556807。电子邮箱：dfx0845@163. com。网址：东方药膳 http://dfslw. com。

《东南国防医药》

该刊由南京军区联勤部卫生部主管，南京军区医学科学技术委员会主办。1986年创刊，双月刊，大16开。主要报道医疗、科研、教学等机构在医药领域内的新理念、新技术、新成果、新经验，密切关注医药科技发展动态。

主要栏目：论著、综述、临床经验、短篇个案、护理园地、医院管理、部队卫生等。主编：曹文献。国内统一刊号：CN 32-1713/R。国际标准刊号：ISSN 1672-271X。定价：10元/期，60元/年。地址：南京市明故宫路6号。邮政编码：210016。电话：025-80868555(地)。传真：0501-868555(军)。电子邮箱：dngfyy@163. com。

《毒理学杂志》

该刊是中华预防医学会系列杂志，由北京市卫生局主管，北京市预防医学研究中心和北京大学医学部公共卫生学院主办。1987年创刊，原名《卫生毒理学杂志》，双月刊，大16开。主要报道毒理学研究的新理论、新技术和新成就。

主要栏目：论著、实验研究、综述、技术方法、安全性评价等。主编：高星。国内统一刊号：CN 11-5263/R。国际标准刊号：ISSN 1002-3127。定价：8元/期，48元/年。地址：北京市东城区和平里中街16号。邮政编码：100013。电话：010-64407284。传真：010-64407284。电子邮箱：dulixuezz@163. com。

《儿科药学杂志》

该刊原名《儿科药学》，重庆卫生局主管，重庆医科大学附属儿童医院与中国药学会儿科药学专业组联合主办。双月刊，大16开，64页。

主要栏目：专家论坛、论著、基础研究、儿科药物治疗学、儿科临床药学、儿科药物制剂与质量控制、综述、经验交流、信息与动态等。主编：李廷玉。国内统一刊号：CN 50-1156/R。国际标准刊号：ISSN 1672-108X。定价：9元/期，54元/全年。地址：重庆市渝中区中山二路136号，重庆医科大学附属儿童医院内。邮政编码：400014。电话：023-63633143。传真：023-6362877。电子邮箱：ymjd2003@163. com。网址：http://ekyxzz. com。

《福建医药杂志》

该刊由福建省卫生厅主管、中华医学会福建分会主办，福建省医学科学研究所承办。1979年创刊，双月刊，大16开。着重报道本省内医药卫生科研成果及防治疾病经验，反映其进展与水平。

主要栏目：论著、临床研究与报道、实验研究、综述与讲座、预防医学、检验与临床、诊疗技术、药物与临床、中西医结合，调查报告、医院管理、护理、基层医生园地等。主编：陈秋立。国内统一刊号：CN 35-1071/R。国际标准刊号：ISSN 1002-2600。邮发代号：34-6。定价：10元/期，60元/年。地址：福州市五四路7号。邮政编码：350001。电话：0591-87516804。传真：0591-87516804。电子邮箱：fjyyzz@yahoo. com. cn。网址：http://www. fjsyks. com，http://fjyy. chinajournal. net. cn。

《福建中医药》

该刊由福建中医学院主管,福建省中医药学会和福建省中医学院主办。1956年创刊,双月刊,大16开。着重报道本省内医药卫生科研成果及防治疾病经验,反映其进展与水平。

主要栏目:临床报道、中医骨伤、针灸与推拿、临证心得、百家谈、实验研究、中医护理等。主编:李灿东。国内统一刊号:CN 35-1073/R。国际标准刊号:ISSN 1000-338X。邮发代号:34-10。国外发行代号:BM 618。定价:4. 50 元/期,27元/年。地址:福州市五四路282号。邮政编码:350003。电话:0591-83570396。电子邮箱:fjzy@ fjtcm. edu. cn。网址:http://fjzy. chinajournal. net. cn。

《广东药学院学报》

该刊曾用名《广东医药学院学报》,由广东省教育厅主管,广东药学院主办。1985年创刊,双月刊,16开。主要反映本院及教学单位、校友、国内有关研究机构的医药研究成果。

主要栏目:药剂学、中药与天然药物、药物分析、药理学、药事管理、医学、综述、医药快讯等。主编:朱家勇。国内统一刊号:CN 44-1413/R。国际标准刊号:ISSN 1006-8783。邮发代号:46-148。定价:10 元/期,60 元/年。地址:广州市大学城外环东路 280 号。邮政编码:510006。电话:020-39352063。传真:020-39352063。电子邮箱:gdcp2599@ 163. net。网址:hppt://gdyxyxb. yyqk. net。

《广西中医药》

该刊由广西中医学院主管,广西中医学院和中华中医药学会广西分会主办,广西中医学院第一附属医院和广西中医学院附属瑞康医院协办。1977年创刊,双月刊,大16开。着重报道本省内医药卫生科研成果及防治疾病经验,反映其进展与水平。

主要栏目:综述、临床研究、临床报道、针灸经络、手法医学、历史文献、经验总结、理论探讨、医案医话、治验集锦、护理、实验研究、中药方剂、验方集锦等。主编:王乃平。国内统一刊号:CN 45-1123/R。国际标准刊号:ISSN 1003-0719。邮发代号:48-32。定价:4.5 元/期,27 元/年。地址:广西南宁市明秀东路 149 号。邮政编码:530001。电话:0771-3137545。电子邮箱:GXZY@ chinajournal. net. cn。

《国际生物制品学杂志》

该刊原名《国外医学:预防、诊断、治疗用生物制品分册》,2006年改为现名。由中华人民共和国卫生部主管,中华医学会和上海生物制品研究所联合主办。1978年创刊,双月刊,16开。主要报道国外生物制品学科的新动态、新技术、新进展和新经验。

主要栏目:论著、综述、标准与指南、简讯等。主编:朱威。国内统一刊号:CN 31-1962/R。国际标准刊号:ISSN 1673-4211。邮发代号:4-228。定价:6 元/期,36 元/年。地址:上海延安西路 1262 号。邮政编码:200052。电话(传真):021-62834337。电子邮箱:csibp@ online. sh. cn。网址:http://www. medline. org. cn。

《国际药学研究杂志》

该刊由军事医学科学院主管,军事医学科学院毒物药物研究所主办。原名:《国外医学药学分册》,1958年创刊,月刊,大16开,80页。根据国内药学科研、教学、临床和生产的需要,追踪报道世界各国药学领域的新进展、新动向、新技术和新成果。包括药物化学、药剂学、药物代谢、药物分析、药理和毒理、生化药学和临床药学等基础研究和应用研究方向的内容。

主要栏目:论著、综述、编译、文摘、医药信息等。主编:刘克良。国内统一刊号:CN 11-5619/R。国际标准刊号:ISSN 1674-0440。邮发代号:82-135。国外发行代号:BM 6568。定价:10 元/期,120 元/全年。地址:北京市太平路 27 号。邮政编码:100850。电话:010-66931618,010-66931637。传真:010-68211656。电子邮箱:guol@ nic. bmi. ac. cn。网址:http://www. pharmacy. ac. cn。

《国际医药卫生导报》

该刊由中华人民共和国卫生部主管,中华医学会和国际医药卫生导报社主办。1995年创刊,半月刊,大16开。

主要栏目:科研课题,基础研究,临床研究,经验交流,药物与临床,药物研究,临床检验,中医中药,临床护理,综述,调查报告,药品管理等。主编:钟国华。国内统一刊号:CN 44-1417/R。国际标准刊号:ISSN 1007-1245。邮发代号:46-156。定价:15 元/期,360 元/年。地址:广州市番禺区洛溪新城奥园大厦 1022 号。邮政编码:511431。电话:020-84587431。传真:020-84587430。电子邮箱:imhgn@ vip. sina. com。网址:http://www. imhgn. com。

《国际中医中药杂志》

该刊原名《国外医学中医中药分册》,由中华人民共和国卫生部主管,中华医学会主办。1978年创刊,双月刊,大16开,80页。以从事中医中药临床、教学及科研工作者为主要读者对象,报道中医中药及相关学科的最新研究进展、科研成果和临床诊疗经验。

主要栏目：实验研究，临床研究、思路与方法，研究动态，临床报道等。主编：曹洪欣。国内统一刊号：CN 11-5398/R。国际标准刊号：ISSN 1673-4246。邮发代号：2-611。国外发行代号：BM 6563。定价：12 元/期，72 元/全年。地址：北京市东直门内南小街 16 号。邮政编码：100700。电话（传真）：010-64014411-3225。电子邮箱：guowaiyixue@yahoo.com.cn。网址：http://www.medline.org.cn，http://www.ij-tcm.com。

《国外药讯》

该刊由国家食品药品监督管理局信息中心主办，月刊，16 开，42 页。为全国医药系统及有关单位及时提供国外最新医药信息。

主要栏目：政策、法规及治疗准则，新药及新适应症审批动态，新药临床开发、上市和应用，生物技术及产品，药物安全性监察，药物研究开发、生产及销售，行业论坛等。主编：李晓明。准印证号：京内资准字 9907-L0414。定价：328 元/年。地址：北京市西城区北礼士路甲 38 号。邮政编码：100810。电话：010-88330061/62218947。传真：010-62214866。网址：http://www.cpi.gov.cn。

《国外医药抗生素分册》

该刊由中国医药集团主管，中国医药集团四川抗菌素工业研究所、中国医学科学院医药生物技术研究所共同主办。1980 年创刊，双月刊，大 16 开。着重报道抗生素药物的科研、生产和临床应用等方面的学科进展，包括抗生素的筛选、合成工艺、药物分析、药剂学、药理学、临床应用、生产情况、新药介绍及新技术新设备介绍等方面。

主要栏目：研究进展、药研动态、合理用药、ICAAC 信息、文摘等。主编：谭仁祥。国内统一刊号：CN 51-1127/R。国际标准刊号：ISSN 1001-8751。邮发代号：62-88。定价：8 元/期，48 元/全年。地址：四川省成都市成华区龙潭都市工业集中发展区华冠路 168 号。邮政编码：610052。电话：028-84216030。传真：028-84216080。电子邮箱：kssfc@vip.163.com。

《国外医药植物药分册》

该刊由中国药学会和天津药物研究院共同主办。1980 年创刊，双月刊，16 开，48 页。以报道世界植物药研究领域中的新技术、新理论和新成果为宗旨，向国内读者介绍国外植物药研究的新动向、市场动态及各国制定的相关法规与政策。

主要栏目：综述与编译、法律与管理、植化研究、质量研究、药理研究、临床研究、专利摘要、植物药数据库、参考资料等。国内统一刊号：CN 12-1169/R。国际标准刊号：ISSN 1001-6856。发行：该刊发行部。定价：13 元/期，78 元/年。地址：天津市南开区鞍山西道 308 号。邮政编码：300193。电话：022-23006823。传真：022-27381305。网址：www.tjipr.com（天津药物研究院）；www.cpa.org.cn（中国药学会）。电子邮箱：zhiwuyao@163.com。

《海峡药学》

该刊由福建省食品药品监督管理局主管，中国药学会福建分会主办。1988 年创刊，2007 年起由双月刊改为月刊，大 16 开。主要报道药剂学、药理学、药物化学、药物分析、抗生素、中药与天然药物、临床药学等方面的研究论文、研究简报与综述等。

主要栏目：综述与讲座、药剂、药理、药品检验、中药与天然药物、药物与临床、临床药学、药物化学、实验研究、教学探讨、药物经济学、药物不良反应、经营与管理等。主编：张炳祥。国内统一刊号：CN 35-1173/R。国际标准刊号：ISSN 1006-3765。发行：海峡药学编辑部。定价：10 元/期，120 元/全年。地址：福州市通湖路 330 号。邮政编码：350001。电话：0591-87663829。传真：0591-87663714。电子邮箱：hxyxbib@163.com。网址：http://www.chinajournal.net.cn，http://wangfangdate.com.cn。

《河北医药》

该刊由河北省卫生厅主管，河北省医学情报研究所主办、河北省药学会协办。1972 年创刊，半月刊，16 开。

主要栏目：论著、临床研究、综述与讲座、临床检验、管理科教、医院药学、预防医学、护理园地、病例报告等。主编：狄岩。国内统一刊号：CN 13-1090/R。国际标准刊号：ISSN 1002-7386。国内邮发代号：18-3。国外发行代号：BM 6358。定价：8 元/期，192 元/年。地址：石家庄市青园街 241 号。邮政编码：050021。电话：0311-85882942。传真：0311-85812687。网址：www.chinainfo.gov.cn/periodical。电子邮箱：hb85882942@126.com。

《河北中医药学报》

该刊原名《河北中医学院学报》，由河北省教育厅主管，河北医科大学主办。1986 年创刊，季刊，大 16 开。

主要栏目：中医药实验研究、中医理论与临床、方药研究、针灸学研究、名老中医经验、教学改革与讲座等等。主编：宗全和。国内统一刊号：CN 13-1214/R。国际标准刊号：ISSN 1007-5615。国内发行：河北中医药学报编辑部。国外发行：中国出版对外贸易总公司（北京 782 信箱）。定价：5 元/期，20 元/年。地址：石家庄市新石南路 326 号。邮政编码:050091。

《黑龙江医药》

该刊由黑龙江省药品监督管理局主管,黑龙江省药品审评认证中心主办。1988年创刊,双月刊,大16开。

主要栏目:药品检验、科研园地、工业药学、医药论坛、临床药学、药品不良反应、临床医学、护理学等。主编:安宏。国内统一刊号:CN 23-1383/R。国际标准刊号:ISSN 1006-2882。邮发代号:14-248。定价:8.8元/期,52.8元/年。地址:哈尔滨市南岗区哈平路120号。邮政编码:150081。电话:0451-86661864。电子邮箱:heilongjiangyiyao@126. com。

《华西药学杂志》

该刊由中华人民共和国教育部主管,四川大学和四川省药学会联合主办,四川大学华西药学院承办。1986年创刊,双月刊,大16开,120页。

主要栏目:研究论文、综述、药品检验、经验交流等。主编:张志荣。国内统一刊号:CN 51-1218/R。国际标准刊号:ISSN 1006-0103。国内邮发代号:62-79。国外发行代号:6348Q。定价:10元/期,60元/年。地址:成都市武侯区人民南路三段17号。邮政编码:610041。电话:028-85501400。电子邮箱:hxyxzz@scu. edu. cn。

《家庭药师》

该刊由中山大学主管,中国家庭医生杂志社主办,广州中山医医药有限公司协办。2009年创刊,月刊,大16开。

主要栏目:医药资讯、医药知识、医院篇、药店篇、家庭篇、医药生活等。主编:陈跃龙。国内刊号:CN 44-1651/R。国际刊号:ISSN 1674-4640。邮发代号:46-372。定价:15元/期180元/年。地址:广州市体育西路广利路77号东洲大厦B座24楼家庭医生编务部。邮政编码:510620。电话:020-28812323。传真:020-28812267。

《家庭医药》

该刊由广西科学技术协会主办。为综合性科普刊物。2002年创刊,月刊,大16开。

主要栏目:视控、菜地、感受等。社长:苏中。国内刊号:45-1301/R。国际刊号:1671-4954。邮发代号:48-69。定价:5元/期,60元/年。地址:广西南宁市古城路31号。邮政编码:530022。电话/传真:0771-2623155。网址:http://www. jtyy. com021-64742908。

《家庭用药》

该刊由中国科学院主管,中国科学院上海生命科学研究院、上海药物研究所、上海市药理学会联合主办。2001年创刊,月刊,大16开,64页。

主要栏目:心脑血管之友、药博士信箱、名家专访、专家谈糖尿病俱乐部、药膳与食疗、防病治病、养生有道我的用药经验、骨关节疾病、抗癌知识、用药良言等。国内统一刊号:CN31-1845/R。国际标准刊号:ISSN1009-6620。邮发代号:4-682。定价:5元/期,60元/年。地址:上海市太原路294号31号楼。邮政编码:200031。电话:021-54922861。传真:021-64742908。电子邮箱:jtyy@mail. shcnc. ac. cn。

《家庭中医药》

该刊由国家中医药管理局主管,中国中医科学院中药研究所主办。1993年创刊,月刊,16开,80页。

主要栏目:当代名医、祖国医学长廊、中医原生态、中医药在海外、中医小常识、漫画与幽默、专家门诊、医生的故事、心脑血管疾病、肿瘤、糖尿病、常见病防治、编读往来、颐年有道、老药新用、家庭药箱、灵丹妙药、中医心理专家谈心理、精神卫生、家园、药膳食疗等。国内统一刊号:CN11-3379/R。国际标准刊号:ISSN1005-3743。邮发代号:82-645。定价:5.50元/期,66元/年。地址:北京市东直门内南小街16号。邮政编码:100700。电话:010-64052170,64014411-2985。电子邮箱:jtzyy@126. com。网址:http://jtzyy. blog. sohu. com。

《解放军药学学报》

该刊由中国人民解放军总后勤部卫生部主管,中国人民解放军总后勤部卫生部药品仪器检验所主办,1985年创刊,双月刊,大16开,96页。

主要栏目:研究论文、综述、研究简报、药事管理、医院药学等。主编:叶晓炜。国内统一刊号:CN 11-4227/R。国际标准刊号:ISSN 1008-9926。国内邮发代号:82-974。国外发行代号:BM 1554。定价:15元/期,90元/年。地址:北京市丰台西路17号。邮政编码:100071。电话:010-66949020。传真:010-63858411。电子邮箱:jfjn2004@163. com。网址:http://jfjyxxb. cn。

《今日药学》

该刊由广东省食品药品监督管理局主管,广东省药学会主办,原名《广东药学》、《现代食品与药品杂志》,创刊于1991年,月刊,大16开。

主要栏目:药学资讯、论著、医院药学、信息速递等。主编:陶剑虹。国内统一刊号:CN 44-1650/R。国际标准刊号:ISSN 1674-229X。国内发行代号:46-170。定价:10元/期,120元/年。地址:广州市东风东路753-2号10楼。邮政编码:510080。电话:020-37886325。传真:020-37886326。电子邮箱:gdpharm@ tom. com。

《抗感染药学》

该刊由江苏省卫生厅主管,苏州市第五人民医院主办。2004 年创刊,季刊,大 16 开。主要介绍和交流抗感染药学领域的基础理论、科研设计、生产工艺、临床应用、不良反应、国内外进展。

主要栏目:综述与论坛、研究生论文、实验研究、药物与临床、合理用药、药物不良反应、药物经济学、经验交流等。主编:汪友永。国内统一刊号:CN 32-1726/R。国际标准刊号:ISSN 1672-7878。邮发代号:28-194。定价:9. 80 元/期,39. 20 元/年。地址:江苏省苏州市南门西二路 2 号。邮政编码:215007。电话/传真:0512-65180291。电子邮箱:kgryx@126. com。网址:http://ww. aiph. org. cn。

《临床合理用药杂志》

该刊由河北省科学技术协会主办。2008 年创刊,双月刊,16 开。社长:刘伟国。国内统一刊号:13-1389/R。国际标准刊号:ISSN1674-3296。邮发代号:18-115。定价:6 元/期,36 元/年。地址:河北省石家庄市和平东路 20 号自由港月座 26 层 B-03 室。邮政编码:050000。电话:0311-85119009。传真:021-64742908。电子邮箱:lcyy18 @163. com。

《临床药物治疗杂志》

该刊由北京市药品监督管理局主管,北京市药学会主办。2003 年创刊,双月刊,大 16 开。

主要栏目:专家评说、合理用药、不良反应、药学实践、新药与临床、案头参考等。国内统一刊号:CN 11-4989/R。国际标准刊号:ISSN 1672-3384。国内发行代号:82-110。国外发行代号:BM 1764。定价:10 元/期,60 元/年。地址:北京市朝阳区惠新东街 8 号 2 号楼(设计大厦)九层。邮政编码:100029。电话/传真:010-84662187。传真:010-64130930。电子邮箱:zazhi@ vip. sina. com。

《齐鲁药事》

该刊由山东省药品监督管理局主管,山东省药品检验所主办。前身为《山东医药工业》,1982 年创刊,2004 年改为现名,月刊,大 16 开,64 页。

主要栏目:研究论文、药理研究、医药管理、不良反应、药物分析、药物与临床、新药介绍、中药研究等。主编:赵兰峰。国内统一刊号 CN 37-1420/R。国际标准刊号 ISSN 1672-7738。定价:10 元/期,120 元/年。地址:济南市高新技术开发区新泺大街西首 1 号。邮政编码:250101。电话:0531-81216586。传真:0531-81216586。电子邮箱:qiluyaoshi @163. com。网址:http://sdgy. chinajournal. net. cn。

《全国药材信息》

本刊由中国中药材协会中药材种植养殖专业委员会主办,旬刊。

主要栏目:市场分析、热点点评、品种分析、地产报道、中药资源、市场动态、药市价览。地址:北京海淀区西四环北路 15 号依斯特大厦 8 层。邮政编码:100097。电话:010-88468207,88468209。定价:13. 33/旬。480. 00/年。

《上海医药》

该刊由上海市经济和信息化委员会主管,上海医药行业协会、上海市医药股份有限公司主办。1979 年创刊,月刊,大 16 开。

主要栏目:临床指导、市场分析、医药论坛、海外参考、医药综述、临床交流、信息荟萃等。主编:张永信。国内统一刊号:CN 31-1663/R。国际标准刊号:ISSN 1006-1533。国内发行代号:4-592。国外发行代号:DK 31004。定价:10 元/期,120 元/年。地址:上海市凤阳路 250 号。邮政编码:200003。电话:021-63276921。传真:021-63271166。电子邮箱:shpharm@ vip. 163. com。网址:http://www. shppa. net。

《沈阳药科大学学报》

该刊是由辽宁省教育厅主管,沈阳药科大学主办。1957 年创刊,月刊,大 16 开。主要报道国内外药剂学、药物化学、药物分析学、药理学、中药研究、生物药学、医药经济等学科的科技动态和科研成果。

主要栏目:药剂、药物化学、药物分析、药理、生物药学、临床药学、综述等。主编:吴春福。国内统一刊号:CN 21-1349/R。国际标准刊号:ISSN 1006-2858。国内发行代号:8-53。国外发行代号:BM 6706。定价:12 元/期,144 元/年。地址:沈阳市文化路 103 号。邮政编码:110016。电话:024-23986082;23994540。传真:024-23986086。电子邮箱:syyd@chinajournal. net. cn。网址:http://www. syydxb. cn。

《时珍国医国药》

该刊由湖北黄石市卫生局主管,时珍国医国药杂志社主办。1990 年创刊,月刊,大 16 开。

主要栏目:基金项目、药理药化、制剂与炮制、国药鉴别、合理用药与不良反应、护理与食疗、资源开发、临床报道、学术探讨、文献综述等。主编:朱保华,周虹。国内统一刊号:CN 42-1436/R。国际标准刊号:ISSN 1008-0805。国内发行代号:38-168。国外发行代号:M4340。定价:15 元/期,180

元/年。地址:湖北省黄石市黄石大道874号。邮政编码:435000。电话(传真):0714-6224836。电子邮箱:shizhenchina@163.com。网址:http://www.shizhenchian.com。

《实用临床医药杂志》

该刊由江苏省教育厅主管,扬州大学主办,扬州大学医学院承办。其前身为《江苏临床医学杂志》。1997年创刊,月刊,大16开,112页。

主要栏目:专题研究、论著、技术与方法、临床药学、短篇论著、综述等。主编:卜平。国内统一刊号:CN 32-1697/R。国际标准刊号:ISSN 1672-2353。邮发代号:28-172。定价:8元/期,96元/年。地址:扬州市淮海路11号扬州大学医学院院内。邮政编码:225001。电话:0514-7978807,7978917。传真:0514-7978917。电子邮箱:jcm@yzu.edu.cn。

《实用药物与临床》

该刊原名《辽宁药物与临床》,由辽宁省卫生厅主管,辽宁省药学会和中国医科大学附属盛京医院共同主办。1998年创刊,双月刊,大16开。

主要栏目:论著、药学研究、临床药学、综述、安全用药、文献分析、药敏分析、药物与临床等。主编:滕卫平。国内统一刊号:CN 21-1516/R。国际标准刊号:ISSN 1673-0070。邮发代号:8-36。定价:7元/期,42元/年。地址:沈阳市和平区三好街36号。邮政编码:110004。电话:024-96615-13759。电子邮箱:syywylch2004@yahoo.com.cn。

《实用医药杂志》

该刊由济南军区联勤主管,济南军区联勤卫生部主办,1984年创刊,月刊,大16开,128页。

主要栏目:临床研究、药学与临床、护理、基础研究、个案与短篇、医学心理学、综述与讲座、卫生事业管理等。主编:李炳汝。国内统一刊号:CN 37-1383/R。国际标准刊号:ISSN 1671-4008。邮发代号:24-182。定价:8元/期,96元/年。地址:济南市段店南路217号。邮政编码:250022。电话/传真:0531-51671963。电子邮箱:syyy@163169.net。网址:hppt://syyyzz.periodicals.com.cn。

《食品与药品》

该刊由山东省药学科学院主管,山东省生物药物研究院主办,中国药学会生化与生物技术药物专业委员会和山东省卫生厅协办。1991年创刊,曾用名“山东科技”“山东食品科技”“山东肉类科技”。2005年改现名。月刊,大16开。

主要栏目:焦点·人物、谈医说药、美容健康、食尚等。主编:凌沛学。国内统一刊号:CN 37-1438/R。国际标准刊号:ISSN 1672-979X。邮发代号:24-74。定价:15元/期,180元/年。地址:济南市高新区新泺大街989号。邮政编码:250101。电话/传真:0531-88779125。电子邮箱:food_drug@sina.com。

《世界临床药物》

该刊前身为《国外医药:合成药、生化药、制剂分册》,由上海医药工业研究院主管和主办,上海现代制药股份有限公司协办。1980年创刊,月刊,大16开。着重报道与临床医学密切相关的药学内容,促进临床用药指南的推广,同时关注医疗市场热点和相关的医政、药政法规。

主要栏目:医药专论、研究论文(基础研究、临床研究、临床药学)、综述评论(研发前沿、药物与临床、市场与管理)、信息(全球医药快讯、上市新药)等。主编:周斌。国内统一刊号:CN 31-1939/R。国际标准刊号:ISSN 1672-9188。邮发代号:4-302。定价:26元/期,312元/年。地址:上海市北京西路1320号。邮政编码:200040。电话:021-62894305。传真:021-62890581。网址:http://www.pharmadl.com。电子邮箱:wcd@pharmadl.com。

《首都医药》

该刊由北京市药品监督管理局主管,《首都医药》杂志社主办。主要刊登北京市药品监督管理局政策、法规、公告、通告,报道国内外医药发展动态,交流药品医疗器械管理工作、药检技术、临床医学、药学等。半月刊,大16开。

国内统一刊号:CN 11-3507/R。国际标准刊号:ISSN 1005-8257。国内邮发代号:82-792。国外发行代号:SM6274。定价:8元/期,192元/年。地址:北京市丰台区宋家庄苇子坑路148号。邮政编码:100079。电话:010-83226401,83285413。电子邮箱:sdyyzz@sina.com。

《数理医药学杂志》

该刊由湖北省教育厅主管,武汉大学、中国工业与应用数学学会、医药数学专业委员会共同主办。1988年创刊,双月刊,大16开。

主要栏目:医学数学模型探讨、方法评介、基础医学研究、临床科研分析、统计分析、药学研究、医用药学与物理、成果应用、教学研究等。主编:张选群,罗泮祥。国内统一刊号:CN 42-1303/R。国际标准刊号:ISSN 1004-4337。国内发行代号:38-174。国外发行代号:BM 6341。定价:10元/期,60元/年。地址:武汉大学医学院。邮政编码:430071。电话:027-68759117,2226004。传真:027-68752256。电子邮箱:slyyzz@163.com。网址:http://slyy.chinajournal.net.cn。

《天津药学》

该刊由天津市医药集团有限公司主管，天津市医药集团有限公司和天津市药学会共同主办，1989 年创刊，双月刊，大 16 开。

主要栏目：实验研究、药品质量与检验、药物制剂、药品不良反应、药物与临床、中药、综述、医药管理、药学英语园地等。主编：董志立。国内统一刊号：CN 12-1230/R。国际标准刊号：ISSN 1006-5687。国内发行代号：6-175。国外发行代号：DK 12001。定价：10 元/期，60 元/年。地址：天津市和平区沙市道同康里 3 门 502 室。邮政编码：300051。电话：022-23346705。电子邮箱：tjyaoxue@126. com。网址：http://www. pharm. com. cn/kw。

《天然产物研究与开发》

该刊由中国科学院主管，中国科学院成都文献情报中心主办，成都地奥集团和国家天然药物工程技术研究中心合办，四川省中药研究所协办。1989 年创刊，双月刊，大 16 开。

主要栏目：研究论文、研究简报、开发研究、综述等。主编：李伯刚。国内统一刊号：CN 51-1335/Q。国际标准刊号：ISSN 1001-6880。国内发行代号：62-107。国外发行代号：BM5715。定价：25 元/期，150 元/年。地址：成都市一环路南二段 16 号。邮政编码：610041。电话/传真：028-85210304。电子邮箱：trcw@clas. ac. cn。网址：http://www. natureproduct. cn。

《西北药学杂志》

该刊由陕西省教育厅主管，西安交通大学、陕西省药学会联合主办。1986 年创刊，双月刊，大 16 开，80 页。

主要栏目：药物分析、中药及天然药物、药理、药剂、药物与临床、药事管理、综述、不良反应等。主编：杨世民。国内统一刊号：CN 61-1108/R。国际标准刊号：ISSN 1004-2407。国内发行代号：52-106。国外发行代号：BM 6523。定价：6 元/期，36 元/年。地址：西安市雁塔西路 76 号西安交通大学医学校区药学系。邮政编码：710061。电话/传真：029-82655134。电子邮箱：xbyxzz@xjtu. edu. cn。网址：hppt://ZBYZ. Chianjournal. net. cn。

《现代中药研究与实践》

该刊原名《基层中药杂志》，由安徽省教育厅主管，安徽中医药高等专科学校、中华中医药学会中药鉴定委员会联合主办。1987 年创刊，双月刊，80 页。

主要栏目：药材生产、资源鉴定、药理药化、质量控制与管理、制剂工艺、综述等。主编：胡世林，赵国胜。国内统一刊号：CN 34-1267/R。国际标准刊号：ISSN 1673-6427。国内发行代号：26-85。国外发行代号：Q 6347。定价：10 元/期，60 元/年。地址：安徽省芜湖市荆山西路 16 号。邮政编码：241000。电话/传真：0553-4836136。电子邮箱：jzzy@chinajournal. net. cn。网址：hppt://jzzy. chinajournal. net. cn。

《亚太传统医药》

该刊由中国民族医药学会、湖北省科技信息研究所主办。支持单位有联合国亚太技术转让中心、国家科学技术部和国家中医药管理局。2005 年创刊，月刊。

主要栏目：发展论坛、基础研究、药学研究、临床交流、专论与综述、药事管理、文化教育、护理研究等。主编：鄢良。国内统一刊号：CN 42-1727/R。国际标准刊号：ISSN 1673-2197。国内发行代号：38-134。定价：18 元/期，216 元/年。地址：武汉市洪山路 2 号湖北科教大厦 D 座 5 楼。邮政编码：430071。电话：027-87300690；59706853。电子邮箱：ytctyy@126. com。网址：http://www. aptm. com. cn。

《药品评价》

该刊由江西省食品药品监督管理局主管，江西省药学会主办。2004 年创刊，月刊，大 16 开。

主要栏目：特别关注、经验交流（学术、病例、药物、中医、教育、技术）、行业广角（行业动态、医患关系、健康之道）、答疑解惑、新鲜时讯等。主编：廖二元，许章荣。国内统一刊号：CN 36-1259/R。国际标准刊号：ISSN 1672-2809。国内发行代号：44-53。国外发行代号：BM 1852。定价：10 元/期，120 元/年。地址：江西省南昌市省府大院南一路 12 号。邮政编码：330046。电话：010-51099090。传真：010-51099080。电子邮箱：xufeng@tnbzy. com。网址：www. tnbzy. com。

《药物不良反应杂志》

该刊由北京市卫生局主管，首都医科大学宣武医院、北京地坛医院合办，学术协作单位有北京大学药学部、中国毒理学会药物毒理与安全性评价专业委员会。1999 年创刊，双月刊，大 16 开。

主要栏目：临床论著、实验论著、调查研究、安全用药、中毒救治、法规准则、病例报告、中药不良反应、安全信息等。主编：程经华。国内统一刊号：CN 11-4015/R。国际标准刊号：ISSN 1008-5734。国内邮发代号：2-420。国外发行代号：BM 4886。定价：13. 80 元/期，82. 80 元/年。地址：北京市长椿街 45 号。邮政编码：100053。电话：010-83198917。传真：010-83156049。电子邮箱：cadrj@sina. com。网址：http://www. cadrj. com。

《药物分析杂志》

该刊由中国科学技术协会主管,中国药学会主办,中国药品生物制品检定所药物分析杂志编辑部编辑出版。1981年创刊,2005年改为月刊,大16开。主要报道药物分析专业的新成果、新技术、新方法和快速、简便的分析手段及经验。

主要栏目:论著、交流、综述、标准研讨等。主编:金少鸿。国内统一刊号:CN 11-2224/R。国际标准刊号:ISSN 0254-1793。邮发代号:2-237。定价:25元/期,300元/年。地址:北京天坛西里2号。邮政编码:100050。电话:010-67058427。传真:010-67012919。电子邮箱:ywfx@nicpbp.org.cn。网址:http://www.nicpbp.org.cn。

《药物流行病学杂志》

该刊由中国药学会、武汉医药(集团)股份有限公司主办,1992年创刊,双月刊,大16开。报道药物在人群中的作用和利用情况的研究成果及方法的全国性学术期刊,通过对药物的有效性、安全性、经济性、适用性的评价,为医药科研、生产、经营、使用和管理等提供信息。

主要栏目:述评、论著、临床用药与药效评价、药物警戒与合理用药、药物利用与药物经济学、论坛、综述、病例报道和病案分析等。主编:曾繁典。国内统一刊号:CN 42-1333/R。国际标准刊号:ISSN 1005-0698。邮发代号:38-187。定价:8元/期,96元/年。地址:湖北武汉市兰陵路2号。邮政编码:430014。电话:027-82835077。传真:027-82778580。电子邮箱:ywlxbxzz@periodicals.net.cn。网址:http://www.cnjpe.org。

《药物生物技术》

该刊由中华人民共和国教育部、国家食品药品监督管理局、中国科学技术协会主管,由中国药科大学、中国医药科技出版社、中国药学会联合主办。1994年创刊,双月刊。主要刊登生物技术在医药卫生、化学和食品工业、农业等领域中的研究、应用方面的文章。

主要栏目:研究论文、药学教育、综述、信息等。主编:吴梧桐。国内统一刊号:CN 32-1488/R。国际标准刊号:ISSN 1005-8915。国内发行代号:28-243。国外发行代号:BM 4776。定价:20元/期,120元/年。地址:南京童家巷24号。邮政编码:210009。电话/传真:025-83220372。电子邮箱:ywswjs@cpu.edu.cn。网址:http://ywsw.chinajournal.net.cn。

《药物研究评价》

该刊原名《中文科技资料目录—中草药》,由中国药学会和天津药物研究院共同主办,于2009年8月以该刊名出版,为双月刊,大16开,80页。主要内容为药物及其制剂的评价规范以及药学评价、安全性评价、药效学评价、药物代谢动力学评价、临床评价、上市药物评价等评价研究。

主要栏目:论坛、综述、方法学研究、试验研究(论著)、审评规范、国际信息、专题等。主编:汤立达。国内统一刊号:CN 12-1409/R。国际标准刊号:ISSN 1674-6376。发行:本刊编辑部自办发行。定价:15元/期,全年90元。地址:天津市南开区鞍山西道308号。邮政编码:300193。电话/传真:022-23006822。电子邮箱:ywpjyj@126.com。网址:www.tiprpress.com。

《药物与人》

该刊由北京市药品监督管理局主管,北京市药学会主办。1988年创刊,月刊,16开。

主要栏目:健康新知、特别关注、讲医释药、保健你我他、心灵港湾、健康生活、读者俱乐部等。国内统一刊号:CN 11-2233/R。国际标准刊号:ISSN 1002-3763。邮发代号:82-624。定价:8元/期,96元/年。地址:中国北京市朝阳区安贞西里仟村商务大厦A座1402室。邮政编码:100029。电话:010-64425272。传真:010-64418642。电子邮箱:info@webmd.cn。网址:http://www.webmd.cn。

《药学服务与研究》

该刊由第二军医大学主管和主办,江苏济川药业集团协办。2001年创刊,双月刊,大16开。

主要栏目:专家论坛、论著、专题讲座、综述、临床药师、医院药学、技术和方法、经验交流、短篇报道、继续教育园地等。主编:胡晋红。国内统一刊号:CN 31-1877/R。国际标准刊号:ISSN 1671-2838。国内发行代号:4-706。国外发行代号:MB 3731。定价:12元/期,72元/年。地址:上海市长海路168号。邮政编码:200433。电话/传真:021-65519829。电子邮箱:PharmCR@yahoo.com.cn。网址:http://www.pcarjournal.net.cn。

《药学教育》

该刊由教育部主管,中国药科大学、广东药学院、中国医药教育协会联合主办。1985年创刊,双月刊,大16开,64页。

主要栏目:理论研究、学生管理、教师队伍、教学园地、实践训练等。主编:吴晓明。国内统一刊号:CN 32-1352/G4。国际标准刊号:ISSN 1007-3531。国内邮发代号:28-314。定价:10元/期,60元/年。地址:南京市童家巷24号。邮政编码:210009。电话:025-83271476。传真:025-83271366。电子邮箱:pharm@163.com。网址:http://qk.cpu.edu.cn/edu/index.asp。

《药学进展》

该刊由中华人民共和国教育部主管,中国药科大学主办。1959年创刊,月刊,48页。

主要栏目:综述与专论、研究与交流、新药介绍、信息广角等。主编:廖清江。国内统一刊号:CN 32-1109/R。国际标准刊号:ISSN 1001-5094。定价:9元/期,108元/年。地址:南京市童家巷24号。邮政编码:210009。电话:025-83271475。传真:025-83271227。电子邮箱:yxjz@163.com yxjz@cpu.edu.cn。网址:http://qk.cpu.edu.cn/jinzhan/index.asp。

《药学实践杂志》

该刊是由第二军医大学主管,第二军医大学、中国药学会药事管理专业委员会主办。1983年创刊,双月刊,逢单月出版。

主要栏目:综述、论著、药理、药物分析、药事管理、药学教育、药物不良反应个案报道、药学继续教育等。主编:柴逸峰。国内统一刊号:CN 31-1685/R。国际标准刊号:ISSN 1006-0111。国内邮发代号:4-664。地址:上海市国和路325号。邮政编码:200433。电话:021-25074468-22。传真:021-25074468-18。电子邮箱:yxsjzzs@163.com。网址:http://www.yxsjzz.cn。

《药学学报》

该刊由中国科学技术协会主管,中国药学会主办,中国医学科学院药物研究所药学学报编辑部编辑出版。1953年创刊,月刊,112页。主要报道药学各学科领域基础和应用基础研究的原始性、创新性科研成果。该刊荣获首届国家期刊奖,入选中国期刊方阵双高(高知名度、高学术水平)期刊,荣获第2届国家期刊奖百种重点科技期刊和第3届中国科技优秀期刊奖二等奖,并连续6届被评为"百种中国杰出学术期刊"。

主要栏目:综述、研究论文(药理学、药物化学、药物分析与药物代谢、药剂学、生药学)、研究简报等。主编:王晓良。国内统一刊号:CN 11-2163/R。国际标准刊号:ISSN 0513-4870。邮发代号:2-233。定价:30元/期,360元/年。地址:北京市先农坛街1号。邮政编码:100050。电话:010-63035012。传真:010-63026192。电子邮箱:yxxb@imm.ac.cn。网址:http://www.yxxb.com.cn。

《药学与临床研究》

该刊原名《药学世界》、《江苏药学与临床》,由江苏省食品药品监督管理局主管,江苏省药学会主办,先声药业有限公司协办。1993年创刊,双月刊,大16开。

主要栏目:专家论述、综述、药学研究、合理用药、药事管理、经验交流、资讯概览等。主编:王明时。国内统一刊号:CN 32-1453/R。国际标准刊号:ISSN 1007-306X。定价:10元/期,60元/年。地址:南京市中山东路448号南大门。邮政编码:210002。电话:025-86647639。电子邮箱:yxylcyj@163.com。网址:http://www.pcr.org.cn。

《医药导报》

该刊由中国药理学会、华中科技大学同济医学院附属同济医院、中国医药商业协会联合主办。1982年创刊,月刊,大16开。

主要栏目:药物研究、新发感染性疾病等专栏、药物与临床、药学进展、药物制剂、药品质量控制、用药指南、药物不良反应、药事管理、国外新药研发动态、作者·编者·读者等。主编:曾繁典。国内统一刊号:CN 42-1293/R。国际标准刊号:ISSN 1004-0781。国内邮发代号:38-173。国外发行代号:BM 6485。定价:15元/期,180元/年。地址:武汉市解放大道1095号。邮政编码:430030。电话/传真:027-83643083,83666619。电子邮箱:y198203@public.wh.hb.cn。网址:http://www.yydb.cn http://www.yydbzz.com。

《医药工程设计》

该刊由中国石化集团上海工程有限公司主管,全国医药设计信息中心站主办。1980创刊,双月刊,大16开,64页。

主要栏目:单元设备设计、工厂设计、制药厂与GMP、医药工艺设计、洁净空调设计、医药法规等。主编:缪德骅。国内统一刊号:CN 31-1429/R。国际标准刊号:ISSN 1008-455X。发行:该刊编辑部自办发行。定价:12元/期,72元/年。地址:上海市延安西路376弄22号永兴商务大楼11楼。邮政编码:200040。电话:021-32140428。传真:021-62489867。电子邮箱:spidi@online.sh.cn。网址:www.nicpd.com.cn。

《医药论坛杂志》

该刊原名《河南医药信息》,由中华人民共和国卫生部主管,中华预防医学会、河南省医学情报研究所主办。1980年创刊,半月刊,大16开。

主要栏目:论著、公共卫生、医学研究、药物与临床、护理等。主编:乔国祥。国内统一刊号:CN 11-5479/R。国际标准刊号:ISSN 1672-3422。邮发代号:36-165。定价:7元/期,168元/年。地址:郑州市纬五路47号。邮政编码:450003。电话:0371-65937776。传真:0371-65945350。电子邮箱:

YYLT@371. net。

《医药世界》

该刊由中华人民共和国卫生部主管，中华预防医学会、北京东方迅达医药信息咨询中心主办。月刊，16开，120页。

主要栏目：热点&深度、疾病&预防、科学&探秘、健康&生活、咨讯&服务等。主编：郑成龙。国内统一刊号：CN 11-4002/R。国际标准刊号：ISSN 1008-6919。国内邮发代号：82-197。国外发行代号：M 5302。国内定价：10元/期，120元/年。海外定价：5美元/期，60美元/年。地址：北京市海淀区双榆树白塔庵汉荣家园1座-100室。邮政编码：100098。电话：010-82820559，010-82822855。电子邮箱：mpw@mpwm. cn。网址：www. mpwm. cn。

《医药与保健》

该刊由中华人民共和国教育部主管，西安交通大学主办。1992年创刊，月刊，16开。

主要栏目：生活文摘、疾病防治、家庭药箱、医患知音、防癌天地、诊疗技术、生活与健康、性爱频道、中医中药、健康饮食等。主编：魏大成。国内统一刊号：CN 61-1246/R。国际标准刊号：ISSN 1004-8650。国内邮发代号：52-207。国外发行代号：M 6230。国内定价：5.9元/期，70.8元/年。地址：西安交通大学医学院。邮政编码：710061。电话：029-88868262。电子邮箱：xayybj@126. com。

《中草药》

该刊由天津药物研究院、中国药学会主办。1970年创刊，曾用名《中草药通讯》。月刊，大16开。

主要栏目：中药现代化论坛、化学成分、制剂与质量、药理与临床、药材与资源、综述、信息等。主编：汤立达。国内统一刊号：CN 12-1108/R。国际标准刊号：ISSN 0253-2670。国内邮发代号：6-77。国外发行代号：M 221。定价：25元/期，300元/年。地址：天津市南开区鞍山西道308号。邮政编码：300193。电话：022-27474913。传真：022-23006821。电子邮箱：zcy@tiprpress. com。网址：http://www. tiprpress. com/zcy/ch/index. aspx。

《中成药》

该刊由上海医药(集团)有限公司主管，国家食品药品监督管理局信息中心中成药信息站主办，是有关中成药、中药饮片生产、科研和应用的专业学术性期刊。1978年创刊，月刊，大16开。

主要栏目：中药指纹图谱、制剂、质量、临床、药理、饮片炮制、成份分析、综述、科研报道、学术探讨、医院药房等。主编：张聪。国内统一刊号：CN 31-1368/R。国际标准刊号：ISSN 1001-1528。国内邮发代号：4-249。国外发行代号：M 1093。定价：25元/期，300元/年。地址：上海市汉口路239号450室。邮政编码：200002。电话：021-63213275。传真：021-63213363。电子邮箱：med@stn. sh. cn。网址：http://zaya. cb. cnki. net。

《中国处方药》

该刊由国家食品药品监督管理局主管，国家食品药品监督管理局南方医药经济研究所主办。2002年创刊，月刊，大16开。

主要栏目：时评、观察、封面、监管、新药推介、监管、专栏、数据等。主编：陶剑虹。国内统一刊号：CN 44-1549/T。国际标准刊号：ISSN 1671-945X。邮发代号：46-260。定价：10元/期，120元/年。地址：广州市东风东路753号天誉商务大厦西塔5楼。邮政编码：510080。电话：020-37886675，37886676。传真：020-37886660。电子邮箱：service@chinapid. com。网址：http://www. chinapid. com。

《中国当代医药》

该刊由中华人民共和国卫生部主管，中国保健协会和当代创新(北京)医药科学研究院主办。旬刊，大16开。

主要栏目：医药资讯、封面报道、业界关注、专家论坛、论著、研究进展、实验研究、临床研究、药品鉴定、药物与临床、麻醉与镇痛、医学检验、病理分析、影像与介入、中医中药、护理研究、医药教育、健康教育、个案报道、误诊误治、不良反应监测、制剂与技术、医院管理、调查研究、工作探讨、医护论坛等。主编：王霞。国内统一刊号：CN 11-5786/R。国际标准刊号：ISSN 1674-4721。国内邮发代号：2-515。国外发行代号：M 5169。定价：15元/期，540元/年。地址：北京市朝阳区通惠家园惠润园(壹线国际)5-3-602。邮政编码：100025。电话：010-59679076。传真：010-59679056。电子邮箱：ddyy@vip. 163. cpm。网址：http://www. dangdaiyiyao. com。

《中国海洋药物》

该刊由中国科协主管，中国药学会主办。1982年创刊，双月刊，大16开。

主要栏目：研究报告、研究简报、综述、海药临床、海药鉴定、资源开发、海药养殖、水产品综合利用、海洋功能食品、新技术介绍、海药人物、科技园地等。主编：关美君。国内统一刊号：CN 37-1155/R。国际标准刊号：ISSN 1002-3461。定价：10元/期，60元/年。地址：青岛市延安三路101号国风药业院内。邮政编码：266071。电话/传真：0532-88083130。网址：http://www. cpa. org. cn。电子邮箱：zghyyw@growful.

com。

《中国抗生素杂志》

该刊由中国医药集团总公司主管，中国医药集团总公司四川抗菌素工业研究所、中国医学科学院医药生物技术研究所主办。1976创刊年，月刊，大16开。

主要栏目：综述、遗传育种与生物合成、分离纯化与化学合成、药理与临床、分析与质控与制剂、研究简报、短文等。主编：谭仁祥。国内统一刊号：CN 51-1126/R。国际标准刊号：ISSN 1001-8689。邮发代号：62-193。定价：9.00元/期，108.00元/年。地址：四川省成都市成华区龙潭都市工业集中发展区华冠路168号。邮政编码：600052。电话/传真：028-84216021。电子邮箱：siiacjap@126.com。

《中国临床药理学与治疗学》

该刊由中国科学技术协会主管，中国药理学会主办，皖南医学院弋矶山医院承办。曾用名《中国临床药理学与治疗学杂志》，1996年创刊，月刊，16开。主要报道我国临床药理学研究的新成果，以及基础和临床药物治疗学领域的新进展，交流临床用药经验，介绍国内外研究动态 注重反映用多学科手段研究临床药理学与药物治疗学的成果。

主要栏目：专论、基础研究、短篇论著、临床药理学、药物治疗学、综述与讲座等。主编：孙瑞元。国内统一刊号：CN 34-1206/R。国际标准刊号：ISSN 1009-2501。邮发代号：26-165。定价：12元/期，144元/年。地址：安徽芜湖市皖南医学院戈矶山医院。邮政编码：241001。电话：0553-5738350，5739333。电子邮箱：ccpt96@21cn.com。

《中国临床药理学杂志》

该刊由中国科学技术协会主管，中国药学会主办，北京大学临床药理研究所承办。1985年创刊，双月刊，大16开。主要报道我国临床药理学专业的学术成果；交流临床药理的科研、教学培训、药物评价、药物治疗等工作中的经验体会；介绍国内外的最新进展、学术动态；促进国内与国际的学术交流。

主要栏目：临床研究、基础研究、研究方法、综述、读者园地、药物不良反应、科学园地、药物评价与管理等。主编：韩启德。国内统一刊号：CN 11-2220/R。国际标准刊号：ISSN 1001-6821。国内邮发代号：82-142。国外发行代号：BM 818。定价：15元/期，180元/年。地址：北京市海淀区学院路38号。邮政编码：100191。电话：010-82802540。传真：010-62072817。电子邮箱：cjcp@tom.com。

《中国临床药学杂志》

该刊由中国科学技术协会主管，中国药学会主办，复旦大学药学院承办。1992年创刊，双月刊。主要报道我国临床药学及相关领域的新成果、新技术、新方法，药物不良反应，药物相互作用，药物动力学，血药浓度监测以及有关医院药学学科的研究成果与实践。

主要栏目：论著、短篇报道、医师药师园地、经验交流、药物不良反应、新药之窗、综述等。主编：王永铭。国内统一刊号：CN 31-1726/R。国际标准刊号：ISSN 1007-4406。国内邮发代号：4-573。定价：8元/期，48元/年。地址：上海市医学院路138号。邮政编码：200032。电话：021-54237256。传真：021-64176498。电子邮箱：lcyx@fudan.edu.cn。网址：http://zglcyxzz.periodicals.net.cn；http://lczz.chinajournal.net.cn。

《中国民族民间医药》

该刊由云南省科学技术协会主管，云南省民族民间医药研究会主办。1992年创刊，半月刊，大16开。

主要栏目：民族医药、药物研究、学术探讨、临床研究、药物研究、医疗论坛、护理研究、医院管理、经验交流等。主编：郑进，黄传贵。国内统一刊号：CN 53-1102/R。国际标准刊号：ISSN 1007-8517。国内邮发代号：64-56。国外发行代号：BM 6366。定价：16元/期，384元/年。地址：云南省昆明市关通路57号。邮政编码：650200。电话：0871-5349183。传真：0871-5339255。电子邮箱：zgyy1992@163.com。网址：http://mzmj.chinajournal.net.cn。

《中国民族医药杂志》

该刊由国家中医药管理局主管，全国中医药图书情报工作委员会和内蒙古中蒙医研究所主办。1994年创刊，月刊，大16开。

主要栏目：临床报道，临证经验，医药结合，疗法应用与研究，方药纵横，实验研究，药物定性定量研究，工艺与制备，文献研究，医学琐谈，护理，短篇报道等。主编：苏根元。国内统一刊号：CN 15-1175/R。国际标准刊号：ISSN 1006-6810。国内邮发代号：16-94。国外发行代号：6501/Q。定价：8元/期，96元/年。地址：呼和浩特市健康路11号。邮政编码：010020。电话：0471-6920167。传真：0471-6933673。

《中国生化药物杂志》

该刊由南京生物化学制药研究所主管，南京生物化学制药研究所、全国生化制药情报中心站、中国生化制药工业协会、中国药品生物制品检定所联合主办。1976年创刊，双月刊，大16开。

主要栏目：论著、药物与临床、综述等。主编：孙欣。国内统一刊号：CN 32-1355/R。国际标准刊号：ISSN 1006-

6810。国内邮发代号:28-233。国外发行代号:BM 4561。定价:12 元/期,72 元/年。地址:南京市浦口区浦东北路 9 号。邮政编码: 210031。电话: 025-58588537。传真: 025-58588536。电子邮箱: shyw@jlonline. com。网址: http://shyw. chinajournal. net. cn。

《中国生物制品学杂志》

该刊是由卫生部主管,中华预防医学会承办。1988 年创刊,双月刊,2007 年起改为月刊。主要刊载生物制品和生物技术产品相关领域(预防医学、免疫学、医学微生物学、流行病学、生物化学等)的研究、生产、使用和质控方面的文章。

主要栏目:论著、简报、综述、述评、译文。主编:封多佳。国内统一刊号:CN 22-1197/Q。国际标准刊号:ISSN 1004-5503。邮发代号:12-128。定价:12 元/期,144 元/年。地址:长春市西安大路 137 号。邮政编码:130062。电话:0431-7923344。传真: 0431-7910140。电子邮箱: zgsw@ccibp. com。

《中国实验方剂学杂志》

该刊由国家中医药管理局主管,中国医学科学院中药研究所、中国中西医结合学会中药专业委员会合办。1995 年创刊,月刊,大 16 开。

主要栏目:制剂工艺、化学与分析、资源与鉴定、药理、临床、综述、基层园地等。主编:姜廷良。国内统一刊号:CN 11-3495/R。国际标准刊号:ISSN 1005-9903。国内邮发代号:2-417。国外发行代号:BM 4655。定价:10 元/期,120 元/年。地址:北京市东直门内南小街 16 号。邮政编码:100700。电话:010-64014411-2849。传真:010-84076882。电子邮箱: syfjx_2010@188. com。网址: http://www.syfjxzz. com。

《中国天然药物》

该刊由教育部主管,中国药科大学和中国药学会主办。主要报道中药与天然药物中活性化合物的发现与改造、药理作用机制等。2003 年创刊,双月刊,大 16 开,80 页。

主要栏目:思路与方法、综述、论文等。主编:吴晓明。国内统一刊号:CN 32-1708/R。国际标准刊号:ISSN 1672-3651。国内邮发代号:28-306。国外发行代号:BM 1759。定价:30 元/期,180 元/年。地址:南京市童家巷 24 号。邮政编码:210009。电话:025-83271565。传真:025-83271229。电子邮箱:zgtryw@cpu. edu. cn。网址:http://ZGTR@china-journal. net. cn。

《中国现代药物应用》

该刊由中华人民共和国卫生部主管,中国水利电力医学科学技术学会主办。2007 年创刊,半月刊,大 16 开。

主要栏目:论著、临床医学、药物与临床、临床案例、临床护理、经验交流、综述、卫生论坛等。主编:王建峰。国内统一刊号:CN 11-5581/R。国际标准刊号:ISSN 1673-9523。国内邮发代号:80-705。国外发行代号:M 4698。定价:12 元/期,288 元/年。地址:北京市和平里七区 18 号 205 室。邮政编码:100013。电话:010-84254952。电子邮箱:zgxdywyy2@163. com。网址:http://www. zgxdywyy. cn。

《中国现代应用药学》

该刊由中国科学技术学会主管,中国药学会主办。1984 年创刊,月刊,大 16 开。

主要栏目:论著、综述、中药天然药物、药物化学、药剂、药物分析与检验、医院药学、不良反应等。主编:李连达。国内统一刊号: CN 33-1210/R。国际标准刊号: ISSN 1007-7693。国内邮发代号:32-67。国外发行代号:M 4698。定价:15 元/期,180 元/年。地址:杭州市中河中路 250 号改革月报大楼 10 楼。邮政编码:310003。电话:0571-87297398。传真:0571-87245809。电子邮箱:xdyd@chinajournal. net. cn。网址:http://www. chinjmap. com。

《中国现代中药》

该刊由国家中医药管理局主管,中国中药协会、中国医药集团总公司、中国药材集团公司联合主办。原名《中药研究与信息》,1999 年创刊,月刊,64 页。

主要栏目:综述、化学成分、质量标准、工艺研究、药理研究、中药经济、国际贸易、产销分析、药市动态、行业动态、信息天地等。主编:赵润怀。国内统一刊号:CN 11-5442/R。国际标准刊号:ISSN 1673-4890。国内邮发代号: 82-302。国外发行代号:M7087。定价:10 元/期,120 元/年。地址:北京市海淀区西四环北路 15 号依斯特大厦 8 层。邮政编码:100195。电话:010-88468213。传真:010-88468206。电子邮箱:zybjb@163. com。网址:http://www. sinozgyc. com。

《中国乡村医药》

该刊由中华人民共和国卫生部主管,中国农村卫生协会主办。1994 年创刊,月刊,大 16 开,80 页。

主要栏目:专家论坛、论著与经验交流、中医与中西医结合、药物与临床、病例报告、检验与影像、急诊与急救、社区卫生、临床护理、综述、讲座、农村适宜技术等。主编:朱德霖。国内统一刊号:CN 11-3458/R。国际标准刊号:ISSN 1006-5180。邮发代号:82-76。定价:8 元/期,96 元/年。地址:北京崇文区广渠门南小街领行国际 1-2-1702。邮政编码:100061。电话/传真: 010-67155142。电子邮箱: crmp@

sina. com。

《中国新药与临床杂志》

该刊由中国科学技术协会主管,中国药学会、上海市食品药品监督管理局科技情报研究所主办。原名《新药与临床》,1982年创刊,月刊,大16开,80页。着重报道药物的临床研究和临床应用,介绍国内外新药的进展及动态,主要刊登新的临床试验,生物等效性,新药临床前研究,药物的临床应用,药物不良反应及监测,合理用药、相互作用与评价,新药的进展和动态等。

主要栏目:专题、综述、专家笔谈、短篇论著、合理用药、读者·作者·编者等。主编:唐希灿。国内统一刊号:CN 31-1746/R。国际标准刊号:ISSN 1007-7669。国内邮发代号:4-347。国外发行代号:M5892。定价:12元/期,144元/年。地址:上海市柳州路615号。邮政编码:200233。电话/传真:021-64511836。电子邮箱:xyylc_tougao@126. com。网址:http://xyyl. chinajournal. net. cn。

《中国新药杂志》

该刊是由国家食品药品监督管理局主管,中国医药科技出版社、中国医药集团总公司、中国药学会共同主办。1991年创刊,2006年改为半月刊,大16开,96页。

主要栏目:世界新药之窗、新药研发论坛、新药申报与审评、重大新药创新专项巡礼、综述、实验研究等。主编:桑国卫。国内统一刊号:CN 11-2850/R。国际标准刊号:ISSN 1003-3734。国内邮发代号:82-488。国外发行代号:M4240。定价:12元/期,288/年。地址:北京市西城区北三环中路乙6号伦洋大厦8层。邮政编码:100120。电话:010-82282300。传真:010-82282089。电子邮箱:cndj@newdrug. cn。网址:http://www. newdrug. cn。

《中国药店》

该刊由中华人民共和国卫生部主管,中国药店杂志社编辑出版。1994年创刊,月刊,大16开,96页。

主要栏目:终端透视、圈点、高层视点、深度、公司、海外、运营、商学院、专栏、门店、上游等。主编:曹荣桂张滨。国内统一刊号:CN 11-4476/R。国际标准刊号:ISSN 1009-5012。国内邮发代号:2-387。定价:8元/期,96元/年。地址:北京市安外邮局88信箱。邮政编码:100011。电话:010-51667828。传真:010-84129101。电子邮箱:zgyd228@163. com。网址:hppt://www. ydzz. org。

《中国药房》

该刊由中华人民共和国卫生部主管,中国医院协会、中国药房杂志社主办。1990年创刊,现为周刊,每季度末休刊一期,全年48期,每周三出版。

主要栏目:第一周刊为"药房与药事"专题,主要有药业专论、药事管理、实验研究、药房管理、制剂与工艺、药品检验、药师之友、药店与执业药师、综述讲座等;第二期周刊为"药房与临床"专题,主要有:药物警戒与干预、药物经济学、用药分析、临床药学、药物与临床、不良反应监测、药学服务、药师与临床等;第三周刊为"药房与中药"专题,主要有:中药论坛、中药研究、中药工艺与制剂、中药临床、中药分析与鉴定、中药资源与栽培、中药视窗等;第四周刊为"药房与基本药物"专题,主要有:医药政策、基本药物论坛、药品价格、药品招投标、基本药物配送、基本药物应用、医疗器材、基层医药等。主编:黄仲义。国内统一刊号:CN 50-1055/R。国际标准刊号:ISSN 1001-0408。国内邮发代号:78-33。国外发行代号:4703TM。定价:10元/期,480元/年。地址:重庆市渝中区大坪正街129号四环大厦8层。邮政编码:400042。电话/传真:023-68586827/68585211。电子邮箱:info@china-pharmacy. com。网址:http://www. china-pharmacy. com。

《中国药科大学学报》

该刊由中华人民共和国教育部主管,中国药科大学主办,主要报道药学科学创新性科研成果,登载合成药物化学、天然药物化学、中药学、药剂学、药物分析学、药代谢动力学、生物技术、生物制药工程、药理学及其他相关学科的研究成果和学术动态。1956年创刊,双月刊,大16开,96页。

主要栏目:药学前沿、论文、综述、信息等。主编:彭司勋。国内统一刊号:CN 32-1157/R。国际标准刊号:ISSN 1000-5048。国内邮发代号:28-115。国外发行代号:BM 6016。定价:20元/期,120元/年。地址:南京童家巷24号。邮政编码:210009。电话:025-83271566。传真:025-83271279。电子邮箱:cpuxuebao@sohu. com。网址:http://zgyd. chianjournal. net. cn。

《中国药理学报:英文版》

该刊由中国科学技术协会主管,中国药理学会、中科院上海药物研究所主办。1980年创刊。根据期刊影响因子排名的SCI药理及药学核心期刊榜内,该刊是唯一的中国期刊,同时进入十余种国际著名检索系统,与60多种国外著名医药期刊建立交换关系。

主要栏目:神经药理学、心血管药理学、肺药理学、内分泌药理学、细胞和分子药理学、药物代谢动力学、药剂学等。主编:丁光生。国内统一刊号:CN 31-1347/R。国际标准刊号:ISSN 1671-4083。国内邮发代号:4-295。定价:50元/期,600元/年。地址:上海市太原路294号31号楼。邮政编码:200031。电话:021-54922822。传真:021-54922823。电子邮箱：aps @ mail. shcnc. ac. cn。网址：http://www. chinaphar. com。

《中国药理学通报》

该刊由中国科学技术协会主管，中国药理学会主办，安徽医科大学承办。1985 年创刊，月刊，大 16 开。主要刊登药理学研究原著。

主要栏目：讲座与综述、论著、实验方法学、研究简报等。主编：魏伟 李俊。国内统一刊号：CN 34-1086/R。国际标准刊号：ISSN 1001-1978。国内邮发代号：26-52。定价：25 元/期，300 元/年。地址：合肥市梅山路 81 号。邮政编码：230032。电话：0551-5161221。传真：0551-5161222。电子邮箱：agtkxtb8@163. com。网址：http://ylx. ahmu. edu. cn。http://yaol. chinajournal. net. cn。

《中国药理学与毒理学杂志》

该刊由军事医学科学院主管，军事医学科学院毒物药物研究所、中国药理学会和中国毒理学会共同主办。1986 年创刊，双月刊，大 16 开，80 页。主要刊登实验药理学与实验毒理学各分支学科的研究论著、专题述评、综述、短讯和新技术方法的创建。

主要栏目：论著、实验方法、综述等。主编：张永祥。国内统一刊号：CN 11-1155/R。国际标准刊号：ISSN 1000-3002。国内邮发代号：82-140。国外发行代号：BM 1051。定价：15 元/期，90 元/年。地址：北京市太平路 27 号。邮政编码：100850。电话：010-68276743。传真：010-68211656。电子邮箱：cipt @ nic. bmi. ac. cn。网址：http://www. cipt. ac. cn。

《中国药品标准》

该刊由国家食品药品监督管理局主管，国家药典委员会主办。2000 年创刊，双月刊，大 16 开，80 页。

主要栏目：专题报道、标准论坛、论著、方法学研究、标准管理法规等。主编：周福成。国内统一刊号：CN 11-4422/R。国际标准刊号：ISSN 1009-3656。国内邮发代号：2-509。定价：12 元/期，72 元/年。地址：北京市崇文区法华南里 11 号楼。邮政编码：100061。电话：010-67157647。传真：010-67157648。电子邮箱：zgypbzzz@chp. org. cn。网址：http://www. chp. org. cn。

《中国药师》

该刊由国家食品药品监督管理局主管，国家食品药品监督管理局培训中心和武汉医药（集团）股份有限公司合办。1998 年创刊，月刊，大 16 开，120 页。

主要栏目：研究论文、药学进展、继续教育、药学与临床、综述、科技交流等。主编：江德元。国内统一刊号：CN 12-1626/R。国际标准刊号：ISSN 1008-049X。国内邮发代号：38-325。定价：16 元/期，192 元/年。地址：湖北武汉市兰陵路 2 号。邮政编码：430014。电话：027-82835077。传真：027-82778580。电子邮箱：yh @ cnjpe. org。网址：http://www. zgys. org。

《中国药事》

该刊由国家食品药品监督管理局主管，中国药品生物制品检定所主办。1987 年创刊，月刊，大 16 开，88 页。

主要栏目：监督管理、理论探讨、论著、工作研究、药品检验·药品质量、药物与临床等。主编：桑国卫。国内统一刊号：CN 11-2858/R。国际标准刊号：ISSN 1002-7777。国内邮发代号：18-142。国外发行代号：M 4653。定价：12 元/期，144 元/年。地址：北京市天坛西里 2 号。邮政编码：100050。电话：010-67095523。传真：010-67033529。电子邮箱：zhongguoyaoshi@sina. com。网址：http://www. nicpbp. org. cn。

《中国药物化学杂志》

该刊由辽宁省教育厅主管，沈阳药科大学、中国药学会合办。1990 年创刊，双月刊，大 16 开，80 页。

主要栏目：研究论文、快报、研究简报、综述、新药信息等。主编：程卯生。国内统一刊号：CN 21-1313/R。国际标准刊号：ISSN 1005-0108。国内邮发代号：8-101。国外发行代号：BM 5991。定价：12 元/期，144 元/年。地址：沈阳市文化路 103 号。邮政编码：110016。电话：024-23986082。传真：024-23986086。电子邮箱：zgyh @ chinajournal. net. cn。网址：http://www. zgyhzz. cn。

《中国药物经济学》

该刊由中国农工民主党中央委员会主管，中国中医药研究促进会主办。双月刊，大 16 开，64 页。

主要栏目：实证、综述、医保视角、编译、科技前沿、动态等。主编：刘国恩。国内统一刊号：CN 11-5482/R。国际标准刊号：ISSN 1673-5846。国内邮发代号：80-929。定价：26. 80 元/期，160. 80 元/年。地址：北京市东城区安定门外大街 55 号。邮政编码：100011。电话/传真：010-84113228。电子邮箱：cjpe @ 163. com。网址：http://www. cjpe. org. cn。

《中国药物警戒》

该刊由国家食品药品管理局主管，国家食品药品监督管理局药品评价中心、国家药品不良反应监测中心合办。2004

年创刊,月刊,大16开。

主要栏目:基础研究、临床研究、心脏介入用药监测、管理研究、综述、药品不良反应监测、个案分析、工作实践等。主编:金少鸿。国内统一刊号:CN 11-5219/R。国际标准刊号:ISSN 1672-8629。国内邮发代号:62-518。国外发行代号:Q 1877。定价:10元/期,120元/年。地址:北京市西城区三里河一区3号院6号楼。邮政编码:100045。电话:010-68586107。传真:010-68586113。电子邮箱:ywjj@ cdr. gov. cn。网址:http://www. zgywjj. com。

《中国药物滥用防治杂志》

该刊由中华人民共和国卫生部主管,中国药物滥用防治协会、军事医学科学院毒物药物研究所合办。1995年创刊,双月刊,大16开,64页。报道我国在药物滥用防治领域的学术动向和进展。介绍麻醉药品、精神药品、酒精、烟草等有依赖性物质的滥用实验研究、临床诊疗、医学预防、流行病学调查和政策分析。

主要栏目:论著、调查报道、临床研究、经验交流、病例报道、合理用药、药物反应、论坛等。主编:李锦。国内统一刊号:CN 11-3742/R。国际标准刊号:ISSN 1006-902X。国内邮发代号:82-768。定价:10元/期,60元/年。地址:北京市崇文区法华南里11号楼。邮政编码:100061。电话:010-67633679。传真:010-67157910。网址:http://zylf. chinajournal. net. cn。电子邮箱:zylf@ chinajournal. net. cn。

《中国药物依赖性杂志》

该刊由中华人民共和国教育部主管,北京大学、中国毒理学会合办。1992年创刊,双月刊,16开,80页。主要刊载药物(包括种类毒品、烟、酒、镇静催眠药等)依赖性研究、药物滥用及其相关疾病的防治和麻醉药品、精神药物合理应用的科学研究论著。

主要栏目:综述、论著、专论、动态等。主编:陆林。国内统一刊号:CN 11-3920/R。国际标准刊号:ISSN 1007-9718。国内邮发代号:82-775。国外发行代号:BM 4632。定价:10元/期,60元/年。地址:北京海淀区学院路38号。邮政编码:100191。电话:010-62032625。传真:010-62032624。电子邮箱:cjdd1992@ bjmu. edu. cn。网址:www. nidd. ac. cn。

《中国药物应用与监测》

该刊由中国人民解放军总医院主管和主办,2004年创刊,双月刊,大16开,64页。

主要栏目:专家述评、临床评价、实验研究、用药分析、不良反应调查、药事管理、临床药师园地、药学进展、病例监测等。主编:郭代红。国内统一刊号:CN 11-5227/R。国际标准刊号:ISSN 1672-8157。国内邮发代号:80-623。定价:9元/期,54元/年。地址:北京市复兴路28号。邮政编码:100853。电话/传真:010-66937047。电子邮箱:zhgywyyyjc@ 263. net。

《中国药物与临床》

该刊由中华人民共和国卫生部主管,中国医院协会主办。2001年12月创刊,月刊,大16开,80页。

主要栏目:专论、论著、实验研究、基础研究、药物研究、调查研究、临床研究、综述、讲座、医学检验、营养论坛、临床护理等。总编:董海原。国内统一刊号:CN 11-4706/R。国际标准刊号:ISSN 1671-2560。国内邮发代号:2-348。定价:10元/期,120元/年。地址:山西省太原市东华门23号。邮政编码:030001。电话:0351-5261401。传真:0351-5261402。电子邮箱:zgywylc@ 163. com。

《中国药学》(英文版)

《中国药学》(Journal of Chinese Pharmaceutical Sciences)由中国科学技术协会主管,中国药学会主办,北京医科大学药学院承办,是中国药学会所属20种刊物中惟一的英文版杂志。1992年创刊,季刊,大16开,76页。主要内容有药物化学、植物化学、生药学、药物分析、药剂学、药理学等方面的研究论文、研究简报、综述及研究生论文摘要、学术动态和新药介绍等。该刊为《中国期刊网》、《中国学术期刊(光盘版)》全文收录期刊,中国学术期刊综合评价数据库来源期刊。

主要栏目:综述和研究论文。主编:张礼和。国内统一刊号:CN 11-2863/R。国际标准刊号:ISSN 1003-1057。定价:15元/期,60元/年。地址:北京市学院路38号。邮政编码:100191。电话:010-82801713。传真:010-82805496。电子邮箱:jcps@ bjmu. edu. cn。网址:http://www,jcps. ac. cn。

《中国药学文摘》

该刊由国家食品药品监督管理局主管、国家食品药品监督管理局信息中心主办,1983年创刊,月刊,是国内药学文献的检索刊物,内容包括国内公开发行的700多种有关中西药学文献,以文摘、提要、简介和题录等形式报道,每期报道2200~2400条。

主要分类:药学理论、一般性药学综述和历史文献、生药学和中药材、药物化学、药物生产技术、药剂学和制剂技术、药理学和毒理学、生物药剂学、药物分析、临床应用和药物评价、药事管理、制药设备和工厂设计、药品介绍与药品综述等。主编:郭丰文。国内统一刊号:CN 11-2529/R。国际标准刊号:ISSN 1003-3521。定价:36元/期,432元/年。地址:

北京市西城区北礼士路甲38号。邮政编码:100810。电话:010-62214715。传真:010-62214866。电子邮箱:zgyxwz@163.comm。网址:http://www2. cpi. ac. cn/demo/trip. html。

《中国药学杂志》

该刊由中国科学技术协会主管,中国药学会主办,1953年创刊,半月刊,大16开,80页。

主编:桑国卫。主要栏目:综述、论著、药物与临床等。国内统一刊号:CN 11-2162/R。国际标准刊号:ISSN 1001-2494。国内邮发代号:2-232。国外发行代号:SM 313。定价:20元/期,480元/年。地址:北京市朝阳区建外大街四号建外SHHO九号楼18层。邮政编码:100022。电话/传真:010-58699295。电子邮箱:zgyxzz@cpa. org. cn。网址:http://www. zgyxzz. com. cn。

《中国药业》

该刊由国家食品药品监督管理局主管,重庆市食品药品监督管理局主办。1992年创刊,半月刊,大16开,64页。

主要栏目:热门话题、食品药品监管、信息集锦、药业论坛、药学专论、药物研究、药物鉴定、制剂技术、药事组织、传统医药、个案报道、综述报告等。主编:刘斌。国内统一刊号:CN 50-1054/R。国际标准刊号:ISSN 1006-4931。国内邮发代号:78-130。国外发行代号:SM 5135。定价:8. 50元/期,204元/年。地址:重庆市江北区建新北路8号红鼎国际名苑C座(商务领馆)25楼23号。邮政编码:400020。电话:023-86716348。传真:023-86716332。电子邮箱:zgyaoye@tom. com。网址:http://www. zgyaoye. com。

《中国医药》

该刊由中华人民共和国卫生部主管,中华医学会主办。2006年创刊,月刊,大16开,64页。

主要栏目:论著、短篇论著、病例报告、综述、作者·编者·读者等。主编:杨秋。国内统一刊号:CN 11-5451/R。国际标准刊号:ISSN 1673-4777。国内邮发代号:80-528。国外发行代号:M 4358。定价:10元/期,120元/年。地址:北京市朝阳区安贞路2号首都医科大学附属北京安贞医院北楼。邮政编码:100029。电话/传真:010-64428528。电子邮箱:zgyy8888@163. com。网址:http://www. medline. org. cn。

《中国医药导报》

该刊由中华人民共和国卫生部主管,中国医学科学院主办。1992年创刊,旬刊,大16开,64页。每月上、中、下旬各出一期。

主要栏目:医药资讯、特别报道、产经观点、业界关注、论著、基础研究、药物研究、临床研究、药物与临床、中医中药、医学影像、医学检验、教育论坛、医药监管、调查报告、工作探讨、个案报道、现代护理、交流园地等。社长:池慧。国内统一刊号:CN 11-5539/R。国际标准刊号:ISSN 1673-7210。国内邮发代号:80-372。国外发行代号:TP 2705。定价:15元/期,540元/年。地址:北京市朝阳区通惠家园惠润园(壹线国际)5-3-601。邮政编码:100025。电话:010-59679061。传真:010-59679056。电子邮箱:yyzx11@163. com。网址:http://www. chinayiyao. com. cn。

《中国医药导刊》

该刊由国家食品药品监督管理局主管,国家食品药品监督管理局信息中心主办。1999年创刊,双月刊,2008年改为月刊,大16开。

主要栏目:临床医学、药物临床应用与研究、临床检验、基础研究、临床护理、合理用药、病例报告、药物制备、药物分析、经验交流、管理与实践等。总编:胡大一。国内统一刊号:CN 11-4395/R。国际标准刊号:ISSN 1009-0959。国内邮发代号:2-492。定价:23元/期,276元/年。地址:北京市西城区北礼士路甲38号国家食品药品监督管理信息中心。邮政编码:100810。电话:010-62219478。传真:010-62214866。电子邮箱:yydk@dfda. gov. cn。

《中国医药工业杂志》

该刊是由上海医药工业研究院、中国化学制药业工业协会主办。1970年创刊,月刊,大16开,80页。

主要栏目:工艺研究、药物研究、试剂与中间体、药物合成路线图解、制剂研究、药物分析与质量、综述与专论等。社长:朱宝泉。国内统一刊号:CN 31-1243/R。国际标准刊号:ISSN 1001-8255。国内邮发代号:4-205。国外发行代号:M 6070。定价:12元/期,144元/年。地址:上海市北京西路1320号。邮政编码:200040。电话:021-62793151。传真:021-62890581。电子邮箱:cjph@pharmadl. com。网址:hppt://www. pharmadl. com。

《中国医药技术经济与管理》

该刊由中华人民共和国科学技术部主管,中国科学技术信息研究所、科学技术文献出版社主办,中国医药科技成果转化中心承办。2007年创刊,月刊,大16开,96页。

主要栏目:特别关注、经济与市场、创新与管理、技术与资本、政策与改革、技术经济资讯与技术经济人物等。主编:芮国忠。国内统一刊号:CN 11-5598/R。国际标准刊号:ISSN 1673-9809。国内邮发代号:78-130。定价:20元/期,240元/年。地址:北京市西城区鼓楼西大街154号。邮政编码:100009。电话:010-51665863-870。传真:010-51665863-828。电子邮箱:zazhi@pharmtec.org.cn。网址:http://www.zgyaoye.com。

《中国医药生物技术》

该刊由中华人民共和国卫生部主管,中国医药生物技术协会主办。2006年创刊,双月刊,大16开,80页。

主要栏目:述评、论著、综述、技术与方法、研发管理与控制、讲座、产业动态、读者来信等。主编:赵铠。国内统一刊号:CN 11-5512/R。国际标准刊号:ISSN 1673-713X。国内邮发代号:80-622。国外发行代号:BM 4275。定价:18元/期,108元/年。地址:北京市海淀区皂君庙乙7号。邮政编码:100081。电话:010-62135779。传真:010-62115976。电子邮箱:cmbj01@126.com。

《中国医药指南》

该刊由中华人民共和国卫生部主管,中国保健协会主办。旬刊,大16开。

主要栏目:论著、文献综述、实验研究、临床研究、病例报告、临床护理、管理教育教学等。总编:孙延久。国内统一刊号:CN 11-4856/R。国际标准刊号:ISSN 1671-8194。国内邮发代号:82-226。定价:10元/期,360元/年。地址:北京市朝阳区东三环中路55号富力城双子座B座902室。邮政编码:100022。电话:010-58768305。传真:010-58768307。电子邮箱:zgyyzn2004@163.com。网址:http://www.zgyyzn2004.net。

《中国医院药学杂志》

该刊由中国药学会主办,中国科学技术协会主管。1981年创刊,半月刊,大16开,86页。主要介绍国内外医院药学创新性成果、药学先进技术、临床合理用药、中西药制剂、医院调剂、医院药学学科的科学管理与改革、药学基础知识及理论等。

主要栏目:研究论文、药物与临床、综述、药事管理、医院调剂、科技简报、药物不良反应等。主编:陈华庭。国内统一刊号:CN 42-1204/R。国际标准刊号:ISSN 1001-5213。国内邮发代号:38-50。国外发行代号:SM 65-38。定价:12元/期,288元/年。地址:武汉市汉口胜利街155号。邮政编码:430014。电话/传真:027-82836596。电子邮箱:pharmacy@vip.163.com。网址:http://www.zgyyyz.com。

《中国医院用药评价与分析》

该刊是由中华人民共和国卫生部主管,中国生物技术协会、中国药房杂志社主办。2001年创刊,月刊,大16开,80页。

主要栏目:专家论坛、用药评价、用药分析、临床试验、药物经济学、用药观察、不良反应、合理用药、药学监护、综述等。主编:马劲。国内统一刊号:CN 11-4975/R。国际标准刊号:ISSN 1672-2124。邮发代号:82-536。定价:10元/期,120元/年。地址:北京市西城区车公庄大街6号北京行政学院1号楼617室。邮政编码:100044。电话:010-64813551。传真:010-64813550。电子邮箱:pharmacy_bj@163.com。网址:http://www.china-pharmacy.com。

《中国执业药师》

该刊由国家食品药品监督管理局主管,中国执业药师协会主办。2003年创刊,月刊,大16开。

主要栏目:合理用药、药物警戒、药学信息服务、药物经济学、质量控制、药房药店、行业透视、继续教育、CE课堂、协会天地、基本药物观察、医药快讯等。主编:张淑芳。国内统一刊号:CN 11-5132/R。国际标准刊号:ISSN 1672-5433。国内邮发代号:80-740。定价:8元/期,96元/年。地址:北京市西城区车公庄大街9号五栋大楼B1-1001。邮政编码:100044。电话:010-88312156。电子邮箱:zgzyys@263.net。

《中国制药信息》

该刊为中国化学制药工业协会和中国医药集团公司联合主办。1984年创刊,月刊,16开。

主要栏目:综述、科研与开发、新药与临床、环球药讯、市场等。主编:俞观文。京内资准字号:1999-L 2698。定价:18元/期,216元/年。地址:北京海淀区知春路20号中国医药大厦718室。邮政编码:100088。电话:010-82080748-13/12。传真:010-82080788。电子邮箱:zgzyxx@sohu.com。

《中国中药杂志》

该刊由中国科学技术协会主管,中国药学会主办,中国中医科学院中药研究中国中药杂志编辑部编辑出版。1955年创刊,半月刊,大16开,112页。主要报道我国中药栽培、养殖、资源、鉴定、炮制、制剂、化学、药理、临床及不良反应等各专业领域科研成果和进展动态。

主要栏目:资源与鉴定、制剂、化学、药理、临床、文献研究、学术探讨、综述等。主编:肖培根。国内统一刊号:CN 11-2272/R。国际标准刊号:ISSN 1001-5302。国内邮发代号:2-45。国外发行代号:SM 399。定价:30元/期,720元/年。地址:北京市东直门内南小街16号。邮政编码:100700。电话:010-64045830。传真:010-64048925。电子邮箱:cjcmm2006@188.com。网址:http://cjcmm.com.cn。http://中国中药杂志.com。

《中国中医药科技》

该刊由国家中医药管理局主管,中华中医药学会主办。1994年创刊,双月刊,大16开,64页。

主要栏目:基础研究、临床研究、中药研究与开发、专题报道、科研思路与方法、经验交流、短篇报道、基层园地、论文摘编、综述等。主编:陈可冀。国内统一刊号:CN 23-1353/R。国际标准刊号:ISSN 1005-7072。国内邮发代号:14-240。国外发行代号:BM 6353。定价:10元/期,60元/年。地址:哈尔滨市南岗区阿什河街122号。邮政编码:150001。电话:0451-53671501。

《中国中医药现代远程教育》

该刊由国家中医药管理局主管,世中联(北京)远程教育科技发展中心主办,2003年创刊,半月刊,大16开。

主要栏目:学术专著、硕博论坛、薪火传承、教育新论、临床论著、针灸启学、中西医汇讲、教学专题、临床教学、医案医话、方药精讲、护理教学、远程辅导、影像教学、健康教育、护理讲堂、医海拾珠、实验研究、科研进展、临证精华、综合资讯等。主编:杨建宇。国内统一刊号:CN 11-5024/R。国际标准刊号:ISSN 1672-2779。国内邮发代号:82-107。国外发行代号:M 1751。定价:10元/期,240元/年。地址:北京市复兴门南大街甲2号配楼知医堂101室。邮政编码:100031。电话:010-51813289。传真:010-51813296。电子邮箱:zyyjyy2008@126. com。网址:http://www. zyyjy. com. cn。

《中国中医药信息杂志》

该刊由国家中医药管理局主管,中国中医科学院中医药信息研究所主办。1994年创刊,月刊,大16开。

主要栏目:中医动态、专题论坛、论著、流行病学调查、循证医学、实验研究、中药研究与开发、质量标准研究、制剂与工艺、临床报道、临证心得、专家经验、思路与方法、研究与进展、中医药信息学、医院药学、中医教育、综述等。主编:叶祖光。国内统一刊号:CN 11-3519/R。国际标准刊号:ISSN 1005-5304。国内邮发代号:82-670。国外发行代号:M 4564。定价:10元/期,120元/年。地址:北京市东直门内南小街16号。邮政编码:100700。电话/传真:010-64058131。电子邮箱:Lxx @ mail. cintcm. ac. cn。网址:http://xxzz. cintcm. com。

《中华中医药学刊》

该刊由中华人民共和国国家中医药管理局主管,中华中医药学会、辽宁中医药大学合办。1982年创刊,月刊,大16开。

主要栏目:博士导师新论、中华名医经典、国家项目点击、省级项目平台、地方项目宽带、博士课题网络、硕士课题网站、药效学研究盘点、临床研究传真等。主编:康廷国。国内统一刊号:CN 21-1546/R。国际标准刊号:ISSN 1673-7717。国内邮发代号:8-182。国外发行代号:M 1163。定价:10元/期,120元/年。地址:沈阳市皇姑区崇山东路79号。邮政编码:110847。电话/传真:024-31207045。电子邮箱:zhzyyxk@ vip. 163. com。网址:http://www. zyyzk. com。

《中华中医药杂志》

该刊由中国科学技术协会主管,中国中医药学会主办。曾用名《中国中医药学报》。1986年创刊,月刊,大16开。

主要栏目:述评、论著、临证经验、思路与方法、标准与规范、研究报告、临床报道、学术动态等。国内统一刊号:CN 11-5334/R。国际标准刊号:ISSN 1673-1727。国内邮发代号:18-90。国外发行代号:M 968。定价:20元/期,240元/年。地址:北京市和平街北口樱花路甲4号。邮政编码:100029。电话/传真:010-64216650。网址:http://www. zhzyyzz. com。

《中南药学》

该刊由湖南省食品药品监督管理局主管,湖南省药学会主办,中南大学湘雅二医院和湖南省人民医院承办。其前身是1999年创办的《湖南药学》。该刊主要介绍国内外药学进展、科研成果和理论及药事法规、执业药师等;内容涵盖药剂、药理、药物分析、药物化学、生化药物、中药与天然药物、医院药学、药学教育等。2003年改为现名,月刊,大16开。

主要栏目:研究论文、综述、专题讲座、药物与临床、医院药学、药物不良反应、科技简报等。主编:李焕德。国内统一刊号:CN 43-1408/R。国际标准刊号:ISSN 1672-2981。国内邮发代号:42-290。定价:10元/期,120元/年。地址:长沙市人民中路139号中南大学湘雅二医院内。邮政编码:410011。电话:0731-84895602。传真:0731-82258487。电子邮箱:znyxzz@ tom. comznyxzz2006@16. com。

《中药材》

该刊由国家食品药品监督管理局主管,国家食品药品监督管理局中药材信息中心站主办。1978年创刊,月刊,大16开。主要报道中药材的种(养)技术(GAP),资源开发和利用,药材的加工炮制与养护,鉴别,成分,药理,临床,制剂,用药等方面的研究论文。

主要栏目:药用植物栽培、动物药研究、资源、加工炮制与养护、鉴别、化学成分、药理、制剂与质量、综述、临床用药等。主编:元四辉。国内统一刊号:CN 44-1286/R。国际标准刊号:ISSN 1001-4454。国内发行:该刊编辑部。定价:25 元/期,300 元/年。地址:广州市中山二路 24 号中粤大厦 10 楼。邮政编码:510080。电话/传真:020-87665465。电子邮箱:81888465@163. com。网址:http://www. zyca. chinajournal. net. cn。

《中药新药与临床药理》

该刊由国家食品药品监督管理局主管,广州中医药大学主办。1990 年创刊,双月刊,大 16 开。

主要栏目:药效与毒理学研究、药物动力学研究、质量分析研究、工艺研究、综述等。主编:王宁生。国内统一刊号:CN 44-1308/R。国际标准刊号:ISSN 1003-9783。国内邮发代号:46-210。国外发行代号:M 4647。定价:10 元/期,60 元/年。地址:广州市机场路 12 号。邮政编码:510405。电话:020-36585613。传真:020-36590367。电子邮箱:zz@adr. com. cn。网址:http://www. xintcm. com。

《中药药理与临床》

该刊由中国药理学会主办,1985 年创刊,双月刊,16 开,64 页。

主要栏目:名方研究、实验研究、临床研究、思路与方法学探讨、学术争鸣、综述等。主编:邓文龙。国内统一刊号:CN 51-1188/R。国际标准刊号:ISSN 1001-859X。定价:20 元/期,120 元/年。地址:成都市人民南路四段 51 号四川省中药研究所内。邮政编码:610041。电话:028-85234707。传真:028-85224504。电子邮箱:zyyl707@163. com。

《中医药导报》

该刊由湖南省卫生厅主管,湖南省中医药学会、湖南省中医药管理局合办。1995 年创刊,月刊,大 16 开,64 页。

主要栏目:政策导向、专家论坛、科研报告、治未病与亚健康、名医学术经验、专家临证经验、临床报道、专科集萃、临证医案、临床护理、方药研究、文献综述、中医医院管理等。主编:袁长津。国内统一刊号:CN 43-1446/R。国际标准刊号:ISSN 1672-951X。国内邮发代号:42-144。国外发行代号:M 6653。定价:8 元/期,96 元/年。地址:湖南省长沙市湘雅路 30 号湖南省卫生厅二办公楼。邮政编码:410008。电话:0731-4365506。传真:0731-4828502。电子邮箱:hnzyydb@163. net。网址:http://hnzyydb. periodicals. net. cn。

《中医药管理杂志》

该刊由国家中医药管理局主管,中华中医药学会主办。1993 年创刊,月刊,16 开,64 页。

主要栏目:中心论坛、科研管理、调查报告、中医教育、人力资源、卫生经济、中药发展、思政建设、医疗服务、养生保健、工作研究、信息与动态等。主编:曹正逵。国内统一刊号:CN 11-3070/R。国际标准刊号:ISSN 1007-9023。定价:20 元/期,240 元/年。地址:北京市朝阳区樱花园东街甲 4 号。邮政编码:100029。电话:010-62005172。传真:010-62005168。电子邮箱:zyyg@chinajournal. net. cn。网址:http://www. chinajournal. net. cn。

《中医药临床杂志》

该刊由安徽省卫生厅主管,中华中医药学会、中医药临床杂志社主办。1988 年创刊,双月刊,大 16 开,96 页。

主要栏目:专题研究、名医精粹、医案医话、临床经纬、临床试验、针推骨伤研究、临床报道、药理实验、中药研究、临床护理、学术探讨、中医药研究进展等。主编:邓大学。国内统一刊号:CN 34-1268/R。国际标准刊号:ISSN 1672-7134。国内邮发代号:26-31。国外发行代号:M 6656。定价:6 元/期,36 元/年。地址:安徽省合肥市大通路明光小区 5 幢。邮政编码:230011。电话:0551-4475775。传真:0551-4475734。电子邮箱:cjtcm@163. com。网址:http://ahlc. chinajournal. cn。

《中医药通报》

该刊由中华中医药学会、厦门市中医药学会主办。2002 年创刊,双月刊,大 16 开,64 页。

主要栏目:专家论坛、治未病、名医精华、思路与方法、针灸经络、理论探讨、古籍研究、思考中医、海外中医、方药研究、临床研究、综述等。主编:卢太坤。国内统一刊号:CN 35-1250/R。国际标准刊号:ISSN 1671-2749。国内邮发代号:34-95。定价:10 元/期,60 元/年。地址:厦门市仙岳路 1739 号。邮政编码:361009。电话/传真:0592-5579661。电子邮箱:zyytb@yahoo. com. cn。

《中医药文化》

该刊由上海市教育委员会主管,上海中医药大学主办。2005 年创刊,双月刊,大 16 开,56 页。

主要栏目:名家心路、名师讲堂、轩岐论坛、名老药铺、医界春秋、养生旨趣、诊余随笔、文化语丝、医史博览、学术争鸣、中医药文化之旅等。主编:王群。国内统一刊号:CN 31-1971/R。国际标准刊号:ISSN 1673-6281。国内邮发代号:4-449。国外发行代号:BM 1069。定价:6. 80 元/期,40. 80 元/年。地址:上海市浦东新区蔡伦路 1200 号。邮政编码:201203。电话/传真:021-51322541。电子邮箱:zyywh@126. com。网址:http://www. tcm100. com/zyywh。

《中医药学报》

该刊由中华中医药学会、黑龙江中医药大学主办。双月刊，大16开，80页。

主要栏目：学术探讨、临床研究、方药研究、临床报道、医籍探析、综述、争鸣与商榷等。主编：匡海学。国内统一刊号：CN 23-1193/R。国际标准刊号：ISSN 1002-2392。国内邮发代号：14-44。国外发行代号：M 1125。定价：6元/期，36元/年。地址：哈尔滨市和平路24号。邮政编码：150040。电话/传真：0451-82117809。电子邮箱：zyyxbhl@sina.com。

《中医药信息》

该刊由黑龙江教育厅主管，中华中医药学会、黑龙江中医药大学合办。1984年创刊，双月刊，大16开，80页。

主要栏目：理论探讨、中药研究、方药经纬、临床研究、质量工艺、针灸推拿、中西医结合、证治探讨、临床报道、名医经验、实验研究、中药研究进展、临床研究进展、教学改革等。主编：匡海学。国内统一刊号：CN 23-1194/R。国际标准刊号：ISSN 1002-2406。国内邮发代号：14-132。国外发行代号：BM 1127。定价：6元/期，36元/年。地址：哈尔滨市香坊区和平路24号。邮政编码：150040。电话/传真：0451-82117809。电子邮箱：zyyxxbjb@sina.com。

药学记事

Events

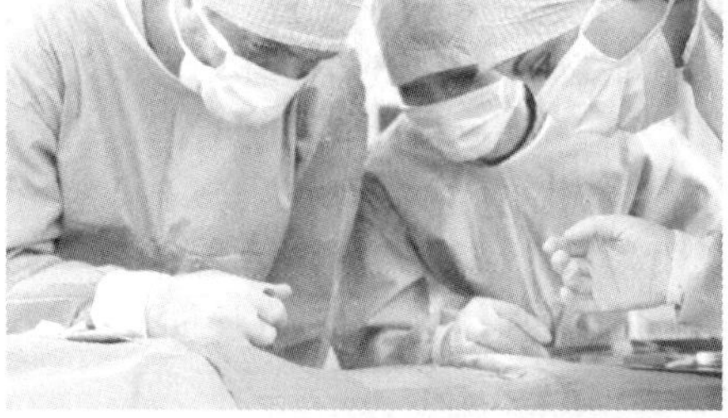

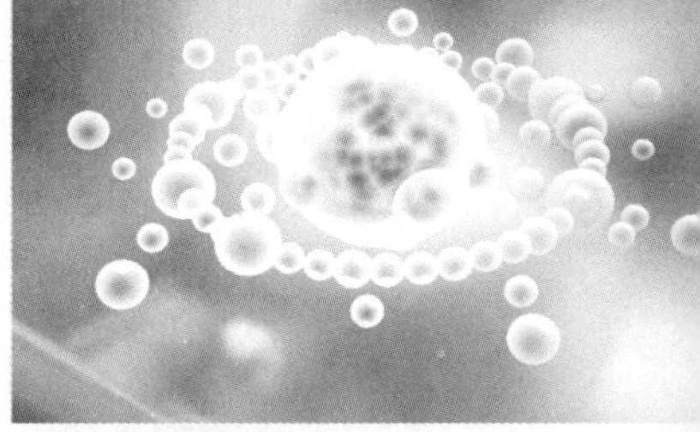

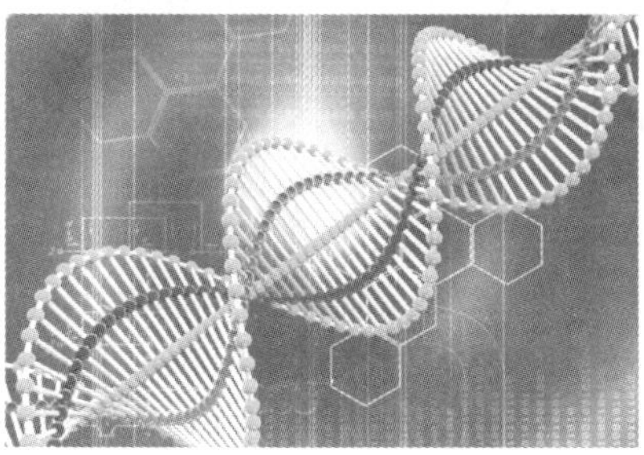

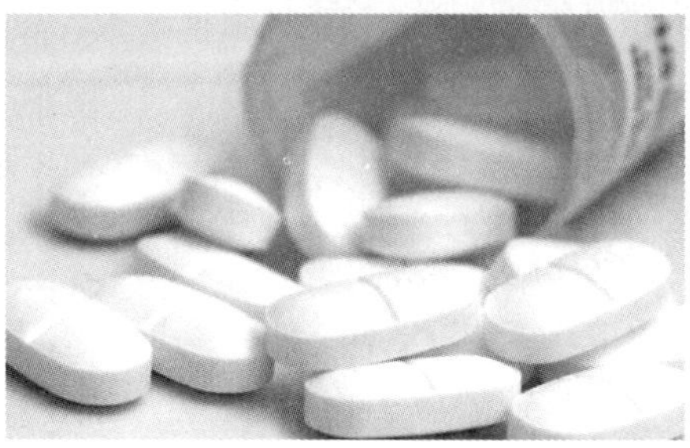

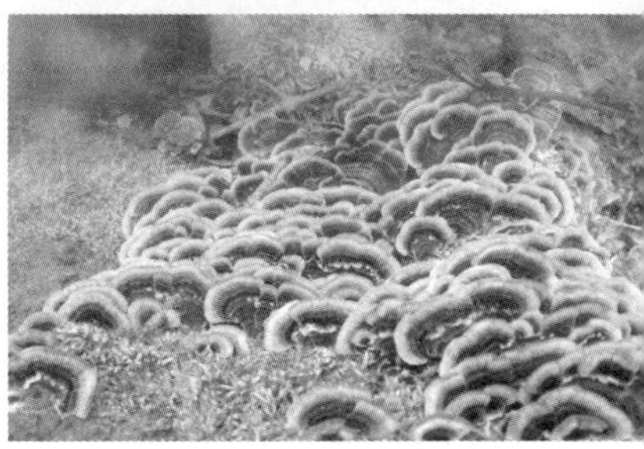

1 月

1 日 “2008 年度影响世界的中国力量品牌 500 强排行榜”在韩国首尔公布。东阿阿胶、上药集团、广药集团、天药集团、哈药集团、南药集团、华北制药、扬子江药业、太极集团、云南白药、白云山制药、同仁堂等制药企业品牌入围。

4 日* 在法国召开的法国国家药学科学院会议上，中国药品生物制品检定所中药室主任林瑞超研究员，当选为法国国家药学科学院通讯院士（外籍院士）。

5 日 中科院上海生命科学研究院裴钢院士领衔的研究组发现 2 型糖尿病模型小鼠体内 β 休止蛋白 2（β-arrestin2）表达显著下调，揭示了胰岛素耐受及 2 型糖尿病发生的一种新机制。其研究成果在线发表在《*Nature*》杂志上。专家认为，β 休止蛋白 2 及其与胰岛素受体的复合体有望成为研发胰岛素耐受等代谢疾病药物的新靶点。

7 日 为保障公众用药安全，根据《药品管理法》和《药品管理法实施条例》，鉴于使用盐酸芬氟拉明存在引发心脏瓣膜损害和肺动脉高压的风险，决定停止盐酸芬氟拉明原料药和制剂在我国的生产、销售和使用，撤销其批准证明文件。已上市销售的药品由生产企业负责召回，在所在地药品监督管理部门监督下销毁或者处理。

8 日* 中国科学院大连化学物理研究所的秦建华研究员和林炳承研究员领导的微流控芯片研究组（1807 组）在以微流控芯片为平台的细胞水平药物代谢研究方面取得进展。该研究设计制备了一种多层集成化微流控芯片，利用该芯片可同时完成对药物的代谢物检测和代谢物的细胞毒性评价，显示了微流控芯片研究药物代谢等复杂过程的能力，为新药发现、药理学和毒理学研究，以及细胞水平药物筛选提供了一个重要的技术平台。研究结果发表在最新一期 *Lab on Chip* 杂志上，并被选为封面文章。

9 日 由国家食品药品监督管理局制定的《新药注册特殊审批管理规定》，今天正式颁布实施。

9 日 中共中央、国务院在人民大会堂隆重举行 2008 年度国家科学技术奖励大会，奖励取得重大科技成果的科研人员。党和国家领导人胡锦涛、温家宝、李长春、习近平、李克强出席大会并为获奖代表颁奖。中国药品生物制品检定所为独立完成单位完成的“符合国际 GLP 标准的药物非临床安全评价平台关键技术的建立与应用”项目（主要完成人：桑国卫，王军志，李波等）获 2008 年度国家科技进步奖二等奖；经过 10 余年的努力，在 9 项国家级课题的支持下，以中国中医科学院中药研究所为主进行的“珍稀濒危常用中药资源五种保护模式的研究”项目首次为中药资源的可持续性利用提供了一套科学而系统的从理论到实践的保护策略。在日前举行的国家科学技术奖励大会上，该研究荣获国家科技进步奖二等奖。

9 日* 辽宁成大生物股份有限公司，研制成功具有自主知识产权的新一代乙脑灭活疫苗（商品名：成大利宝）。该产品是全国首个可以与国外同类产品抗衡的新型乙脑灭活疫苗，也是我国乙脑疫苗理想的升级换代产品。

12 日 2009 年全国中医药工作会议在京举行。国务院副总理李克强对此次会议作出重要批示。卫生部部长陈竺对中医药工作作了讲话，副部长王国强部署了今年中医药工作。

13 日* 由国家食品药品监督管理局信息中心主编的《大趋势——中国医药市场（2008 版）》于北京正式出版。该书汇集了 2004 ~ 2007 年中国医药市场的各类调研分析报告，其中涉及大量的医药工业、商业经济数据及热点品种。

13-15 日 2009 年全国食品药品监督管理工作会议在北京召开。

16 日 国家中医药管理局、中国中医药报社发布 2008 年度中医药十大新闻。

21 日 中华医学会在人民大会堂隆重举行中华医学科技奖（2008）颁奖大会。中国药品生物制品检定所为第一完成单位完成的“乙型肝炎疫苗免疫效果影响因素和加强免疫策略研究”项目获 2008 年度中华医学科技二等奖。

21 日 中国人民解放军 307 医院免疫学实验室及国家生物医学分析中心免疫分析实验室主任奚永志研究员领衔的课题组，成功研制出国际首个基于异种Ⅱ型胶原基因的全新型治疗性基因疫苗。标志着我国在类风湿关节炎生物治疗新药研究领域尤其是在全新型治疗性基因疫苗的研制上走在了世界前列。

21 日 国务院总理温家宝主持召开国务院常务会议，审议并原则通过《关于深化医药卫生体制改革的意见》和《2009 ~ 2011 年深化医药卫生体制改革实施方案》。

23 日 由中国科学院上海药物研究所与南京先声东元药业有限公司、南京一方公司联合申报的抗禽流感药物扎那米韦（Zanamivir）原料药及吸入用扎那米韦胶囊制剂通过国家新药评审中心的临床前评审，批准进入临床研究阶段。

24 日* 由卫生部、国务院纠风办、国家发改委、国家工商总局、国家食品药品监管局、国家中医药管理局联合签署的《关于进一步规范医疗机构药品集中采购工作的意见》。《意见》指出，要全面实行政府主导、以省（区、市）为单位的网上药品集中采购。药品集中采购由批发企业投标改为药品生产企业直接投标，减少药品流通环节。

2 月

6 日* 商务部公布了麻黄素类易制毒化学品出口企业名单。依据《麻黄素类易制毒化学品出口企业核定暂行办法》，经商务部、国家食品药品监管局及有关部门和专家评审，核定通用美康医药有限公司等13家企业为2009～2010年度麻黄素类易制毒化学品出口企业，有效期自文件下发之日至2010年12月31日止。

10日　我国自行研制的人用禽流感疫苗已完成临床试验，并获得生产批件。卫生部新闻发言人毛群安表示，按照疫苗管理的程序，人用禽流感疫苗已经可以正式生产使用。

11日　国家食品药品监督管理局举行新闻发布会。据注册司司长张伟介绍，2008年共批准新药生产申请165件，涉及119种药品，其中包括1类新药5个。

11-12日　国家食品药品监督管理局在福州市组织召开全国食品药品监管稽查工作会议。

12日*　国内首家利用生物技术从蛋清中提取溶菌酶的生产基地日前在湖北京山县开建。

12-13日　全国药品安全监管工作会议在广州市召开。国家食品药品监督管理局副局长吴浈在会上要求，各级食品药品监管部门要准确把握当前的药品安全形势，完善监管体系，落实监管责任，做到标本兼治，重在治本。

13日　国家"十二五"规划前期重大问题"国家药品应急体系建设研究"课题任务部署会议在北京召开。

14-15日　中国医药卫生体制改革新政高峰论坛在中国人民大学逸夫会堂举行。药品生产（经营）企业CEO、高层主管，医疗机构负责人，公共卫生服务机构负责人共350余人参加了论坛。

16日　湖北李时珍国际医药港项目在明代医药学家李时珍故里——湖北蕲春县隆重奠基。湖北省经贸委、省食品药品监督管理局、湖北中医学院以及安徽亳州中药材大市场、江西樟树中药材大市场等50余家单位负责人出席项目奠基仪式。

18日　我国首个人兽共患病预防与控制重点实验室在吉林省长春市成立，它将在高致病性禽流感、SARS、狂犬病、口蹄疫等人兽共患病的预防和控制方面发挥作用。

18日　由北京化学工业出版社出版的《马丁代尔药物大典》中文版（英文版名为Martindale:The Complete Drug Reference），日前在北京举行了首发式。该书由我国著名药学专家李大魁、金有豫、汤光主译，200位医学和药学专家从事翻译和审核。

18日*　中意中医药联合实验室意方项目结题会日前在意大利罗马举行，说明该实验室成立两年来已取得阶段性成果。

18日*　治疗糖尿病视网膜病变的中药新药"芪明颗粒"日前获得国家食品药品监督管理局批准生产上市。该研究先后获得国家"九五"、"十五"科技攻关及"十一五"科技支撑计划的连续重点支持，先后有200余位中西医药专家参与研究。曾获2001年度四川省科技进步一等奖。

19日*　河北省中医药学会与美国中华医药研究协会日前在石家庄市举行签约仪式，结成友好学会。

20日*　从"2009上海宫颈癌国际研讨会"上得知，宫颈癌疫苗已获得临床三期试验成功，将于今年内在上海市开始逐步使用，预计3年内推广普及。该疫苗是国内首个可预防癌症的疫苗。

25日　邵明立局长会见了来访的俄罗斯联邦卫生与社会发展监督局尤尔格利局长一行，双方签署了《中国国家食品药品监督管理局与俄罗斯联邦卫生与社会发展监督局关于监管合作的谅解备忘录》，约定将促进在药品和医疗器械质量和安全方面的合作，在技术、信息、人员等领域进行交流。

3月

3日　中国药品生物制品检定所李云龙所长率团出访美国药典委员会。中美双方就合作的事宜进行了讨论，并正式签署了第二轮合作备忘录。合作领域包括标准物质的协作标定、分析方法和分析技术的研发和验证、假劣药检测方法和技术、生物制品质量控制以及技术人员的交流等方面。

4-5日　全国药品注册管理工作会议在长沙市召开。国家食品药品监督管理局副局长吴浈出席会议并讲话。

6日*　卫生部副部长、国家中医药管理局局长王国强率中医药代表团出访墨西哥和哥伦比亚，并代表国家中医药管理局分别与墨、哥两国卫生部门签署传统医药领域合作协议。

7日　国家食品药品监督管理局发出通知，要求暂停销售使用吉林一心制药股份有限公司生产的"注射用泮托拉唑钠"。3月6日，吉林省食品药品监督管理局报告，经吉林省药品检验所检验，吉林一心制药股份有限公司生产的"注射用泮托拉唑钠"（批号为：0809022、0810011、0810012、0810021、0810022）品种可见异物检查不符合规定。

10日　辽宁省大连金港安迪生物制品有限公司生产假药——"人用狂犬病疫苗"一案查处工作已基本结束。吊销大连金港安迪生物制品有限公司的《药品生产许可证》；注销该公司人用狂犬病疫苗的药品批准证明文件及其药品GMP证书；该公司直接责任人10年内不得从事药品生产经营活动。

10日*　为打击通过互联网发布虚假药品信息销售药品的违法行为，国家食品药品监督管理局发布了2009年第1期互联网购药安全警示公告，曝光了标示为"北京中医药研究院新特药研发中心"等25家违法销售药品的网站。

17日　卫生部部长陈竺在北京会见来访的吉布提卫生部部长阿布达拉·阿布迪拉伊·米吉尔一行。双方就加强两国在医药卫生领域合作等事宜进行了交流。

19 日* 科技部发布“十一五”国家高技术研究发展计划(863 计划)生物和医药技术领域重点项目课题申报指南,主要围绕“常见重大疾病全基因组关联分析和药物基因组学研究”展开 9 大课题的申报工作,该项目实施年限为 2009 年 1 月～2010 年 12 月,总经费为 2 亿元。

21 日 经国家食品药品监督管理局批准,由我国自行研制的艾滋病疫苗正式进入Ⅱ期临床试验。

24 日 卫生部和国家食品药品监督管理局要求立即停止使用和销售天瑞药业生产的批号为 080524 的香丹注射液,并进行依法查处。

26 日* 内蒙古自治区食品药品监督管理局颁布《内蒙古蒙药制剂规范》,这是内蒙古首部地方性医疗机构蒙药制剂规范。该规范是蒙药制剂配制、使用和监督管理必须遵循的法定依据,填补了自治区蒙药标准化建设的一项空白。

4 月

1 日 国家食品药品监督管理局副局长吴浈同欧洲委员会企业与工业总司负责协调规划国际事务的司长约翰·法内尔共同主持召开了《中国国家食品药品监督管理局和欧洲委员会企业与工业总司磋商与合作机制》项下第一次年度高层工作会议。

7 日* 新华社受权全文播发《医药卫生体制改革近期重点实施方案(2009-2011 年)》。《实施方案》明确,根据《中共中央国务院关于深化医药卫生体制改革的意见》,2009-2011 年重点抓好五项改革。加快推进基本医疗保障制度建设、初步建立国家基本药物制度、健全基层医疗卫生服务体系、促进基本公共卫生服务逐步均等化、推进公立医院改革试点。

8 日* 欧盟委员会企业与工业总司和欧洲专利局共同发布新闻,公布了“2009 年度欧洲发明人奖”提名入选名单。获奖专利主要涉及能源、环境和卫生领域的突破性发明,其中包括我国成功获得抗疟疾药物复方蒿甲醚专利的发明者。

14 日* 由国家中医药管理局主办、中澳合作协会和北京雅云世纪文化传播公司承办的“中医药国际论坛——文化·理解·沟通”在北京举行。全国人大常委会法律委员会副主任委员洪虎,卫生部副部长、国家中医药管理局局长王国强,文化部副部长周和平,国家中医药管理局副局长李大宁、马建中,国家文物局副局长张柏,澳大利亚农业部部长托尼·博格、中澳合作协会会长雷雅云等出席了论坛。

18 日 中国药文化研究会、健康报社、中国医药报社在京共同举办“2009 中国医药卫生行业社会责任论坛暨 2008 中国医药卫生行业社会责任孺子牛奖颁奖典礼”活动,并印发了《2008 中国医药卫生行业社会责任红皮书》。

19 日 由中国科学院院士贺福初领导的军事医学科学院放射与辐射医学研究所蛋白质组学国家重点实验室,发现了一种新型蛋白质,这种蛋白质可以选择性地干扰抑癌基因 p53,从而可能成为肿瘤防治的新型靶向分子,为人类肿瘤疾病的预防和治疗研究提供新途径。这一重要发现被国际著名学术刊物《自然-细胞生物学》在线发表。

20 日* 美国 FDA 发布公告,批准复方蒿甲醚(Coartem)片(蒿甲醚-本芴醇)治疗成人和体重至少 5 千克的儿童的急性无并发症疟疾感染。这是中国原创药物首次获得美国 FDA 的批准上市销售。

20 日* 卫生部副部长、国家中医药管理局局长王国强会见了来华访问的科摩罗副总统、卫生团结和性别平等部部长伊吉利卢·多瓦尼纳·马迪及其夫人阿迪雅·阿布巴卡尔一行。双方就青蒿素复方快速抗疟项目在科摩罗的实施情况进行了会谈。国家中医药管理局副局长李大宁等陪同会见。

22 日* 由哈尔滨医科大学杨宝峰、吕延杰教授主编的国内首部图谱式药理学专著——《药理学图表解》一书,日前由人民卫生出版社出版发行。该书是为适应医学教育教学改革,提升素质教育和创新能力培养的需要,并与国际先进医学教育接轨,开创医学教育的新模式而特别编写的,尤其是侧重于图表,填补了国内药理学教材方面的空白。

23 日 由国药励展主办的第 61 届全国药品交易会(PHARMCHINA)在郑州国际会展中心隆重开幕。作为中华人民共和国商务部重点支持和评选出的“A 级展览会”之一,全国药品交易会是中国最大的医药制剂及相关技术、服务交易会,是中国医药领域历史最悠久、规模最大的行业第一品牌盛会。

24 日 全国人大常委会副委员长、中国药学会理事长桑国卫院士在人民大会堂会见了美国药物研究与制造商协会(PhRMA)Dr. Richard Wolgemuth 一行。桑理事长向客人介绍了当前中国医药行业特别是药品研究开发领域的现状和有关政策,双方就加强两会之间合作进行了交流。

24 日* 科技部召开新闻发布会,宣布我国在世界上率先研制成功口服重组幽门螺杆菌疫苗。该疫苗是由第三军医大学邹全明教授领衔的科研团队历经 15 年攻关研制成功的,日前已获国家食品药品监督管理局颁发的国家一类新药证书。

5 月

1 日 国家禽流感参考实验室日前宣布研制出一种新型人用禽流感冷适应致弱活疫苗。这种疫苗使用方法简单,从鼻腔喷入即可。与此前已有的人用禽流感灭活疫苗比较，新型活疫苗在免疫效果、生产工艺、使用方法等多方面有着革命性进步，在国际相关领域居最前沿水平。这项研究成果发布在当日出版的国际权威学术杂志《大众科学图书馆·病原》上。

2 日　军事医学科学院针对甲型 H1N1 流感病毒成功研制出具有我国自主知识产权的复合探针核酸检测试剂盒。该方法采用了复合探针技术，关键技术已获国家发明专利。

5 日　中国"重大新药创制"科技重大专项正式实施启动。新药专项是《国家中长期科学和技术发展规划纲要(2006-2020 年)》确定的 16 个重大科技专项之一。

7 日*　天士力集团公司的复方丹参滴丸和柴胡滴丸两个品种获得加拿大天然药品注册证书，真正以药品的身份走进西方国家医药主流市场。

11 日*　近日，广州生物工程中心以及珠江三角洲地区 60 多家生物医药企业、科研机构宣布广州生物医药研发供应链联盟成立。

12-14 日　由国药励展主办的第 62 届中国国际医药原料药/中间体/包装/设备春季交易会(API China & INTERPHEX China)在西安曲江国际会展中心召开。

15 日　由中国生物技术发展中心、辽宁省科技厅等 14 个单位共同主办，本溪市委、市政府承办，沈阳药科大学等协办的"第六届全国健康科技高峰论坛"在本溪市举办。全国健康科技高峰论坛首次在辽宁省举办，以"发展健康产业，打造北方药谷"为主题，旨在深入贯彻辽宁省老工业基地振兴战略，扩大本溪市生物医药产业基地影响力和知名度。

22 日　欧盟植物药法规及注册实践研讨会在北京召开。来自欧洲药品审评局草药药品委员会、德国联邦药品与医疗用品研究所、英国药品和保健产品管理局等监管机构的官员介绍了欧盟及德国、英国关于植物药注册的最新法规和技术要求。来自德国医药公司和大学的有关专家介绍了在植物药研制和注册方面的实践经验。此次研讨会由中国医药国际交流中心主办、香港宏志集团和北京宏志康达医药科技有限公司协办。

25 日　根据《关于鱼腥草注射液等 7 个注射剂有关处理决定的通知》(国食药监办[2006]461 号)和《关于肌注用鱼腥草注射液等注射剂恢复使用申报资料和程序的通知》(国食药监办[2006]474 号)有关要求，国家食品药品监督管理局同意恢复昆明兴中制药有限责任公司、四川省宜宾五粮液集团宜宾制药有限责任公司、焦作市康华药业有限公司、江西银涛药业有限公司的鱼腥草注射液(2 mL)肌内注射使用。

27 日*　国家食品药品监督管理局近日下发通知，要求各地药监部门加强对标示为西安嘉惠药业有限公司生产的肾康注射液的监督检查。

31 日　中国科学院在北京举行新闻发布会宣布，该院上海药物研究所科学家历时十余年，自主研发成功的国内首个具有自主知识产权的国家一类氟喹诺酮类(沙星类)抗菌新药——盐酸安妥沙星，已于上月中旬获颁新药证书，即将上市。

6 月

3 日　华兰生物工程股份有限公司从世界卫生组织(WHO)认可的实验室获得甲型 H1N1 流感疫苗生产用毒株，这是我国首家获得这一毒株的疫苗生产企业。

3 日*　由解放军总医院第二附属医院及国药集团药业有限公司共同开发的处方评价与药物利用研究系统已建成，并即将在北京 15 家医院推广。

6-7 日　中国药学会药物临床评价研究专业委员会成立大会暨第一届全国药物临床评价研究学术大会在北京召开。

8 日　北京科兴生物制品有限公司在获得甲型 HINI 流感(下称"甲流")病毒毒株后，迅速启动毒株种子批制备工作，并按照既定的方案，正式启动了甲型 HINI 大流行流感疫苗的批量生产。

11 日　由国家食品药品监督管理局主办、国家局培训中心承办、美国药物研发与制药协会协办的 GCP(良好的临床试验规范)检查国际研讨会在北京召开。来自美国 FDA、日本 PMPA 等 5 名官员及 19 个全球领先制药公司的 28 名临床研发领域的专家应邀授课，约 150 余名与会代表参加了培训。国家局药品注册司副司长杨威致开幕词。

11 日　近日，国家食品药品监督管理局印发《关于实施国家药品编码管理的通知》，对批准上市的药品实行编码管理。

12 日　国内首批甲型 H1N1 流感疫苗开始在大连雅利峰生物制药有限公司生产。

13 日　国家 863 计划重大科技攻关项目、河北中唐医药集团创新中药"芪丹通络颗粒"成果汇报会在国家科技部成功举办。来自国家医学权威机构的专家结合临床报告对这一具有自主知识产权的现代纯中药给予高度评价。该项目从研发到形成科研成果，再到成果转化历时 15 年，目前已获国家批准开始生产。

16 日　北京市药检所(BIDC)与美国药典委员会(USP)在北京签署备忘录，正式确立合作关系。北京市药品监管局副局长袁林、国家药典委员会副秘书长王平和美国药典委员会首席执行官 Roger Williams 出席了签字仪式。

23 日　由军事医学科学院李松研究员自主研制的抗流感病毒新药——帕拉米韦三水合物注射液日前进入二期临床阶段。该药对防控新型流感甲、乙型病毒的疗效高于当前国际首选药物——达菲，并可防范病毒变异后可能出现的抗药性等问题。

23-25 日　由中国医药保健品进出口商会和欧洲博闻展览咨询有限公司共同举办的"第九届世界制药原料中国展暨制药机械、包装设备和材料展览会"在上海新国际博览中心举行。

26 日　由上海医药（集团）有限公司生产的今年首批国产抗甲型 H1N1 流感药品——磷酸奥司他韦（奥尔菲），通过各项质量检测合格正式下线。

26 日　科技部与天津市签署《国家科学技术部与天津市政府共建"国家生物医药国际创新园"议定书》。

26 日　2009 国际生物经济大会（BioEco 2009）暨第 44 届全国新特药品交易会在天津滨海国际会展中心隆重开幕。

26 日*　继签约中国药品生物制品检定所、上海市食品药品检验所和北京市药品检验所之后，日前，美国药典委员会（USP）又与浙江省食品药品检验所、广东省广州市药品检验所签署合作备忘录，共同提升对药品质量、安全和有效性的控制。至此，USP 在华签署合作备忘录的检验机构已达 5 家。

7 月

2 日　国家食品药品监管局副局长吴浈会见了来访的马来西亚卫生部药品服务处高级主任爱莎·阿卜杜·拉曼女士和马来西亚国家药品管理局局长塞瓦拉加·斯兰甘一行。

11 日　中国药学会医药知识产权研究专业委员会第一次全体委员会议在北京召开，31 位委员出席了会议。

16 日　国家食品药品监督管理局下发《关于开展中药注射剂安全性再评价工作的通知》，要求全面开展中药注射剂生产及质量控制环节风险排查，组织开展综合评价，加快药品标准提高工作，以全面提高中药注射剂的安全性、有效性和质量可控性。《中药注射剂安全性再评价质量控制要点》和《中药注射剂安全性再评价基本技术要求》同时公布。

20 日*　国家食品药品监督管理局发出通知，要求各地药监部门立即查处标示批准文号分别为国药准字 H20078197 和 H20078123、标示生产厂家为北京赛康药业有限公司的"宫颈癌疫苗"、"治疗性乙肝疫苗"。

22 日*　中国科学院昆明动物研究所分子免疫药理学实验室已建立最完整的从分子、细胞到动物模型水平的抗艾滋病病毒（HIV）药物药效学和机制研究关键技术平台，成为国内唯一的、国际极少数的建立了这一技术平台的实验室。

24 日　注射用双黄连（冻干）针剂近日被列入《中华人民共和国药典》增补本，这不仅是我国唯一一只进入药典的中药注射剂，也是首只采用指纹图谱控制产品质量的中药注射剂。

25-26 日　全国食品药品监督管理工作座谈会在长春市召开。国家食品药品监管局党组书记、局长邵明立作了题为《统一思想 坚定信心 全力做好新形势下的食品药品监管工作》的工作报告，回顾总结了食品药品监管系统上半年工作，并就下半年重点工作做出总体部署。

30 日　中国科协和中国科技新闻学会共同发布一项研究成果指出，武汉大学医学病毒研究所病毒学国家实验室杨占秋带领的课题组，采用新的原料及合成方法，研制出具有我国自主知识产权的新药——阿比朵尔类似物，并证明该药具有抗汉坦病毒作用。

31 日　由康辰医药股份有限公司研制的国家一类新药——尖吻蝮蛇血凝酶（商品名为苏灵）在北京正式下线，从而填补了我国在自主开发蛇毒血凝酶领域的空白。

8 月

5 日　以推进科技进步、营造创新氛围、加速成果转化、提升竞争实力为主题的"北京医药首届科技创新大会"在北京会议中心召开。此次大会由北京医药行业协会主办，冯国安会长发表致辞。

8 日　由中国医药生物技术协会、中国医学科学院、中国军事医学科学院和大连市政府共同举办的"第四届中国医药生物技术论坛"在大连市举办。

11 日　世界中医药学会联合会药膳食疗研究专业委员会在北京成立，湖南中医药大学谭兴贵教授当选为会长。

12 日　即日起，国家食品药品监督管理局全面启动药品再注册审查审批工作，通过药品再注册，淘汰不具备生产条件、质量不能保证、安全风险高的品种。此次审批中，国家食品药品监督管理局明确将地标升国标的品种、安全性风险高的品种作为药品再注册工作的重点。

13 日*　由辽宁省、天津市等省市药学会联合主办的"2009 首届中国北方地区医院药学年会"日前在沈阳市召开。

18 日　为贯彻落实中共中央、国务院深化医药卫生体制改革的文件精神，保障群众基本用药，减轻群众基本用药费用负担，国务院深化医药卫生体制改革领导小组办公室召开电视电话会议，启动和部署国家基本药物制度工作，《关于建立国家基本药物制度的实施意见》、《国家基本药物目录管理办法（暂行）》和《国家基本药物目录（基层医疗卫生机构配备使用部分）》（2009 版）同时发布，这标志着我国建立国家基本药物制度工作正式实施。

18 日　北京科兴生物制品有限公司宣布，其生产的甲型H1N1 流感疫苗临床试验完成，这是全球首个完成初步评价的甲型 H1N1 流感疫苗临床试验。初步结果显示疫苗对人体安全有效。

19 日　我国复方中药"扶正化瘀片"最近获得美国加利福尼亚大学圣地亚哥分校医学院伦理委员会的认可，即将在美国加州大学、斯坦福大学、德州大学和芝加哥大学的医学院肝病中心启动二期临床研究。

20-22 日　国家食品药品监督管理局在江西省井冈山市召开药品生产监管与中药注射剂安全性再评价工作座谈会，国家食品药品监督管理局副局长吴浈出席会议，并做重要讲话。

21 日*　根据《〈内地与香港关于建立更紧密经贸关系的安排〉补充协议六》、《〈内地与澳门关于建立更紧密经贸关系的安排〉补充协议六》和原人事部《关于做好香港、澳门居民参加内地统一举行的专业技术人员资格考试有关问题的通知》(国人部发[2005]9 号)、《商务部关于内地与香港、澳门〈关于建立更紧密经贸关系的安排补充协议六〉有关法律法规修改工作的函》(商台函[2009]23 号)的要求，为做好已取得内地《执业药师资格证书》的香港、澳门永久性居民申请在内地执业注册工作，日前，国家食品药品监督管理局就有关事项印发了明确通知。

22 日　《中华人民共和国国家食品药品监督管理局与巴基斯坦政府药品管理局机构在药品监管领域的合作谅解备忘录》在浙江省杭州市签署。来访的巴基斯坦总统阿西夫·阿里·扎尔达里、浙江省委书记赵洪祝和国家食品药品监督管理局局长邵明立等领导出席了签字仪式。

25 日　为规范药品技术转让注册行为，保证药品安全、有效和质量可控，根据《药品注册管理办法》有关规定，国家食品药品监督管理局组织制定了《药品技术转让注册管理规定》，并于日前印发。本《规定》共五章 26 条，自发布之日起施行，原相关药品技术转让的规定同时废止。至此，《药品注册管理办法》的四个配套文件全部出台。

26 日　中国药品生物制品检定所中药民族药标准研究与检测中心在京成立。

27 日*　由中国中医科学院西苑医院组织召开的塞络通胶囊国际多中心临床试验方案研讨会近日在北京举行。塞络通胶囊主要由西苑医院、神威药业有限公司、澳大利亚西悉尼大学三方合作研制开发。国家中医药管理局副局长于文明，科技部、国家中医药管理局等有关部门领导及陈可冀、李连达等院士专家出席了会议。

27 日　第九届药典委员会执行委员会扩大会议在北京召开，会议审议通过了 2010 年版《中国药典》增修订内容，这标志着新版药典编制工作已基本完成。同时，以深化医药卫生体制改革为契机，国家药品标准水平将有计划、分步骤地得到全面提高。卫生部党组书记张茅，国家食品药品监督管理局局长、第九届药典委员会主任委员邵明立出席会议并讲话。

29 日　由中外跨国公司 CEO 圆桌会议组委会主办的"2009 食品药品安全责任论坛"在北京举行。论坛组委会发布了"食品药品安全倡议书"，参加论坛的 700 多家国内外知名食品药品企业代表在倡议书上签了字。

29 日　湖北美宝药业有限公司发出《关于药品召回的通知》，对标示为"湖北美宝药业有限公司"生产的安乃近片(生产批号：09030308；20090213；20081128；20081123；20081127；09030307；20081218；20081122；20081103；09010302；20081216；20081116；20081220)进行召回。

9 月

2 日　国家食品药品监督管理局批准了北京科兴甲型H1N1 流感疫苗注册申请。获批疫苗分为每瓶 30 μg/1.0 mL(2 人用剂量，西林瓶)、15 μg/0.5 mL/瓶(1 人用剂量，西林瓶)和每支 15 μg/0.5 mL(1 人用剂量，预灌封注射器)三种规格，可用于 3～60 岁人群的预防接种。

3-4 日　全国食品药品监管纪检监察工作座谈会在宁波召开。

4 日　国家食品药品监督管理局批准了华兰生物疫苗有限公司甲型 H1N1 流感疫苗注册申请。获批疫苗分为每瓶 15 μg/0.5 mL(1 人用剂量，西林瓶)和每支 15 μg/0.5 mL(1 人用剂量，预灌封注射器)两种规格，可用于 3 岁以上人群的预防接种。

4-5 日　2009 年生物制品控制与批签发管理国际研讨会在河北省香河县召开。会议以生物制品质量控制与批签发管理为主题。国家食品药品监督管理局副局长边振甲出席会议并讲话。

7-9 日　2009 年国际(亳州)中医药展在安徽省亳州市会展中心举行，来自全国各地的 366 家制药企业、保健品制造商参展。本届中医药展包括中西成药、中药材、中药饮片、中药保健养生产品等参展内容。

7 日*　继批准"达菲"进口以后，国家食品药品监督管理局日前又批准一种抗流感药物"依乐韦"在国内上市。这意味着国际上公认的两种有效抗流感药物均已进入国内。

8 日　卫生部部长陈竺在国新办新闻发布会上指出，我国继成功地进行甲型 HINI 流感疫苗的临床实验后，于 9 月 7 日批签发了第一批可以实施免疫接种的合格疫苗产品。这使得我国成为世界上第一个可以应用甲型 H1N1 流感疫苗的国家。

8 日　国家中医药管理局在上海召开中医药法制建设

项目会议,宣布启动中医药立法工作。

11 日　天坛生物公司取得了国家食品药品监督管理局批准的甲型 H1N1 流感病毒裂解疫苗新药证书及药品注册批件。药品通用名称为甲型 H1N1 流感病毒裂解疫苗,可用于 3 岁以上人群的预防接种。

15 日　由成都市人民政府、中国生物技术发展中心、中国医药集团总公司和中国药学会共同主办的中国抗生素 60 年高峰论坛在成都市隆重召开。全国人大常委会副委员长、中国药学会理事长桑国卫院士出席大会并做重要讲话。

16 日　国家食品药品监督管理局接国家药品不良反应监测中心报告,标示为黑龙江多多药业有限公司生产的双黄连注射液在使用中出现严重不良事件。为确保公众用药安全,决定暂停销售和使用标示为多多药业有限公司生产的双黄连注射液。

17 日　国务院国资委宣布,经国务院批准,中国医药集团总公司与中国生物技术集团公司实行联合重组,中央企业的户数由 136 户调整为 135 户。

19 日　南京圣和药业有限公司接到国家食品药品监督管理局的新药证书与生产批件,该公司历时 10 年、投入数亿元研发的一类新药——左奥硝唑和左奥硝唑氯化钠注射液被批准上市。

21 日*　根据 2009 年国家药品评价性抽验结果,标示为天津市万嘉制药有限公司生产的氯霉素滴眼液 16 批次不符合规定。为确保公众用药安全,国家食品药品监督管理局要求各省(区、市)食品药品监管部门做好对氯霉素滴眼液召回的监督管理工作。

22-24 日*　由德国弗戈工业媒体集团、中国药学会等主办的"2009 制药工程暨仿制药研发国际论坛"在天津天士力现代中药城召开。来自国家食品药品监督管理局、美国食品药物管理局、知名制药工程总包商、国内外知名药品生产企业等机构的约 300 名代表与会,围绕我国药品生产规章及欧美最新药品生产监管法规,国际先进的制药工程项目设计、运营、管理理念,工程项目案例分析,仿制药研发新思路等展开深入的交流与讨论。

23 日　广东省梅州市政府举行新闻发布会宣布:由广东华银集团属下公司生产的"甲、乙型流感病毒诊断试剂"最近获得国家药品监管部门颁发的产品注册证。这是国内首个、也是目前唯一获得国家批准生产和上市的产品。这项拥有自主发明专利技术的诞生,实现了中国在该领域医药研发的最新重大突破,填补了国内在此方面的一项空白。

26 日　国家"十一五"重大专项"中医药防治艾滋病临床科研基地建设"项目在河南省郑州市启动。

27 日　为贯彻落实国务院有关文件精神,严厉打击生产销售假药的违法犯罪活动,日前,卫生部、工业和信息化部、公安部、监察部、财政部、商务部、海关总署、工商总局、广电总局、法制办、银监会、国家邮政局、食品药品监管局十三部门联合发布《关于开展打击利用互联网等媒体发布虚假广告及通过寄递等渠道销售假药的专项整治行动的通知》,开展为期一年的专项整治行动。

27 日　国内海洋药物领域首部大型志书《中华海洋本草》在北京首发。

10 月

9 日　北京经济技术开发区生物医药产业园正式奠基开工。

9 日　"人甲型 H1N1 流感病毒核酸检测试剂盒"获得我国首个军队特需新药证书和生产批文,标志着我国对甲型 H1N1 流感病毒的检测有了可以合法进入军队医院使用的成熟产品。

11 日　国家食品药品监督管理局新闻发言人颜江瑛在新闻发布会上宣布,2010 年版《中国药典》已经编制完成,年底前将由中国医药科技出版社出版发行,明年 7 月 1 日正式实施。2010 年版《中国药典》共收载品种 4 600 余种,基本覆盖国家基本药物目录品种和国家医疗保险目录品种。

13 日　中关村生命科学新城联手我国抗肿瘤药物研究的先进企业——北京普罗吉生物科技发展有限公司,共同创建了中国抗肿瘤药物发展平台——蛋白质药物产业创新基地。双方在北京举行了"北京市重点自主创新项目签约仪式暨普罗吉项目入驻中关村生命科学新城签字仪式"。

15 日*　华北制药华日公司通过德国 EU-GMP 认证现场检查,获得欧盟认可的无菌原料药 GMP 证书。该公司成为国内首家通过欧盟无菌原料药 GMP 认证的企业。

15 日*　从北京召开的"国内注射用微球的现状与发展"研讨会上获悉,由北京博恩特药业有限公司引进国外技术研发的"醋酸亮丙瑞林缓释微球"已获准生产,成为我国首个自己生产的微球注射剂。

20 日　中国医学科学院药物研究所陈乃宏研究员等对中草药远志根提取物三萜式皂苷单体 PolygalasaponinXXXII 的药理活性研究表明,该物质可提高脑源性神经营养因子的水平,改善学习记忆。

22 日　为配合国家基本药物制度的实施,国家发展改革委发出通知,公布了国家基本药物的零售指导价格,共涉及 2 349 个具体剂型规格品种。调整后的价格从今日起执行。与现行规定价格比,有 45% 的药品降价,平均降幅 12% 左右;有 49% 的药品价格未做调整;有 6% 的短缺药品价格有所提高。

23 日　中国药学会组织专家对 2009 年中国药学会-赛诺菲安万特青年生物药物奖 14 名候选人进行评选,最后推评出中国药学会-赛诺菲安万特青年生物药物奖 8 名;对

2009年中国药学会-石药集团青年药剂学奖15名候选人进行评选，最后推评出2009年中国药学会-石药集团青年药剂学奖6名。

27日　由中国药科大学药物代谢动力学重点实验室和美新诺医药科技有限公司联合主办的“药物代谢和药代动力学国际规范化研讨会暨中国药科大学-XBL药物代谢动力学联合实验室启动仪式”在中国药科大学会议中心召开。

28日　“2009中国-东盟传统医药高峰论坛”在南宁市召开。

30-31日　以“质量至上、挑战未来”为主题的“中国医药质量年会暨中国医药质量管理协会成立20周年大会”在无锡市举行。

11月

2日　国际药品信息协会首次中国年会在北京召开。来自美国FDA、欧洲药品管理局等各国主要监管机构、企业界和学术界的50多位演讲者从“平坦的世界”这一视角出发，围绕药物研发、创新、法规和全球化等方面提供了最新的动态和与中国有关的信息。据悉，该会是一个国际性的中立论坛。

4-5日　首届国际药品快速检测技术论坛在广州市召开，论坛主题为“快检技术与公众健康”。国家食品药品监督管理局副局长边振甲出席论坛并致辞。

6日　由中国药品生物制品检定所与美国药典会联合主办、广州市药品检验所承办的“第二届中美药品分析技术与检测方法研讨会”在广州市召开。会议以“药品质量与生命安全”为主题，邀请中国药品生物制品检定所、国家药典会、世界卫生组织、美国药典会等专家进行了广泛的学术交流和研讨。

9日　2009传统医药国际科技大会暨博览会在广州开幕。

9-10日　由陕西省中药协会、世界华人组织联盟、全球经济发展促进会主办的“2009中国中医药文化博览会暨中医药文化高峰论坛”在西安市召开。

11日　世界中医药学会联合会在广州市颁发了第三届中医药国际贡献奖。

12日*　为加强对药械组合产品的注册管理，根据药品、医疗器械注册管理的有关规定，日前，国家食品药品监督管理局发布通告，对药械组合产品的组成、申报与注册，以及注册受理部门等方面进行了明确。通告自发布之日起实施，《关于药品和医疗器械相结合产品注册管理有关问题的通知》(国食药监办[2004]94号)同时废止。

12-13日　由国家食品药品监督管理局药品审评中心、中国医药国际交流中心共同主办的“中国药物创新论坛-战略与决策”研讨会在上海市召开。国家食品药品监督管理局副局长吴浈出席会议并作了重要讲话。

16日*　第四届中国成长型医药企业发展论坛日前在北京举行。600多名参会代表围绕“医改内容、政策导向、医疗保险、基本药物、社区医疗”等热点话题进行了讨论，并联合发表了《第四届中国成长型医药企业发展论坛北京公报》。

21-22日　由中国药理学会、中国晶体学会和中国医学科学院药物研究所国家药物及代谢产物分析研究中心共同主办的“首届中国晶型药物研发技术学术研讨会”日前在北京召开，来自全国各地的50余家企业和研究机构的近150名代表参加会议并进行了学术交流。

21-23日　由中国药学会、湖南省人民政府主办，湖南省食品药品监督管理局、长沙市人民政府承办的2009年中国药学大会暨第九届中国药师周在长沙市举行，此次大会的主题是“药学科技创新与医药卫生改革”。全国人大常委会副委员长、中国药学会理事长桑国卫致开幕辞，国家食品药品监督管理局局长邵明立出席会议并讲话。湖南省委书记张春贤、湖南省省长周强出席了开幕式。

23日　国家食品药品监督管理局副局长吴浈会见了来访的罗马尼亚医药管理署署长博达·丹尼埃勒先生和罗马尼亚驻华大使伊斯蒂奇瓦亚先生一行，双方就中罗两国在药品注册、上市后监管、人员交流培训等方面的合作意向进行了讨论和交流。

25日*　中国武汉-辉瑞(中国)研发有限公司与武汉国家生物产业基地建设管理办公室于近日签署合作备忘录，辉瑞将在武汉光谷生物城(武汉国家生物产业基地)建立一家研发中心。该中心将是辉瑞目前在上海的研发中心的扩展，成为开展全球生物和药物开发与研究技术战略合作的先进平台，并支持实现辉瑞构建健康中国和健康世界的承诺。

30日　人力资源社会保障部正式发布了2009年版《国家基本医疗保险、工伤保险和生育保险药品目录》，将《国家基本药物目录》中的治疗性药品全部纳入《药品目录》甲类部分。

30日*　丽珠集团和上海医药工业研究院经过10余年合作研发出了国内首个注射用醋酸亮丙瑞林原料、缓释辅料与缓释微球制剂，并于今年8月通过国家监管部门生产注册批准，填补了国内此项产品和技术的空白。

12月

1日　为积极稳妥地推进国家基本药物制度，指导基层医务人员合理使用基本药物，按照国务院医改领导小组《关于2009年实施国家基本药物制度工作方案》的要求，卫生部、国家中医药管理局日前组织编写了《国家基本药物临床应用指南(基层部分)》和《国家基本药物处方集(基层部分)》，并印发各地贯彻执行，同时要求各地做好培训和推广使用工作。

4日* 日前，由中日医学科技交流协会、中国药学会、日本病院药剂师协会共同发起，以"让我们携手实践——药师的社会责任和信息共享"为主题的"2009中日药师国际论坛"在北京国际会议中心召开。

10日 中国和巴西两国制药企业在北京签署协议，将在生物医药领域开展合作，共同生产单克隆抗体新药。合作项目由上海中信国健药业有限公司、上海百迈博制药有限公司与巴西著名医药生产商EMSS. A公司实施。

16日 总投资1.2亿元的生物药品冻干粉针车间在上海第一生化药业有限公司正式竣工。新落成的冻干粉针车间将新增生产能力7 000万支，是一个完全按药品生产的cGMP和欧盟标准设计的现代化制药生产车间。

31日* 根据《药品管理法》、《海关法》等有关法律法规规定，国家食品药品监督管理局、海关总署联合公布了麻醉药品和精神药品的海关商品编号，自2010年1月1日起施行。麻醉药品和精神药品目录仍按照国家食品药品监督管理局、公安部、卫生部2007年10月11日公布的《麻醉药品品种目录(2007年版)》和《精神药品品种目录(2007年版)》执行。

31日* 石药集团研发的"丁苯酞原料及软胶囊"项目荣获国家科技进步二等奖，成为2009年度国内制药类科技成果最高荣誉的获得者。

(注：* 为事件报道日期，非事件发生日期)

(周欣宇　高　桐)

《中国药学年鉴》荣获第四届全国年鉴编纂出版质量评比一等奖

在中国出版工作者协会主办的"第四届全国年鉴编纂出版质量评比"活动中，《中国药学年鉴》荣获综合质量一等奖，条目编写单项优秀奖。

全国年鉴编纂出版质量评比活动每5年举行一次，由中国版协主办，是我国年鉴出版界唯一的全国性奖项。评比活动程序公开、要求严苛，分设特、一、二、三等奖4个奖次，经过近40位专家对入围年鉴进行为期一周的集中评审，最终评选出获奖年鉴267部，获奖面仅为10%。本次评比活动对全国公开出版的2000多种各级各类年鉴进行了全面的检阅，奖励先进，树立标杆，有效地引领年鉴出版创新，提高年鉴整体质量，促进我国年鉴事业的健康发展。

作为卫生部首批批准的医药年鉴和我国药学领域唯一的专业性年鉴，《中国药学年鉴》长期坚持质量第一的理念，通过精心的组稿和编纂，忠实记录我国医药领域历年的发展概貌和主要成就，彰显年度和时代特色，展现医药行业风采，内容丰富、资料权威、数据翔实，成为医药工作者喜爱的参考工具书。

附录

Appendix

中国药学年鉴 2010

CHINESE PHARMACEUTICAL YEARBOOK

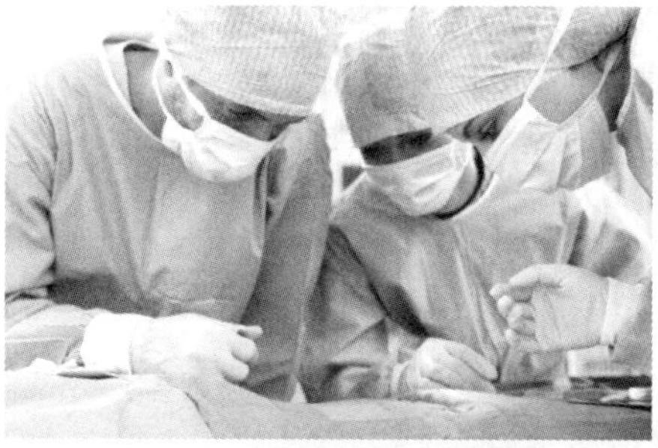
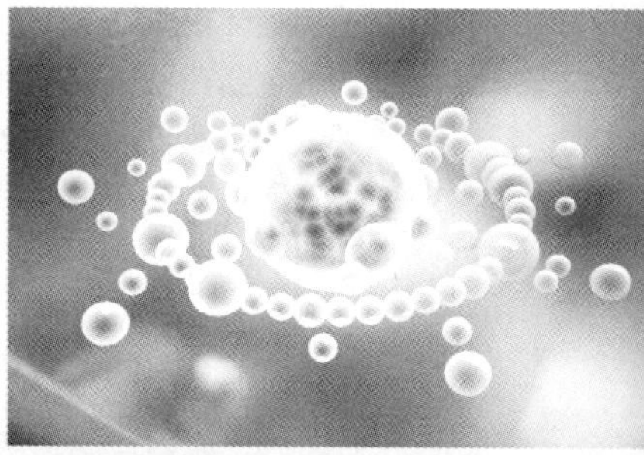
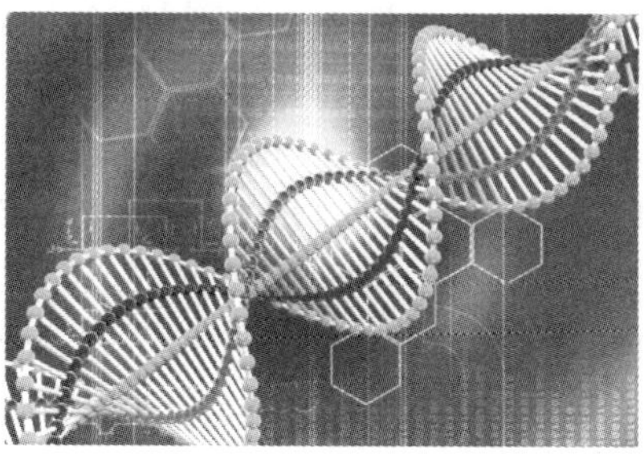
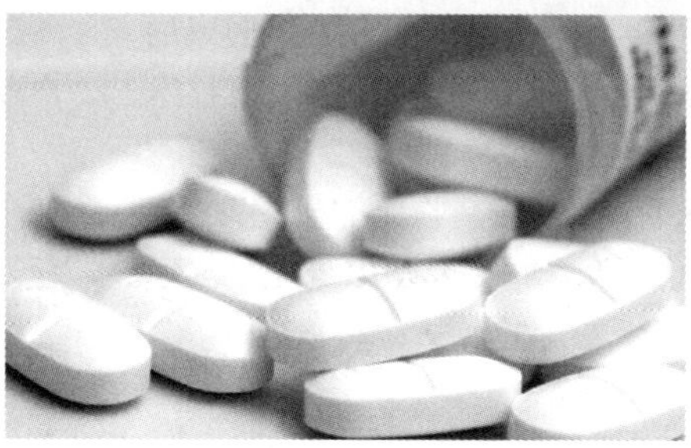
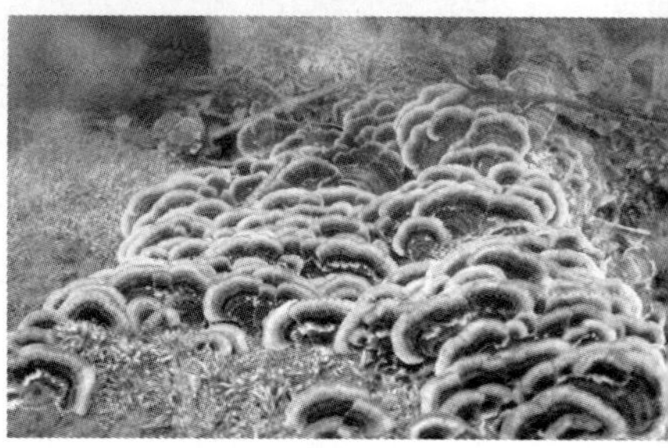

"重大新药创制"科技重大专项概况 "重大新药创制"重大科技专项(以下简称"专项")领导小组由科技部、发展改革委、财政部、卫生部、教育部、中科院、中国工程院、国家中医药局、国家食品药品监管局、国家人口计生委、总后卫生部等11个部门组成,该专项领导小组以《国家中长期科学和技术发展规划纲要(2006-2020)》为依据,按照科学民主、广泛参与、立足国情、整合资源、统筹全局、突出重点的原则,历时两年多,充分听取了研究人员、管理专家、财务专家、企业代表以及地方政府等多方面的意见,充分论证、拟定了该重大专项的实施方案,并于2006年底经国务院常务会议审议通过。此后,该重大专项进入了实施阶段。受专项领导小组的委托,作为专项牵头组织单位,卫生部、总后卫生部根据专项总体组专家论证意见,于2008年8月21日联合发布"重大新药创制"科技重大专项"十一五"第一批课题申报指南,标志着"重大新药创制"科技重大专项的实施工作正式启动。

"重大新药创制"科技重大专项旨在实现两大目标:一是以人民健康为根本,适应医疗体制改革的形势发展和国家基本药物制度及新型农村合作医疗制度建设以及为人民群众提供基本医疗服务的需要,针对重大疾病防治的需求,研制一批安全、有效、方便、价廉的医药产品,为我国人民健康提供有力保障手段;二是研制一批具有自主知识产权和市场竞争力的创新药物,建立一批具有先进水平的技术平台,形成支撑我国药业自主创新发展的新药创新能力与技术体系。

"重大新药创制"科技重大专项"十一五"阶段(2008-2010年)第一批课题申请指南:

项目一、创新药物研究开发

本项目针对恶性肿瘤、心脑血管疾病、神经退行性疾病、糖尿病、精神性疾病、自身免疫性疾病、耐药性病原菌感染、肺结核、病毒感染性疾病等10类(种)严重危害人民健康的重大疾病,自主研制一批化学药物、现代中药和生物技术新药。

本项目下设"新药临床研究"、"新药临床前研究"、"候选药物研究"三个专题。2008年启动"新药临床研究"专题。该专题要求按课题进行申请,课题支持年限为2008-2010年。

项目二、药物大品种技术改造

本项目针对人民基本医疗保障的迫切需求,满足我国基本药物制度和新型农村合作医疗制度建设的需要,对医药产业发展有重要意义的大产品,选择市场需求量大、市场占有率高或增长潜力大、附加值高、对治疗疾病具有确切疗效的药物大品种,开展质量控制关键技术和优化生产工艺等研究,提高10个药物大品种的技术水平和质量标准,培育出符合社会需求的药物大品种和品牌产品。

本项目下设"化学药物大品种技术改造"、"中药大品种技术改造"、"生物技术药物大品种技术改造"、"非专利药物大品种技术改造"四个专题。要求按具体课题进行申请,课题支持年限为2008-2010年。

项目三、创新药物研究开发技术平台建设

本项目拟建立8~10个综合性创新药物研究开发技术平台,通过其建设来进一步完善国家药物创新体系,为我国新药研究开发的持续创新提供有力技术支撑。

依托技术实力强的研究院所和高等院校,兼顾化学药、中药、生物技术药研究开发的需求和地区布局,在创新药物技术密集地区或领域,整合优势资源,强强联合,构建现代化、国际化的综合性创新药物研究技术大平台;并根据药物研发的需要择优完善一批运行良好的新药研究开发的专业性单元技术平台,建设若干急需发展的单元技术平台和企业新药技术创新平台,形成国家药物创新技术平台体系。创新药物技术平台建设,应当坚持和鼓励实现与国际接轨和获得国际认证为目标。

拟建立创新药物研究开发技术平台包括:综合性新药研究开发技术大平台,药物筛选及相关技术平台,新药临床前药效学评价技术平台,临床前药物代谢动力学技术平台,药物安全评价技术平台,生物技术新药中试放大及分离纯化技术平台,生物技术药物质量标准和质量控制技术平台,中药标准研究平台,新药研发信息化技术平台,新制剂与新释药系统技术平台,中药新药发现和评价技术平台,新药临床评价研究技术平台以及企业为主的药物开发技术平台等。

本批课题启动药物安全评价技术平台和新药临床评价研究技术平台两项平台建设。要求按课题进行申请,课题支持年限为2008~2010年。

项目四、企业新药物孵化基地建设

本项目鼓励和支持创新型中小生物技术公司的发展,充分发挥其创新活力,支持企业的技术创新;同时通过政府引导,产学研结合,在条件具备的企业建设以企业为主体的创新药物孵化基地,促进大企业提升药物技术创新能力,推动产业发展。

本项目下设"创新药物研究与开发技术体系建设"、"新药中试技术体系建设"、"新药产业化技术体系建设"三个专题。中央财政资金全部直接用于科研经费。为落实胡锦涛总书记在党的十七大提出的关于提高自主创新能力、建设创新型国家的指示精神,加快建立以企业为主体、市场为导向、产学研相结合的技术创新体系,引导和支持创新要素向企业集聚,促进科技成果向现实生产力转化。

本项目希望一批工作基础好、条件优良的企业通过承担课题方式进入2008年度计划,要求按课题进行申请,课题支持年限为2008~2010年。

"重大新药创制"科技重大专项(2009~2010年)课题申报

项目一、创新药物研究开发

本项目针对恶性肿瘤、心脑血管疾病、神经退行性疾病、糖尿病、精神性疾病、自身免疫性疾病、耐药性病原菌感染、肺结核、病毒感染性疾病等10类(种)严重危害人民健康的重大疾病,自主研制一批化学药物、现代中药和生物技术新药。

本项目下设"新药临床研究"、"新药临床前研究"、"候选药物研究"三项专题。本批启动"新药临床前研究"、"候选药物研究"两项专题。课题实施年限为2009~2010年。

项目二、创新药物研究开发技术平台建设

本批启动综合性新药研究开发技术大平台,专业性新药研发技术平台,包括药物筛选及相关技术平台、新药临床前药效学评价技术平台、临床前药物代谢动力学技术平台、生物技术新药中试放大及分离纯化技术平台、生物技术药物质量标准和质量控制技术平台、中药标准研究平台、新药研发信息化技术平台、新制剂与新释药系统技术平台、中药新药发现和评价技术平台,以及以及以企业为主的药物开发技术平台等三类11项平台建设专题。课题实施年限为2009~2010年。本专项资助建立的创新药物研究开发技术平台一要体现与国际接轨;二要有实质性成果;三要提供公共服务。

在课题审定期间,必要时将对若干承担单位进行现场考核。申请本项目平台建设的单位不能再申请"项目四、新药研究开发关键技术研究"中的与本平台相重复的研究内容。

项目三、企业创新药物孵化基地建设

本项目旨在通过政府引导、产学研结合,在条件具备的企业建设以企业为主体的创新药物孵化基地,促进企业提升药物技术创新能力,推动产业发展。本批课题限于支持具有前沿技术的创新型中小生物技术公司的发展,充分发挥其创新活力和成果转化能力。

本批启动的"创新药物研究与开发技术体系建设"专题,中央财政资金全部直接用于科研经费。课题实施年限为2009~2010年。

项目四、新药研究开发关键技术研究

本项目针对化学药、中药和生物技术药新药研究开发、药物大品种技术改造和新药产业化发展的关键环节,重点攻克严重制约发展的瓶颈技术。通过专项的实施,力争突破20~30项制约创新药物研究开发的关键技术,加速新药创制的进程,有力推动创新药物研究开发及产业化水平。

本项目下设"化学药物研究关键技术"、"中药研究关键技术"、"生物技术药物研究关键技术"和"药物大品种技术改造关键技术"四个专题。课题实施年限为2009~2010年。

从事新药研究开发的科研院所、大学、企业等均可申报本研究项目,鼓励研究机构与企业联合申报,开展合作研究,技术能力要求达到国际先进或国内领先水平,并在1~2个药物研发中得到应用,为提高我国创新药物研究开发的水平提供技术支撑。申请人应在项目申请书中说明研究成果的共享及向新药研发机构或企业转移的方式。每个课题完成后,原则上应申请两项以上技术发明专利,同时应形成利用该技术为本行业提供技术服务的能力。已申请平台建设的单位,不能再申请本项目相关的关键技术研究课题。

中共中央国务院关于深化医药卫生体制改革的意见

按照党的十七大精神,为建立中国特色医药卫生体制,逐步实现人人享有基本医疗卫生服务的目标,提高全民健康水平,现就深化医药卫生体制改革提出如下意见。

一、充分认识深化医药卫生体制改革的重要性、紧迫性和艰巨性

医药卫生事业关系亿万人民的健康,关系千家万户的幸福,是重大民生问题。深化医药卫生体制改革,加快医药卫生事业发展,适应人民群众日益增长的医药卫生需求,不断提高人民群众健康素质,是贯彻落实科学发展观、促进经济社会全面协调可持续发展的必然要求,是维护社会公平正义、提高人民生活质量的重要举措,是全面建设小康社会和构建社会主义和谐社会的一项重大任务。

新中国成立以来,特别是改革开放以来,我国医药卫生事业取得了显著成就,覆盖城乡的医药卫生服务体系基本形成,疾病防治能力不断增强,医疗保障覆盖人口逐步扩大,卫生科技水平迅速提高,人民群众健康水平明显改善,居民主要健康指标处于发展中国家前列。尤其是抗击非典取得重大胜利以来,各级政府投入加大,公共卫生、农村医疗卫生和城市社区卫生发展加快,新型农村合作医疗和城镇居民基本医疗保险取得突破性进展,为深化医药卫生体制改革打下了良好基础。同时,也应该看到,当前我国医药卫生事业发展水平与人民群众健康需求及经济社会协调发展要求不适应的矛盾还比较突出。城乡和区域医疗卫生事业发展不平衡,资源配置不合理,公共卫生和农村、社区医疗卫生工作比较薄弱,医疗保障制度不健全,药品生产流通秩序不规范,医院管理体制和运行机制不完善,政府卫生投入不足,医药费用上涨过快,个人负担过重,对此,人民群众反映强烈。

从现在到2020年,是我国全面建设小康社会的关键时期,医药卫生工作任务繁重。随着经济的发展和人民生活水平的提高,群众对改善医药卫生服务将会有更高的要求。工业化、城镇化、人口老龄化、疾病谱变化和生态环境变化等,都给医药卫生工作带来一系列新的严峻挑战。深化医药卫生体制改革,是加快医药卫生事业发展的战略选择,是实现人民共享改革发展成果的重要途径,是广大人民群众的迫切愿望。

深化医药卫生体制改革是一项涉及面广、难度大的社会系统工程。我国人口多,人均收入水平低,城乡、区域差距大,长期处于社会主义初级阶段的基本国情,决定了深化医药卫生体制改革是一项十分复杂艰巨的任务,是一个渐进的过程,需要在明确方向和框架的基础上,经过长期艰苦努力和坚持不懈的探索,才能逐步建立符合我国国情的医药卫生

体制。因此,对深化医药卫生体制改革,既要坚定决心、抓紧推进,又要精心组织、稳步实施,确保改革顺利进行,达到预期目标。

二、深化医药卫生体制改革的指导思想、基本原则和总体目标

(一)深化医药卫生体制改革的指导思想。以邓小平理论和"三个代表"重要思想为指导,深入贯彻落实科学发展观,从我国国情出发,借鉴国际有益经验,着眼于实现人人享有基本医疗卫生服务的目标,着力解决人民群众最关心、最直接、最现实的利益问题。坚持公共医疗卫生的公益性质,坚持预防为主、以农村为重点、中西医并重的方针,实行政事分开、管办分开、医药分开、营利性和非营利性分开,强化政府责任和投入,完善国民健康政策,健全制度体系,加强监督管理,创新体制机制,鼓励社会参与,建设覆盖城乡居民的基本医疗卫生制度,不断提高全民健康水平,促进社会和谐。

(二)深化医药卫生体制改革的基本原则。医药卫生体制改革必须立足国情,一切从实际出发,坚持正确的改革原则。

——坚持以人为本,把维护人民健康权益放在第一位。坚持医药卫生事业为人民健康服务的宗旨,以保障人民健康为中心,以人人享有基本医疗卫生服务为根本出发点和落脚点,从改革方案设计、卫生制度建立到服务体系建设都要遵循公益性的原则,把基本医疗卫生制度作为公共产品向全民提供,着力解决群众反映强烈的突出问题,努力实现全体人民病有所医。

——坚持立足国情,建立中国特色医药卫生体制。坚持从基本国情出发,实事求是地总结医药卫生事业改革发展的实践经验,准确把握医药卫生发展规律和主要矛盾;坚持基本医疗卫生服务水平与经济社会发展相协调、与人民群众的承受能力相适应;充分发挥中医药(民族医药)作用;坚持因地制宜、分类指导,发挥地方积极性,探索建立符合国情的基本医疗卫生制度。

——坚持公平与效率统一,政府主导与发挥市场机制作用相结合。强化政府在基本医疗卫生制度中的责任,加强政府在制度、规划、筹资、服务、监管等方面的职责,维护公共医疗卫生的公益性,促进公平公正。同时,注重发挥市场机制作用,动员社会力量参与,促进有序竞争机制的形成,提高医疗卫生运行效率、服务水平和质量,满足人民群众多层次、多样化的医疗卫生需求。

——坚持统筹兼顾,把解决当前突出问题与完善制度体系结合起来。从全局出发,统筹城乡、区域发展,兼顾供给方和需求方等各方利益,注重预防、治疗、康复三者的结合,正确处理政府、卫生机构、医药企业、医务人员和人民群众之间的关系。既着眼长远,创新体制机制,又立足当前,着力解决医药卫生事业中存在的突出问题。既注重整体设计,明确总体改革方向目标和基本框架,又突出重点,分步实施,积极稳妥地推进改革。

(三)深化医药卫生体制改革的总体目标。建立健全覆盖城乡居民的基本医疗卫生制度,为群众提供安全、有效、方便、价廉的医疗卫生服务。

到2011年,基本医疗保障制度全面覆盖城乡居民,基本药物制度初步建立,城乡基层医疗卫生服务体系进一步健全,基本公共卫生服务得到普及,公立医院改革试点取得突破,明显提高基本医疗卫生服务可及性,有效减轻居民就医费用负担,切实缓解"看病难、看病贵"问题。

到2020年,覆盖城乡居民的基本医疗卫生制度基本建立。普遍建立比较完善的公共卫生服务体系和医疗服务体系,比较健全的医疗保障体系,比较规范的药品供应保障体系,比较科学的医疗卫生机构管理体制和运行机制,形成多元办医格局,人人享有基本医疗卫生服务,基本适应人民群众多层次的医疗卫生需求,人民群众健康水平进一步提高。

三、完善医药卫生四大体系,建立覆盖城乡居民的基本医疗卫生制度

建设覆盖城乡居民的公共卫生服务体系、医疗服务体系、医疗保障体系、药品供应保障体系,形成四位一体的基本医疗卫生制度。四大体系相辅相成,配套建设,协调发展。

(四)全面加强公共卫生服务体系建设。建立健全疾病预防控制、健康教育、妇幼保健、精神卫生、应急救治、采供血、卫生监督和计划生育等专业公共卫生服务网络,完善以基层医疗卫生服务网络为基础的医疗服务体系的公共卫生服务功能,建立分工明确、信息互通、资源共享、协调互动的公共卫生服务体系,提高公共卫生服务和突发公共卫生事件应急处置能力,促进城乡居民逐步享有均等化的基本公共卫生服务。

确定公共卫生服务范围。明确国家基本公共卫生服务项目,逐步增加服务内容。鼓励地方政府根据当地经济发展水平和突出的公共卫生问题,在中央规定服务项目的基础上增加公共卫生服务内容。

完善公共卫生服务体系。进一步明确公共卫生服务体系的职能、目标和任务,优化人员和设备配置,探索整合公共卫生服务资源的有效形式。完善重大疾病防控体系和突发公共卫生事件应急机制,加强对严重威胁人民健康的传染病、慢性病、地方病、职业病和出生缺陷等疾病的监测与预防控制。加强城乡急救体系建设。

加强健康促进与教育。医疗卫生机构及机关、学校、社区、企业等要大力开展健康教育,充分利用各种媒体,加强健康、医药卫生知识的传播,倡导健康文明的生活方式,促进公众合理营养,提高群众的健康意识和自我保健能力。

深入开展爱国卫生运动。将农村环境卫生与环境污染治理纳入社会主义新农村建设规划,推动卫生城市和文明村镇建设,不断改善城乡居民生活、工作等方面的卫生环境。

加强卫生监督服务。大力促进环境卫生、食品卫生、职

业卫生、学校卫生,以及农民工等流动人口卫生工作。

(五)进一步完善医疗服务体系。坚持非营利性医疗机构为主体、营利性医疗机构为补充,公立医疗机构为主导、非公立医疗机构共同发展的办医原则,建设结构合理、覆盖城乡的医疗服务体系。

大力发展农村医疗卫生服务体系。进一步健全以县级医院为龙头、乡镇卫生院和村卫生室为基础的农村医疗卫生服务网络。县级医院作为县域内的医疗卫生中心,主要负责基本医疗服务及危重急症病人的抢救,并承担对乡镇卫生院、村卫生室的业务技术指导和卫生人员的进修培训;乡镇卫生院负责提供公共卫生服务和常见病、多发病的诊疗等综合服务,并承担对村卫生室的业务管理和技术指导;村卫生室承担行政村的公共卫生服务及一般疾病的诊治等工作。有条件的农村实行乡村一体化管理。积极推进农村医疗卫生基础设施和能力建设,政府重点办好县级医院,并在每个乡镇办好一所卫生院,采取多种形式支持村卫生室建设,使每个行政村都有一所村卫生室,大力改善农村医疗卫生条件,提高服务质量。

完善以社区卫生服务为基础的新型城市医疗卫生服务体系。加快建设以社区卫生服务中心为主体的城市社区卫生服务网络,完善服务功能,以维护社区居民健康为中心,提供疾病预防控制等公共卫生服务、一般常见病及多发病的初级诊疗服务、慢性病管理和康复服务。转变社区卫生服务模式,不断提高服务水平,坚持主动服务、上门服务,逐步承担起居民健康"守门人"的职责。

健全各类医院的功能和职责。优化布局和结构,充分发挥城市医院在危重急症和疑难病症的诊疗、医学教育和科研、指导和培训基层卫生人员等方面的骨干作用。有条件的大医院按照区域卫生规划要求,可以通过托管、重组等方式促进医疗资源合理流动。

建立城市医院与社区卫生服务机构的分工协作机制。城市医院通过技术支持、人员培训等方式,带动社区卫生服务持续发展。同时,采取增强服务能力、降低收费标准、提高报销比例等综合措施,引导一般诊疗下沉到基层,逐步实现社区首诊、分级医疗和双向转诊。整合城市卫生资源,充分利用城市现有一、二级医院及国有企事业单位所属医疗机构和社会力量举办的医疗机构等资源,发展和完善社区卫生服务网络。

充分发挥中医药(民族医药)在疾病预防控制、应对突发公共卫生事件、医疗服务中的作用。加强中医临床研究基地和中医院建设,组织开展中医药防治疑难疾病的联合攻关。在基层医疗卫生服务中,大力推广中医药适宜技术。采取扶持中医药发展政策,促进中医药继承和创新。

建立城市医院对口支援农村医疗卫生工作的制度。发达地区要加强对口支援贫困地区和少数民族地区发展医疗卫生事业。城市大医院要与县级医院建立长期稳定的对口支援和合作制度,采取临床服务、人员培训、技术指导、设备支援等方式,帮助其提高医疗水平和服务能力。

(六)加快建设医疗保障体系。加快建立和完善以基本医疗保障为主体,其他多种形式补充医疗保险和商业健康保险为补充,覆盖城乡居民的多层次医疗保障体系。

建立覆盖城乡居民的基本医疗保障体系。城镇职工基本医疗保险、城镇居民基本医疗保险、新型农村合作医疗和城乡医疗救助共同组成基本医疗保障体系,分别覆盖城镇就业人口、城镇非就业人口、农村人口和城乡困难人群。坚持广覆盖、保基本、可持续的原则,从重点保障大病起步,逐步向门诊小病延伸,不断提高保障水平。建立国家、单位、家庭和个人责任明确、分担合理的多渠道筹资机制,实现社会互助共济。随着经济社会发展,逐步提高筹资水平和统筹层次,缩小保障水平差距,最终实现制度框架的基本统一。进一步完善城镇职工基本医疗保险制度,加快覆盖就业人口,重点解决国有关闭破产企业、困难企业等职工和退休人员,以及非公有制经济组织从业人员和灵活就业人员的基本医疗保险问题;2009 年全面推开城镇居民基本医疗保险,重视解决老人、残疾人和儿童的基本医疗保险问题;全面实施新型农村合作医疗制度,逐步提高政府补助水平,适当增加农民缴费,提高保障能力;完善城乡医疗救助制度,对困难人群参保及其难以负担的医疗费用提供补助,筑牢医疗保障底线。探索建立城乡一体化的基本医疗保障管理制度。

鼓励工会等社会团体开展多种形式的医疗互助活动。鼓励和引导各类组织和个人发展社会慈善医疗救助。

做好城镇职工基本医疗保险制度、城镇居民基本医疗保险制度、新型农村合作医疗制度和城乡医疗救助制度之间的衔接。以城乡流动的农民工为重点积极做好基本医疗保险关系转移接续,以异地安置的退休人员为重点改进异地就医结算服务。妥善解决农民工基本医疗保险问题。签订劳动合同并与企业建立稳定劳动关系的农民工,要按照国家规定明确用人单位缴费责任,将其纳入城镇职工基本医疗保险制度;其他农民工根据实际情况,参加户籍所在地新型农村合作医疗或务工所在地城镇居民基本医疗保险。

积极发展商业健康保险。鼓励商业保险机构开发适应不同需要的健康保险产品,简化理赔手续,方便群众,满足多样化的健康需求。鼓励企业和个人通过参加商业保险及多种形式的补充保险解决基本医疗保障之外的需求。在确保基金安全和有效监管的前提下,积极提倡以政府购买医疗保障服务的方式,探索委托具有资质的商业保险机构经办各类医疗保障管理服务。

(七)建立健全药品供应保障体系。加快建立以国家基本药物制度为基础的药品供应保障体系,保障人民群众安全用药。

建立国家基本药物制度。中央政府统一制定和发布国家基本药物目录,按照防治必需、安全有效、价格合理、使用方便、中西药并重的原则，结合我国用药特点，参照国际经验，合理确定品种和数量。建立基本药物的生产供应保障体系，在政府宏观调控下充分发挥市场机制的作用，基本药物实行公开招标采购，统一配送，减少中间环节，保障群众基本用药。国家制定基本药物零售指导价格，在指导价格内，由省级人民政府根据招标情况确定本地区的统一采购价格。规范基本药物使用，制定基本药物临床应用指南和基本药物处方集。城乡基层医疗卫生机构应全部配备、使用基本药物，其他各类医疗机构也要将基本药物作为首选药物并确定使用比例。基本药物全部纳入基本医疗保障药物报销目录，报销比例明显高于非基本药物。

规范药品生产流通。完善医药产业发展政策和行业发展规划，严格市场准入和药品注册审批，大力规范和整顿生产流通秩序，推动医药企业提高自主创新能力和医药产业结构优化升级，发展药品现代物流和连锁经营，促进药品生产、流通企业的整合。建立便民惠农的农村药品供应网。完善药品储备制度。支持用量小的特殊用药、急救用药生产。规范药品采购，坚决治理医药购销中的商业贿赂。加强药品不良反应监测，建立药品安全预警和应急处置机制。

四、完善体制机制，保障医药卫生体系有效规范运转

完善医药卫生的管理、运行、投入、价格、监管体制机制，加强科技与人才、信息、法制建设，保障医药卫生体系有效规范运转。

（八）建立协调统一的医药卫生管理体制。实施属地化和全行业管理。所有医疗卫生机构，不论所有制、投资主体、隶属关系和经营性质，均由所在地卫生行政部门实行统一规划、统一准入、统一监管。中央、省级可以设置少量承担医学科研、教学功能的医学中心或区域医疗中心，以及承担全国或区域性疑难病症诊治的专科医院等医疗机构；县（市）主要负责举办县级医院、乡村卫生和社区卫生服务机构；其余公立医院由市负责举办。

强化区域卫生规划。省级人民政府制定卫生资源配置标准，组织编制区域卫生规划和医疗机构设置规划，明确医疗机构的数量、规模、布局和功能。科学制定乡镇卫生院（村卫生室）、社区卫生服务中心（站）等基层医疗卫生机构和各级医院建设与设备配置标准。充分利用和优化配置现有医疗卫生资源，对不符合规划要求的医疗机构要逐步进行整合，严格控制大型医疗设备配置，鼓励共建共享，提高医疗卫生资源利用效率。新增卫生资源必须符合区域卫生规划，重点投向农村和社区卫生等薄弱环节。加强区域卫生规划与城乡规划、土地利用总体规划等的衔接。建立区域卫生规划和资源配置监督评价机制。

推进公立医院管理体制改革。从有利于强化公立医院公益性和政府有效监管出发，积极探索政事分开、管办分开的多种实现形式。进一步转变政府职能，卫生行政部门主要承担卫生发展规划、资格准入、规范标准、服务监管等行业管理职能，其他有关部门按照各自职能进行管理和提供服务。落实公立医院独立法人地位。

进一步完善基本医疗保险管理体制。中央统一制定基本医疗保险制度框架和政策，地方政府负责组织实施管理，创造条件逐步提高统筹层次。有效整合基本医疗保险经办资源，逐步实现城乡基本医疗保险行政管理的统一。

（九）建立高效规范的医药卫生机构运行机制。公共卫生机构收支全部纳入预算管理。按照承担的职责任务，由政府合理确定人员编制、工资水平和经费标准，明确各类人员岗位职责，严格人员准入，加强绩效考核，建立能进能出的用人制度，提高工作效率和服务质量。

转变基层医疗卫生机构运行机制。政府举办的城市社区卫生服务中心（站）和乡镇卫生院等基层医疗卫生机构，要严格界定服务功能，明确规定使用适宜技术、适宜设备和基本药物，为广大群众提供低成本服务，维护公益性质。要严格核定人员编制，实行人员聘用制，建立能进能出和激励有效的人力资源管理制度。要明确收支范围和标准，实行核定任务、核定收支、绩效考核补助的财务管理办法，并探索实行收支两条线、公共卫生和医疗保障经费的总额预付等多种行之有效的管理办法，严格收支预算管理，提高资金使用效益。要改革药品加成政策，实行药品零差率销售。加强和完善内部管理，建立以服务质量为核心、以岗位责任与绩效为基础的考核和激励制度，形成保障公平效率的长效机制。

建立规范的公立医院运行机制。公立医院要遵循公益性质和社会效益原则，坚持以病人为中心，优化服务流程，规范用药、检查和医疗行为。深化运行机制改革，建立和完善医院法人治理结构，明确所有者和管理者的责权，形成决策、执行、监督相互制衡，有责任、有激励、有约束、有竞争、有活力的机制。推进医药分开，积极探索多种有效方式逐步改革以药补医机制。通过实行药品购销差别加价、设立药事服务费等多种方式逐步改革或取消药品加成政策，同时采取适当调整医疗服务价格、增加政府投入、改革支付方式等措施完善公立医院补偿机制。进一步完善财务、会计管理制度，严格预算管理，加强财务监管和运行监督。地方可结合本地实际，对有条件的医院开展"核定收支、以收抵支、超收上缴、差额补助、奖惩分明"等多种管理办法的试点。改革人事制度，完善分配激励机制，推行聘用制度和岗位管理制度，严格工资总额管理，实行以服务质量及岗位工作量为主的综合绩效考核和岗位绩效工资制度，有效调动医务人员的积极性。

健全医疗保险经办机构运行机制。完善内部治理结构，建立合理的用人机制和分配制度，完善激励约束机制，提高医疗保险经办管理能力和管理效率。

（十）建立政府主导的多元卫生投入机制。明确政府、社会与个人的卫生投入责任。确立政府在提供公共卫生和基本医疗服务中的主导地位。公共卫生服务主要通过政府筹资，向城乡居民均等化提供。基本医疗服务由政府、社会和

个人三方合理分担费用。特需医疗服务由个人直接付费或通过商业健康保险支付。

建立和完善政府卫生投入机制。中央政府和地方政府都要增加对卫生的投入,并兼顾供给方和需求方。逐步提高政府卫生投入占卫生总费用的比重,使居民个人基本医疗卫生费用负担有效减轻;政府卫生投入增长幅度要高于经常性财政支出的增长幅度,使政府卫生投入占经常性财政支出的比重逐步提高。新增政府卫生投入重点用于支持公共卫生、农村卫生、城市社区卫生和基本医疗保障。

按照分级负担的原则合理划分中央和地方各级政府卫生投入责任。地方政府承担主要责任,中央政府主要对国家免疫规划、跨地区的重大传染疾病预防控制等公共卫生、城乡居民的基本医疗保障以及有关公立医疗卫生机构建设等给予补助。加大中央、省级财政对困难地区的专项转移支付力度。

完善政府对公共卫生的投入机制。专业公共卫生服务机构的人员经费、发展建设和业务经费由政府全额安排,按照规定取得的服务收入上缴财政专户或纳入预算管理。逐步提高人均公共卫生经费,健全公共卫生服务经费保障机制。

完善政府对城乡基层医疗卫生机构的投入机制。政府负责其举办的乡镇卫生院、城市社区卫生服务中心(站)按国家规定核定的基本建设经费、设备购置经费、人员经费和其承担公共卫生服务的业务经费,使其正常运行。对包括社会力量举办的所有乡镇卫生院和城市社区卫生服务机构,各地都可采取购买服务等方式核定政府补助。支持村卫生室建设,对乡村医生承担的公共卫生服务等任务给予合理补助。

落实公立医院政府补助政策。逐步加大政府投入,主要用于基本建设和设备购置、扶持重点学科发展、符合国家规定的离退休人员费用和补贴政策性亏损等,对承担的公共卫生服务等任务给予专项补助,形成规范合理的公立医院政府投入机制。对中医院(民族医院)、传染病院、精神病院、职业病防治院、妇产医院和儿童医院等在投入政策上予以倾斜。严格控制公立医院建设规模、标准和贷款行为。

完善政府对基本医疗保障的投入机制。政府提供必要的资金支持新型农村合作医疗、城镇居民基本医疗保险、城镇职工基本医疗保险和城乡医疗救助制度的建立和完善。保证相关经办机构正常经费。

鼓励和引导社会资本发展医疗卫生事业。积极促进非公立医疗卫生机构发展,形成投资主体多元化、投资方式多样化的办医体制。抓紧制定和完善有关政策法规,规范社会资本包括境外资本办医疗机构的准入条件,完善公平公正的行业管理政策。鼓励社会资本依法兴办非营利性医疗机构。国家制定公立医院改制的指导性意见,积极引导社会资本以多种方式参与包括国有企业所办医院在内的部分公立医院改制重组。稳步推进公立医院改制的试点,适度降低公立医疗机构比重,形成公立医院与非公立医院相互促进、共同发展的格局。支持有资质人员依法开业,方便群众就医。完善医疗机构分类管理政策和税收优惠政策。依法加强对社会力量办医的监管。

大力发展医疗慈善事业。制定相关优惠政策,鼓励社会力量兴办慈善医疗机构,或向医疗救助、医疗机构等慈善捐赠。

(十一)建立科学合理的医药价格形成机制。规范医疗服务价格管理。对非营利性医疗机构提供的基本医疗服务,实行政府指导价,其余由医疗机构自主定价。中央政府负责制定医疗服务价格政策及项目、定价原则及方法;省或市级价格主管部门会同卫生、人力资源社会保障部门核定基本医疗服务指导价格。基本医疗服务价格按照扣除财政补助的服务成本制定,体现医疗服务合理成本和技术劳务价值。不同级别的医疗机构和医生提供的服务,实行分级定价。规范公立医疗机构收费项目和标准,研究探索按病种收费等收费方式改革。建立医用设备仪器价格监测、检查治疗服务成本监审及其价格定期调整制度。

改革药品价格形成机制。合理调整政府定价范围,改进定价方法,提高透明度,利用价格杠杆鼓励企业自主创新,促进国家基本药物的生产和使用。对新药和专利药品逐步实行定价前药物经济性评价制度。对仿制药品实行后上市价格从低定价制度,抑制低水平重复建设。严格控制药品流通环节差价率。对医院销售药品开展差别加价、收取药事服务费等试点,引导医院合理用药。加强医用耗材及植(介)入类医疗器械流通和使用环节价格的控制和管理。健全医药价格监测体系,规范企业自主定价行为。

积极探索建立医疗保险经办机构与医疗机构、药品供应商的谈判机制,发挥医疗保障对医疗服务和药品费用的制约作用。

(十二)建立严格有效的医药卫生监管体制。强化医疗卫生监管。健全卫生监督执法体系,加强城乡卫生监督机构能力建设。强化医疗卫生服务行为和质量监管,完善医疗卫生服务标准和质量评价体系,规范管理制度和工作流程,加快制定统一的疾病诊疗规范,健全医疗卫生服务质量监测网络。加强医疗卫生机构的准入和运行监管。加强对生活饮用水安全、职业危害防治、食品安全、医疗废弃物处置等社会公共卫生的监管。依法严厉打击各种危害人民群众身体健康和生命安全的违法行为。

完善医疗保障监管。加强对医疗保险经办、基金管理和使用等环节的监管,建立医疗保险基金有效使用和风险防范机制。强化医疗保障对医疗服务的监控作用,完善支付制度,积极探索实行按人头付费、按病种付费、总额预付等方式,建立激励与惩戒并重的有效约束机制。加强商业健康保险监管,促进规范发展。

加强药品监管。强化政府监管责任,完善监管体系建设，严格药品研究、生产、流通、使用、价格和广告的监管。落实药品生产质量管理规范，加强对高风险品种生产的监管。严格实施药品经营管理规范，探索建立药品经营许可分类、分级的管理模式，加大重点品种的监督抽验力度。建立农村药品监督网。加强政府对药品价格的监管，有效抑制虚高定价。规范药品临床使用，发挥执业药师指导合理用药与药品质量管理方面的作用。

建立信息公开、社会多方参与的监管制度。鼓励行业协会等社会组织和个人对政府部门、医药机构和相关体系的运行绩效进行独立评价和监督。加强行业自律。

（十三）建立可持续发展的医药卫生科技创新机制和人才保障机制。推进医药卫生科技进步。把医药卫生科技创新作为国家科技发展的重点，努力攻克医药科技难关，为人民群众健康提供技术保障。加大医学科研投入，深化医药卫生科技体制和机构改革，整合优势医学科研资源，加快实施医药科技重大专项，鼓励自主创新，加强对重大疾病防治技术和新药研制关键技术等的研究，在医学基础和应用研究、高技术研究、中医和中西医结合研究等方面力求新的突破。开发生产适合我国国情的医疗器械。广泛开展国际卫生科技合作交流。

加强医药卫生人才队伍建设。制定和实施人才队伍建设规划，重点加强公共卫生、农村卫生、城市社区卫生专业技术人员和护理人员的培养培训。制定优惠政策，鼓励优秀卫生人才到农村、城市社区和中西部地区服务。对长期在城乡基层工作的卫生技术人员在职称晋升、业务培训、待遇政策等方面给予适当倾斜。完善全科医师任职资格制度，健全农村和城市社区卫生人员在岗培训制度，鼓励参加学历教育，促进乡村医生执业规范化，尽快实现基层医疗卫生机构都有合格的全科医生。加强高层次科研、医疗、卫生管理等人才队伍建设。建立住院医师规范化培训制度，强化继续医学教育。加强护理队伍建设，逐步解决护理人员比例过低的问题。培育壮大中医药人才队伍。稳步推动医务人员的合理流动，促进不同医疗机构之间人才的纵向和横向交流，研究探索注册医师多点执业。规范医院管理者的任职条件，逐步形成一支职业化、专业化的医疗机构管理队伍。

调整高等医学教育结构和规模。加强全科医学教育，完善标准化、规范化的临床医学教育，提高医学教育质量。加大医学教育投入，大力发展面向农村、社区的高等医学本专科教育，采取定向免费培养等多种方式，为贫困地区农村培养实用的医疗卫生人才，造就大批扎根农村、服务农民的合格医生。

构建健康和谐的医患关系。加强医德医风建设，重视医务人员人文素养培养和职业素质教育，大力弘扬救死扶伤精神。优化医务人员执业环境和条件，保护医务人员的合法权益，调动医务人员改善服务和提高效率的积极性。完善医疗执业保险，开展医务社会工作，完善医疗纠纷处理机制，增进医患沟通。在全社会形成尊重医学科学、尊重医疗卫生工作者、尊重患者的良好风气。

（十四）建立实用共享的医药卫生信息系统。大力推进医药卫生信息化建设。以推进公共卫生、医疗、医保、药品、财务监管信息化建设为着力点，整合资源，加强信息标准化和公共服务信息平台建设，逐步实现统一高效、互联互通。

加快医疗卫生信息系统建设。完善以疾病控制网络为主体的公共卫生信息系统，提高预测预警和分析报告能力；以建立居民健康档案为重点，构建乡村和社区卫生信息网络平台；以医院管理和电子病历为重点，推进医院信息化建设；利用网络信息技术，促进城市医院与社区卫生服务机构的合作。积极发展面向农村及边远地区的远程医疗。

建立和完善医疗保障信息系统。加快基金管理、费用结算与控制、医疗行为管理与监督、参保单位和个人管理服务等具有复合功能的医疗保障信息系统建设。加强城镇职工基本医疗保险、城镇居民基本医疗保险、新型农村合作医疗和医疗救助信息系统建设，实现与医疗机构信息系统的对接，积极推广“一卡通”等办法，方便参保（合）人员就医，增加医疗服务的透明度。

建立和完善国家、省、市三级药品监管、药品检验检测、药品不良反应监测信息网络。建立基本药物供求信息系统。

（十五）建立健全医药卫生法律制度。完善卫生法律法规。加快推进基本医疗卫生立法，明确政府、社会和居民在促进健康方面的权利和义务，保障人人享有基本医疗卫生服务。建立健全卫生标准体系，做好相关法律法规的衔接与协调。加快中医药立法工作。完善药品监管法律法规。逐步建立健全与基本医疗卫生制度相适应、比较完整的卫生法律制度。

推进依法行政。严格、规范执法，切实提高各级政府运用法律手段发展和管理医药卫生事业的能力。加强医药卫生普法工作，努力创造有利于人民群众健康的法治环境。

五、着力抓好五项重点改革，力争近期取得明显成效

为使改革尽快取得成效，落实医疗卫生服务的公益性质，着力保障广大群众看病就医的基本需求，按照让群众得到实惠，让医务人员受到鼓舞，让监管人员易于掌握的要求，2009～2011年着力抓好五项重点改革。

（十六）加快推进基本医疗保障制度建设。基本医疗保障制度全面覆盖城乡居民，3年内城镇职工基本医疗保险、城镇居民基本医疗保险和新型农村合作医疗参保（合）率均达到90%以上；城乡医疗救助制度覆盖到全国所有困难家庭。以提高住院和门诊大病保障为重点，逐步提高筹资和保障水平，2010年各级财政对城镇居民基本医疗保险和新型农村合作医疗的补助标准提高到每人每年120元。做好医疗保险关系转移接续和异地就医结算服务。完善医疗保障管理体制机制。有效减轻城乡居民个人医药费用负担。

（十七）初步建立国家基本药物制度。建立比较完整的

基本药物遴选、生产供应、使用和医疗保险报销的体系。2009年,公布国家基本药物目录;规范基本药物采购和配送;合理确定基本药物的价格。从2009年起,政府举办的基层医疗卫生机构全部配备和使用基本药物,其他各类医疗机构也都必须按规定使用基本药物,所有零售药店均应配备和销售基本药物;完善基本药物的医保报销政策。保证群众基本用药的可及性、安全性和有效性,减轻群众基本用药费用负担。

(十八)健全基层医疗卫生服务体系。加快农村三级医疗卫生服务网络和城市社区卫生服务机构建设,发挥县级医院的龙头作用,用3年时间建成比较完善的基层医疗卫生服务体系。加强基层医疗卫生人才队伍建设,特别是全科医生的培养培训,着力提高基层医疗卫生机构服务水平和质量。转变基层医疗卫生机构运行机制和服务模式,完善补偿机制。逐步建立分级诊疗和双向转诊制度,为群众提供便捷、低成本的基本医疗卫生服务。

(十九)促进基本公共卫生服务逐步均等化。国家制定基本公共卫生服务项目,从2009年起,逐步向城乡居民统一提供疾病预防控制、妇幼保健、健康教育等基本公共卫生服务。实施国家重大公共卫生服务项目,有效预防控制重大疾病及其危险因素,进一步提高突发重大公共卫生事件处置能力。健全城乡公共卫生服务体系,完善公共卫生服务经费保障机制,2009年人均基本公共卫生服务经费标准不低于15元,到2011年不低于20元。加强绩效考核,提高服务效率和质量。逐步缩小城乡居民基本公共卫生服务差距,力争让群众少生病。

(二十)推进公立医院改革试点。改革公立医院管理体制、运行机制和监管机制,积极探索政事分开、管办分开的有效形式。完善医院法人治理结构。推进公立医院补偿机制改革,加大政府投入,完善公立医院经济补偿政策,逐步解决"以药补医"问题。加快形成多元化办医格局,鼓励民营资本举办非营利性医院。大力改进公立医院内部管理,优化服务流程,规范诊疗行为,调动医务人员的积极性,提高服务质量和效率,明显缩短病人等候时间,实现同级医疗机构检查结果互认,努力让群众看好病。

六、积极稳妥推进医药卫生体制改革

(二十一)提高认识,加强领导。各级党委和政府要充分认识深化医药卫生体制改革的重要性、紧迫性和艰巨性,提高认识、坚定信心,切实加强组织领导,把解决群众看病就医问题作为改善民生、扩大内需的重点摆上重要议事日程,明确任务分工,落实政府的公共医疗卫生责任。成立国务院深化医药卫生体制改革领导小组,统筹组织实施深化医药卫生体制改革。国务院有关部门要认真履行职责,密切配合,形成合力,加强监督考核。地方政府要按照本意见和实施方案的要求,因地制宜制定具体实施方案和有效措施,精心组织,有序推进改革进程,确保改革成果惠及全体人民群众。

(二十二)突出重点,分步实施。建立覆盖城乡居民的基本医疗卫生制度是一项长期任务,要坚持远近结合,从基础和基层起步,近期重点抓好基本医疗保障制度、国家基本药物制度、基层医疗卫生服务体系、基本公共卫生服务均等化和公立医院改革试点五项改革。要抓紧制定操作性文件和具体方案,进一步深化、细化政策措施,明确实施步骤,做好配套衔接,协调推进各项改革。

(二十三)先行试点,逐步推开。医药卫生体制改革涉及面广、情况复杂、政策性强,一些重大改革要先行试点。国务院深化医药卫生体制改革领导小组负责制定试点原则和政策框架,统筹协调、指导各地试点工作。各省区市制定具体试点方案并组织实施。鼓励地方结合当地实际,开展多种形式的试点,积极探索有效的实现途径,并及时总结经验,逐步推开。

(二十四)加强宣传,正确引导。深化医药卫生体制改革需要社会各界和广大群众的理解、支持和参与。要坚持正确的舆论导向,广泛宣传改革的重大意义和主要政策措施,积极引导社会预期,增强群众信心,使这项惠及广大人民群众的重大改革深入人心,为深化改革营造良好的舆论环境。

医药卫生体制改革近期重点实施方案(2009~2011年)

根据《中共中央国务院关于深化医药卫生体制改革的意见》(中发[2009]6号,以下简称《意见》),2009 ~2011年重点抓好五项改革:一是加快推进基本医疗保障制度建设,二是初步建立国家基本药物制度,三是健全基层医疗卫生服务体系,四是促进基本公共卫生服务逐步均等化,五是推进公立医院改革试点。

推进五项重点改革,旨在着力解决群众反映较多的"看病难、看病贵"问题。推进基本医疗保障制度建设,将全体城乡居民纳入基本医疗保障制度,切实减轻群众个人支付的医药费用负担。建立国家基本药物制度,完善基层医疗卫生服务体系,方便群众就医,充分发挥中医药作用,降低医疗服务和药品价格。促进基本公共卫生服务逐步均等化,使全体城乡居民都能享受基本公共卫生服务,最大限度地预防疾病。推进公立医院改革试点,提高公立医疗机构服务水平,努力解决群众"看好病"问题。

推进五项重点改革,旨在落实医疗卫生事业的公益性质,具有改革阶段性的鲜明特征。把基本医疗卫生制度作为公共产品向全民提供,实现人人享有基本医疗卫生服务,这是我国医疗卫生事业发展从理念到体制的重大变革,是贯彻落实科学发展观的本质要求。医药卫生体制改革是艰巨而长期的任务,需要分阶段有重点地推进。要处理好公平与效率的关系,在改革初期首先着力解决公平问题,保障广大群众看病就医的基本需求,并随着经济社会发展逐步提高保障水平。逐步解决城镇职工基本医疗保险、城镇居民基本医疗保险、新型农村合作医疗制度之间的衔接问题。鼓励社会资本投入，发展多层次、多样化的医疗卫生服务，统筹利用全社会的医疗卫生资源，提高服务效率和质量，满足人民群众多样化的医疗卫生需求。

推进五项重点改革，旨在增强改革的可操作性，突出重点，带动医药卫生体制全面改革。建立基本医疗卫生制度是一项重大制度创新，是医药卫生体制全面改革的关键环节。五项重点改革涉及医疗保障制度建设、药品供应保障、医药价格形成机制、基层医疗卫生机构建设、公立医疗机构改革、医疗卫生投入机制、医务人员队伍建设、医药卫生管理体制等关键环节和重要领域。抓好这五项改革，目的是从根本上改变部分城乡居民没有医疗保障和公共医疗卫生服务长期薄弱的状况，扭转公立医疗机构趋利行为，使其真正回归公益性，有效解决当前医药卫生领域的突出问题，为全面实现医药卫生体制改革的长远目标奠定坚实基础。

一、加快推进基本医疗保障制度建设

（一）扩大基本医疗保障覆盖面。三年内，城镇职工基本医疗保险（以下简称城镇职工医保）、城镇居民基本医疗保险（以下简称城镇居民医保）和新型农村合作医疗（以下简称新农合）覆盖城乡全体居民，参保率均提高到90%以上。用两年左右时间，将关闭破产企业退休人员和困难企业职工纳入城镇职工医保，确有困难的，经省级人民政府批准后，参加城镇居民医保。关闭破产企业退休人员实现医疗保险待遇与企业缴费脱钩。中央财政对困难地区的国有关闭破产企业退休人员参保给予适当补助。2009 年全面推开城镇居民医保制度，将在校大学生全部纳入城镇居民医保范围。积极推进城镇非公有制经济组织从业人员、灵活就业人员和农民工参加城镇职工医保。政府对符合就业促进法规定的就业困难人员参加城镇职工医保的参保费用给予补贴。灵活就业人员自愿选择参加城镇职工医保或城镇居民医保。参加城镇职工医保有困难的农民工，可以自愿选择参加城镇居民医保或户籍所在地的新农合。

（二）提高基本医疗保障水平。逐步提高城镇居民医保和新农合筹资标准和保障水平。2010 年，各级财政对城镇居民医保和新农合的补助标准提高到每人每年 120 元，并适当提高个人缴费标准，具体缴费标准由省级人民政府制定。城镇职工医保、城镇居民医保和新农合对政策范围内的住院费用报销比例逐步提高。逐步扩大和提高门诊费用报销范围和比例。将城镇职工医保、城镇居民医保最高支付限额分别提高到当地职工年平均工资和居民可支配收入的 6 倍左右，新农合最高支付限额提高到当地农民人均纯收入的 6 倍以上。

（三）规范基本医疗保障基金管理。各类医保基金要坚持以收定支、收支平衡、略有结余的原则。合理控制城镇职工医保基金、城镇居民医保基金的年度结余和累计结余，结余过多的地方要采取提高保障水平等办法，把结余逐步降到合理水平。新农合统筹基金当年结余率原则上控制在 15%以内，累计结余不超过当年统筹基金的 25%。建立基本医疗保险基金风险调剂金制度。基金收支情况要定期向社会公布。提高基金统筹层次，2011 年城镇职工医保、城镇居民医保基本实现市（地）级统筹。

（四）完善城乡医疗救助制度。有效使用救助资金，简化救助资金审批发放程序，资助城乡低保家庭成员、五保户参加城镇居民医保或新农合，逐步提高对经济困难家庭成员自负医疗费用的补助标准。

（五）提高基本医疗保障管理服务水平。鼓励地方积极探索建立医保经办机构与医药服务提供方的谈判机制和付费方式改革，合理确定药品、医疗服务和医用材料支付标准，控制成本费用。改进医疗保障服务，推广参保人员就医"一卡通"，实现医保经办机构与定点医疗机构直接结算。允许参加新农合的农民在统筹区域内自主选择定点医疗机构就医，简化到县域外就医的转诊手续。建立异地就医结算机制，探索异地安置的退休人员就地就医、就地结算办法。制定基本医疗保险关系转移接续办法，解决农民工等流动就业人员基本医疗保障关系跨制度、跨地区转移接续问题。做好城镇职工医保、城镇居民医保、新农合、城乡医疗救助之间的衔接。探索建立城乡一体化的基本医疗保障管理制度，并逐步整合基本医疗保障经办管理资源。在确保基金安全和有效监管的前提下，积极提倡以政府购买医疗保障服务的方式，探索委托具有资质的商业保险机构经办各类医疗保障管理服务。

二、初步建立国家基本药物制度

（六）建立国家基本药物目录遴选调整管理机制。制订国家基本药物遴选和管理办法。基本药物目录定期调整和更新。2009 年初，公布国家基本药物目录。

（七）初步建立基本药物供应保障体系。充分发挥市场机制作用，推动药品生产流通企业兼并重组，发展统一配送，实现规模经营；鼓励零售药店发展连锁经营。完善执业药师制度，零售药店必须按规定配备执业药师为患者提供购药咨询和指导。政府举办的医疗卫生机构使用的基本药物，由省级人民政府指定的机构公开招标采购，并由招标选择的配送企业统一配送。参与投标的生产企业和配送企业应具备相应的资格条件。招标采购药品和选择配送企业，要坚持全国统一市场，不同地区、不同所有制企业平等参与、公平竞争。药品购销双方要根据招标采购结果签订合同并严格履约。用量较少的基本药物，可以采用招标方式定点生产。完善基本药物国家储备制度。加强药品质量监管，对药品定期进行质量抽检，并向社会公布抽检结果。

国家制定基本药物零售指导价格。省级人民政府根据招标情况在国家指导价格规定的幅度内确定本地区基本药物统一采购价格，其中包含配送费用。政府举办的基层医疗卫生机构按购进价格实行零差率销售。鼓励各地探索进一步降低基本药物价格的采购方式。

（八）建立基本药物优先选择和合理使用制度。所有零售药店和医疗机构均应配备和销售国家基本药物，满足患者需要。不同层级医疗卫生机构基本药物使用率由卫生行政部门规定。从2009年起，政府举办的基层医疗卫生机构全部配备和使用基本药物，其他各类医疗机构也都必须按规定使用基本药物。卫生行政部门制订临床基本药物应用指南和基本药物处方集，加强用药指导和监管。允许患者凭处方到零售药店购买药物。基本药物全部纳入基本医疗保障药品报销目录，报销比例明显高于非基本药物。

三、健全基层医疗卫生服务体系

（九）加强基层医疗卫生机构建设。完善农村三级医疗卫生服务网络。发挥县级医院的龙头作用，三年内中央重点支持2000所左右县级医院（含中医院）建设，使每个县至少有1所县级医院基本达到标准化水平。完善乡镇卫生院、社区卫生服务中心建设标准。2009年，全面完成中央规划支持的2.9万所乡镇卫生院建设任务，再支持改扩建5000所中心乡镇卫生院，每个县1～3所。支持边远地区村卫生室建设，三年内实现全国每个行政村都有卫生室。三年内新建、改造3700所城市社区卫生服务中心和1.1万个社区卫生服务站。中央支持困难地区2400所城市社区卫生服务中心建设。公立医院资源过剩地区，要进行医疗资源重组，充实和加强基层医疗卫生机构。对社会力量举办基层医疗卫生机构提供的公共卫生服务，采取政府购买服务等方式给予补偿；对其提供的基本医疗服务，通过签订医疗保险定点合同等方式，由基本医疗保障基金等渠道补偿。鼓励有资质的人员开办诊所或个体行医。

（十）加强基层医疗卫生队伍建设。制定并实施免费为农村定向培养全科医生和招聘执业医师计划。用三年时间，分别为乡镇卫生院、城市社区卫生服务机构和村卫生室培训医疗卫生人员36万人次、16万人次和137万人次。完善城市医院对口支援农村制度。每所城市三级医院要与3所左右县级医院（包括有条件的乡镇卫生院）建立长期对口协作关系。继续实施"万名医师支援农村卫生工程"。采取到城市大医院进修、参加住院医师规范化培训等方式，提高县级医院医生水平。

落实好城市医院和疾病预防控制机构医生晋升中高级职称前到农村服务一年以上的政策。鼓励高校医学毕业生到基层医疗机构工作。从2009年起，对志愿去中西部地区乡镇卫生院工作三年以上的高校医学毕业生，由国家代偿学费和助学贷款。

（十一）改革基层医疗卫生机构补偿机制。基层医疗卫生机构运行成本通过服务收费和政府补助补偿。政府负责其举办的乡镇卫生院、城市社区卫生服务中心和服务站按国家规定核定的基本建设、设备购置、人员经费及所承担公共卫生服务的业务经费，按定额定项和购买服务等方式补助。医务人员的工资水平，要与当地事业单位工作人员平均工资水平相衔接。基层医疗卫生机构提供的医疗服务价格，按扣除政府补助后的成本制定。实行药品零差率销售后，药品收入不再作为基层医疗卫生机构经费的补偿渠道，不得接受药品折扣。探索对基层医疗卫生机构实行收支两条线等管理方式。

政府对乡村医生承担的公共卫生服务等任务给予合理补助，补助标准由地方人民政府规定。

（十二）转变基层医疗卫生机构运行机制。基层医疗卫生机构要使用适宜技术、适宜设备和基本药物，大力推广包括民族医药在内的中医药，为城乡居民提供安全有效和低成本服务。乡镇卫生院要转变服务方式，组织医务人员在乡村开展巡回医疗；城市社区卫生服务中心和服务站对行动不便的患者要实行上门服务、主动服务。鼓励地方制定分级诊疗标准，开展社区首诊制试点，建立基层医疗机构与上级医院双向转诊制度。全面实行人员聘用制，建立能进能出的人力资源管理制度。完善收入分配制度，建立以服务质量和服务数量为核心、以岗位责任与绩效为基础的考核和激励制度。

四、促进基本公共卫生服务逐步均等化

（十三）基本公共卫生服务覆盖城乡居民。制定基本公共卫生服务项目，明确服务内容。从2009年开始，逐步在全国统一建立居民健康档案，并实施规范管理。定期为65岁以上老年人做健康检查、为3岁以下婴幼儿做生长发育检查、为孕产妇做产前检查和产后访视，为高血压、糖尿病、精神疾病、艾滋病、结核病等人群提供防治指导服务。普及健康知识，2009年开设中央电视台健康频道，中央和地方媒体均应加强健康知识宣传教育。

（十四）增加国家重大公共卫生服务项目。继续实施结核病、艾滋病等重大疾病防控和国家免疫规划、农村妇女住院分娩等重大公共卫生项目。从2009年开始开展以下项目：为15岁以下人群补种乙肝疫苗；消除燃煤型氟中毒危害；农村妇女孕前和孕早期补服叶酸等，预防出生缺陷；贫困白内障患者复明；农村改水改厕等。

（十五）加强公共卫生服务能力建设。重点改善精神卫生、妇幼卫生、卫生监督、计划生育等专业公共卫生机构的设施条件。加强重大疾病以及突发公共卫生事件预测预警和处置能力。积极推广和应用中医药预防保健方法和技术。落实传染病医院、鼠防机构、血防机构和其他疾病预防控制机构从事高风险岗位工作人员的待遇政策。

（十六）保障公共卫生服务所需经费。专业公共卫生机构人员经费、发展建设经费、公用经费和业务经费由政府预算全额安排，服务性收入上缴财政专户或纳入预算管理。按项目为城乡居民免费提供基本公共卫生服务。提高公共卫生服务经费标准。2009年人均基本公共卫生服务经费标准不低于15元，2011年不低于20元。中央财政通过转移支付对困难地区给予补助。

五、推进公立医院改革试点

（十七）改革公立医院管理体制、运行机制和监管机制。公立医院要坚持维护公益性和社会效益原则，以病人为中心。鼓励各地积极探索政事分开、管办分开的有效形式。界定公立医院所有者和管理者的责权。完善医院法人治理结构。推进人事制度改革，明确院长选拔任用和岗位规范，完善医务人员职称评定制度，实行岗位绩效工资制度。建立住院医师规范化培训制度。鼓励地方探索注册医师多点执业的办法和形式。强化医疗服务质量管理。规范公立医院临床检查、诊断、治疗、使用药物和植（介）入类医疗器械行为，优先使用基本药物和适宜技术，实行同级医疗机构检查结果互认。

探索建立由卫生行政部门、医疗保险机构、社会评估机构、群众代表和专家参与的公立医院质量监管和评价制度。严格医院预算和收支管理，加强成本核算与控制。全面推行医院信息公开制度，接受社会监督。

（十八）推进公立医院补偿机制改革。逐步将公立医院补偿由服务收费、药品加成收入和财政补助三个渠道改为服务收费和财政补助两个渠道。政府负责公立医院基本建设和大型设备购置、重点学科发展、符合国家规定的离退休人员费用和政策性亏损补偿等，对公立医院承担的公共卫生任务给予专项补助，保障政府指定的紧急救治、援外、支农、支边等公共服务经费，对中医院（民族医院）、传染病医院、职业病防治院、精神病医院、妇产医院和儿童医院等在投入政策上予以倾斜。严格控制公立医院建设规模、标准和贷款行为。推进医药分开，逐步取消药品加成，不得接受药品折扣。医院由此减少的收入或形成的亏损通过增设药事服务费、调整部分技术服务收费标准和增加政府投入等途径解决。药事服务费纳入基本医疗保险报销范围。积极探索医药分开的多种有效途径。适当提高医疗技术服务价格，降低药品、医用耗材和大型设备检查价格。定期开展医疗服务成本测算，科学考评医疗服务效率。

公立医院提供特需服务的比例不超过全部医疗服务的10%。鼓励各地探索建立医疗服务定价由利益相关方参与协商的机制。

（十九）加快形成多元办医格局。省级卫生行政部门会同有关部门，按照区域卫生规划，明确辖区内公立医院的设置数量、布局、床位规模、大型医疗设备配置和主要功能。要积极稳妥地把部分公立医院转制为民营医疗机构。制定公立医院转制政策措施，确保国有资产保值和职工合法权益。

鼓励民营资本举办非营利性医院。民营医院在医保定点、科研立项、职称评定和继续教育等方面，与公立医院享受同等待遇；对其在服务准入、监督管理等方面一视同仁。落实非营利性医院税收优惠政策，完善营利性医院税收政策。

公立医院改革2009年开始试点，2011年逐步推开。

六、保障措施

（二十）加强组织领导。国务院深化医药卫生体制改革领导小组统筹组织和协调改革工作。国务院有关部门要抓紧研究制定相关配套文件。各级政府要切实加强领导，抓好组织落实，加快推进各项重点改革。

（二十一）加强财力保障。各级政府要认真落实《意见》提出的各项卫生投入政策，调整支出结构，转变投入机制，改革补偿办法，切实保障改革所需资金，提高财政资金使用效益。为了实现改革的目标，经初步测算，2009～2011年各级政府需要投入8 500亿元，其中中央政府投入3 318亿元。

（二十二）鼓励各地试点。医药卫生体制改革涉及面广，情况复杂，政策性强，一些重大改革要先行试点，逐步推开。各地情况差别很大，要鼓励地方因地制宜制定具体实施方案，开展多种形式的试点，进行探索创新。国务院深化医药卫生体制改革领导小组负责统筹协调、指导各地试点工作。要注意总结和积累经验，不断深入推进改革。

（二十三）加强宣传引导。坚持正确的舆论导向，制定分步骤、分阶段的宣传方案；采取通俗易懂、生动形象的方式，广泛宣传实施方案的目标、任务和主要措施，解答群众关心的问题；及时总结、宣传改革经验，为深化改革营造良好的社会和舆论环境。

国家基本药物目录管理办法（暂行） 为落实《中共中央国务院关于深化医药卫生体制改革的意见》和《国务院关于印发医药卫生体制改革近期重点实施方案（2009～2011年）的通知》精神，建立国家基本药物目录遴选调整管理机制，制定本办法。

第一条 基本药物是适应基本医疗卫生需求，剂型适宜，价格合理，能够保障供应，公众可公平获得的药品。政府举办的基层医疗卫生机构全部配备和使用基本药物，其他各类医疗机构也都必须按规定使用基本药物。

第二条 国家基本药物目录中的药品包括化学药品、生物制品、中成药。化学药品和生物制品主要依据临床药理学分类，中成药主要依据功能分类。

第三条 国家基本药物工作委员会负责协调解决制定和实施国家基本药物制度过程中各个环节的相关政策问题，确定国家基本药物制度框架，确定国家基本药物目录遴选和调整的原则、范围、程序和工作方案，审核国家基本药物目录，各有关部门在职责范围内做好国家基本药物遴选调整工作。委员会由卫生部、国家发展和改革委员会、工业和信息化部、监察部、财政部、人力资源和社会保障部、商务部、国家食品药品监督管理局、国家中医药管理局组成。办公室设在卫生部，承担国家基本药物工作委员会的日常工作。

第四条 国家基本药物遴选应当按照防治必需、安全有效、价格合理、使用方便、中西药并重、基本保障、临床首选和基层能够配备的原则，结合我国用药特点，参照国际经验，合理确定品种（剂型）和数量。

国家基本药物目录的制定应当与基本公共卫生服务体系、基本医疗服务体系、基本医疗保障体系相衔接。

第五条　国家基本药物目录中的化学药品、生物制品、中成药，应当是《中华人民共和国药典》收载的，卫生部、国家食品药品监督管理局颁布药品标准的品种。除急救、抢救用药外，独家生产品种纳入国家基本药物目录应当经过单独论证。

化学药品和生物制品名称采用中文通用名称和英文国际非专利药名中表达的化学成分的部分，剂型单列；中成药采用药品通用名称。

第六条　下列药品不纳入国家基本药物目录遴选范围：

（一）含有国家濒危野生动植物药材的；

（二）主要用于滋补保健作用，易滥用的；

（三）非临床治疗首选的；

（四）因严重不良反应，国家食品药品监督管理部门明确规定暂停生产、销售或使用的；

（五）违背国家法律、法规，或不符合伦理要求的；

（六）国家基本药物工作委员会规定的其他情况。

第七条　按照国家基本药物工作委员会确定的原则，卫生部负责组织建立国家基本药物专家库，报国家基本药物工作委员会审核。专家库主要由医学、药学、药物经济学、医疗保险管理、卫生管理和价格管理等方面专家组成，负责国家基本药物的咨询和评审工作。

第八条　卫生部会同有关部门起草国家基本药物目录遴选工作方案和具体的遴选原则，经国家基本药物工作委员会审核后组织实施。制定国家基本药物目录的程序：

（一）从国家基本药物专家库中，随机抽取专家成立目录咨询专家组和目录评审专家组，咨询专家不参加目录评审工作，评审专家不参加目录制订的咨询工作；

（二）咨询专家组根据循证医学、药物经济学对纳入遴选范围的药品进行技术评价，提出遴选意见，形成备选目录；

（三）评审专家组对备选目录进行审核投票，形成目录初稿；

（四）将目录初稿征求有关部门意见，修改完善后形成送审稿；

（五）送审稿经国家基本药物工作委员会审核后，授权卫生部发布。

第九条　国家基本药物目录在保持数量相对稳定的基础上，实行动态管理，原则上 3 年调整一次。必要时，经国家基本药物工作委员会审核同意，可适时组织调整。调整的品种和数量应当根据以下因素确定：

（一）我国基本医疗卫生需求和基本医疗保障水平变化；

（二）我国疾病谱变化；

（三）药品不良反应监测评价；

（四）国家基本药物应用情况监测和评估；

（五）已上市药品循证医学、药物经济学评价；

（六）国家基本药物工作委员会规定的其他情况。

第十条　属于下列情形之一的品种，应当从国家基本药物目录中调出：

（一）药品标准被取消的；

（二）国家食品药品监督管理部门撤销其药品批准证明文件的；

（三）发生严重不良反应的；

（四）根据药物经济学评价，可被风险效益比或成本效益比更优的品种所替代的；

（五）国家基本药物工作委员会认为应当调出的其他情形。

第十一条　国家基本药物目录的调整应当遵循本办法第四条、第五条、第六条、第九条的规定，并按照本办法第八条规定的程序进行。属于第十条规定情形的品种，经国家基本药物工作委员会审核，调出目录。

第十二条　国家基本药物目录遴选调整应当坚持科学、公正、公开、透明。建立健全循证医学、药物经济学评价标准和工作机制，科学合理地制定目录。广泛听取社会各界的意见和建议，接受社会监督。

第十三条　中药饮片的基本药物管理暂按国务院有关部门关于中药饮片定价、采购、配送、使用和基本医疗保险给付等政策规定执行。

第十四条　鼓励科研机构、医药企业、社会团体等开展国家基本药物循证医学、药物经济学评价工作。

第十五条　本办法由卫生部负责解释。

第十六条　本办法自发布之日起施行。

国家基本药物目录（基层医疗卫生机构配备使用部分）（2009 版）

第一部分　化学药品和生物制品

序号	品种名称	英文名称	剂型
一、抗微生物药			
（一）青霉素类			
1	青霉素	Benzylpenicillin	注射剂
2	苯唑西林	Oxacillin	注射剂
3	氨苄西林	Ampicillin	注射剂
4	哌拉西林	Piperacillin	注射剂
5	阿莫西林	Amoxicillin	口服常释剂型

（续表）

序号	品种名称	英文名称	剂型
6	阿莫西林克拉维酸钾	Amoxicillin and Clavulanate Potassium	口服常释剂型
(二)头孢菌素类			
7	头孢唑林	Cefazolin	注射剂
8	头孢氨苄	Cefalexin	口服常释剂型、颗粒剂
9	头孢呋辛	Cefuroxime	口服常释剂型、注射剂
10	头孢曲松	Ceftriaxone	注射剂
(三)氨基糖苷类			
11	阿米卡星	Amikacin	注射剂
12	庆大霉素	Gentamycin	注射剂
(四)大环内酯类			
13	红霉素	Erythromycin	口服常释剂型、注射剂
14	阿奇霉素	Azithromycin	口服常释剂型、颗粒剂
(五)其他抗生素			
15	克林霉素	Clindamycin	口服常释剂型、注射剂
16	磷霉素	Fosfomycin	注射剂
(六)磺胺类			
17	复方磺胺甲恶唑	Compound Sulfamethoxazole	口服常释剂型
(七)喹诺酮类			
18	诺氟沙星	Norfloxacin	口服常释剂型
19	环丙沙星	Ciprofloxacin	口服常释剂型、注射剂
20	左氧氟沙星	Levofloxacin	口服常释剂型、注射剂
(八)硝基呋喃类			
21	呋喃妥因	Nitrofurantoin	口服常释剂型
(九)抗结核病药			
22	异烟肼	Isoniazid	口服常释剂型、注射剂
23	利福平	Rifampicin	口服常释剂型
24	吡嗪酰胺	Pyrazinamide	口服常释剂型
25	乙胺丁醇	Ethambutol	口服常释剂型
26	链霉素	Streptomycin	注射剂
27	对氨基水杨酸钠	Sodium Aminosalicylate	口服常释剂型、注射剂
(十)抗麻风病药			
28	氨苯砜	Dapsone	口服常释剂型
(十一)抗真菌药			
29	氟康唑	Fluconazole	口服常释剂型
30	制霉素	Nysfungin	口服常释剂型
(十二)抗病毒药			
31	阿昔洛韦	Aciclovir	口服常释剂型
32	利巴韦林	Ribavirin	口服常释剂型、颗粒剂、注射剂
33	抗艾滋病用药		
二、抗寄生虫病药			
(一)抗疟药			
34	氯喹	Chloroquine	口服常释剂型、注射剂
35	伯氨喹	Primaquine	口服常释剂型
36	青蒿素类药物		
(二)抗阿米巴病药及抗滴虫病药			
37	甲硝唑	Metronidazole	口服常释剂型、注射剂

（续表）

序号	品种名称	英文名称	剂型
（三）抗利什曼原虫病药			
38	葡萄糖酸锑钠	Sodium Stibogluconate	注射剂
（四）抗血吸虫病药			
39	吡喹酮	Praziquantel	口服常释剂型
（五）驱肠虫药			
40	阿苯达唑	Albendazole	口服常释剂型
三、麻醉药			
（一）局部麻醉药			
41	利多卡因	Lidocaine	注射剂
42	布比卡因	Bupivacaine	注射剂
43	普鲁卡因	Procaine	注射剂
（二）全身麻醉药			
44	氯胺酮	Ketamine	注射剂
四、镇痛、解热、抗炎、抗风湿、抗痛风药			
（一）镇痛药			
45	芬太尼	Fentanyl	注射剂
46	哌替啶	Pethidine	注射剂
（二）解热镇痛、抗炎、抗风湿药			
47	对乙酰氨基酚	Paracetamol	口服常释剂型、颗粒剂
48	阿司匹林	Aspirin	口服常释剂型
49	布洛芬	Ibuprofen	口服常释剂型
50	双氯芬酸	Diclofenac	口服常释剂型、口服缓释剂型
51	吲哚美辛	Indometacin	栓剂
（三）抗痛风药			
52	别嘌醇	Allopurinol	口服常释剂型
53	秋水仙碱	Colchicine	口服常释剂型
五、神经系统用药			
（一）抗帕金森病药			
54	金刚烷胺	Amantadine	口服常释剂型
55	苯海索	Benzhexol	口服常释剂型
（二）抗重症肌无力药			
56	新斯的明	Neostigmine	注射剂
（三）抗癫痫药			
57	卡马西平	Carbamazepine	口服常释剂型
58	丙戊酸钠	Sodium Valproate	口服常释剂型
59	苯妥英钠	Phenytoin Sodium	口服常释剂型、注射剂
60	苯巴比妥	Phenobarbital	口服常释剂型、注射剂
（四）脑血管病用药及降颅压药			
61	尼莫地平	Nimodipine	口服常释剂型
62	麦角胺咖啡因	Ergotamine and Caffeine	口服常释剂型
63	甘露醇	Mannitol	注射剂
（五）镇静催眠药			
64	地西泮	Diazepam	口服常释剂型、注射剂
（六）其他			
65	胞磷胆碱	Citicoline	注射剂

（续表）

序号	品种名称	英文名称	剂型
66	尼可刹米	Nikethamide	注射剂
67	洛贝林	Lobeline	注射剂
六、治疗精神障碍药			
（一）抗精神病药			
68	奋乃静	Perphenazine	口服常释剂型、注射剂
69	氯丙嗪	Chlorpromazine	口服常释剂型、注射剂
70	氟哌啶醇	Haloperidol	口服常释剂型、注射剂
（二）抗焦虑药			
71	艾司唑仑	Estazolam	口服常释剂型
（三）抗抑郁药			
72	阿米替林	Amitriptyline	口服常释剂型
73	多塞平	Doxepin	口服常释剂型
七、心血管系统用药			
（一）抗心绞痛药			
74	硝酸甘油	Nitroglycerin	口服常释剂型、注射剂
75	硝酸异山梨酯	Isosorbide Dinitrate	口服常释剂型、注射剂
76	硝苯地平	Nifedipine	口服常释剂型
（二）抗心律失常药			
77	美西律	Mexiletine	口服常释剂型
78	普罗帕酮	Propafenone	口服常释剂型、注射剂
79	普鲁卡因胺	Procainamide	注射剂
80	普萘洛尔	Propranolol	口服常释剂型
81	阿替洛尔	Atenolol	口服常释剂型
82	美托洛尔	Metoprolol	口服常释剂型、注射剂
83	胺碘酮	Amiodarone	口服常释剂型、注射剂
84	维拉帕米	Verapamil	口服常释剂型、注射剂
（三）抗心力衰竭药			
85	地高辛	Digoxin	口服常释剂型、注射剂
86	去乙酰毛花苷	Deslanoside	注射剂
（四）抗高血压药			
87	卡托普利	Captopril	口服常释剂型
88	依那普利	Enalapril	口服常释剂型
89	硝普钠	Sodium Nitroprusside	注射剂
90	硫酸镁	Magnesium Sulfate	注射剂
91	尼群地平	Nitrendipine	口服常释剂型
92	吲达帕胺	Indapamide	口服常释剂型、口服缓释剂型
93	酚妥拉明	Phentolamine	注射剂
94	复方利血平	Compound Reserpine	口服常释剂型
95	复方利血平氨苯蝶啶	Compound Hypotensive	口服常释剂型
（五）抗休克药			
96	肾上腺素	Adrenaline	注射剂
97	去甲肾上腺素	Noradrenaline	注射剂
98	异丙肾上腺素	Isoprenaline	注射剂
99	间羟胺	Metaraminol	注射剂
100	多巴胺	Dopamine	注射剂
101	多巴酚丁胺	Dobutamine	注射剂
（六）调脂及抗动脉粥样硬化药			

（续表）

序号	品种名称	英文名称	剂型
102	辛伐他汀	Simvastatin	口服常释剂型
八、呼吸系统用药			
(一)祛痰药			
103	溴己新	Bromhexine	口服常释剂型
104	氨溴索	Ambroxol	口服常释剂型、口服溶液剂
(二)镇咳药			
105	喷托维林	Pentoxyverine	口服常释剂型
106	复方甘草	Compound Liquorice	口服常释剂型、口服溶液剂
(三)平喘药			
107	沙丁胺醇	Salbutamol	气雾剂、雾化溶液剂
108	氨茶碱	Aminophylline	口服常释剂型、口服缓释剂型、注射剂
109	茶碱	Theophylline	口服常释剂型、口服缓释剂型
九、消化系统用药			
(一)抗酸药及抗溃疡病药			
110	复方氢氧化铝	Compound Aluminium Hydroxide	口服常释剂型
111	雷尼替丁	Ranitidine	口服常释剂型、注射剂
112	法莫替丁	Famotidine	口服常释剂型、注射剂
113	奥美拉唑	Omeprazole	口服常释剂型
114	枸橼酸铋钾	Bismuth Potassium Citrate	口服常释剂型
(二)助消化药			
115	乳酶生	Lactasin	口服常释剂型
(三)胃肠解痉药及胃动力药			
116	颠茄	Belladonna	口服常释剂型、酊剂
117	山莨菪碱	Anisodamine	口服常释剂型、注射剂
118	阿托品	Atropine	口服常释剂型、注射剂
119	多潘立酮	Domperidone	口服常释剂型
120	甲氧氯普胺	Metoclopramide	口服常释剂型、注射剂
(四)泻药及止泻药			
121	开塞露		灌肠剂
122	酚酞	Phenolphthalein	口服常释剂型
123	蒙脱石	Smectite	口服散剂
(五)肝胆疾病用药			
124	熊去氧胆酸	Ursodeoxycholic Acid	口服常释剂型
125	联苯双酯	Bifendate	口服常释剂型、滴丸剂
(六)其他			
126	小檗碱(黄连素)	Berberine	口服常释剂型
十、泌尿系统用药			
(一)利尿药			
127	呋塞米	Furosemide	口服常释剂型、注射剂
128	氢氯噻嗪	Hydrochlorothiazide	口服常释剂型
129	螺内酯	Spironolactone	口服常释剂型
130	氨苯蝶啶	Triamterene	口服常释剂型
(二)良性前列腺增生用药			
131	特拉唑嗪	Terazosin	口服常释剂型

（续表）

序号	品种名称	英文名称	剂型
十一、血液系统用药			
(一)抗贫血药			
132	硫酸亚铁	Ferrous Sulfate	口服常释剂型、口服缓释剂型
133	右旋糖酐铁	Iron Dextran	注射剂
134	维生素 B_{12}	Vitamin B_{12}	注射剂
135	叶酸	Folic Acid	口服常释剂型
(二)抗血小板药			
*(48)	阿司匹林	Aspirin	口服常释剂型
136	双嘧达莫	Dipyridamole	口服常释剂型
(三)促凝血药			
137	凝血酶	Thrombin	外用冻干粉
138	维生素 K_1	Vitamin K_1	注射剂
139	氨甲苯酸	Aminomethylbenzoic Acid	口服常释剂型
(四)抗凝血药及溶栓药			
140	肝素	Heparin	注射剂
(五)血容量扩充剂			
141	右旋糖酐(40,70)	Dextran(40,70)	注射剂
十二、激素及影响内分泌药			
(一)下丘脑垂体激素及其类似物			
142	绒促性素	Chorionic Gonadotrophin	注射剂
(二)肾上腺皮质激素类药			
143	氢化可的松	Hydrocortisone	口服常释剂型、注射剂
144	泼尼松	Prednisone	口服常释剂型
145	地塞米松	Dexamethasone	口服常释剂型、注射剂
(三)胰岛素及口服降血糖药			
1.胰岛素			
146	胰岛素	Insulin	注射剂注释4
2.口服降血糖药			
147	二甲双胍	Metformin	口服常释剂型
148	格列本脲	Glibenclamide	口服常释剂型
149	格列吡嗪	Glipizide	口服常释剂型
(四)甲状腺激素及抗甲状腺药			
150	甲状腺片	Thyroid Tablets	口服常释剂型
151	甲巯咪唑	Thiamazole	口服常释剂型
152	丙硫氧嘧啶	Propylthiouracil	口服常释剂型
(五)雄激素及同化激素			
153	丙酸睾酮	Testosterone Propionate	注射剂
154	甲睾酮	Methyltestosterone	口服常释剂型
(六)雌激素及孕激素			
155	黄体酮	Progesterone	注射剂
156	甲羟孕酮	Medroxyprogesterone	口服常释剂型
十三、抗变态反应药			
157	氯苯那敏	Chlorphenamine	口服常释剂型
158	苯海拉明	Diphenhydramine	口服常释剂型、注射剂
159	赛庚啶	Cyproheptadine	口服常释剂型

（续表）

序号	品种名称	英文名称	剂型
160	异丙嗪	Promethazine	口服常释剂型、注射剂
十四、免疫系统用药			
161	雷公藤多苷	Tripterygium Glycosides	口服常释剂型
162	硫唑嘌呤	Azathioprine	口服常释剂型
十五、维生素、矿物质类药			
（一）维生素			
163	维生素 B_1	Vitamin B_1	注射剂
164	维生素 B_2	Vitamin B_2	口服常释剂型
165	维生素 B_6	Vitamin B_6	注射剂
166	维生素 C	Vitamin C	注射剂
167	维生素 D_2	Vitamin D_2	口服常释剂型、注射剂
（二）矿物质			
168	葡萄糖酸钙	Calcium Gluconate	口服常释剂型、注射剂
（三）肠外营养药			
169	复方氨基酸 18AA	Compound Amino Acid 18AA	注射剂
十六、调节水、电解质及酸碱平衡药			
（一）水、电解质平衡调节药			
170	口服补液盐	Oral Rehydration Salts	口服散剂
171	氯化钠	Sodium Chloride	注射剂
172	葡萄糖氯化钠	Glucose and Sodium Chloride	注射剂
173	复方氯化钠	Compound Sodium Chloride	注射剂
174	氯化钾	Potassium Chloride	口服常释剂型、口服缓释剂型、颗粒剂、注射剂
（二）酸碱平衡调节药			
175	乳酸钠林格	Sodium Lactate Ringer's	注射剂
176	碳酸氢钠	Sodium Bicarbonate	口服常释剂型、注射剂
（三）其他			
177	葡萄糖	Glucose	
十七、解毒药			
（一）氰化物中毒解毒药			
178	硫代硫酸钠	Sodium Thiosulfate	注射剂
（二）有机磷酸酯类中毒解毒药			
179	氯解磷定	Pralidoxime Chloride	注射剂
（三）亚硝酸盐中毒解毒药			
180	亚甲蓝	Methylthioninium Chloride	注射剂
（四）阿片类中毒解毒药			
181	纳洛酮	Naloxone	注射剂
（五）鼠药解毒药			
182	乙酰胺	Acetamide	注射剂
十八、生物制品			
183	破伤风抗毒素	Tetanus Antitoxin	注射剂
184	抗狂犬病血清	Rabies Antiserum	注射剂
185	抗蛇毒血清	Snake Antivenin	注射剂

（续表）

序号	品种名称	英文名称	剂型
186	国家免疫规划用疫苗		
十九、诊 断 用 药			
187	泛影葡胺	Meglumine Diatrizoate	注射剂
188	硫酸钡	Barium Sulfate	干混悬剂
二十、皮肤科用药			
(一)抗 感 染 药			
*(13)	红霉素	Erythromycin	外用软膏剂型
*(31)	阿昔洛韦	Aciclovir	外用软膏剂型
189	咪康唑	Miconazole	外用软膏剂型
(二)角质溶解药			
190	尿素	Urea	外用软膏剂型
191	鱼石脂	Ichthammol	外用软膏剂型
192	水杨酸	Salicylic Acid	外用软膏剂型
(三)肾上腺皮质激素类药			
*(143)	氢化可的松	Hydrocortisone	外用软膏剂型
(四)其他			
193	维 A 酸	Tretinoin	外用软膏剂型、凝胶剂
二十一、眼科用药			
(一)抗感染药			
194	氯霉素	Chloramphenicol	滴眼剂
*(20)	左氧氟沙星	Levofloxacin	滴眼剂
*(31)	阿昔洛韦	Aciclovir	滴眼剂
*(13)	红霉素	Erythromycin	眼膏剂
(二)青光眼用药			
195	毛果芸香碱	Pilocarpine	注射剂、滴眼剂
196	噻吗洛尔	Timolol	滴眼剂
197	乙酰唑胺	Acetazolamide	口服常释剂型
(三)其他			
*(118)	阿托品	Atropine	滴眼剂、眼膏剂
198	可的松	Cortisone	滴眼剂、眼膏剂
二十二、耳鼻喉科用药			
199	麻黄碱	Ephedrine	滴鼻剂
200	氧氟沙星	Ofloxacin	滴耳剂
201	地芬尼多	Difenidol	口服常释剂型
二十三、妇产科用药			
(一)子宫收缩药			
202	缩宫素	Oxytocin	注射剂
203	麦角新碱	Ergometrine	注射剂
204	垂体后叶注射液	Posterior Pituitary Injection	注射剂
(二)其他			
*(189)	咪康唑	Miconazole	栓剂
*(37)	甲硝唑	Metronidazole	阴道泡腾片剂、栓剂
二十四、计划生育用药			
205	避孕药		

第二部分　中成药

序号	品种名称	剂型
一、内科用药		
(一)解表剂		
1	辛温解表	九味羌活丸(颗粒)
2		感冒清热颗粒
3	辛凉解表	柴胡注射液
4		银翘解毒丸(颗粒、片)
5	表里双解	防风通圣丸(颗粒)
6	扶正解表	玉屏风颗粒
(二)祛暑剂		
7	解表祛暑	保济丸
8		藿香正气水
9	健胃祛暑	十滴水
(三)泻下剂		
10	润肠通便	麻仁润肠丸(软胶囊)
(四)清热剂		
11	清热泻火	黄连上清丸(颗粒、胶囊、片)
12		牛黄解毒丸(胶囊、软胶囊、片)
13		牛黄上清丸(胶囊、片)
14	清热解毒	双黄连合剂(颗粒、胶囊、片)
15		银黄颗粒(片)
16		板蓝根颗粒
17	清肝解毒	护肝片(胶囊、颗粒)
18	清热祛湿	茵栀黄颗粒(口服液)
19		复方黄连素片
(五)温里剂		
20	温中健脾	附子理中丸(片)
21		香砂养胃丸(颗粒、片)
(六)止咳、平喘剂		
22	散寒止咳	通宣理肺丸(颗粒、胶囊、片)
23	清肺止咳	蛇胆川贝液
24		橘红丸(颗粒、胶囊、片)
25		小儿消积止咳口服液
26	润肺止咳	养阴清肺丸
27	清肺平喘	蛤蚧定喘丸
(七)开窍剂		
28	清热开窍	清开灵颗粒(胶囊、片、注射液)
29		安宫牛黄丸
30	化痰开窍	苏合香丸
(八)固涩剂		
31	补肾缩尿	缩泉丸(胶囊)
(九)扶正剂		
32	健脾益气	补中益气丸(颗粒)
33		参苓白术散(丸、颗粒)
34	健脾和胃	香砂六君丸
35	健脾养血	归脾丸(合剂)
36	滋阴补肾	六味地黄丸
37	滋阴降火	知柏地黄丸
38	滋肾养肝	杞菊地黄丸(胶囊、片)
39	温补肾阳	金匮肾气丸(片)
40		四神丸(片)

(续表)

序号	品种名称	剂型
41	益气养阴	消渴丸
42	益气复脉	参麦注射液
43		生脉饮(颗粒、胶囊、注射液)
(十)安神剂		
44	养心安神	天王补心丸(片)
(十一)止血剂		
45	凉血止血	槐角丸
46	散瘀止血	三七胶囊(片)
(十二)祛瘀剂		
47	活血祛瘀	血栓通注射液、注射用血栓通(冻干)
48		血塞通注射液、注射用血塞通(冻干)
49		丹参注射液
50	益气活血	麝香保心丸
51	理气活血	复方丹参片(胶囊、颗粒、滴丸)
52		血府逐瘀丸(胶囊)
53	滋阴活血	脉络宁注射液
54	化瘀宽胸	冠心苏合丸(胶囊、软胶囊)
55		速效救心丸
56		地奥心血康胶囊
57	化瘀通脉	通心络胶囊
(十三)理气剂		
58	疏肝解郁	丹栀逍遥丸
59		逍遥丸(颗粒)
60	疏肝和胃	气滞胃痛颗粒(片)
61		胃苏颗粒
62	理气止痛	元胡止痛片(胶囊、颗粒、滴丸)
63		三九胃泰颗粒
(十四)消导剂		
64	消食导滞	保和丸(颗粒、片)
(十五)治风剂		
65	疏散外风	川芎茶调丸(散、颗粒、片)
66	祛风化瘀	正天丸(胶囊)
67	平肝息风	松龄血脉康胶囊
68	祛风通络	华佗再造丸
(十六)祛湿剂		
69	消肿利水	五苓散(胶囊、片)
70	益肾通淋	普乐安胶囊(片)
71	化瘀通淋	癃闭舒胶囊
72	扶正祛湿	尪痹颗粒(片)
73	化浊降脂	血脂康胶囊
二、外科用药		
74	清热利湿	消炎利胆片(颗粒、胶囊)
75	清热消肿	马应龙麝香痔疮膏
76	清热解毒	季德胜蛇药片
77		连翘败毒丸(膏、片)
78		如意金黄散
79	通淋消石	排石颗粒
80	软坚散结	内消瘰疬丸

（续表）

序号	品种名称	剂型
三、妇科用药		
（一）理气剂		
81	养血舒肝	妇科十味片
82	活血化瘀	益母草膏（颗粒、胶囊、片）
（二）清热剂		
83	清热除湿	妇科千金片（胶囊）
（三）扶正剂		
84	养血理气	艾附暖宫丸
85	益气养血	八珍益母丸（胶囊）
86		乌鸡白凤丸（胶囊、片）
87	滋阴安神	更年安片
（四）散结剂		
88	消肿散结	乳癖消片（胶囊、颗粒）
四、眼科用药		
（一）清热剂		
89	清热散风	明目上清片
（二）扶正剂		
90	滋阴养肝	明目地黄丸
五、耳鼻喉科用药		
（一）耳病		
91	滋肾平肝	耳聋左慈丸
（二）鼻病		
92	宣肺通窍	鼻炎康片
93	清热通窍	藿胆丸（片、滴丸）
（三）咽喉病		
94	化痰利咽	黄氏响声丸
六、骨伤科用药		
95	活血化瘀	接骨七厘片
96		伤科接骨片
97		云南白药（胶囊、膏、酊、气雾剂）
98	活血通络	活血止痛散（胶囊）
99		舒筋活血丸（片）
100		颈舒颗粒
101		狗皮膏
102	补肾壮骨	仙灵骨葆胶囊

第三部分　中药饮片

颁布国家药品标准的中药饮片为国家基本药物，国家另有规定的除外。

↗ 2009 年中医药十大新闻

1.《国务院关于扶持和促进中医药事业发展的若干意见》颁布实施，成为指导我国中医药事业科学发展的纲领性文件。中央财政投入 47 亿元支持中医药发展。中医药管理体制进一步理顺和加强。

2. 中医药全面参与医改，围绕五项重点工作推出一系列有利于发挥中医药作用的政策措施。

3. 在防治甲型 H1N1 流感疫情中，中医药发挥了独特作用，成效显著。单纯中医药治疗轻症患者效果明显，中西医结合治疗重症患者方法有效，全国近 2/3 患者受益。

4. 我国政府有关部门首次评选表彰 30 位“国医大师”。

5. 中医中药中国行走进军营，成为我军卫生史上首次以中医药服务基层官兵为主题的专项活动。中医药文化建设和科普宣传工作不断向纵深发展。

6. 中医药行业启动中医刮痧师、中药调剂员、中药材种植员、中药固体制剂工、中药检验员等 5 个特有工种职业技能鉴定，推行职业资格证书制度。

7. 2009 年版中医医师资格考试大纲更加体现中医药特点，中医师承和确有专长人员不再测试西医内容。

8. 双黄连注射液等中药注射剂事件引发社会关注，中药注射剂安全性再评价工作全面启动。

9. 建立完善中医药创新科技体系，16 个国家中医临床研究基地确定；10 项中医药科技成果获 2009 年度国家科学技术奖，为十年来最多。

10. 由我国发起促成的《传统医学决议》获世界卫生大会通过，我国与东盟 10 国就传统医药合作发表《南宁宣言》，以我国标准为基础的首部中医学教育国际组织标准发布，彰显我国在世界传统医学领域中的引领地位。

（国家中医药管理局）

↗ 2009 年全球上市新药介绍　2009 年全球首次上市的新活性物质有 25 个（新化学实体或生物制剂，不包括新配方和大流行流感疫苗），比 2008 年减少 20%，也低于过去 9 年年均 29 个产品的平均值。虽然全球新药上市增速放缓，但抗癌药物、糖尿病药物新品涌现。

通用名(商品名)	公司	适应证	上市国家
agomelatin (Valdoxan)	施维雅	抑郁发作	德国
asenapine maleate (Saphris)	默克	精神分裂症和双向情感障碍	美国
besifloxacin hydrochlorice (Besivance)	博士伦	细菌性结膜炎	美国
canakinumab (Ilaris)	诺华	cryopyrin 相关周期性综合征	美国
catumaxomab (Removab)	Trion Pharma	胰腺癌	德国
dapoxetine (Priligy)	Janssen-Cilag (Johnson&Johnson)	早泄	芬兰
degarelix (Firmagon)	辉凌	前列腺癌	美国
dronedarone HCl (Multaq)	赛诺菲-安万特	心房纤维颤动	美国
eslicarbazepine acetate (Zebinix)	Bial	癫痫	奥地利、丹麦、德国和英国
febuxostat (Uloric)	Teijin	痛风	美国
golimumab (Simponi)	Centocor	类风湿关节炎	美国
indacaterol melate (Onbrez Breezhaler)	诺华	慢性阻塞性肺炎	德国
liraglutide (Victoza)	诺和诺德	2 型糖尿病	英国
minodronic acid (Bonoteo/Recalbon)	安斯泰来	骨质疏松	日本
nalfurafine hydrochloride (Remitch)	Toray	尿毒症瘙痒	日本
ofatumumab (Arzerra)	Genmab	慢性淋巴细胞白血病	美国
pazopanib hydrochloride (Votrient)	葛兰素史克	肾癌	美国
pralatrexate (Folotyn)	Allos Therapeutics	T 细胞淋巴瘤	美国
prasugrel (Effient)	日本第一制药三共株式会社	预防急性冠脉综合征动脉粥样硬化	英国
saxagliptin (Onglyza)	百时美-施贵宝	2 型糖尿病	美国
tapentadol IR (Nucynta)	Grünenthal	中度和慢性疼痛	美国
tebipenem pivoxil (Orapenem)	辉瑞	细菌感染	日本
telavancin (Vibativ)	Theravance	细菌性皮肤感染	美国
tolvaptan (Samsca)	大冢	低钠血症	美国
ulipristal acetate (EllaOne)	HRA Pharma	女性避孕	英国

(邹　栩)

索引
Index

2010 中国药学年鉴
CHINESE PHARMACEUTICAL YEARBOOK

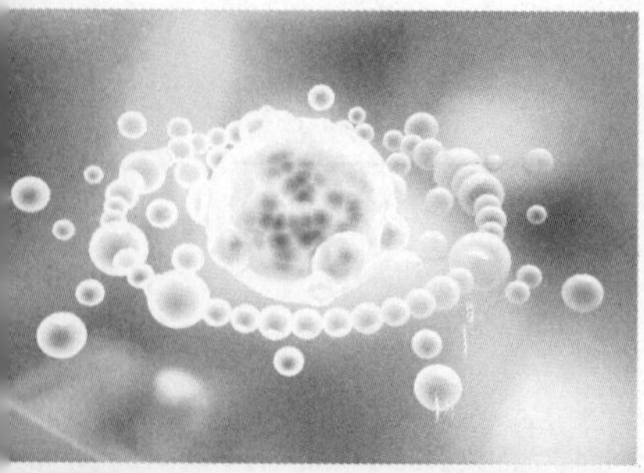
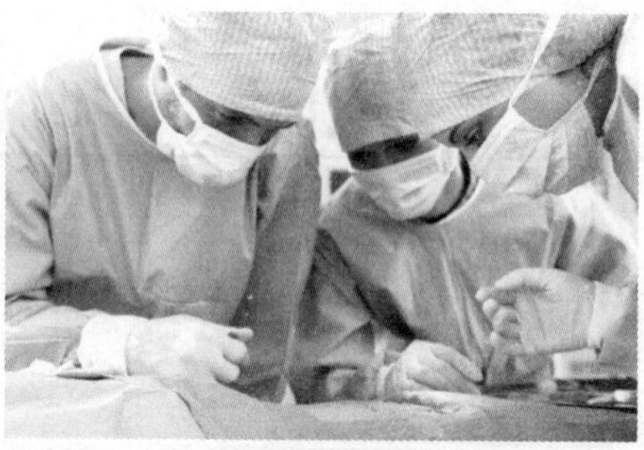
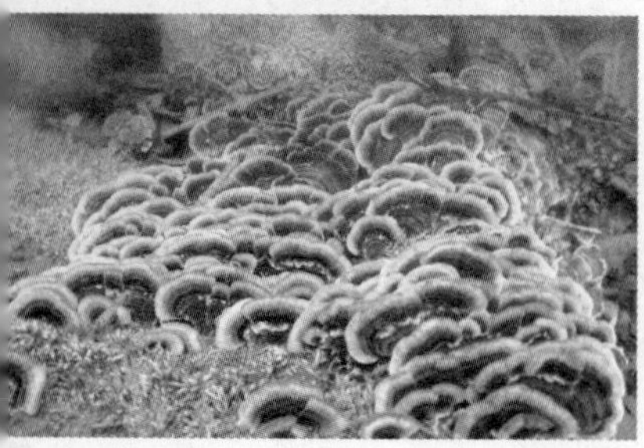
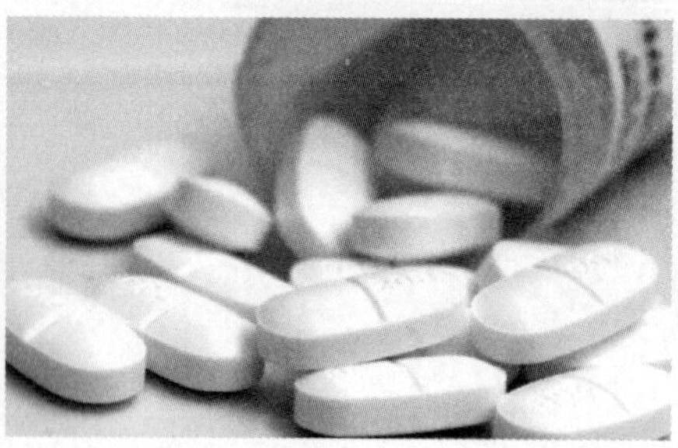
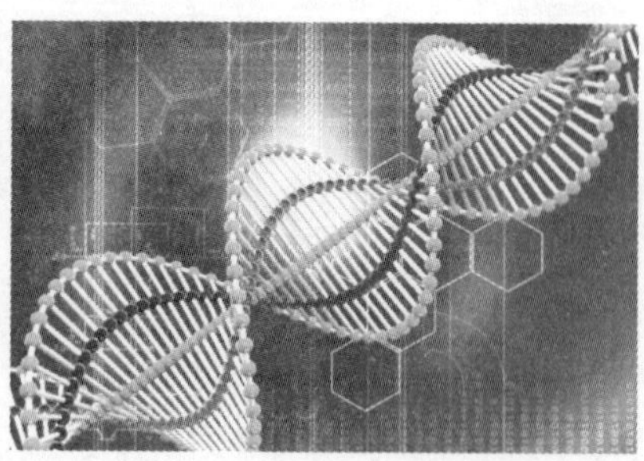

1980～2010卷企事业机构索引

科研、情报机构

学　校

医药企业、药厂

A

B

C

D

E

F

G

药检、监察机构

医院药学部、药剂科

药品经营机构

1980～2010卷药学人物索引